中医临床必读丛书

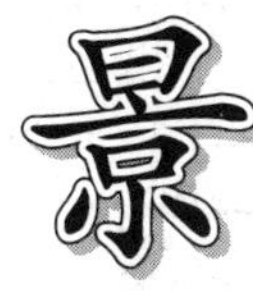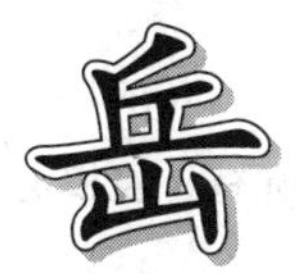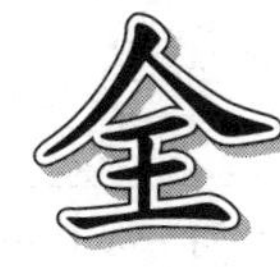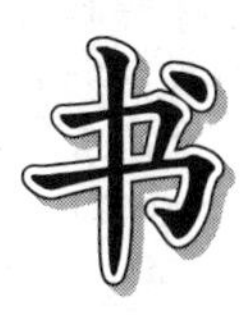

下册

明·张介宾　著

李继明　王大淳
王小平　薛　红
戴文娟　赵加强
周新颖
整理

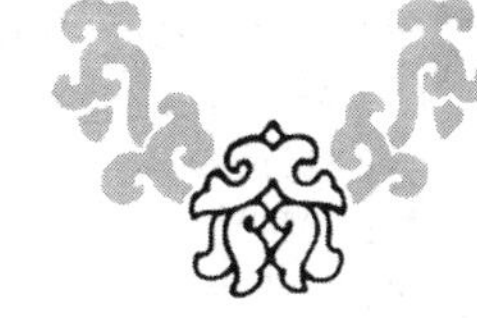

人民卫生出版社

图书在版编目（CIP）数据

景岳全书．下册/明·张介宾著　李继明等整理．
—北京：人民卫生出版社，2007.9
（中医临床必读丛书）
ISBN 978-7-117-08670-7

Ⅰ．景…　Ⅱ．①张…②李…　Ⅲ．中国医药学-中国-明代　Ⅳ．R2-52

中国版本图书馆 CIP 数据核字（2007）第 057944 号

人卫社官网	**www. pmph. com**	**出版物查询，在线购书**
人卫医学网	**www. ipmph. com**	**医学考试辅导，医学数据库服务，医学教育资源，大众健康资讯**

中医临床必读丛书

景　岳　全　书

（下册）

著　　者： 明·张介宾
整　　理： 李继明　等
出版发行： 人民卫生出版社（中继线 010-59780011）
地　　址： 北京市朝阳区潘家园南里 19 号
邮　　编： 100021
E - mail： pmph @ pmph. com
购书热线： 010-59787592　010-59787584　010-65264830
印　　刷： 保定市中画美凯印刷有限公司
经　　销： 新华书店
开　　本： 850×1168　1/32　　**印张：** 31.875
字　　数： 799 千字
版　　次： 2007 年 9 月第 1 版　2023 年 1 月第 1 版第 15 次印刷
标准书号： ISBN 978-7-117-08670-7/R·8671
定　　价： 57.00 元（上、下册总定价：106.00 元）
打击盗版举报电话：010-59787491　E-mail：WQ @ pmph. com
（凡属印装质量问题请与本社市场营销中心联系退换）

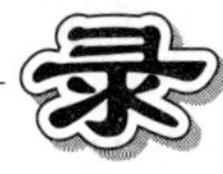

目录

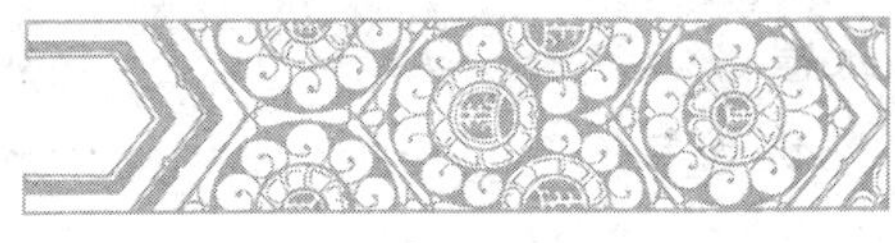

目序　共计二十四集　六十四卷　每集俱列字号

上　册

下 册

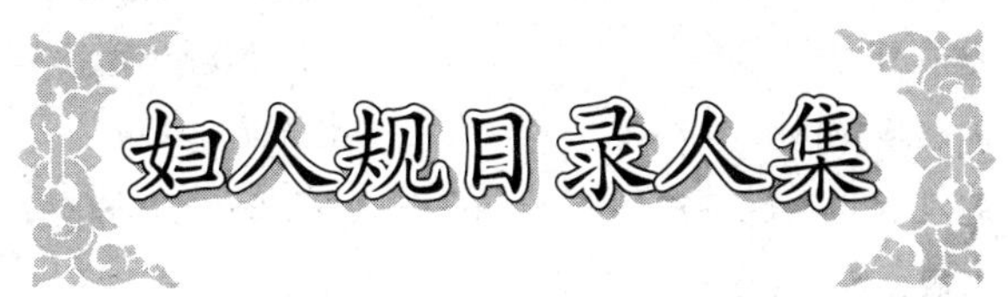
妇人规目录人集

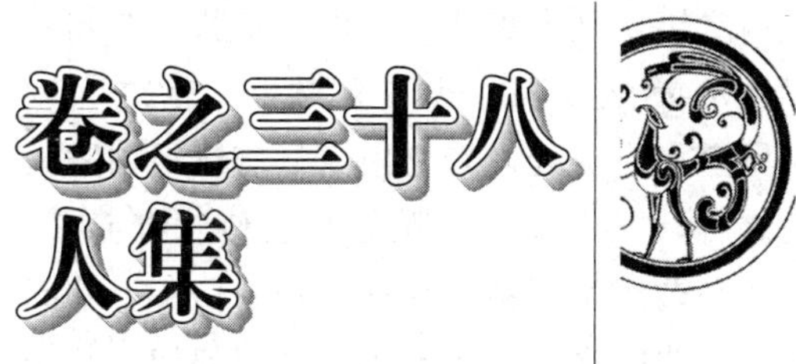

卷之三十八 人集

妇人规上

总论类

妇人九证 一

妇人诸病，本与男子无异，而其有异者，则惟经水胎产之属。故本门亦止列此九证，曰：经脉类，胎孕类，产育类，产后类，带浊类，乳病类，子嗣类，癥瘕类，前阴类。凡此九者，乃其最切之病，不得不另详方论。此外杂证，但与男子相同者，自有各门论治之法，故不以男女分而资赘于此。

论难易 二

谚云：宁治十男子，莫治一妇人。此谓妇人之病不易治也。何也？不知妇人之病，本与男子同，而妇人之情，则与男子异。盖以妇人幽居多郁，常无所伸，阴性偏拗，每不可解。加之慈恋爱憎，嫉妒忧恚，罔知义命，每多怨尤。或有怀不能畅遂，或有病不可告人，或信师巫，或畏药饵。故染着坚牢，根深蒂固，而治之有不易耳，此其情之使然也。然尚有人事之难，如寇宗奭引黄帝之论曰：凡治病，察其形气色泽。形气相得，谓之可治；色泽以浮，谓之易已。形气相失，色夭不泽，谓之难治。又曰：诊病之道，观人勇怯、骨肉、皮肤，能知其虚实，以为诊法。故曰：治之要极，无失色脉，此治之大则也。今富贵之家，居奥室之中，处帷幔之内，复有以绵帕蒙其手者，既不能行望色之神，又不能尽切脉之巧。使脉有弗合，未免多问。问之觉繁，必谓医学不精，往往并药不信。不知问亦非易，其有善问者，正非医之善者不能也。望闻问切，欲于四者去其三，吾恐神医不神矣。世之通患，若此最多，此妇人之所以不易也。故凡医家病家，皆当以此为意。

经　脉　类

经脉之本 三

《上古天真论》曰：女子二七，天癸至，任脉通，太冲脉盛，月事以时下，故有子。盖天癸者，言后天之阴气，阴气足而月事通，是即所为月经也。正以女体属阴，其气应月，月以三旬而一盈，经以三旬而一至，月月如期，经常不变，故谓之月经，又谓之月信。夫经者，常也，一有不调，则失其常度而诸病见矣。然经本阴血，何脏无之？惟脏腑之血皆归冲脉，而冲为五脏六腑之血海，故经言：太冲脉盛，则月事以时下，此可见冲脉为月经之本也。然血气之化，由于水谷，水谷盛则血气亦盛，水谷衰则血气亦衰，而水谷之海，又在阳明。考之《痿论》曰：阳明者，五脏六腑之海，主润宗筋，宗筋主束骨而利机关也。冲脉者，经脉之海也，主渗灌溪谷，与阳明合于宗筋。阴阳总宗筋之会，会于气街，而阳明为之长。是以男精女血，皆由前阴而降。此可见冲脉之血，又总由阳明水谷之所化，而阳明胃气又为冲脉之本也。故月经之本，所重在冲脉，所重在胃气，所重在心脾生化之源耳。其他如七情六淫，饮食起居之失宜者，无非皆心脾胃气之贼。何者当顾，何者当去，学者于此当知所从矣。

经脉诸脏病因 四

女人以血为主，血王则经调，而子嗣身体之盛衰，无不肇端于此。故治妇人之病，当以经血为先。而血之所主，在古方书皆言心主血，肝藏血，脾统血，故凡伤心伤脾伤肝者，均能为经脉之病。又曰：肾为阴中之阴，肾主闭藏；肝为阴中之阳，肝主疏泄。二脏俱有相火，其系上属于心，故心火一动，则相火翕然从之，多致血不静而妄行，此固一说。然相火动而妄行者有之，由火之盛也，若中气脱陷，及门户不固而妄行者亦有之，此由脾肾之虚，不得尽言为火也。再如气道逆而不行者有之，由肝之滞也。若精血败而不行者亦有之，此由真阴之枯竭，其证极多，不得误以为滞也。是固心脾肝肾四脏之病，而独于肺脏多不言及，不知血之行与不行，无不由气。如《经脉别论》云：饮入于胃，游溢精气；上输于脾，脾气散精，上归于肺，通调水道，下输膀胱。水精四布，五经并行。合于四时五行阴阳，揆度以为常也。此言由胃达脾，由脾达肺，而后传布诸经。故血脱者当益气，气滞者当调气，气主于肺，其义可知，是皆诸经之当辨者如此。然其微甚本末，则犹有当辨者。盖其病之肇端，则或由思虑，或由郁怒，或以积劳，或以六淫饮食，多起于心肺肝脾四脏。及其甚也，则四脏相移，必归脾肾。盖阳分日亏，则饮食日减，而脾气胃气竭矣。阴分日亏，则精血日涸，而冲任肾气竭矣。故予曰：阳邪之至，害必归阴；五脏之伤，穷必及肾。此源流之必然，即治疗之要着。故凡治经脉之病，或其未甚，则宜解初病，而先其所因。若其已剧，则必计所归，而专当顾本。甚至脾肾大伤，泉源日涸，由色淡而短少，由短少而断绝，此其枯竭已甚也。昧者无知，犹云积血，而通之破之，祸不旋踵矣。

经不调 五

经血为水谷之精气，和调于五脏，洒陈于六腑，乃能入于脉也。凡其源源而来，生化于脾，总统于心，藏受于肝，宣布于肺，施泄于肾，以灌溉一身，在男子则化而为精，妇人则上为乳汁，下归血海而为经脉。但使精气无损，情志调和，饮食得宜，则阳生阴长，而百脉充实，又何不调之有？苟不知慎，则七情之伤为甚，而劳倦次之。又或为欲不谨，强弱相陵，以致冲任不守者，亦复不少。此外则外感内伤，或医药误谬，但伤营气，无不有以致之。凡人有衰弱多病，不耐寒暑，不胜劳役，虽先天禀弱者常有之，然有以气血方长，而纵情亏损，或精血未满，而早为斫伤，致伤生化之源，则终身受害。此未病之先，所当深察而调之者也。若欲调其既病，则惟虚实阴阳四者为要。丹溪曰：先期而至者，血热也；后期而至者，血虚也。王子亨曰：阳太过则先期而至，阴不及则后时而来。其有乍多乍少，断绝不行，崩漏不止，皆由阴阳盛衰所致，是固不调之大略也。然先期而至，虽曰有火，若虚而挟火，则所重在虚，当以养营安血为主。矧亦有无火而先期者，则或补中气，或固命门，皆不宜过用寒凉也。后期而至者，本属血虚，然亦有血热而燥瘀者，不得不为清补，有血逆而留滞者，不得不为疏利。总之，调经之法，但欲得其和平，在详察其脉证耳。若形气脉气俱有余，方可用清用利。然虚者极多，实者极少，故调经之要，贵在补脾胃以资血之源，养肾气以安血之室，知斯二者，则尽善矣。若营气本虚，而不知培养，则未有不日枯而竭者，不可不察也。凡经行之际，大忌寒凉等药，饮食亦然。

初虞世曰：经以月至，有常也。其来过与不及，皆谓之病。若荣血亏损，不能滋养百骸，则发落面黄，羸瘦燥热。燥气盛则金受邪，金受邪则为咳为嗽，为肺痈，为肺痿必矣。但助胃壮气，则荣血生而经自行。若果怒气逆，经闭不行，当用行气破血之剂。

《褚氏遗书·精血篇》曰：男子精未通，而御女以通其精，则五体有不满之处，异日有难状之疾。阴已痿，而思色以降其精，则精不出而内败，小便涩而为淋。精已耗而复竭之，则大小便牵痛，愈痛则愈便，愈便则愈痛。女人天癸既至，逾十年无男子合则不调。未逾十年，思男子合亦不调。不调则旧血不出，新血误行，或渍而入骨，或变而为肿，后虽合而难子。合多则沥枯虚人，产众则血枯杀人。观其精血，思过半矣。

《产宝方·序论》曰：妇人以血为基本，苟能谨于调护，则血气宣行，其神自清，月水如期，血凝成孕。若脾胃虚弱，不能饮食，营卫不足，月经不行，肌肤黄燥，面无光泽，寒热腹痛，难于子息，或带下崩漏。血不流行，则成瘕证。

薛立斋曰：经云："二阳之病发心脾，有不得隐曲，为女子不月。"故心脾平和，则百骸五脏皆润泽，而经候如常。苟或心脾受伤，则血无所养，亦无所统，而月经不调矣。是故调经者，当理心脾为主。丹溪先生亦曰：先期而至者，血热也；后期而至者，血虚也。窃谓先期而至者，有因脾经血燥，有因脾经郁火，有因肝经怒火，有因血分有热，有因劳役动火。过期而至者，有因脾经血虚，有因肝经血虚，有因气虚血弱。主治之法，脾经血燥者，加味逍遥散。脾经郁滞者，归脾汤。肝经怒火者，加味小柴胡汤。血分有热者，加味四物汤。劳役动火者，补中益气汤。其过期而至者，若脾经血虚，宜人参养营汤。肝经血少，宜六味地黄丸。气虚血弱，宜八珍汤。盖血生于脾，故云脾统血。凡血病，当用苦甘之剂以助其阳气而生阴血，俱属不足也。大凡肝脾血燥，四物汤为主。肝脾血弱，补中益气汤为主。肝脾郁结，归脾汤为主。肝经怒火，加味逍遥散为主。

又曰：胃者卫之源，脾者荣之本。荣出中焦，卫出上焦。卫不足，益之必以辛；荣不足，补之必以甘。甘辛相合，脾胃健而荣卫生，是以气血俱旺也。或因劳心，虚火妄动，月经错行，宜安心补血泻火，此东垣先生治法也。

又曰：人之少有老态，不耐寒暑，不胜劳役，四时迭病。皆因气血方长而劳心亏损，或精血未满而早年斫丧。故其见证，难以名状。若左尺脉虚弱，或细数，是左肾之真阴不足也，用六味丸。右尺脉迟软，或沉细而数欲绝，是命门之相火不足也，用八味丸。至于两尺微弱，是阴阳俱虚，用十补丸。此皆滋其化源也，不可轻用黄柏、知母之类。设或六淫外侵而见证，亦因其气内虚，而外邪凑集耳，尤宜用前药。

调经论外备用方

加味八珍汤妇九四　补虚调经

调味养营汤妇九五　退热调经

《金匮》胶艾汤妇九三　劳伤经血不止

《良方》当归散妇九六　妄行不止

四物二连汤妇百十三　血虚内热

补肝散妇九二　虚弱不调

益阴肾气丸妇一二三　血虚不调

丹参散妇九七　调经止血

琥珀散妇百二　逐瘀通经

白芷散妇一二六　固经

《良方》黄龙汤妇八五　经后外感

《良方》人参汤妇七七　补虚调经

十全大补汤补二十　温补气血

六物煎新因二十　虚补最妙

血热经早　六

凡血热者，多有先期而至，然必察其阴气之虚实。若形色多赤，或紫而浓，或去多，其脉洪滑，其脏气饮食喜冷畏热，皆火之类也。

治血热有火者，宜清化饮主之。若火之甚者，如抽薪饮之类亦可暂用。但不可以假火作真火，以虚火作实火也。大都热则善流而愆期不止者，如续断、地榆、丹参、茜根、栀子之属皆可用。若微火阴虚而经多早者，治宜滋阴清火，用保阴煎之类主之。所谓经早者，当以每月大概论。所谓血热者，当以通身藏象论。勿以素多不调，而偶见先期者为早；勿以脉证无火，而单以经早者为热。若脉证无火，而经早不及期者，乃其心脾气虚，不能固摄而然。宜大营煎、大补元煎，或五福饮加杜仲、五味子之类主之。此辈极多，若作火治，必误之矣。若一月二三至，或半月，或旬日而至者，此血气败乱之证，当因其寒热而调治之，不得以经早者并论。

血热论外方

《良方》续断汤妇二二　　《良方》当归散妇九六
四物二连汤妇百十三　　延年益嗣丹妇一三五
二黄散妇二十　　《奇效》四物汤妇百十一
一母丸妇三七　　子芩散妇一二二

血热经迟 七

血热者经期当早，此营血流利及未甚亏者多有之。其有阴火内烁，血本热而亦每过期限者，此水亏血少，燥涩而然。治宜清火滋阴，以加味四物汤、加减一阴煎、滋阴八味丸之类主之。

血寒经迟 八

凡血寒者，经必后期而至。然血何以寒？血亦惟阳气不足，则寒从中生，而生化失期，是即所谓寒也。至若阴寒由外而入，生冷由内而伤，或至血逆，或为疼痛，是又寒滞之证，非血寒经迟之谓也，当详辨之。

凡阳气不足，血寒经迟者，色多不鲜，或色见沉黑，或涩滞而少，其脉或微或细，或沉弦迟涩，其脏气形气必恶寒喜暖。凡此者，皆无火之证，治宜温养血气，以大营煎、理阴煎之类加减主之。大约寒则多滞，宜加姜、桂、吴茱萸、荜拨之类，甚者须加附子。

血寒论外方

五物煎新因三　　增损四物汤妇百十

乌鸡煎丸妇一四二　　四神散妇七五

血虚经乱 九

女人血虚者，或迟或早，经多不调。此当察脏气，审阴阳，详参形证脉色，辨而治之，庶无误也。盖血虚之候，或色淡，或涩少，或过期不至，或行后反痛，痛则喜暖喜按，或经后则困惫难支，腰膝如折，或脉息则微弱弦涩，或饮食素少，或形色薄弱。凡经有不调，而值此不足之证，皆不可妄行克削，及寒凉等剂，再伤脾肾，以伐生气，则惟有日甚矣。凡肝脾血虚，微滞微痛者，宜四物汤主之，或加肉桂，或加黄芩，随寒热而用之，自无不可。三阴亏弱，无热无寒，平脏者，宜小营煎、五福饮、六物煎之类主之，此常人最宜之剂。或八珍汤、十全大补汤之类，皆宜择用。三阴亏弱兼阳虚者，宜大营煎、理阴煎之类主之。忧思过度，心脾受伤者，七福饮、归脾汤之类主之。脾土不健，饮食减少，宜燥宜温者，温胃饮、理中汤之类主之。脾土虚陷，不能统摄营气，而为漏为频者，宜五福饮、归脾汤、寿脾煎、秘元煎，或四君子汤加芎归主之。肝虚不能藏血，或多惊惕，或多小腹急痛，宜三阴煎、补肝散之类主之。若阴血虚，水不制火，而邪火盛者，或为夜热盗汗，或为烦渴生痰，是即劳损之渐，速宜调治，用一、二、三、四、五阴等煎，择宜治之，否则恐成血枯也。

肾虚经乱 十

妇人因情欲房室，以致经脉不调者，其病皆在肾经，此证最多，所当辨而治之。凡欲念不遂，沉思积郁，心脾气结，致伤冲任之源，而肾气日消。轻则或早或迟，重则渐成枯闭。此宜兼治心脾肾，以逍遥饮、秘元煎之类主之。若或欲火炽盛，以致真阴日溃者，宜保阴煎、滋阴八味丸之类主之。若房室纵肆不慎者，必伤冲任之流，而肾气不守。治须扃固命门，宜固阴煎、秘元煎之类主之。若左肾真阴不足，而经脉不调者，宜左归饮、左归丸、六味地黄丸之类主之。若右肾真阳不足，而经有不调者，宜右归饮、右归丸、八味地黄丸之类主之。若思郁不解致病者，非得情舒愿遂，多难取效。房室不慎致病者，使非勇于节欲，亦难全恃药饵也。

经期腹痛 十一

经行腹痛，证有虚实。实者或因寒滞，或因血滞，或因热滞。虚者有因血虚，有因气虚。然实痛者，多痛于未行之前，经通而痛自减。虚痛者，于既行之后，血去而痛未止，或血去而痛益甚。大都可按可揉者为虚，拒按拒揉者为实，有滞无滞，于此可察。但实中有虚，虚中亦有实，此当于形气禀质，兼而辨之，当以意察，言不能悉也。

凡妇人经期有气逆作痛，全滞而不虚者，须顺其气，宜调经饮主之。甚者如排气饮之类亦可用。若血瘀不行，全滞无虚者，但破其血，宜通瘀煎主之。若气血俱滞者，宜失笑散主之。若寒滞于经，或因外寒所逆，或素日不慎寒凉，以致凝结不行，则留聚为痛而无虚者，须去其寒，宜调经饮加姜、桂、吴茱萸之类主之，或和胃饮亦可酌用。若血热血燥，以致滞涩不行而作痛者，宜加味四物汤，或用保阴煎去续断加减主之。以上五证，但察其有滞无虚，方是真实，若或兼虚，弗得任行克伐。

凡妇人经行作痛，挟虚者多，全实者少。即如以可按拒按及经前经后辨虚实，固其大法也。然有气血本虚而血未得行者，亦每拒按，故于经前亦常有此证，此以气虚血滞，无力流通而然。但察其形证脉息，凡涉虚弱不足，而经滞作痛者，惟用决津煎、五物煎加减主之，其效如神，或用四神散之类亦可。若痛在经后者，多由血虚，当用大小营煎，随宜加减治之。或四物、八珍俱可用，然必察其寒热虚实以为佐使，自无不效。其有余滞未行者，惟决津煎为妙。凡妇人但遇经期则必作痛，或食则呕吐，肢体困倦，或兼寒热者，是必素禀气血不足，止宜八珍汤、大营煎之类。若虚而寒甚者，宜理阴煎，渐加培补，久必自愈。有因带浊多而虚痛者，亦宜大、小营煎，随其寒热，加佐使主之。

立斋曰：前证若风寒伤脾者，六君加炮姜。思虑伤血者，四物加参术。思虑伤气者，归脾加柴栀。郁怒伤血者，归脾、逍遥兼服。

经痛论外方

温经汤妇百三　寒痛
姜黄散妇百一　逐瘀止痛
交加散妇百　结聚作痛
当归没药丸妇百六　血瘀作痛
醋附丸妇百七　行膈止痛
玄胡当归散妇九八　血逆作痛
牛膝散妇九九　通经止痛
琥珀丸妇一三四

崩淋经漏不止 十二

崩漏不止，经乱之甚者也。盖乱则或前或后，漏则不时妄行，由漏而淋，由淋而崩，总因血病，而但以其微甚耳。《阴阳别论》曰：阴虚阳搏谓之崩。《百病始生篇》曰：阳络伤则血外溢，阴络伤则血内溢。故凡阳搏必属阴虚，络伤必致血溢。知斯二者，而崩淋之义及治疗之法，思过半矣。惟是阴虚之说，则但伤营气，无非阴虚而五脏之阴皆能受病，故神伤则血无所主，病在心也。气伤则血无所从，病在肺也。意伤则不能统血摄血，病在脾也。魂伤则不能蓄血藏血，病在肝也。志伤则不能固闭真阴，病在肾也。所以五脏皆有阴虚，五脏皆有阳搏。故病阴虚者，单以脏气受伤，血因之而失守也。病阳搏者，兼以火居阴分，血得热而妄行也。凡治此之法，宜审脏气，宜察阴阳。无火者，求其脏而培之补之。有火者，察其经而清之养之，此不易之良法也。然有火者不得不清，但元气既虚，极多假热，设或不明真假，而误用寒凉，必复伤脾胃，生气日见殆矣。先贤有云：凡下血证，须用四君子辈以收功。又云：若大吐血后，毋以脉认，当急用独参汤救之。厥旨深矣。故凡见血脱等证，必当用甘药先补脾胃，以益发生之气。盖甘能生血，甘能养营，但使脾胃气强，则阳生阴长，而血自归经矣，故曰脾统血。

治崩淋经漏之法，若阴虚血热妄行者，宜保阴煎、加减一阴煎。若火盛迫血妄行而无虚证者，宜徙薪饮、黄芩散，加续断、丹参。若血热兼滑者，宜保阴煎、槐榆散、生地黄汤。若肝经怒火动血者，加味四物汤。若肝经怒火动血，逆气未散者，化肝煎，或保阴煎加减主之。若血有滞逆而妄行者，四物汤、丹参散。若营气不足，血不能调而妄行者，五福饮、四物汤、四君子汤、八珍汤，择宜用之。若脾气虚陷，不能收摄而脱血者，寿脾煎、归脾汤、四君子加芎、归。再甚者，举元煎。若脾肾虚寒，兼呕兼溏泄而畏寒者，理阴煎、五君子煎、理中汤。若阳气大虚脱陷者，四维散。若脾肾阴气不固者，固阴煎、五阴煎、秘元煎。若肝胆气虚，不能藏血者，必多惊恐畏怯，宜五福饮、七福饮、八珍汤。兼阳虚者，仍加姜、桂。若去血过多，血脱气竭者，当速用独参汤提握其气，以防脱绝，或用当归补血汤。若崩淋既久，血滑不禁，宜涩宜固者，龙骨散、如圣散、七灰散之类，同人参兼用之。凡血淋治法，大约如前。但其秽臭脉滑者多火，宜从清凉。若腥臭清寒脉细者多寒，必须温补。其或久病则精去无穷，尾闾易竭，非大加培补不可，惟固阴煎，及十全大补汤之类为宜。

崩淋病，治有五脏之分，然有可分者，有不可分者。可分者，如心肺居于膈上，二阳脏也，肝脾肾居于膈下，三阴脏也。治阳者宜治其气，治阴者宜治其精，此可分之谓也。然五脏相移，精气相错，此又其不可分者也。即如病本于心，君火受伤，必移困于脾土，故治脾即所以治心也。病本于肺，治节失职，必残及于肾水，故治肾即所以治肺也。脾为中州之官，水谷所司，饷道不资，必五路俱病，不究其母，则必非治脾良策。肝为将军之官，郁怒是病，胜则伐脾，败则自困，不知强弱，则攻补不无倒施。不独此也，且五脏五气，无不相涉，故五脏中皆有神气，皆有肺气，皆有胃气，皆有肝气，皆有肾气。而其中之或此或彼，为利为害，各有互相倚伏之妙。故必悟脏气之大本，其强弱何在？死生之大权，其缓急何在？精气之大要，其消长何在？攻补之大法，其先后何在？斯足称慧然之明哲。若谓心以枣仁、远志，肺以桔梗、麦冬，脾以白术、甘草，肝以青皮、芍药，肾以独活、玄参之类，是不过肤毛之见，又安知性命之道也。诸证皆然，不止崩淋者若此。

妇人于四旬外，经期将断之年，多有渐见阻隔，经期不至者，当此之际，最宜防察。若果气血和平，素无他疾，此固渐止而然，无足虑也。若素多忧郁不调之患，而见此过期阻隔，便有崩决之兆。若隔之浅者，其崩尚轻，隔之久者，其崩必甚，此因隔而崩者也。当预服四物、八珍之类以调之，否则恐其郁久而决，则为患滋大也。若其既崩之后，则当辨其有火无火。有火者，因火逼血，宜保阴煎主之。无火者，因隔而决，或其有滞，当去其故而养其新，宜调经饮先以理之，然后各因其宜，可养则养，用小营煎。可固则固，用固阴煎之类主之。

王叔和曰：五崩何等？曰：白崩者，形如涕；赤崩者，形如绛津；黄崩者，形如烂瓜；青崩者，形如蓝色；黑崩者，形如衃血也。

立斋曰：前证治法，固脾胃亏损，不能摄血归源者，用六君加芎、归、柴胡。若因肝经之火而血下行，用奇效四物汤，或四物加柴、栀、苓、术。若肝经风热而血妄行，用加味逍遥散，或小柴胡加栀、芍、丹皮。若怒动肝火而血沸腾，亦用前药。若脾经郁结而血不归经，用归脾加柴、栀、丹皮。若悲伤胞络而血下崩，用四君加柴、栀、升麻。

附按：大尹王天成之内，久患崩，自服四物凉血之剂，或作或彻。因怒发热，其血不止，服前药不应，乃主降火，更加胁腹大痛，手足俱冷。余曰：此脾胃虚寒所致。先用附子理中汤，热退痛止。又用济生归脾汤、补中益气汤，崩血顿愈。若泥痛无补法，则误矣。

血崩简易方

一方：治风热血崩，用荆芥穗，灯火烧焦为末，每服一二钱，童便调服。

一方：治血崩，用陈槐花一两，百草霜半两，为末，每服一二钱，烧红秤锤淬酒服。

崩漏论外方

增损四物汤妇百十　虚不固摄

一味防风散妇百十五　肝经风热血崩

防风黄芩汤妇一二三　风热血崩

柏叶散妇一二一　虚弱久崩

棕灰散和二一五　固涩崩漏

龙脑鸡苏丸和三七二　虚火崩淋下血

杀血心痛 十三

陈临川《良方》云：妇人血崩而心痛甚，名曰杀血心痛，由心脾血虚也。若小产去血过多，而心痛甚者亦然。用乌贼鱼骨炒为末，醋汤调下。失血用亦效。

立斋曰：前证若阴血耗散，用乌贼丸收敛之。若瘀血不散，用失笑散行散之。若心血虚弱，用芎归汤补养之。若郁结伤血，用归脾汤调补之。

附案：一妇人血崩兼心痛三年矣，诸药不应，每痛甚，虚证悉具，面色痿黄。余曰：心主血，盖由去血过多，心无所养，以致作痛，宜用十全大补汤，参术倍之。三十余剂稍愈，百余剂全愈。

愚谓杀血心痛，既由血去过多而心痛甚，明属心无所养，但当专用甘温以养营气，如十全大补汤、大营煎、小营煎、五福饮之类为宜。若失笑散者，惟气滞血逆而用以行之散之则可，必不可以治血虚也。再如乌贼丸，乃《内经·腹中论》用治血枯者，亦恐于血虚心痛未必即效，用者审之。

热入血室 十四

妇人伤寒，或劳役，或怒气，发热，适遇经行，以致热入血室，或血不止，或血不行，令人昼则明了安静，夜则谵语如见鬼状者是也。若热因外邪，由表而入者，宜一柴胡饮，或三柴胡饮，或四柴胡饮，或良方黄龙汤加生地，酌而用之。若或怒或劳，火由内生，其人多汗而无表证者，宜保阴煎、清化饮、当归六黄汤之类加减主之。若病虽渐愈，但元气素弱，而热有未退，血未止者，宜补阴益气煎，或补中益气汤。若脾气素弱，宜归脾汤。血气俱弱者，宜十全大补汤，庶无误矣。若血热多滞者，宜小柴胡汤加丹皮、红花、当归。

辨血色 十五

凡血色有辨，固可以察虚实，亦可以察寒热。若血浓而多者，血之盛也；血淡而少者，血之衰也。此固大概之易知者也。至于紫黑之辨，其证有如冰炭，而人多不解，误亦甚矣。盖紫与黑相近，今人但见紫色之血，不分虚实，便谓内热之甚。不知紫赤鲜红，浓而成片成条者，是皆新血妄行，多由内热。紫而兼黑，或散或薄，沉黑色败者，多以真气内损，必属虚寒。由此而甚，则或如屋漏水，或如腐败之宿血，是皆紫黑之变象也。此肝脾大损，阳气大陷之证，当速用甘温，如理阴煎、理中汤、归脾肠、四味回阳饮、补中益气汤之类，单救脾土，则陷者举，脱者固，元气渐复，病无不愈。若尽以紫色作热证，则无不随药而毙矣。凡肠澼、便血之属，无不皆然，学者于此，最有不可忽者。

血枯经闭 十六

《评热病论》曰：月事不来者，胞脉闭也。胞脉者，属心而络于胞中，今气上迫肺，心气不得下通，故月事不来也。

《阴阳别论》曰：二阳之病发心脾，有不得隐曲，女子不月。其传为风消，其传为息贲者，死不治。

《邪气脏腑病形篇》曰：肾脉微涩为不月。

血枯之与血隔，本自不同，盖隔者，阻隔也，枯者，枯竭也。阻隔者，因邪气之隔滞，血有所逆也。枯竭者，因冲任之亏败，源断其流也。凡妇女病损，至旬月半载之后，则未有不闭经者。正因阴竭，所以血枯，枯之为义，无血而然。故或以羸弱，或以困倦，或以咳嗽，或以夜热，或以食饮减少，或以亡血失血，及一切无胀无痛，无阻无隔，而经有久不至者，即无非血枯经闭之候。欲其不枯，无如养营。欲以通之，无如充之。但使雪消则春水自来，血盈则经脉自至，源泉混混，又孰有能阻之者？奈何今之为治者，不论有滞无滞，多兼开导之药，其有甚者，则专以桃仁、红花之类，通利为事。岂知血滞者可通，血枯者不可通也。血既枯矣，而复通之，则枯者愈枯，其与榨干汁者何异？为不知枯字之义耳，为害不小，无或蹈此弊也。此之治法，当与前血虚肾虚二条参而用之。

寇宗奭曰：夫人之生，以血气为本，人之病，未有不先伤血气者。若室女童男，积想在心，思虑过度，多致劳损，男子则神色消散，女子则月水先闭。盖忧愁思虑则伤心，而血逆气竭，神色先散，月水先闭。且心病则不能养脾，故不嗜食。脾虚则金亏，故发嗽。肾水绝则木气不荣，而四肢干萎，故多怒，鬓发焦，筋骨萎。若五脏传遍，则必至于死。此一种于劳中最难治，盖病起于五脏之中，无有已期，药力不可及也。若或自能改易心志，然后用药扶接，如此则可得九死一生。举此为例，其余诸方，可按脉与证而治之。

张氏云：室女月水久不行，切不可用青蒿等凉药。医家多以为室女血热，故以凉药解之，殊不知血得热则行，冷则凝，《养生必用方》言之甚详。此说大有理，不可不知。若经候微少，渐渐不通，手足骨肉烦疼，日渐羸瘦，渐生潮热，其脉微数。此由阴虚血弱，阳往乘之，少水不能减盛火，火逼水涸，耗亡津液。治当养血益阴，慎毋以毒药通之，宜用柏子仁丸、泽兰汤。

立斋曰：夫经水，阴血也。属冲任二脉，主上为乳汁，下为月水。其为患，有因脾胃虚，不能生血而不行者，调而补之。有因脾郁伤血，耗损而不行者，解而补之。有因胃火，血消烁而不行者，清而补之。有因劳伤心，血少而不行者，静而补之。有因怒伤肝，血少而不行者，和而补之。有因肾水亏，不能生肝血而闭者，补脾肺。有因肺气虚，不能行血而闭者，补脾胃。经曰：损其肺者益其气，损其心者调其营卫，损其脾者调其饮食，适其寒温，损其肝者缓其中，损其肾者益其精。审而治之，庶无误矣。五谷入胃，化以为血，以荣四末，内养五脏六腑。若服苦寒之剂，复伤胃气，必致不起。

经闭论外方

通经散攻四五

经脉类论列总方 十七

四君子汤补一　　六君子汤补五

五君子煎新热六　　四物汤补八

八珍汤补十九
十全大补汤补二十
归脾汤补三二
小营煎新补十五
加味四物汤补九
寿脾煎新热十六
大营煎新补十四
补中益气汤补三十
理阴煎新热三
理中汤热一
附子理中汤热二
保阴煎新寒一
五福饮新补六
补阴益气煎新补十六
五物煎新因三
七福饮新补七
人参养营汤补二一
六物煎新因二十
五阴等煎新补八起至三十止
加减一阴煎新补九
举元煎新补十七
秘元煎新固一
四味回阳饮新热一
固阴煎新固二
逍遥散补九二
加味逍遥散补九三
左归饮新补二
右归饮新补三
当归补血汤补四四

左归丸新补四
右归丸新补五
当归六黄汤寒六五
六味丸补百二十
八味丸补一二一
滋阴八味丸新寒十七
独参汤补三五
十补丸热一七三
奇效四物汤妇百十一
温胃饮新热五
和胃饮新和五
《良方》黄龙汤妇八五
一柴胡饮新散一
三柴胡饮新散三
加味小柴胡汤散二十
四柴胡饮新散四
小柴胡汤散十九
生地黄汤固五七
补肝散妇九二
化肝煎新寒十
调经饮新因四
决津煎新因二
通瘀煎新因五
丹参散妇九七
芎归汤妇四一
如圣散妇百十七
失笑散妇百四
四维散新热十二
四神散妇七五

排气饮新和六
抽薪饮新寒三
徙薪饮新寒四
清化饮新因十三
黄芩散妇一二二
槐榆散妇百十八
龙骨散妇百十六
七灰散妇百十九
附绵花子方
乌贼丸妇百九
柏子仁丸妇百八
泽兰汤妇百五

胎 孕 类

胎脉 十八

《平人气象论》曰：妇人手少阴脉动甚者，任子也。《阴阳别论》曰：阴搏阳别，谓之有子。《腹中论》曰：何以知怀子之且生也？曰：身有病而无邪脉也。《脉经》曰：尺中之脉，按之不绝，法妊娠也。滑伯仁曰：三部脉浮沉正等，无他病而不月者，妊也。

凡妇人怀孕者，其血留气聚，胞宫内实，故脉必滑数倍常，此当然也。然有中年受胎，及血气羸弱之妇，则脉见细小不数者亦有之，但于微弱之中，亦必有隐隐滑动之象，此正阴搏阳别之谓，是即妊娠之脉有可辨也。又胎孕之脉数，劳损之脉亦数，大有相似。然损脉之数，多兼弦涩，胎孕之数，必兼和滑，此当于几微中辨其邪气胃气之异，而再审以证，自有显然可见者。

凡辨男女之法，自古及今，无不以阴阳二字为纲领，然言多矛盾，悉属疑似，兹余以坎离之象定之，庶得其要。盖坎为天一之卦，坎中满，阳在内也。离为地二之卦，离中虚，阴在内也。得坎象者为男，得离象者为女。所以男脉多沉实，沉实者，中满之象。女脉多浮虚，浮虚者，中虚之象。无论人之老少强弱，脉之部位大小，但因象察象，无不如响之应，然尤于两尺为最也，足称捷法。

胎候 十九

巫方氏《颅囟经》云：一月为胞胎，精血凝也。二月为胎，形始成胚也。三月阳神为三魂。四月阴灵为七魄。五月五形分五脏也。六月六律定六腑也。七月睛窍开，通光明也。八月元神具，降真灵也。九月宫室罗布，以定生人也。十月受气足，万象成也。

《五脏论》有耆婆论曰：一月如珠露，二月如桃花，三月男女分，四月形象具，五月筋骨成，六月毛发生，七月游其魂，男能动左手，八月游其魄，儿能动右手，九月三转身，十月受气足。

孙真人曰：凡儿在胎，一月胚，二月胎，三月有血脉，四月形体成，五月能动，六月诸骨具，七月毛发生，八月脏腑具，九月谷入胃，十月百神备则生矣。生后六十日，瞳子成，能咳笑应和人，百五十日，任脉成，能自反复。百八十日，髋骨成，能独坐。二百十日，掌骨成，能扶伏。三百日，髌骨成，能行也。若不能依期者，必有不平之处。

《巢氏病源论》曰：妊娠一月名胎胚，足厥阴脉养之。二月名始膏，足少阳脉养之。三月名始胎，手心主脉养之。当此之时，血不流行，形象如化，未有定仪，因感而变。欲子端正庄严，常口谈正言，身行正事。欲子美好，宜佩白玉。欲子贤能，宜看诗书，是谓外象而内感者也。四月始成其血脉，手少阳脉养之。五月始成其气，足太阴脉养之。六月始成其筋，足阳明脉养之。七月始成其骨，手太阴脉养之。八月始成肤革，手阳明脉养之。九月始成毛发，足少阴脉养之。十月，五脏六腑、关节、人神皆备，此其大略也。

陈临川曰：尝试推巢氏所论云妊娠脉养之理，若足厥阴，肝脉也，足少阳，胆脉也，为一脏一腑，表里之经，余皆如此。且四时之令，必始于春木，故十二经之养，始于肝胆，所以养胎在一月二月。手心主，心胞络脉也，手少阳，三焦脉也，属火而夏旺，所以养胎在三月四月。手少阴手太阳，乃心脉也，以君主之官，无为而尊也。足太阴，脾脉也，足阳明，胃脉也，属土而旺长夏，所以养胎在五月六月。手太阴，肺脉也，手阳明，大肠脉也，属金而旺秋，所以养胎在七月八月。足少阴，肾脉也，属水而旺冬，所以养胎在九月。又况母之肾脏系于胎，是母之真气，子之所赖也。至十月，儿于母腹之中，受足诸脏气脉所养，然后待时而生。此论诚有至理，世更有明之者，亦未有过于巢氏之论矣，余因述其说。

——胎有男女之辨。《易》曰：乾道成男，坤道成女。《颅囟经》曰：三阳所会则生男，三阴所会则生女。葛仙翁曰：男从父气，女从母气。《圣济经》曰：天之德，地之气，阴阳之和，流薄于一体，因气而左动则属阳，阳资之则成男。因气而右动则属阴，阴资之则成女。是以胎有男女，则成有迟速，体有阴阳，则怀有向背。故男动在三月，阳性早也。女动在五月，阴性迟也。女胎背母而怀，故母子腹软。男胎面母而怀，故母之腹硬。此皆得理之谈，所当察也。至若褚氏以精血之先后言男女，《道藏经》以一日、二日、三日、五日得者为男等说，总属臆度渺茫，非有确见也。余不敢遵信，故别有微论，列《子嗣类》。

安胎 二十

凡妊娠胎气不安者，证本非一，治亦不同。盖胎气不安，必有所因，或虚或实，或寒或热，皆能为胎气之病，去其所病，便是安胎之法。故安胎之方不可执，亦不可泥其月数，但当随证随经，因其病而药之，乃为至善。若谓白术、黄芩乃安胎之圣药，执而用之，鲜不误矣。

——胎气有寒而不安者，其证或吞酸吐酸，或呕恶胀满，或喜热畏凉，或下寒泄泻，或脉多沉细，或绝无火证，而胎有不安者，皆属阳虚寒证，但温其中而胎自安矣，宜用温胃饮、理阴煎之类加减主之。亦当以平素之脏气，察其何如，酌而用之。

——胎气有热而不安者，其证必多烦热，或渴或躁，或上下不清，或漏血溺赤，或六脉滑数等证，宜凉胎饮、保阴煎之类主之。若但热无虚者，如枳壳汤、一母丸、黄芩散之类，皆可择用，清其火则胎自安矣。

——胎气有虚而不安者，最费调停。然有先天虚者，有后天虚者，胎元攸系，尽在于此。先天虚者，由于禀赋，当随其阴阳之偏，渐加培补，万毋欲速，以期保全。后天虚者，由于人事，凡色欲劳倦、饮食七情之类，皆能伤及胎气。治此者，当察其所致之由，因病而调，仍加戒慎可也。然总之不离于血气之虚，皆当以胎元饮为主。若心脾气虚于上者，宜逍遥饮、归脾汤、寿脾煎之类主之。若肝肾不足于下者，宜左归饮、右归饮、固阴煎主之。若气血俱虚者，宜五福饮、八珍汤、十全大补汤之类主之。若脾肾气虚而兼带浊者，宜秘元煎、菟丝煎之类主之。若多呕恶者，当随前证前方，各加二陈汤之类以和之。凡治虚证，贵在随机应变，诚有不可以凿执言者。

——胎气有实滞气滞，凡为恶阻、为胀满而不安者，惟其素本不虚，而或多郁滞者乃有之，但察其所由而开之导之，诸治实者固无难也。呕吐不止者，二陈汤加枳壳、砂仁主之，或用人参橘皮汤亦妙。食滞胀满不安者，小和中饮加减主之。肝气滞逆，胀满不安者，解肝煎主之。怒动肝气兼火者，化肝煎主之。脾肺气滞，上攻作痛者，紫苏饮主之。气滞兼痰者，四七汤、二陈汤加当归主之。气滞兼火，为胀为烦者，枳壳汤、束胎丸之类主之。

王节斋曰：调理妊妇，在于清热养血，白术补脾，为安胎君药，条实黄芩为安胎圣药，清热故也，暑月宜加用之。此一说者，虽若有理，而实有大病，不可不辨也。夫孕之胎气，必随母之脏气，大都阴虚者多热气，阳虚者多寒气，寒之则寒，热之则热者，是为平气。今以十人言之，则寒者居其三，热者居其三，平者居其四，此大较也。若谓受胎之后，必增内热，自与常人不同，则何以治恶阻者必用二陈、六君、生姜、半夏之属而后效？其果增热否乎？故治热宜黄芩，寒则不宜也，非惟寒者不宜，即平气者亦不宜。盖凡今之胎妇，气实者少，气虚者多。气虚则阳虚，而再用黄芩，有即受其损而病者，有用时虽或未觉，而阴损胎元，暗残母气，以致产妇羸困，或儿多脾病者，多由乎此。奈今人不能察理，但以圣药二字认为胎家必用之药，无论人之阴阳强弱，凡属安胎，无不用之，其害盖不少矣。至若白术，虽善安胎，然或用不得善，则其性燥而气闭，故凡阴虚者非可独用，气滞者亦当权宜。是以用药之难，当如盘珠，有不可胶柱而鼓瑟也。

立斋曰：妊娠若元气不实，发热倦怠，或胎气不安，用当归散。因气恼，加枳壳。胸有痞闷，再加苏梗。或作痛，加柴胡。若饮食不甘，或欲呕吐，用六君加紫苏、枳壳。若恶阻呕逆，头眩体倦，用参橘散，未应，用六君子汤。若恶阻呕吐，不食烦闷，亦用参橘散之类。若顿仆胎动，腹痛下血，用胶艾汤，未应，用八珍加胶、艾。若顿仆、毒药，腰痛短气，用阿胶散，未应，煎送知母丸。若顿仆胎伤，下血腹痛，用佛手散，未应，用八珍送知母丸。若心惊胆怯，烦闷不安，名子烦，用竹叶汤。未应，血虚佐以四物，气虚佐以四君。若下血不止，名胎漏，血虚用二黄散，血去多用八珍汤。未应，用补中益气汤。若因事而动，下血，用枳壳汤加生熟地黄。未应，或作痛，更加当归。血不止，八珍加胶艾。若不时作痛，或小腹重坠，名胎痛，用地黄当归汤，未应，加参、术、陈皮。或因脾气虚，用四君加归、地。中气虚，用补中益气汤。若面目虚浮，肢体如水气，名子肿，用全生白术散。未应，用六君子汤。下部肿甚，用补中益气倍加茯苓。或因饮食失宜，呕吐泄泻，此是脾胃亏损，用六君子汤。若足指发肿，渐至腿膝，喘闷不安，或足指缝出水，名水气，用天仙藤散。脾胃虚弱，兼以四君子。内热晡热，兼逍遥散。若小便涩少，或成淋沥，名子淋，用安营散。不应，兼八珍汤。腿足转筋，而小便不利，急用八味丸，缓则不救。若项强筋挛，语涩痰盛，名子痫，用羚羊角散。或饮食停滞，腹胀呕吐，此是脾胃虚弱，而不能消化，用六君子汤。不应，用平胃散加参苓。或胎作胀，或胀作痛，此是脾胃气虚，不能承载，用安胎饮加升麻、白术。不应，用补中益气汤。或脐腹作胀，或小便淋闭，此是脾胃气虚，胎压尿胞，用四物加二陈、参、术，空心服后探吐。药出气定，又服又吐，数次必安。或因劳役所伤，或食煎炒，小便带血，此是血得热而流于胞中，宜清膀胱，用逍遥散。或遗尿不禁，或为频数，此是肝火血热，用加味逍遥散。若胸满腹胀，小便不通，遍身浮肿，名胎水不利，用鲤鱼汤，脾胃虚，佐以四君子。病名同而形证异，形证异而病名同，聊见本方。凡用见证之药不应，当分月经治之。

徐东皋曰：胎有不安而腰疼腹痛，甚则至于下坠者，未必不由气血虚，无所营养而使之然也。夫胎之在腹，如果之在枝，枝枯则果落，固理之自然。妇人性偏恣欲，火动于中，亦能致胎不安，而有坠者，大抵不外乎属虚属火二者之间，清热养血之治尽之矣。此外有二因动胎者，又不可不知也。有因母病动胎者，但疗母病则胎自稳，有因触伤动胎者，当以安胎药二三剂而胎自安。

安胎论外方

茯苓丸妇三九　温胃安胎	泰山盘石散妇三
黄芪汤妇九　气虚胎动	千金保孕丸妇三六
七味阿胶散妇八　胎动腹痛	《良方》白术散妇十一　胎热

三味白术汤妇十二　胎热心痛

益母地黄汤妇十七　跌坠腹痛

钩藤散妇十　胎动腹痛

醋附丸妇百七　胎滞不安

独圣散妇十八　顺气安胎

探胎饮妇十五

肾着汤热一二九　妊娠脚肿

当归黄芪汤妇九八　妊娠不利

滑胎枳壳散妇二四　瘦胎

恶阻 二一

妊娠之妇，每多恶心呕吐，胀满不食，《巢氏病源》谓之恶阻。此证惟胃气弱而兼滞者多有之。或嗜酸择食，或肢体困倦，或烦闷胀满，皆其候也。然亦有虚实不同，所当辨而治之。

凡恶阻多由胃虚气滞，然亦有素本不虚，而忽受胎妊，则冲任上壅，气不下行，故为呕逆等证。及三月余而呕吐渐止者，何也？盖胎元渐大，则脏气仅供胎气，故无暇上逆矣。凡治此者，宜以半夏茯苓汤、人参橘皮汤之类，随宜调理，使之渐安，必俟及期，方得帖然也。若中脘多痰者，用二陈加枳壳，或用半夏茯苓汤。或饮食停滞作胀者，宜小和中饮加减主之。若气逆作胀者，宜半夏茯苓汤加枳壳、苏梗、香附。若脾胃气虚者，宜五味异功散、六君子汤、人参橘皮汤之类主之。若胃虚兼寒多呕者，宜六味异功煎、温胃饮之类主之。若肝肾阳虚作呕者，宜理阴煎主之。

立斋曰：半夏乃健脾气、化痰滞之主药也。脾胃虚弱而呕吐，或痰涎壅滞，饮食少思，胎不安，必用茯苓半夏汤，倍加白术，以半夏、白术、茯苓、陈皮、砂仁善能安胎气，健脾胃，予常用，验矣。

恶阻论外方

四味白术散妇十三　胃虚吐水

茯苓丸妇三九　养胃温胃，痞闷，恶食

竹茹汤妇三三　清痰止呕

乌附丸妇三五　和气养胃

胎气上逼 二二

妊娠将理失宜，或七情郁怒，以致气逆，多有上逼之证。若气逆气实而胀逼者，宜解肝煎。若胃寒气实而逼者，宜和胃饮。若胃火兼滞者，宜枳壳汤。若脾虚兼滞者，宜紫苏饮。如脾虚而气不行者，宜四君子汤，甚者八珍汤。若脾气虚而兼寒者，宜五君子煎。若脾肾虚寒不行者，宜理阴煎。若脾肾气虚兼火者，宜逍遥散，或加黄芩、枳壳、砂仁。若胎死腹中，冷气上逼，呕恶面青者，治如后胎动欲坠条。

一方，治胎气上逼，热痛下血，或烦闷困笃。

用葱二十茎，水浓煮饮之。胎未死即安，胎已死即下。未效再服。若胎动烦躁，唇口青黑，手足厥冷，须用当归汤。

胎漏 二三

妊妇经血不固者，谓之胎漏。而胎漏之由，有因胎气者，有因病气者。而胎气之由，亦有二焉。余尝诊一妇人，脉见滑数，而别无风热等病，问其经脉，则如常不断，而但较前略少耳。余曰：此必受妊者也，因胎小血盛有余而然。后于三月之外经脉方止。果产一男。故胎妊之妇多有此类。今常见怀胎七八个月而生子，人但以血止为度，谓之不足月。然其受胎于未止之前，至此而足而实，人所不知也。第此等胎气，亦有阴阳盛衰之辨，如母气壮盛，荫胎有余而血之溢者，其血虽漏而生子仍不弱，此阴之强也，不必治之。若父气薄弱，胎有不能全受而血之漏者，乃以精血俱亏，而生子必萎小，此阳之衰也，而亦人所不知也。凡此皆先天之由，若无可以为力者。然栽培根本，岂果无斡旋之道乎？第见有于无之目及转强于弱之手，为不易得，是乌可以寻常语也。至若因病而漏者，亦不过因病治之而已耳。

妊娠血热而漏者，保阴煎、清化饮择而用之。怒动肝火漏血者，保阴煎，甚者化肝煎主之。脾虚不能摄血者，寿脾煎、四君子之类主之。脾虚血热气滞者，四圣散主之。脾肾兼虚者，五阴煎主之。三焦气血俱虚者，五福饮、七福饮之类主之。劳倦伤而动血者，寿脾煎、归脾汤主之。偶因伤触动血者，五福饮、安胎散主之。冲任气虚，不能约制，血滑易动者，固阴煎、秘元煎主之。

立斋曰：前证若因气热，用防风黄芩丸。若因血热，用加味逍遥散。若因血虚，用二黄散。若因血去太多，用八珍汤，未应，补中益气汤。若因肝火，用柴胡清肝散。若因脾火，用加味归脾汤。若因事下血作痛，用八珍汤加阿胶、熟艾。若因脾胃虚弱，用补中益气汤加五味子。若因脾胃虚陷，用前汤，倍用升麻、柴胡。若晡热内热，宜用逍遥散。

胎漏论外方

安胎寄生汤妇十九　下血腰痛　　　当归芍药汤妇十六　急痛去血

妊娠卒然下血 二四

妊娠忽然下血，其证有四：或因火热迫血则妄行，或因郁怒气逆则动血，或因损触胎气，胞宫受伤而下血，或因脾肾气陷，命门不固而脱血。凡此皆动血之最者也，不速为调理，则必致堕胎矣。然治此者，必先察其血去之多少，及于血去之后，尤当察其邪之微甚，如火犹未清，仍当清火，气犹未顺，仍当顺气。若因邪而动血，血去而营虚，则速当专顾元气以防脱陷。此中或当治标，或当救本，或当兼标本而调理之，倘不知先后缓急，将恐治标未已，而救本无暇也，当详察之。

若火盛迫血妄行者，当察其火之微甚。火之微者，凉胎饮。稍甚者，徙薪饮。再甚者，保阴煎、子芩散。若肝经有风热而血下者，宜防风黄芩丸。若怒气伤肝，气逆血动而暴至者，宜保阴煎。若气有未顺而胀满者，四七汤、二陈汤，或加芎、归之类。若兼肝火者，宜化肝煎。若触损胎气，胞宫受伤而血下者，宜安胎散、胶艾汤，去血多者，倍加人参。若从高坠下，伤动胎气而下血者，宜益母地黄汤、安胎散，若因惊气虚而陷者，仍加人参。若脾胃素弱，或偶因伤脾下血者，宜寿脾煎、归脾汤。或中气下陷者，补中益气汤。若血虚微热，漏血尿血者，续断汤。以上诸动血证，若去血未多，血无所积，胎未至伤而不止者，宜凉则凉，宜补则补，惟以安之固之为主治。若血已离位，蓄积胞宫，为胀为痛，而余血未出者，欲以留之，有不可得，欲去其血而不伤营气，则惟四物汤大加当归为最宜也。若察其胎气已动，势有难留，则五物煎、决津煎皆切要之药。

一方：治顿仆胎动。用川芎末二钱，酒下二三服，胎生即安，胎死即下。

又方：治同前。用砂仁和皮炒为末，每服二钱，米饮下，腹热即安。

胎动欲堕 二五

五物煎，助其血而落之，最妊娠胎气伤动者，凡跌扑，怒气，虚弱，劳倦，药食误犯，房室不慎，皆能致之。若因母病而胎动，但治其母。若因胎动而母病，但安其胎。轻者转动不安，或微见血，察其不甚，速宜安之，用前安胎及卒然下血等法。若腹痛血多，腰酸下坠，势有难留者，无如决津煎、为妥当。若其势甚而舌青面赤，胀满呕恶，或冷气上逼者，儿已死矣。若面青吐沫舌赤，是母死也。若面舌唇吻俱青，口中沫出，是母子俱死也。若胎已死，当速去其胎以救其母，气血虚者，惟用决津煎最妙。如不应而胀痛上逼，势不容缓者，急用平胃散一两，酒水各半煎，投朴硝五钱，热服之，或用朴硝一两，以童便调服，则逐而下矣，下后随证调补之。如无胀急，则但用决津煎加朴硝，则死胎自下。

凡气血衰弱，无以滋养其胎，或母有弱病，度其终不能成者，莫若下之，以免他患，宜桂心散，或下胎小品方。

数堕胎 二六

夫胎以阳生阴长，气行血随，营卫调和，则及期而产。若或滋养之机少有间断，则源流不继而胎不固矣。譬之种植者，津液一有不到，则枝枯而果落，藤萎而花坠。故《五常政大论》曰：根于中者，命曰神机，神去则机息。根于外者，命曰气立，气止则化绝。正此之谓也。凡妊娠之数见坠胎者，必以气脉亏损而然。而亏损之由，有禀质之素弱者，有年力之衰残者，有忧怒劳苦而困其精力者，有色欲不慎而盗损其生气者。此外如跌扑饮食之类，皆能伤其气脉，气脉有伤而胎可无恙者，非先天之最完固者不能，而常人则未之有也。且胎怀十月，经养各有所主，所以屡见小产堕胎者，多在三个月及五月七月之间，而下次之堕必如期复然。正以先次伤此一经，而再值此经，则遇阙不能过矣。况妇人肾以系胞，而腰为肾之府，故胎妊之妇最虑腰痛，痛甚则坠，不可不防。故凡畏堕胎者，必当察此所伤之由，而切为戒慎。凡治堕胎者，必当察此养胎之源，而预培其损，保胎之法，无出于此。若待临期，恐无及也。

凡胎孕不固，无非气血损伤之病，盖气虚则提摄不固，血虚则灌溉不周，所以多致小产。故善保胎者，必当专顾血虚，宜以胎元饮为主而加减用之。其次则芍药芎归汤，再次则泰山盘石散或千金保孕丸，皆有夺造化之功，所当酌用者也。又凡胎热者血易动，血动者胎不安，故堕于内热而虚者，亦常有之。若脾气虚而血热者，宜四圣散。肝肾虚而血热者，宜凉胎饮。肝脾虚而血热者，宜固胎煎。又立斋法，治血虚血热、数坠胎者，于调补之外，时值初夏，教以浓煎白术汤下黄芩末二钱，与数十帖，得保而生，亦可法也。此外，凡有他证而胎不安者，当于《安胎》条中酌而治之。

胎不长 二七

妊娠胎气本乎血气，胎不长者，亦惟血气之不足耳。故于受胎之后而漏血不止者有之，血不归胎也。妇人中年血气衰败者有之，泉源日涸也。妇人多脾胃病者有之，仓廪薄则化源亏而冲任穷也。妇人多郁怒者有之，肝气逆则血有不调而胎失所养也。或以血气寒而不长者，阳气衰则生气少也。或以血热而不长者，火邪盛则真阴损也。凡诸病此者，则宜补宜固，宜温宜清，但因其病而随机应之，则或以及期，或以过月，胎气渐充，自无不长。惟是年迈血衰而然者，数在天矣，有非可以人力为也。

鬼 胎 二八

妇人有鬼胎之说，岂虚无之鬼气，果能袭人胞宫而遂得成形者乎？此不过由本妇之气质，盖或以邪思蓄注，血随气结而不散；或以冲任滞逆，脉道壅瘀而不行，是皆内因之病，而必非外来之邪，盖即血癥气瘕之类耳。当即以癥瘕之法治之，详见本条。此外如狐魅异类之遇者，则实有所受而又非鬼胎之谓，亦当于癥瘕类求法下之。又凡鬼胎之病，必以血气不足而兼凝滞者多有之，但见经候不调而预为调补，则必无是病。若其既病，则亦当以调补元气为主，而继以去积之药乃可也。然用补之外，而欲于补中兼行者，无如决津煎。欲去其滞而不至猛峻者，无如通瘀煎。既加调补而欲直攻其病者，则夺命丹、回生丹皆可酌用，或以当归、红花煎浓汤，送赤金豆亦妙。

妊娠药禁 二九

蚖斑水蛭及虻虫，乌头附子配天雄，野葛水银并巴豆，牛膝薏苡与蜈蚣，棱莪代赭芫花麝，大戟蛇蜕黄雌雄，牙硝芒硝

牡丹桂，槐花牵牛皂角同，半夏南星与通草，瞿麦干姜桃仁通，硇砂干漆蟹甲爪，地胆茅根莫用好。出《便产须知》

妊娠寡欲 三十

妊娠之妇，大宜寡欲，其在妇人多所不知，其在男子而亦多有不知者，近乎愚矣。凡胎元之强弱，产育难易，及产后崩淋经脉之病，无不悉由乎此。其为故也，盖以胎神巩固之日，极宜保护宫城，使不知慎而多动欲火，盗泄阴精，则藩篱由不固而伤，血气由不聚而乱，子女由元亏而夭，而阴分之病亦无不由此而百出矣。此妇人之最宜慎者，知者不可不察。

胎孕类论列总方

四君子汤补一

五君子煎新热六

六君子汤补五

四物汤补八

八珍汤补十九

十全大补汤补二十

五物煎新因三

五阴煎新补十一

补中益气汤补三十

五福饮新补六

七福饮新补七

五味异功散补四

温胃饮新热五

和胃饮新和五

六味异功煎新热七

寿脾煎新热十六

归脾汤补三二

加味归脾汤补三三

逍遥饮新因一

逍遥散补九二

加味逍遥散补九三

左归饮新补二

右归饮新补三

地黄当归汤妇四

凉胎饮新因八

固胎煎新因七

全生白术散妇十四

安胎散妇二

安胎饮妇一

泰山盘石散妇三

胎元饮新因六

安营散妇一二九

千金保孕丸妇三六

理阴煎新热三

固阴煎新固二
茯苓半夏汤和十二
保阴煎新寒一
秘元煎新固一
半夏茯苓汤妇三四
当归散妇九六
当归汤妇五
益母地黄汤妇十七
八味丸补一二二
参橘散妇三二
人参橘皮汤妇三二
续断汤妇二二
菟丝煎新固三
柴胡清肝饮寒五九
阿胶散妇六
胶艾汤妇七
防风黄芩丸妇一二三
佛手散妇四一
决津煎新因二
芍药芎归汤妇四六
束胎丸妇三八
鲤鱼汤妇二六
通瘀煎新因五
化肝煎新寒十
解肝煎新和十一
枳壳汤妇二三
竹叶汤妇二七
二黄散妇二十
清化饮新因十三
子芩散妇一二二
一母丸妇三七
知母丸妇三七
黄芩散妇一二二
徙薪饮新寒四
平胃散和十七
回生丹妇六六
夺命丹妇六五
二陈汤和一
四圣散妇二一
四七汤和九七
紫苏饮妇二八
天仙藤散妇三十
羚羊角散妇三一
桂心散妇五四
赤金豆新攻二
小和中饮新和八
下胎小品方妇五六

景岳全书卷之三十八终

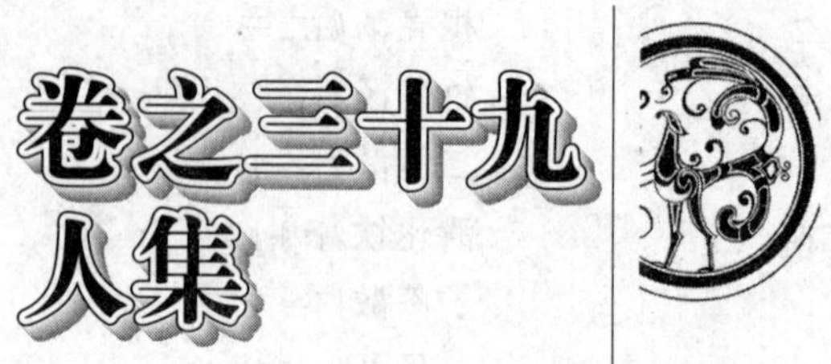

卷之三十九 人集

妇人规 下

产育类

滑胎 三二

妊娠滑胎之法，惟欲其坐草之期易而且速，而难易之由，则在血之盈虚，不在药之滑利。盖血多则润而产必易，血亏则涩而产必难，故于未产之前，但宜以培养气血为主，而预为之地，如四物汤、滑胎煎、五福饮、小营煎、八珍汤之类，即皆滑胎之要药。若不知此而过用滑利等物，或产期未近，无火无滞而妄用清火行气，沉降苦寒等药，必皆暗残营气，走泄真阴，多致血亏气陷，反为临期大害。若果肥盛气实者，则紫苏饮、保生无忧散、滑胎枳壳散之类，皆可择用。

催生 三三

凡妊娠胎元完足，弥月而产，熟落有期，非可摧也。所谓催生者，亦不过助其血气而利导之耳。直待临期，乃可用脱花煎或滑胎煎，随证加减主之。或经日久产，母困倦难生，俱宜服滑胎煎，以助其气血，令儿速生。其有气虚无力，艰于传送者，必用独参汤，随多少接济其力，皆为催生要法。若期未至而妄用行气导血等剂以为催生，亦犹摘方苞之萼，揠宋人之苗耳。

——临盆将产，腹痛已甚，凡催生之药，无如脱花煎，少用肉桂五七分为最稳最妙；若气虚无力者，加人参二三钱，虚甚者，任意加用之。

——催生若水血下多，子道干涩难出者，宜用滑利之物，如猪脂、蜜、酥油、葱白、葵子、牛乳、滑石、榆白皮之类以润之，亦济急之法也。

稳婆 三四

产妇临盆，必须听其自然，弗宜摧逼，安其神志，勿使惊慌，直待花熟蒂圆，自当落矣。所以凡用稳婆，必须择老成忠厚者，预先嘱之，及至临盆，务令从容镇静，不得用法摧逼。余尝见有稳婆忙冗性急者，恐顾此失彼，因而勉强试汤，分之掐之，逼之使下，多致头身未顺而手足先出，或横或倒，为害不小。若未有紧阵，不可令其动手，切记切记！又有生息不顺，及双胎未下之类，但宜稳密安慰，不可使产母闻知，恐惊则气散，愈难生下。又尝见有奸诡之妇，故为哼讶之声，或轻事重报，以显己能，以图酬谢，因致产妇惊疑，害尤非细，极当慎也。

《立斋医案》载一稳婆云：止有一女，于分娩时，适当巡街侍御行牌取我，视其内室分娩，女为此惊吓，未产而死。后见侍御，更以威颜吩咐。迨视产母，胎虽顺而头偏在一边，此时若以手入推正，可保顺生。因畏其威，不敢施手，但回禀云：此是天生天化，非人力所能，因是子母俱不能救。由此观之，可见产时当用静镇自然，而一毫惊恐疑畏有不可使混于其间者。

产要 三五

凡孕妇临月，忽然腹痛，或作或止，或一二日，或三五日，胎水少来，但腹痛不密者，名曰弄胎，非当产也。又有一月前或半月前，忽然腹痛如欲产而不产者，名曰试月，亦非产也。凡此腹痛，无论胎水来与不来，俱不妨事，但当宽心候时可也。若果欲生，则痛极连腰，乃将产也。盖肾系于腰，胞系于肾故耳。又试捏产母手中指本节，跳动即当产也。此时儿逼产门，谷道挺进，水血俱下，方可坐草试汤，瓜熟蒂悬，此乃正产之候也。

——产妇腹痛未甚，且须宽心行动，以便儿身舒转。如腰腹痛甚，有产之兆，即当正身仰卧，或起坐舒伸，务宜安静从容，待儿转身向下，其产必顺而且易，最不宜预为惊扰入手，以致产妇气怯，胞破浆干，使儿转身不易，则必有难产之患。

——产女初觉欲生，便须惜力调养，不可用力妄施，恐致临产乏力。若儿方转身而用力太早，则多致横逆，须待顺而临门，一逼自下。若时候未到，用力徒然。

——临产房中，不宜多人喧嚷惊慌，宜闭户，静以待生。

——将产时，宜食稠软白粥，勿令饥渴以乏气力。亦不宜食硬冷难化之物，恐产时乏力，以致脾虚不能消化，则产后有伤食之病。

——产妇产室，当使温凉得宜。若产在春夏，宜避阳邪，风是也。产在秋冬，宜避阴邪，寒是也。故于盛暑之时，亦不可冲风取凉，以犯外邪。又不宜热甚，致令产母头疼面赤。亦不宜人众，若热气熏蒸，亦致前患。其或有热极烦渴而血晕血溢者，亦可少与凉水，暂以解之，然亦不可多用。若冬末春初，余寒尚盛，产室不可无火，务令下体和暖，衣被亦当温厚，庶不为寒气所侵，可免胎寒血滞难产之患。且产后胎元既落，气血俱去，乘虚感邪，此时极易，故不可不慎。

——凡富贵之家，过于安逸者，每多气血壅滞，常致胎元不能转动。此于未产之先，亦须常为运动，庶使气血流畅，胎易转则产亦易矣。是所当预为留意者。

——妊娠将产，不可詹卜问神，如巫觋之徒哄吓谋利，妄言凶险，祷神祇保，产妇闻之，致生疑惧。夫忧虑则气结滞而不顺，多至难产，所宜戒也。

——产时胞浆不下，但只稳守无妨。若胞浆破后，一二时辰不生，即当服催生等药，如脱花煎、滑胎煎，或益母丸之类。盖浆乃养儿之生，浆干不产，必其胎元无力，愈迟则愈干，力愈乏，所以速宜催之。

——产妇与酒，不可多而致醉，凡产前醉则乏力而四肢不用。产后酒多，恐引入血分四肢，致后日有动血，及四肢无力，髓骨酸痛之患。

六逆产 三六

一、横生者，以儿方转身，产母用力逼之太早，故致儿身未顺而先露手臂。但令母安然仰卧，稳婆以手徐推儿臂下体，令其正直，复以中指摸其肩，弗使脐带攀系即生。

二、倒生者，因儿未及转身，产母努力，故令儿先露足。令母正卧，以手徐推足入，良久仍推儿身，徐俟转正近门即生。

三、偏生者，因儿未顺生路，产母努力，逼儿头偏一边，虽若露顶，实额角也，亦照前法推正即生。若儿顶后骨偏拄谷道旁，以手从外后傍轻轻托正即生。

四、碍产者，儿身虽顺，门路虽正，但不能下，乃因胎转时脐带绊肩而然。令产母仰卧以手轻推儿向上，乃用中指按儿两肩，理顺脐带即生。

五、坐产者，因儿将产，其母疲倦，久坐椅褥，抵其生路而然。须用手巾一条拴系高处，令产母以手攀之，轻轻屈足舒伸以开生路，儿即顺生。

六、盘肠产者，临产母肠先出，子产而肠未收，故曰盘肠产。古法以醋水各半盏，默然噀产母面背则收。一法：以蓖麻子四十九粒，研烂，涂母头顶，待肠收上，急洗去。俗以水噀面背惊之而肠亦收，但恐惊则气散，反致他疾，戒之。

一方：治横逆产难，令产母仰卧，以小针刺儿手脚心三五次，用盐擦之，手脚即缩上，转身即生。

一方：治盘肠产，以半夏为末，用少许搐鼻中，肠自上。

又方：用大纸捻以麻油润渗，点着吹灭，以烟熏产妇鼻中，肠即上。

又方：肠出，盛以洁净漆器，浓煎黄芪汤浸之，肠即上。

胞破难产 三七

凡产妇胎未顺而胞先破者，其因有二，盖一有母质薄弱，胞衣不固，因儿转动，随触而破者，此气血之虚也。一有儿身未转，以坐草太早，用力太过，而胞先破者，此举动之伤也。若胞破久而水血干，产路涩则儿难下，宜急用大料四物汤，或五物煎、脱花煎、滑胎煎、五福饮、当归汤之类，助其气血，并浓煎葱汤熏洗产户，使其暖而气达，则自当顺下。若持久力乏，血已耗涸，则甚危矣。当用八珍汤料一斤，益母草四两，水数碗煎熟，不时饮之，亦有得生者。或以黄芪、芎、归数斤，以大釜煎，药气氤氲满室，使产母口鼻俱受其气，亦良法也。大抵产难之证，多患于郁闷、安佚、富贵之家，治法虽云胎前清气，产后补血，然不可拘泥。若脾胃不健，气血不充，必当预为调补，不然，临产必多患难。

产难经日不下，别无危证者，宜用脱花煎催之，极妥极妙。一医宿客店，治店妇临产数日不生，下体俱冷，无药甚窘。令取椒、茱萸共煎汤一盆，令产妇以小凳坐盆内熏洗，良久，小腹皆暖，气温血行，遂产。

一方：以紫苏煎汤熏洗。大抵遇严寒时月，产久伤冷，气血必凝，此熏洗之法，亦要法也。外以淋汤，内以羊肉汤，必效。

一方：令产妇以自己发梢含于口中，令其恶心作呕，即下。亦治胞衣不出。

胞衣不出 三八

胞衣不出，有以气血疲弱，不能传送而停阁不出者。其证但见无力，而别无痛胀，治当补气助血，宜速用决津煎或滑胎煎、保生无忧散、局方黑神散之类主之。有以恶露流入胞中，胀滞不出者。盖儿既脱，胞带必下坠，故胞在腹中，形如仰叶，仰则盛聚血水而胀碍难出。惟老成稳婆多有识者，但以手指顶其胞底，以使血散，或以指摸上口，攀开一角，使恶露倾泻，则腹空自落矣。又一法，以本妇头发，搅入喉中，使之作呕，则气升血散，胞软亦自落矣。凡胎胞不出者多死，授以此法，甚效。若血渗胞中，停蓄既久，而为胀为痛，或喘或急，则非逐血破血不可也，宜速用夺命丹，或用失笑散，以热酒调服，使血散胀消，其衣自下。若气血兼虚者，亦惟决津煎为善。

气脱血晕 三九

产时胎胞既下，气血俱去，忽尔眼黑头眩，神错口噤，昏不知人，古人多云恶露乘虚上攻，故致血晕。不知此证有二：曰血晕，曰气脱也。若以气脱作血晕，而用辛香逐血化痰等剂，则立刻毙矣，不可不慎也。

——气脱证：产时血既大行，则血去气亦去，多致昏晕不省，微虚者少顷即苏，大虚者脱竭即死。但察其面白眼闭，口开手冷，六脉细微之甚，是即气脱证也。速用人参一二两，急煎浓汤，徐徐灌之，但得下咽，即可救活，若少迟延，则无及矣。余尝救此数人，无不随手而愈，此最要法也。又尝见有禁参而毙者，云新产后不可用参，用参则补住恶血，必致为害，即劝之亦不肯用，直待毙而后悔者亦数人矣。又有云产后必过七日方可用参，此等愚昧讹传，不知始自何人，误人不浅，万万不可信也。

——血晕之证，本由气虚，所以一时昏晕，然血壅痰盛者亦或有之。如果形气脉气俱有余，胸腹胀痛上冲，此血逆证也，宜失笑散。若痰盛气粗，宜二陈汤。如无胀痛气粗之类，悉属气虚，宜大剂芎归汤、八珍汤之类主之。

——猝时昏晕，药有未及，宜烧秤锤令赤，用器盛至床前，以醋沃之，或以醋涂口鼻，令酸气入鼻，收神即醒。或以破旧漆器，或用干漆烧烟熏之，使鼻受其气皆可。但此法惟轻而暴晕者所宜，若气虚之甚而昏厥者，非用大补之剂，终无益也。

儿初生 四十 初诞法详《小儿门》

凡婴儿初生，当随手包裹，切不可为风寒所侵。盖儿在腹中，遮护最密，及其初脱胞胎，肌肤脆嫩，极易感邪。若在夏令，自无所虑，但觉稍寒，即须慎之。尝见儿生未久，多有惊风发热抽搐等病者，率由乎此。

——小儿初生，天气微凉即大忌洗沐，恐腠理不密，元气发泄，而外邪乘之也。凡产母分娩艰难，劳伤胎气，多有儿虽脱胞而乏力垂危，或已死者，切不可便断脐带，当急用大纸捻蘸香油，于脐带上往来烧断之，取其阳气以续胎元，俄顷，儿得啼声，即已活矣，且可免胃寒泄泻之病。凡见此者，若以刀断脐带，则子母皆多难保。此出《立斋医案》。

——凡烧带之法，惟素多阳虚及产时气脱者，最宜用之，以助阳气。若母气阳强，或儿声洪亮者，皆不宜用，恐火从脐入，日后致生热毒，则反为害不小。

子死腹中 四一

凡子死腹中者，多以触伤，或犯禁忌，或以胎气薄弱不成而殒，或以胞破血干，持久困败，但察产母腹胀舌黑者，其子已死。若非产期而觉腹中阴冷重坠，或为呕恶，或秽气上冲，而舌见青黑者，皆子死之证。宜速用下死胎方下之，下后察其虚实，随加调补自愈。若唇舌面色俱青，则母子皆危之兆也。

补遗方：治胎死腹中。用红花以酒煮汁，饮二三碗即下。

新法下胎方：用当归一两，厚朴三钱，陈皮二钱，入酒水各一碗，煎至一碗，加朴硝三五钱，再煎十余沸，去渣热服，死胎自下。或止用脱花煎更妙。

死胎论外方

回生丹妇六六　　桂香散妇五五

下死胎方妇五九　　琥珀丸妇一三四

产门不开不闭子宫不收 四二

交骨不开，产门不闭，无非阴气不足，阴不足则气不达，所以不开，不开则产必艰难，宜加味芎归汤，补而开之，大有奇效，或十全大补汤亦可。

产门不闭，由阴气大虚，不能收摄，或由阴火下流而然，故或为阴挺突出，或为肿胀，或为淋涩不禁。若气血俱虚者，宜十全大补汤加五味子，补而敛火。或痛而觉热者，宜加味逍遥散。若忧思伤脾血热者，加味归脾汤。若暴怒伤肝动火者，龙胆泻肝汤。子宫不收而外坠者，宜补中益气汤加醋炒芍药，饮而举之。或外以黄芪煎汤熏洗亦妙。或以硫黄汤熏洗，硫黄散傅之。

一方：治产后子宫不敛，用荆芥、藿香、椿根白皮煎汤熏洗，神效。

一方：产后子肠不收，外用枳壳、诃子、五倍子、白矾煎汤熏洗。若不收，再灸顶心百会穴数壮即上。

一方：子宫脱出，用蓖麻仁十四枚，研烂涂顶心，入即洗去。

一方：治产后阴脱，用绢袋盛炒热蛇床子熨之，亦治阴痛。又法：用蛇床子五两，乌梅十四个，煎水，日洗五六次。

小产 四三

小产之证，有轻重，有远近，有禀赋，有人事。由禀赋者，多以虚弱；由人事者，多以损伤。凡正产者，出于熟落之自然，小产者，由于损折之勉强，此小产之所以不可忽也。若其年力已衰，产育已多，欲其再振且固，自所难能。凡见此者，但得保其母气，则为善矣。若少年不慎，以致小产，此则最宜调理，否则下次临期仍然复坠，以致二次三次，终难子嗣，系不小矣。凡此安之之法，见前数堕胎条中。既产调理之法，亦与大产相似，详后产后条中，俱当按而用之。

——凡妇人年及中衰，胎元无力，则常有胎不能长，及多小产昏晕之患，此气血衰败而然。血气既衰，则凡于小产之后，多有胎既落而复又下坠，如更有一胎欲产者，此非胎也，乃因气虚而胞宫随胎下陷也。产母不知，必至惊慌。此无足虑，但以寿脾煎或八珍、十全大补、芎归补中汤之类主之，则自安矣。

又凡小产有远近，其在二月三月为之近，五月六月为之远。新受而产者其势轻，怀久而产者其势重，此皆人之所知也。至若犹有近者，则随孕随产矣。凡今艰嗣之家，犯此者十居五六，其为故也，总由纵欲而然。第自来人所不知，亦所不信。兹谨以笔代灯，用指迷者，倘济后人，实深愿也，请详言之。盖胎元始肇，一月如珠露，二月如桃花，三月四月而后，血脉形体具，五月六月而后，筋骨毛发生。方其初受，亦不过一滴之玄津耳。此其橐龠正无依，根荄尚无地，巩之则固，决之则流。故凡受胎之后，极宜节欲以防泛溢。而少年纵情，罔知忌惮，虽胎固欲轻者，保全亦多。其有兼人之勇者，或恃强而不败，或既败而复战。当此时也，主方欲静，客不肯休，无奈狂徒敲门撞户，顾彼水性热肠，有不启扉而从，随流而逝者乎？斯时也，落花与粉蝶齐飞，火枣共交梨并逸，合污同流，已莫知其昨日孕而今日产矣，朔日孕而望日产矣，随孕随产，本无形迹。盖明产者胎已成形，小产必觉。暗产者胎仍以水，直溜何知？故凡今之衏衕家多无大产，以小产之多也。娶娼妓者多少子息，以其子宫滑而贯于小产也。今尝见艰嗣求方者，问其阳事，则曰能战。问其功夫，则曰尽通。问其意况，则怨叹曰：人皆有子我独无。亦岂知人之明产，而尔之暗产耶。此外如受胎三月五月而每有堕者，虽衰薄之妇常有之，然必由纵欲不节，致伤母气而堕者为尤多也。故凡恃强过勇者多无子，以强弱之自相残也。纵肆不节者多不育，以盗损胎元之气也。岂悉由妇人之罪哉？欲求我方者，当以此篇先读之，则传方之思，已过半矣。

小产论外方

人参黄芪汤妇四八　小产气虚血不止

当归川芎汤妇四三　小产瘀血痛

殿胞煎新因十　小产后腹痛

下胎断产 四四

下胎断产，本非仁者之事，然有妇人临产艰危，或病甚不胜产育者，则下胎断产之法有不得已，亦不可废者也。至若水银、虻虫、水蛭、斑蝥之属，不惟伤胎，且伤母矣，用者不可造次。

下　胎　方

千金去胎方妇六一

广济下胎方妇五七

下胎小品方妇五六

良方桂心散妇五四

扶羸小品方妇五八

一方：不拘生胎死胎，用蓖麻仁二个，巴豆一个，麝香一分，研贴脐中并足心即下。月一粒，温酒吞下。

又方，下生胎，用蓖麻子一个。

断　产　方

断产小品方妇六八
丹溪断子法妇六九
千金断产方妇又六七
断产灸法妇六七

产育类论列总方 四五

四物汤补八
加味归脾汤补三三
八珍汤补十九
滑胎煎新因九
十全大补汤补二十
益母丸妇六四
五福饮新补六
滑胎枳壳散妇二四
五物煎新因三
紫苏饮妇二八
补中益气汤补三十
夺命丹妇六五
当归汤妇五
加味芎归汤妇四四
小营煎新补十五
失笑散妇百四十
保生无忧散妇四七
芎归补中汤妇四六
羊肉汤妇七一
龙胆泻肝汤寒六二
脱花煎新因十一
硫黄汤妇六二、六二
加味逍遥散补九三
局方黑神散妇五十
寿脾煎新热十六
芎归汤妇四一
决津煎新因二

产　后　类

论产后当大补气血 四六

产后病治，尝见丹溪云：产后当大补气血，即有杂证，以末治之。一切病均是血虚，皆不可发表。此其意谓血气随胎而去，必属大虚，故无论诸证，皆当以大补为先，其他皆属可缓。余于初年诚然佩服，及执而用之，则每为所困。经者数次，始悟其言虽有理，而未免言之过也。即今产科所宗，无非此法。余目睹其误，及亲为解救者，盖不少矣，故敢剖析于后。实有所见，不得不言，非存心自炫，故毁先贤。若然，则徒为笑骂之招耳，宾虽至愚，必不为也，观者其深察此意。

产后气血俱去，诚多虚证，然有虚者，有不虚者，有全实者。凡此三者，但当随证随人，辨其虚实，以常法治疗。不得执有成心，概行大补，以致助邪，此辨之不可不真也。

——产后虚证，无非随人元气，必素弱之人多有之，或于产后血气俱去而更弱者亦有之。此当因人察脉，因脉察证，若脉气形气病气均不足，此当以全虚治之。若形气不足，病气有余，或兼火邪，或兼外邪，或以饮食停滞，是亦虚中有实，不得不详审而治。此中委曲，未能言尽，惟明者悟之。

——产后不虚证，盖或其素日无病，或以年少当时，或以素耐辛苦贫劳之质，此辈本无不足，及其一旦受孕，乃于无病腹中参入此物，故致血气壅塞，为胀为呕，是皆添设有余之病。及其既产，始见通快，所留得去，仍复故吾。常人之产，此类极多，果何虚之有？然或以内伤，或以外感，产后之病，难保必无，倘有所犯，去之即愈。若概行大补，果能堪否？即临盆带去血气，未免暂见耗损，然以壅滞之余，不过皆护胎随从之物，去者当去，生者旋生，不出数日，必已来复，此生化自然之理，何至是产皆虚也。凡治此类，但当因证用治，若执云产后必当大补气血，则实实之病，必所不免，而轻者必甚，甚者必危矣。由此观之，则立言者固不易，而用言者又岂易哉。

——产后全实证，有如外感风寒，头痛身热，便实中满，脉紧数洪大有力者，此表邪之实证也。又火之盛者，必热渴躁烦，或便结腹胀，口鼻舌焦黑，酷喜冷饮，眼眵，尿管痛赤，脉见洪滑，此内热之实证也。又郁怒动肝，胸胁胀痛，大便不利，脉弦而滑，此气逆之实证也。又恶露未尽，瘀血上冲，心腹胀满，疼痛拒按，大便难而小便利，此血逆之实证也。又凡富贵之家，保护太过，或过用人参、芪、术，以致气壅，或过用糖酒炭火，以致内热，或产本不虚而妄用大补之药，以致增病，此调摄之实证也。又或因产过食，恐其劳困，固令勉强，以致停蓄不散，此内伤之实证也。以上诸证，姑举要者以见其概。然既有表邪则不得不解，既有火邪则不得不清，既有内伤停滞则不得不开通消导，且人有强弱，产有虚实，病有真假，治有逆从，固不可以同日语也。观《六元正纪大论》曰：妇人重身，毒之何如？曰：有故无殒，亦无殒也。此自经常不易之大法，亦何庸赘辨之若此。第因丹溪之言，人多偏执，故不得不详尽其说，以解后人之惑也。诸虚实治法详具后条。

论产后三禁 四七

观《病机机要》云：治胎产之病，当从厥阴证论之。宜无犯胃气及上二焦，是为三禁，谓不可汗，不可下，不可利小便。发其汗则同伤寒下早之证，利大便则脉数而伤脾，利小便则内亡津液，胃中枯燥。但使不犯三禁，则营卫自和，而寒热自止矣。凡用治之法，如发渴则白虎，气弱则黄芪，血痛则当归，腹痛则芍药。大抵产后天行从加减柴胡，杂证从增损四物，宜察脉证而用之。详此说虽为产育之大法，然病变不同，倘有是证，则不得不用是药，所谓有病则病受之也。第此经常之法，固不可不知，而应变之权，亦不可执一也。

产后腹痛 四八

产后腹痛，最当辨察虚实。血有留瘀而痛者，实痛也。无血而痛者，虚痛也。大都痛而且胀，或上冲胸胁，或拒按而手不可近者，皆实痛也，宜行之散之。若无胀满，或喜揉按，或喜热熨，或得食稍缓者，皆属虚痛，不可妄用推逐等剂。

凡新产之后，多有儿枕腹痛者，摸之亦有块，按之亦微拒手，故古方谓之儿枕，皆指为胞中之宿血，此大不然。夫胎胞俱去，血亦岂能独留？盖子宫蓄子既久，忽尔相离，血海陡虚，所以作痛。胞门受伤，必致壅肿，所以亦若有块，而实非真块。肿既未消，所以亦颇拒按。治此者但宜安养其脏，不久即愈。惟殿胞煎为最妙，其次则四神散、五物煎皆极佳者。若误认为瘀而妄用桃仁、红花、玄胡、青皮之属，反损脏气，必增虚病。

——有母体本虚而血少者，即于产时亦无多血，此辈尤非血滞。若有疼痛，只宜治以前法，或以大、小营煎、黄雌鸡汤主之。——凡新产之后，其有阳气虚弱而寒从中生，或寒由外入，以致心腹作痛，呕吐不食，四肢厥冷者，宜九蜜煎、大岩蜜汤，或理阴煎主之。

——产当寒月，以致寒气入腹，脐下胀痛，手不可近者，宜羊肉汤主之。若气实寒甚者，宜蟠葱散。

——产后恶露不尽，留滞作痛者，亦常有之。然此与虚痛者不同，必其由渐而甚，或大小便不行，或小腹硬实作胀，痛极不可近手，或自下上冲心腹，或痛极牙关紧急，有此实证，当速去其血，近上者宜失笑散，近下者宜通瘀煎、夺命丹、回生丹。如或未效，当用决津煎为善。

——产后有脾虚肾虚而为腹痛者，此不由产而由脏气之不足。若脾气虚寒，为呕吐，为食少，而兼腹痛者，宜五君子煎、六君子汤、温胃饮之类主之。若肾气虚寒，为泻为痢，而兼腹痛者，宜胃关煎、理阴煎之类主之。

——产后有饮食停滞及气逆作痛，亦当因其类而消去之，如排气饮、大和中饮之类，皆可酌用。

仲景曰：产后腹中㽲痛，当归生姜羊肉汤主之，并治腹中寒疝，虚劳不足。

立斋曰：前证若因气滞，用延胡索散。若因外寒，用五积散。若因怒气，用四物加木香、柴胡。若因血虚，用四物、参、术、炮姜。若因阳气虚弱，用四君、当归、炮姜。若因脾虚血弱，用六君、当归、炮姜。

产后发热 四九

产后发热，有风寒外感而热者，有邪火内盛而热者，有水亏阴虚而热者，有因产劳倦，虚烦而热者，有去血过多，头晕闷乱烦热者。诸证不同，治当辨察。

——产后有外感发热者，盖临盆之际，多有露体用力，无暇他顾，此时或遇寒邪，则乘虚而入，感之最易。若见头疼身痛，憎寒发热，或腰背拘急，脉见紧数，即产后外感证也。然此等外感，不过随感随病，自与正伤寒宿感者不同，故略加解散即自痊，可勿谓新产之后不宜表散，但当酌其虚实而用得其宜耳。凡产后感邪，气不甚虚者，宜三柴胡饮。若气虚脾弱而感者，宜四柴胡、五柴胡饮。若肝脾肾三阴不足而感者，宜补阴益气煎。若虚寒之甚者，宜理阴煎。若产妇强壮，气实而感者，宜正柴胡饮。若兼内火盛而外邪不解者，宜一柴胡饮。若风寒俱感，表里俱滞者，宜五积散。

——产后有火证发热者，但外感之热多在表，火证之热多在里。此必以调摄太过，或时令热甚，或强以酒，或误用参、术、姜、桂大补之药，或过用炭火，或窗牖太密，人气太盛，或气体本实而过于动作，凡属太过，皆能生火。火盛于内，多见潮热内热，烦渴喜冷，或头痛汗多，便实尿赤，及血热妄行，但无表证，脉见缓滑不紧而发热者，便是火证，宜清化饮、保阴煎之类主之。若本元不虚，或火之甚而势之急者，即徙薪饮、抽薪饮亦所常用，不必疑也。

——产后有阴虚发热者，必素禀脾肾不足，及产后气血俱虚，故多有之。其证则倏忽往来，时作时止，或昼或夜，进退不常，或精神困倦，怔忡恍惚。但察其外无表证，而脉见弦数，或浮弦豁大，或微细无力，其来也渐，非若他证之暴至者，是即阴虚之候。治当专补真阴，宜小营煎、三阴煎、五阴煎之类，随宜主之。若阴虚兼火而微热者，宜一阴煎。若阴虚兼火之甚而大热者，宜加减一阴煎。若阴虚火盛，热而多汗者，宜当归六黄汤。若阴中之阳虚，火不归源而热者，宜大营煎、理阴煎、右归饮之类主之。若血虚阳不附阴，烦热作渴者，宜人参当归汤。若气血俱虚，发热烦躁，面赤作渴，宜八珍汤、十全大补汤。若热甚而脉微者，宜急加桂附，或认为火，则祸在反掌。

——产后有去血过多发热者，其证必烦渴短气，头痛头晕，闷乱内热，是亦阴虚之属，宜人参当归汤主之。

立斋曰：大凡元气虚弱而发热者，皆内真寒而外假热也，但用六君或补中益气加炮姜温补脾气，诸证自退。若四肢畏冷，急加附子。凡新产阴血暴伤，阳无所附而外热，宜用四物、炮姜补阴以配阳。若因误服寒凉克伐之剂而外热，此为寒气格阳于外，宜用四君子加姜、桂，如不应，急加附子。若或肌肤发热，面目赤色，烦渴引饮，此血脱发躁，宜用当归补血汤。

产后乍寒乍热 五十

产后乍寒乍热，总由血气虚损，阴阳不和而然。若阳胜则乍热，阴胜则乍寒。凡阴胜而寒多者，宜增损四物汤、理阴煎。若阳胜而热多者，宜四物汤、三阴煎。若阳气陷入阴中而乍寒乍热者，宜补中益气汤、补阴益气煎。若阴阳俱虚而寒热者，宜八珍汤、十全大补汤。若败血不散，流入阴中而作寒热者，宜决津煎、殿胞煎。若血实气壅者，宜夺命丹。陈无择曰：败血流闭诸阴则寒，流闭诸阳则热，宜五积散。若有外感者，宜从前《产后发热》调治。

蓐劳 五一

蓐，草荐也。产妇坐草艰难，以致过劳心力，故曰蓐劳，此即产后劳倦也。其证则或为寒热如疟，或头疼自汗，或眩晕昏沉，或百节疼痛，或倦怠喘促，饮食不甘，形体虚羸之类，皆其候也，悉当以培补元气为主。若初产后蓐劳困倦，惟猪腰汤为妙，或用黄雌鸡汤、白茯苓散。若蓐劳虚汗不止，宜母鸡汤。若兼脏寒者，宜羊肉汤。若气血俱虚者，宜五福饮、十全大补汤。若兼外邪发热者，宜补阴益气煎、补中益气汤。若兼外邪发热而中寒背恶寒者，宜理阴煎，详加减法治之。若兼阳虚内寒者，宜五君子煎或理阴煎。若阳盛阴虚兼内热者，宜五福饮加芍药、黄芩、地骨皮之类，随宜用之。

产后喘促 五二

产后喘急有二，乃一以阴虚之极，一以寒邪在肺，盖产后既以大虚，焉得气实而喘？若肺无寒，续见喘促者，此以血去阴虚，孤阳无主，故气穷短促而浮脱于上，此实肝肾不接，无根将脱之兆，最为危候。《经》曰：肝苦急，急食甘以缓之。正此类也，惟贞元饮为治此之神剂。若气虚兼寒者，宜大补元煎或理阴煎。若风寒外感，邪气入肺而喘急者，此必气粗胸胀，或多咳嗽，自与气短似喘、上下不接者不同，治当以疏散兼补为主，宜金水六君煎或六君子汤。若单以寒邪入肺，气实气壅而本无虚者，宜六安煎，或二陈汤加苏叶之类主之。

喘嗽论外方

二母散妇八六　血热喘嗽　　　二物参苏饮妇八四　瘀血入肺喘嗽

产后恶露不止 五三

产后恶露不止，若因血热者，宜保阴煎、清化饮。有伤冲任之络而不止者，宜固阴煎加减用之。若肝脾气虚，不能收摄而血不止者，宜寿脾煎或补中益气汤。若气血俱虚而淡血津津不已者，宜大补元煎或十全大补汤。若怒火伤肝而血不藏者，宜加味四物汤。若风热在肝而血下泄者，宜一味防风散。

止血方：用蒲黄二两，水煎，顿服。

血不止论外方

人参当归汤妇百十四　　佛手散妇四一　血多烦晕

产后发痉 五四

产后发痉，乃阴血大亏证也。其证则腰背反张，戴眼直视，或四肢强劲，身体抽搐。在伤寒家虽有刚痉、柔痉之辨，然总之则无非血燥血枯之病，而实惟足太阳与少阴主之。盖膀胱与肾为表里，肾主精血，而太阳之脉络于头目项背，所以为病若此。若其所致之由，则凡如伤寒误为大汗以亡液，大下以亡阴，或溃疡、脓血、大泄之后，乃有此证。故在产后，亦惟去血过多，或大汗大泻而然，其为元气亏极，血液枯败也可知。凡遇此证，速当察其阴阳，大补气血，用大补元煎，或理阴煎及十全大补汤之类，庶保其生。若认为风痰而用发散消导等剂，则死无疑矣。

产后大便秘涩 五五

产后大便秘涩，以其失血亡阴，津液不足而然，宜济川煎加减主之，及后立斋法俱妙。立斋曰：前证若计其日期饮食已多，即用药通之，祸在反掌之间矣。必待其腹满觉胀，欲去不能者，此乃结在大肠，宜用猪胆汁润之。若服苦寒疏通，反伤中气，通而不止，或成他证。若去血过多，用十全大补汤。气血俱虚，用八珍汤。虽数日不通，饮食如常，腹中如故，仍用八珍加桃仁、杏仁治之，若泥其日期饮食之多而通之，则误矣。

产后杂证方 五六

《良方》黄龙汤妇八五　产后外感

《良方》交加散妇一百　产后中风

海藏愈风汤和二百十七　失血筋急搐搦

交加散和二五二　产后类风不省人事

七珍汤妇七九　产后不语

补脬饮妇八一　产后脬破淋沥

《良方》人参汤妇七七　产后诸虚

麻黄根汤妇八三　产后虚汗

趁痛散妇八十　产后发热骨节疼痛

加味小柴胡汤散二十　乳母肝火发热

产后类论列总方 五七

四君子汤补一

五君子煎新热六

金水六君煎新和一

六君子汤补五

大补元煎新补一

十全大补汤补二十

四物汤补八

五物煎新因三

补中益气汤补三十

大营煎新补十四

小营煎新补十四

补阴益气煎新补十六

五福饮新补六

八珍汤补十九

当归六黄汤寒六五

温胃饮新热五

胃关煎新热九

加味四物汤补九

寿脾煎新热十六

理阴煎新热三

增损四物汤妇百十

三阴煎新补十一

一阴煎新补八

加减一阴煎新补九

五阴煎新补十三

贞元饮新补十九

人参当归汤妇百十四

保阴煎新寒一

固阴煎新因二

一味防风散妇百十五

右归饮新补三

蟠葱散热百十

当归补血汤补四四

羊肉汤妇七十、七一

猪腰汤妇七四

黄雌鸡汤妇七二

母鸡汤妇七三

决津煎新因二

殿胞煎新因十

通瘀煎新因五

济川煎新补二一

清化饮新因十三

失笑散妇百四十

夺命丹妇六五

四神散妇七五

二陈汤和一

六安煎新和二

五积散散三九

抽薪饮新寒三

徙薪饮新寒四

延胡索散妇九八

白茯苓散妇七八

正柴胡饮新散六

一柴胡饮新散一

三柴胡饮新散三

四柴胡饮新散四

五柴胡饮新散五

九蜜煎新因十二

大岩蜜汤妇七六

回生丹妇六六

排气饮新和六

大和中饮新和七

带浊遗淋类

带　下 五八

凡妇人淋带，虽分微甚，而实为同类，盖带其微而淋其甚者也。总由命门不固，而不固之病，其因有六。盖一以心旌之摇之也，心旌摇则命门应，命门应则失其所守，此由于不遂者也。一以多欲之滑之也，情欲无度，纵肆不节，则精道滑而命门不禁，此由于太遂者也。一以房室之逆之也，凡男女相临，迟速有异，此际权由男子，而妇人心兴多致中道而止，止则逆，逆则为浊为淋，此由于遂而不遂，乃女子之最多而最不肯言者也。以上三证，凡带浊之由乎此者，十居八九，而三者之治，必得各清其源，庶可取效。然源未必清，而且旋触旋发，故药饵之功，必不能与情窦争胜，此带浊之所以不易治也。此三者之外，则尚有湿热下流者，有虚寒不固者，有脾肾亏陷而不能收摄者，当各因其证而治之。

——心旌摇，心火不静而带下者，先当清火，宜朱砂安神丸、清心莲子饮、《直指》固精丸之类主之。若无邪火而但见心虚带下者，宜秘元煎、人参丸、心虚白浊歌、茯兔丸之类。

——欲事过度，滑泄不固而带下者，宜秘元煎、寿脾煎、固阴煎、苓术菟丝丸、《济生》固精丸、锁精丸、金锁思仙丹之类主之。

——人事不畅，精道逆而为浊为带者，初宜六味地黄汤或威喜丸之属以利之。久不止者，宜固阴煎、苓术菟丝丸之属以固之。

——湿热下流而为带浊，脉必滑数，色见红赤，证有烦渴而多热者，宜保阴煎、加味逍遥散，或经验猪肚丸亦佳。若热甚兼淋而赤者，宜龙胆泻肝汤。

——元气虚弱而带下者，宜寿脾煎、固阴煎、菟丝煎、七福饮、十全大补汤、九龙丸之属。若阳气虚寒，脉见微涩，色白清冷，腹痛多寒者，宜加姜附，或用家韭子丸。

——脾肾气虚下陷而多带者，宜用寿脾煎、固阴煎、归脾汤、补中益气汤之属。

立斋曰：前证或因六淫七情，或因醉饱房劳，或因膏粱厚味，或服燥剂所伤，或亏损阳气下陷，或湿痰下注蕴积而成，故言带也。凡此皆当壮脾胃，升阳气为主，佐以各经见证之药。若色青者属肝，用小柴胡加山栀。或湿热壅滞，小便赤涩，龙胆泻肝汤。色赤者属心，用小柴胡汤加黄连、山栀、当归。思虑过伤，用妙香散等药。色白者属肺，用补中益气加山栀。色黄者属脾，用六君子加山栀、柴胡，不应，归脾汤。色黑者属肾，用六味地黄丸。若气血俱虚，八珍汤。阳气陷下，补中益气汤。湿痰下注，前汤加茯苓、半夏、苍术、黄柏。气虚痰饮下注，四七汤送肾气丸。不可拘肥人多痰，瘦人多火，而以燥湿泻火之药轻治也。

带浊论外方

醋附丸妇百七　气滞带浊，腹中急痛

金樱膏补一百　虚劳带浊

克应丸妇一二八　虚滑带浊

固元丹固三一　赤白带

白芷散妇百十六　下元虚滑

白芍药散妇一二七　带浊疼痛

益母丸妇六四　带浊诸病

白浊遗淋 五九

淫浊与带下之不同者，盖白带出于胞宫，精之余也。淫浊出于膀胱，水之浊也。虽膀胱与肾为表里，故带浊之源，无非皆出于阴分，然带由脾肾之虚滑者多，淫浊由膀胱之湿热者多，此其所以有辨也。若淫浊初起而见热涩者，宜大分清饮。若初起无火而但有窒塞者，宜小分清饮或五苓散。若肝经怒火下流，宜加味逍遥散。若肝火盛而见痛涩者，宜龙胆泻肝汤。若服寒凉利药太过，以致下焦虚寒不固者，宜萆薢分清饮。若元气虚寒下陷者，宜寿脾煎、补中益气汤。若脾湿下流者，宜归脾汤、六君子汤。若久而不愈，肝肾虚滑下陷者，宜寿脾煎、秘元煎、家韭子丸。

淋浊论外方

滑石散妇一二九　热淋

牛膝膏和三四六　死血作淋

三味牛膝汤寒一二六　血热淋痛

妇人梦与鬼交 六十

人禀五行正气以生，气正则正，气邪则邪，气强则神旺，气衰则鬼生。如《刺法论》曰：神失守位，则邪鬼外干，即此类也。然妇人之梦与邪交，其证有二。一则由欲念邪思，牵扰意志而为梦者，此鬼生于心，而无所外干也。一则由禀赋非纯，邪得以入，故妖魅敢于相犯，此邪之自外至者，亦有之矣。病因有内外，则证亦有不同。病由内生者，外无形迹，不过于梦寐间常有所遇，以致遗失，及为恍惚带浊等证，亦如男子之梦遗，其机一也，但在女子多不肯言耳。至若外有邪犯者，其证则异，或言笑不常，如有对晤，或喜幽寂，不欲见人，或无故悲泣，而面色不变，或面带桃花，其脉息则乍疏乍数，三五不调，或伏沉，或促结，或弦细，或代易不常，是皆妖邪之候。凡此二者，若失于调理，久之不愈，则精血日败，真阴日损，乃致潮热发热，神疲体倦，饮食日减，经水日枯，肌肉消削，渐成劳损，脉见紧数，多致不救矣。凡治此者，所因虽有不同，而伤精败血，其病则一。故凡病生于心者，当先以静心为主，然后因其病而药之。神动者，安其神，定其志。精滑者，固其精，养其阴。尤当以培补脾肾，要约门户，以助生气为主。若为妖魅所侵，则内当调补正气，如归神汤之类，外宜速灸鬼哭穴以驱邪气，则自当渐愈。其穴以两手大指相并缚定，用艾炷于爪甲角骑缝灸之，务令两甲连肉四处着火方效，或七壮，或二七壮。两足大指亦名足鬼眼。

带浊类论列总方 六一

人参丸补百五
八珍汤补十九
朱砂安神丸寒一四二
归脾汤补三二
六君子汤补五
清心莲子饮寒三二
妙香散固十五、十六
九龙丸固四二
十全大补汤补二十
寿脾煎新热十六
秘元煎新固一
加味逍遥散补九三
菟丝煎新固三
固阴煎新固二
心虚白浊歌补百
威喜丸固四五
茯菟丸固三八
补中益气汤补三十
锁金丸固二六
保阴煎新寒一

《济生》固精丸固二九
四七汤和九七
五苋散和一八二
金锁思仙丹固十九
归神汤妇一二五
肾气丸补一二一
六味地黄汤补百二十
七福饮新补七
家韭子丸固三四
小分清饮新和十
《直指》固精丸固三十
小柴胡汤散十九
大分清饮新寒五
苓术菟丝丸新固五
萆薢分清饮热一六五
《经验》猪肚丸固四十
龙胆泻肝汤寒六二

乳病类

乳少 六二

妇人乳汁，乃冲任气血所化，故下则为经，上则为乳。若产后乳迟乳少者，由气血之不足，而犹或无乳者，其为冲任之虚弱无疑也。治当补化源而兼通利，宜猪蹄汤。若乳将至而未得通畅者，宜涌泉散。

产妇乳汁不来，其原有二。盖一因气血不足，故乳汁不来，宜用猪蹄汤，是即虚者补之也。一因肥胖妇人痰气壅盛，乳滞不来者，宜用漏芦汤之类，是壅者行之也。

乳出 六三

产后乳自出，乃阳明胃气之不固，当分有火无火而治之。无火而泄不止，由气虚也，宜八珍汤、十全大补汤。若阳明血热而溢者，宜保阴煎，或四君子汤加栀子。若肝经怒火上冲，乳胀而溢者，宜加减一阴煎。若乳多胀痛而溢者，宜温帛熨而散之。若未产而乳自出者，以胎元薄弱，滋溉不全而然，谓之乳泣，生子多不育。

吹乳妒乳 六四

产后吹乳，因儿饮乳，为口气所吹，致令乳汁不通，壅结肿痛，不急治之，多成痈溃，速服栝蒌散，外以南星末敷之，更以手揉散之。势甚者，惟连翘金贝煎最妙。

产后妒乳，因无儿饮乳，或儿未能饮，余乳蓄结作胀，或妇人血气方盛，乳房作胀，以致肿痛，憎寒发热，不吮通之，必致成痈。若肿不消，用麦芽二三两炒熟，水煎服，立消。

一方：用陈皮一两，甘草一钱，水煎服。

一方：治吹乳，乳痈肿痛，用萱草根擂酒服之，以滓罨患处。

《袖珍方》用猪牙皂去皮，蜜炙为末，酒服一钱。又诗云：妇人吹奶法如何？皂角烧灰蛤粉和，热酒一盏调八字，管教时刻笑呵呵。

乳痈乳岩 六五

肿痛势甚，热毒有余者，宜以连翘金贝煎先治之，甚妙。

立斋法曰：妇人乳痈，属胆胃二腑热毒，气血壅滞，故初起肿痛发于肌表，肉色焮赤，其人表热发热，或发寒热，或憎寒头痛，烦渴引冷，用人参败毒散、神效栝蒌散、加味逍遥散治之，肿自消散。若至数日之间，脓成溃窍，稠脓涌出，脓尽自愈，若气血虚弱，或误用败毒，久不收敛，脓清脉大则难治。

乳岩属肝脾二脏郁怒，气血亏损，故初起小核结于乳内，肉色如故，其人内热夜热，五心发热，肢体倦瘦，月经不调，用加味逍遥散、加味归脾汤、神效栝蒌散，多自消散。若积久渐大，巉岩色赤出水，内溃深洞为难疗，但用前归脾汤等药可延岁月。若误用攻伐，危殆迫矣。大凡乳证，若因恚怒，宜疏肝清热。焮痛寒热，宜发表散邪。焮肿痛甚，宜清肝消毒，并隔蒜灸。不作脓或脓不溃，补气血为主。不收敛或脓稀，补脾胃为主。脓出反痛，或发寒热，补气血为主。或晡热内热，补血为主。若饮食少思，或作呕吐，补胃为主。饮食难化，或作泄泻，补脾为主。劳碌肿痛，补气血为主。怒气肿痛，养肝血为主。儿口所吹，须吮通揉散，成痈治以前法。潮热暮热，亦主前药。大抵男子多由房劳耗伤肝肾，妇人郁怒亏损肝脾，治者审之。世有孕妇患此，名曰内吹，然其所致之因则一，惟用药不可犯其胎耳。

乳病论列总方 六六

猪蹄汤妇八七
涌泉散妇八八
漏芦汤妇九十
八珍汤补十九
四君子汤补一
十全大补汤补二十
保阴煎新寒一
归脾汤补三二
加味归脾汤补三三
栝蒌散妇九一
神效栝蒌散外一八一
加味逍遥散补九三
加减一阴煎新补九
人参败毒散散三六
连翘金贝煎新因三一

子　嗣　类

宜麟策　总论 六七　共十二段

天地细缊，万物化醇，男女遘精，万物化生，此造化自然之理也，亦无思无为之道也。故有人道即有夫妇，有夫妇即有子嗣，又何有乏嗣之说？然天有不生之时，地有不毛之域，则人不能无乏嗣之流矣。然则生者自生，乏者当乏，而求嗣之说，又何为也？果可求耶？果不可求耶？则其中亦自有说，亦自有法矣。所谓说者，非为不生不毛者而说也，亦非为少壮强盛者而说也。盖不生不毛者，出于先天之禀赋，非可以人力为也。少壮强盛者，出于妙合之自然，不必识，不必知也。惟是能子弗子者，无后难堪，本非天付；衰老无儿者，精力日去，岂比少年。此所以有挽回之人力，则有说而有法矣。虽法之垂诸古者已不为少，然以余觉之，则若有未尽其妙蕴者焉。因而胪列其法，曰天时，曰地利，曰人事，曰药食，曰疾病，总五类二十四条，但凡其一，便足败乃公事矣。宾于晚年得子，率鉴乎此，凡苦于是者，惟察之信之，则祚胤之猷，或非渺小，故命之曰《宜麟策》。

时气 天时一

凡交会下种之时，古云宜择吉日良时、天德月德及干支旺相，当避丙丁之说。顾以仓猝之顷，亦安得择而后行，似属迂远，不足凭也。然惟天日晴明，光风霁月，时和气爽，及情思清宁，精神闲裕之况，则随行随止，不待择而人人可办。于斯得子，非惟少疾，而必且聪慧贤明。胎元禀赋，实基于此。至有不知避忌者，犯天地之晦冥，则受愚蠢迷蒙之气；犯日月星辰之薄蚀，则受残缺刑克之气；犯雷霆风雨之惨暴，则受狠恶惊狂之气；犯不阴不阳、倏热倏寒之变幻，则受奸险诡诈之气。故气盈则盈，乘之则多寿；气缩则缩，犯之则多夭。顾人生六合之内，凡生长壮老已，何非受气于生成？而知愚贤不肖，又孰非禀质于天地？此感兆元始之大本，苟思造命而赞化育，则当以此为首务。

阴阳 天时二

乾道成男，坤道成女，此固生成之至道，然亦何以见之？亦何以用之？盖乾坤不用，用在坎离，坎离之用，阴阳而已。夫离本居阳，何以为女？以阳之中而阴之初也。坎本居阴，何以为男？以阴之中而阳之初也。盖中者盛于上，盛者必渐消；

初者生于下，生者必渐长。故阳生于坎，从左而渐升，升则为阳而就明；阴生于离，从右而渐降，降则为阴而就晦。此即阴阳之用也，而千变万化，莫不由之。由之推广，则凡冬至夏至，一岁之阴阳也；子东午西，一日之阴阳也；有节有中，月令之阴阳也；或明或晦，时气之阴阳也；节前节后，消长之阴阳也；月光潮汛，盈虚之阴阳也。再以及人，则老夫女妻，阴若胜矣，有颠之倒之之妙；彼强此弱，阳亦在也，有操之纵之之权。顾无往而非阴阳之用也。知之而从阳避阴，则乾道成男；不知而背阳向阴，则坤道成女矣。明眼人其鉴而悟之，笔有难于尽意也。

地利 地利一

地利关于子嗣，非不重也。有阴宅之宜子孙者，常见螽斯之多，有阳宅之宜子嗣者，惟生气天乙方为最吉。然吉地吉人，每多不期而会，所谓有德斯有人，有人斯有土，此其所致之由，自非偶然，故曰必先有心地，而后有阴地，信非诬也。第其理深义邃，有非一言可悉，然宗枝攸系，诚有不可不知者。此外如寝室交会之所，亦最当知宜忌，凡神前庙社之侧，井灶冢柩之傍，及日月火光照临，沉阴危险之地，但觉神魂不安之处，皆不可犯，倘有不谨，则夭枉残疾，飞灾横祸，及不忠不孝之流，从而出矣，验如影响，可不慎哉。

基址 地利二

欲绵瓜瓞，当求基址，盖种植者必先择地，砂砾之场，安望稻黍。求子者必先求母，薄福之妇，安望熊罴？倘欲为子嗣之谋，而不先谋基址，计非得也。然而基址之说，隐微叵测，察亦诚难，姑举其显而易者十余条，以见其概云耳。大都妇人之质，贵静而贱动，贵重而贱轻，贵厚而贱薄，贵苍而贱嫩。故凡唇短嘴小者不堪，此子处之部位也。耳轮薄者不堪，此肾气之外候也。声细而不振者不堪，此丹田之气本也。形体薄弱者不堪，此藏蓄之宫城也。饮食纤细者不堪，此仓廪血海之源也。发焦齿豁者不堪，肝亏血而肾亏精也。睛露臀削者不堪，藏不藏而后无后也。颜色娇艳者不堪，与其华者去其实也。肉肥胜骨者不堪，子宫隘而肾气诎也。袅娜柔脆，筋不束骨者不堪，肝肾亏而根干不坚也。山根唇口多青气者不堪，阳不胜阴，必多肝脾之滞逆也。脉见紧数弦涩者不堪，必真阴亏弱，经候不调而生气杳然者也。此外，如虎头熊项，横面竖眉，及声如豺狼之质，必多刑克不吉，远之为宜。又若刚狠阴恶，奸险克薄之气，尤为种类源流，子孙命脉所系，乌可近之？虽曰尧亦有丹朱，舜亦有瞽瞍，然二气相合，未必非一优一劣之所致，倘使阴阳有序，种址俱宜，而稼穑有不登者，未之有也。惟一有偏胜，则偏象见矣，是种之不可不择者有如此，不然，则麟趾之诗，果亦何为而作者耶。余因人艰嗣之苦，复见人有不如无之苦，故愿天常生好人，所以并虑及之。

十机 人事一

阴阳之道，合则聚，不合则离，合则成，不合则败，天道人事莫不由之，而尤于斯道为最。合与不合，机有十焉。使能得之，权在我矣。

一曰阖辟，乃妇人之动机也。气静则阖，气动则辟，动缘气至，如长鲸之饮川，如巨觥之无滴。斯时也，吸以自然，莫知其入，故未有辟而不受者，未有受而不孕者。但此机在瞬息之间，若未辟而投，失之太早；辟已而投，失之太迟。当此之际，自别有影响情状可以默会，不可以言得也。惟有心人能觉之，带雨施云，鲜不谷矣。

二曰迟速，乃男女之合机也。迟宜得迟，速宜见速，但阴阳情质禀有不齐，固者迟，不固者速。迟者嫌速，则犹饿待食，及咽不能。速者畏迟，则犹醉添杯，欲吐不得。迟速不侔，不相投矣。以迟遇疾，宜出奇由迳，勿逞先声。以疾遇迟，宜静以自持，挑而后战。能反其机，适逢其会矣。

三曰强弱，乃男女之畏机也。阳强阴弱则畏如蜂虿，避如戈矛。阳弱阴强，则闻风而靡，望尘而北。强弱相凌，而道同意合者鲜矣。然抚弱有道，必居仁由义，务得其心。克强固难，非聚精会神，安夺其魄？此所以强有不足畏，弱有不足虞者，亦在乎为之者之何如耳。

四曰远近，乃男女之会机也。或以长材排闼，唐突非堪，或以偷觑踸门，敢窥堂室。欲拒者不能，欲吞者不得，睽隔如斯，其能姤乎？然敛迹在形，致远在气，敛迹在一时，养气非顷刻，使不有教养之夙谋，恐终无刚劲之锐气，又安能直透重围，而使鸠居鹊巢也。

五曰盈虚，乃男女之生机也。胃有盈虚，饱则盈而饥则虚也。肾有盈虚，蓄则盈而泄则虚也。盛衰由之，成败亦由之，不知所用，则得其幸而失其常耳。

六曰劳逸，乃男女之气机也。劳者气散而怯，逸者气聚而紧，既可为破敌之兵机，亦可为种植之农具，动得其宜，胜者多矣。

七曰怀抱，乃男女之情机也。情投则合，情悖则离。喜乐从阳，故多阳者多喜，郁怒从阴，故多阴者多怒。多阳者多生气，多阴者多杀气。生杀之气，即孕育贤愚之机也，莫知所从，又胡为而然乎。

八曰暗产，乃男子之失机也。勿谓我强，何虞子嗣？勿谓年壮，纵亦何妨？不知过者失佳期，强者无酸味，而且随得随失，犹所莫知，自一而再，自再而三，则亦如斯而已矣。前有小产论，所当并察之。

九曰童稚，乃女子之时机也。方苞方萼，生气未舒，甫童甫笄，天癸未裕，曾见有未实之粒可为种否？未足之蚕可为茧否？强费心力而年衰者能待乎？其亦有知机也矣。

十曰二火，乃男女之阳机也。夫君火在心，心其君主也，相火在肾，肾其根本也。然二火相因，无声不应，故心宜静，不静则火由欲动，而自心挑肾。先心后肾者，以阳烁阴，出乎勉强，勉强则气出乎降，而丹田失守，已失元阳之本色。肾宜足，肾足则阳从地起，而由肾及心。先肾后心者，以水济火，本乎自然，自然则气主乎升，而百脉齐到，斯诚化育之真机。然伶薄之夫每从勉强，故多犯虚劳，讵云子嗣？朴厚之子，常由自然，故品物咸亨，奚虑后人？知机君子，其务阳道之真机乎。

蓄妾 人事二

无故置妾，大非美事，凡诸反目败乱多有由之。可已则已，是亦齐家之一要务也。其若年迈妻衰，无后为大，则势有不得不置者。然置之易而蓄之难，使蓄不有法，则有蓄之名而无蓄之实，亦仍与不蓄等耳。而蓄之之法，有情况焉，有寝室焉。以情况言之，则主母见妾，大都非出乐从，所以或多嗔怒，或多骂詈，或因事责其起居，或假借加以声色，是皆常情之所必至者。而不知产育由于血气，血气由于情怀，情怀不畅，则冲任不充，冲任不充，则胎孕不受，虽云置妾，果何益与？凡蓄妾之不可过严者以此。再以寝室言之，则宜静宜远，宜少近耳目者为妙。盖私构之顷，锐宜男子，受宜女人，其锐其受，皆由乎气。当此时也，专则气聚而直前，怯则气馁而不摄，此受与不受之机也。然勇怯之由，其权在心，盖心之所至，气必至焉，心有疑惧，心不至矣。心有不至，气亦不至矣。倘临期惊有所闻，则气在耳而不及器矣。疑有所见，则气在目而不及器矣。或忿或畏，则气结在心而至器矣。气有不至，则如石投水，而水则无知也。且如两阵交锋，最嫌奸细之侦伺，一心无二，何堪谗间以相离？闺思兵机，本无二致，凡妾室之不可不静而远者以此。虽然，此不过为锦囊无奈者设，倘有高明贤淑，因吾言而三省，惟宗祧之是虑，不惟不妒，而且相怜，则愈近愈慰，而远之之说，岂近人情？又若有恭良人小心奉治，则求容已幸，又安敢有远而敬之之念。其然其然，吾未知如之何也已。

药食 药食一

种子之方，本无定轨，因人而药，各有所宜。故凡寒者宜温，热者宜凉，滑者宜涩，虚者宜补，去其所偏，则阴阳和而生化着矣。今人不知此理，而但知传方，岂宜于彼者亦宜于此耶？且或见一人偶中，而不论宜否，而遍传其神，竞相制服，又岂知张三之帽非李四所可戴也。今录十方于后，择宜用之，庶获济矣。

——妇人血气俱虚，经脉不调，不受孕者，惟毓麟珠随宜加减用之为最妙。其次则八珍丸亦佳。若脏寒气滞之甚者，用续嗣降生丹亦妙。

——男子脏气平和而惟精血不足者，宜还少丹、全鹿丸、无比山药丸。若右肾阳气不足者，宜右归丸，或毓麟珠俱妙。若阳痿精衰，虚寒年迈艰嗣者，必宜赞育丹。若阳盛阴虚，左肾精气不足者，宜左归丸或延年益嗣丹。若火盛水亏，多内热者，宜大补阴丸。此外，如河车种玉丸、乌鸡丸、黑锡丹之类，皆可酌用。

用药法 药食二

凡男女胎孕所由，总在血气，若血气和平壮盛者无不孕育，亦育无不长。其有不能孕者，无非气血薄弱，育而不长者，无非根本不固。即如诸病相加，无非伤损血气，如果邪逆未除，但当以煎剂略为拨正，拨正之后，则必以调服气血为主，斯为万全之策。所以凡用种子丸散，切不可杂以散风消导，及败血苦寒峻利等药。盖凡宜久服而加以此类，则久而增气，未有不反伤气血而难于孕者也。再若香附一物，自王好古曰乃妇人之仙药，多服亦能走气。而后世不言走气，但相传曰香附为妇人之要药，由是但治妇人，则不论虚实，无弗用之。不知香附气香味辛性燥，惟开郁散气，行血导滞，乃其所长，若气虚用之，大能泄气，血虚用之，大能耗血，如古方之女金丹，又四制香附丸之类，惟气实血滞者用之为宜。凡今妇人十有九虚，顾可以要药二字而一概用之乎？用之不当，则渐耗渐弱，而胎元之气必反将杳然矣。

饮食 药食三

凡饮食之类，则人之脏气各有所宜，似不必过为拘执，惟酒多者为不宜。盖胎种先天之气，极宜清楚，极宜充实，而酒性淫热，非惟乱性，亦且乱精。精为酒乱，则湿热其半，真精其半耳。精不充实则胎元不固，精多湿热则他日痘疹、惊风、脾败之类，率已受造于此矣。故凡欲择期布种者，必宜先有所慎，与其多饮，不如少饮，与其少饮，犹不如不饮，此亦胎元之一大机也。欲为子嗣之计者，其毋以此为后着。

男病 疾病一

疾病之关于胎孕者，男子则在精，女人则在血，无非不足而然。凡男子之不足，则有精滑、精清、精冷者，及临事不坚，或流而不射者，或梦遗频数，或便浊淋涩者，或好色以致阴虚，阴虚则腰肾痛惫。或好男风以致阳极，阳极则亢而亡阴。或过于强固，强固则胜败不洽。或素患阴疝，阴疝则肝肾乖离。此外，则或以阳衰，阳衰则多寒，或以阴虚，阴虚则多热。若此者，皆男子之病，不得尽诿之妇人也。倘知其由而宜治则治之，宜反则反之，必先其在我而后及妇人，则事无不济矣。

女病 疾病二

妇人所重在血，血能构精，胎孕乃成。欲察其病，惟于经候见之。欲治其病，惟于阴分调之。盖经即血也，血即阴也，阴以应月，故月月如期，此其常也。及其为病，则有或先或后者，有一月两至者，有两月一至者，有枯绝不通者，有频来不止者，有淡色黑色紫色者，有瘀而为条为片者，有精血不充而化作白带白浊者，有子宫虚冷而阳气不能生化者，有血中伏热而阴气不能凝成者，有血癥气痞，子脏不收，月水不通者，凡此皆真阴之病也。真阴既病，则阴血不足者不能育胎，阴气不足者不能摄胎。凡此摄育之权，总在命门，正以命门为冲任之血海，而胎以血为主，血不自生，而又以气为主，是皆真阴之谓也。所以凡补命门，则或气或血，皆可谓之补阴，而补阴之法，即培根固本之道也。凡自壮至老，乃人人之所不可缺者，而矧以先天后天之肇基，又将舍是而何求乎？是以调经种子之法，亦惟以填补命门，顾惜阳气为之主。然精血之都在命门，而精血之源又在二阳心脾之间。盖心主血，养心则血生，脾胃主饮食，健脾胃则气布，二者胥和，则气畅血行，此情志饮食又当先经脉而为之计者，亦无非补阴之源也。使不知本末先后而妄为之治，则又乌足以言调经种子之法。以上《宜麟策》终。

盈虚吟 六八

谁识雌雄在坎离，玄关消息有真机。坎虚离实云非是，坎实离虚亦是非。天以至刚方得体，地缘无日乃成泥。三生同有金丹在，试问仙翁知不知？

辨古 六九

种子之法，古人言之不少，而余谓其若未尽善者，盖亦有疑而云然，谨列而辨之，亦以备达者之裁正。

——《广嗣诀》云：三十时辰两日半，二十八九君须算，落红满地是佳期，金水过时徒霍乱，霍乱之时枉费功，树头树底觅残红，但解开花能结子，何愁丹桂不成丛。

按：此言妇人经期方止，其时子宫正开，便是布种之时，过此佳期，则子宫闭而不受胎矣。然有十日半月及二十日之后受胎者，又何为其然也。又一哲妇曰：若依此说，则凡有不端者，但于后半月为之，自可无他虑矣。善哉言也，此言果可信否？

——《道藏经》曰：妇人月信止后一日、三日、五日合者，乾道成男。二日、四日、六日合者，坤道成女。

按：此以单数属阳故成男，偶数属阴故成女，果若然，则谁不知之，得子何难也？总未必然。

——《褚氏遗书》云：男女之合，二情交畅，若阴血先至，阳精后冲，血开裹精，精入为骨而男形成矣。阳精先至，阴血后参，精开裹血，血入为本而女形成矣。

按：此一说余初见之，甚若有味有理，及久察之，则大有不然。盖相合之顷，岂堪动血，惟既结之后，则精以肇基，血以滋育而胎渐成也。即或以血字改为精字，曰阴精先至，似无不可。然常见初笄女子，有一合而即孕者，彼于此时，畏避无暇，何云精泄？但其情动则气至，气至则阴辟，阴辟则吸受，吸受则无不成孕，此自然之正理也。若褚氏之说，似穿凿矣。

——东垣曰：经水断后一二日，血海始净，精胜其血，感者成男，四五日后，血脉已旺，精不胜血，感者成女。

按：此说亦非确论，今见多生女者，每加功于月经初净而必不免于女者，岂亦其血胜而然乎？

——丹溪曰：阴阳交构，胎孕乃凝，所藏之处，名曰子宫。一系在下，上有两岐，中分为二，形如合钵，一达于左，一达于右。精胜其血，则阳为之主，受气于左子宫而男形成。

精不胜血，则阴为之主，受气于右子宫而女形成。

按：此乃与《圣济经》左动成男，右动成女之说同。第以子粒验之，无不皆有两瓣，故在男子亦有二丸，而子宫之义谅亦如此，信非谬也。惟左受成男，右受成女之说，则成非事后莫测其然。即复有左射右射之法，第恐阴中阖辟，自有其机，即欲左不必左，欲右未必右，而阴阳相胜之理，则在天时人事之间，似仍别有一道，虽知此说，终无益也。

述古 七十

《褚氏遗书》曰：建平孝王妃姬皆丽而无子，择民家未笄女子入御，又无子。问曰：求男有道乎？澄对曰：合男女必当其年，男虽十六而精通，必三十而娶，女虽十四而天癸至，必二十而嫁，皆欲阴阳完实，然后交而孕，孕而育，育而子坚壮强寿。今未笄之女，天癸始至，已近男色，阴气早泄，未完而伤，未实而动，是以交而不孕，孕而不育，而子脆不寿，此王之所以无子也。然妇人有所产皆女者，有所产皆男者，大王诚能访求多男妇人至宫府，有男之道也。王曰：善。未再期生六男。夫老阳遇少阴，老阴遇少阳，亦有子之道也。

子嗣类论列总方 七一

毓麟珠新因十四
左归丸新补四
右归丸新补五
赞育丹新因又十四
还少丹补一三五
全鹿丸补一二七
无比山药丸补一三六
延年益嗣丹妇一三五
大补阴丸寒一五七
八珍益母丸妇一三八
续嗣降生丹妇一三六
女金丹妇一三三
四制香附丸妇一三二
河车种玉丸妇一三七
乌鸡丸四方妇一三九后
黑锡丹热一八九

癥瘕类

论证 七二

癥瘕之病，即积聚之别名，《内经》止有积聚疝瘕，并无癥字之名，此后世之所增设者。盖癥者征也，瘕者假也。癥者成形而坚硬不移者是也。假者无形而可聚可散者是也。成形者，或由血结，谓之血癥。或由食结，谓之食癥。无形者惟在气分，气滞则聚而见形，气行则散而无迹，此癥瘕之辨也。然又有痛者，有不痛者。痛者联于气血，所以有知，气血行则愈，故痛者易治。不痛者不通气血，另结窠囊，药食难及，故不痛者难治。此又治之有辨也。其他如肺之积曰息奔，心之积曰伏梁，脾之积曰痞气，肝之积曰肥气，肾之积曰奔豚，以至后世有曰痃癖，曰痞块之属，亦不过以形见之处有不同，故名亦因之而异耳。总之非在气分则在血分，知斯二者，则癥瘕二字已尽之矣。但血癥气瘕，各有虚实，而宜攻宜补，当审之真而用之确也。诸经义另详《积聚门》，所当参阅。

《骨空论》曰：任脉为病，男子内结七疝，女子带下瘕聚。张子和曰：遗溺闭癃，阴痿脬痹，精滑白淫，皆男子之疝也。若血涸，月事不行，行后小腹有块，或时动移，前阴突出，后阴痔核，皆女子之疝也。但女子不谓之疝而谓之瘕。

血癥 七三

瘀血留滞作癥，惟妇人有之。其证则或由经期，或由产后，凡内伤生冷，或外受风寒，或恚怒伤肝，气逆而血留，或忧思伤脾，气虚而血滞，或积劳积弱，气弱而不行，总由血动之时，余血未净，而一有所逆，则留滞日积而渐成癥矣。然血必由气，气行则血行，故凡欲治血则或攻或补，皆当以调气为先。罗谦甫曰：养正邪自除，必先调养，使营卫充实，若不消散，方可议下。但除之不以渐，则必有颠覆之害；若不守禁忌，纵嗜欲，其有不丧身者鲜矣。

——血瘀作痛，或成形不散，在脐腹之下，若暂见停蓄而根盘未固者，只宜五物煎，或决津煎加减主之，则血无不去，痛无不止，足称神剂。

——妇人形气病气俱实，或腹胀，或痛甚，而新有所逆，但欲行滞止痛者，宜通瘀煎、失笑散、玄胡当归散、加减四物汤之类疏之导之，气通滞去，痛必自愈。若稍久且坚而欲消之磨之，宜三棱煎、万病丸之类主之。

——形气强壮而瘀血不行，或大病结闭，或腹胀痛甚，有非下不可者，宜《良方》桃仁承气汤下之最捷，或用夺命丹、桃仁煎、川山甲散、赤金豆之类皆可。然下须详慎，非有大实不得已之证，不宜妄用。

——养正之法，当察阴阳上下，病之久新及邪正强弱之势。其有停瘀虽甚而元气困弱者，不可攻。病久而弱，积难摇动者，不可攻。凡此之类，皆当专顾根本，以俟其渐磨渐愈，乃为良策。如郁结伤脾者，宜用归脾汤、逍遥饮、寿脾煎。脾胃虚寒者，宜温胃饮、养中煎、六君子汤。肝肾虚寒者，宜大营煎、暖肝煎、理阴煎或《良方》交加散亦可。脾肾虚寒，大便泄泻或不实者，宜胃关煎、理阴煎。病久脾肾气滞而小腹痛胀者，宜八味地黄丸。肝火不清，血热而滞者，宜加味逍遥散。以上诸证，凡虚中带滞者，不妨于前药中各加行气导滞之品，此在用者之圆活也。

——妇人久癥宿痞，脾肾必亏，邪正相搏，牢固不动，气联子脏则不孕，气联冲任则月水不通。内治之法宜如前，外以阿魏膏贴之，仍用熨痞方，或用琥珀膏亦可。然必须切慎七情及六淫，饮食起居，而不时随证调理，庶乎可愈。

食癥 七四

凡饮食留聚而为癥痞者，或以生冷，或以风寒，或以忿怒气逆，或以劳倦饥馁，而饮食叠进不用消化，则积而成癥矣。然胃气强者必不致留聚饮食，而饮食之不能化者，必由脾肾气弱而然。所以治此者，宜酌虚实而为攻补，庶乎得效也。诸治法详《积聚门》，宜参而用之。

立斋曰：前证若形气虚弱，须先调补脾胃为主，而佐以消导。若形气充实，当先疏导为主，而佐以补脾胃。若气壅血滞而不行者，宜用乌药散散而行之。若脾气虚而血不行者，宜用归脾汤解而行之。若肝肾血燥而不行者，宜用加味逍遥散清而行之。大抵食积痞块之证，皆以邪气盛则实，真气夺则虚，但当养正辟邪而积自除矣。虽曰坚者削之，客者除之，若胃气未虚，或可少用，若病久虚乏者，不宜轻用。

气瘕 七五

瘕者，假也。所谓假者，谓其形虽若癥，而原无根窠，非若癥痞之坚顽有形者也。盖有形者，或因血积，或因食积，积有定形，所不可移易者也。无形者，病在气分，气逆则甚，气散则缓，聚散无根者也。惟其无根，故能大能小，或左或右，或近胁肋而如臂如指，则谓之痃癖。或下脐腹而为胀为急，则谓之疝瘕。《难经》曰：病有积聚，何以别之？然，积者阴气也，阴沉而伏。聚者阳气也，阳浮而动。故积者五脏之所生，聚者六腑之所成也。然则癥由于积，积在阴分而有渊薮，故攻之非易。瘕由于聚，聚在阳分而犹乌合，故散之非难，此癥瘕之辨有如此。惟散之之法，最有因通因塞之妙用，而人多莫之知也。

——凡病在气分而无停蓄形积者，皆不可下。盖凡用下者，可除有形，而不可以除无形。若气因形滞者，去其积则气亦顺，自无不可。若全在无形气分，即下亦不去，而适足以败正气也，宜切识之。

——散气之法，止在行气，盖气行则散也。但行气之法，大有权宜，如气实则壅滞，宜破而行之。气闭则留蓄，宜利而行之。气热则干涸，宜寒而行之。气寒则凝结，宜温而行之。此散气治瘕之大法也。然瘕聚之证，使果气强力健，则流行不息，又何瘕聚之有？惟正气不行，而后邪气得聚。《经》曰：邪之所凑，其气必虚。故凡为此病，必气虚者多，虚不知补，则正气不行，正气不行，则邪气不散，安望其有瘳乎？但实者有据，故显而易见，虚每似实，故隐而难知，此所以当辨其真也。

——破气行气之剂，凡气实气壅之甚而为胀为痛者，宜排气饮、木香顺气散、木香调气散、四磨汤、诸七气汤之类主之。若血中之气滞而为瘀为痛者，宜失笑散、通瘀煎、调经饮，甚者《良方》夺命丹。疝瘕气聚者，荔香散，甚者天台乌药散。气结膀胱，小水不利者，小分清饮、四苓散、五苓散。气结大肠，干秘不行者，搜风顺气丸、麻仁丸。水亏血虚而秘滞者，济川煎。肝气逆而为聚者，解肝煎，兼火者，化肝煎。气聚兼热，火郁不行者，抽薪饮、大分清饮。寒滞不行，气结胀聚者，抑扶煎、和胃饮、丁香茯苓汤。三焦壅滞，气道不清而中满肿胀者，廓清饮。痰饮水气停蓄胸胁而为吞酸呕逆者，苓术二陈煎、六安煎、和胃饮、括痰丸之类主之。以上诸法，惟气实瘕聚者宜之，凡元气不足者，皆不可用。

——补气以行气之剂，如圣愈汤、参归汤、七福饮，皆能调心气之虚滞。五味异功散、参术汤，能理心脾之气虚不行。独参汤、参附汤，能助肺以行五脏之治节。若脾胃气虚而滞者，惟六君子汤、归脾汤为宜。脾胃虚寒而滞者，必温胃饮、理中汤、五君子煎最佳。若虚在脾肾阴分，气有不行而或为痰饮，或为胀满，或为呕吐腹痛等证，非理阴煎不可。若虚在血中之气而为滞为痛，微则四物汤，甚则五物煎、决津煎、大营煎方可。若肝肾寒滞，小腹气逆而痛者，必暖肝煎以温之。若脾肾气虚，门户不要而为滞为痛者，必胃关煎以固之。若元气下陷，滞而不升者，宜补中益气汤、举元煎以举之。若元气大虚，气化不行而滞者，必五福饮、十全大补汤、大补元煎，或六味回阳饮以培补之。以上皆补气行气之法也，亦不过为之筌蹄云耳，而此中之用，诚有未可以言悉者。然常人之情，犹为气之滞者，惟破之散之为宜，而反云补之，必不然也。不知客之强者，以主之弱，邪之胜者，惟正之虚。凡今人之病虚者最多，而用补者最少，治与病违，而欲以药济人，盖亦罕矣。即余以多虚少实谆谆为言，而人亦未信，姑以人事喻之，其或可晓然乎。夫人之虚实，亦犹人之贫富，气实者若富翁，气虚者若贫士，今人于千百中，而富者其几？舍富之外，尽贫人矣。其多其少，即此类也。又有华其貌而罄其室者，人多难测，亦此类也。但贫人之情，可益不可损，增一分犹然未足，削一分其窘何堪？使以潜消暗剥之术，而加之贫寒窘乏之士，阴移人祚而人不之觉，亦甚堪怜矣。此道以仁为术，其可不以此为心乎？嗟乎，人生以气为主，得气则生，失气则死。夫知者知人之命，不知者知人之病，若强不知以为知，而徒资便给，以人命为尝试者，则其概可知矣。

癥瘕类论列总方 七六

四君子汤补一	十全大补汤补二十
五君子煎新热六	圣愈汤补九十
六君子汤补五	大补元煎新补一
四物汤补八	补中益气汤补三十
五物煎新因三	参术汤补四十
五味异功散补四	参归汤补三八
五福饮新补六	六味回阳饮新热二
七福饮新补七	参附汤补三七

独参汤补三五
六味地黄丸补百二十
举元煎新补十七
大营煎新补十四
八味地黄丸补一二一
寿脾煎新热十六
逍遥饮新因一
加味逍遥散补九三
归脾汤补三二
养中煎新热四
苓术二陈煎新和四
温胃饮新热五
胃关煎新热九
丁香茯苓汤热六二
理中汤热一
理阴煎新热三
天台乌药散和三二九
暖肝煎新热十五
和胃饮新和五
木香调气散和四四
解肝煎新和十一
化肝煎新寒十
木香顺气散和四三
排气饮新和六
抑扶煎新热十一
搜风顺气丸和三四三
乌药散和七四
六安煎新和二
桃仁承气汤攻四

四磨汤和五二
廓清饮新和十三
大分清饮新和五
抽薪饮新寒三
济川煎新补二一
小分清饮新和十
七气汤和四七
调经饮新因四
《良方》交加散妇一百
决津煎新因二
通瘀煎新因五
加减四物汤妇百十二
失笑散妇百四十
五苓散和一八二
玄参当归散妇九八
三棱丸攻三七、六十
茘香散新因二八
四苓散和一八七
夺命丹妇六五
括痰丸新和十九
穿山甲散攻四十
桃仁煎攻三九
赤金豆新攻二
麻仁丸攻九二
万病丸妇一四三
熨痞方攻八八
琥珀膏外三百十七
阿魏膏外三百十二

前 阴 类

阴挺 七七

妇人阴中突出如菌如芝，或挺出数寸，谓之阴挺。此或因胞络伤损，或因分娩过劳，或因郁热下坠，或因气虚下脱，大都此证当以升补元气，固涩真阴为主。如阴虚滑脱者，宜固阴煎、保元煎。气虚陷下者，补中益气汤、十全大补汤。因分娩过劳气陷者，寿脾煎、归脾汤。郁热下坠者，龙胆泻肝汤、加味逍遥散。

水杨汤　治妇人阴中生物痒痛，牵引腰腹，多由房事太过，或因淫欲不遂，或因非理所为，以致阴户有伤，名曰阴挺。

金毛狗脊　五倍子　枯矾　鱼腥草　水杨根　黄连各一两

上为末，分四剂，用有嘴瓦罐煎汤，外预以竹筒去节，接罐嘴，引热气熏入阴中，或透挺上。俟汤温，仍用洗沃之。仍服治挺诸药。

阴肿 七八

妇人阴肿，大都即阴挺之类。然挺者多虚，肿者多热。如气陷而热者，升而清之，宜清化饮，如柴胡、防风之属。气闭而热者，利而清之，宜大分清饮、徙薪饮。肝肾阴虚而热者，加味逍遥散。气虚气陷而肿者，补中益气汤。因产伤阴户而肿者，不必治肿，但调气血，气血和而肿自退。或由损伤气滞，无关元气而肿者，但以百草汤熏洗之为妙。

一方　治阴中肿痛。用枳壳半斤，切，炒，乘热以帛裹熨之，以消其外。仍用少许乘热裹纳阴中，冷即易之，不三次愈。

一方　用小麦、朴硝、白矾、五倍子、葱白煎汤浸洗。

甘菊汤　治阴户肿。用甘菊苗叶，不拘多少，捣烂，以百沸汤淋汁熏浸洗之。

阴　　疮七九

妇人阴中生疮，多由湿热下注，或七情郁火，或纵情敷药，中于热毒。其外证则或有阴中挺出如蛇头者，谓之阴挺，如菌者，谓之阴菌，或如鸡冠，或生虫湿痒，或内溃肿烂疼痛，常流毒水。其内证则或为体倦内热，经候不调，或为饮食不甘，晡热发热，或为小腹痞胀，腰胁不利，或为小水淋沥，赤白带下。凡治此之法，若肿痛内外俱溃者，宜芍药蒺藜煎为最佳，或四物汤加栀子、丹皮、胆草、荆芥，或用加味逍遥散。若湿痒者，宜芍药蒺藜煎，或归脾汤加柴栀丹皮。淋涩者，宜龙胆泻肝汤加白术、丹皮。淋涩而火盛痛胀者，宜大分清饮，或抽薪饮。肿而坠毒者，补中益气汤加山栀、丹皮。可洗者用百草煎。可敷者宜螵蛸散、完疮散。

蛇蜕散　治妇人阴疮。先以荆芥，蛇床子汤熏洗，挹干敷药。

蛇蜕一条，烧存性　枯矾　黄丹　扁蓄　藁本各一两　硫黄　荆芥穗　蛇床子各五钱

上为细末，香油调搽，湿则干掺。

阴痒八十

妇人阴痒者，必有阴虫，微则痒，甚则痛，或为脓水淋沥，多由湿热所化，名曰䘌。内宜清肝火，以龙胆泻肝汤，及加味逍遥散主之。外宜桃仁研膏，和雄黄末，或同鸡肝纳阴中，以制其虫。然无如银朱烟搽鸡肝以纳之尤妙。

椒茱汤　治妇人阴痒不可忍，惟以热汤泡洗，有不能住手者。

花椒　吴茱萸　蛇床子各一两　藜芦半两　陈茶一撮　炒盐二两

以水五升煎汤，乘热熏洗。

杏仁膏　治妇人阴痒不可忍。

杏仁烧存性　麝香少许

上为末，用旧帛裹之缚定，火上炙热，纳阴中。

椿根皮汤　治阴痒突出。

臭椿皮　荆芥穗　藿香等分

上锉，煎汤熏洗，即痒止而入。

一方　治疳虫下蚀下部。用蒲黄，水银研匀傅入，外以鹤虱草煎汤熏洗。

炙肝散　治妇人阴痒虫蚀。用牛肝或猪肝，切三寸长，大如钱，炙熟纳阴中，引虫出尽即愈。

一方　治阴中虫痒。捣桃叶，绵裹纳阴中，日易三四次。

一方　治阴痒。用蛇床子一两，白矾五钱，煎汤淋洗。

阴冷 八一

妇人阴冷，有寒证，有热证。寒由阳虚，真寒证也。热由湿热，假寒证也。假寒者必有热证，如小便涩数黄赤，大便燥结，烦渴之类是也。真寒者，小便清利，阳虚畏寒者是也。真寒者宜补其阳，如理阴煎、十补丸、加减续嗣降生丹。假寒者当清其火，宜龙胆泻肝汤、加味逍遥散。肝肾虚寒者，宜暖肝煎、镇阴煎、大营煎。脾胃虚寒者，宜理中汤、理阴煎、寿脾煎之类主之。

交接出血而痛 八二

凡妇人交接即出血者，多由阴气薄，肾元不固，或阴分有火而然。若脾虚气陷不能摄血者，宜补中益气汤或补阴益气煎。若脾肾虚弱阴气不固者，宜寿脾煎、归脾汤。若肝肾阴虚不守者，宜固阴煎。若阴火动血者，宜保阴煎。

前阴类论列总方 八三

补中益气汤补三十
理中汤热一
归脾汤补三二
加味逍遥散补九三
秘元煎新固一
清化饮新因十三
芍药蒺藜煎新因三五
暖肝煎新热十五
十补丸热一七三
大分清饮新寒五
螵蛸散新因三八
抽薪饮新寒三
保阴煎新寒一
理阴煎新热三
补阴益气煎新补十六
寿脾煎新热十六
四物汤补八
续嗣降生丹妇一三六
大营煎新补十四
镇阴煎新热十三
龙胆泻肝汤寒六二
徙薪饮新寒四
百草煎新因三七
银朱烟新因五三
完疮散新因五九

景岳全书卷之三十九终

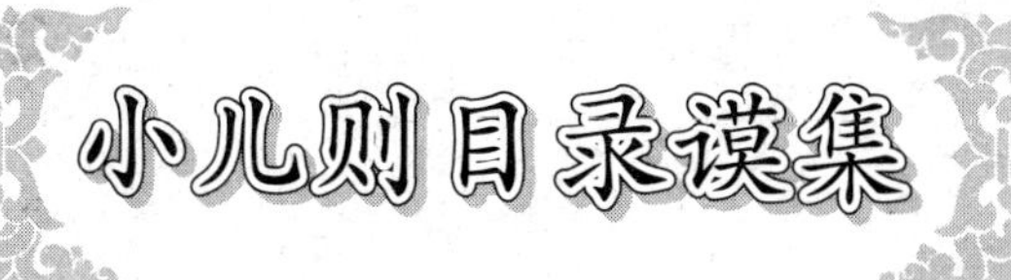
小儿则目录谟集

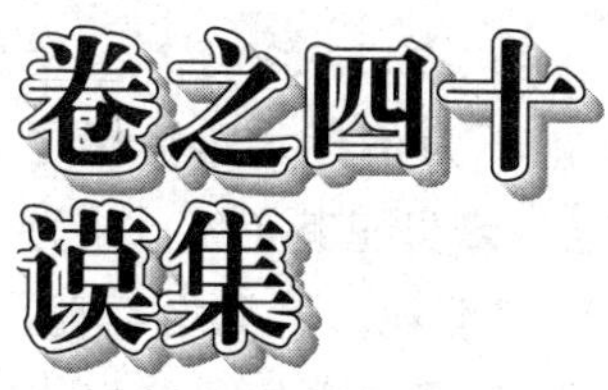

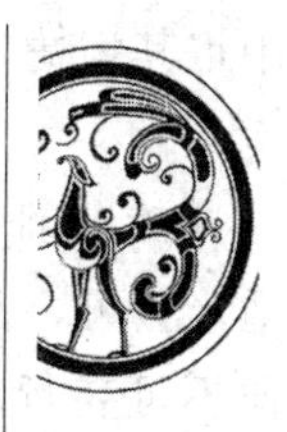

卷之四十 谟集

小儿则上

总论一

小儿之病，古人谓之哑科，以其言语不能通，病情不易测。故曰：宁治十男子，莫治一妇人；宁治十妇人，莫治一小儿。此甚言小儿之难也。然以余较之，则三者之中，又为小儿为最易。何以见之？盖小儿之病，非外感风寒，则内伤饮食，以至惊风吐泻，及寒热疳痫之类，不过数种，且其脏气清灵，随拨随应，但能确得其本而撮取之，则一药可愈，非若男妇损伤，积痼痴顽者之比，余故谓其易也。

第人谓其难，谓其难辨也；余谓其易，谓其易治也。设或辨之不真，则诚然难矣。然辨之之法，亦不过辨其表里寒热虚实，六者洞然，又何难治之有？故凡外感者，必有表证而无里证，如发热头痛、拘急无汗，或因风搐搦之类是也；内伤者，止有里证而无表证，如吐泻腹痛、胀满惊形、积聚之类是也；热者必有热证，如热渴躁烦、秘结痈疡之类是也；寒者必有寒证，如清冷吐泻、无热无烦、恶心喜热者是也。凡此四者，即表里寒热之证，极易辨也。然于四者之中，尤惟虚实二字最为紧要。盖有形色之虚实，有声音之虚实，有脉息之虚实，如体质强盛与柔弱者有异也，形色红赤与青白者有异也，声音雄壮与短怯者有异也，脉息滑实与虚细者有异也；故必内察其脉候，外观其形气，中审其病情，参此数者而精察之，又何虚实之难辨哉？

必其果有实邪，果有火证，则不得不为治标。然治标之法，宜精简轻锐，适当其可，及病则已，毫毋犯其正气，斯为高手。但见虚象，便不可妄行攻击，任意消耗。若见之不真，不可谓姑去其邪，谅亦无害，不知小儿以柔嫩之体，气血未坚，脏腑甚脆，略受伤残，萎谢极易，一剂之谬尚不能堪，而况其甚乎！矧以方生之气，不思培植而但知剥削，近则为日下之害，远则遗终身之羸，良可叹也。凡此者，实求本之道，诚幼科最要之肯綮，虽言之若无奇异，而何知者之茫然也。故余于篇端，首以为言。然非有察察之见者，固不足以语此，此其所以不易也。

《阴阳应象大论》曰：善诊者，察色按脉，先别阴阳。审清浊而知部分，视喘息、听声音而知所苦，观权衡规矩而知病所主。按：此论虽通言诊法之要，然尤于小儿为最切也。

初诞法二

小儿初生，饮食未开，胃气未动，是诚清虚之腑，此时开口调燮，极须得宜。保婴诸书皆云：分娩之时，口含血块，啼声一出，随即咽下，而毒伏于命门，因致他日发为惊风、发热、痘疹等证。此说固似有理，然婴儿通体无非血气所结，而此亦血气之余，何以毒遽如是？即使咽之，亦必从便而出，何以独留为害？无足凭也。惟是形体初成，固当为之清除。其法于未啼时，用软帛裹指，挖去口中之血，乃用后法，并拭去口中秽恶，以清脏腑。此亦初诞之要法，不可无也。

开口法：凡小儿初诞，宜以甘草细切少许，用沸汤泡汁，以淡为妙，不宜太甜；乃用软帛蘸汁，遍拭口中，去其秽浊。随用胡桃肉去皮嚼极烂，以稀绢或薄纱包如小枣，纳儿口中，使吮其汁，非独和中，且能养脏，最佳法也。若母气素寒，小儿清弱者，只以淡姜汤拭口，最能去胃寒、通神明，并可免吐泻之患。此法最妙，人所未知也。拭后仍用核桃法如前。一法以牛黄半分，同朱砂研匀，蜜调，如前与吮为佳，极能辟痰邪、去秽恶、除热安神。然必母气多热，小儿肥盛者可用，清弱者不宜用。

——古法拭口多有用黄连者，不知黄连大寒大苦，而小儿以胃气为主，安得初生即可以苦劣之气相犯，致损胃气，则他日变呕变泻，由此而起矣，大非所宜。

——古法多用朱砂开口者，案陈文中曰：小儿初生，便服朱砂、轻粉、白蜜、黄连，本欲下胎毒，不知此皆伤脾败阳之药，轻粉下痰损心，朱砂下涎损神。儿实者服之软弱，弱者服之易伤，反致变生诸病，是固不可不察也。

护养法 三 出《保婴撮要》

巢氏曰：小儿初生，肌肤未实，宜用旧絮护其背，不可太暖，更宜数见风日，则血气刚强，肌肉致密。若藏于重帏密室，或厚衣过暖，则筋骨软脆，不任风寒，多易致病。衣服当随寒热加减，但令背暖为佳，亦勿令出汗，恐表虚风邪易伤。乳哺亦不宜过饱，陈氏所谓忍三分寒，吃七分饱，频揉肚，少洗澡，要肚暖头凉心胸凉，皆至论也。又须令乳母预慎六淫七情、厚味炙煿，则乳汁清宁，儿不致疾。否则阴阳偏胜，血气沸腾，乳汁败坏，必生诸病。若屡用药饵，则脏腑阴损，多变败证，可不慎欤？大抵保婴之法，未病则调和乳母，既病则审治婴儿，亦必兼治其母为善。

小儿饮食有任意偏好者，无不致病，所谓爽口味多终作疾也，极宜慎之。尝见王隐君曰：余幼时酷嗜甘饴，忽一日见饴中有蛆则伸头而出，自此不敢食饴，至长始知长上为之。此可为节戒之妙法。

初生儿看病法 四

初生儿以手捻其头，摸其颐颔，不作声者为无病。总有病，以手指探其口，虽发声而从容咂指者其病轻，若即发声不咂指而色或青红兼紫者，此落地受寒之甚也，其病重，须急辨其形色虚实而治之。若牙关紧闭不纳乳，或硬而不软，其病极重也，此惊邪入足太阳经及足阳明经而然，须急治之，庶可平复。

初生儿肥胖色嫩，日觉好看者，此其根本不坚，甚非佳兆，且亦最易感邪。凡邪入腑者，近在第二三日见之，其证吐乳、夜啼发哭、腹鸣，皆胎惊之证，然犹浅而易治。若邪之入脏者，远在六七日见之，此脐风、噤风、撮口风之候，其病深而难医。若大声、口噤、舌大痰壅者，不治。盖五六日间病传心肺脾三经也，此风气甚盛而无所泄，故形见于喉口牙关声音也。其面额青紫黑色者不治，爪甲青黑者不治，脐青黑者亦不治。凡父母肥者不可生肥儿，父母瘦者亦不可生肥儿。生而肥胖，必当以药敛之，使其肥肉坚实，面转微黄之色则吉，不然则凶。生儿怯弱，必须以药扶助之。若七日之内，肌肉顿肥，则必病矣。过此以往渐肥者，不足虑也。治肥之法，宜清痰湿、解胎毒，预防其风气，亦不可过用峻厉以伤脾气。又当看小儿元气厚薄，厚者十无一失，薄者十无一生。然其中有死者，有不死者，则以病之所生，有真伪也。凡怯弱者。宜专培脾肾为主。

看小儿寿夭法 五

看小儿法，以听声为先，察色为次。凡声音清亮者生，有回音者生；涩者病，散而无出声者不寿。忽然大声而无病者，须细看其身，恐有疮毒，即须治之。脐带中无血者生，脐带银白色者生；短带紫胀者，于断带之后捻去紫血，可保无虞。额皮宽者寿，卵缝通达黑色者寿，初生下如水泡之状者险。面转微黄之色者吉。生下粉白花色者，必主脐风而死。生下皮宽肉瘦，五六日顿肥者，亦必有脐风之患。生下皮肉不光者死。泣不出声音死。泣面无泪者死。舌如猪肝者死。口角上有紫色虾须者死。发粗长者生，细软不放者死。阴物不起者死。阴囊不收考死，白者死，赤者死。无粪门者死。臀肉不生者死。股肉不生者不寿。面无彩色者夭。脐带短大紫色者夭。生下浑身银白色者夭。生下有齿者大凶，致伤父母，不然必伤自身。生下未裹即撒尿者，杀父母，荡家财，在世一生劳苦。

脉 法 六

凡小儿形体既具，经脉已全，所以初脱胞胎，便有脉息可辨，故《通评虚实论》曰：乳子病热，脉悬小者，手足温则生，寒则死。乳子病风热，喘鸣肩息者，脉实大也，缓则生，急则死。此轩岐之诊小儿，未尝不重在脉，亦未尝不兼证为言也。自《水镜诀》及《全幼心鉴》等书，乃有三岁以上当察虎口寅卯辰、风气命三关之说。其中之可取者，惟曰：脉从寅关起，不至卯关者易治，若连卯关者难治；若寅侵卯、卯侵过辰者，十不救一。只此数语，乃于危急之际，亦可用辨吉凶。至若紫为风，红为伤寒，青为惊，白为疳，及青是四足惊，赤是水惊，黑是人惊，黄是雷惊之类，岂此一线之色，果能辨悉如此？最属无稽，乌足凭也。即今幼科所尚，无不以此为科套，全不知脉而信口胡猜。

试问其心果亦有的确之见否？茫然无据而欲以人子为尝试，良可叹也！故凡诊小儿，既其言语不通，尤当以脉为主，而参以形色声音，则万无一失矣。然小儿之脉，非比大人之多端，但察其强弱缓急四者之脉，是即小儿之肯綮。盖强弱可以见虚实，缓急可以见邪正。四者既明，则无论诸证，但随其病以合其脉，而参此四者之因，则左右逢源，所遇皆道矣。再加以声色之辨，更自的确无疑，又何遁情之有？此最活最妙之心法也，若单以一脉凿言一病，则一病亦能兼诸脉，其中真假疑似，未免胶柱，实有难于确据者。然法不可废，最所当察，故择其得理者，并附于下，亦可以见其概。

钱仲阳曰：小儿之脉，气不和则弦急，伤食则沉缓，虚惊则促急，风则浮，冷则沉细，脉乱者不治。

薛氏曰：凡看脉，先定浮沉迟数、阴阳冷热。沉迟为阴，浮数为阳。浮主风，沉迟主虚冷，实主有热，紧主癫痫，洪主热盛，沉缓主虚泻，微迟有积有虫，迟涩主胃脘不和，沉主乳食难化，沉细主乳食停滞，紧弦主腹中热痛，牢实主大便秘，沉而数者骨中有热，弦长是肝膈有风，紧数乃惊风为患，四肢掣颤，浮洪乃胃口有热，沉紧主腹痛有寒，虚濡者有气，又主慢惊，芤主大便利血。

声 音七

声由气发，气实则声壮，气虚则声怯。故欲察气之虚实者，莫先乎声音。如《内经》诸篇，有曰：言而微，终日乃复言者，此夺气也。有曰：气海有余者，气满胸中，悗息面赤；气海不足，则气少不足以言。有曰：心气虚则悲，实则笑不休。有曰，手少阴虚则不能言。有曰：内夺而厥，则为瘖俳，此肾虚也。华元化曰；阳候多语，阴旺无声。多语音易治，无声者难荣。凡此皆声音虚实之辨。故彼圣人者，闻声知情，无所不达，此声音之学，所以不可忽也。

颜 色八

《脉要精微论》曰：夫精明五色者，气之华也。赤欲如白裹朱。不欲如赭；白欲如鹅羽，不欲如盐；青欲如苍璧之泽，不欲如蓝；黄欲如罗裹雄黄，不欲如黄土；黑欲如重漆色，不欲如地苍。五色精微象见矣，其寿不久也。

《玉版论要篇》曰：色夭面脱不治，百日尽已。色见上下左右，各在其要，上为逆，下为从，女子右为逆，左为从，男子左为逆，右为从。

《五色篇》曰：官五色奈何？曰：青黑为痛，黄赤为热，白为寒，是谓五官。又曰：以色言病之间甚奈何？曰：其色粗以明，沉夭者为甚，其色上行者病益甚，其色下行如云彻散者病方已。

《经脉篇》曰：凡诊络脉，脉色青则寒且痛，赤则有热。胃中寒，手鱼之络多青矣。胃中有热，鱼际络赤。其暴黑者，留久痹也。其有赤有黑有青者，寒热气也。其青短者，少气也。

凡察色之法，大都青白者少热气，病主阴邪；黄赤者多热气，病主阳盛，青主风气，主肝邪，主脾胃虚寒，主心腹疼痛，主暴惊伤心胆之气，主惊风，当察兼色以分急慢。白主气虚，甚则气脱，主无火，主脾肺不足。白兼青者主慢惊，主大小肠泄泻。赤主火，主痰热，主伤寒热证，主烦渴，主急惊躁扰，主闭结，主阳邪喘促，主痈疡痘疹。黑属水，主阴寒，主厥逆，主痛极。沉黑主危笃。黄主积聚，主痞块，主脾病，主胀满，主脾疳。黄兼白者主脾寒脾弱，主气虚神怯。黄兼青者主脾虚泄泻，主慢脾风。黄兼赤者主疳热。两颧鲜红，或作或止者，谓之面戴阳，乃真阴虚弱，此非阳证也，不得以热赤同论。

钱氏曰：左颊为肝，右颊为肺，额上为心，鼻上为脾，下额为肾，随证施治之。

药饵之误 九

小儿气血未充，而一生盛衰之基，全在幼时，此饮食之宜调，而药饵尤当慎也。今举世幼科，既不知此大本，又无的确明见，而惟苟完目前。故凡遇一病，则无论虚实寒热，但用海底兜法，而悉以散风、消食、清痰、降火、行滞、利水之剂，总不出二十余味，一套混用，谬称稳当，何其诞也！夫有是病而用是药，则病受之矣，无是病而用是药，则元气受之矣。小儿元气几何，能无阴受其损而变生不测耶？此当今幼科之大病，而医之不可轻任者，正以此也。又见有爱子者，因其清黄瘦弱，每以为虑，而询之庸流，则不云痰火，必云食积，动以肥儿丸、保和丸之类使之常服。不知肥儿丸以苦寒之品，最败元阳，保和丸以消耗之物，极损胃气。谓其肥儿也，而适足以瘦儿，谓其保和也，而适以违和耳。即如抱龙丸之类，亦不宜轻易屡用。余尝见一富翁之子，每多痰气，或时惊叫，凡遇疾作，辄用此丸，一投即愈。彼时以为神丹，如此者不啻十余次，及其长也，则一无所知，凝然一痴物而已，岂非暗损元神所致耶？凡此克伐之剂，所以最当慎用，故必有真正火证疳热，乃宜肥儿丸及寒凉等剂；真正食积胀满，乃宜保和丸及消导等剂；真正痰火喘急，乃宜抱龙丸及化痰等剂。即用

此者，亦不过中病即止，非可过也。若无此实邪可据，而诸见出入之病，则多由亏损元气，悉当加意培补，方是保赤之主。倘不知此，而徒以肥儿、保和等名，乃欲藉为保障，不知小儿之元气无多，病已伤之，而医复伐之，其有不萎败者鲜矣。此外，如大黄、芒硝、黑丑、芫花、大戟、三棱、蓬术之类，若非必不得已，皆不可轻易投也。

小儿诊治大法 十

凡小儿之病，本不易察，但其为病之源，多有所因。故凡临证者，必须察父母先天之气，而母气为尤切。如母多火者，子必有火病；母多寒者，子必有寒病；母之脾肾不足者，子亦如之。凡骨软行迟，齿迟语迟，囟门开大，疳热脾泄之类，多有由于母气者。虽父母之气俱有所禀，但母气之应在近，父气之应在远。或以一强一弱而偏得一人之气者，是皆不可不察。

至若稍长而纵口纵欲，或调摄失宜而自为病者，此又当察其所由，辨而治之。如果先天不足而培以后天，亦可致寿。虽曰先天俱盛，而或父母多欲，或抚养失宜，则病变百端，虽强亦夭。此中几圆理微，贵在知常知变也。

撮口脐风 十一

初生小儿撮口脐风者，因胎中受热，或初生不慎，为风寒所侵，遂致聚唇撮口，眼闭口噤，啼声如鸦，或声不能出，或舌上如粟，或口吐白沫，或喉痰潮响，或气息喘急，甚者舌强面青，腹胀青筋，吊肠牵痛，百日内病甚者多不治。脐风者，以断脐之后，为水湿风邪所侵，因致腹胀脐肿，四肢柔直，啼不吮乳，甚则发搐。若脐边青黑，手拳口噤者，是为内搐，不可治。凡治此之法，痰盛者当先治痰，火盛者当先清火，若无火无痰者，专当温补脾胃。凡断脐不盈尺，多患此者。齿龈有泡如粟，以绵裹指，蘸温水擦破，口即开，不用药。

七日内患此者，百无一生。脐风果因浴拭外伤皮肤者，用绵灰或枯矾末掺之即愈。若因剪脐短少，或因束缚不紧，或因牵动，风入脐中；或因铁器断脐，冷气传于脾络以致前证者，口内有小泡，急掐破，去其毒水，以艾灸脐中，亦有得生者。治法多端，无如灸法。若因乳母肝脾郁怒，或饮食生冷辛热致儿为患者，当治其母。

钱氏云：撮口因浴后拭脐，风邪所入而作，用益黄散补之。

陈无择云：视其牙髓有泡，擦破之。口既开，用真白僵蚕略烘为末，蜜调涂口内。

《保婴集》云：小儿百日，脐风马牙，当作胎毒。泻足阳明之火，用针挑破，以桑树白汁涂之。

田氏治噤风，用天南星为末，加片脑少许，以指蘸姜汁擦牙龈，立开。或用牛黄，以竹沥调服一字，随以猪乳滴于口中。

惊风 十二

惊风之要领有二：一曰实证，一曰虚证而尽之矣。盖急惊者，阳证也，实证也，乃肝邪有余而风生热，热生痰，痰热客于心膈间，则风火相搏，故其形证急暴而痰火壮热者，是为急惊。此当先治其标，后治其本。慢惊者，阴证也，虚证也。此脾肺俱虚，肝邪无制，因而侮脾生风，无阳之证也，故其形气病气俱不足者，是为慢惊。此当专顾脾肾，以救元气。虽二者俱名惊风，而虚实之有不同，所以急慢之名亦异，凡治此者，不可不顾其名以思其义。

论惊风证治 十三

小儿惊风，肝病也，亦脾、肾、心、肺病也。盖小儿之真阴未足，柔不济刚，故肝邪易动；肝邪动则木能生火，火能生风，风热相搏则血虚，血虚则筋急，筋急则为掉眩反张，搐搦强直之类，皆肝木之本病也。至其相移，木邪侮土则脾病，而为痰、为吐泻；木盛金衰则肺病，而为喘促、为短气；木火上炎则心病，而为惊叫、为烦热；木火伤阴则肾病，而为水涸、为血燥、为干渴、为汗不出、为搐、为痓。此五脏惊风之大概也。

治此之法，有要存焉。盖一曰风，二曰火，三曰痰，四曰阳虚，五曰阴虚，但能察此缓急则尽之矣。所谓风者，以其强直掉眩皆属肝木，风木同气，故云惊风，而实非外感之证。今人不明此义，但为治风必须用散，不知外来之风可散，而血燥之风不可散也。故凡如防风、荆芥、羌活、独活、细辛、干葛、柴胡、紫苏、薄荷之类，使果有外邪发热无汗等证，乃可暂用，如无外邪，则最所当忌。此用散之不可不慎也。

所谓痰火者，痰凝则气闭，火盛则阴亏，此实邪之病本也。若痰因火动，则治火为先，火以痰留，则去痰为主。火之甚者，宜龙胆草、山栀子、黄连、黄柏、石膏、大黄之属；火之微者，宜黄柏、知母、玄参、石斛、骨皮、木通、天麻之属。痰之甚者，宜牛黄、胆星、天竺黄、南星、半夏、白芥子之属；痰之微者，宜陈皮、前胡、海石、贝母、天花粉之属。此外，如朱砂之色赤体重，故能入心镇惊，内孕水银，故善透经络，坠痰降火。雄黄之气味雄悍，故能破结开滞，直达横行；冰片、麝香，乃开窍之要药；琥珀、青黛，亦清利之佐助而已。又如僵蚕、全蝎、蝉蜕之属，皆云治风，在僵蚕味咸而辛，大能开痰涎、破结气，用佐痰药，善去肝脾之邪，邪去则肝平，是即治风之谓也。全蝎生于东北，色青属木，故善走厥阴，加以盐味咸而降痰，是亦同气之属，故云治风，较之僵蚕，此其次矣。蝉蜕性味俱薄，不过取其清虚轻蜕之义，非有实济不足恃也。凡惊风之实邪，惟痰、火为最，而风则次之。治实之法，止于是矣。

然邪实者易制，主败者必危。盖阳虚则阴邪不散而元气不复，阴虚则营气不行而精血何来？所以惊风之重，重在虚证。不虚不重，不竭不危，此元精元气相为并立，有不容偏置者也。故治虚之法，当辨明阳：阳虚者宜燥宜刚，阴虚者宜温宜润。然善用阳者，气中自有水；善用阴者，水中自有气。造化相须之妙，既有不可混，又有不可离者如此。设有谓此非小儿之药，此非惊风之药者；岂惊风之病不属阴阳，而小儿之体不由血气乎？若夫人者，开口便可见心，又乌足与论乾坤合一之道？诸补之法具详如下。

惊风反张、强直转筋等病，在《经筋篇》曰：足少阴之筋病，足下转筋及所过而结者皆痛。病在此者，主痫瘛及痉。在外者不能俯，在内者不能仰。故阳病者腰反折不能俯，阴病者不能仰。又曰：经筋之病，寒则反折筋急，热则筋弛纵不收，阴痿不用。阳急则反折，阴急则俯不伸。

急惊风 十四

急惊之候，壮热痰壅，窜视反张，搐搦颤动，牙关紧急，口中气热，颊赤唇红，饮冷便结，脉浮洪数。此肝邪风热，阳盛阴虚证也。治此之法，当察缓急。凡邪盛者，不得不先治其标。若痰甚喘急者，宜抱龙丸、琥珀散、清膈煎、梅花饮之类主之。火盛而烦热者，宜凉惊丸、抑青丸，或黄连安神丸、牛黄散，及山栀、黄连、龙胆草之属；火盛燥热而大便秘结者，宜泻青丸，或以为汤煎服之，或利惊丸亦可。若外感风寒，身热为惊者，当解其表，宜抑肝散倍加柴胡，或参苏饮、五积散、星苏散之类择而用之；若表邪未解而内亦热者，宜钱氏黄龙汤；若惊气渐退而以未清者，宜安神镇惊丸。凡以上者，皆急则治标之法，但得痰火稍退，即当调补血气，如后附薛氏之法，或参用慢惊诸治，以防虚败。此幼科最要之法。前哲有云：小儿易为虚实，攻伐之药，中病即止，不可过剂。诚至言也。大抵此证多属肝胆脾肾，阴虚血燥、风火相搏而然。若不顾真阴，过用祛风化痰之药，则脾益虚、血益燥，邪气绵延，必成慢惊矣。此中阴虚之义，皆人所不知，当阅《小儿补肾论》，始见其详。论载第二卷二五。

东垣曰：急惊者，风木旺也。风木属肝，肝邪盛必传克于脾。欲治其肝，当先实脾，后泻风木。

楼全善曰：急惊属木火土实。木实则搐而有力，及目上视，动札频睫；土实则身热面赤，而不吐泻，偃睡合睛。治法宜凉宜泻，而用凉惊、利惊等丸。亦有因惊而发者，以致牙关紧急、壮热等证，此内有实热，外挟风邪，当截风定搐。若痰热尚盛，宜微下之。痰热既泄，急宜调养胃气。搐定而痰热少退，即宜调补脾气。

薛氏曰：此肝经血虚，火动生风。盖风生则阴血愈散，阴火愈炽；火动则肺金愈亏，肝邪愈盛。宜滋肝血，养脾气。若屡服祛风化痰、泻火辛散之剂，便宜认作脾虚血损，急补脾土。若风火相搏，发热抽搐，目瞤筋挛，痰盛者，用四物、钩藤钩以生肝血、清肝火，用四君子加当归以补脾土、生肺金。若肝经血燥，发热惊搐，目瞤筋挛，痰盛者，用六味丸以滋肾水，四君子加芍药以补脾土。若肺金克肝木，用地黄丸以益肝血，加芍药、木香以平肺金。若屡用惊药而脾胃虚寒者，须用六君子汤以补脾土，丁香、木香以培阳气。若脾土虚寒，肾水反来侮土而致中寒腹痛、吐泻少食等证者，用益黄散以补脾土而泻水，庶几不致慢惊矣。但治小儿，当审察虚实，凡证属有余者，病气也，不足者，元气也，故有余当认为不足，思患预防，斯少失矣。

慢惊风 十五

慢惊之候，多由吐泻，因致气微神缓，昏睡露睛，痰鸣气促。惊跳搐搦，或乍发乍静，或身凉身热，或肢体逆冷，或眉唇青赤，面色淡白，但其脉迟缓，或见细数，此脾虚生风，无阳证也。小儿慢惊之病，多因病后，或以吐泻，或因误用药饵，损伤脾胃所致。然亦有小儿脾胃素弱，或受风寒，则不必病后及误药者亦有之，总属脾肾虚寒之证。治慢惊之法，但当速培元气，即有风痰之类，皆非实邪，不得妄行消散，再伤阳气，则必致不救。凡脾土微虚微泻而内不寒者，可平补之，宜六神散、四君子汤，或五味异功散。脾肾俱虚而脏平无寒者，宜五福饮。且阴血生于脾土，又宜四君子加当归、枣仁。脾气阳虚微寒者，宜温胃饮、理中汤、五君子煎。脾气虚寒多痰者，宜六君子汤或金水六君煎。脾肾阴阳俱虚而寒者，惟理阴煎为最妙。脾肾虚寒之甚或吐泻不止者，宜附子理阴煎，再甚者宜六味回阳饮或四味回阳饮，量儿大小与之。脾肾虚寒，泄泻不止者，宜胃关煎。

薛氏曰：《保婴集》云，急惊屡发屡用攻泻，则脾损阴消而变为慢惊者多矣。当补脾养血，佐以安心清肺、制木之药，最为切当。窃谓前证多因脾胃亏损，肝木所胜，外虚热而内真寒也，但用五味异功散加当归，佐以钩藤饮，以补脾土、平肝木，亦多得效。如不应，用六君加炮姜、木香，温补脾土。更不应，急加附子以回阳。若用逐风驱痰之药，反促其危也。愚按：附子温中回阳，为侵惊之圣药也，如元气未脱，用之无有不效，气脱甚者，急宜炮用之。

《保婴撮要》曰：凡元气亏损而至昏愦者，急灸百会穴。若待下痰不愈而后灸之，则元气脱散而不救矣。此乃脏腑传变已极，总归虚处，惟脾受之，无风可逐，无惊可疗，因脾虚不能摄涎，故津液妄泛而似痰者，但当以温补脾胃为主。若不审其因，泛用祛风化痰之剂，则脾气益伤，阴血益损，病邪益甚而危矣。

楼全善曰：木虚则搐而无力，火虚则身寒、口中气冷，土虚则吐泻、睡而露睛，治宜温补脾胃，用六君子汤、五味异功散之类。

大惊卒恐 十六

小儿忽被大惊，最伤心胆之气。《口问篇》曰：大惊卒恐则气血分离，阴阳破散，经络厥绝，脉道不通，阴阳相逆，经脉空虚，血气不次，乃失其常。此《内经》概言受惊之病有如此。矧小儿血气尤非大人之比，若受大惊，则其神气失散，溃乱不堪，尚何实邪之有？斯时也，收复正气犹恐不暇，顾可复为清散耶？即如朱砂、琥珀之类，不过取其镇重之意，亦非救本之法。今幼科诸书，皆以大惊之证，例作急惊论治，误亦甚矣。不知急惊、慢惊，一以风热，一以脾肾之虚，皆不必由惊而得。而此以惊恐致困者，本心胆受伤，神气陡离之病，所因不同，所病亦异，胡可以同日语也？

治大惊气散之病，当以收复神气为主，宜《秘旨》安神丸、七福饮、茯神汤、团参散、独参汤之类，加金银等物煎服之。

惊啼十七

小儿惊啼，证本与惊风不同，亦与大惊卒恐者有异。盖小儿肝气未充，胆气最怯，凡耳闻骤声，目视骤色，虽非大惊卒恐，亦能怖其神魂。醒时受怖，寐则惊惕，或振动不宁，或忽尔啼叫，皆神怯不安之证，总宜安神养气为主，如独参汤、团参散、七福饮、《秘旨》安神丸之类，皆其所宜。若微烦热者，宜生脉散。热甚者，宜朱砂安神丸或导赤散。惊哭多泪、忽啼忽止者是惊惕，啼叫无泪、声长不扬者是腹痛。

发搐十八

搐，抽搐也，是即惊风之属。但暴而甚者，谓之惊风，微而缓者，谓之发搐。发搐不治，则渐成惊风矣。虽钱氏等书，皆以时候之气，分五脏之证为论治，然病变不测，有难以时气拘者，是不若察见在之形证，因脏腑之虚实，随宜施治者之为得也。总之，小儿之实证无他，惟东方之实及中央之滞耳。盖东方木实则生火生风，而为热为惊；中央土实则生湿生滞，而为痰为积。知斯二者，则知所以治实矣。若小儿之虚证，则五脏皆有之，如心虚则惊惕不安；肺虚则气促多汗；脾虚则为呕吐、为暴泄、为不食、为痞满倦卧、为牙紧流涎、为手足牵动；肝虚则为筋急血燥、为抽搐劲强、为斜视目瞪，肾虚则为二便不禁、为津液枯槁、为声不出、为戴眼、为肢体厥逆、为火不归源。知此五者，则知所以治虚矣。然此虚实之证，固亦多有疑似者，但以形色、声音、脉息参而察之，则无有不了然者。诸治实之法，当从急惊，治虚之法，当从慢惊，及如后夜啼诸治法，已尽其蕴，当并察之。总之，诸言实者，乃邪气之实，非元气之实也。故治此者，切不可伤及元气。若病已久，尤当专顾脾肾，则根本完固，诸无不愈矣。

钱仲阳曰：惊痫发搐，男左视无声，右视有声；女右视无声，左视有声，此相胜也。盖左为肝部，右为肺部，金木相胜故耳。若握拳拇指在内，女为顺，拇指在外，男为顺。顺则易治，逆则难治。

薛氏曰：寅卯辰时搐而发热作渴，饮冷便结，属肝胆经虚热，用柴芍参苓散；作渴引饮，自汗盗汗，属肝胆经血虚，用地黄丸；口吻流涎，属肝木克脾土，用六君子汤。巳午未时发搐，若兼作渴饮水，属风火相搏，以地黄丸补肝，导赤散、凉惊丸治心。若作渴饮汤，体倦不乳，土虚而木王也，用地黄丸以补肾，六君子汤以补脾。申酉戌时微搐而喘，目微斜，身似热，睡而露睛，大便淡黄，属脾肺虚热，用异功散；若手足逆冷，或喘泻不食，属脾肺虚寒，用六君、炮姜、木香；久病而元气虚者，用六君子、六味丸二药主之。亥子丑时微搐身热，目睛紧斜，吐泻不乳，肠冷多睡，属寒水侮土，用益黄散。未应，用六君、姜、桂。伤风发搐，口中气热，呵欠，手足动者，名假搐，用大青膏发散风邪。伤风发搐，口气不热，肢体倦怠，用异功散补脾土，钩藤饮清肝木。若因风邪内郁，发热而变诸证者，当理肺金、清风邪。若外邪既解而内证未除，当理肺补脾。若停食发搐，呕吐乳食者，宜用消食丸。若伤食后发搐，身热困睡，呕吐不思乳食者，当先定搐，后用白饼子下之。若食既散而前证仍作，或变他证者，脾土伤而肝木乘之也，用六君子加钩藤钩以健脾平肝。若肺经亏损而致惊搐等证者，当补脾肺以平肝心，则惊搐自止矣。如手足冷汗，搐眉搐肚，日夜不止，名真搐，当用人参汤、川乌、全蝎等药，平其胃气。百日内发搐，真者内生风，二三次必死；假者外生风，虽频发不死。百日内搐，亦有因乳母七情厚味所致者，当兼治其母，而以固胃为先，不可迳治其儿也。若涎入心脾则不能言，用凉心、镇惊、下痰之药。逆搐者不治。若吐泻后变证者，亦不治。大凡发搐，因风者则面青目赤，因惊则叫呼搐搦，因食则嗳吐气闷。脾肺虚则生粘痰，喉间作锯声。此乃心火不能生脾土，脾土不能生肺金，以致肺不能主气，脾不能摄涎，故涎气泛上而喉中作声耳。若用祛风治痰之剂，则气散阴消而促其危矣。

夜啼 十九

小儿夜啼不安，按《保婴》等书云：夜啼有二，曰脾寒，曰心热也。夜属阴，阴胜则脾脏之寒愈盛，脾为至阴，喜温而恶寒，寒则腹中作痛，故曲腰而啼，其候面青，手腹俱冷，不思乳食是也，亦曰胎寒，宜钩藤饮。寒甚者，理中丸。若曲腰啼叫，哭而无泪者，多系腹痛，宜木香散，或用温胃饮加木香。若脾肾寒甚而兼带作痛者，宜陈氏十二味异功散。若过用乳食，停滞作痛，邪实无虚而啼者，宜保和丸、和胃饮加减主之，甚者宜消食丸。若阴盛阳衰，心气不足，至夜则神有不安而啼叫者，宜四君子汤、五味异功散，或七福饮、《秘旨》安神丸。若面青手冷，阳气虚寒，心神惊怯而啼者，宜五君子煎或六味异功煎，甚者宜七福饮加炮干姜、肉桂。若兼泄泻不乳，脾肾虚弱也。宜六神散，甚者养中煎、胃关煎。若兼吐泻少食，脾胃虚寒也，宜五君子煎、温胃饮，或六味异功煎加炮木香。若大便不化，食少腹胀，脾气虚弱也，宜五味异功散，或五君子煎加木香。若面色白，黑睛少，至夜分阴中阳虚而啼者，此肝肾之不足也，宜六味丸、八味丸、理阴煎。若见灯见火愈啼者，心热也。心属火，见火则烦热内生，两阳相搏，故仰身而啼，其证面赤手腹俱暖，口中气热是也。火之微者，宜生脉散、导赤散；火之甚者，宜朱砂安神丸、人参黄连散。若肝胆热甚，木火相搏者，宜柴胡清肝散。大都此证或因吐泻，内亡津液，或禀赋肾阴不足，不能滋养肝木，或乳母恚怒，肝火侮金，当用六君子汤补脾土以生肺金，地黄丸壮肾水以滋肝木。若乳母郁闷而致者，用加味归脾汤。乳母暴怒者，加味小柴胡汤。乳母心肝热搏者，柴胡清肝散。若因惊夜啼者，宜从前惊啼论治。

发热 二十

小儿发热证，其最要者有四：一则外感发热，二则疮毒发热，三则痘疹发热，四则疳积发热。凡此四者之外，如饮食、惊风、阴虚、变蒸之类，虽亦有之，然各有其说，均当详辨。

——发热当辨虚实，如实则面赤气粗，口燥唇疮作渴，喜冷饮水，大小便难，或掀衣露体，烦啼暴叫，声洪脉强，伸体而卧，睡不露睛，手足指热，皆为实证。实以邪气有余，或可散邪，或宜清火。虚则面色青白，气怯神倦，忧伤软弱，口鼻微冷，不喜寒凉，饮汤安静，泄泻多尿，呕恶惊惕，上盛下泄，抱腹喜按，乍凉乍温，夜则虚汗，卧则露睛，屈体而卧，手足指冷，脉息缓弱，皆为虚证。虚以正气不足，最宜调补，或兼解邪，虽有发热外证，必不可妄用寒凉及任意消散克伐等剂。

外感发热治法 二一

凡小儿无故发热，多由外感风寒。若寒邪在表未解者，必有发热头痛，或身痛无汗，或鼻塞流涕，畏寒拘急，脉见紧数者是也。凡暴感者，极易解散，一汗可愈。但察其气血平和，别无实热等证，或但倦怠昏睡者，则但以四柴胡饮或五柴胡饮为主，酌儿大小而增减其剂。此法先固其中，次解其表，庶元气无伤而邪且易散，最为稳当极妙之法。有云：小儿何虚，乃堪此补？及又有补住邪气之说，皆寸光昧理之谈，不可信也。若胃气微见虚寒者，宜五君子煎加柴胡，或以理阴煎加减用之最妙。元气颇强而能食者，宜正柴胡饮。兼内热火盛而外邪未解者，宜一柴胡饮或钱氏黄龙汤。壮热火盛，往来寒热者，宜柴芩煎。寒气盛者，宜二柴胡饮。寒邪盛而中气微虚者，宜五积散。伤寒见风，身热兼嗽而中气不虚者，宜柴陈煎。若中气不足而兼热兼嗽者，宜金水六君煎。冬受寒邪，至春夏而发热者，是为小儿正伤寒，但取效稍迟，然治法不能外此。

新案：余之仲儿，生于乙卯五月，于本年初秋，忽尔感寒发热，脉微紧。然素知其脏气属阴，不敢清解，遂与芎、苏、羌、芷、细辛、生姜之属，冀散其寒。一剂下咽，不惟热不退而反大泻作，连二日泻不止而喘继之，愈泻则愈喘。斯时也，将谓其寒气盛耶，何以用温药而反泻？将谓其火刑金耶，岂以清泻连日而尚堪寒凉？将谓其表邪之未除耶，则何以不利于疏散？束手无策，疑惧已甚，且见其表里俱剧，大喘垂危，又岂浅易之剂所能挽回？因沉思良久，渐有所得，乃用人参二钱，生姜五片，煎汁半盏，然未敢骤进，恐再加喘，必致不救。因用茶匙挑与二三匙，即怀之而旋走室中，徐察其呼吸之进退。然喘虽未减，而亦不见其增甚，乃又与三四匙，少顷，则觉其鼻息似乎少舒，遂放胆与以半小盅，更觉有应，自午及酉，完此一剂。适一医至，急呼曰：误矣，误矣！焉有大喘如此而尚可用参者？速宜以抱龙丸解之。余诺之而不听。乃复以人参二钱五分，如前煎汤，自酉至子尽其剂，剂完而气息遂平，齁齁大睡，泻亦止而热亦退矣。此所以知其然者，观其因泻反喘，岂非中虚？设有实邪，自当喘随泻减，是可辨也。向使误听彼医，易以清利，中气一脱，即当置之死地，必仍咎余之误用参也。孰是孰非，何从辨哉？余因纪此，以见温中散寒之功，其妙有如此者。

外感发热不用药物可以治愈 二二

凡小儿偶然发热者，率由寒热不调，衣被单薄，柔弱肌腠，最易相感，感则热矣。余之治此，不必用药，但于其熟睡之顷，夏以单被，冬以绵被，蒙头松盖，勿壅其鼻，但以稍暖为度，使其鼻息出入皆此暖气，少顷则微汗津津，务令上下稍透，则表里通达而热自退矣。若冬月衣被寒凉，汗不易出，则轻搂着身，赤体相贴，而上覆其面，则无有不汗出者。此余近年养儿至妙之法，百发百中者也。若寒邪甚者，两三微汗之，无有不愈。然此法惟行于寅卯之际，则汗易出而效尤速。

诸热辨证 二三

——小儿发热，若热随汗退者，即外感证也。其有取汗至再而热不退者，必痈毒痘疹之候，候其形见，当于本门求法治之。若是疮毒，但当辨其阴证阳证，阳证宜清火解毒，阴证宜托里助阳。方治详具《外科》。若汗出热不退，别无痈肿而耳后红筋灿然，及眼如包泪，或手指尖冷，脉紧数者，必是痘疹，方治详具痘疹门。

——小儿饮食内伤，本无发热之证，盖饮食伤脏，则为胀为痛，为吐为泻，本非肌表之病，焉得发热？故《调经论》曰：邪生于阳者，得之风雨寒暑，生于阴者，得之饮食居处、阴阳喜怒。此自不易之理也。今人但见小儿发热，则多言伤食而妄行消导，谬亦甚矣。其或饮食内伤，风寒外感，表里兼病发热者，亦常有之。然此当察其食之有停无停，酌而治之，亦非可混行消耗。盖恐内本无滞而妄加克伐，则亏损中气，以致外邪难解，则病必滋甚

——小儿疳积发热，此诚饮食内伤所致，然必成痞成形，阳明郁积既久，所以内外俱热，是非暴伤饮食者之比，亦非肌表发热者之比，方治详具疳积条。

——小儿有阴虚发热之证及变蒸发热之说。凡阴虚发热者，此即小儿劳损证也，亦名为童子劳，此当于《虚损门》求法治之。至若变蒸之说，则辨在本条，并当详察。

钱仲阳曰：潮热者，时间发热，过时即退，来日依时而发，此欲发惊也。壮热者，常热不已，甚则发惊痫也。风热者，身热而口中气热，乃风邪外感也。温热者，肢体微热，热不已则发惊搐。壮热恶风寒，为元气不充，表之虚热也；壮热不恶风寒，为外邪所客，表之实热也。壮热饮汤，为津液短少，里之虚热也；壮热饮水，为内火销烁，里之实热也。脉尺寸俱满为重实，尺寸俱弱为重虚。脉洪大，或缓而滑，或数而鼓，此热盛拒阴，虽形证似寒，实非寒也。热而脉数，按之不鼓，此寒盛格阳，虽形证似热，实非热也。发热恶热，大渴不止，烦躁肌热，不欲近衣，其脉洪大，按之无力，或兼目痛鼻干者，此血虚发热也，当补其血。如不能食而热，自汗出者，气虚也，当补其气。

内热证 二四

内热与外热不同，内热以五内之火，热由内生，病在阴分，故内热者宜清凉，不宜升散，升散则内火愈炽，火空则发也；外热以肤腠之邪，风寒外袭，病在阳分，故外热者宜解散，不宜清降，清降则表热愈留，外内合邪也。此外热内热之治，其不同者有如此。欲分内外之辨，则外热者，其至必骤，内热者，其来必缓，但察其绝无表证，而热在脏腑、七窍、三焦、二阴、筋骨、肌肉之间者，皆是内热之证。但内热之证，亦有虚实，实者宜从正治，虚者当从反治。反正之间，有冰炭之异，非可混也。

凡实热之在内者，古法治分五脏，宜从正治。心热者，宜泻心汤、导赤散、安神丸；肝热者，泻青丸、柴胡饮子、龙胆汤；脾热者，泻黄散；肺热者，轻则泻白散、地骨皮散，重则凉膈散；肾热者，滋肾丸、滋阴八味丸。实热则宜疏下，虚热则宜调补。肢体热，轻则惺惺散，重则人参羌活散。大便秘者，二黄犀角散、四顺清凉饮。余热不退者，地骨皮散。大小便血者，保阴煎。血热妄行者，清化饮。三焦火盛、上下热甚者，抽薪饮。小水热痛者，大分清饮。阳明内热，烦渴头痛，二便秘结者，玉泉散。阳明火盛，兼少阴水亏者，玉女煎。凡元气虚而为热者，必真阴不足，皆假热证也，宜从反治。心脾肺气虚假热者，五君子煎、人参理中汤。五脏气血俱虚假热者，五福饮。肝肾真阴不足假热者，轻则六味地黄汤，甚则理阴煎。肝肾血虚假热者，大营煎、五物煎。肝肾阴虚，上热下寒，则阳无所附而格阳为热者，六味回阳饮或八味地黄汤。肝经血虚生风而热者，四物加天麻、钩藤钩。汗后血虚而热甚者，六神散加粳米。汗后气虚而恶寒发热者，补中益气汤。汗后阴虚，阳无所附而热者，四物汤加参芪。汗后阳虚，阴无所附而热者，四君子加芎归。久从温补而潮热不退，脉见滑大者，五福饮加地骨皮，或加知母。凡婴儿诸热，有因别证而作者，当从所重者而治之。若乳下婴儿，当兼治其母以调之。

小儿上论列方 二五

四君子汤补一
五君子煎新热六
五味异功散补四
六君子汤补五
团参散小十
六味异功煎新热七
四物汤补八
五物煎新因三
金水六君煎新和一
五福饮新补六
理中汤热一
人参理中汤热一
七福饮新补七
温胃饮新热五
四味回阳饮新热一
胃关煎新热九
理阴煎新热三
六味回阳饮新热二
独参汤补二五
生脉散补五六
六味地黄丸补百二十
养中煎新热四
茯神汤小六十
八味地黄丸补一二一

大营煎新补十四
滋肾丸寒一六三
滋阴八味丸新寒十七
保阴煎新寒一
清化饮新因十三
补中益气汤补二十
益黄散和十九
六神散小五一
加味归脾汤补三三
小柴胡汤散十九
柴胡饮子小三十
柴胡清肝散寒五九
一柴胡饮新散一
二柴胡饮新散二
人参黄连散小十七
四柴胡饮新散四
五柴胡饮新散五
二黄犀角散小二九
正柴胡饮新散六
柴芩煎新散十
钱氏黄龙汤小二五
柴陈煎新散九
五积散散三九
四顺清凉饮攻二五
星苏散小二四
参苏饮散三四
朱砂安神丸寒一四二
惺惺散小二三

钩藤饮小六六
黄连安神丸寒一四二
泻白散寒四二
泻黄散寒五七
《秘旨》安神丸
小七一
泻心汤寒二七
抑肝散小六七
安神镇惊丸小七六
泻青丸寒一五一
抑青丸小九八
东垣凉膈散痘八三
抽薪饮新寒三
龙胆汤小八二
大分清饮新寒五
玉泉散新寒十五
玉女煎新寒十二
地骨皮散小三一
导赤散寒一二二
大青膏小六八
消食丸小三七
清膈煎新寒九
和胃饮新和五
利惊丸小九七
凉惊丸小九六
抱龙丸小八五
琥珀散小八一
牛黄散小二七

备用方

梅花饮小八三

白饼子小三九

肥儿丸小百一十

保和丸小二五

木香散痘二一

陈氏十二味异功散痘二二

人参羌活散小二六

具列《小儿方》中，所当详阅。

景岳全书卷之四十终

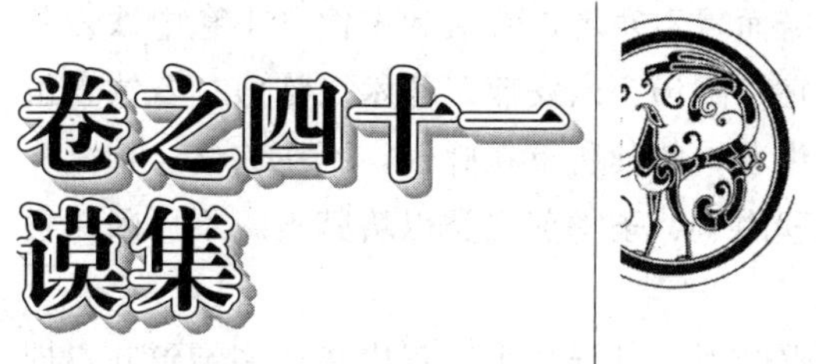

卷之四十一 谟集

小儿则 下

吐泻 二六

小儿吐泻证，虚寒者居其八九，实热者十中一二。但察其脉证无火，面色清白，气息平缓，肢体清凉，或神气疲倦，则悉是虚寒之证，不得妄用凉药。古人云：脾虚则呕，胃虚则吐者是也。盖饮食入胃，不能运化而吐者，此脾气虚弱，所以不能运也。寒凉入胃，恶心而吐者，此中焦阳气受伤，所以不能化也。若邪在中焦，则止于呕吐，若连及下焦，则并为泻矣。故在中上二焦者，宜治脾胃，连及下焦者，宜调脾肾。若非实热火邪而妄用寒凉消伐者，无有不死。

——小儿虚寒呕吐，凡无故吐泻，察其无火者，必生冷寒气伤胃所致。今小儿所病，大约皆是此证，宜养中煎或温胃饮为主治，其次则五君子煎、理中汤、冬术煎。若兼血虚燥渴者，宜五君子加当归。若兼脾肾虚寒，或多痰涎，或兼喘促，宜理阴煎，甚者，人参附子理阴煎为最妙，勿谓呕吐不宜熟地也。若脾气无寒，或偶有所触，虽吐而不甚者，宜五味异功散。若脾中寒滞，气有不顺而呕吐者，宜藿香安胃散。若上焦不清，多痰兼滞者，宜六君子汤，或更加砂仁、炮姜、木香。

——小儿伤食呕吐。若误食不宜之物，或停积滞浊以致吐者，必胸膈胀满，或肚腹作痛，此其中必有余邪，宜和胃饮、益黄散。若但有食滞而胃不寒者，宜大和中饮、小和中饮。若食滞兼痰而吐者，宜二陈汤、六安煎、苓术二陈煎。若饮食虽滞而因脾虚不能运化者，此其所重在脾气，不在饮食，止宜养中煎、温胃饮，或理阴煎、圣术煎之类以培其本，不可因饮食之故而直行消伐也。

——小儿胃热呕吐者，其证最少，盖内热者多不致吐，即亦有之，其必多食炙煿甘甜之物，以致滞积胃口，或夏间冒暑，及脏气素热者乃有之。凡治热证，必须详辨的确，勿得以假热作真热也。凡胃火内热呕吐者，察其证必烦热作渴、喜冷，察其脉息必洪大滑数。火之甚者，宜泻黄散、玉泉散，或竹叶石膏汤。若有痰食之滞兼火作吐者，宜二陈汤加石膏、黄连、山栀，或加山楂、麦芽之类。若脾胃虚弱而兼火者，宜人参安胃散或橘皮竹茹汤。若胃火呕吐作渴者，宜竹茹汤。若夏月胃热，阳暑伤胃者，必烦热大渴，吐泻并作，宜五味香薷饮，或十味香薷饮，或竹茹汤，或橘皮竹茹汤。若内热之甚者，宜益元散、玉泉散主之。然暑有阴阳之辨，若因天气暑热，过用生冷，以致伤胃而为吐泻者，此属阴暑，则宜暖胃温中，如前虚寒治法，或用五苓散亦妙，凡本条之药绝不可用。

薛氏曰：凡暑令吐泻，手足发热，作渴饮冷者，属阳证，宜清凉之剂。若手足并冷，作渴饮汤者，属阴证，宜温补之剂。故病有属阴者，误用寒凉之药，死后手足青黯，甚则遍身皆然，于此可验。

——小儿吐泻并作者，本属内伤，然有因寒气自外而入，内犯脏气而然者；有因生冷不慎，致伤胃气而然者；有因中气本弱，饮食失宜而然者。邪伤阳分则为吐，邪伤阴分则为泻。若吐泻并作，则阴阳俱伤之证也。此当察其有滞无滞，详辨其虚实而治之。若吐泻初起，邪滞未清者，必有胸腹胀闷实滞等证，此宜先用和胃饮、苓术二陈煎之类，以清上焦之气。若吐泻初起，腹胀腹痛而拒按者，宜先用胃苓汤，或五苓散加干姜、木香之类，以分下焦之清。若上无胀滞，或所吐既多而呕恶不已，此其上焦岂尚有物？但察其形气困倦，总惟胃虚而然。若虚寒不甚者，宜五味异功散。然无寒不作吐，故惟五君子煎、六味异功煎，及养中煎、温胃饮之类，皆最宜也。若下腹虽痛而可按可揉，或腹寒喜熨，或所泻既多而泄仍不止，此其下焦必空虚已极，惟脾肾虚寒不能固摄而然，非胃关煎不可。其稍轻者，或用四君子加肉豆蔻、补骨脂、丁香之属。若虚中兼滞者，或助胃膏亦可酌用。其或果由胃火，则火逆于上，热蓄于下，亦能为吐为泻，然必有火证火脉者，方是其证，乃宜大小分清饮，或用香连丸，或如前胃热呕吐条参而治之。然此证最少，不得轻易混用。

吐泻新案

余季子于丁巳正月生于燕邸，及白露时甫及半周，余见新凉日至，虞裀褥之薄，恐为寒气所侵，每切嘱眷属保护之，而眷属不以为意。及数日后，果至吐泻大作，余即用温胃和脾之药，不效，随用理中等剂，亦不效。三日后，加人参三钱，及姜、桂、吴茱、肉豆蔻之类，亦不效。至四五日，则随乳随吐，吐其半而泻其半，腹中毫无所留矣。余不得已，乃用人参五六钱，制附子、姜、桂等各一二钱，下咽即吐，一滴不存，而所下之乳白洁无气，仍犹乳也。斯时也，其形气之危，已万无生理矣。余含泪静坐书室，默测其故，且度其寒气犯胃而吐泻不止，若舍参、姜、桂、附之属，尚何术焉？伎已止此，窘莫甚矣。思之思之，忽于夜半而生意起，谓其胃虚已极，但药之气味略有不投，则胃不能受，随拒而出，矧附子味咸，亦能致呕，必其故也。因自度气味，酌其所宜，似必得甘辣可口之药，庶乎胃气可安，尚有生意。乃用胡椒三钱，捣碎，加煨姜一两，用水二盅，煎至八分，另盛听用。又用人参二两，亦用水二盅，煎至一盅，另盛听用。用此二者，取其气味之甘辛纯正也。乃用茶匙挑合二者，以配其味，凡用参汤之十，加椒姜汤之一，其味微甘而辣，正得可口之宜。遂温置热汤中，徐徐挑而与之，陆续渐进。经一时许，皆咽而不吐，竟得获效，自后乳药皆安，但泻仍未止也。此自四鼓服起，至午未间，已尽二两之参矣。参尽后，忽尔躁扰呻吟，烦剧之甚，家人皆怨，谓以婴儿娇嫩，脏腑何堪比等热药，是必烧断肚肠也，相与抱泣。余虽疑之而不为乱，仍宁神熟思之。意此药自四鼓至此，若果药有难堪，何于午前相安，而此时剧变若此？其必数日不食，胃气新复，而仓廪空虚，饥甚则然也。傍有预备之粥，取以示之，则张皇欲得，其状甚急，乃与一小盏，辄鲸吞虎嗜，又望其余，遂复与半碗，犹然不足，又与半碗，遂寂然安卧矣。至次日，复加制附，始得泻止全愈。呜呼！此儿之重生，固有天命，然原其所致之因，则人之脏气皆系于背，褥薄夜寒，则寒从背俞而入，内干于脏，中必深矣。原其所治之法，则用药虽当，而气味不投无以相入，求效难矣。及其内饥发躁，使非神悟其机，倘妄用清凉，一解则全功尽弃，害可言哉？故余笔此，以见病原之轻重，气味之相关，及诊治之活变有如此关系者。虽然，此特以己之儿，故可信心救疗如是，设以他人之子，有同是病者，于用参数钱之时，见其未效，不知药未及病，必且烦言吠起，谤其误治，改用苦寒，无不即死，而仍归罪于用参者，此时黑白将焉辨之？故再赘其详，用以广人之闻见云。

都阃钱旭阳长郎，年及两周，季夏间以生果伤脾，因致先泻后痢。旭阳善医，知其不过伤于生冷，乃与参、术、姜、桂温脾等药，泻痢不愈，而渐至唇口生疮。乃谋之余，曰：此儿明为生冷所伤，今不利温药，将奈之何？余曰：此因泻伤阴，兼之辛辣遽入，而虚火上炎耳。非易以附子，不能使火归源也。因用二剂，而唇口疮痛、咽肿倍甚，外见于头面之间，而病更剧矣。又谋之余，曰：用药不投如此，岂真因湿生热耶？余诊之曰：上之脉息，下之所出，皆非真热，本属阳虚。今热之不效，虽属可疑，然究其所归，寒之则死，必无疑也。意者，药犹未及耳。旭阳曰：尚有一证似属真寒，今其所用汤饮，必欲极滚极热者，余等不能入口，而彼则安然吞之，即其喉口肿痛如此，所不顾也，岂其证乎？余曰：是矣，是矣。遂复增附子一钱五分，及姜、桂、肉果、人参、熟地之属，其泻渐止，泻止而喉口等证不一日而全收矣。疑似之间，难辨如此，使非有确持之见，万无一生矣。余自经此以来，渐至不惑，后有数儿，证治大同者，俱得保全。噫！此不惑之道，其要何居？在知本之所在耳，临证者可无慎哉？

附　案

薛氏治一小儿，每饮食失节，或外惊所忤，即吐泻发搐，服镇惊化痰等药而愈。后发搐益甚，饮食不进，虽参术之剂，到口即呕。余用白术和土炒黄，用米泔煎数沸，不时灌半匙，仍呕。次日灌之，微呕。再日灌之，欲呕。此后每服二三匙，渐加至半杯，不呕，乃浓煎服而愈。

一小儿泻而大便热赤，小便涩少，此热蕴于内也。先以四苓散加炒黄连一剂，其热顿退。又用七味白术散去木香二剂，热渴顿止。后以四君、升麻调理而痊。

一小儿九岁，食炙煿之物，作泻饮冷，诸药不应，肌体消瘦，饮食少思。余用黄连一两，酒拌炒焦为末，入人参末四两，粥丸小豆大，每服四五十丸，不拘时白汤下，服讫渐愈，又用五味异功散加升麻，服月余而瘥。后不戒厚味，患疳积，消瘦少食，发热作渴，用大芦荟丸为主，以四味肥儿丸为佐，疳证渐退。却以四味肥儿丸为主，以五味异功散为佐而痊。后又不禁厚味，作泻饮冷，仍服肥儿丸、异功散而瘥。

霍乱吐泻 二七

小儿霍乱吐泻者，必以寒凉伤胃，或时气阴湿，或饮食失宜，皆能致之。然此与前吐泻并行者，稍有不同。盖霍乱者暴而甚，吐泻者徐而缓。霍乱者，伤在一时；吐泻者，其伤以渐。此其所以有异也。若暴疾霍乱而胃口未清，“胸腹仍满者，宜先用和胃饮、苓术二陈煎，或大、小和中饮，或小分清饮，或神香散之类主之。候胃口稍平，即宜五味异功散，或温胃饮、五苓散之类调补之。若霍乱初起便觉神疲气倦，而胃口别无胀滞者，此其胃气已伤，即宜温补，如养中煎、温胃饮之类，不得概行清利也。

论泻痢粪尿色 二八

古人有以小儿泻痢粪黄酸臭者，皆作胃热论治，此大误也。盖饮食入胃，化而为粪，则无有不黄，无有不臭者，岂得以黄色而酸臭者为热乎？今以大人之粪验之，则凡胃强粪实者，其色必深黄而老苍，方是全阳正色。若纯黄不苍而粪有嫩色，则胃中火力便有不到之处，再若淡黄则近白矣。近白之色则半黄之色也，粪色半黄则谷食半化之色也，粪气酸腥则谷食半化之气也。谷食半化，则胃中火力盛衰可知也。若必待粪青粪白，气味不臭，然后为寒，则觉之迟矣。故但以粪色之浅深，粪气之微甚，便可别胃气阳和之成色。知者见于未然，而况于显然乎？余故曰：古人以粪黄酸臭为火者，大误也。再若小水之色，凡大便泻痢者，清浊既不分，小水必不利。小水不利，其色必变，即清者亦常有之，然黄者十居八九。此因泻亡阴，阴亡则气不化，气不化则水涸，水涸则色黄不清，此自然之理也。使非有淋热痛涩之证，而但以黄色便作火治者，亦大误也。

吐乳 二九

小儿吐乳，虽有寒热之不同，然寒者多而热者少，虚者多而实者少，总由胃弱而然。但察其形色脉证之阴阳，则虚实寒热自有可辨。热者宜加微清，寒者必须温补。乳子之药，不必多用，但择其要者二三四味，可尽其妙，如参姜饮、五味异功散之类，则其要也。若儿小乳多，满而溢者，亦是常事，乳行则止，不必治也。若乳母有疾，因及其子，或有别证者，又当兼治其母，宜从薛氏之法如下。

薛氏曰：前证若小儿自受惊，或乳母恚怒，致儿吐泻青色者，宜用异功散。若母食厚味而乳热者，用东垣清胃散。母饮酒而乳热者，用葛花解醒汤，子服一二匙。若饮烧酒而乳热，或子母身赤，或昏愦，服冷米醋三五杯，多亦无妨，儿服一二匙。若母停滞生冷而乳冷者，母服人参养胃汤，子服调中丸。若母停滞而变热乳者，母服大安丸，子服五味异功散。若母郁怒伤肝脾而乳热者，用归脾汤、逍遥散。若母脾虚血弱而乳热者，用六君子加芎归。若母气血虚而乳热者，子母俱服八珍汤。若母劳后发热而乳热者，子母俱服补中益气汤。若因怒动肝火而乳热者，用五味异功散加柴胡、山栀。若吐痰涎及白绿水者，木乘脾土，虚寒证也，用六君子加柴胡、木香。大凡吐乳泻青色者属惊，法当平肝补脾；吐泻青白色者，属寒，法当温补脾土。前诸证，若手足指热者属实，手足指冷者属虚，此亦验法也。

五疳证 三十

钱仲阳曰：小儿诸疳，皆因病后脾胃亏损，或用药过伤，不能传化乳食，内亡津液，虚火妄动，或乳母六淫七情，饮食起居失宜，致儿为患。凡疳在内者，目肿腹胀，泻痢青白，体渐瘦弱；疳在外者，鼻下赤烂，频揉鼻耳，或肢体生疮。大抵其证虽多，要不出于五脏，而五脏之形不同，当各分辨治之。肝疳者，一名筋疳，亦名风疳，其证白膜遮睛，或泻血而瘦，宜用地黄丸以生肾。心疳者，面黄颊赤，身体壮热，宜用朱砂安神丸以治心，异功散以补脾。脾疳者，一名肥疳，体黄瘦削，皮肤干涩而有疮疥，腹大嗜土，宜用四味肥儿丸以治疳，五味异功散以生土，或用益黄散。肺疳者，一名气疳，喘嗽气促，口鼻生疮，宜用人参清肺汤以治肺，益气汤以生金。肾疳者，一名骨疳，肢体瘦削，遍生疮疥，喜卧湿地，用地黄丸。鼻疮用兰香散，诸疮用白粉散。若患潮热，当先补肝，后泻心，若妄以硝黄等药利之，则成疮。若患癖，当消磨，若误以巴豆、硼砂下之，或伤寒误下，皆能成疳。其初病者为热疳，用黄连丸；久病者为冷疳，用木香丸；冷热相兼者，用如圣丸；津液短少者，用七味白术散。凡此皆因大病，脾胃亏损，内亡津液所致，当固脾胃为主，而早为施治，则不变败证也。

杨氏曰：无辜疳者，脑后项边有核如弹丸，按之转动，软而不疼，其内有虫，不速针出，则内食脏腑，肢体痈疽，便利脓血，壮热羸瘦，头露骨高，宜用大芜荑汤、蟾蜍丸。丁奚者，手足极细，项小骨高，尻削体痿，腹大脐突，号哭胸陷，宜用肥儿丸、大芦荟丸。哺露者，虚热往来，头骨分开，翻食吐虫，烦渴呕哕，宜用肥儿丸、大芦荟丸。走马疳者，牙齿蚀烂，盖齿属肾，肾虚受热，痰火上炎，致口臭齿黑，甚则龈烂牙宣，宜敷雄黄散，服蟾蜍丸。若作渴泻痢、肿胀劳瘵等证，当详参方论而治之。盖疳者，干也，因脾胃津液干涸而患，在小儿为五疳，在大人为五劳，总宜以调补胃气为主。

又，杨氏曰：又有疳伤者，五脏虫疳也。其名甚多，姑举其要。虫疳者，其虫如丝，出于头项腹背之间，黄白赤者可治，青黑者难治；蛔疳者，皱眉多啼，呕吐青沫，腹中作痛，肚胀青筋，唇口紫黑，头摇齿痒；脊疳者，身热羸黄，烦渴下利，拍背有声，脊骨如锯齿，十指皆疮，频啮指甲；脑疳者，头皮光急，满头并疮，脑热如火，发结如穗，遍身多汗，腮肿囟高；疳渴者，日则烦渴，饮水不食，夜则渴止；疳泻者，毛焦唇白，额上青纹，肚胀肠鸣，泻下糟粕；疳利者，停积宿滞，水谷不聚，泻下恶物；疳肿者，虚中有积，肚腹紧胀，脾复受湿，则头面手足虚浮；疳劳者，潮热往来，五心烦热，盗汗骨蒸，嗽喘枯悴，渴泻饮水，肚硬如石，面色如银。大抵其证虽多，要不出于五脏，总宜以五脏之法治之。

景岳曰：按杨氏云，疳者，干也，在小儿为五疳，在大人为五劳。然既云为干，又云为劳，岂非精血败竭之证乎？察前诸法，俱从热治，多用清凉，虽此证真热者固多，而元气既败，则假热者尤多也。即前所用，亦有地黄丸、异功散、益黄散、益气汤之类，恐此数方有不足以尽之。其或血气俱损，有非大补不可者；阴虚假热，脾败肾亏，又有非温补不可者。贵在临证酌宜，仍当以虚损治劳之法参用，庶得尽善。

薛氏曰：案疳证或以哺食太早，或嗜食甘肥，或服峻厉之药，重亡津液，虚火炽盛，或因禀赋，或乳母厚味七情致之，各当调治其内。若口舌蚀烂，身体壮热，腮唇赤色，或作肿痛，腹膈烦闷，或掌热咽干，作渴饮水，便赤盗汗，啮齿虚惊，此心经内外疳也，宜安神丸之类主之。若鼻外生疮，眼目赤烂，肢体似癣，两耳前后、项侧、缺盆、两腋结核，或小腹、内股、玉茎、阴囊、睾丸肿溃，小便不调，或出白津，或咬指甲，摇头侧目，白膜遮睛，羞明畏日，肚大青筋，口干下血，此肝经内外疳也，用地黄、芦荟二丸主之。若头不生发，或生疮痂，或发成穗，或人中口吻赤烂，腹痛吐逆，乳食不化，口干嗜土，泻下酸臭，小便白浊，或合目昏睡，恶闻木音，此脾经内外疳也，用肥儿丸主之。若鼻外生疮，咽喉不利，颈肿齿痛，咳嗽寒热，皮肤皱错，欠伸少气，鼻痒出涕，衄血目黄，小便频数，此肺经内外疳也，用地黄清肺饮主之。若脑热吐痰，手足逆冷，寒热往来，滑泄肚痛，口臭作渴，齿龈溃烂，爪黑面黧，身耳生疮，或耳出水，或食自发，此肾经内外疳也，用地黄丸主之。凡疳热上攻，或痘毒上升，为患甚速，名为走马疳，急敷雄黄散、搽牙散、马鸣散，择而用之，服蟾蜍丸。轻则牙龈腐烂，唇吻肿痛，可治；甚则牙龈蚀落，腮颊透烂，不治。

盗汗 三一

小儿元气未充，腠理不密，所以极易汗出，故凡饮食过热，或衣被过暖，皆能致汗。东垣诸公云：此是小儿常事，不必治之。然汗之根本，由于营气；汗之启闭，由于卫气。若小儿多汗者，终是卫虚，所以不固。汗出既多，未免营卫血气愈有所损，而衰羸之渐，未必不由乎此，此所以不可不治也。大都治汗之法，当以益气为主，但使阳气外固，则阴液内藏，而汗自止矣。

——治法：凡小儿无故常多盗汗，或自汗者，宜以团参散为主，或参苓散、四君子汤、五味异功散，或白术散之类，俱可择用。若其甚者，宜三阴煎、人参养营汤，或十全大补汤。若心经有火而见烦渴者，宜生脉散、一阴煎。若肝脾火盛，内热蒸蒸，血热而汗出者，脉必洪滑，证多烦热，宜当归六黄汤或加减一阴煎。若阳明实热，汗出大渴者，宜仲景竹叶石膏汤。若因病后，或大吐大泻之后，或误用克伐之药，以致气虚气脱而大汗亡阳者，速宜用参附汤、六味回阳饮，或芪附汤之类，庶可挽回也。大都汗多亡阳者，多致角弓反张，项强戴眼等证，此太阳、少阴二经精血耗散，阴虚血燥而然，速宜用大营煎、人参养营汤，或十全大补汤之类，方可解救。若作风治，万无一生矣。前《汗证门》有详论详法，所当参阅。余之儿辈，有于襁褓中多盗汗者，但以人参一钱，泡汤与服，当夜即止。久不服参，必又汗出，再服再止，其效如神。凡养儿者，亦可以此为常法。

腹胀腹痛 三二

小儿腹胀腹痛，多因食积，或寒凉伤脾而然。《内经》曰：病痛者，阴也。又曰：痛者，寒气多也，有寒故痛也。东垣曰：寒胀多，热胀少，皆主于脾胃。故凡小儿肚腹或胀或痛，虽曰多由积滞，然脾胃不虚，则运化以时，何致作胀？是胀必由于虚也。若胃气无伤而腹中和暖，则必无留滞作痛，是痛多由乎寒也。故治痛治胀者，必当以健脾暖胃为主。若无火证，不得妄用凉药。若无拒按坚实等证，不得妄用攻药。

——治法：凡小儿肚腹膨胀，或时常作痛，黄瘦，常用调理之法，惟芍药枳实丸加减用之为宜，且善止腹痛，或大健脾丸、杨氏启脾丸、和中丸之类，皆可酌用。若偶尔伤脾，气促困倦，外见腹胀而内不胀者，此脾气虚也，宜五味异功散或六味异功煎。若脾胃阳气不足，虚寒作胀，或畏寒，或手足冷，或兼呕泻者，宜五君子煎、养中煎、温胃饮、六君子汤，或调中丸。若兼脾肾阳虚，或水泛为痰，或喘促、痛胀、泄泻，宜理阴煎加减主之。若脾胃气虚而痛滞吐泻者，宜六味异功煎，或六君子汤加木香，或调中汤。若胃口偶有留滞，大痛而胀者，宜排气饮或益黄散。若宿食偶有不消而暂为胀满者，宜大、小和中饮，或保和丸、消食丸。若有坚积停滞，胀痛拒按，形气俱实者，宜赤金豆、白饼子、紫霜丸之类攻下之。凡诸未尽，当于腹痛、肿胀二门，参酌为治。

余初年在京，治一五岁邻女，适经药铺，见有晒晾巴豆，其父误以为松仁，以一粒与食之，嚼而味辣，即忙吐出，而已半粒下咽矣。少顷，大泻十余次，泻后次日，即致肚腹通身悉皆肿胀，绝口不食，因求治于余。或谓宜黄连、绿豆以解毒，或谓宜四苓、五皮以利水。余曰：大攻之后，岂非大虚之证乎？能再堪苦寒以败脾否？大泻之后，又尚有何水之可利？遂单用独参汤及温胃饮以培脾气，不数剂而复元如初。夫既以大泻，而何以反胀若是？因此一证，乃知大虚大寒而致成肿胀者，类多如此。新案。

痞块 三三

小儿多有痞块者，总由口腹无节，见食必啖，食上加食，脾胃化之不及，则胃络所出之道，未免渐有留滞。留滞不已，则日以益大，因成痞矣。或以感寒发热之后，胃气未清，此时最宜择食节食，若不知慎，则食以邪留，最易成痞，此实人所不知也。第痞块既成，必在肠胃之外，膜膈之间，故非可以消伐之剂推起而去者。若但知攻痞，则胃气益弱，运化失权，不惟不能消痞，且致脾土亏损，则痞邪益横而变百出矣。故治此者，当酌其缓急，专以调补胃气为主，外则用膏用灸，以拔其结络之根，庶为万全之策。

——凡调理脾胃之法，若痞邪未甚，宜芍药枳实丸加减用之为善，或大健脾丸及杨氏启脾丸，皆可择用。若脾胃气虚，食少体瘦，宜五味异功散。若脾胃虚寒者，宜调中丸、温胃饮、五君子煎。若兼胃脘停积，食滞作胀者，宜保和丸、消食丸，或大、小和中饮。若胀急坚实，形气尚强，不得不泻者，宜赤金豆、白饼子。若痞久成热，致动阳明之火而牙口溃烂成疳者，宜芦荟丸、胡黄连丸，或蟾蜍丸。此外，如贴痞膏及灸治之法，俱详载积聚门。

癫痫 三四

钱仲阳曰：小儿发痫，因血气未充，神气未实，或为风邪所伤，或为惊怪所触，亦有因妊娠七情惊怖所致。若眼直口牵，口噤涎流，肚膨发搐，项背反张，腰脊强劲，形如死状，终日不醒，则为痓矣。凡治五痫，皆随脏治之，每脏各有一兽之形，通用五色丸为主，仍参以各经之药。发而重者死，病甚者亦死。如面赤目瞪，吐舌啮唇，心烦气短，其声如羊者曰心痫。血虚者用养心汤；发热饮冷为实热，用虎睛丸；发热饮汤为虚热，用辰砂妙香丸。面青唇青，两眼上窜，手足挛掣反折，其声如犬者曰肝痫。肝之虚者，用地黄丸；抽搐有力为实邪，用柴胡清肝散；大便不适，用泻青丸。面黑目振，吐涎沫，形体如尸，其声如猪者曰肾痫，用地黄丸、紫河车丸之类。肾无泻法，故径从虚治之。面如枯骨，目白反视，惊跳反折，摇头吐沫，其声如鸡者曰肺痫。肺气虚者，用补肺散；面色萎黄者，土不能生也，用五味异功散；面色赤者，阴火上冲于肺也，用地黄丸。面色萎黄，目直腹满，自利，四肢不收，其声如牛者曰脾痫，用五味异功散；若面青泻利，饮食少思，用六君子加木香、柴胡。若发热抽掣，仰卧，面色光泽，脉浮者，病在腑，为阳证，易治；身冷不搐，覆卧，面色黯黑，脉沉者，病在脏，为阴证，难治。凡有此证，先宜看耳后高骨间，若有青脉纹，先抓破出血，可免其患。此皆元气不足之证也，须以紫河车丸为主，而以补药佐之。设若泛行克伐，复伤元气，则必不时举发，久而变危，多致不救。又有惊痫、风痫、食痫三种，治惊痫，宜比金丸、茯神丸；钱氏养心汤、辰砂妙香散、清神汤、虎睛丸之类主之；风痫用钱氏牛黄丸、消风丸、星苏散之类主之，食痫用妙圣丹主之。

薛立斋曰：妊娠若遇惊恐，则必内应于胎，故一月足厥阴脉养，惊则肝有病；二月足少阳脉养，惊则胆受病；三月手少阴脉养，惊则心受病；四月名为离经；五月足太阴脉养，惊则脾受病；六月足阳明脉养，惊则胃受病；七月手太阴脉养，惊则肺受病；八月手阳明脉养，惊则大肠受病；九月足少阴脉养，惊则肾受病。是脏腑纳气于丹田，自肝至肾，十经滋养而生，此则胎中所致也。若既生之后，或惊怪所触，或乳哺失节，或乳母饮食起居，六淫七情，脏气不平，亦致是证。须察见证属于何经，更别阴阳，以调补脾胃为主，否则不时举发，甚至不救。

附　案

薛氏治一小儿，患前证，吐痰困倦，半晌而苏，诸药不效，年至十三而频发。用肥厚紫河车生研烂，入人参、当归末，捣丸，桐子大，每服三五十丸，日进三五服，乳化下。一月渐愈，又佐以八珍汤全愈。

又一儿七岁发惊痫，令其恣饮人乳后，发渐疏而轻。至十四复发，用乳不效，亦用河车丸数具而愈，常用加减八味丸而安。后至二十三岁复发而手足厥冷，仍用前法，佐以八味丸、十全大补汤而痊。

又治数小儿，皆以补中益气汤、六君子汤、六味、八味等丸，相间用之，皆得全愈。

癫痫诸经义及大人证治诸法，俱详载癫狂门，所当参阅。

溺白 三五

小儿便如米泔，或溺停少顷变作泔浊者，此脾胃湿热也。凡饮食不节者多有此证，然亦有气虚下陷而然者。若脉证兼火者，当清利，宜导赤散或四味肥儿丸。若饮食过伤兼胀滞者，宜保和丸、大安丸。若形气不足，或黄瘦，或呕泄者，宜五味异功散，或四君子汤，或补中益气汤。若肝肾火盛，移热膀胱者，必兼痛涩烦热，宜七味龙胆泻肝汤。若脾胃本虚而复兼湿热者，宜四君子汤加炒黄连。若止见溺白而别无烦热脉证，则但节其生冷水果及甘甜等物，不久自愈，切不可因其溺白而过用芩、连、栀子之类，多致伤脾而反生吐泻等证，渐至羸败者，是皆误治之害也，不可不察。

变蒸 三六

巢氏云：小儿变蒸者，以长血气也。变者上气，蒸者体热。钱仲阳曰：变者易也。小儿在母腹中，乃生骨气，五脏六腑成而未全。自生之后，即长骨脉，脏腑之神志，自内而长，自下而上。故以生之日，后三十二日一变蒸，即觉情志有异于前，何也？长生意志脏腑故也。何谓三十二日长骨添精神？盖人有三六五骨节，以应天数，内除手足四十五碎骨外，共有三百二十数，自下生骨，一日十段而上之，十日百段，而三十二日计三百二十段为一遍，亦曰一蒸。凡一周遍，乃生虚热诸病，如是十周，则小蒸毕也。故初三十二日一变，生肾志；六十四日二变一蒸，生膀胱。九六日三变，生心喜；一二八日四变二蒸，生小肠。一六五日五变，生肝哭；一九二日六变三蒸，生胆。二二四日七变，生肺声；二五六日八变四蒸，生大肠。二八八日九变，生脾；三百二十日十变五蒸，生胃，此所谓小蒸毕也。又手厥阴经为脏，手少阳经三焦为腑，此一脏一腑俱无状，故不变不蒸也。太仓云：气入四肢，长碎骨，于十变后六十四日为一大蒸，计三八四日，又六十四日为二大蒸，计四百四十八日，又六十四日为三大蒸，计五百一十二日，至五百七六日变蒸既毕，儿乃成人也。变者，生五脏也；蒸者，养六腑也。每经一变一蒸，情态即异，轻则发热微汗，其状似惊；重则壮热，脉乱而数，或汗或吐，或烦啼躁渴。轻者五日解，重者七八日解，其候与伤寒相似。其治法，平和者微表之，实热微利之，用紫霜丸、黑散子，柴胡散。有寒无热，并吐泻不乳多啼者，当归散、调气散主之。

薛立斋曰：《全婴方论》云：变蒸者，以长气血也。变者上气，蒸者发热也。轻则体热虚惊，耳冷微汗，唇生白泡，三日可愈。重则寒热脉乱，腹痛啼叫，不能乳食，食即吐岘，五日方愈。古方以黑散子、紫霜丸主之。窃谓此证，小儿所不免者，虽勿药可也。况前药乃属峻厉，非惟脏腑不能胜，抑且反伤气血，慎之慎之！余尝见一小儿，至二变发热有痰，投以抱龙丸一粒，卒至不救，观此可验矣。若不热不惊，略无证候而暗变者，盖受胎气壮实故也。

景岳曰：小儿变蒸之说，古所无也，西晋王叔和始一言之，继自隋唐巢氏以来，则日相传演，其说益繁。然以余观之，则似有未必然者，何也？盖儿胎月足离怀，气质虽未成实，而脏腑已皆完备。及既生之后，凡长养之机，则如月如苗，一息不容有间，百骸齐到，自当时异而日不同，岂复有此先彼后，如一变生肾，二变生膀胱，及每变必三十二日之理乎？又如小儿之病与不病，余所见所治者，盖亦不少，凡属违和，则不因外感必以内伤，初未闻有无因而病者，岂真变蒸之谓耶？又见保护得宜，而自生至长，毫无疾痛者不少，抑又何也？虽有暗变之说，终亦不能信然。余恐临证者有执迷之误，故道其愚昧若此，及如前薛氏之戒，皆不可不察也，明达者以为然否？

小儿下论列方 三七

理中汤热一
补中益气汤补三十
理中丸同上
八珍汤补十九
十全大补汤补二十
白术散和三十
养中煎新热四
人参养营汤补二一
温胃饮新热五
生脉散补五六
六味地黄丸补百二十
逍遥散补九二
理阴煎新热三
人参养胃汤小四一
胃关煎新热九
参姜饮新热八
八味地黄丸补一二一
团参散小三五
四君子汤补一
人参安胃散小四二
五君子煎新热六
益黄散和十九
加减八味丸补一二二
大营煎新补十四
六君子煎补五
人参清肺汤寒三六
归脾汤补三二
一阴煎新补八

三阴煎新补十一
加减一阴煎新补九
参附汤补三七
芪附汤补四三
五味异功散补四
参苓散补五三
安神丸寒一四三
当归六黄汤寒六四
茯神汤小六十
清神汤小六一
六味异功煎新热七
虎睛丸小百一
调中汤小二
调中丸小三
六味回阳饮新热二
保和丸小三五
和中丸和八七、八八
参术二陈煎新和四
六安煎新和二
二陈汤和一
芍药枳术丸新和十六
大安丸小三六
大健脾丸和八五
启脾丸和八六
和胃饮新和五
排气饮新和六
大和中饮新和七
小和中饮新和八
竹茹汤和一二一
地黄清肺饮小六九
五苓散和一八二
泻黄散寒五七
钱氏养心汤小五九
四苓散和一八七
胃苓汤和百九十
朱砂安神丸寒一四二
益元散寒百一十
小分清饮新和十
辰砂妙香散固十五
兰香散小百一十
玉泉散新寒十五
东垣清胃散寒五四
柴胡散小二一
导赤散寒一二二
葛花解酲汤和一二四
星苏散小二四
香连丸寒百十三
五物香薷饮和百七十
比金丸小一百
消风丸小百四
十味香薷饮和一七一
妙圣丹小百五
紫河车丸小百九
橘皮竹茹汤和一二二
消食丸小三七
胡黄连丸小一二二
藿香安胃散热七一
黄连丸小一三一

如圣丸小一二六

竹叶石膏汤寒五

紫霜丸小百三十

木香丸小百二十

龙胆泻肝汤寒六三

白饼子小三九

地龙丸小八五

钱氏牛黄丸小九二

黑散子未收

赤金豆新攻二

四味肥儿丸小百十一

马鸣散痘一二八

大芦荟丸小百十五

大芜荑汤小百八十

蟾蜍丸小一二三

白粉散外一九六

搽牙散痘一三五

雄黄散痘一三三

圣术煎新热二五

助胃膏小六

神香散新和二十

景岳全书卷之四十一终

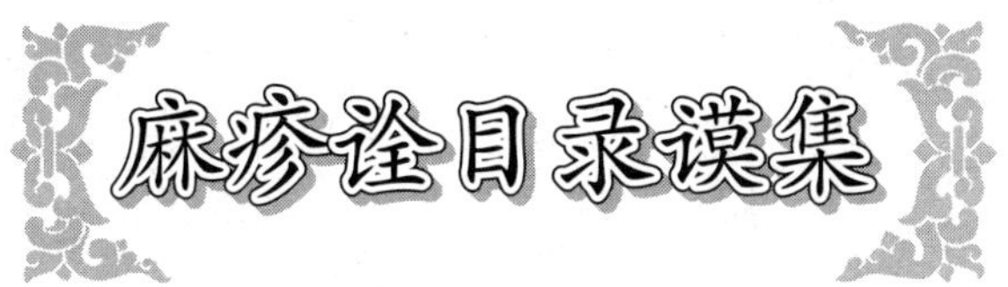

麻疹诠目录谟集

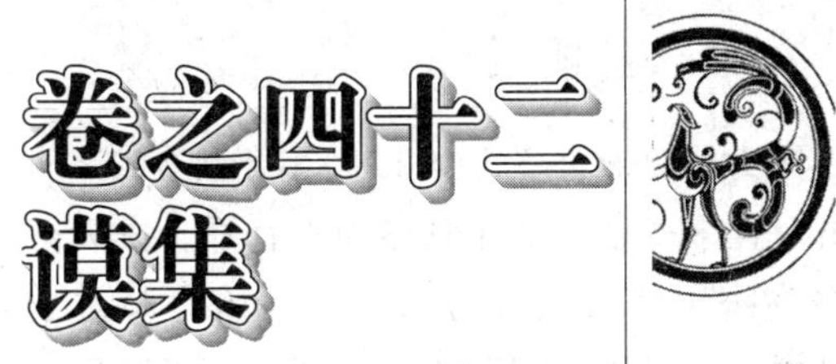

卷之四十二 谟集

麻 疹 诠

麻 疹全

述 原一

景岳子曰：痘之与疹，原非一种。虽痘之变态多证，而疹之收敛稍易，然疹之甚者，其势凶危，亦不减于痘，最为可畏。盖疹毒痘毒，本无异也，第古人重痘而忽疹，多不详及，使后人无所宗法，余实怅之。自得罗田万氏之刻，见其理透法精，鄙念斯慰。今悉从其训，备述于此，虽其中稍有裁订，亦不过正其疑似，详具未详耳。使此后患疹者，幸获迷津之指南，亦以见万氏之功不少矣。

名 义二

疹者，痘之末疾，惟二经受证，脾与肺也，内应于手足太阴，外合于皮毛肌肉，是皆天地沴戾不正之气，故曰疹也。然其名目有异，在苏松曰沙子，在浙江曰瘄子，在江右湖广曰麻，在山陕曰肤疮，曰糠疮，曰赤疮，在北直曰疹子。名虽不同，其证则一。但疹在痘前者，痘后必复疹，惟痘后出疹者，方为结局。

疹逆顺三

万氏曰：疹以春夏为顺，秋冬为逆，以其出于脾肺二经，一遇风寒，势必难出，且多变证，故于秋冬为不宜耳。夫天行不正之气，致为人之疡疹，然古人于痘疹二字，始终归重于痘，并不分别疹为何物，岂可以二证归于一证耶。想当时重痘不重疹，故尔略之，致使后人不得心法，因而害事者，往往有之。今以吾家四代传流，以及今日心得之法，开载于后，用此应病，定不差矣。敢有毫厘隐匿，天其鉴之。

疹脉四

凡出疹，自热起至收完，但看右手一指，脉洪大有力，虽有别证，亦不为害，此定存亡之要法也。景岳曰：按此即阳证得阳脉之义，若细软无力，则阳证得阴脉矣，元气既弱，安能胜此邪毒，是即安危之基也。故凡诊得阴脉者，即当识为阴证而速救元神，宜用伤寒温补托法参酌治之。若执以麻疹为阳毒而概用清寒，则必不免矣。

疹证五

疹虽非痘之比，然亦由胎毒蕴于脾肺，故发于皮毛肌肉之间，但一时传染，大小相似，则未有不由天行疠气而发者。此其源虽内发，而证多属表，故其内为胎毒，则与痘证同。外有表邪，则与伤寒类。其为毒也，总由君相二火燔灼太阴，而脾肺受之，故其为证，则有咳嗽喷嚏，面肿腮赤，目胞浮肿，眼泪汪汪，鼻流清涕，呵欠闷顿，乍凉乍热，手足稍冷，夜卧惊悸，或恶心呕哕，或以手掐面目唇鼻者，是即出疹之候，便宜用解毒散邪等药，不使留停于中，庶无他患。且凡是疹证，必其面赤，中指冷而多嗽，又必大热五六日，而后见红点遍身，此其所以与痘与伤寒有异也。

痘欲尽发而不留，疹欲尽出则无病。邪气郁遏则留而不去，正气损伤则困而不伸。毒归五脏，变有四证，归脾则泄泻不止，归心则烦热不退而发惊，归肺则咳嗽血出，归肾则牙龈烂而疳蚀。

程氏曰：麻疹初出，类伤风寒，头疼咳嗽，热甚，目赤颊红，一二日内即出者轻，必须解表，忌风寒荤腥厚味，如犯之，恐生痰涎，变为惊搐，必致危矣。如初起吐泻交作者顺，干呕霍乱者逆，欲出不出者危亡立至。

徐氏曰：痘自里而出于脏，故重，疹自表而出于腑，故轻。

景岳曰：痘疹之属有四种，曰痘，曰疹，曰麻，曰斑也。痘则陆续渐出，自小而大，或稀或密，部位颗粒有辨也。疹则一齐发出，大者如苏子次者如芥子，小者如蚕子，而成粒成片者是也。麻则最细而碎，如蚊迹模糊者是也。斑则无粒，惟成片红紫，如云如锦者是也。大都疹与麻斑同类，即发斑伤寒之属，而痘则本非其类也。盖痘毒本于肝肾，出自中下二焦，是以终始不妨于食，而全赖水谷为主，所以能食则吉，不能食则凶，故治痘者不可不顾脾胃。麻疹之毒则由表邪不解而内犯太阴阳明，病在上中二焦，所以多不能食，故治麻疹者但宜解散火邪，邪散则自能食矣。是痘疹之治，当各有所重者如此。

疹　期六

出疹之候，初热一日，至次日鸡鸣时，其热即止，止存五心微热，渐见咳嗽鼻流清涕，或腹中作痛，饮食渐减，至申酉之间，其热复来。如此者四日，用手满按发际处甚热，其面上热少减二三分，咳嗽连声，面燥腮赤，眼中多泪，喷嚏频发，或忽然鼻中出血。至五日，其热不分昼夜，六日早时，其疹出在两颊下，细细红点，七日普遍掀发，其鼻中清涕不流，喷嚏亦不行，七日晚，两颊颜色渐淡。此验出疹之要法。

凡疹热六日而出，一定之规也。若医人无识，用药太早，耗散元气，及至出时，变害多矣。或嗽而变喘，或出一二日即隐，或作大泻，或合目而喘，此医人用药不当之害也。吾家治法，定不在五日内用药，必待见疹，方用徐徐升表。然用药亦有次第，凡一剂必作十余次饮之，况疹在皮肤之间，若作一次服，则药性催之太急，每致谵语烦躁，故当慎之。

景岳曰：案此万氏之法，谓医人用药太早，恐致耗散元气，故必待见点而后施治，及作一次服，恐药性催之太急，皆惟恐无益而反以致害，此固其心得之法也。然以愚见，则医有高下，药有宜否，但使见有确真，发无不当，则于未出之前，或解或补，必有得愈防之力，以潜消其毒者。既出之后，亦必有善调之方，而不致催急者，此在善与不善，或不嫌早与不早也。尝见庸流之误治者多，是诚不服药为中医也。此万氏之说所以不可不遵。

凡疹热，五六日必出矣，医人用药见不能散，父母见药不效，医人见热嗽不能除，或以别证治之，主家又或更医，此世之所以误者多矣。

麻疹初热 七

麻疹发热之初，与伤寒相似，惟疹子则面颊赤，咳嗽喷嚏，鼻流清涕，目中有泪，呵欠喜睡，或吐泻，或手掐眉目，面赤为异耳。但见此候，即是疹子，便宜谨避风寒，戒荤腥厚味。古法用升麻葛根汤以表散毒邪，余制透邪煎代之更佳，或柴归饮亦妙。但使皮肤通畅，腠理开豁，则疹毒易出，不可作伤寒妄加汗下也。妄汗则增热而为衄血咳血，为口疮咽痛，为目赤肿，为烦躁干渴，为大小便不通。妄下则里虚，为滑泄，为滞下。《经》曰：必先岁气，毋伐天和。言不可妄汗妄下也。

凡疹初热疑似之间，切不可轻易用药。纵有他证，必待五日，腮下见痧，方可用升表之剂。嗽多，连打嚏喷，鼻流清涕，或流鼻血，饮食减少，好饮凉水，只宜调理饮食，戒面食荤腥。

——痧子初发热时，未见出现，咳嗽百十余声不已，上气喘急，面目胞肿，时卧时起，此火毒内蒸，肺叶焦举，宜甘桔汤合白虎汤加牛蒡子，薄荷主之。如痧出之时，咳嗽口干心烦者，此毒在心肺，发未尽也，泻白散加天花、连翘、玄参、黄连主之。

——痧子欲出未出之时，宜早为发散以解其毒，则无余患。若不预解，使之尽出，多致毒蓄于中，或为壮热，日久枯瘁，或成惊痫，或为泻痢，或为咳血喘促，或作疳蚀而死。此虽一时戾气之染，然未有不由于人事之未尽也。

痧出没八

——痧子出没，常以六时为准。假如子后出，午后即收，午后出，子后即收，乃阳生阴成，阴生阳成，造化自然之数也。凡此旋出旋收者轻，若一出连绵，三四日不收者，乃阳毒太甚，宜大青汤或用荆芥、牛蒡子、甘草、玄参、石膏、桔梗主之。若逡巡不出者，乃风寒外束，皮肤闭密也，宜荆防败毒散主之。

——痧已出而复没者，乃风寒所逼而然。若不早治，毒必内攻，以致痒塌而死。急用升麻汤加荆芥、牛蒡子、甘草热服，则痧必复出而安矣。

——发热六七日以后，明是痧子却不见出，此必皮肤坚厚，腠理闭密，或为风寒所袭，或曾有吐泻，皆能伏也，急用托里散表之剂，如麻黄汤去杏仁加蝉蜕升麻，外用胡荽酒之类。如一向未更衣者，必毒甚于内，伏而不出，《局方》凉膈散加牛蒡子主之。

——痧子只怕不能得出，若出尽则毒便解。故治痧者，于发热之时，当察时令寒暄，酌而治之。如时证大寒，以桂枝葛根汤或合人参白虎汤发之。不寒不热，以荆防败毒散发之。如兼疫疠之气，以人参败毒散发之。如尽一剂不出，再作本汤服之，外用胡荽酒，又以苎麻蘸酒遍身戛之，务令亟出。如三四作更不出，加腹中胀痛，气喘昏闷，则死证也。

景岳曰：案此万氏之法极得随时制宜之善，已尽发表之义矣。然发表之义，亦最不易，即如营卫不足而疹有不能出者，其证甚多，若徒知发之而不知滋之，则营卫有弱者，非惟不能发，而且恐穷其源矣。此其或在脾胃，或在血气，必得其神，庶乎有济。如伤寒三表之法，实亦有关于此。

——疹毒出尽则邪气解散，正气自然和平。如发热烦闷，或呕吐，或泄泻，此毒邪壅遏，尚未尽也。烦热者，黄连解毒汤。呕泄者，柴胡橘皮汤。并外用胡荽酒，及苎麻戛法如前。待疹子出尽，则烦热自去，呕吐自止矣。

——疹有既收而余毒未尽，至三日之外又复发出，或至五六次不已者，此因发热之时，不避风寒，致令邪气郁于肌肉之间，留连不散，虽曾解散，终属未畅耳。若兼杂证，亦当随证治之。

疹形色九

凡看麻疹初出之法，多于耳后项上腰腿先见，其顶尖而不长，其形小而匀净者吉也。若色见通红，则疹发于心，红者，火之正色也。若疹色淡白者，心血不足也，养血化斑汤主之，或四物汤加防风。色大红焰或微紫者，血热也，或出太甚者，并宜大青汤主之。或四物汤去川芎，加柴胡、黄芩、干葛、红花、牛蒡子、连翘，凉血滋阴而热自除，所谓养阴退阳之义，亦五死一生之证也。若黑色者，则热毒尤甚，而十死一生之证，此尤不可不明察之而混为施治也。

凡疹初出色赤者，毒盛之势也。但大便调，咳嗽多，右手一指脉轻重取皆有力，虽势重不碍，但当随证调理。若嗽少，右手一指无力，虽三日后收，其浑身疹疮变为紫色，壅结于皮肤之间，若用解利之药，其色渐转红色，嗽多流涕，颇思饮食者生。若投二三剂难变者，难疗也。

疹　涕 十

凡疹出至二三日，必两鼻俱干。待收完，看毒气轻者，清涕即来，就思饮食，此不必服药。若清涕来迟，不思饮食者，须要清肺解毒，必俟清涕出，方可不用药。

疹吉凶 十一

或热或退，五六日而后出者轻。

透发三日而渐没者轻。

淡红滋润，头面匀净而多者轻。

头面不出者重。

红紫黯燥者重。

咽喉肿痛不食者重。

冒风没早者重。

移热大肠变痢者重。

黑黯干枯，一出即没者不治。

鼻扇口张，目无神者不治。

鼻清粪黑者不治。

气喘，心前吸者不治。

总论治法 十二

——疹喜清凉而恶湿，痘喜温暖而恶凉。此固其大法也，然亦当有得其宜者。如疹子初出，亦须和缓则易出，所以发苗之初，只要发出得尽，则疹毒便解，非若痘之苗而秀，秀而实，而后毒解也。痘子成熟之时，若太温热，则反溃烂不收，是痘之后亦喜清凉也。故治痘疹者，无过热，无过寒，必温凉适宜，使阴阳和平，是为得之。

——痘宜内实，可用补剂，疹忌内实，只惟解散，惟初热发表时略相似耳。既出之后，痘宜补气以生血，疹宜补阴以制阳。何也？盖疹热甚则阴分受其熬煎，而血多虚耗，阴金被克，故治以清火滋阴为主，而不可稍动其气。若燥悍之剂，首尾皆深忌也。世知痘证所系之重，而不知疹之杀人尤甚，方书多忽而不备，良可太息矣。

——斑疹之毒，皆出于火。《内经》曰：赫曦之纪，其病疮疡。故或遇二火司天，或司运之岁，肺金受制，感而发者居多。轻则如蚊迹之状，或垒肿于皮肤间，名曰瘾疹。重者如珠点红晕，或片片如锦纹，名曰斑疹。大抵色赤者吉，色黑者凶。其证似伤寒发热，凡三四日而出，七八日而靥也。凡此之类，皆属邪热，治之之法，惟辛凉解利而已。即若吐泻，亦断不可用温补也。如豆蔻、干姜之类，切勿轻用。而初发之时，尤不可大汗，只宜升麻葛根透邪煎之属微表之耳。故用宜斟酌，有不可一概取必也。

——标出不红，现而发热转甚，或头痛身痛烦躁者，升麻汤或透邪煎。

——色赤稠密，身痛烦躁者，升麻汤加紫草、连翘。

——寒热并作，头痛背强者，升麻汤加羌活、防风、连翘。

——头项面肿，升麻汤加牛蒡子、荆芥。若脉强火盛热渴者，宜清降其火，以白虎汤加减用之。

——自汗烦渴，气壅脉数者，化斑汤。

——身热烦渴，泄泻者，柴苓汤或四苓散。如夏月，益元散。

——热甚，小便赤涩，谵语惊恐者，导赤散、四苓散加辰砂。夏月，益元散加辰砂。

——咳嗽甚者，二母散、麦门冬汤、清肺汤。

——喘者，小柴胡汤去人参，加五味子。

——热甚鼻衄，或便血尿血，热甚者，黄连解毒汤。血甚者，犀角地黄汤。

——伤食呕吐，六君子汤加藿香、干葛，或减去人参。热甚呕吐者，解毒汤。小便不利而呕吐者，四苓散。一二日不通者，导赤散。

——大便秘结，发热身痛者，大柴胡汤。腹胀气喘者，前胡枳壳汤。

——咽喉不利，甘桔汤。兼风热咳嗽者，加防风。

——寒热往来似疟，小柴胡汤。如兼咳嗽，去人参。

——靥后身热不除者，升麻汤，或去升麻加黄芩、黄连各酒炒用。

——下痢赤白腹痛者，黄芩芍药汤，或加枳壳。身热腹痛者，解毒汤。

——余毒未尽，变生痈疽疮疖者，升麻汤加防风、荆芥、牛蒡子。

景岳曰：案以上万氏治疹诸条，皆极详妥。然其中惟泻痢、气喘二证则最多疑似。盖二证之由疹毒，固当如其治矣。然有不因疹毒者，如俗医但见是疹，无不概用寒凉，不知有可凉者，有不可凉者。其有脾气本弱而过用寒药，或以误食生冷致伤脾胃而为泄泻者，亦多有之。此一证也，虽曰由疹而发，而实非疹毒之病矣。但察其别无热证热脉，而兼之色白气馁者，便速救脾气，急从温补，宜温胃饮、五君子煎、胃关煎之类主之。若执谓疹毒不可温，则无不危矣。此医之当知本也。又如气喘一证，大有虚实。盖十喘九虚，若察其本非火证，又非外邪，而或以大泻，或以大汗而致喘者，必皆气脱之候，此非六气煎或贞元饮必不可也。凡此二者，皆不可不加细察，而或者以气促作气喘，则万万大误矣。又《痘疮总论》中，有因人因证之辨，与此麻疹实同一理，所当参阅。故不可以麻疹之邪悉认为实火，而不知虚火之为害也。

徐东皋曰：痘难疹易之说，此俗谈耳。其有胃气原弱，所感入深，又或因泻利而发有不快，或发之未透而随现随隐，久之邪气渐入于胃，必泄泻不已，出而复出，加之喘促，则必危矣。凡若此者，又岂可以易言哉。所以但有出疹，若见虚弱，急当先补脾胃，其有欲出不出，急当托里发表以助之。且首尾俱不可泻，一如痘证同也。

疹禁忌 十三

凡疹疮发表之后，红影出于肌肤，切戒风寒生冷。如一犯之，则皮肤闭密，毒气壅滞，遂变浑身青紫，而毒反内攻，烦躁腹痛，气喘闷乱，诸证作矣。欲出不出，危亡立至，医家病家皆不可不慎。

——疹疮之证，全在调治，禁忌如鸡鱼炙煿、盐醋五辛之类，直过七七之后方可食之，惟宜食淡，不可纵口，致生他疾也。或误食鸡鱼，则终身皮肤粟起如鸡皮之状，或遇天行出疹之时，又令重出。误食猪肉，则每岁凡遇出疹之月，多有下利。误食盐醋，致令咳嗽，则每岁出疹之月，必多咳嗽。误食五辛之物，则不时多惊热。此痘疹之家皆所当慎也。

疹发热 十四

疮疹非热不出。凡疹子欲出，必遍身发热，或烦躁，或头眩，或身体拘急。及既出，则身便凉，诸证悉解。此一层疹子随即收者，极轻者也。如疹子既出而热甚不减，此毒盛者也，宜大青汤解其毒。便涩者，宜黄连解毒汤合白虎汤，或大连翘饮解其里。大便不通者，《局方》凉膈散加牛蒡子主之。

疹喘嗽 十五

凡疹证多嗽，此顿出顿入之势也。但有疹毒，须假嗽多而散，故疹后旬日之内，尚宜有嗽，切不可见嗽多而治嗽也，宜慎之。疹证属肺与脾胃，肺受火邪则嗽多，嗽多则顿出头面并及四肢。大肠受火邪，则上连脾胃而为泄泻。若早泻则嗽减而变为喘，盖喘嗽二者皆属于肺。然嗽实喘虚，得嗽者出，得喘者入。入则合眼多痰，胸满腹胀，色白而毒不尽出，证则危矣。此疹之宜嗽不宜喘，而最不宜于泄泻也。

疹吐泻 十六

凡疹子初起，发热吐利，纯是热证，不可作寒论。此乃火邪内逼，上焦则多吐，下焦则多利，中焦则吐利并作。自利者，宜黄芩汤。吐利者，宜黄芩汤加半夏二钱、生姜三片。自利里急后重，宜黄连解毒汤合益元散。

凡疹出一二日，或三四日，忽然大泻嗽多者，用升表之药，加以分利治之。若泻而兼喘，复见闷乱摇头者，凶。

——麻疹现后，大便下脓血，或因泄泻而变成脓血者，或径自利者，但看疮疹出多而色红，又多嗽者，只宜表散。俟其收后，方宜解毒，兼治其痢。

——疹子初起，最忌泄泻，然亦有始终泄泻而不妨者，禀之强弱异也。若因泻嗽减而变为喘者则危矣，详前《喘嗽》条。

——身热烦渴泄泻者，柴苓汤、四苓散。如热甚或夏月，益元散。

——疹后作痢，亦有看手咬指甲，撕口唇皮，及咬人等证，当以解毒分利药治之。若所下稠涎红白相兼者，务要用解毒之药。若昼夜有三五十次，渐减至二三次，或渐多嗽，右手一指脉渐起，清涕复来者，方可望生。若痢变煤色，或成屋漏色，或如青菜色，肛门如筒，喘促音哑，饮食不进，午后腮红，皆不治。

景岳曰：自古方书，凡发挥未尽，及用治未当者，间亦有之，而惟于泄泻一证则尤其为最，何也？盖古人以泄泻为热者什九，故多用河间黄芩芍药汤为主治，而不知凡属泄泻，最多脾肾虚寒也。即如出疹一证，虽有由疹毒而泻者，然果系实热，多不作泻，但致泻者，率由脾胃之弱。若但知清火解毒，则脾必日败，而渐成屋漏、青菜色，及气促、绝食不治之证矣。病而至此，岂犹热耶，总属误耳。故凡治泄泻者，即虽是疹，亦必察其有无热邪。如无热证热脉，即当于痘疮泄泻条求法治之，庶最危者犹可望其生也。故余于诸法之外，而独言其要者有如此。

疹饮食 十七

凡出疹者，多有五六日不饮食，此胃为邪气所侵，亦为邪气所养，故不食亦不妨。切不可着意治之，只宜治疹，疹疮出尽，毒气渐解，即思饮食。尤不可与面食，虽用粥饮，每次只可少与，候气清神爽，身全不热，渐渐加添，但宜少而频也。

凡出疹之先，平昔过用面食者，或正出时吃面食者，或胃气渐开即思面食而用早者，因动胃火，以致清涕不来，身体作热，两眼看手，咬指抠鼻，撕口唇皮，及撕眼札毛者，此皆疹后食复之病也，当清肺解毒加消导之剂治之。

疹饮水 十八

凡患疹之人，不拘大小，自起至收，必皆喜饮凉水，此不必禁，但宜少不宜多，宜频不宜顿，则毒气随之渐解。

疹 渴 十九

凡疹子渴喜饮水，纯是火邪，肺焦胃干，心火内亢故也。初热发渴者，升麻葛根汤加天花粉、麦门冬。渴甚者，人参白虎汤合黄连解毒汤主之。

疹汗衄 二十

凡疹子发热，或自汗，或鼻衄者，不须止之，此亦散越之义。汗者，毒从汗散。衄者，毒从衄解，但不可太过。如汗太多，人参白虎汤合黄连解毒汤；衄太多者，玄参地黄汤。

疹躁妄狂乱 二一

凡疹有初热而见烦扰谵妄狂乱者，宜升麻葛根汤调辰砂益元散主之。

——疹收之后，余热未尽，日夜烦躁，谵语狂乱者，辰砂益元散用灯心汤调下，或四苓散加灯草、黄连、黄芩，调水飞朱砂五分主之。

疹咽痛 二二

痘疹咽痛亦是常候，乃火毒上熏而然也，勿以喉痹同论，妄用针刺。盖此非喉痹痈肿，原无恶血可去也。痘疹喉病，只是咽干作痛，宜甘桔汤加牛蒡子，或射干鼠粘子汤，细细咽之，更以玉钥匙吹之。

疹唇口疮 二三

凡出疹之先，或有胃火，及出疹之后，余毒不散，此热毒收于牙龈上下，故并唇口生疮。遇有此证，每日用温米泔水洗十余次，急用解毒之药治之。若或失治，多变走马疳也。

疹腹痛 二四

凡疹初热一日至五六日之间，多有腹痛之证，此大肠之火郁于皮窍之中，故作腹痛。俱不可认作伤食，用消导之药，或以手揉，俱能致害。但解疹毒，毒散则腹痛自止，最宜慎之。

疹后诸证 二五

凡疹后余毒未尽，随当解之。若停留日久不解，则必致喘嗽，或喉中痰响，或为四肢冷痹，或目无光彩，面色青白，或鼻孔如烟筒，或嗽声不出。若右手一指脉轻取散乱，重按全无，则成难治之证矣。

——疹子收后身有微热者，此虚热也，不须治之，待血气和畅，其热自退。若热势太甚，或日久不减，宜用柴胡麦门冬散，甚则黄连解毒汤，或合人参白虎汤。

——疹后热不退而发枯毛竖，肉消骨立，渐渐羸瘦，为骨蒸劳瘵之证者，宜万氏柴胡四物汤主之，或芦荟肥儿丸加当归、连翘治之。迟则变证，为睡则露睛，口鼻气冷，手足厥逆，遂成慢脾风瘈疭，不治之证矣。

——疹后热不除，忽作搐者，不可以急惊风同论，宜导赤散加人参、麦门冬，送七味安神丸。小便清者可治，短少者难治。如见多痰，或用抱龙丸，或以四物汤加麦门冬、枣仁、淡竹叶、甘草、龙胆草、黄连、茯苓、辰砂、石菖蒲之类治之，或以此药为末，用蒸饼、猪心血为丸服亦可。

——疹退后多有咳嗽之证，若微嗽不已者，此余毒未尽也，用清肺饮加生甘草、牛蒡子主之。若嗽甚气逆，发而不已者，此肺中伏火，金虚叶焦也，宜清肺饮，或清肺汤合人参白虎汤、六一散之类主之。若身热顿嗽，甚至饮食俱呛出，或咳出血，皆热毒乘肺而然，宜多用门冬清肺汤，或加连翘，或清金降火汤主之。若咳甚而面浮目肿，胸高喘急，血出口鼻，面色青赤，昏躁摇头者，死证也。又有肺气本虚，为毒所逼，而发喘不已，但无嗽血呛食等证者，宜用清肺饮倍加人参治之。不可拘肺热之说而纯用清肺解毒之药也。

——疹后余热未尽，或热甚而失血者，四物汤加茵陈、木通、犀角以利小便，使热气下行则愈。若血在上者，去川芎。

——疹后余毒入胃，久而不散，以致牙龈黑烂，肉腐血出，臭气冲人者，名为走马疳，用马鸣散主之，甚者急用人中白、芦荟、使君子、龙胆草、黄连、五灵脂，浸蒸饼为丸，滚水服之，以清胃火。若面颊浮肿，环口青黑，齿脱唇崩鼻坏者，死证也。

——疹退之后，饮食如常，动止如故，乃卒心腹绞痛，遍身汗出如水者，此因元气虚弱，失于补养，外虽无病，里实虚损，偶然为恶气所中，谓之中恶。此朝发夕死之证。

附麻疹 二六

痘之外有疹，疹子之外又有麻疹。麻疹者，亦疹之类，即斑疹也。但正疹则热至五六日而后一齐涌出，出皆粒粒成疮，非若麻疹之皮红成片也。且麻疹之出，则不拘三四日，以火照之，遍身涂朱之状，此将出之兆。出则细碎，皮红成片如蚊蚤之迹者，即麻疹也。亦或有六日始出，出而又没，没而又出，不过一周时许，世俗谓一日三出，三日九出，后方齐出透澈。然亦有不拘者，只三日间，从面至胸背手足，虽随出随没，然只要出透，以遍身红润者为美。重者遍身膨胀，眼亦封闭，面目胸腹稠密，缠锁咽喉者为逆，发不出而喘者即死。所谓麻者，以遍身但红而绝无斑点者，是又谓之火丹，亦其类也。故痘家有夹疹夹麻夹丹等证，总皆热毒所致，俱当详辨也。

——麻疹初起，呵欠发热，恶寒咳嗽，嚏喷流涕，宜升麻葛根汤加苏叶、葱白以解肌，切忌大汗。若潮热甚者，加芩连地骨皮，谵语者，调辰砂益元散，咳嗽加麻黄、杏仁、麦门冬、石膏，咳甚热甚者，用凉膈散加桔梗、地骨皮，泄泻者，宜四苓散。便红，合犀角地黄汤。吐血衄血，用犀角地黄汤加山栀，小便赤，加木通，寒热似疟，小柴胡汤。

——麻疹已出，烦躁作渴者，解毒汤合白虎汤，喘而便闭者，前胡枳壳汤加五味子，便秘甚者，小承气汤，谵语尿闭者，导赤散，小便如泔者，四苓散加车前、木通，谵语如狂者，解毒汤调辰砂益元散，大小便血者，犀角地黄汤合解毒汤，吐血衄血，解毒汤加炒山栀、童便，泄泻，解毒汤或四苓散，喘兼泄泻，尿赤涩者，柴苓汤，烦热大渴作泻者，白虎汤加苍术、猪苓，热盛干呕者，解毒汤，伤食呕吐，四君子汤，夏月因热作呕，四苓散加人参。

——麻证初起，及已出已没，一切杂证，俱与痘疹大同，但始终药宜清凉。虽曰麻喜清凉，痘喜温暖，不易常道，然虚则补，实则泻，寒则温，热则凉，方是医家玄妙。故治麻亦有血虚而用四物汤，气虚而用四君子汤，伤冷则温中理中之药，皆当因证而用也。

——麻证收后，余毒内攻，凡寻衣摸床，谵言妄语，神昏志乱者死。如热轻而余毒未除，必先见诸气色，若有所见，须预防之，始终以升麻葛根汤为主，或四味消毒饮，或六味消毒饮、解毒汤，随证选用，仍忌鱼腥葱蒜等物。

水痘 二七

凡出水痘，先十数点，一日后，其顶尖上有水泡，二日三日，又出渐多，四日浑身作痒，疮头皆破，微加壮热即收矣。但有此疾，须忌发物，七八日乃痊。

——水痘亦有类伤寒之状，身热二三日而出者，或咳嗽面赤，眼光如水，或喷嚏，或流涕，但与正痘不同，易出亦易靥，治以清热解毒为主。

麻疹论列方 二八

四君子汤补一　　人参白虎汤寒三
五君子煎新热六　　小柴胡汤散十九
六君子汤补五　　大柴胡汤攻七
四物汤补八　　荆防败毒散痘三一
六气煎新因二一　　甘桔汤因一七五
人参败毒散散三六　　解毒汤痘五一
化斑汤寒三　　黄连解毒汤寒一
白虎汤寒二　　麻黄汤散一

升麻汤痘一三九
升麻葛根汤散三十
透邪煎新因二三
托里散痘四
《局方》凉膈散攻十九
柴归饮新因十五
清肺饮痘八七
清肺汤痘一四五
柴胡橘皮汤痘二九
仲景黄芩汤寒百五
二母散痘百五十
射干鼠粘子汤痘七七
麦门冬汤痘一四二
导赤散寒一二二
万氏柴胡四物汤痘一四三
四苓散和一八七
柴苓汤和一九二
养血化斑汤痘十八
小承气汤攻二
益元散寒百十二
门冬清肺汤痘一四七
大青汤痘一五三
泻白散寒四二
清金降火汤痘一四九
温胃饮新热五
贞元饮新补十九
柴胡麦门冬散痘二四
胃关煎新热九
抱龙丸小八五
玄参地黄汤痘八六
大连翘饮寒七八
玉钥匙因一九三
七味安神丸小七二
胡荽酒痘百十八
马鸣散痘一三八
犀角地黄汤寒七九
四味消毒饮痘四八
六味消毒饮痘四九
芦荟肥儿丸小百十四
桂枝葛根汤痘三七
前胡枳壳汤痘九四
黄芩芍药汤寒百九十

备　用　方

具列痘疹方末，所当详阅。

景岳全书卷之四十二终

痘疹诠目录烈集

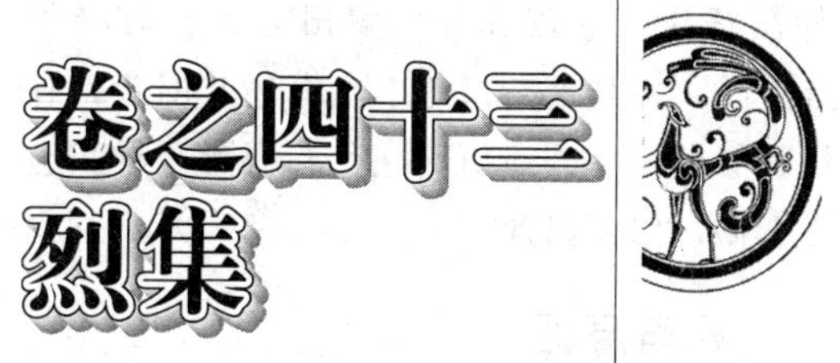

卷之四十三 烈集

痘　疹　诠

痘　疮上

总　论一

痘疮一证，俗曰天疮。原其所由，实由胎毒内藏，而复因时气外触，其毒乃发，故传染相似，是亦天行疫疠证也。但考之《内经》，则止言疡胗，即今斑疹之属也。故自越人、仲景、元化、叔和诸公，皆无一言及痘，可见上古本无是证，而今则何以有之？愚谓近代之毒，必以醇酒五味造作太过，较古人之恬淡相去远矣。或者未信余言，第观藜藿膏粱之家即有不同，今之北虏亦不出痘，原其所由，实由是耳。岂果彼无胎毒耶？故几多遭此害者，当以余言熟味之。

痘疮变幻百出，虚中有实，实中有虚，要非曲学偏见者可以窥其堂室，若目力心思一有不到，则害不小矣。设或知证而不知形，则无以洞其外；知形而不知脉，则无以测其内；知脉而不知本，则无以探其源；知本而不知因，则无以穷其变；知因而不知用药，则无以神其治。只此数事，今医果能全之否？设有不能而强以为能，则致害于人，获罪于天，能无畏乎？故余于痘疹一门，留心既久，积验已多，因搜采先哲之最精于此者，如文中陈氏、仲阳钱氏、立斋薛氏、罗田万氏、晨峰程氏、东皋徐氏、改斋支氏，并其他杂录等书，有述其旧者，有发其未发者，有剖其疑似者，有因涉历而吐其心得者，尽我愚衷，集而成帙。痘疹玄秘，似无出此。

初辨痘证 二

痘疹发热，大抵初时与伤寒相似。然伤寒之邪从表入里，故见各经之证，痘疹之毒则从里出表，故见五脏之证。如呵欠闷顿，肝证也。乍凉乍热，肺证也。惊悸，心证也。肌凉耳冷，肾证也。又观心窝有红色，耳后有红筋，目中含泪，或身热，手指皆热，惟中指独冷，乃知是痘证也，便当察其虚实，随证治之。

辨痘歌 五指梢头冷，惊来不可当。若逢中指热，必定是伤寒。中指独自冷，麻痘证相传。女右男分左，分明好细看。

看耳歌 两耳红筋痘必轻，紫筋起处重沉沉。急须用药相攻治，十个难求三五生。

看痘法 凡初看痘法，以纸捻蘸油照其颗粒，次以手摸面颊，如红色随手转白，随白转红，谓之血活，生意在矣。若揩之不白，举之不红，是谓血枯，纵疏亦危。又看目睛神光，口唇舌尖红活如常，无燥白之色，乃为吉兆，自可无忧。此观痘疹之大法。

察脉法 凡看痘之法，一见发热，即当先察其脉。盖凡痘疮将出者，未见形迹，必先发热，既见发热，脉必滑数。但微见滑数有神而不失和缓之气者，其痘必轻而少。若滑数加倍而犹带和缓者，其痘必多而重，尚亦无害。若滑数之甚，又兼弦躁，或芤急无神而全无和缓之气者，其痘必甚而危。故余于初熟时，便能断其吉凶，人多惊服，而不知所窥在脉也。凡诊此之法，但全握小儿之手，而单以拇指诊之，亦最易也。看疹之法，此为第一，而今医多不知之，亦以古人之未之及耳。

认痘法　凡痘疮紧小充实者，名曰珍珠痘，此则易壮易靥。高大饱满者，名曰大痘，此则早壮而迟收。四围起而中心陷者，名茱萸痘，平扁不突者，名曰蒸饼痘，此则有凶有吉，稀者轻，密者重。

论　脉 三

痘自发热以至起胀，毒从内出，阳之候也，脉宜浮大而数，不宜沉细而迟。自贯脓收靥以后，毒已外解，阴之候也，脉宜和缓，不宜洪数。又曰：痘疮之脉，中和为贵，不可过于躁疾，或见微小。故曰：脉静身凉者生，脉躁身热者死。又，阳病得阴脉者死。大抵四时以胃气为本，胃气者，以四时之脉而皆兼和缓，即胃气也。盖滑数浮洪为太过，太过为实，实者邪气实也。弦迟微弱为不及，不及为虚，虚者正气虚也。设以太过不及之脉而中无和缓之气，是皆死候之脉，故曰人无胃气则死。

形色情性 四

凡天行痘疹之时，有于未出之先，察其形色情性，或以预知吉凶也。一观其色，如面颜红白明润，与平日同而无变者吉。如忽见红赤而太娇，或口白而无彩，顿然改变异于平时者凶。又如额有青纹，目有赤脉，口有黑气，耳有尘痕者，皆大凶之兆。二观其形，凡精神畅爽，动止便利，语言清亮者，无病而吉也。如精神衰弱，动止迟留，言语低微，异如平时者凶。又原具寿相者吉。如有夭相，则凡头破颅解，项小脚细，声微，目无精彩，或睛光露神，啼声断续，无喜无情而自语自笑，聪慧太早，肉浮骨嫩者，皆不吉之兆。三观情性，凡未发热时，忽生喜心，若与父母爱恋不舍者，及闻见怪异，言语妄诞者，皆凶兆也。

日　期五

痘疮大约之数，发热三日，报痘三日，起胀三日，灌脓三日，结靥三日，共十五日，乃大率常数，此其正也。惟痘密毒甚者，常过其期，痘疏毒微者，常不及期，固有不可一例拘者。但得痘色明润，根窠红活，饮食二便如常，又无表里杂证，虽迟数日不妨。设有当出不出，当起不起，当脓不脓，当靥不靥者，须详察其证。或为元气虚弱，不能运行，则去其杂证。又六日以前毒发未尽，有杂证者常也。六日以后，毒该尽出，杂证当除而不出者为逆，须详辨而急治之。

五脏证六

痘疹二证，古人有云：痘自里而出于脏，其毒深，故久热而难出为重。疹自表而出于腑，其毒浅，故暴热而易出为轻。余谓此说未必然也。盖痘疹皆出于脏腑，未有表里不相通者，但出于腑者在痘亦轻，出于脏者在疹亦重。所以凡是疹子，必发热至五六日而后出，不可言易。且疹子多属肺经，岂肺经非脏耶？

——心经痘证：心主火，凡红赤烦渴，或上窜咬牙者，心脏热也。心热者，导赤散；心虚者，人参、麦门冬、生地黄、当归之类。烦渴邪盛者，葛根解毒汤。脾经痘证：多有吐泻腹痛者，诀云：发热肚中痛，斑疮腹内攻，发多防未透，发少更防痈。可见疮疹腹痛乃为恶候，当察腹痛《吐泻》各条治之。肺经痘证：凡发热之时，喘息气逆，喉中涎响，此肺经恶候也。盖毒火内蒸刑肺而然，当察本条治之。肝经之痘：凡发热之初，多有惊搐等证，盖痘毒多热，热则生风，风热相搏，故发惊搐。然有当速治者，有不必治者，详见本条。肾经痘证：初发热时，便觉腰痛。盖肾与膀胱为表里，今毒由太阳传入少阴，所以腰痛，此其毒陷阴分，最非佳兆，宜察本条治之。

——毒归五脏，证有不同，当详辨也。毒归于心，则为斑疹，为惊悸，为壮热，为咽干，为痛，为渴，为汗，为丹瘤，为痈疡溃烂。毒归于肺，则为咳，为喘，为痒，为衄血，为疮，干燥皱揭，为肩臂痛。毒归于脾，则为吐，为泻，为肿，为胀，为腹痛，为唇疮破裂，为舌本强，为手足痛，为不食。毒归于肝，则为闷乱，为水疱，为目病，卵肿，为干呕，为筋急拘挛，为吐蛔，为寒战咬牙。毒归于肾，为腰痛，为黑陷，为失音，为手足逆冷，为咽干痛，为饥不欲食，为多唾。毒归于肠胃，为泄泻，为痢脓血，为腹鸣矢气，为大便不通。毒归于膀胱，为小腹满痛，为尿血，为遗尿。为小水不通，为头顶肿痛，为反张，为目上视。以上五脏之证，举其概耳，凡诸证治，俱备杂证各条之中，宜详究之。

分气血七

气血各有所主，凡痘之终始，无非藉赖血气，但得血气充畅，则易出易收，血气不足，则变证百出，故治痘者必当先顾血气。然气属阳，无形者也；血属阴，有形者也。故无形之属，皆气主之；有形之属，皆血主之。是以气主标，血主本；气主发，血主肥；气主形，血主色；气主橐籥，血主根基。故气能起胀，以主郛郭；血能灌浆，以成饱满。至其为病，则凡为白，为陷，为灰色，为不起发，为顶有孔，为出水，为痛，为痒，为浮肿，为豆壳，为不靥不落，为肌表不固，为肤腠不通等证，皆气之为病也。又如为紫黑，为干枯，为无血，为无脓，为黑陷黑靥，为肿痛牙疳，为疔痈斑疹，为津液不达，为痘后余毒，皆血之为病也。此气血之分固有如是，然血无气不行，气无血不止。气至而血不随，虽起发而灌必不周。血至而气不至，虽润泽而毒终不透。故治此者，有不可不兼顾也。

辨虚实寒热 八

察痘之要，惟在虚实二字。盖实者，邪气实也，邪实者宜清宜泻。虚者，血气虚也，血气虚者宜温宜补。且痘本胎毒，非藉元气不能达，非藉元气不能收。故凡欲解毒清火，亦须凭藉元气。使元气无力，则清亦不能清，解亦不能解，设有不支，尚能堪此清解不？此痘疮之终始，皆当斟酌元气为主。

痘疮表实里虚者，必易出难靥，表虚里实者，必难出易靥。若表里之气俱充实，其疮必易出易靥。故凡自始出以至十日之外，外则浑身壮热，内则饮食二便俱如常，此即表里俱实者也。其疮必光泽起发，且易收易靥也。

表里各有虚实，凡表虚者，或恶寒，或身不大热，或寒热往来，四肢厥冷，或面青色白，多汗恶风，或怠惰嗜卧，或痘色灰白，顶陷不起，发不光泽，或色嫩皮薄，痒塌，或如水泡，摸不碍手，或根窠不红，或倒靥不能结痂，脉必浮细而弱，是皆表虚之证，治宜温补阳分。里虚者，凡痘疮已出未出之间，有为吐泻呕恶，或喜热饮食，或为少食，不思饮食，或食亦不化，或为二便清利，为溏泻，为不渴，为气促声微，为神昏多睡，为腹膨嗳气，为吞酸，为脉弱无力，是皆里虚之证，治宜温补阴分。表实者，为身体壮热无汗，为面赤唇紫，头疼身痛，眼红鼻塞，皮焦肤赤，手足热甚，为痘色红紫，焮肿疼痛，为皮厚而硬，为痈肿斑疔，为脉浮洪滑大，是皆表实之证，治宜清解表邪。里实者，为二便秘结，胸膈胀满，为唇燥咽干，口疮舌黑，为大渴咳嗽，痰涎喘粗，为烦躁惊狂，声高谵语，为脉沉数洪滑，是皆里实之证，治宜清解里邪。

张翼之曰：吐泻少食为里虚，陷伏倒靥灰白为表虚，二者俱见，为表里俱虚，用异功散救之，甚至桂、附、灵砂亦可用。若能食便秘而陷伏倒靥者，为里实，轻则射干鼠粘子汤，重则前胡枳壳汤。下痢多血能食者为里实，若实其里则结痈毒。红活绽突为表实，若补其表则溃烂不结痂。

痘疮表里皆有寒热，热则阳证，寒则阴证，寒则血气凝涩而不彰，热则血气淖泽而不敛。然热证多实，最忌芪、术、桂、附及诸热燥之物。若元气虚弱者，即有热证，总不可执为实热。寒证多虚，最忌芩、连、栀、柏及诸苦寒之物。虽形体强盛，但见虚脉虚证，总不可认作有余。

表寒者，不起发，不红活，根窠淡白，身凉，痒塌倒陷干枯，皆肌表无阳之证，治宜补阳温表。

里寒者，为泻，为呕恶，为腹胀，为腹痛，为吞酸。为不欲食，为寒战咬牙，气寒喜暖，为二便清利，完谷不化，皆脏腑无阳之证，治宜温中补阳。

表热者，为肌肤大热，根窠红紫，顶赤发斑，头面红肿，紫黑焦枯，痈肿疔毒痛甚，皆火在肌表之证，治宜散邪解毒。

里热者，为烦躁狂言，口干大渴，咽肿喉痛，内热自汗，小便赤涩，大便秘结，衄血尿血，皆火在脏腑之证，治宜清热解毒。

虚实寒热等证，虽表里之分各有如此，然表之虚实，表之寒热，孰不由中气之所使，故惟善治中气，则未有表不和调者也，是即必求其本之道。

纯阴无阳之证，凡痘疮发热，手足却宜和暖，若手足厥冷，必其人曾有吐泻，脾脏气虚也。脾主四肢，所以冷为恶候，即有外证，亦不可单用发散，反损脾胃之气。此当温中兼表，宜黄芪建中汤，或六气煎、五物煎加防风、羌活、生姜、荆芥之类，以补养脾胃血气而助痘疹之成就也。

部位吉凶 九

五脏之属，皆见于面，故但察部位，可知吉凶。盖人之面部，左颊为肝，右颊为肺，额上为心，颏下为肾，鼻为脾土。又目为肝之窍，鼻为肺之窍，口为脾之窍，耳为肾之窍，舌为心之苗。若痘疹未出之先，但得面中诸部明润者吉，燥黯者凶。又山根为命宫，年寿为疾厄宫，此二宫红黄光明者吉，青黑昏黯者凶。

三阳之脉皆会于面，正额为太阳脉之所会，唇颊为阳明脉之所居，两耳前后为少阳脉之所过。痘为阳毒，故随阳气而先见于面。惟阳明经乃胃与大肠，积陈受腐，血气俱多之处，故痘疹初发，但于本经口鼻两旁，人中上下，腮颏年寿之间先出现者为吉。如太阳经则水火交战之处，少阳经则木火相并之乡，若于其位先现者凶。凡起浆收靥，亦皆如是。

通身部位皆有所辨，如头为诸阳聚会之处，两颐两颊为五脏精华之腑，咽为水谷之道路，喉为呼吸之关门，胸腹乃诸阳受气之海，为心肺之所居，脊背乃诸阳之统会，为十二经脏气之所系。凡此五处稀少者吉。若头额多者，谓之蒙头，颈项多者，谓之锁项，胸前多者，谓之瞒胸。蒙头则阳毒亢，真阴竭，锁项则出入废，气化绝，瞒胸则心腹近，神失守。两颊两颐多至成片，或如涂朱，则肝盛克脾。凡此者，至八九日间，多见滑泄泻青，或不能食，最为险候，故皆不宜多也。惟四肢虽诸阳之本，然乃身所役使，卒伍卑贱之属，故虽多亦不至害。凡起发成浆收靥，俱如此也。又心窝，手足心，谓之五心，痘俱多者必重。若头面胸项手足，细碎稠密一样者，恐气血衰微，脾胃虚弱，不能周流灌注，则无不危矣。

痘形痘色吉凶 十

万氏曰：形乃气之充，色乃血之华。凡看痘者，舍此更无他法。是故形贵尖圆起发，若疮皮厚硬而平塌者凶。色贵光明润泽，根窠红活，而惨黯昏黑者凶。然形有起发而或致变者，由色不明润，根不红活故耳。若痘色光泽，根窠红活，虽平塌亦为可治。然色以红活为贵，而犹有圈红、噀红、铺红之别。圈红者，一线淡红紧附于根下，而无败走之势，吉之兆也。噀红者，血虽以附而脚跟血色隐然不聚，险之兆也。铺红者，痘色与肉不分，平铺散漫，凶之兆也。以此察之，则死生可预决矣。根窠者，血之基，脓者，血之成，故六日以前专看根窠，若无根窠，必不灌脓，六日以后专看脓色，若无脓，必不结痂，此必然之势也。

吉证 十一

一看口唇舌尖，红活无燥白之色者吉。

二看根窠，红润圆活，地白分明者吉。

三看心窝额上，稀少者，最为顺候。

四看痘顶，出来不焦不紫者吉。

五看颜色，无黑陷，痘顶内暗而黄如苍蜡色，外润而黄如油色者吉。

凡看痘之法，须察部位，并察多寡。大抵痘少者毒少而吉，痘多者毒甚而凶。如上而头面，次而咽喉，前而胸腹，后而腰背，下而四肢，凡此五处，但得二三处稀少，而头面别无危证，即吉候也。若五处通身皆密，即虽颗粒分明，恐气血不能周给，必难尽灌，或既灌而不能收，或既收而不能脱，客强主弱而外盛内虚，小舟重载而力不胜任，鲜不覆矣。此多寡之宜察，勿谓虽多亦吉也。

凶证 十二

痘未出而声哑嗾喉者不治。已出五日内见者亦不治。

痘未壮而先抓破无气血者不治。

痰涎壅盛气急者不治。

痘未出已出而神昏气促，躁乱不宁者不治。

腹痛而泻脓血者不治。

肌肉黎黑如被杖者不治。

浆水米粒不入口，或饮食呛喉者不治。

眼中神光不明，珠色转绿转赤者不治。

闭目昏睡，舌卷囊缩者不治。

头温足冷，闷乱饮水者不治。

吐泻不止，药食不停不化，直下及肛门如筒者不治。

胃热发黄，身如桔色，下利者不治。

痘初出即青晦焦黑者不治。

密如蚕种，全不起发，平片花搭者不治。

痘疮痒塌，寒战不止者不治。

旧有疮疡走漏气血，而敷药不效者不治。故曰：不怕五心有痘，只怕原疮泄漏。原疮即是未痘之先有疮，泄去脓血，最为凶也。若果五心稀少，而饮食如常者，亦不妨事。

痘后伤风伤食，肌肉瘦脱者不治。

上除此之外，虽有杂证险证及痘之稠密，但略有润泽兴起之意，须仗医之高妙，患家之心托弗惑，细心调理，自有可收全功者。

怪痘形证 十三

怪痘者，乃逆痘中之尤甚者，形证不一，不可不辨。

——痘初出时，面胸手足已见红点，却不起发，不成脓浆，随即收敛，若加气促声哑闷乱者，即死，此名内陷证也。此证若无烦喘闷乱等候者，名曰试痘。过五七日后，必复发热而痘出者，其痘必重。

——痘疮初出，如蚊蚤所咬，三日后反不见者，名反关痘，五日死。

——痘子出现，三两成丛，根脚坚硬成块者，此名痘母，六七日死。

——痘子将出，身上有红肿结硬处，似瘤非瘤，似痈非痈者，亦名痘母，三五日死。以上二证，俱宜真人解毒汤救之。

——痘初出便成血泡，或水泡，随即破坏者，此名烂痘。

二三日死。

——痘出后，遍身都是空壳，不作脓水者，此名空痘。八九日死。

——痘当出现起发之时，中有干黑者，此名鬼痘，宜用胭脂水涂之，勿使蔓延。若不能急治，则乍起乍塌，当靥不靥，或多作番次而出，绵延日久而死。

——痘当起发之时，中有痛甚如刀剜，叫哭不停者，此名痘疔，五六日死。

——痘当起发之时，枯燥不润，塌伏不起，皮肤皱揭者，此名干痘。五六日加烦满喘急而死。

——痘于起发之时，皮嫩易破，摸之温手者，此名温痘。六七日痒塌而死。

——痘起发之时，疮色妖艳，皮薄光润，鲜红可爱者，此名嫩痘。八九日后不能成痂，必痒塌而死。

——痘于起发养浆之时，疮头有孔，浆水漏者，此名漏疮。五六日后痒塌而死。

——贼痘者，是诸痘未浆而此痘先熟也，又名假云泛，多在太阳、喉口、心胸等处，三日见者六日死，四日见者七日死。五六日见者十一二日必死也。

——痘出虽稀，根窠全白无血色，三四日后虽亦起胀，然按之虚突，此亦名为贼痘。气血太虚，至灌浆时必变成水泡，大如葡萄，皮薄若纸，抓破即死。

——脓水将成之时，其疮自破，有孔而深者，此名倒陷。

——将靥之时不能成痂，皮脱骨黑者，此亦名倒陷，俱不治。

——痘于收靥之时不能成痂，皮肉溃烂，脓水淋漓者，此名痘癞。能食则生，不能食则死。

凡以上者，皆不治之证。

死证日数歌 十四

初出顶陷连肉红，过至九日一场空。又如血点带红紫，斑证只在六日中。发斑黑者在朝夕，斑青顷刻去匆匆。无脓痒塌期二日，不治腰疼及挺胸。报痘似痱如蚕种，舌卷囊缩命不充。紫泡刺出黑血者，饮食嗾喉证俱凶。难疗面肿痘不肿，青色黑陷及无脓。二便流利下肠垢，更加吐泻出蛔虫。头温足冷好饮水，痘先惊后药难攻。气促泄泻渴不止，目无神者数当穷。声哑失音叫与哭，痘色纵好也难终。有种气急亦难治，庶几灌好是伤风。见此宜服参苏饮，起死回生须见功。

发热三朝辨吉凶 十五

——初发热时，身无大热，或热或退，神清气爽，唇鼻滋润，腰腹不疼，自始至终皆饮食如常，大便稠实，小便清利而无杂证者吉。不必服药。

——初热时，先发惊搐一二次而随止者，此痘出心经也，乃为吉兆，不必治之。若甚惊不止，日发三五次，或连日不止，痘出多而密者，乃凶兆也。

——初发热时，吐泻不甚而随止者吉。

——正发热时，或得大汗一身，汗随止而脉见稍平者吉。

——初发热时，用红纸条蘸麻油点照之，如心窝或遍身有成块红者，八九日后决死。

——发热一日，即遍身齐出，或稠密如蚕种，摸之不碍手者决死。

——发热时，腹中大痛，腰如被杖，乃至报痘而痛犹不止者决死。

——发热时，头面上有一片红如胭脂者，八九日以后决死。

——发热时，口鼻或大小便俱失血者决死。

——发热时，妄见妄语，昏不知人者死。

——发热时，腹胀而痛，大叫不止者死。

——正发热三日之内，其热忽退而反烦躁闷乱，坐卧不安，此外虽清凉，内却热也。若见手足冷，腹胀气喘者即死。

以上诸证，俱不必治。

报痘三朝辨吉凶 十六

——见点之时，头面稀少，胸前背上皆无，根窠红润，顶突碍手，如珠光泽，此为上吉，不必服药。

——发热三日或四五日，热稍退，乃于口鼻、腮颐、地阁、颈项之间，或四肢，先放数点，大小不一，淡红润色，痘与肉色红白分明者吉。

——痘作二三次出，三日后手足心方才出齐，出齐后，头面胸背稀少，尖圆紧实，饮食二便如常者吉。如无他证，不宜妄行用药。

——痘之初出，三五相连者必密，单见者必稀。

——痘疮上身多，下身少者吉。反是者险。

——发热至五六日，痘应出不出，以灯照之，只在皮肤中有红点，但其色脉和平，别无逆证，忽然眩冒大汗出者，毒气痘疮一齐从汗而出者，此名冒痘，再无壅遏之患，乃吉兆也。

——痘疮变化莫测，有等身无大热，亦报痘，但不灌脓结痂，或出而复没者，此名试痘，不可误作轻看。再过数日，忽然大热，必然复出，宜审治之。

——发热一日便出者凶，或一齐涌出，如蚕种密布者决死。

——大热未退而见红点数粒，先见于太阳、额角、发际、额头或鼻根以上等处，此阳毒乘虚上侵阳位也，大非吉兆。

再加目红唇裂，痰鸣，色紫或白者尤甚。又或有三五粒聚于一块者，此名铜钱痘，皆不吉之兆，急宜凉血解毒，以防其危。

——痘疮初出，当顶红者，六七日死。盖痘欲淡红如线，附于根下，不欲当顶红也。

——痘已出一遍，心腹疼痛不止，口气臭，色紫黑者决死。

——痘疮皮薄，色白而光，根窠全无红色，或根带一点红，三五日后乃如绿豆样，此痘决不能成脓，只成一胞清水，擦破即死。

——色红带艳，皮肉尽红者，必不成脓，痒塌而死。

——报痘之时，全不起顶，有如汤泡及灯草火烧者，十余日后，必痒塌而死。

——报痘之时，有黑斑如痣状，或肌肉有成块黑者即死。

——报痘时，若口鼻及耳后有紫红色，或血出不止者决死。

——报痘之时，应出不出，或起红斑如蚊迹者，六日后必死。

——报痘之时，腰腹痛，或狂言烦躁，大渴，吐泻不食者，俱不治。

——报痘之后，痘已出齐而身热不退反甚者死。

——报齐之后，毒已外达，则内当安静，而反见烦躁闷乱，谵妄不止者，此邪气盛极，神机无主也，必死。

起发三朝辨吉凶 十七

——自报痘三朝之后，不疾不徐，先出者先起，后出者后起，大小分明，不相连串，尖圆坚实，红活肥满，面目渐肿，依期灌浆，饮食二便如常而无他证者，此表里无病，大吉之兆，不必服药。

——痘虽起发，而色见灰白，肿如锡饼者，看其人脏气何如。如能食便调，无他证者吉。若不能食，或吐利，或瘙痒者凶。

——痘起一分则毒出一分，至五六日不尽起发，又色不红活者，大无生理。

——起胀三日已足，痘皆满顶红紫者凶，面目肿甚者亦凶。

——痘当起胀之时，遍身虽起而头面全然不起，或痘不胀而肉胀，头面皮肉红肿如瓠瓜之状，而痘反不起者，决死。

——起胀之时，遍身痘顶有眼如针孔，紫黑色者，决死。

——痘色干燥不润，惨黑不明，或灰白渐至倒陷，或发紫泡者，皆死。

——起胀时，凡腰腹大痛，或腹胀不能饮食，或气促神昏，或闷乱不宁，或泄泻烦渴，或唇白痰鸣，或狂言妄语，啼哭呻吟，如见鬼神者，皆死。

——起胀时，吐利不止，乳食不化，或二便下血者死。

——手足间见而复隐，起而后塌，或通身随胀随没，躁而发喘者死。

——痘已起胀，内有六七粒细而成块，于中有一大痘扁阔歪斜者死。

——痘起紫色，刺出黑血如屋漏水者死。

——痘于起发时，疮头便戴白浆者，不分何处，并非佳兆，不特唇口然也。

灌脓三朝辨吉凶 十八

——痘自起发之后，小者渐大，平者渐高，陷者渐起，外带微红，内涵清浆，以至灌脓之时，却要个个成脓，根脚红活，其形圆满光泽，此时毒化成浆，由绿色而渐变苍蜡，以手按之，其皮坚硬，脓浆厚浊，约束完固，无少破损，饮食二便如常，此上吉候也，不必服药。

——痘密者，自起至浆，渐至壮大，未有不相串者，虽相连属，只要根脚分明，陷者尽起，无处不透，则毒从浆化，脓成而毒自解，无伏留者矣，此亦吉候。

——痘之初出，或顶平，或中心陷下，或白色，只要其人能食，二便如常，治无乖谬，以及灌脓之时，陷者微起，平者微尖，淡白者红活，窠中血水尽化为脓，但得如此，毒已解矣。又表无痛痒之证，里无吐泻之证，是表里俱无病也，如此者，坐待收靥，不可妄投汤剂。

——灌脓时，红紫黑色，外剥声哑者死。

——灌时纯是清水，皮薄而白如水泡者，三四日必抓破而死。

——脓不能灌而干枯焦黑，或全无血水，塌陷者即死。

——头面肿大，疮尽搔破，臭不可近而足冷者决死。

——灌脓之时，吐利不止，或二便下血，乳食不化，痘烂无脓者决死。

——灌脓之时，二便不通，腹胀，肉黑发斑，谵妄气喘，或寒战咬牙者决死。

——回浆之时，渐当苍黑收敛而反光嫩不敛者，此气血两虚，浆不能干，必发痒，搔破而死。

——脓浆未成，忽然干收，或青紫焦黑者死。

——忽然作痒，正面抓破，皮脱肉干者死。

——诸痘有浆而天庭不起，或额上如沸汤浇破，臭连两类，水去而干，似靥非靥者死。

结靥三朝辨吉凶 十九

——痘至十日之外，血化毒解，脓必渐干，如苍蜡色，或如葡萄色，从口鼻两旁面部收起，以至胸腹而下，然后额上与脚背一齐结靥而落，别无内证，饮食二便如常，或从手足心、手指尖或阴上先收者，俱吉候也。

——痘既苍蜡收靥而身有微热者，乃烧瘢之证，但饮食如常，俱不必治。

——痘当靥时，遍身发痒，搔破无脓，皮卷如豆壳而干者死。

——当靥之时，无脓而气急声哑，或手足颤掉，或寒战咬牙，或腹胀痰响，或足冷过膝，或小便少而大便频者，皆死。

——当靥时，两脸干硬，按之如石者死。

——痘至收靥，饮食不进，口中常如食物动而不止者决死。

——面部胸腹未靥而脚先靥者危，阴胜阳也。

——遍身俱靥，内遗数粒独不靥者，尚能杀人，如蛇之退皮，中有一节被伤，不能全退者终死。其有靥至项下或至胸住定，而服药不效者亦死。

——痘疮未该靥而卒然焦紫者死。

——痘当靥时，遍身未见脓成而口唇上下痘先黄熟者，毒气内攻于脾也，凶。

——痘疮有脓结靥者则为吉证，若无脓收靥，则立见其危。

——痘未收靥，而口唇腐烂及口白到舌者危。

——收靥时，前后有红紫泡者不治。

落痂后辨吉凶 二十

——痘疮收后，其痂先后自脱，痂厚落迟，离肉不粘者吉。

——自食痘痂者，虽有他证不死。

——痘痂虽落，而痘雪白，略无血色者，气血脱尽也。若不急培元气，则过后必死。

——痂落后，每发惊而神无所依者，心气绝也，危。

——痂落后，手足颤掉，咬牙噤口，目闭腹胀，足冷过膝者不治。

——原痘干燥，脓少不灌，虽结靥落痂而疤白者，或有余热不退者，虽过一月亦要死。

痘疮上论列方 二一

真人解毒汤痘五二

景岳全书卷之四十三终

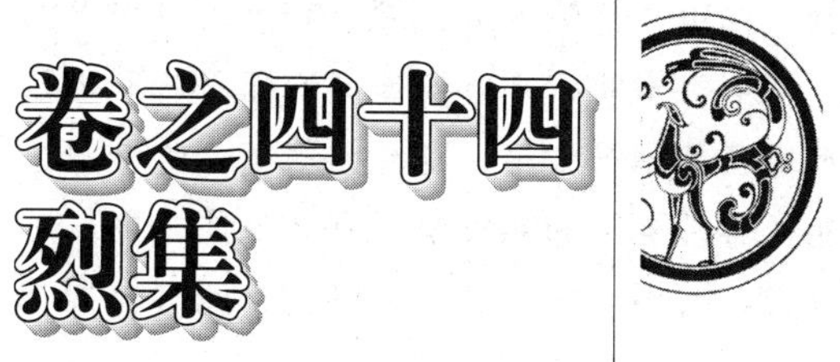

卷之四十四 烈集

痘疹诠

痘疮中

总论治法 二二 共十九条

痘疮一证，顺者不必治，逆者不能治，所当治者，惟险证耳。何为险证？如根窠顺而部位险，部位顺而日期险，饮食顺而杂证险，杂证顺而治疗险，治疗顺而触秽险。然犹有最险者，则在元气与邪气，邪气虽强，元气亦强者无害，只恐元气一馁，邪气虽微者亦危。设或犯之而不为速治，则顺者不顺，而吉变为凶矣。凡此数者，皆痘中之要领，所当详察详辨也。故凡欲治痘，必须先识死生，辨虚实，审寒热，明此六者，则尽之矣。

——治痘之要，惟邪气正气二者而已。凡邪气盛而无制者杀人，正气虚而不支者杀人，及其危也，总归元气之败耳，使元气不尽，则未必至死。凡治此者，但知补泻二字，而用之无差，则尽善矣。故补泻难容苟且，毫厘皆有权衡，必不可使药过于病，亦不可使药不及病。是以善用攻者，必不致伐人元气，善用补者，必不致助人邪气，务使正气无损，而邪气得释，能执中和，斯为高手。然执中之妙，当识因人因证之辨。盖人者，本也，证者，标也。证随人见，成败所由，故当以因人为先，因证次之。若形气本实，则始终皆可治标。若形质原虚，则开手便当顾本。若谓用补太早，则补住邪气，此愚陋之见也。不知补中即能托毒，灌根即能发苗，万无补住之理。是以发源之初，最当着力，若不有初，鲜克有终矣。此可与智者言，不可与庸人道也。

——治痘不宜迟。凡痘疹之有不同者，无过寒热虚实四证，大都寒则虚，热则实，虚寒则宜温补，实热则宜清解。然其挽回之力，当于三五日前治之，过此则恐无及。若七日之后，毒发于外，外不足则外剥而死，若毒发不尽，则又内传，内不足则内攻而死。故治痘有时，时之不可失也有如此。倘初时不慎，则后来之祸从此伏矣。

——解毒当知表里。所谓毒者，火毒也，所谓解毒者，求其所在而逐之也。盖痘疮之发，内则本于淫火，外则成于风邪，内外相触，其毒乃发。故其发也，不甚于内则甚于外。甚于内者，以火邪内盛而炽焰于外也。甚于外者，以寒邪外闭而郁火于内也。故但察其无汗外热而邪在表者，则当疏之散之，使热邪从外而去，则毒亦从外而解矣。若察其多汗内热而邪在里者，则当清之利之，使热邪从内而泄，则亦从内而解矣。其有内热既甚而表邪仍在者，则当表里相参，酌轻重而兼解之，则邪必皆散矣。若邪不在表，则必不可妄兼发散，以致表气愈虚而痘必终败，其证则身有汗而外不甚热者是也。若毒不在里，则必不可兼用寒凉，以致中寒脾败，而毒必反陷，其证则口不渴而二便不秘者是也。知斯五者，则解毒治实之法，无余蕴矣。此外有虚邪虚火等证，则当先酌元气，次察邪气，无使失楫中流，顾本不及，则尤为切戒。凡云痘毒者，痘必自内而达外，但得出尽，则内无毒，但得化尽，则外无毒。既出既化而不使复陷，则毒尽去矣。故或宜散表，或宜托送，或宜清解，或宜固中，而治法尽之矣。

——补虚当辨阴阳。凡痘疮血气各有所属，已见前气血条中。然痘之所主，尤惟阴分为重，何也？盖痘从形化，本乎精血，凡其见点起胀，灌浆结痂，无非精血所为，此虽曰气为血之帅，而实血为之主。且痘以阳邪，阳盛必伤阴，所以凡治痘者，最当重在阴分，宜滋润不宜刚燥。故曰：补脾不若补肾，养阴所以济阳，此秘法也。然血气本自互根，原不可分为两，如参、芪、白术之类，虽云气分之药，若用从血药，则何尝不补血？归、芎、地黄之类，虽云血分之药，若用从气药，则何尝不补气？故凡见气虚者，以保元汤为主，而佐以参芪，盖气血本不相离，但主辅轻重各有所宜，而用之当不，则明拙自有差耳。

——治痘有要方，兹表而出之，以便择其用，其有未尽，当于各条求之。

凡解表诸方，乃初热时所必用者，诸家皆以升麻葛根汤为首，程晨峰则用苏葛汤，似为更妥，余则常用柴归饮以兼营卫，似为尤妥，此当随宜择用。营虚表不解者，五柴胡饮。阳气虚寒表不解者，柴葛桂枝汤。元气本壮而表不解者，五积散或麻黄甘草汤。

凡清火解毒诸方，所以解实热也。如欲解毒清火而兼养气者，惟四味消毒饮为妙，鼠粘子汤亦佳。热毒两盛而不化者，宜搜毒煎。烦热作渴，小水不利者，导赤散、六一散。血热赤斑，烦躁多渴者，犀角散。热在阴分而失血者，玄参地黄汤。内热不清者，东垣凉膈散。二便俱不利而火甚于内者，通关散。热毒内蓄，小水不利而为丹为痈者，大连翘饮。烦热多惊而神不安者，七味安神丸。热毒内甚而狂妄者，退火丹。

凡表里兼解诸方。如内外俱有热邪者，宜柴葛煎或柴胡麦门冬散。里邪甚而表邪微者，解毒防风汤。表里俱有邪而元气兼虚者，实表解毒汤。表里俱实热者，双解散。

凡托里诸方，有宜专补元气者，有宜兼解毒者。如气血俱虚不起者，六物煎或托里散。虚寒不达，兼托兼表者，参芪内托散或十宣散。气分虚寒不透者，六气煎。气血俱虚，微热不起者，紫草快斑汤。

凡诸补剂，皆痘中元气根本，祛邪托毒者之所必赖，但见虚邪，必当以此诸方为主。气分不足者，调元汤。气宜温者，保元汤、六气煎。气微热宜兼凉者，参芪四圣散。血虚者，四物汤、芎归汤。血分虚寒宜温者，五物煎。血虚血滞者，养血化斑汤。血虚血热宜兼解毒者，凉血养营煎。气血俱虚者，六物煎、八珍汤、十全大补汤。气血虚寒，大宜温补者，无如九味异功煎。六味回阳饮，即陈氏十一味木香散、十二味异功散，但虚寒而兼气滞者宜用之，欲赖补虚，大有不及。

凡攻下诸方，亦痘中所不可无，惟必不得已然后用之，勿得视以为常也。血虚秘结，大便不通者，四顺清凉饮。里实多滞秘结者，前胡枳壳汤。表里俱实，大便不通者，柴胡饮子。血热便结毒盛者，当归丸。

——凡痘已出尽，内无不虚，盖随痘而为托送者，皆元气也。使于此时不知培补化源，则何以灌浆？何以结痂？何以收靥？倘内虚无主，将恐毒气复陷，无不危矣。若痘之稀疏者，气血之耗，犹为有限，若痘之多而甚者，其气血内亏，必更甚矣。此不可不预为之防也。

——平顺之痘，毒原不甚，既出之后，内本无邪。此辈原不必治，无奈父母爱子之切，且不识病之轻重，故必延医诊视。既延医至，无不用药。既已用药，无匪寒凉。在彼立意，不过曰但解其毒，自亦何妨。不知无热遭寒，何从消受？生阳一拔，胃气必伤，多致中寒泄泻。犹云协热下利，更益芩连，最可恨也。又如痘疮初见发热，每多不审虚实，止云速当解毒，凡于十日之外，多有泄泻而致毙者，皆此辈之杀之也。冤哉，冤哉，余见者多矣，故笔诸此以为孟浪者戒。

——痘在肌肉，阳明主之，故自出齐以后，最不宜吐泻，与其救治于倒陷之后，孰若保脾土于未坏之先。故凡生果茶水之类，皆宜慎用，而寒凉之药，尤不可不慎也。

——治痘须辨其证，大都湿多则泡，血热则斑，气不足则顶陷，血不足则浆毒不附，里实大补则生痈毒，表实大补则不结痂，里虚不补则内攻而陷，表虚不补则外剥而枯。但使周身气血活泼无碍，则虽密亦不难治。故惟贵得中，勿使偏胜，则寒热虚实，自无太过不及之患，斯足云尽善矣。

——秘传治痘之法，首尾当以四物汤为主，随证加减用之。惟肚腹不实者须远当归，但将全剂通炒微焦，则用自无碍，且复有温中暖脾之妙。

——首尾皆忌汗下，此先哲治痘之心法。盖妄汗者必伤阳气，阳气伤则凡起发、灌浆、收靥之力皆失所赖，此表虚之为害也。妄下者必伤阴气，阴气伤则凡脏腑化源，精神锁钥，饮食仓廪，皆为所败，此里虚之为害也。然表虚者犹赖里气完足可以充之，里虚则根本内溃，卫气亦从而陷，无策可施矣。故古人深以汗下为戒，诚至要之旨也。然此以常道为言，非所以应变者设。遇外感寒邪，腠理闭密，其出不快，其发不透者，若不用辛甘发散之剂以通达肌表，则痘有壅遏之患矣。又若大小便秘结而毒有留伏不达者，不与苦寒泄利之药以疏通脏腑，则有胀满烦躁，焦紫黑陷等患矣。故当察其虚实，审其常变，当汗则汗，当下则下，中病则已，无过其制。若无汗下之证，则必不可妄用汗下，以贼人之命也。务得其宜，然后谓之明医，而福自有归矣。

万氏曰：解其火毒，恐郁遏而干枯；养其血气，欲流行而舒畅。

按：此说诚善，然所谓火毒者，以实热为言，若火有虚实真假，则不得概认为火毒。

程氏曰：痘疮出自六腑，先动阳分，而后归阴经，其本属阳，故多发热而阴血虚耗者多也。首尾当滋阴补血为主，不可一毫动气，贵从缓治，所以白术、半夏之燥悍，升麻之提气上冲，皆不可轻用也。且痘疮多有血热者，故宜用四物汤加芩连之属，以养其阴而退其阳也。

程氏曰：痘毒根于淫火，必因岁气传流而发，故多兼表证，则内外交攻。此时若不用轻扬之剂，祛风散邪，淡渗解毒之药，利便退热，则外邪内火何由得解？邪既不解，则痘何由得善？此治之不容已也。然治之之法，必须审儿形色，察儿虚实，因证用药，庶几神效。世之医者多宗钱氏清凉解毒之论，或按陈氏辛温发散之方，主见不同，致误多矣。殊不知痘疹色灰白，不起发，根窠不红活，此皆虚寒，必宜陈氏方救之。苟非明理于心，无不眩惑，故必热则凉之，寒则温之，虚则补之，实则泻之，何患乎疾之不愈耶。

程氏曰：治痘之要，始出之前，宜开和解之门。既出之后，当塞走泄之路。落痂之后，清凉渐进。毒去已尽，补益宜疏。

程氏曰：凡治痘，前后须加木通，以泻热邪自小便中出，不使攻胃，令无变黑之证。七日之后，热退者，少用之。凡痘疮前后总有危证，万勿用天灵盖、脑麝之属攻之。盖毒出一步则内虚一步，血气运一日则内耗一日，岂可复用辛香耗气之剂。虽侥幸偶中，后必有余害也。是可见王霸之殊，相去远矣。

程氏曰：凡妇人有孕而出痘者，以安胎为主。气虚者保元汤，血虚者四物汤，或加白术、黄芩、砂仁、陈皮，必使胎气无损为主。

程氏曰：桂岩郑先生云：痘者，象其形而名之也。愚谓不独象形而名，而治之之法，亦犹农家之种豆也。豆之为物，土实则难出，土瘠则难长，故实者锄耕之，瘠者灌沃之，不实不瘠，惟顺其性，不使物害之而已。知此则可以语医矣。今人于痘初起，不察虚实寒热，或过用木香散、异功散之类，则以火济火，致变紫黑倒陷、痈毒吐衄者有之。或妄用芩、连、栀、柏寒凉之药，则大伤脾胃，为吐为泻，为寒战内陷者有之。故凡治痘之法，六日之前不宜温补，亦不宜妄用寒凉。师云：凡解毒之内略加温补，温补之中略加解毒，此不传不刻之秘诀也。若六日已后，毒已尽出于表，当温补而不温补者，脓不得壮而痒塌寒战之患必所不能免矣。

热证论治 二三　共十一条

古云：痘疹之病，皆由父母胎毒伏于命门相火之中，故每遇二火之令，或主客温热之气，即触发而动，此痘疹属阳，固无疑矣。然阳毒阳邪，无热不成，亦无热不散，所以非热不能出现，非热不能起发，非热不能化浆，非热不能干浆，此痘疮之终始，不能无热，亦不可无热也。但热贵其微，不宜其甚，盖热甚者毒必甚，而痘亦必重；热微者毒亦微，而痘出必轻；无热则不成不化，此热固痘之常也。所以凡治痘疮，不可尽除其热，若必欲尽去之，则未有不成阴证而败者矣。

——痘有三火，盖痘疹二证，皆言为火者是矣。然轩岐之火义有三，曰太过，曰平气，曰不及也。太过之火是谓赫曦，炎烈之气也，其毒盛，治宜清解。平气之火是谓升明，蕃茂之气也，其毒平，不必治之。不及之火是谓伏明，屈伏之气也，其毒陷，治宜培补。此阴中有阳，阳中有阴之大义，而亦痘疹万病之法旨。使不知此，尚敢云医？

——治热当知微甚及有毒无毒，斯无谬误。盖痘疹属阳，无不发热。若是外虽发热而内则不渴，或饮食二便如常，此蒸痘之热耳。热虽在表而内则无病，万万不可妄治。其有热之甚者，痘毒必甚，此不得不为调理。若甚于发热之初，必为之表散，若甚于见点之后，必为之清解。钱氏曰：热甚而大小便闭则利之。如果有热毒实邪，则不得骤用补阳之剂，致令毒气壅盛，则热终不退，反为害矣。

——假热非热，假寒非寒，见有不真，误治则死。如文中主温补，仲阳主凉泻，虽若各有所主，然无非因病而药，各有所宜，是以二者皆不可偏用。但得中和，斯为贵耳。余见近日幼科，多不知陈氏之心法，但见痘疮，则无论是虚是实，开口止知解毒，动手只是寒凉，百证千家，若同一辙，岂必尽皆实热乎？如实热果真，自非凉泻不可，然必内外俱热，方是热证，内外俱实，方是实证。但其中有似实非实，似热非热者最多，此不可不察之真而审之确也。故凡见外证，虽若实热，而内察则无，如口不甚渴，二便通利，或见微溏，或禀赋素弱，或脉息不强，或声色不振，或脏气多阴，或饮食不化，或胀满呕恶，或吐蛔，或蜷睡，或畏寒，或作痒，或多惊恐，或筋惕肉瞤之辈，虽见有热，此皆热在表而不在里，总属无根之火，非真热证也，最忌寒凉。若执而妄用，则必致败脾，无一免矣。

——痘疮热甚者，毒之盛也，其痘必多，热微者毒亦微，其痘必少。痘既出而热不减者，痘必日增；见点后而热渐退者，痘必疏矣。或有微热而痘反密，其内热必甚，而或见烦躁，或二便热燥，此毒深热亦深也，宜清其内而兼解其表。或有热甚而痘反稀者，以外虽热而内则不热，此毒浅热亦浅也。

——痘疮初热之治法，详见《发热三朝治法》条中。

——治阳邪实热之法，表里挟邪俱热者，柴葛煎、连翘升麻汤。表热不解而里无热者，疏邪饮、苏葛汤、柴归饮。表里俱热而邪实者，双解散。内热毒盛者，东垣凉膈散或解毒防风汤。热毒炽盛，痘疮紫赤烦躁者，搜毒煎，或大连翘饮，或犀角地黄汤。阴虚血少，燥热神昏者，四物汤或二阴煎。阴虚血热而大便不通者，四顺清凉饮。大便不通，湿热内壅而胸膈胀闷者，前胡枳壳汤或三黄丸。二便俱不利而实热内滞者，通关散。小水赤涩而邪热内蓄者，导赤散、六一散。心火盛而惊搐多痰者，万氏牛黄清心丸或七味安神丸。痘疮稠密，身热毒盛，养营退热解毒者，鼠粘子汤、柴胡麦门冬散。

——纯阳无阴之证，凡发热谵语，狂妄躁乱，大渴大烦，如见鬼祟，大便秘结，小便赤涩，六脉滑数急疾，是皆火毒内炽之证，当用前法酌而治之。

陈氏曰：凡痘疹壮热，经日不除，如无他证，只用六味柴胡麦门冬散治之。如不愈，服七味白术散。凡身壮热，大便坚实，或口舌生疮，咽喉肿痛，皆疮毒未尽也，用射干鼠粘子汤。如不应，用七味人参白术散。

程氏曰：痘疮前后凡有烧热不退，并属血虚血热，只宜四物汤按证加减。渴加麦门冬、犀角汁，嗽加瓜蒌霜，有痰加贝母、橘红。切忌人参、白术、半夏之属，倘误用之，为害不小。盖痘疮属阳，血多虚耗，今但滋阴补血，其热自退，此即养阴退阳之义也。

——痘后余热发热证治，俱详痘后余毒条中。

发热三朝治款 二四

痘疹一证，虽原于有生之初，然必因时气相触，内外挟邪而后作。凡痘之轻重，已兆于发热之微甚，而吉凶于此亦可判矣。毒轻者易出易靥，固不必治；毒甚者险证百出，故不得不治。凡治此者，于初热时，急宜用轻扬之剂，汗以散之。但使外感之邪，脏腑之毒，皆作秽汗，尽从毛窍中出，则毒气已减其半，而重者可轻，危者可活矣。即如痘中一切变证，亦无非毒气欲出不能之所为，一经表散，则毒从汗去，而诸证亦必自退。然又当察表里之轻重，或宜解表，或宜清里，或宜托助元气，孰者宜急，孰者宜缓，有不可执一也。故胡氏曰：表热壅盛，非微汗则热不解，里热壅盛，非微利则里不解。失此不治，则毒气渐盛，而逆证随见矣。

——散表之法，当知邪之浅深，毒之微甚。表邪甚者微散之，则表不能解，无益于事。表邪微者妄汗之，则表气必虚，痘不起发而反为大害。故惟以得中为贵，亦以微汗为贵，不可过伤卫气也。其有大热不退，肌肤秘密，或气令寒凝之时，则不得不大为表散。一散未应，或至于再，必令身热由汗而退，则毒气自解，可无患矣。此散之微甚，有权宜也。故凡是痘证，最畏内外之寒气，务使表里温暖，但得毛窍中常见津津润泽，亦犹庖人炊笼之法，但欲其松，则皮肤通畅，气无不达，痘必易出易收，无不善矣。

——痘疮发热之候，宜乍热乍凉者为常。若遍身如火，昼夜不休，为失常也。此当察其表里，酌宜施治。

——痘疮初见发热，若无虚寒等证，固不得骤用温补，以助火邪，恐致鼓扇痘毒，则反资大害。若无实火大热等证，切不可因其发热，妄用寒凉，必致败脾泄泻，则为尤甚。此时医之通弊也，大宜戒之。

——既经表散之后，须谨避风寒，若使外邪再感，则皮毛闭塞，热毒必将复炽，汗而再汗，必不能堪。又须切戒生冷水果，若误犯之，恐寒湿伤脾而为泄泻不食，则无不致害。

——表散之剂，凡初见发热，状类伤寒，未知是痘非痘，即当先用汗散。此时欲散表邪，即当兼调营气，宜以柴归饮为第一，惟大便不实者勿用之，以其性多润也。其次则苏葛汤，再次则升麻葛根汤，或只用加减参苏饮亦佳。若冬月寒胜之时，或气体壮实，表不宜解者，须加麻黄，必要表出一身臭汗为佳，但使热退身凉，苗则轻矣。若初发热，有恶寒身振如疟之状者，阳气虚也，宜柴葛桂枝汤加黄芪主之，痘出即愈。

——清解之剂，用治表里而兼清兼散也。凡热之甚者毒必甚，若身常有汗而大热不退，或兼烦躁热渴者，此其内火熏蒸而表里俱热也，须两解之，宜连翘升麻汤或如圣汤。若身热烙手而目赤口干，二便热秘，烦闷不安者，此表里俱实也，宜柴胡饮子，甚者大连翘饮、双解散，或调益元散以利之。

——表汗已透者，不得再汗，恐外亡阳而内伤气也。

——发热之时，有腹痛胀满者，必外邪与毒气相并，未得外达而然，宜参苏饮加砂仁，温而散之。

——初热时，有惊搐谵语者，是为痘搐。微见而随止者不必治。若元气强壮而搐之甚者，宜羌活散调制过朱砂以表之。若痰涎壅盛，喉内作声者，宜煎生姜汤调化痰丸服之，或抱龙丸亦可。

——此时渴欲茶水，只宜少与葱白汤，既可止渴，亦可疏表。

——痘疮首尾皆畏泄泻，宜检本条速为治之，否则内溃脱陷之祸不可胜言也。

徐氏曰：凡解表之药，必在红点未见之前，如热之甚者，邪毒必甚，宜败毒散或参苏饮，调三酥饼。

张翼之曰：凡痘疮一见红点，便不可用升麻葛根汤，恐发得表虚也。

程氏曰：治痘者不可轻用升麻，恐提气上冲，引动肺气也。

案：此二家之说，是皆治痘之大要，甚属有理，但其中亦有宜否之辨。如阳气下陷，或虽见红点而表有热邪未解者，则仍宜解散，亦不可缓，此二说者，虽不可坚执，实不可不知也。

吴东园曰：初热时，只有二事，惟去邪扶正而已。邪热盛则去邪，而正气自旺。正气衰则扶正，而邪热自退。正气盛而痘自发，热为痘用，则不为害矣。邪气退而正气不受烁，血脉充裕，则痘自泰矣。须于此时看明，下手迟则无济于事矣。

报痘三朝治款 二五

痘之形色初见，吉凶攸分，而寒热虚实亦已可辨。凡调摄挽回之力，惟在此时尤为紧要。且痘出三日内，毒在半表半里之间，关系最重，故妄汗则成斑烂，妄下则成陷伏，寒凉过用必伤正气，燥热过用则助邪气，虚寒不补则陷伏痒塌，实热不解则变黑归肾，倘有一差，死生立判，医者于此，不可不为之慎。

——痘疮见点后，身热稍退，别无内热等证，或色不甚红，顶不甚突者，便有虚象，虽在三五日内，亦切不可用寒凉之药，恐伤脾胃，为害不小，须以保元汤或六物煎之类为主，因证加减，以培养之。

——痘疮必因热而出，因热而起，若热甚则血燥血枯，其出反难。故于未见点之先，必须察其寒热，预为调理。若有热证，勿得过用辛热气分等药，恐助火邪，致滋多变。

——此时最畏泄泻，宜按本条急治之。

——见点太早者，必血热毒盛之所致，其证多凶，但痘稀而饮食如常，别无他证，则亦无害。若其形气本弱而痘现速者，此营热卫虚，不能约束于外，故出现太骤，须兼实表，庶可免痒塌溃烂之患，宜实表解毒汤主之。如发热一日便出而密者，其证最凶，其毒必甚，此证最忌温补，宜搜毒煎加柴胡主之，或羌活散加牛蒡子、紫草、蝉蜕，或调保婴丹。热甚者，调退火丹或双解散急治之，可保一二。其有痘虽出早而色不红紫，热不甚者，此全属表虚之证，如保元汤、六物煎之类，亦所当用。

——痘出不快者有数证，须审其有无外感内伤而辨治其所病。如冬月严寒，或非时阴邪，外闭寒胜而出迟者，宜五物煎加生姜、麻黄、细辛之类主之，或五积散亦佳。如夏月火热熏蒸，以致血热气虚，烦渴发躁而出迟者，宜人参白虎汤加木通、干葛主之。有因时气不正，为风寒外邪所袭，以致皮腠闭密，发热无汗而出迟者，其证必头痛鼻塞，四体拘急酸痛，宜疏邪饮、参苏饮、惺惺散之类主之。若本无诸邪而出不快者，此气血内虚，不能驱毒托送而留连于内，宜十宣散或托里消毒散。若气分大虚而出不快者，宜保元汤、六气煎。血分大虚者，宜五物煎或六物煎加减主之。若内有所伤，气滞而出不快者，宜匀气散、橘皮汤加减主之。头面出不快，当用川芎、荆芥、羌活、防风、天麻之类为引使；胸腹出不快，当用藁本、升麻、紫苏及紫草木通汤；四肢出不快，当用桂枝、干葛、甘草、连须紫草、葱白，各加生姜为佐，连进二服，出自快矣。

——痘不起发者，虽证有不同，然率由血气内虚，不能托送者居多。此中或宜兼解散，或专补元气，当辨而治之。凡出齐之后，或被风寒所闭，而发热头痛，陷伏不起者，宜羌活散、参苏饮加内托等药治之。若红点初出，暗昧干燥不起发者凶，宜四物汤加紫草、红花、丁香、蝉蜕、官桂，或调无价散，量儿大小与之。若便实内热，隐隐肌肉间不起发者，宜紫草饮子。若血分微热而毒不能达者，宜托里消毒散。若气虚气陷不起者，保元汤或蝉蜕膏加黄芪。若血虚不起者，芎归汤、四物汤。若血分虚寒不起者，五物煎。若气分虚寒不起者，保元汤、六气煎。若气血俱虚不起者，六物煎、托里散。凡以上补助气血等剂，须加好酒、人乳、糯米更妙。凡发痘之药，用本不同，有以毒攻毒而发痘者，如用山甲、人牙、蟾酥、蝉蜕之属是也。有解毒清毒而发痘者，如紫草、红花、牛蒡子、犀角、木通、连翘、金银花之属是也。有升提气血而发痘者，如川芎、白芷、荆芥、升麻、蔓荆子之属是也。有解散寒邪而发痘者，如麻黄、桂枝、柴胡、干葛、防风、紫苏、葱白之属是也。有行气行滞以通壅塞而发痘者，如丁香、木香、陈皮、厚朴、山楂、大黄之属是也。有益火回阳、健脾止泻而发痘者，如附子、肉桂、干姜、肉豆蔻之属是也。凡此者，孰非托里起痘之法，然但可以此为佐，而必以血气为主，则在乎四君、四物、十全大补之类，庶乎随手而应，无不善矣。

——虚证见于报痘之时，即当速为培补，失此不治，必不能灌浆结痂，十日后必不救。盖痘疮实热者毒盛可畏，虚寒者内败可畏，但实热证显，虚寒证隐，人多误认，故为害反甚。且痘疮之所赖者，惟饮食血气。饮食之本在脾胃，血气之本在肝肾，但使脾胃气强，则滋灌有力，而无内虚陷伏之忧，气血充畅则毒皆生化，而无表虚痒塌之患。此其在气在血，或微或甚，所当早辨而治也。凡痘出灰白不红绽，或灰黑顶陷，或身无大热，皮嫩色光，溶溶如淫湿之状，或口不渴，饮食少，腹膨溏泄，二便清凉，皆表里虚寒证也。若气虚者，宜调元汤、四君子汤。气虚微滞者，五味异功散。气虚宜温者，保元汤、六气煎。脾气虚寒者，养中煎、温胃饮，或理中汤。血虚者，四物汤。血虚宜温者，五物煎。气血俱虚者，六物煎、五福饮或八珍汤。气血俱虚而寒者，十全大补汤。脾肾血气大虚大寒者，九味异功煎、六味回阳饮。脾胃虚寒气滞者，陈氏十二味异功散。凡痘疮色灰白不起发者，气虚也，候出齐，以保元汤和木通、川芎最稳。

——火证热毒在见点之后，宜速为清解，若不早治，则日甚一日，必致不救。凡出点太赤，根下皮色通红，此血热气有不能管束也，后必起发太骤，皮嫩易破，或痒塌不可救，宜急清血分之热，用凉血养营煎，或鼠粘子汤，或用六味消毒饮加芍药治之。或四味消毒饮、益元散俱佳。凡痘疮已现，毒泄则热当自解，若疮已出而壮热不减，此毒蕴于内，其势方张，其疮必密，宜解其毒，用柴葛煎或鼠粘子汤。凡见点之后，壮热不退，或三四点相连，色红带紫，或根窠焦色，红紫成片，或口唇热燥，烦渴喜冷，舌上有苔，或二便燥涩，此表里皆热，毒盛之重候，急须清热解毒。如表热甚者，宜柴葛煎，里热甚者，宜搜毒煎加柴胡，或用六味消毒饮加酒芩、木通、栀子、黄连、山楂、蝉蜕、归、芍、红花之类，或调退火丹加减用之。如热毒内甚而发狂谵语者，宜用紫草煎汤，磨犀角汁调朱砂益元散或退火丹解之。以上凡解毒之后，红紫退，二便调，能食不渴，此表里皆清也，切勿再为解毒，须急以保元汤、四物汤、六物煎之类调补气血，以助灌浆收靥，否则恐变痒塌而不能善其后矣。如痘疮内热之甚，大便硬结不通，大渴烦躁，腹胀满，脉见洪数而痘出不快者，此热毒壅伏于内，须通利之以祛其热毒，宜柴胡饮子或三黄丸，甚则承气汤，或用猪胆导之。然此惟热毒在里，痘形未见，不得已而微下之可也。若斑点隐隐见于皮肤之中者，此已发越在表，乃痘疮正发之时，切不可妄用下药。凡痘疮初出，但见红点稠密，急用缠豆藤烧存性，加制过朱砂，连进二三服，或用薄荷、牛蒡子煎汤，调退火丹服之，另用吴茱萸为末，以水调摊足心，引下热毒，亦可解散其势。

——痘出变黑，乃危证也。盖痘疮乃血气滋灌，血足气充，则痘自红活。若热毒熏烁，则成焦黑，若阳气不充，则成灰黑。且黑为水色，其亏在肾，以阴犯阳，最为恶候，当辨而治之。若热毒凝聚，大便秘结，或烦躁热渴而为焦紫黑陷者，须通其便，先以解里之急，宜柴胡饮子或当归丸。得利后，宜即以紫草饮或加味四圣散以化表之毒，仍用胭脂汁以涂之。若大便不结，别无大热等证而痘色黯黑者，总由脾虚不能制水，故见黑色，宜速用五物煎，或保元汤加紫草、红花服之，外点以四圣丹、胭脂汁。若渐见红活则吉，若更干黑则凶。《心鉴》云：凡治黑痘，常用保元汤加芎、桂补提其气，气旺则诸毒自散，黑者转黄，屡试屡验。

——夹疹夹斑证，本非痘中吉兆，然亦有轻重之辨，宜酌而治之。外有本条，仍宜参阅。凡发热二三日之间，痘形未见，忽然遍身发出红点一层，密如蚊蚤所咬者，决非痘也，此乃斑疹之属，多为风寒所遏，不能发越，而斑先见也，宜疏邪饮、柴葛煎或败毒散之属，微散而解之。但得身凉，斑必自退，再越一日，痘出必轻矣。凡痘夹斑疹齐出者，亦宜辨其寒热。若表里俱热而邪不解者，宜柴葛煎加减主之。若热邪不甚而表邪甚者，宜疏邪饮，或柴归饮加羌活、防风、干葛之类主之，或败毒散亦可用。若痘夹红斑如绵纹者，宜凉血化毒汤加柴胡、黄芩、玄参、犀角之属主之。若痘出夹斑夹疹而眼红唇裂者，表热也。烦躁大渴，妄言妄见者，里热也。表里俱热，最为凶证，若不表里兼治，何由得解，宜双解散主之。若加闷乱气喘者，必不治。

——贼痘者，于出齐之后，其中有独红独赤独大，摸之皮软而不碍手者，此贼痘也。过三日之外，必变成水泡，甚至紫黑泡，皆危证也，急用保元汤，或六气煎加紫草、红花、蝉蜕解之，或用灯草、木通煎汤，调下益元散，利去心经之热而红自退。如已成水泡，宜用保元汤，倍加四苓散利之，此秘法也，不然，则遍身擦破，身烂而死。

——病于未出之先，倘有湿疮脓水流注者，用滑石末敷之，以防其漏气，或真正绿豆粉亦可。

起发三朝治款 二六

痘疮放标之后，渐渐起胀，但肥胖一分，是胎毒发出一分，胖尽而毒出尽也。有不起者，或因元气之弱不能送毒，或有杂证阻滞不能升发，皆痘前之失调理也。此时当速治之，否则后难为矣。

——痘宜渐发者吉，若一齐涌出，皮肉虚肿者，此表虚不能收摄，故奔溃而出，后必痒塌或成溃烂，急宜人参固肌汤或芎归汤。若血热者，宜凉血养营煎。虚甚者，宜六物煎。毒盛者，宜六味消毒饮或四味消毒饮出入用之。

——痘不起发，或起而不透者，多由元气内虚，不能托送，故毒气留伏不出也。毒不尽出，则变证莫测。凡见此者，速当救里，以托其毒。然当察其气分血分，辨而治之。盖痘之壮突由乎气，肥泽由乎血，气主煦之，血主濡之也。若形虽壮而色见枯者，此气至而血不荣也，宜四物汤加人参、麦门冬之类主之，若痘色红润而形平陷者，此血至而气不充也，宜保元汤，或六气煎加川芎主之。若形色俱弱而不起发者，此气血俱不足也，宜六物煎加减主之，或保元汤、十全大补汤调无价散或独圣散与之。若冬春之间为寒气所抑，不能起发者，宜麻黄甘草汤加归芪，或十宣散主之。若夏秋火盛不起而烦渴秘结内热者，宜人参白虎汤。若痘疮起胀迟延不红活者，宜保元汤，或六物煎加丁香、山楂、糯米、人乳、好酒主之。或用无价散量儿大小以好酒调服。凡痘疮起发，通身皆欲其透，惟四肢稍远难齐。若脾胃素强能食者勿虑，惟脾胃素弱食少者，四肢多有不透，以脾主四肢，津液不能灌溉故也，宜以补脾为主，用快斑越婢汤加当归，或黄芪建中汤加人参、防风。若因误服凉药而致白塌不起者，宜理中汤或胃爱散。

——痘虽起发，若灰白色或顶陷者，气虚也，切不可用寒凉之药，须六气煎加丁香、川芎、人乳、好酒主之，或保元汤倍加酒炒黄芪、当归亦佳。

——痘虽起发红活，若顶平色嫩，皮薄不能坚厚者，此气虚也，必恐变为痒塌，宜六气煎或六物煎加减主之，或十全大补汤、十宣散俱可择用。

——地红血散不附者，保元汤加芍药、当归稍以收敛，归附气位。

——根窠淡红，线晕枯燥者，血虚也，宜保元汤加当归、川芎、酒洗红花，再加山楂以行参芪之滞，少加木香以行气而血自活也。

——痘虽起发而干枯无水，或青紫黯色，不久必变黑陷，乃血虚之甚也，宜四物汤加人参、麦门冬、紫草、红花，或调服无价散，外用水杨汤浴之，兼用胭脂涂法。

——痘疮红甚而引饮渴不止者，名曰燥痘，宜犀角地黄汤之属。

——痘色红紫满顶或焮肿者，血热毒盛也，宜凉血养营煎加丹皮、木通、牛蒡子之属主之。然痘出六日以后，有此证者多死。

——痘已出齐而热尚不退，或烦躁发渴引饮，或二火司气之令，可少与冷水数口无妨。盖水性下流，不滞上膈，亦能使毒从小便而出。但不可用生果之类，恐伤脾气也。

——痘疮贵颗粒分明，如彼此相串，皮肿肉浮，或于本痘四旁旋出小痘攒聚，胖长渐成一块，此候最险，宜用快斑汤合六味消毒饮以解其毒。

——出齐后，痘有小孔，自顶直下至脚，不白不黑，与痘色相同者，名为蛀痘。此因表虚腠理不密而为此证，失之不治，则大泄元气，不起不发，速人之祸也，宜保元汤或六气煎，大加糯米、川芎、丁香提气灌脓，内补其孔，甚为捷径，连进二三服，必孔满而痘自起，若至黑色，则为疔矣。

——口唇为脾之外候，人以脾胃为本，不宜受伤，如初发热即见口唇焦裂，此毒气攻脾，乃恶候也，宜用泻黄散之类以速解之。若不早治，则毒聚于唇，及众痘起发，而唇疮必已先熟，内带黄浆，及诸痘成浆，而此疮已靥，唇皮揭脱，渐变呕恶，呛水昏沉，不可为矣。

灌脓三朝治款 二七

脓者，血之变也。痘疮初出，一点血耳，渐起渐长，则由血成浆，由浆成脓，始成实矣。故有血则有脓，无血则无脓也。痘至灌脓，大势已成，此时必以有脓为主，有脓则生，无脓则死，乃必然之理也。故六日前有热则宜解毒，无热则宜调养血气，至此自然灌脓。若痘至七日以后，顶陷不能灌脓者，必由先失调治故也。所以治不可缓，必俟浆足，斯可回生。若顶陷灰白，浆脓不至，此气血俱离，无生意矣。

——痘疮灌脓，专以脾胃为主，脾胃强则气血充实，脓浆成而饱满坚厚，不须服药。脾胃弱则血气衰少，所以不能周灌，故虽见浆而浆亦不满，或清淡灰白不能作脓，即所蓄微浆仍是初时之血水。而浆薄无以化脓者，总属血气大虚之候。若不速治，必成内攻外剥之证，宜急用六物煎或六气煎加减治之，或保元汤，或十全大补汤加人乳、好酒与服亦妙。欲辨脾胃强弱，当于饮食二便察之。饮食虽少而大便坚者，脾胃之气犹可也，但微加调补，以能食为贵。若大便不实，或见溏泻，则最为可畏。盖一泻则浆停，泻止则灌满矣，速宜用温胃饮，甚者用陈氏十二味异功散主之。如痘当作脓之时，犹是空壳，此血不附气也。血既不至，则毒何由化？宜五物煎或四物汤，或紫草散加蝉蜕主之。如顶陷脓少，或服内托药而暂起复陷者，血气大虚故也，宜十全大补汤倍加参、芪、当归、糯米，煎成和人乳、好酒服之，此助灌之妙法也。

——灌脓三朝之内，若身凉而痘色灰白，或不进饮食，或寒气逆上而为呕吐，或腹胀，或泄泻而手足逆冷，此皆纯阴无阳之证也，急宜用保元汤加二仙散连进数服，甚者必须九味异功煎，或陈氏十二味异功散，皆可择用。若寒战咬牙泄泻等证，俱同此治。

——手足灌脓饱满者，方见脾胃之强，气血之足也。若色见灰白，浆水清薄，或瘪塌不起者，此必脾胃之弱也。或灌浆已完，而四肢犹有不灌者，恐终变痒塌之证，宜快斑越婢汤，或六气煎加防风、白芷以达之，庶无陷伏之患。若毒有未透，亦恐关节之处靥后致生痈毒。

——痒塌不止者，虽曰气血俱虚，然亦由火力不足，故不作痛而作痒塌也。宜六气煎，或五物煎加防风、白芷、木香、蝉蜕主之。《心鉴》曰：气愈虚则愈痒，当用保元汤倍黄芪以助表，少加芍药以制血，其痒自止。若将靥而发痒，此毒退血活，新肉和畅，自然之理也，不必治之。

——灌脓痛楚不止者，气滞也。少下保元加山楂、木香以行滞气。如脓色盛满，大下四苓散利之而痛自止。

——痘疮起发之后，不作脓有四证，有内虚而不灌者，专宜托补气血，治法如前。有感风寒，邪居肤腠而不灌者，宜温散之，以柴葛桂枝汤加黄芪、白芷。有热毒炽盛，身壮热，津液干涸，小便赤热而不灌者，宜托里解毒利小便，以紫草饮子，或用辰砂六一散解之，俟热退后，方可用保元汤，热盛者，大连翘饮，或大便坚热，数日不通而不灌者，宜猪胆导之，使气得疏通，则营卫和畅，不然，恐成黑陷也。有触秽气而不灌者，外宜熏解，用胡荽酒或辟邪丹，内服紫草木香汤或紫草快斑汤。

程氏曰：凡顶陷无脓者为逆，但得根窠红润，血犹不散，急用保元汤和芎、归、白芍、丁香、糯米煎熟，加人乳、好酒温服。若色白如水晶，内无脓者，治亦同。但得脓痘相间者犹可治。若纯是水晶色者决死。若地红血散有热者，去丁香，加白芍、地骨皮以敛血退热。若寒战咬牙，宜以木香散、异功散选用。

程氏曰：凡正壮之时，有痘虽起壮而皮肤无力，按之水浆就出，虽肉色不暗，此乃名为假壮，至十一二日决不能回浆结靥，内攻而死，可急用保元汤加丁香、川芎、糯米提气灌脓自愈，此即名内托也。凡内托之法，即保元汤加川芎、丁香便是，不必千金内托也，但按本方佐用之。

——痘将灌脓之时，忽于面上有干靥者，即倒陷证也，宜速用八珍汤或六物煎加金银花、牛蒡子、连翘、麻黄之属，水煎熟，调独圣散服之。服药后，若干者复起作脓，未干者即壮而饱满，或空地处再出补空小痘者，上也。若痘不作脓，空处或发痈毒者，次也。若连进三服而干者不肿，未干者不饱满，补痘不多，则最险证也，宜以十全大补汤加金银花调治之。

——灌脓时发白泡如弹子者，用枣针刺去其水，外以滑石末敷之，内服保元汤加石榴皮、茯苓以利皮肤之水。如发紫泡，乃毒溢皮肤之上也，此证必危。

——疮烂成片，脓水不干者，用滑石末敷之，或败草散敷之，加珍珠尤妙。

——痘疮有重出者，凡痘疮破损溃烂处，但得复肿复灌，不致干枯，或于原无痘处复出一层，如初出之状，亦以渐起发，灌脓者，此皆余毒未尽，赖里气充实，毒不得入，故犹出于表而不成倒陷，是皆逆中之顺证也。但痘疮重出一番，必其人能食而大便坚，乃足以胜其再作之毒，自无足虑也。如食少而大便润者，宜用十全大补汤之类补而调之。若自利者，宜陈氏十二味异功散、肉豆蔻丸主之。盖病久气虚，惟利温补，不可再解毒也。

结靥三朝治款 二八

痘疮灌脓之后，肥泽坚实，以手摸之，疮头硬而微焦，此欲靥也。靥时干净，无突陷淫湿破绽，色苍蜡，皮坚厚，外明内暗，尖利碍指者，此为正靥。若痘虽似干而痂薄如纸，或有内证未除，此痘之极险时也，急宜调补，庶不致害。

——痘疮自出起至十日、十一二日，当从口唇头面以渐收靥，但自上而下者为顺，自下而上者为逆。察有他证，速宜治之。

——将收靥时，而一向身温忽然发热者，名为干浆，是亦常候，此时不可轻用汗下。若有风寒外感及饮食所伤，乃当随证治之。

——痘疮收靥太迟，或当靥不靥者，证有数种，当详辨治之。大都当靥不靥之证，惟脾胃弱，中气虚者居多，盖中气虚则不能营养肌肉，使之成实，亦或致溃烂也。但察其别无他证而形色气血俱虚者，宜内用十全大补汤，外用败草散衬之。若当靥不靥，微热脉大而别无他证者，此阴分之不足也，宜四物汤倍加芍药、何首乌。若血虚热毒未清者，宜四物汤加牛蒡子、木通、山楂。若因食少脾胃气虚而不收者，宜六气煎或六物煎加减主之。若频见泄泻，脾胃弱，肌肉虚，或腹胀烦渴而不收者，宜陈氏十二味异功散或木香散，外用败草散敷之。若当靥不靥之际，忽见头面温，足指冷，身不热，或泄泻腹胀，气促烦渴，急与陈氏十二味异功散或九味异功煎，迟则不救。凡痘疮将靥之时，而见泄泻烦渴，腹胀咬牙等证，多有难救。若与蜜水生冷等物，必烦躁转加而死。有因饮水过多，或触于湿气，以致脾胃肌肉湿淫不收难靥者，宜五苓散或四苓散加山楂利之。有因热毒未退，肤腠郁蒸，阴不能敛而当靥不靥者，若不速解，则毒必内攻，为害不浅，宜犀角散加芍药、牛蒡子。有内外俱热，阳毒散漫，以致大便秘结，阴气不行而当靥不靥者，宜用四顺清凉饮或三黄丸，以通其便，外用败草散、猪胆导法。有天寒失于盖覆，疮受寒凝而不收者，宜服五积散，外用乳香或芸香于被内熏之。有天热过暖，痘被热蒸不收者，宜内服人参白虎汤，或五苓散、四苓散以利湿热，外用天水散扑之。有为邪秽阴寒所触，致伤元气而不靥者，宜保元汤或十二味功散，外以辟邪丹熏之，猪髓膏涂之即愈。

——痘疮内热，毒邪未尽化而干靥太疾者，后必为目疾，或为痈毒及诸怪证，宜凉血养营煎少清其火。若大便过于干结者，宜微利之以解其毒，当归丸主之。

——痘疮有脓结靥则为善，无脓结靥则为凶，此治之不可缓也。若痘已脓成，不能结靥而反致溃烂，或和皮脱去者，此名倒靥，乃毒气入内也，急须大补中气以托其里，宜六气煎倍加芍药合四苓散主之。如头面疮破，服补药后，但得复种复灌，或遍身无疮处又出一层，谓之补空，虽过期延日，而饮食不减，不为大害。若服药后不起不补，此毒已入深，最凶候也。

——痘疮无论已溃未溃，于十二日之后，但得结靥，便为佳兆。若痂皮不结，则必成倒靥。其有回之未尽，或遍身俱靥而但有数颗不靥者，终致作抓破，亦难必其生也，速宜治之。

——靥时色白如梅花片者，此为假回，十二日后当死，此不治之证也。如不泄泻，可速用六气煎或六物煎合二仙散大进救之。

——痘疮成脓不靥，以致溃烂，脓汁淋漓，粘着疼痛不可着席者，用败草散或荞麦散，以绢袋盛扑之，更多布席上衬卧尤佳，或用秘传茶叶方亦佳。若欲面上不成瘢者，用救苦灭瘢散，以蜜水调敷之。

——痘疮溃烂先伤于面者，凶兆也。如饮食无阻，二便如常，更无他证者，宜内用十全大补汤。如毒盛内热者，宜以解毒防风汤加当归、蝉蜕，相间服之，外以救苦灭瘢散敷之。

——痘疮于未灌之先，或曾伤犯，破烂成疮，及诸痘收靥，此独不靥，脓汁不干，更多痛楚，若不急治，渐成疳蚀，损伤筋骨，以致横夭，宜服十全大补汤，外敷救苦灭瘢散或白龙散。

——痘疮抓破去皮而犹有血水者，急用六气煎或六物煎主之，外以白龙散敷之。

——痘有臭气，凡当收靥之时，臭而带腥者，此痘疮成熟之气，邪气自内而出也，为吉。若臭如烂肉，浊恶不可近者，此虽似结痂，未可为真，急须清热滋血，宜凉血养营煎或解毒防风汤。若于养浆之时便见臭者，此毒火熏蒸之气积于中而见于外也，大凶，速宜清热以解其毒。若痘疮溃烂不靥而臭不可闻者，名为烂痘，间亦有收靥无事者，只要胃气不衰，饮食如故，不作烦躁，则为可治，宜用八珍汤或四味消毒饮，外用败草散敷之。

——痘疮靥后而有生疮溃烂成坑者，须用托里消毒散或解毒内托散主之。如气血俱虚而不敛者，必用十全大补汤。如遍身疮多溃烂，深而无气血者，必死。

靥后落痂治款 二九

痘疮结痂，自当依期脱落，其有应落不落，及延绵日久者，此亦不可不察而治之，以防他变也。

——结痂至半月一月，粘肉不落，或发痒者，此必表散太过，伤其津液，以致腠理虚涩，无力脱卸故也，宜用人参固肌汤，或以真酥油、麻油润之。如久而不脱，宜六物煎加黄芪、肉桂、蝉蜕主之。切不可勉强剥去，恐伤皮肤，一时难愈。

——遍身结痂虽完，若余热未退，蕴蓄肌表，或身热，或烦渴而痂不落者，宜凉血养营煎或解毒防风汤酌宜用之。如热甚者，宜大连翘饮加地骨皮主之，外宜用滑石为末，以蜂蜜调匀，鸡翎扫润痂上即落。

——痘瘢突起作痒不止者，此热毒未尽也，宜解毒防风汤主之。

——痘瘢发痒，剥去痂皮，或血出，或后成脓如疮疥者，此血热气虚也，宜四君子汤或四物汤加红花、紫草、牛蒡子治之。

——收靥迟而痂不落，昏昏欲睡，此邪气已退，正气未复，脾胃虚弱也，宜五福饮或调元汤缓缓调治之。若余火未清者，宜酸枣仁汤。

——痘痂既落，中气暴虚，多有不能食者，宜五味异功散或养中煎以调之。

——收靥落痂之后，若余热不退，谵语昏沉者，用辰砂六一散，以小柴胡汤调服之。若大便秘胀者，宜当归丸利之。热甚者，用大连翘饮最妙。

——原痘不灌脓，干如豆壳，虽痂落而疤白，或有余热不退者，虽过一日亦要死，宜速用八珍、十全之类调补之。或毒盛者，仍须先用消毒饮。

——痘痂既落之后，血气未复，极当调护，切不宜澡浴及食饮生冷，伤饥过饱，损伤脏气，致生他病，为终生之患也。慎之慎之。

痘后余毒发热 三十

疮痘无论疏密，只要毒出得尽而无留伏，其发以渐而透，其收以期而净，岂尚有余毒哉。若出不能尽，发不能透，收不能齐，其人自有余热，或渴而腹痛吐泻，或小便赤涩，大便秘结，精神昏愦，四体倦怠，饮食减少，坐卧不安，是皆余毒未净之证。凡出之净者，作三四次出，大小不一，至成浆收靥之时，于疮空中犹有补出者，此皆出之尽也。若只始出一层，后无补空之痘，此必尚有伏也。又发之透者，必于手足候之，盖手足部远，气不易达，若能充拓饱满，浆气颇足，可谓发之透也。若只平塌不能成脓，此虽出而未能旁达四肢，必有留而伏者。又收之齐者，自面而下，痂皮洁净，中无溃烂，可谓之齐。若收之太早，或不成痂，此必有内陷之毒也。凡若此者，皆有余毒，须察部位经络，寒热虚实，或补或利，或解或散，以平为期。若治之不应不已者，此坏证也，不必妄行攻击。

——痘后发热不减者，此有虚实二证，如能食而烦渴，小便赤，大便秘者，实也，宜四顺清凉饮、三黄丸之类主之。若痘后余毒未净，有诸热证者，惟大连翘饮为最佳。如大便不秘，小便不赤，坐卧振摇，饮食少进者，虚也，宜调元汤或五福饮加芍药之类主之。

《心鉴》云：痘后余热者，虚热也，虚热多发于午后，脸赤唇红，或妄言谵语，切不可作实热治，当用调元汤或保元汤加黄连，热甚者，宜大连翘饮。若妄用攻下，使胃气一虚，则变生他患，致成坏证，不可治矣。

徐氏曰：痘后余热不除者，当量其轻重而治之，大热则利小便，小热则宜解毒。盖利其小水，使心火有所导引，虽不用凉药，而余热自无容留矣。小热宜解毒者，盖小热不解，恐大热渐至矣。利水者，宜导赤散；解毒者，宜犀角地黄汤。若但身表发热而别无他证者，止宜柴胡麦门冬散。

禁忌三一

——痘疮起发之初，全要避风寒，远人物，节饮食，守禁忌。若到养浆之时，万宜谨慎，如天气大热则去衣被，当令清凉，但谨门窗帷帐，勿使邪气透入。如天寒则宜厚添盖护，房中勿绝灯火。如或作痒，须为抚摩，勿使搔破，以致难灌，最当慎也。

——痘疮房中，凡诸臭秽腥香之气，及僧道师巫之人，或骂詈呼怒，震惊歌乐，扫地，对面搔痒，对面梳头之类，皆不可不避。

——房中欲辟臭秽，惟烧避邪丹，或红干枣，或黄熟香皆佳。若苍术之气则太峻也。

——饮食最宜调和，无使太过不及。或好食何物有不宜者，但少与之，以顺其意，若禁固太严，使之忿怒，恐反助火邪，但不可纵耳。至若助火生风及葱蒜泄气等物，皆所当慎。

——痘疮前后，大忌猪肉鱼酒之类，恐惹终身痰咳。

——痘疮平复之后，勿与鸡鸭蛋，食之则伤神。

——痘疮退后，须避风寒，戒水湿，如犯其邪，则终身咳嗽，患疮无有休日。

东垣曰：痘疮宜避一切秽恶气及外人入房，远行劳汗气，腋下狐臭气，房中淫液气，麝香臊膻气，妇人经候诸血腥气，硫黄蚊烟气，厕缸便桶气，误烧头发气，吹灭灯烛气，鸡毛鱼骨气，葱蒜韭薤气，已上皆不可犯。需要时常烧乳香之类甘香之气，使之渐闻，则营卫气畅，可无倒靥陷伏等患。

陈氏曰：凡痘疹热渴，切不可与瓜柿蜜水等冷物及清凉饮、消毒散等药，恐损脾胃，则腹胀喘闷，寒战咬牙而难治。轻变重者，犯房室，不忌口，先曾泻，饮冷水，饵凉药也。重变轻者，避风寒，常和暖，大便调也。

薛氏曰：前证若兼吐泻，手足指冷，属内虚寒而外假热也，最忌寒凉。若大便不通，渴欲饮水，则蜜水之类又当用也。但当审其热之虚实可也。今北方出痘，多有用水，无不愈者，盖北方多睡热炕故也。

出不快 三二

陈氏曰：凡痘疮出不快者，多属于虚，若误谓实热壅盛，妄用宣利之药，致脏腑受冷，营卫涩滞，不能运达肌肤，则不能起发充满，亦不能结实成痂，后必痒塌烦躁喘渴而死。

薛氏曰：前证亦有各经热盛，壅遏而出不快者，亦有毒盛痘疔而不能起发者，亦有余毒而溃痒者，当细审其因而药之。

景岳曰：案此二子之说，皆为有理，但此出迟不起之证，总是气血内虚，不能速达者为最多。若风寒外闭及痘疔留毒而不出不起者，虽亦有之，但不多耳。再若各经热盛而壅遏不出者，则尤为最少，何也？盖热盛者毒必盛，毒盛者势必疾速，而或密或早，无能缓也。故凡治此者，必当察其热之微甚，以辨虚实，再察外邪之有无以辨表里，如无外邪，亦无痘疔而火邪不甚者，则尽属虚证，宜从温补，不得杂乱，以遗后患也。诸治法详报痘三朝治款中。

陷 伏 三三

凡看痘之法，其出欲尽，出不尽者伏也。其发欲透，发不透者倒陷也。其收欲净，收不净者倒靥也。伏惟一证，陷有数种。凡毒之伏者，患在未壮之先，其人疮虽出而热不少减，或烦渴，或躁闷，此必有伏毒未得全出也。陷则患于既壮之后，其血渐干而变黑者，谓之黑陷。浆脓未成而为痒塌，或破损者，谓之倒陷。浆脓既成而复湿烂，皮破不肯结靥，收不干净者，谓之倒靥，亦陷类也，是皆恶候。凡治此者，使非猛峻之剂，安能望其回生。时医欲以寻常之药救此危病，其犹放雀搏鹯、驱羊敌虎耳。故其轻者宜夺命丹，重者宜神应夺命丹，则其庶几耳。倘服药后而反增黑色者，为必不治之证。

——痘之留伏毒不尽出者，证有不同，当辨治之。有元气不足而托送无力者，此必禀赋素弱，饮食素少，身无大热而出有不透，即不足之证也，宜十宣散、蝉蜕膏之类加独圣散主之。若虚而有热者，宜人参透肌散。有毒盛气滞，留伏经络而出不透者，必其人气体厚浊，身有大热而汗不易出，即皆有余之证，宜荆防败毒散主之。若表里俱实，外有大热，内有秘结，烦满而留伏不透者，宜双解散。

——干黑不起而倒陷者，当分五证，一则内虚而阳气不能外达，故致出而复没，或斑点白色，或见灰黑倒陷者，必其人不能乳食，或腹胀内寒，或手足冷，或吐泻，或寒战咬牙，皆内虚也，速宜温中，轻则十宣散、六气煎，甚则陈氏十二味异功散，或九味异功煎，外用胡荽酒喷之，或更用十全大补汤，但得冷者暖，陷者起，黑者红活，便是佳兆，若服药后而反加烦躁昏乱者死。二则毒气太盛，内外熏灼，不能尽达于表，因而复陷于里，乃致热烦躁扰，气喘妄言，或大小便不利，渴而腹胀，是皆毒气之倒陷也，轻者利小便，宜大连翘饮、通关散，或四顺清凉饮，甚者通大便，宜承气汤，并外用水杨汤浴之，得利后疮出则佳，更用加味四圣散调治之，凡治此者，但得阳气不败，脾胃温暖，身温欲饮水者生，若加寒战身冷汗出，耳尻反热者死。三则外感风寒，肌窍闭塞，血脉不行，必身痛，或四肢微厥，斑点不长，或变紫黑如瘾疹者，此倒伏也，宜温肌散表，用桂枝葛根汤加麻黄、蝉蜕，或紫草饮，外用胡荽酒喷之，但令温散寒邪，使热气得行，则痘自长矣。四则或因误下，毒气入里而黑陷者，先宜六气煎或温胃饮以培养胃气，如表有未解者，后宜柴葛桂枝汤以疏散于外，甚者再加麻黄。五则以房室不洁，或为秽恶所触而黑陷者，宜内服紫草饮子，外用胡荽酒喷之，或用茵陈熏法，并用辟邪丹。

——将起发时，虽有浆水，但色见黑黯者最为可畏，急宜六气煎加川芎以养血气，血气旺则毒自散而色自活矣，或以十全大补汤合无价散主之。

——凡倒靥之证，亦须看大便何如。若大便秘结而内热者宜利之，以四顺清凉饮或三黄丸主之。若大便不实而内不热者宜补之，以六气煎或十全大补汤加防风、白芷，甚而泄泻者，宜陈氏十二味异功散。有虽不泄泻而虚寒甚者，宜九味异功煎，并外用败草散。

——治陷伏证有三验法：凡服药之后，但得陷者复肿，渐以成脓，乃一验也。若原疮已干而别于空处另出一层，起发成脓，渐以收靥者，二验也。亦有不肿不出，只变自利，下去脓血而饮食精神如故者，三验也。有三验者吉，无则凶。

痒塌抓破 三四

诀云：虚则痒，实则痛。又曰：诸痒为虚。此固其辨矣。然实即兼热也，虚即兼寒也。盖如疮疡之痛，必由乎热，今不作痛而作痒，此其无热可知。无热由乎阳虚，阳虚便是寒证。诸有以初起作痒为火者，皆谬也。且凡痘疮发痒，则多为不起不灌而塌陷继之，最可虑也。故凡治痒之法，虽云当补，然尤不可不温，惟温补则营卫和，气血行，而痘自起矣。痘毒既起而透，则多有作痛，尚何痒哉。故痘于起发之时，则宜痛不宜痒也。然痒有数证，亦当辨治如下：

——痘疮初见点便作痒者，此邪在半表半里之间，而进退迟疑总由元气无力，欲达不能也，速当温补阳气，兼以疏散，但使腠理通畅，则痘自起而痒自止矣，宜六气煎加川芎、白芷、防风、荆芥之属。若虚在血分而色白者，宜六物煎或五物煎加减主之。

——痘疮出齐之后，但是作痒，俱宜保元汤或六气煎加川芎、当归、防风、荆芥治之，或用十全大补汤，或用蝉蜕膏。

——血渗肌肤，咸螫皮肉而作痒者，亦以气虚而然，宜保元汤加芍药、当归以制血，或加丁香以治里，官桂以治表，表里俱实，自不作痒。

程氏曰：凡前后痒塌，宜保元汤加何首乌、牛蒡子、白芍药。何首乌须赤白兼用。

——痘疮干而作痒者，宜养血润燥，以五物煎加防风、荆芥，外用茵陈熏法。

——痘疮湿而作痒者，宜补气去湿，以四君子汤加防风、荆芥、桂枝以解之，外用茵陈熏法。

——头面为诸阳之会，若痒而抓破，则泄气最甚，速宜六气煎或十全大补汤加防风、荆芥、何首乌之属以培补之。但得复肿复灌而饮食如常则无害，若痒不止而满面抓破者，必死。

——遍身发痒抓破，脓血淋漓者，宜参芪内托散，倍加当归及白芷、荆芥、木香，使气和血行，其痒自止，外以败草散敷之。

——疮痒溃烂，粘衣连席难任者，内服十全大补汤加防风、荆芥，外用败草散。

——痘疮见形而皮肉红艳，起发而皮嫩多水者，其后多致痒塌也，急须先期调补之。

——痘疮将收而痒者，其脓已成，其疮已回，邪散而正复，营卫和畅故痒也。不须服药，但谨护之，勿令抓破，以致损伤成疮。

——浆脓初化，脓未成而浑身瘙痒不宁者，此恶候也，速当温补气血，用六气煎、六物煎之类加以防风、白芷、荆芥之属，必令痒去方保无虑。若痒甚不休，疮坏皮脱，其毒复陷，谓之痒塌，必不能活矣。

《活幼心书》云：凡作痒不止，用荆芥穗以纸束之，用刺痒处，以散郁邪，其痒自止，此屡验之法，内服消风化毒汤加参、归以解之。

作痛 三五

痘疮作痛，有实有虚，虽曰诸痛为实，然此言亦不可执。若身有大热而大便秘结，烦躁不宁，喘胀作渴而为痛者，此实痛也。若无大热而二便清利，脾气不健，卫气不充，营失所养而作痛者，此虚痛也。实者宜解毒清火，当用解毒汤或四味消毒饮之类主之。虚者宜补养血气，当用保元汤或六物煎之类主之。

头面肿 三六

经曰：热甚则肿。大抵毒盛者必肿，毒微者不肿，故亦可以肿与不肿察毒之甚与不甚也。然痘疮应期起发，毒必以渐尽出，故头面亦必以渐浮肿，此毒火聚于三阳之分，欲化脓浆，其宜然也。然止宜微肿，而甚肿者大非所宜。若当起发之时，头面全然不肿，必其痘稀磊落，毒气轻浅者然，此最吉兆也。

——痘以渐起，面以渐肿，及灌脓收靥而肿以渐消，此常候也。如应肿不肿者，必其元气不足；应消不消者，必其毒气有余，须急治之。

——有痘未起发而头面预肿，皮光色嫩，如瓠瓜之状，此恶毒上冲之候也。又有痘点已见，但隐隐于皮肤之中，面目肿而痘不起者决死。汪氏《理辨》曰：痘起五六日之际，有面目先肿而光亮者，是阳乘阴分，毒不能发也，何也？血乃气之本，气乃血之标，血有不足，则根本之力已亏，故致虚阳动作，其气妄行肉分，区区不足之血，何能载毒而出？七日之后，传经已足，则气退毒陷，阴阳各失其正，尚何可治之有？凡值此者，不可不预调气血，若待临期，无能为矣。

——痘正起发头面肿胀时，正面之疮切防瘙痒，不可使之抓破，少有损伤，以致真气外泄，邪气内蚀，则肿消毒陷，多致死矣。但得破者复灌，消者复肿，饮食二便如常，则变凶为吉矣，宜十全大补汤或合苦参丸治之。

——头面肿胀而眼目咽喉痛闭者，急宜解毒，眼与咽喉相兼治之，宜消毒化斑汤去升麻，或大连翘饮主之。

——兼疫毒之气而头项腮颔预肿者，此必大头风及蛤蟆瘟之属，宜以疫气治之，如大连翘饮及普济消毒饮之类主之。但兼此者亦多凶少吉也。

痘疔黑陷 三七

痘有紫黑枯硬而独大，针拨不动，手捻有核者，是为痘疔。若不去之，则一身之痘皆不能起发，或皆变黑色，必致死矣。其有黑大而软者，此名黑痘，慎不可作痘疔治也。

痘疔者，以热毒蓄积，气血凝败而成也。然其类亦有数种，最为恶候，宜谨察之。有初出红点，渐变黑色，其硬如石者，此肌肉已败，气血中虚，不能化毒，反致陷伏也。有肌肉微肿，状如堆粟，不分颗粒者，此气滞血凝，毒气结聚不散也。有中心黑陷，四畔突起戴浆者，此血随毒走，气不能充也。有中心戴浆，自破溃烂者，此气血俱虚，皮肤败坏也。有为水泡溶溶易破者，此脾虚不能制湿，气虚不能约束也。有为血泡色紫易破者，此血热妄行，而气虚不能完固也。有疮头针孔浆水自出者，此卫气已败，其液外脱也。以上数证，虽与痘疔不同，而危险无异，但于五六日间候之，若见一证，多不可治。

——凡痘疔及黑陷者，宜内服六气煎加川芎、紫草、红花、木通之类，以补血凉血而疔自退。疔退后，宜大进六气煎或六物煎，外用四圣丹，以胭脂汁调点之。疔若大者，用银针挑破疮口，吸出恶血，入后药末，即转红活。大抵黑陷而疔多或余毒不起者多死。若痘疔挑去黑血，搽药不变，仍是黑色者必死。

《心鉴》曰：痘疔见于四肢，不近脏腑者易治，若穿筋骨者亦难治。但有见于头面腹背，逼近于内者，其势必攻穿脏腑矣。如未穿者，急须治之，用飞过雄黄，以真蟾酥拌匀为丸，如麻子大，挑疔点入，立效。又或用巴豆一粒，去皮膜，合朱砂一分，研烂点入，一时突出即愈，内服无价散，汲井水加猪尾血三五点调下。

——痘疮黑陷者，必气不足，血不活也，急宜托里散或六物煎加川芎、肉桂、红花、蝉蜕，调无价散或独圣散，甚者宜九味异功煎或十全大补汤，调无价散，仍外用四圣丹点之。若见焦紫而黑，混身皆是，及身有大热，或大便秘结，内热烦渴者，此亦有火毒之证，宜四顺清凉饮或承气汤合万氏夺命丹，以解其毒。俟火邪略退，即宜用六气煎调无价散，以托其内，亦可望其生也。

——痘疮起发之时，但见干燥，其根焦黑，即当速治之。如火邪不甚，证无大热者，惟五物煎或六物煎，为最宜也。如有火证火脉，血热毒盛而焦黑者，轻则凉血养营煎或鼠粘子汤，甚则以万氏夺命丹合而服之。

——原有疮疥未愈，至痘出之时，其破处痘有攒聚而形色黑溃者，急以银针挑破，吮去毒血，吐于水中，其血红者可治，黑者难治，须内服加味四圣散或万氏夺命丹，外用万氏四圣散涂之。

——靥后痘疔溃烂成坑，内见筋骨者，宜托里消毒散或荆防败毒散加川山甲、蝉蜕、僵蚕，外用神效当归膏或太乙膏贴之，或以白龙散敷之。

饮食 三八

痘疮终始皆以脾胃为主，但能饮食则气血充实，而凡起发灌浆收靥，无不赖之。故能食者，虽痘疮稠密，亦自无害。不能食者，虽痘疮稀少，亦为可虞。此脾胃之调，所当先也。然证有不同，最须详审施治。

——痘有毒气正盛而不食者，当痘疮正出之时，虽不欲食，但得痘色真正，不为害也。盖热毒未解，于将出未出之际，多有不欲食者，待毒气尽出，自能食矣。其有痘已尽出而仍不欲食者，当徐用四物汤加神曲、砂仁、陈皮，一二剂必能食矣。

——痘见灰白，别无大热停滞等证，而食少或不食者，必脾胃虚也，宜五味异功散或四君子汤。若胃中阳气不足，不能运化而食少者，此虚而且寒也，宜温胃饮、养中煎，或六气煎主之。

——凡命门元阳不足，则中焦胃气不暖，故多痞满不食；下焦肾气不化，故多二阴不调，此必用理阴煎加减治之，自见神效，勿谓小儿无阴虚证。

——凡泄泻或见恶心，或呕吐而不食者，尤属胃气虚寒也，轻则理中汤、六气煎，甚则陈氏十二味异功散，或用六气煎合二仙散主之。

——凡脾气不虚，但胃口寒滞，或痛或呕而不食者，宜益黄散。

——凡停食多食而不食者，宜大小和中饮以清宿滞，或五味异功散加山楂、麦芽、神曲、砂仁，或合匀气散治之。

——凡口疮不能进食，或咽喉疼痛而不能食者，但清其咽，痛止自食矣，宜甘桔汤或加味甘桔汤。

——凡外感风寒，邪入胃口则不能食，须表散寒邪，邪散自能食矣，宜加减参苏饮或柴陈煎，或五味异功散加柴胡。

——痘后别无他证而饮食不进者，此惟脾气不足，宜五味异功散，或温胃饮、养中煎之类主之。

程氏曰：凡水谷不能运化而饮食不进者，只用保元汤加陈皮、麦芽、神曲、砂仁、扁豆、生姜，呕者加真藿香。

徐氏曰：痘疮不乳食者，有虚实二证，或吐或利，面目青白或青黑色者为虚寒，宜温之补之。若大小二便干涩，面赤而气壅，或渴或热，或目睛黄赤，气粗中满者为实热，宜清之利之。

咽喉口齿 三九

咽喉司呼吸之升降，乃一身之橐钥也。毒气不能舒散则壅聚于此，肿痛闭塞，水浆难入，则死生系之，深可畏也。首尾俱宜甘桔汤加麦门冬、牛蒡子、玄参、杏仁，或加味甘桔汤及《拔萃》甘桔汤，俱可用。热甚痛甚者，宜东垣凉膈散加牛蒡子，或以甘桔汤合黄连解毒汤加石膏、木通、牛蒡子、山豆根、射干，并外用玉钥匙点之。咽痛便秘者，宜四顺清凉饮下之。以上证治，必其能食内热者，方可用此寒凉之剂。若上焦虽热而下焦不热，或不喜饮食者，只用加味甘桔汤，徐徐咽服，不必用牛蒡子，恐其性凉伤脾也。

——咽喉肿痛，凡痘疮多有是证，但七日前见者为逆，七日后见者无虑。盖起发灌脓之时，内外之痘俱大，以致气道壅肿而然，此痘也，非喉痹之毒也。待外痘既靥，则内证自除矣，不必治之。

徐氏曰：凡咽喉肿痛不能饮食者，内服加味甘桔汤。外看身上有痘之最大者，此其毒气相连，宜用香油灯草燃而淬之，一淬即愈，或用手捻破，以痘疔散涂之。

陈氏曰：凡身壮热，大便坚实，或口舌生疮，咽喉肿痛，皆疮毒未尽，宜用四味射干鼠粘子汤。如不应，宜七味白术散。

——痘疮弄舌吐舌者，脾之热也，轻者导赤散，甚者泻黄散。

——唇口与五内相通，故热毒内发，口舌必先受伤，毒甚则口舌或紫或黑，舌或肿大，此皆实热之证，宜内服黄连解毒汤加石膏、牛蒡子、木通、生地，或东垣凉膈散。若大便干结者，宜《局方》凉膈散，外用玉钥匙点之。若口舌生疳者，以吹口丹或阴阳散敷之。

——牙龈肿烂成疳者，此阳明热毒内攻也，杀人甚速，宜甘露饮主之，外用老茶叶、韭菜根煎浓汤洗之，仍用翎毛刷去腐肉，洗见鲜血，乃以神授丹或搽牙散敷之，日三次，或绵茧散亦可。若烂至喉中者，用小竹管将绵茧散吹入，虽遍口牙齿烂落，口唇穿破者，皆可敷药而愈。然必有黄白脓水者方可治，若色如干酱，其肉臭烂，日烂一分者，俱不治。

——牙疳臭烂，气粗热甚，舌白至唇，口臭如烂肉，大便泻脓血，肚腹胀痛，此胃虚毒气内攻，胃烂之证。若山根发红点者，此疳毒内攻，故见于山根，亦胃烂之证，俱不治。

——痘疹退后，若有牙龈腐烂，鼻血横流者，并为失血之证，宜《局方》犀角地黄汤加山栀、木通、玄参、黄芩之类以利小便，使热毒下行，外用神授丹治之，不可缓也。若疳疮色白者，为胃烂，此不治之证。

痘疮中论列方 四十

保元汤痘一
调元汤痘二
五味异功散补四
四君子汤补一
五福饮新补六
九味异功煎新因二二
四物汤补八
五物煎新因二
十二味异功散痘二二
二阴煎新补二十
六物煎新因二十
十一味木香散痘二二
二仙散痘二十
六气煎痘二五八
十全大补汤补二十
十宣散痘十四
八珍汤补十九
六味回阳饮新热二
温胃饮新热五
理中汤热一

七味白术散小七
养中煎新热四
理阴煎新热三
七味安神丸小七三
益黄散和十九
胃爱散痘十九
黄芪建中汤补二七
芎归汤痘十五
托里散痘四
参芪内托散痘七
惺惺散小二三
酸枣仁汤补八四
人参固肌汤痘十二
柴陈煎新散九
柴葛煎新因十八
人参透肌散痘十三
柴葛煎新因十五
苏葛汤痘二七
升麻葛根汤痘二六
疏邪饮新因十六
小柴胡汤散十九
柴葛桂枝汤痘三六
参苏饮散三四
柴胡饮子痘四二
加减参苏饮痘三四
五积散散三九
五柴胡饮新散五
桂枝葛根汤痘三七
双解散痘四一
羌活散痘三八
麻黄甘草汤痘三五
益元散寒百十二
搜毒煎新因十九
柴胡麦门冬散痘二四
天水散寒百十二
败毒散痘三一　又三二
荆防败毒散痘三一
六一散寒百十二
解毒汤痘五一
黄连解毒汤寒一
甘露饮寒十
消毒散痘四七
托里消毒散痘六
五苓散和一八二
泻黄散寒五七
解毒内托散痘五
四苓散和一八七
退火丹痘八四
实表解毒汤痘五四
导赤散寒一二二
苦参丸痘九九
四味消毒饮痘四八
当归丸痘九五
大和中饮新和七
六味消毒饮痘四九
三黄丸攻六八
小和中饮新和八
解毒防风汤痘五六

茵陈熏法痘百十九
人参白虎汤寒三
四顺清凉饮攻二五
《局方》凉膈散痘十九
东垣凉膈散痘八三
前胡枳壳汤痘九四
万氏夺命丹痘八二
神应夺命丹痘八一
救苦灭瘢散痘一二八
万氏牛黄清心丸小九四
神效当归膏外三一四
太乙膏外三百八十

景岳全书卷之四十四终

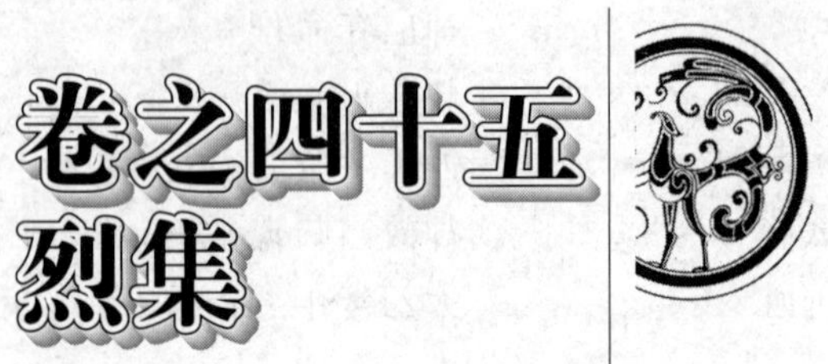

卷之四十五 烈集

痘疹诠

痘疮下

总论吐泻 四一

凡痘疹吐泻，有不必治者，有当速治者。如初热时即见吐泻，但欲其不甚而随止者吉，盖吐利中自有疏通之意，邪气赖以宣泄，不必治也。其有吐利之甚者则不得不治。又有元气本弱而见此证者，使不速为调补，必致脾气困惫，则痘出之后虚证叠见而救无及矣。此痘前之吐利，其当治不必治，自有轻重之分也。若见点之后，则吐泻大非所宜，速当察其寒热虚实而调治之。

——吐泻虽曰多属脾经，然亦有三焦五脏之辨。盖病在上焦，但吐而不利，病在下焦，但利而不吐，病在中焦，则上吐下利。故在上焦者，当辨心肺之脾气，在下焦者，当察肝肾之脾气。此五脏之气，各有相滋相制之机，设不明此，鲜不误矣。

——痘疮吐泻，大都中气虚寒者，十居七八，然亦有邪实毒盛及饮食过伤而为吐泻者，此宜详审脉证，自有可辨。若果有热毒实邪，则不可误认虚寒，轻用温补，恐反助邪以致余毒痈肿，或为溃烂难收等证。

呕吐 四二

痘疮呕吐，大都虚寒者多，实热者少，但当以温养脾胃为主。即或兼杂证者，亦必有实邪可据，方可因病而兼治之，故不得轻用寒凉消耗等药。

——凡呕吐之病，病在上中二焦也，切不可妄用下药，致犯下焦元气，则必反甚而危矣。即或有大便不通者，亦当调补胃气，从缓利导，但得脾胃气和，则升降调而便自达，此不可不知也。

——痘疮别无风寒食滞，胀满疼痛等证，而为呕吐或干呕恶心者，必脾胃虚寒也，宜六味异功煎、五君子煎、参姜饮之类主之，或温胃饮、理中汤皆可酌用。

——脾气微寒微呕而中焦不寒者，宜五味异功散。

——胃口虚寒，呕吐而兼有痛滞者，六味异功煎送神香散，或调中汤亦佳。

——脾胃虚寒，吐泻并行者，温胃饮，甚者陈氏十二味异功散。

——脾肾虚寒，命门不暖而为吐泻者，必饮食不化，水谷不分而下腹多痛，非胃关煎或理阴煎不可。

——凡寒气犯胃，腹胀腹痛而为呕吐者，神香散、益黄散，或加炮姜。若因饮水或食生冷瓜果而作呕吐者，五苓散加炮姜。

——饮食过伤，停滞胃口，胸膈胀满而为呕吐者，宜和胃饮，或大和中饮，或神香散。

——痰饮停蓄胸膈而胀满呕吐者，宜二陈汤或橘皮汤加炮姜。

——三焦火闭，烦热壅滞胃口而为呕吐者，此必阳明火证也，宜橘皮汤加黄连，甚者再加石膏，或用竹叶石膏汤。但此证甚少，勿以虚火作实火也。

程氏曰：凡痘疮呕吐之证，须辨冷热。热吐者，宜六君子汤加姜汁炒芩连。冷吐者，宜六君子汤加丁香、藿香、白豆蔻。

——痘疮呕吐不已，声浊而长，或干哕者，最是疮家恶候。

泄泻 四三

痘疮首尾皆忌泄泻，而后为尤甚。惟初热时，有随泄而随止者为吉。若自见黑点之后，以致收靥，毒气俱已在表，俱要元气内充，大便坚实，庶能托载收成。若略泄泻，则中气虚弱，变患百出矣。若初出之后而见泄泻，则必难起难灌。既起之后而见泄泻，一泻则浆停，泻止则浆满。既灌之后而见泄泻，则倒陷倒靥，内溃内败等证无所不至，此实性命所关，最可畏也。今多见妄药误治，败人脾气以致莫救者，犹云欲去其毒，泻泻无害，欺耶昧耶？庸莫甚矣。

凡治痘疹泄泻，只在辨其寒热。热者必湿滞之有余，寒者必元阳之不足。但十泻九虚而实热者极少，故凡见泄泻、呕吐、腹痛而别无实热等证者，无论痘前痘后，俱速宜温救脾肾。此大要也，当详察之，若失其真，误治则死。

——虚寒泄泻：凡证无大热，口不喜冷，脉不洪数，腹无热胀，胸无烦躁，饮食减少而忽然自利者，则悉属虚寒。切不可妄用寒凉之剂，再伤脾土，必致不救，宜温胃饮、养中煎、五君子煎，或理中汤、四君子汤之类，随宜用之。若腹有微滞微胀而为泄泻者，宜六味异功煎或五味异功散加砂仁。若泄泻兼呕兼痛而气有不顺者，宜养中煎加丁香、木香，或四君子汤合二仙散。若泄泻而山根、唇口微见青色，或口鼻微寒，手足不热，指尖微冷，泻色淡黄，或兼青白，睡或露睛，此皆脾肾虚寒之证，非速救命门，终不见效，宜胃关煎、理阴煎主之，或陈氏十二味异功散亦可。若泄泻势甚，用温脾之药不效者，则必用胃关煎，或理阴煎之类主之。若久泻滑脱不能止者，宜胃关煎、温胃饮，或陈氏十二味异功散，送五德丸或肉豆蔻丸。若胃本不虚，但以寒湿伤脾，或饮水而为泄泻者，宜佐关煎、抑扶煎，或益黄散加猪苓、泽泻，或五苓散俱佳。

——蓄热泄泻，本不多见而间亦有之，然必有热证可据，方可用清利之药。如脉见洪数，身有大热，口有大渴，喜冷恶热，烦躁多汗，或中满气粗，或痘色焮肿红紫，或口鼻热赤，小水涩痛之类，皆热证也。且热泻者必暴而甚，寒泄者必徐而缓，皆可辨之。然治热之法，当察火之微甚，勿使药过于病，恐致伤脾，则必反为害。凡湿热内蓄，小水不利，微热不甚而为泄泻者，宜五苓散、四苓散，或小分清饮之类加木通主之。若湿热稍甚，清浊不分而泄泻者，宜四苓散加姜炒黄连，或合黄芩汤治之。若食多脉盛，气壮而泄泻者，当从热治，宜黄芩汤加黄连。若热在下焦，小水赤涩而泄泻者，宜大分清饮，或合益元散。若湿热在脾，泄泻内热而兼腹痛者，宜香连丸。若颊赤身热，头痛咽疼，口疮烦躁而泄泻者，阳明火证也，宜泻黄散。若湿热在脾，泻而兼呕者，黄芩汤加半夏、生姜，或《御药》大半夏汤加黄芩。若内热泄泻而兼气虚者，四君子汤加芍药、黄连、木香。

——发渴乃泄泻之常候，盖水泄于下，则津涸于上，故凡患泄泻者，必多口干口渴。但干与渴不同，渴者欲饮，干者不欲饮，渴属阳而干属阴，此其辨也。然有渴欲饮水者，此火证也。有渴欲饮汤者，此非火也。有虽欲饮水而不能多者，有口虽欲凉而胸腹畏寒者，此皆非火证也。然则病渴者尚有阴阳之辨，而矧夫但干而不渴者，此实以水亏而然，若作火治，鲜不为害。故凡有久泻津亡而作渴者，当审其非热而不可不壮其水也。

程氏曰：泄泻须分寒热，寒者小便清，宜理中汤或参苓白术散。然白术、茯苓非泄泻发泡者不宜用，以其渗利故也。案：此说可见治痘者，即渗利亦忌，顾可妄为消伐以残其气血津液乎？

陈氏曰：凡泻频津耗则血气不荣，疮虽起发亦难收靥。如身温腹胀，气促咬牙，烦躁谵妄者皆难治，缘谷食去多，津液枯竭，故多死也，速宜与十一味木香散或十二味异功散。

万氏曰：疮未出而利者，邪并于里，实也，宜从清毒。疮已出而利者，邪达于表，里虚也，宜治其虚。凡痘疮所忌，惟内虚泄泻。若温之固之而不愈者，此不治之证。

寒战咬牙 四四

寒战者，阳中之气虚也，阳气虚则阴乘之，阳不胜阴，故寒栗而战也。咬牙者，阴中之气虚也，阴气虚者肾元惫，骨气消索，故切齿而鸣也。总之，虚在气分，则无非阴盛阳虚之病耳，非大加温补不可也。

《心鉴》云：七日前见寒战者，表虚也，咬牙者，内虚也。七日后见寒战者，气虚极也，咬牙者，血虚极也。气虚者，保元汤倍加肉桂以温阳分。血虚者，保元汤加芎归以益阴分。余常用六气煎或六物煎加桂附治之，无不应手而止。其有独寒战、独咬牙者，亦一体治之，或合二仙散用之亦妙。

——有寒邪在表，身体大热，脉紧数无汗，邪正相争而为战栗者，此即似疟之类，但散其邪而战自止，宜柴葛桂枝汤之类主之。

——痘疮灰白溃烂，泄泻而寒战咬牙者，此纯阴无阳之证，宜九味异功煎或陈氏十二味异功散亦可。

——痘色干紫黑陷，大小便不通，烦躁大渴而寒战咬牙者，此纯阳无阴，火极似水之证也，宜双解散。

——养浆结靥之时，有红紫焮肿，大小便秘，烦渴喜水者，乃表里俱热之证，以疮痛而振摇，忍痛而咬牙也。此非寒战咬牙之属，如热甚而便秘者，宜四顺清凉饮加连翘、木通、金银花之类主之。

——筋惕肉瞤似战者，以经络血气为疮所耗，不能荣养肌肉，主持筋脉，故惕惕然肌肉自跳，瞤瞤然肌肉自动，本非寒战之证也，宜十全大补汤之类主之。

陈氏曰：咬牙者，齿槁也，乃血气不荣，不可妄作热治。

——寒战咬牙而气喘谵妄，闷乱足冷者，非倒陷即倒靥也，不治。

烦躁 四五

烦者，扰扰而烦，躁者，烦剧而躁。合言之则烦躁皆热也，分言之则烦在阳分，躁在阴分，烦浅而躁深也。《难知集》曰：火入于肺，烦也；火入于肾，躁也。痘疹烦躁，大非所宜，若吐利厥逆，腹胀喘促，谵妄狂乱，昏不知人而烦躁者，谓之闷乱，乃不治之证。

——痘疮以安静为贵，若忽然烦躁多哭，切须详审其故。如别无逆证而忽然若此，是必疮有痛而然，待脓成则痛止而烦亦止矣，不必治之。其或饮食寒热偶有所因而致然者，但当随证调理之，则无不即安者。

——痘疮烦躁兼喘者，火毒在肺也，宜人参白虎汤加栀子仁。

——烦躁多惊者，火在心经也，宜导赤散加栀子、麦门冬，或七味安神丸。

——痘毒不透，热伏于内而烦躁者，宜六味消毒饮或兼万氏夺命丹。

——热甚于内而烦渴热躁者，宜导赤散，或玄参地黄汤加木通、麦门冬，或万氏牛黄清心丸，或四味消毒饮。

——邪毒未解，热甚于表而烦躁者，宜柴胡麦门冬散或羌活汤。

——痘疮红紫干燥，壮热口渴谵妄者，退火丹，或万氏牛黄清心丸，或用《良方》犀角地黄汤。

——阴虚假热，自利烦躁者，肝肾水亏也，轻则五阴煎，甚则九味异功煎或陈氏十二味异功散。

——吐利不食而烦躁者，脾气虚也，轻则保元汤、温胃饮，甚则九味异功煎或陈氏十二味异功散。

——疮密脓成，营血亏耗，心烦不得眠者，宜三阴煎加麦门冬。如有微火者，宜酸枣仁汤。

——昼则烦躁，夜则安静，此阳邪盛于阳分也，宜人参白虎汤，或加栀子。如昼则安静，夜则烦躁者，此阴中之阳虚也，宜三阴煎，如有火邪，亦可加栀子仁。

——大便干结不通而烦躁腹胀者，四顺清凉饮、当归丸，甚则承气汤。若大便秘结，痘疮陷伏而烦躁者，百祥丸或承气汤。

喘急 四六

喘与气促不同，喘者气粗而壅，壅而急，喘为肺邪有余也；促者气促而短，上下不相接续，促为肺肾不足也。此二者一实一虚，反如冰炭，若或误治，无不死也，当详辨之。

——寒邪在肺作喘者，此外感之证，必咳嗽多痰，或鼻塞，或身有微热，或胸满不清，治当疏散肺邪，宜六安煎或二陈汤加苏叶主之。若寒邪外闭之甚者，仍宜加麻黄、北细辛之类。若兼气血不足，而风寒在肺作喘者，惟金水六君煎为最。

——痰因火动而为喘急者，当以清痰降火为主。若痰涎上壅者，先治其痰，宜抱龙丸、清膈煎之类主之。若火上刑肺，肺热叶举，大热大喘者，宜人参石膏汤。若微热作渴，肺燥液衰而喘者，宜人参麦门冬散。若夏月热甚，火犯肺金而喘者，仲景竹叶石膏汤或六味竹叶石膏汤。若火伏三焦，肺胃大肠俱热，胸腹胀，大便秘结而喘者，前胡止渴汤。

——喘以气虚者，人多不能知之。凡下泻而上喘者，必虚喘也。凡小儿喘息，觉在鼻尖而气不长者，必虚喘也，此实气促，原非气喘。若见此证，急须速补脾肺，或救肾阴，轻则生姜饮、六气煎，甚则六味回阳饮。若下为泄泻而上为喘促者，急用六味回阳饮或九味异功煎，不可疑也。若大便不泻，而或为多汗，或为腹膨，或见痰饮狂躁，但以阴虚水亏，气短似喘，而脉气无神者，急宜贞元饮加人参、煨姜之类主之。若治喘促用清痰降火等剂而愈甚者，此必虚证也，速宜改用温补，如前诸法，犹有可救，迟则恐无及矣。

——痘疹发喘，乃恶候也。若利止喘定者生，其有泻利不止，或加胀满，或为狂躁，或痘毒入肺，口张息肩，目闭足冷而喘甚者，皆不治之证。

声音 四七

痘疮最要声音清亮，若卒有失音者，凶兆也。先哲云：疮已出而声不变者，形病也，其病轻。疮未出而声先变者，气病也，其病甚。疮出而声不出者，形气俱病也。凡此失音之证，大为痘疮所忌，然亦有吉有凶，须当详辨治之。

——风寒外袭皮毛，壅闭肺窍，或致咳嗽而偶为失音者，此惟外感之证，宜解散之，以加减参苏饮或六安煎加薄荷、桔梗主之。或待风寒解散，其声自出，此固无足虑也。

——火邪上炎，肺金受制，气道壅闭而声不出者，宜导赤散合甘桔汤加炒牛蒡子主之，或用甘桔清金散。

——上焦阳虚而声音低小不出者，此心肺不足之病。盖心主血，肺主气，痘疮稠密则血气俱损，故声不能出，宜六物煎加麦门冬，或导赤通气散主之。

——下焦阴虚而声不出者，其病在肝肾。盖肾为声音之根，若证由肝肾，而痘疮稠密，则精血俱为耗竭，水亏则肺涸，故声不能出，速当滋阴益水以救其本，宜大补元煎、五福饮，或十全大补汤之类，酌宜用之。

——凡啼哭无声而但见泪出，语言无声而但见口动者，此皆毒气归肾而内败也；或声哑如破如梗者，此咽喉溃烂也，皆难治之证。

——痘后余毒失音，其证有二。一以咽痛不能言者，此毒气不净也，宜甘桔清金散加天花粉。一以肾气虚不能上达而声不出者，宜治如前，或用四物汤加麦门冬、白茯苓。

惊搐 四八

惊者，忽然惊惕而手足搐搦，口眼歪斜，每多忽作忽止，其证多由风热。盖心主火而恶热，肝主风而善动，惊痘之火，内生于心，心移热于肝，风火相搏，故发惊搐。然未出之先发惊搐者多吉，既出之后发惊搐者多凶，何也？盖痘毒将散而溪谷开张，窍理疏解，因致牵引伸缩，得疏散达之气，痘出而惊自止，则其内毒无留于此可见，故俗名惊痘，最为吉也。若既出之后，则中之伏火亦宜散矣，倘仍见惊搐，则是外毒已出而内毒犹然未尽，此其毒盛莫测，乃可畏也。故凡发惊搐者，必随发随止者为吉，不必治也；若连发不已，此毒伏于心肝二脏，速宜随证治之，不得误以为吉证。

——治惊搐之法，最当察其虚实，酌其微甚。如果有风热实邪，庶可解毒清火，但得稍见清楚，便当培养心脾，以防虚败之患。若止见微邪，则但当以调和气血为主。

——惊搐证由风热相搏，故治宜平肝利小便。盖平肝则风去，利小便则热除，风热既平，惊自愈矣。若过用寒凉，则气敛而毒反陷伏，痘出不透，多致不救。

——心脾阳气虚寒则神怯而易为惊搐，六气煎加枣仁、朱砂。

——心脾血虚而惊搐者，七福饮、养心汤。

——肝胆气虚，多恐畏而惊搐者，茯神汤。

——心血虚，睡中惊搐，或兼微痰者，《秘旨》安神丸。

——心虚火盛，多热躁而惊搐者，宁神汤、酸枣仁汤。

——痘既出，其色红紫而烦渴惊搐者，《良方》犀角地黄汤。若烦热之甚而大便干涩者，多由阳明之火，人参石膏汤加朱砂。

——心火独盛而烦热惊搐者，朱砂安神丸或七味安神丸。

——心火盛，小水不利而惊搐者，导赤散加黄连、朱砂，或合朱砂益元散。

——痰涎壅盛，气急胸满而惊搐者，抱龙丸、清膈煎，或梅花饮、琥珀散。此宜暂用以开痰涎，但得痰气稍清，即当酌虚实以调理血气。

——肝胆实热，大便秘结而烦躁惊搐者，泻青丸或七味龙胆泻肝汤。

——血热见血而惊搐者，《局方》犀角地黄汤。热甚者，《良方》犀角地黄汤。若热甚而大便秘结者，《拔萃》犀角地黄汤。

——风寒外感，心脾阳虚而微热不退，或咳嗽恶寒而惊搐者，惺惺散。若虚在阴分，汗不能出，身热不退而惊搐者，柴归饮。若外有风邪，内有热邪，表里俱热而惊搐者，生犀散。

——风寒外感，身热无汗，但有表邪，别无虚证而惊搐者，败毒散或苏葛汤。寒邪闭甚者，红棉散。然此皆表散之剂，若兼虚邪，不得单用此类。

昏睡 四九

凡痘将出未出而猝然昏睡者，其痘必重，当察其脉证虚实，预为治之。若痘后喜睡，此毒气已解，元气将复，故邪退而神安，乃否极泰来之象，不须服药妄治。如见寂然气虚，但以调元汤、保元汤、六物煎之类，察其寒热，渐以调之，自然平复。不可妄行消耗，致伤其神，反必害矣。

腰痛 五十

经曰：腰者肾之府。又曰：太阳所至为腰痛。盖足太阳之脉，夹脊络肾，而痘疮之毒，多出于肾，循足太阳膀胱散行诸经，乃邪之由里传表也。如初见热而腰即痛，或日以渐甚者，此邪由膀胱直入于肾，而毒有不能达也。急宜解毒，以泄少阴之邪，以通太阳之经，务令邪气不得深入，则痘虽稠密，亦可愈也。若不速治，则邪必日陷而表里俱甚，营卫之脉不行，脏腑之气皆绝，或为痒塌，或为黑陷，终莫能救矣。

——凡痘毒自阴传阳，自里传外者为顺；自上传下，自外传里者为逆。若毒由太阳传入少阴，则毒陷而不升，伏于骨髓之中，不能外达，所以腰痛。大凡疮疹之毒，归肾则死。故但见腰痛，急宜治疗，若毒陷不起，即宜发散解毒，令其复出太阳而达乎阳道，斯无害也，宜人参败毒散或五积散主之。若肾气虚陷，不能传送外达者，必用理阴煎加细辛、官桂、杜仲、独活之类主之。

——治发热便见腰痛者，以热麻油按痛处揉之可止，仍急服前药之类。如小水不利者，宜五苓散。如火毒内盛而小水不利者，宜四苓散加栀子、木通。

腹痛 五一

治腹痛证，当以可按拒按及宜饱宜饥辨其虚实，不得谓痛无补法而悉行消伐也。又当因脉因证，辨其寒热，不得妄用寒凉也。大都寒滞者十居八九，热郁者间或有之。若虚不知补而寒因寒用，则害莫甚矣。

——初见发热，痘疮未出，别无寒滞食滞而腹满腹痛者，此必起发不透，痘毒内攻而然，宜解表疏里，以化毒汤加紫苏、厚朴之类主之，或五积散加木香亦可。若大便不通，腹胀而作痛者，温胃饮、理中汤加肉桂、木香，或小建中汤，随宜用之。若胃气虚寒作痛而喜按者，黄芪建中汤。

——寒犯中焦，气滞作胀而腹痛或泄泻者，和胃饮或抑扶煎加丁香、木香，或陈氏十一味木香散。

——脾肾虚寒，下腹作痛，泻利不止者，胃关煎。

——误饮冷水凉茶，寒湿留中，小水不利而腹痛者，五苓散，或加木香，或用小建中汤。

——饮食停滞，中满作痛者，大小和中饮或保和丸加木香、砂仁。若大便不通而痛甚者，赤金豆或承气汤利之。

——发热二三日后，大便不通，燥粪留滞而腹痛者，当归丸，或用猪胆导法。

——湿热下利，烦热大渴，小水热涩而腹痛者，大小分清饮或黄芩汤加木香、青皮、砂仁。

——火毒内攻，谵妄狂乱而烦热腹痛者，退火丹或朱砂益元散。

腹胀 五二

痘疮腹胀之证，其要有二，一以脾胃受伤，一以邪气陷伏。盖痘疮将发，毒由内生，其证无不发热，或见微渴，此其常也。当此之时，只宜温平和解，或兼托散，无抑遏，无穷追，无残及元气，惟贵轻扬善导，但令毒透肌表，则苗秀而实，无不善矣。设不知此，而见热即退热，见毒即攻毒，则未有妄用寒凉而不伤胃气者，未有但知攻毒而不伤元气者。胃气伤则运行无力而脾寒，所以作胀，元气伤则托送无力而毒陷，所以作胀。虽作胀之由，犹不止此，然惟此最多，而人多不能察也。诸未尽者，俱详如下。

——误服凉药或过食生冷而作胀者，其人必不能食，或大小便利，或腹中雷鸣，此皆脾胃中寒之证，速宜温中以疏逐冷气，冷气散则胀自消矣，宜益黄散加姜制厚朴，或人参胃爱散加干姜。若胃寒兼虚，疮白神倦，或气促发厥者，惟温胃饮及陈氏十一味木香散俱为要药。若寒在脾肾，下焦不化而作胀者，非理阴煎不可。

——中气本虚，或过用消伐，以致元气无力，不能托送痘毒而陷伏作胀者，宜十宣散，或合二妙散，或神香散。

——痘毒陷伏于里者，必有热证相杂。如烦躁干渴，大小便秘而作胀者，此只宜温平快气兼托之剂，当用紫草饮子。

——寒邪外闭肌腠，身热无汗，或气喘鼻塞，则痘毒不能外达而陷伏腹胀者，宜五积散或加减参苏饮。

——饮食过伤，偶为停滞而腹胀者，此不过一时之滞，食去则胀消，宜大和中饮，或合二妙散、神香散。

——腹胀而目闭，口中如烂肉臭，或大便泄泻，或脓血者，皆不治。

厥逆 五三

厥逆者，四肢不温，或甚至于冷也。四肢为诸阳之本，故常宜和暖，若至厥逆，则其阳虚可知。如指尖微寒者，亦阳气衰也。足心冷者，乃阴邪胜也。其有疮头焦黑，烦渴闷顿，大便热结而厥逆者，此阳毒内陷，火极似水，所谓热深厥亦深也。又有疮本灰白，大便不结而厥逆者，此元气虚惫，阳衰而寒也。凡痘疹之候，头常欲凉，足常欲温，若头温足冷者多不治，故厥逆为疮家恶候。

——痘疹十指微寒者，即宜五君子煎、六气煎，或六物煎加姜桂温之，以防虚寒之变。

——痘疹泻利，气虚而逆者，胃关煎或陈氏十二味异功散。

——痘疮始出，手足便冷，或其人先有吐利，致伤脾胃，脾胃气虚则为厥逆，宜六气煎、六物煎加姜桂主之，甚者人参附子理阴煎。

——痘疮起胀之时，手足厥逆，此阳气欲绝之候，必其自利，或呕吐，脉见沉细微弱，或浮大而虚，速宜温补元阳，轻则六气煎加肉桂，甚则六味回阳饮或九味异功煎，服药后手足和暖者生，厥不止者死。

——热毒内甚而厥者，必有烦热便秘胀满脉滑等证，宜四顺清凉饮或承气汤。

——痘后厥逆者，此其气血已虚，脾胃已困，无怪其有厥也，宜保元汤，或六气煎、六物煎加附桂之类主之。

发渴 五四

痘疹发渴者，里热也。以火起于内，销烁真阴，所以发渴。又其津液外泄，化为脓浆，则营气虚耗，亦以致渴。此痘疮之常候也，若微渴不甚，不必治之。惟大渴者，乃由火盛，然亦须察其虚实以为调理，切不可因其作渴，即以西瓜、梨、柿之类，轻以与之，恐脾肺受寒，致生他患也。外有干渴，论在泄泻条中，所当参阅。

痘疮气血内耗，微热微渴而喜汤者，宜七味白术散，或五福饮加麦门冬、五味子。

——脾肺多热，渴而喜冷者，宜人参麦门冬散或生脉散。

——痘疮多热多躁，口燥咽干，大渴引饮，喜冷能食，或大便干结者，此热在肺胃二经，宜人参白虎汤，甚者再加黄连。若痘后渴者，此余火未清也，其治亦然。

——痘疮自利不止，肾阴亏损而作渴者，病作少阴，速宜陈氏十二味异功散或九味异功煎。

——大便秘结，腹满烦热，内火不清而作渴者，四顺清凉饮。

——痘疮发热时便见大渴，唇焦舌燥，此心火太炎，肾水不升，故血液枯耗也，急宜解之，以葛根解毒汤。

程氏曰：痘疮初发之源，乃壬癸水也。水既流出，其源必竭，奚不作渴？由此观之，可见治渴者，必不可不滋肾水。

薛氏曰：凡渴欲饮水者，当审其热之虚实，若属虚热，虽欲水而不多饮，当用七味白术散。若系实热，索水喜饮者，当以犀角磨水服，其后亦无余毒之患。

失血 五五

经曰：阳络伤则血外溢，阴络伤则血内溢。血外溢则衄血，血内溢则便血。疮疹之火由内而发，毒不能达，则燔灼经络而迫血妄行。血随火动，从上而出，则为衄为吐。从下而出，则为便为尿。阴阳俱伤，则上下俱出。凡痘疮失血，若从鼻出者，则有阳明外达之意，尚可望生，若从他处，则总属阴分而火毒内陷，乃悉为危证。

——痘疹发热见血者，多属火证。若衄血者，宜玄参地黄汤，或加茅根汁，或加京墨汁同饮之。衄止者生，不止者不治。尿血者，大分清饮或八正散。大便秘而见血者，宜四顺清凉饮。

——痘疮已出未出之间，凡诸血证，俱宜用犀角地黄汤三方酌宜治之最佳。血止后，可进调元汤加木通。

——痘疮十日之后，忽脓血大作，大便陡出者，此为胃烂，不治。

发泡 五六

痘疮发泡亦与黑陷相类，虽一以外出，一以外入，形有不同，而邪气留结，毒则一也。或发水泡，或发血泡，或赤或紫或黑，但见此证，十无一生。然亦有似泡而实非者，不可不辨。或其人身上原有破伤，或疮疖未痊，或虽痊而瘢痕尚嫩，一旦痘出，则疮瘢四围痘必丛集，此物从其类之理也。因疮作泡，则其腐败皮肉，气色本异，宜与完肤有别，不得即认为紫黑泡也。至若治泡之法，先以针刺破，吮去恶血，后用胭脂汁涂法，又用百花膏敷之。此疮极易作痒，起发之后，宜常用茵陈熏法熏之，勿令抓伤。若不慎之，则反复灌烂，淹延不愈，变为疳蚀坏疮，以致不治者多矣。

溃烂 五七

痘疮脓熟或微有溃烂者，亦常候也。惟于未成脓之先即有溃者，此名斑烂。有当靥不靥而身多破烂不收者，此名溃烂。良由未出之先，当发散而不发散，则热毒内藏，必溃烂而兼喘促闷乱，或不当发散而误发散，则表虚毒滥亦致遍身溃烂，此皆不善表之故也。又有阳毒内炽，火盛脉实，便结喜冷而失于清利，以致阳明蓄热，肌肉溃烂者，此不善解毒之故也。故治此之法，表热者仍宜清理火邪，表虚者即宜补养营卫。且脾主肌肉，尤宜调脾进食，务令大便得所，以生肌解毒。但解毒不至于过冷，调养不至于太热，必得中和，方为良法。

——表虚不收者，必其卫气不足，别无热证，宜十全大补汤之类，或去肉桂，加防风、荆芥穗，多服自愈。

——火盛胃热溃烂者，宜大连翘饮之类。若大便秘者，以猪胆导之。

——痘疮或发表太过，或清解过当，以致表里俱虚，阳气不守，则内为泄泻，外为溃烂，急当救里，宜陈氏十二味异功散或九味异功煎。

——溃烂脓水淋漓者，以败草散或荞麦散衬之。若斑烂作脓痛甚者，以天水散和百花膏敷之。

——痘疮衣以厚绵，围以厚被，或向火偎抱，或任其饮酒，未七日而靥，日期未足，其收太急，以致自面至腰溃烂平塌不作痂者，盖此非正靥，乃倒靥也，急宜解去衣被，勿近火，勿饮酒。因立一方，用黄芪、白芷以排脓，防风、蝉蜕以疏表，青皮、桔梗以和中，牛蒡子、甘草以解毒。服后溃疮复胀，则中外毒气俱得无留而渐收矣。

多汗 五八

痘疹自汗者，以阴中之火自里及表，达于卫气，故皮肤为之缓，腠理为之疏，津液流行，故多自汗，但得痘疹身常潮润，实为美证。此乃阴阳气和，血脉通畅，盖热随汗减，毒随汗散，邪不能留，则易出易解，虽见热甚，而汗出之后身必清凉，此即毒之消散也，不必治之。然只宜微汗，不宜大汗，若汗出过多，则阳气泄而卫气弱，恐致难救难靥，或为痒塌寒战之患，此则速宜固表以敛其汗也。又有汗出不止，其热反甚者，此邪热在表，阴为阳扰之患，速宜清火解毒，阳邪退而汗自敛也。若汗出如油，或发润如洗而喘不休者，此肺脱之证，不可治。

——别无邪热，但以卫气虚，肌表不固而多汗者，调元汤倍加黄芪，或白术散。

——脾虚于中，卫虚于外，肌肉无主，别无他证而汗不敛者，人参建中汤。

——心气虚，神怯多惊而汗不固者，团参散。

——或吐或泻，气脱于中，阳脱于外，而汗出不收，微者五福饮加炮姜、枣仁。甚至手足厥冷，或呕恶不止而汗不收者，速宜人参理阴煎或六味回阳饮，迟则恐致不救。

——阴中火盛，或身有大热而汗多不收者，当归六黄汤。

——睡中汗出不收者，以阳入阴中，而阴不能静也，当归六黄汤。

——阳明热盛，火邪燔灼肌肉，或身热烦渴，或二便热涩而汗不收者，人参白虎汤，或加黄连。

——收靥痂脱之后，自汗不止者，此邪去而气虚也，宜十全大补汤，或调止汗散，或以滑石粉扑之。

夹疹 五九

痘疮止宜单出，若与疹并出者，谓之夹疹。盖痘疹之发，皆由时气，而二者并见，其毒必甚。《心鉴》曰：夹疹者，即痘之两感证也，大为不顺之候。若痘本稀少而夹疹者，名为麻夹痘，其证则轻。若痘本稠密而更加以疹，彼此相混，些碎莫辨，其证则凶。急宜以辛凉之剂解散为先，而托里次之。但得疹毒渐消，痘见磊落者，乃为可治。若痘疹相杂，毒不少减者，必危无疑。

——治夹疹之法，先当察痘之稀密，疹之微甚。若疹轻热微者，但当以痘为主，痘获吉而疹无虑也。若疹多热甚者，即当急解疹毒，务令疹散而后痘可保也。

——痘疮初出，内有细密如蚕子者，即夹疹证也。若痘稀疹多者，宜但解疹毒为主。如表邪不解，外热甚，内火不甚而夹疹者，宜疏邪饮、升麻葛根汤、荆防败毒散，或十味羌活散。如表里俱热，毒盛而夹疹者，柴葛煎、解毒防风汤，或十三味羌活散。如内热毒盛而夹疹者，六味消毒饮，或合黄连解毒汤。如阳明火盛，多热多渴，或烦躁而夹疹者，白虎汤、化斑汤，或葛根麦门冬散。以上诸治如法而疹散痘出者可治，然后随证调理之。若疹不散，毒不解者难治。

——痘疹俱多者，毒必大盛，虽治得其法，疹毒已解，亦必气血重伤，终难为力。凡遇此者，惟当以保养脾胃、调和气血为主，庶可有济。

——收靥后复出疹者，此余毒解散之兆，不必治之。

夹斑 六十

痘疮夹斑与夹疹不同，盖疹则细碎有形，斑则成片无形也。凡痘疮初出，有片片红肿如锦纹者，有红晕与地皮相平而全无兴起之意者，是皆夹斑证也。斑以热毒郁于血分，而浮于肌肉之间，乃足阳明胃经所主；或以寒邪陷入阳明，郁而成热者，亦致发斑，俱宜凉血解毒，但使斑退而痘见者吉，否则皮肤斑烂，疮易痒而皮嫩易破也。又有赤斑成块，其肉浮肿结硬者，乃名丹瘤，其毒尤甚，疮未成就，此必先溃，不可治也。

——治斑之法，大抵斑在起发之前者多用表散，在灌脓之后者多用解利。如遍身通红者，其治亦同。

——痘出夹斑轻者，只以升麻葛根汤加石膏、玄参，甚者宜人参白虎汤合六味消毒饮。

——风寒外感，表邪不解而夹斑者，宜荆防败毒散，或加石膏、玄参。

——斑色紫赤而大便秘结者，宜四顺清凉饮利之。斑既已退，即宜用四君子之类以固其脾，庶可免其内陷。

程氏曰：凡治夹斑，急宜凉血解毒，以羌活散加酒炒芍药、紫草、红花、蝉蜕、木通、官桂、糯米，连进数服。斑退后，以保元汤加木香、豆蔻煎服，以解紫草之寒，防其泄泻。如痘中夹疹，治亦同此，如稍迟则恐变成黑斑，为难治矣。

——痘疮结痂之后而见斑者，此余毒煎熬血分，必致溃烂，宜黄连解毒汤加当归、芍药、黄芩、石膏，甚则大连翘饮。若热毒熏蒸于内，大便脓血臭秽而见斑者，此胃烂之证，不可治。

——发斑溃烂者，以救苦灭瘢散敷之。

昼夜啼哭 六一

凡小儿出痘而昼夜啼哭者，当辨其虚实表里而治之。其有内未得出或外未得散而啼哭者，此毒气不解之使然也。有阳邪火盛，红赤焮突而啼哭者，此痘盘疼痛之使然也。有心肾本虚，邪热乘阴而啼哭者，此或以神志不摄，或以烦热不宁之使然也。有饮食不节，或偶停滞而啼哭者，此胃气不和，腹痛腹胀之使然也。知此之由，而辨得其真，则内未出者表之托之，外未散者解之化之。火之盛者清其热，神之虚者养其阴。若痘毒本微而无故啼哭者，多由饮食内伤，或二便秘结，此或去其停滞，或通其壅闭，务令表里和畅，营卫通行，则神魂安泰，而痘无不善矣。或谓啼哭非痰即热，而不究其本，则失之远矣。

大小便闭 六二

凡痘疹，小便欲望其清而长，大便欲望其润而实，则邪气不伏，正气不病。若小便利者，大便必实，虽二三日不更衣者无碍也。若小便少则病必进，小便秘则病必甚，以火盛故也。但初热时，大便不宜太实，若二三日不行，宜微润之，不然，恐肠胃不通，则营卫不行而疮出转密。惟起发之后，大便却宜坚实，若太实而四五日不行，恐热甚难靥，亦宜微利之。

——痘疹小水不利而热微者，宜导赤散。热甚而小水不利者，宜八正散。

——痘疹发热时，大便秘结不行而内外俱热，有不得不通以疏其毒者，轻则柴胡饮子，甚则三黄丸，再甚则承气汤。

——自起发后以至收靥，凡大便不行而火不盛，或虚弱不可通利者，只宜用猪胆导法，或以酱瓜一条如指许，导之即出，切不可轻用利药。

——大小便俱不通而内热甚者，八正散或通关散，酌宜用之。

——热毒内盛而痘疮干黑倒陷，烦躁便结者，百祥丸或承气汤。然宜慎用，毋轻易也。

——痘后余热不尽，内陷膀胱而小水不利者，导赤散或五苓散。大便不通者，四顺清凉饮。

陈氏曰：凡痘疮四五日不大便，用嫩猪脂一块，以白水煮熟，切如豆粒与食之，令脏腑滋润，亦使疮痂易落。切不可妄投宣泄之药，以致元气内虚，多伤儿也。

薛氏曰：前证若因热毒内蕴，宜用射干鼠粘子汤解之。或发热作渴，或口舌生疮，咽喉作痛，并宜用之。

目 证 六三

目虽肝之窍，而实五脏六腑之精气皆上注于目，故其赤脉属心，瞳子属肾，白珠属肺，黑珠属肝，裹约属脾。又太阳为上网，阳明为下网，少阴循外眦，太阳出内眦，此其部分各有所主，故可因证以察其本也。然痘疮之病目而为障为翳者，多由火炎于内而热以生风，风热散于诸经，因多红赤肿痛之患。故治此者，亦当察其所属而因证以调之也。

——戴眼证：凡痘疮灌脓之后，或大汗大泻之后，多有目睛上吊，或露白者，谓之戴眼。此精气为脓血汗液所耗，乃太阳少阴真阴亏竭大虚之证。盖太阳为上网，血枯则筋急，所以上吊也，速宜大补气血，以六物煎、六气煎，或十全大补汤之类主之。其有以此为风热而散之解之者，是皆速其死也。若七日以前见此者多不治，或无魂失志，不省人事者，亦不治。

——痘疮目赤肿痛翳障等证，无不谓之风热，故古方亦多用清火散风等剂。夫痘疮之火由中生，目为肝窍，肝主风木而病在目，故去风热，实以风生于火由内热。所以凡治目赤目痛者，不必治风，但治其火，火去则风自息矣。何也？盖内生之风与外感之风不同，外感之风，升之散之则解散而去，内生之风而再加升散，则火愈炽而热愈高矣。常见治目多难救而寒凉反以伤脾者，正以升降相杂，而用药有不精耳，经曰：高者抑之，果何谓乎？今如古方之治火眼，凡用洗肝散及洗肝明目散、芍药清肝散之类，总不如《良方》龙胆泻肝汤，而《良方》泻肝汤又不如加味龙胆泻肝汤之为得宜也。

——痘疮眼中流泪赤痛，或多眼眵，此肝火盛也，宜清解之，以加味龙胆泻肝汤或抽薪饮加木贼、蝉蜕之类主之。若大便结闭不通者，亦可少加大黄。

——痘疮入眼肿痛，或痘后生翳膜者，宜蒺藜散、蝉菊散，或通神散，外以秦皮散洗之。

——痘疮目病，热少风多而昏暗涩痛，眵泪羞明翳障者，宜密蒙花散，亦以秦皮散洗之。

——痘后眼闭泪出不敢见明者，此内火不清而阳光烁之，故畏明也，宜洗肝明目散。

——痘后眼皮风毒赤烂，或痛或痒，燥涩羞明多眵泪者，秦皮散洗之。

——痘疮靥后，精血俱耗，而眼涩羞明，光短倦开，或生翳障者，宜四物汤，甚者六物煎加木贼、蝉蜕、白蒺藜。

——痘斑入眼，在白珠上者不必治，久当自去，惟在黑珠上宜治之，当清肝火。

——凡病目热者，最忌酒及椒、姜、牛、羊、难、鹅、鸭一应热物，并鸡、鹅、鸭蛋皆不可用，以防连绵不愈之患。

——痘疮热毒伤目，凡必用之药，如生地、芍药、麦门冬、山栀、玄参、草决明、连翘、黄芩、黄连，肝热者龙胆草，阳明实热者石膏、石斛，肾火盛者黄柏、知母，三阴俱热者地骨皮，火浮不降者木通、泽泻，翳障不去者木贼草、蝉蜕、白蒺藜，气虚者人参、黄芪，血虚者当归、熟地。但火炎于上者不宜升，阴虚于下者不宜泄，是皆治眼之大法。

——痘疮护眼法，宜钱氏黄柏膏为佳，从耳前眼皮上下颧面间，日涂三四次，可以护眼稀痘。

——用点药者，凡目中生痘，或食发物，或热毒太盛，上蒸目窍，以致热毒，或生翳障，切不可妄用一切点药。盖其非毒即冷，必致寒热相激，反以为害。惟余之金露散乃为相宜，可间用之，以解热毒之急。

徐氏曰：痘之毒气自里达表，故有目病，治宜活血解毒而已。活血不至热，解毒不至寒，但得血活毒散，则目疾自愈。

痘痈痘毒 六四　又痘母，见前怪痘形证

痘发痈毒者，亦名痘母。经曰：痘前发母者凶，痘后发母

者半吉半凶。大都毒发不透，必发痈疽，故蕴结于经络之间。然其壅结犹无足虑，而惟其不能消散，及治之不得其法，则乃为可虑。然散之之法，当知要领，其在虚实之辨而已。如痘痈之有大毒者，不得不为解毒，有大热者，不得不为清火。俟火毒略清，便当调理脾气。其有外虽见热而内本不足者，则当专用托法，务令元气完固，饮食不减，则毒无不化，何害之有？若不察根本强弱，而但知攻毒清火，则无不伤脾，多致饮食日减，营气日削，脓血不化，毒日以陷，而痘变百出矣。所以痘疮始末皆当以脾气为主，苟不知此，则未有中气虚败而痘能保全者。

——痘痈初起，壅盛疼痛，元气无损，饮食如常者，宜先用连翘归尾煎或仙方活命饮以解其毒，俟毒气稍平，即当用四君、归芪之类，以补托元气。

——凡用托里之剂，如痈毒内无大热，亦无便闭烦渴等证，或素非强盛之质，或以阴毒深陷，形不焮突，不红肿，不化脓，痛有不甚者，此其毒皆在内，俱速宜用托里之药，以六气煎加金银花、甘草节、防风、荆芥、白芷、川山甲、牛蒡子之类，如阳气不足者，仍可加肉桂、附子，用酒水各半煎服，或全用酒煎亦可，或托里消毒散，俱可酌用。

——凡内热晡热而饮食少思者，多属脾胃不足，血气虚弱，宜六气煎或温胃饮加金银花、白芷。若痈毒色白而作痒者，气虚也，治同上。若极赤而作痒者，血虚血热也，宜四物汤加丹皮、白芷。若肿而不溃者，血气虚也，托里消毒散，或加肉桂。若溃而不收者，脾气虚也，宜六气煎或六物煎加肉桂。

——凡饮食如常而内外俱热，痈毒肿痛，或烦渴，或大小便俱热涩者，宜大连翘饮或仙方活命饮，可间用之。若饮食如常，内热作痛，或兼口舌生疮者，宜间用射干鼠粘子汤。

——痘毒发痈，有结硬实热难解者，宜排毒散。

——痘后发痈疖者，乃痘中未尽之毒留于经络肢节而为痈肿也，或解毒，或清火，各有所宜。凡欲表里兼解者，宜柴胡麦门冬散。欲润肠解毒者，宜消毒散及四顺清凉饮。欲凉血解毒者，宜犀角地黄汤。欲清火利便解毒者，宜大连翘饮。

疳蚀疮 六五

陈氏曰：凡痘疮已靥未愈之间，五脏未实，肌肉尚虚，血气未复，被风邪所搏，则津液涩滞，遂成疳蚀，宜用雄黄散、绵茧散等药治之。久而不愈，则多致不起。

薛氏曰：前方乃解毒杀虫之剂，若毒发于外，元气未伤者，用之多效。若元气伤损，邪火上炎者，用大芜荑汤、六味丸；若赤痛者，用小柴胡汤加生地黄；若肝脾疳证，必用四味肥儿丸及人参白术散，更佐以九味芦荟丸。

万氏曰：凡痘后疳蚀疮，至毒蚀肌肉，内透筋骨，外连皮肤，时痛出血，日久不痊者，此毒在脾经，甚为恶候，乃不足之证也，内服十全大补汤，外用绵茧散贴之。疳蚀出血者难治。

痘药正品 六六

人参：益元气，生精血，复元神，补五脏。凡痘疮表散、起胀、灌浆、收靥，始终皆赖之。

黄芪：固腠理，补元气，内托陷下皆用之。

当归：生血养血，活血止血，痘疮赖以调血。凡虚者能补，滞者能行。欲其升散，当佐以川芎，欲其敛附，当佐以芍药。

熟地黄：痘疹之病，形质之病也，形质之本在精血。熟地以至静之性，以至甘至厚之味，实精血形质中第一品纯厚之药。凡痘疮起发、灌浆、收敛之用，以参、芪配之，其功乃倍。且其得升、柴则能发散，得桂、附则能回阳，得参、芪则入气分，得归、芎则入血分。今见痘家、伤寒家多不用此，岂亦古人之未之及耶，抑不知四物汤为何物耶？

生地黄：凉血行血养血，治痘疮血热血燥。凡吐血衄血，痘疮红紫，及解毒药中皆宜用之。

芍药：可升可降，能清能敛。治痘疮血散不归，赖以收之使附气分。能泻肝脾之火，故止腹之热痛，亦能止汗。

川芎：能升能散，能引清气上行头角，以起头面之痘。能佐参芪以行阳分而解肌表之邪，此可为引导通行之使。但性多辛散，凡火在上而气虚者当避之。

白术：健脾利水，燥湿温中。能补气，故能发痘，能固脾，故能止泻。

甘草：味甘平，得土气之正，故能补中和中而兼达四脏，佐理阴阳。惟其甘和而润，故能解刚暴之毒，泻枯涸之火。

麦门冬：生津止渴，清肺滋阴，除烦热，解燥毒。痘疹阴虚而多火者宜之。

糯米：善滋脾胃，益中气，助血生浆，能制痘毒，不能内攻。

扁豆：健脾和中，养胃止呕。

柴胡：发散热邪，泻肝胆之火，解肌开表，退往来寒热。

升麻：升阳气，达肌表，散风寒，善走阳明。

防风：散风热，解表邪，举陷气，佐黄芪能托里祛毒。

干葛：解肌清热，凉散表邪，故能止渴。

荆芥穗：解风热，消疮毒，利肌表，退肿清咽，亦散头目之风邪。

白芷：散风邪，逐寒湿，止头疼，除搔痒，化痈毒。善走阳明，故能起头面之痘，亦托肌肉之脓。

麻黄：阴寒沉滞之邪非此不能散，亦痘家之要药，而人多畏之，由不能察也。

薄荷：散风热，清头目，能利咽喉，亦能解毒。

羌活：散肌表之毒风，利筋骨，走经络，故能止周身之痛。

官桂：味甘辛，能养营解表，性温热，能暖血行经。凡痘疮营卫不充而见寒滞者，必用此以导达血气，且善行参、芪、熟地之功。

附子：脾肾虚寒，元阳大亏，凡泄泻呕吐不能止，寒战厥逆不能除者，非此不可以益火之源。

生姜：辟恶气，散寒气，温中气，开脾胃，止呕吐之要药。若欲理中寒，止腹痛，则炮干姜尤胜。

陈皮：和脾胃，达阴阳，开痰行气，和胃消胀，可降可升。

山楂：消食快胃，解利宿滞，开导六腑，无辛香之耗，故可为参术之导引。

木香：调诸气，和胃行滞止泻，除胸腹痛，亦能温中。若气虚烦热者，不宜轻用。

丁香：暖胃逐寒，顺气止呕，且除腹痛，寒滞者不可少也。

肉豆蔻：固肠温中，行滞止泻，中寒滑泄者最宜之。

茯苓：利水益脾，去湿热，故能止泻除烦以通津液。

泽泻：利水下行，能去湿热以消肿，亦导诸药以降火。

木通：大利小水，善泄心与小肠之火，能使痘疮湿热之毒从小便而出。凡内热毒盛者宜之，若热退中虚者，不可概用。

桔梗：性味轻浮，能载药上升，清火解毒，故治喉痹。

鼠粘子：性味清凉，能润肺散气，利咽退肿，欲解痘疹热毒，此不可缺。

紫草：味苦性寒，能凉血活血，制热邪，解痘毒，滑利大便。程氏曰：大抵凡下紫草，必下糯米五十粒以制其冷性，庶不损胃气而致泄泻，惟大热便秘者不必糯米也。

蝉蜕：散风清热，疏邪气，故能解痘疮之毒风。

僵蚕：散风消痰解毒，尤利咽喉。

川山甲：性窜而利，善通经脉，直达病所。凡痘有毒盛而郁遏不能出者，宜此达之。然必藉血气诸药为之主，而以此为佐引则可。

犀角：解心火及肝脾之火。凡痘中血热吐衄及焦黑惊搐、烦躁不宁等证，皆可用之以解热毒。

蜂蜜：益脾，生津，润燥，可结痂，亦可落痂。

朱砂：镇心气，除热毒，坠痰涎，安惊悸，定神魂。凡心经痘毒及痰火上壅有余之证，皆宜用之。

琥珀：安神定志，利水镇惊。

玄参：能解血中之热，清游火，滋肝肺，除痘疹之热毒。

黄连：解诸热毒，泻心肝大肠之火。

滑石：甘凉下降，利水道，清解六阳之烦热。

石膏：清肃大寒，善降阳明之火。凡属阳明实热而为头痛目肿，口疮咽痛，身热烦渴，狂躁便结者，非此不能解。

连翘：清三焦浮游之火，解痘疹痈疡之毒。

栀子：利小水，降脾肺膀胱之火，使从小便中出。

龙胆草：性寒而降，大清肝肾之火，上退眼目之赤痛，下清足膝之热肿。

黄芩：性味轻浮，能清肺金大肠之火。

大黄：通壅滞，逐瘀血，退热攻坚，非有大实证则不可轻用。

痘家药忌 六七

人参、黄芪：皆补气助阳之剂，凡痘色白陷者宜用之。若红紫壮实者，用之则愈热而毒愈炽，红紫者转为枯黑，反甚矣。

白术：能燥湿，专补气分，亦能闭气，多用则润，气不行，痘难成浆，助阳生火，亦难收敛。

茯苓、猪苓、泽泻：渗泄燥湿，能令水气下行，多服则津液耗散。凡阴虚于下而精血不足者当避之。

川芎：性升气散，凡气虚者不宜多用，火浮于上而头痛浮肿者忌之。

生地：性寒，肠胃虚寒者慎之。

升麻：提气上冲，凡下虚上实，气壅烦躁者忌之。

柴胡：清散而润利，汗多者不宜用，脾泄者不宜多用。

紫草：性寒利窍，多服成泄泻，脾气虚者忌之。

鼠粘子：通肌滑窍，多服恐内损中气，外致表虚。

蝉蜕：能开肌窍，多服恐泄元缺气，以致表虚。

麻黄：开窍，大泄肌表，妄用恐表虚气脱。

干葛：性凉解肌，多用恐致表虚。

枳壳：下气宽肠，多用则损中气。

山楂：散血解结，多则伤血陷气。

砂仁：散气动气，气虚者不宜用。

乌梅：酸敛，宜散宜行者不宜用。

川山甲：锐性有余，补性不足，若任用攻毒而不以王道为之帅，则无异追穷寇而出孤注，能善其终者鲜矣。

人牙：性烈，发表太过，若妄用之则内动中气，外增溃烂。

诃子、龙骨、枯矾，皆能阻塞肌窍，欲通利者宜避之。

大黄：耗削力雄，血气中虚者不可轻用。

黄连：大苦大寒，原非厚肠之物，泄泻无火者大忌之。

山栀、黄芩、黄柏、石膏、龙胆草、滑石、连翘、前胡、天花粉之类，皆大寒之物，非有实火热毒者，不得妄行滥用。

附子、干姜、肉桂、吴茱萸之类，性皆温热，凡烦热紫黑，便结毒盛者，皆不可轻用。

瓜蒌仁：开结陷气滑肠，凡虚痰虚火及中气不足而为喘促胀满，大便不实者，皆大忌之。

桑虫：亦名桑蚕，不知创自何人。用以发痘，今俗医以为奇品，竟相传用。余尝遍考本草、痘疹诸书，皆所不载。及审其性质，不过为阴寒湿毒之虫耳。惟其有毒，所以亦能发痘，惟其寒湿，所以最能败脾。且发痘者不从血气而从毒药，痘虽起而中则败矣，此与揠苗者何异。矧以湿毒侵脾，弱稚何堪？故每见多服桑虫者，毒发则唇肤俱裂，脾败则泄泻不止，前之既覆，后可鉴矣。其奈蒙蒙者，率犹长夜之不醒何，盖其但见痘之死，总未知败在虫毒也。余欲呼之，用斯代柝，而并咎夫作俑者之可恨。

痘疮下论列方 六八

保元汤痘一
调元汤痘二
十全大补汤补二十
调中汤小三
五福饮新补六
五味异功散补四
养中煎新热四
七福饮新补七
六味异功煎新热七
温胃饮新热五
三阴煎新补十一
九味异功煎新因二二
胃关煎新热九
五阴煎新补十三
六味回阳饮新热二
佐关煎新热十
理中汤热一
七味白术散小七
六气煎新因二一
理阴煎新因二十
四君子汤补一
参苓白术散补五四
四物汤补八
六君子汤补五
金水六君煎新和一
六味丸补百二十
五君子煎新热六
人参建中汤补二六
贞元饮新补十九
小建中汤补二二
黄芪建中汤补二七
生脉散补五六

大补元煎新补一
人参麦门冬散痘二三
胃爱散痘十九
酸枣仁汤补八四
朱砂安神丸寒一四二
团参散小十
大和中饮新和七
七味安神丸小七二
参姜饮新热八
《秘旨》安神丸小七一
益黄散和十九
大分清饮新寒五
加减参苏饮痘三四
养心汤小五九
小分中饮新和十
升麻葛根汤痘二六
宁神汤小五七
小柴胡汤散十九
柴葛桂枝汤痘三六
茯神汤小六十
柴胡饮子痘四二
柴胡麦门冬散痘一四一
抑扶煎新热十一
紫草饮子痘六七
解毒防风汤痘五六
苏葛汤痘二七
大芜荑汤痘五六
前胡枳壳散痘九四
柴葛煎新因十八

肉豆蔻丸小五六
仙方活命饮外一
五积散散三九
疏邪饮新因十六
连翘归尾煎新因三二
柴归饮新因十五
败毒散散三六
荆防败毒散痘三一
双解散痘四一
羌活散痘三八
十味羌活散痘三八
二陈汤和一
羌活汤痘四十
十三味羌活散痘三九
橘皮汤痘九二
白虎汤寒二
人参白虎汤寒三
惺惺散小二三
化斑汤寒三
人参石膏汤寒三
十宣散痘十四
化毒汤痘五七
黄连银毒汤寒一
和胃饮新和五
排毒散痘九八
葛根解毒汤痘五三
六安煎新和二
消毒散痘四七
托里消毒散痘六

清膈煎新寒九
抽薪饮新寒三
四味消毒饮痘四八
黄芩汤寒百五
退火丹痘八四
六味消毒散痘四九
生犀散小二八
益元散寒百十二
玄参地黄汤痘八六
二妙散寒一三四
天水散寒百十二
当归六黄汤寒六五
泻黄散寒五七
导赤散寒一二二
导赤通气散痘八八
二仙散痘二十
神香散新和二十
五苓散和一八二
射干鼠粘子汤痘七七
五德丸新热十八
四苓散和一八七
《御药》大半夏汤和十一
保和丸小三五
八正散寒百十五
九味芦荟丸小百十五
抱龙丸小八五
甘桔汤因一七五
甘桔清金散痘八九
百祥丸痘九六
承气汤攻一
四顺清凉饮攻二五
万氏夺命丹痘八二
赤金豆新攻二
桂枝大黄汤痘四三
琥珀散小八一
三黄丸攻六八
《良方》龙胆泻肝汤寒六二
梅花饮小八三
香连丸寒百十三
加味龙胆泻肝汤寒六四
泻青丸寒一五一
当归丸痘九五
七味龙胆泻肝汤寒六三
通关散痘八五
洗肝散痘百七
洗肝明目散痘百六
通神散痘百十二
蒺藜散痘百九
芍药清肝散寒六一
蝉菊散痘百一十
密蒙花散因三十
仲景竹叶石膏汤寒五
秦皮散痘百十一
茵陈熏法痘百十九
六味竹叶石膏汤寒六
雄黄散痘一三三
胭脂涂法痘一二五

《局方》犀角地黄汤寒七九
荞麦散痘一二四
败草散痘一二六
《良方》犀解地黄汤寒八十
百花膏痘一二三
黄柏膏痘百十三
《拔萃》犀角地黄汤寒八一
红绵散痘七二
绵茧散痘一三四
十一味木香散痘二一
金露散新因四四
救苦灭瘢散痘一二八
十二味异功散痘二二
万氏牛黄清心丸小九四

景岳全书卷之四十五终

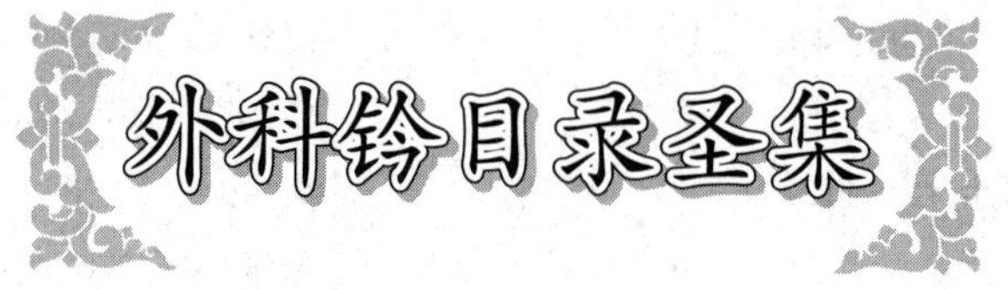

外科铃目录圣集

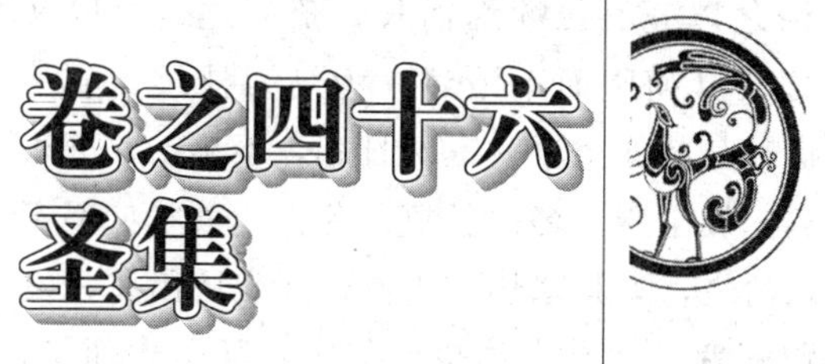

卷之四十六 圣集

外科钤上

经义一

《痈疽篇》黄帝曰：血气已调，形气乃持。余已知血气之平与不平，未知痈疽之所从生，成败之时，死生之期有远近，何以度之？可得闻乎？岐伯曰：经脉流行不止，与天同度，与地合纪。故天宿失度，日月薄蚀；地经失纪，水道流溢，草萓不成，五谷不殖，径路不通，民不往来，巷聚邑居则别离异处。血气犹然，请言其故。夫血脉营卫，周流不休，上应星宿，下应经数。寒邪客于经络之中则血泣，血泣则不通，不通则卫气归之，不得复反，故痈肿。寒气化为热，热胜则腐肉，肉腐则为脓，脓不泻则烂筋，筋烂则伤骨，骨伤则髓消，不当骨空，不得泄泻，血枯空虚则筋骨肌肉不相荣，经脉败漏，熏于五脏，脏伤故死矣。黄帝曰：愿尽闻痈疽之形，与忌曰名。岐伯曰：痈发于嗌中，名曰猛疽。猛疽不治，化为脓，脓不泻，塞咽，半日死。其化为脓者，泻则合豕膏，冷食，三日已。发于颈，名曰夭疽。其痈大以赤黑，不急治，则热气下入渊腋，前伤任脉，内熏肝肺，熏肝肺十余日而死矣。阳气大发，消脑留项，名曰脑烁。其色不乐，项痛而如刺以针，烦心者死不可治；发于肩及臑，名曰疵痈。其状赤黑，急治之，此令人汗出至足，不害五脏，痈发四五日，逞焫之。发于腋下赤坚者，名曰米疽。治之以砭石，欲细而长，疏砭之，涂以豕膏，六日已，勿裹之。其痈坚而不溃者，为马刀挟缨，急治之。发于胸，名曰疽，其状如大豆，三四日起，不早治，下入腹，不治，七日死矣。发于膺，名曰甘疽。色青，其状如谷实菰薽，常苦寒热，急治之，去其寒热，十岁死，死后出脓。发于胁，名曰败疵。败疵者，女子之病也，灸之，其病大痈脓，治之，其中乃有生肉，大如赤小豆，锉蔆、翘草根各一升，以水一斗六升，煮之竭，为取三升，则强饮，厚衣坐于釜上，令汗出至足，已。发于股胫，名曰股胫疽。其状不甚变，而痈脓搏骨，不急治，三十日死矣。发于尻，名曰锐疽。其赤坚大，急治之，不治，三十日死矣。发于股阴，名曰赤施，不急治，六十日死；在两股之内，不治，十日而当死。发于膝，名曰疵痈，其状大痈，色不变，寒热，如坚石，勿石，石之者死；须其柔乃石之者生。诸痈疽之发于节而相应者，不可治也。发于阳者百日死，发于阴者三十日死。发于胫，名曰兔啮，其状赤至骨，急治之，不治害人也。发于内踝，名曰走缓。其状痈也，色不变，数石其输而止其寒热，不死。发于足上下，名曰四淫。其状大痈，急治之，百日死。发于足傍，名曰厉痈。其状不大，初如小指发，急治之，去其黑者，不消辄益，不治，百日死。发于足指，名脱痈。其状赤黑，死不治；不赤黑，不死；不衰，急斩之，不则死矣。黄帝曰：夫子言痈疽，何以别之？岐伯曰：荣卫稽留于经脉之中则血泣而不行，不行则卫气从之而不通，壅遏而不得行，故热。大热不止，热胜则肉腐，腐则为脓。然不能陷骨，髓不为焦枯，五脏不为伤，故曰痈。黄帝曰：何谓疽？岐伯曰：热气淳盛，下陷肌肤，筋髓枯，内连五脏，血气竭，当其痈下，筋骨良肉皆无余，故命曰疽。疽者，上之皮夭以坚，上如牛领之皮；痈者，其皮上薄以泽。此其候也。

《玉版篇》黄帝曰：病之生时，有喜怒不测，饮食不节，阴气不足，阳气有余，营气不行，乃发为痈疽。阴阳不通，两热相搏，乃化为脓，小针能取之乎？岐伯曰：以小治小者其功小，以大治大者多害，故其已成脓血者，其唯砭石铍锋之所取也。黄帝曰：多害者其不可全乎？岐伯曰：其在逆顺焉。以为伤者，其白眼青，黑眼小，是一逆也；内药而呕者，是二逆也；腹痛渴甚，是三逆也；肩项中不便，是四逆也，音嘶色脱，是五逆也。除此五者为顺矣。

《寒热病篇》曰：五脏身有五部：伏兔一；腓二，腓者腨也；背三；五脏之腧四；项五。此五部有痈疽者死。凡刺之害，中而不去则精泄，不中而去则致气；精泄则病甚而恇，致气则生为痈疽也。

《生气通天论》曰：高粱之变，足生大疔，受如持虚。汗出见湿，乃生痤疿。劳汗当风，寒薄为皶，郁乃痤。营气不从，逆于肉理，乃生痈肿。陷脉为瘘，留连肉腠。因而饱食，筋脉横解，肠澼为痔。

《阴阳别论》曰：三阳为病，发寒热，下为痈肿。

《脉度篇》曰：六腑不和，则留结为痈。

《异法方宜论》曰：东方之域，其民食鱼而嗜咸，其病皆为痈疡，其治宜砭石。故砭石者，亦从东方来。

《气穴论》曰：肉之大会为谷，肉之小会为溪。肉分之间，溪谷之会，以行荣卫，以会大气。邪溢气壅，脉热肉败，荣卫不行，必将为脓，内消骨髓，外破大䐃；留于节凑，必将为败。积寒留舍，荣卫不居，卷肉缩筋，肋肘不得伸，内为骨痹，外为不仁，命曰不足，大寒留于溪谷也。

《刺节真邪论》曰：虚邪之中人也，洒淅动形，起毫毛而发腠理。其入深，内搏于骨，则为骨痹；搏于筋，则为筋挛；搏于脉中，则为血闭不通，则为痈。虚邪之入于身也深，寒与热相搏，久留而内着，寒胜其热则骨疼肉枯，热胜其寒则烂肉腐肌为脓，内伤骨，内伤骨为骨蚀。有所疾前筋，筋屈而不得伸，邪气居其间而不反，发为筋溜。有所结，气归之，卫气留之不得反，津液久留，合而为肠溜。久者数岁乃成，以手按之柔。已有所结，气归之，津液留之，邪气中之，凝结日以易甚，连以聚居，为昔瘤。以手按之坚，有所结，深中骨，气因于骨，骨与气并，日以益大，则为骨疽。有所结，中于肉，宗气归之，邪留而不去，有热则化为脓，无热则为肉疽。凡此数气者，其发无常处，而有常名也。

《病能论》黄帝问曰：人病胃脘痈者，诊当何如？岐伯对曰：诊此者，当候胃脉，其脉当沉细，沉细者气逆，逆者人迎甚盛，甚盛则热。人迎者，胃脉也，逆而盛则热聚于胃口而不行，故胃脘为痈也。帝曰：有病颈痈者，或石治之，或针灸治之而皆愈，其真安在？岐伯白：此同名异等者也。夫痈气之息者，宜以针开除去之；夫气盛血聚者，宜石而泻之，此所谓同病异治也。

《脉要精微论》帝曰：诸痈肿筋挛骨痛，此病安生？岐伯曰：此寒气之肿，八风之变也。帝曰：治之奈何？岐伯曰：此四时之病，以其胜治之愈也。

《厥论》曰：少阳厥逆，机关不利。机关不利者，腰不可以行，项不可以顾，发肠痈，不可治，惊者死。

《寒热篇》帝曰：寒热瘰疬在于颈腋者，皆何气使然？岐伯曰：此皆鼠瘘，寒热之毒气也，留于脉而不去者也。鼠瘘之本皆在于脏，其末上出于颈腋之间，其浮于脉中而未内着于肌肉，而外为脓血者，易去也。黄帝曰：去之奈何？岐伯曰：请从其本引其末，可使衰去而绝其寒热。审按其道以予之，徐往徐来以去之，其小如麦者，一刺知，三刺而已。黄帝曰：决其死生奈何？岐伯曰：反其目视之，其中有赤脉上下贯瞳子，见一脉，一岁死；见一脉半，一岁半死；见二脉；二岁死；见二脉半，二岁半死；见三脉，三岁死。见赤脉不下贯瞳子，可治也。

《通评虚实论》曰：所谓少针石者，非痈疽之谓也，痈疽不得顷时回。

《气交变大论》曰：岁火太过，民病身热骨痛而为浸淫；岁金太过，民病两胁下少腹痛，目赤痛，眦疡，耳无所闻。岁木不及，复则炎暑流火，湿性燥，病寒热，疮疡，疿疹痈痤；岁金不及，复则寒雨暴至，民病口疮；岁水不及，民病寒疡流水。

《五常政大论》曰：委和之纪，其病肢废，痈肿疮疡；卑监之纪，其动疡涌，分溃痈肿；赫曦之纪，其病笑，疟，疮疡；坚成之纪，其动暴折，疡，疰。少阳司天，火气下临，鼻窒疮疡；太阳司天，寒气下临，甚则胕肿，身后痈；少阴司天，热气下临，甚则疮疡。地有高下，气有温凉，高者气寒，下者气热。故适寒凉者胀，之温热者疮。下之则胀已，汗之则疮已。

脉候二

浮数之脉，应发热，其不发热而反恶寒者，若有痛处，疮疽之谓也。

洪大之脉，其主血实，积热，疮肿。凡洪大者，疮疽之病进也，脓未成者宜下之。脓溃之后，脉见洪大则难治；若兼自利，尤为凶候。

数脉主热，浮而数者为表热，沉而数者为里热。诸紧数之脉，应发热而反恶寒者，痈疽也。仲景曰：数脉不时见，则生恶疮也。又曰：肺脉数者，生疮也。凡诸疮，脉至洪数，其内必有脓也。

实脉主邪盛，邪气盛则实也。疮疽得此，可下之；若久病虚人，则最忌之，以正不胜邪也。

滑脉多阳，或为热，或为虚。疮疽得此，脓未成者可内消，脓已溃者宜托里，所谓始为热，终为虚也。

散脉为血虚，有表无里也。凡疮毒脓溃之后，脉见洪滑粗散而烦痛不除者难治，以其正气虚、邪气实也。又曰：肢体沉重，肺脉大则毙，谓其浮散无根也。

长脉主阳气充实，伤寒得之，将欲汗解也。长而缓者，胃脉也，百病得之皆愈。故曰长则气治也。

芤脉主阴虚血虚，脓溃后得之为宜，以脉病相应也。

弦脉主肝邪。《疮疽论》曰：弦洪相搏，内寒外热，欲发疮疽也。

紧脉主切痛积癖。凡疮疽得此，则气血留滞，邪结不散，多为痛也。

短脉主虚。经曰：短则气病。以其乏胃气也。疮疡脉短，真气虚也。诸病见之，皆为难治，尤不可攻也。

涩脉主血虚气涩。疮疡溃后得之无妨。

沉脉为阴。疮疡得之，邪气深也。

迟脉主阳气不足。疮疡得之，溃后自愈。

缓脉无邪，长而缓者，百病皆宜。疮疡得此则易愈，以其有胃气也。

弱脉主气血俱虚，形精不足。大抵疮家之脉，凡沉迟濡弱者，皆宜托里。

微脉主虚，真气复则生，邪气胜则死。疮疡溃后，微而和者，将愈也。

细脉主阳衰。疮肿脉细而沉者，里虚而欲变证也。

虚脉空而无力，脉虚则血虚，血虚生寒，阳气不足也。疮疡得之，止宜托里，养血补气也。

软脉少神，元气弱也。凡疮疡之脉，但见虚迟软弱者，悉宜补虚、排脓、托里。

牢脉坚强，阴之亏也。凡瘰疬结肿之类，诊得牢脉者，皆不可内消也。

结促之脉，凡阴衰则促，阳衰则结。大抵结促之脉，由气血俱虚而断续者居多，疮疡得之，多宜托里。然有素禀结促者，又当以有力无力辨其虚实。实者可下，虚者不可不补。

上痈疽脉二十二种，大都微弱虚细迟缓短涩者，必气血皆虚，形精不足，俱当用补用托，不可妄攻，无待言也。即如浮滑弦洪结促等脉，此中最有疑似，亦不得以全实论治。必须详审形证，或攻或补，庶无误也。

齐氏曰：疮疡之证，若不诊候，何以知阴阳勇怯，血气聚散？又曰：脉洪大而数者，实也；细微而数者，虚也。

河间曰：脉沉实者，其邪在脏。浮大者，其邪在表。

立斋曰：痈疽未溃而脉先弱者，何以收敛？

论证三

凡疮疡之患，所因虽多，其要惟内外二字；证候虽多，其要惟阴阳二字。知此四者，则尽之矣。然内有出脏者，有出腑者，外有在皮肤者，有在筋骨者，此又其浅深之辨也。至其为病，则无非血气壅滞，营卫稽留之所致。盖凡以郁怒忧思，或淫欲丹毒之逆者，其逆在肝脾肺肾，此出于脏而为内病之最甚者也。凡以饮食厚味、醇酒炙煿之壅者，其壅在胃，此出于腑而为内病之稍次者也。又如以六气之外袭，寒暑之不调，侵入经络，伤人营卫，则凡寒滞之毒其来徐，来徐者，其入深，多犯于筋骨之间，此表病之深者也；风热之毒其来暴，来暴者，其入浅，多犯于皮肉之间，此表病之浅者也。何也？盖在脏在骨者多阴毒，阴毒其甚也；在腑在肤者多阳毒，阳毒其浅也。所以凡察疮疡者，当识痈疽之辨。痈者热壅于外，阳毒之气也，其肿高，其色赤，其痛甚，其皮薄而泽，其脓易化，其口易敛，其来速者其愈亦速，此与脏腑无涉，故易治而易愈也；疽者结陷于内，阴毒之气也，其肿不高，其痛不甚，其色沉黑，或如牛领之皮，其来不骤，其愈最难；或全不知痛痒，甚有疮毒未形而精神先困，七恶叠见者，此其毒将发而内先败，大危之候也。知此阴阳内外，则痈疡之概可类见矣。然此以外见者言之，但痈疡之发，原无定所，或在经络，或在脏腑，无不有阴阳之辨。若元气强则正胜邪，正胜邪则毒在腑，在腑者便是阳毒，故易发易收而易治；元气弱则邪胜正，邪胜正则毒在脏，在脏者便是阴毒，故难起难收而难治。此之难易，全在虚实，实者易而虚者难也，速者易而迟者难也。所以凡察痈疽者，当先察元气以辨吉凶。故无论肿疡溃疡，但觉元气不足，必当先虑其何以收局，而不得不预为之地，万勿见病治病，且顾目前，则鲜不致害也。其有元气本亏而邪盛不能容补者，是必败逆之证；其有邪毒炽盛而脉证俱实者，但当直攻其毒，则不得误补助邪，所当详辨也。

华元化曰：痈疽疮肿之作，皆五脏六腑蓄毒不流，非独因营卫闭塞而发也。其行也有处，其主也有归。假令发于喉舌者心之毒，发于皮毛者肺之毒，发于肌肉者脾之毒，发于骨髓者肾之毒，发于筋膜者肝之毒，发于下者阴中之毒，发于上者阳中之毒，发于外者六腑之毒，发于内者五脏之毒。故内曰坏，外曰溃，上曰从，下曰逆。发于上者得之速，发于下者得之缓。感于六腑者易治，感于五脏则难瘳。又近骨者多冷，近肤者多热。近骨者久不愈，则化成血虫；近肤者久不愈，则传气成漏。成虫则多痒少痛，或先痒后痛；成漏则多痛少痒，或不痒不痛。内虚外实者，多痛少痒。血不止则多死，溃脓则多生。证候多端，要当详治。

伍氏云：痈疽之疾有二十余证，曰：熛发、痼发、石发、岩发、蜂窠发、莲子发、椒眼发、连珠发、竟体发；肠痈内发、脑背发、眉发、腮头发、肺痈瓜瓠发。大率随病浅深，内外施治，不可迟缓。初发如伤寒，脉浮而紧，是其候也。

又曰：五脏六腑俞穴皆在背，凡患疮证有伤脏膜者，多致不救。腑气浮行于表，故痈肿浮高为易治；脏血沉寒主里，故疽肿内陷为难治。

又曰：疖者，节也；痈者，壅也；疽者，沮也。一寸至二寸为疖，三寸至五寸为痈，一尺为疽，一尺至二尺为竟体疽。若脉洪数者难治，脉微涩者易治。初觉宜清热拔毒，已溃则排脓止痛，脓尽则长肌敷痂，当酌轻重顺逆而审治之。

马益卿《痈疽论》曰：人有四肢五脏，一觉一寐，呼吸吐纳，精气往来，流而为营卫，畅而为气色，发而为声音。阳用其形，阴用其精，此人之常数所同也。至其失也，蒸则生热，否则生寒，结则为瘤赘，陷则为痈疽，凝则为疮癣，愤则结瘿，怒则结疽。又五脏不和则九窍不通，六气不和则留结为痈，皆经络涩滞，气血不流，风毒乘之而致然也。

薛立斋曰：疮疡之作，皆由膏粱厚味，醇酒炙煿，房劳过度，七情郁火，阴虚阳辏，精虚气节，命门火衰不能生土，营卫虚弱，外邪所袭，气血受伤而为患，当审其经络受证，标本缓急以治之。

陈良甫曰：外如麻，里如瓜。又曰：外小如钱，内可容拳。

善恶逆顺 四

痈疽证有五善七恶，不可不辨。凡饮食如常，动息自宁，一善也；便利调匀，或微见干涩，二善也；脓溃肿消，水浆不臭，内外相应，三善也；神彩精明，语声清亮，肌肉好恶分明，四善也；体气和平，病药相应，五善也。七恶者，烦躁时嗽，腹痛渴甚，眼角向鼻，泻利无度，小便如淋，一恶也；气息绵绵，脉病相反，脓血既泄，肿焮尤甚，脓色臭败，痛不可近，二恶也；目视不正，黑睛紧小，白睛青赤，瞳子上视，睛明内陷，三恶也；喘粗短气，恍惚嗜卧，面青唇黑，便污，未溃肉黑而陷，四恶也；肩背不便，四肢沉重，已溃青黑，筋腐骨黑，五恶也，不能下食，服药而呕，食不知味，发痰呕吐，气噎痞塞，身冷自汗，耳聋惊悸，语言颠倒，六恶也；声嘶色败，唇鼻青赤，面目四肢浮肿，七恶也。五善者病在腑，在腑者轻；七恶者病在脏，在脏者危也。

齐氏曰：病有证合七恶，皮急紧而如善者；病有证合五善，而皮缓虚如恶者，夫如是，岂浅识之所知哉。然五善并至，则善无加矣；七恶并至，则恶之极矣。凡五善之中，乍见一二善证，疮可治也；七恶之内，忽见一二恶证，宜深惧之。大抵疮疽之发，虚中见恶证者不可救，实证无恶候者自愈。又凡脓溃之后而烦疼不除，诊其脉洪数粗散者难痊，微涩迟缓者易愈，此善恶之证于诊候中亦可知也。若发背脑疽及诸恶疮，别有五逆之证者，白睛青黑而眼小，服药而呕，伤痛渴甚，髆项中不便，音嘶色败者，是为五逆。其余热渴利呕，盖毒气入里，脏腑之伤也，可随证以治之。出《外科精义》，宋·齐德之著。

陈氏曰：病有甚而致生，有微而致死。病证难辨死生，何从决乎？答曰：发背溃透内膜者死，未溃内陷，面赤唇黑便污者死。烦闷者不治，溃喉者不治，阴患入腹者不治，入囊者不治，鬓深寸许者不治。颐后一寸三分名锐毒，亦不治。无此者生，流注虽多，疗之必愈。出《外科精要》，宋·临川陈自明著。

《发挥》曰：大抵发背、脑疽、脱疽，肿痛色赤者，乃水衰火旺之色，多可治；若黑若紫，则火极似水之象，乃其肾水已竭，精气枯涸也，决不治；又骨髓不枯，脏腑不败者可治。若老弱患此，疮头不起，或肿硬色夭，坚如牛领之皮，脉更涩，此精气已绝矣，不可治，或不待溃而死；有溃后气血不能培养者亦死。

立斋曰：疮疡之证有五善七恶，善者勿药自愈，恶者乃五脏亏损之证，多因元气虚弱，或因脓水出多，气血亏损；或因汗下失宜，营卫消铄；或因寒凉克伐，血气不足；或因峻厉之治，胃气受伤，以致真气虚而邪气实，外似有余而内实不足。法当纯补胃气，多有可生，不可因其证恶，遂弃而不治。若大渴发热，或泄泻淋闭者，邪火内淫，一恶也，竹叶黄芪汤，血气俱虚，八珍汤加黄芪、麦冬、五味、山茱萸，如不应，佐以加减八味丸煎服。脓血既泄，肿痛尤甚，脓色败臭者，胃气虚而火盛，二恶也，人参黄芪汤，如不应，用十全大补汤加麦冬、五味。目视不正，黑睛紧小，白睛青赤，瞳子上视者，肝肾阴虚而目系急，三恶也，六味丸料；如或阴中有火，加炒山栀、麦冬、五味，如不应，用八珍汤加炒山栀、麦冬、五味。喘粗短气，恍惚嗜卧者，脾肺虚火，四恶也，六君加大枣、生姜，如不应，用补中益气汤加麦冬、五味；心火刑克肺金，人参平肺散；阴火伤肺，六味丸加五味子煎服。肩背不便，四肢沉重者，脾肾亏损，五恶也，补中益气汤加熟地、山药、山茱萸、五味，如不应，用十全大补汤加山茱萸、山药、五味。不能下食，服药而呕，食不知味者，胃气虚弱，六恶也，六君子汤加木香、砂仁，如不应，急加附子。声嘶色败，唇鼻青赤，面目四肢浮肿者，脾肺俱虚，七恶也，补中益气汤加大枣、生姜，如不应，用六君子汤加炮姜，更不应，急加附子，或用十全大补汤加附子、炮姜。腹痛泄泻，咳逆昏愦者，阳气虚，寒气内淫之恶证也，急用托里温中汤，后用六君子汤加附子，或加姜、桂温补。此七恶之治法也。此外更有溃后发热恶寒作渴，或怔忡惊悸，寤寐不宁，牙关紧急，或头目赤痛，自汗盗汗，寒战咬牙，手撒身热，脉洪大，按之如无，或身热恶衣，欲投于水，其脉浮大，按之微细，衣厚仍寒，此血气虚极，传变之恶证也；若手足逆冷，肚腹疼痛，泄利肠鸣，饮食不入，呃逆呕吐，此阳气虚，寒气所乘之恶证也；若有汗而不恶寒，或无汗而恶寒，口噤足冷，腰背反张，颈项强劲，此血气虚极变痉之恶证也。俱急用参、芪、归、术、熟地、附、桂之属救之，间有可生者。宋时齐院令虽尝纂其状而未具其因，皇明陶节庵虽各立一方亦简而未悉，予故补其缺云。

又曰：前证善者，乃五脏未伤，病微邪浅，使能慎起居、节饮食，则勿药自愈；恶者，乃五脏亏损之证，前哲虽云不治，若能补其脾胃，固其根本，多有可生者，岂可以其恶而遂弃之耶？

虚　实五

齐氏曰：疮疽之证，有脏腑、气血、上下、真邪、虚实不同也，不可不辨。如肿起坚硬脓稠者，疮疽之实也；肿下软漫脓稀者，疮疽之虚也。大便硬，小便涩，饮食如故，肠满膨胀，胸膈痞闷，肢节疼痛，口苦咽干，烦躁多渴，身热脉大，精神闷塞者，悉脏腑之实也；泻利肠鸣，饮食不入，呕吐无时，手足厥冷，脉弱皮寒，小便自利，或小便短少，大便滑利，声音不振，精神困倦，悉脏腑之虚也。凡疮疽肿起色赤，寒热疼痛，皮肤壮热，脓水稠粘，头目昏重者，血气之实也；凡脓水清稀，疮口不合，聚肿不赤，不堪热痛，肌寒肉冷，自汗色夭者，气血之虚也。头痛鼻塞，目赤心惊，咽喉不利，口舌生疮，烦渴饮冷，睡语咬牙者，上实也；精滑不禁，大便自利，腰脚沉重，睡卧不宁者，下虚也。肿焮尤甚，痛不可近，寒热往来，大便秘涩，小便如淋，心神烦闷，恍惚不宁者，邪气之实也；肩项不便，四肢沉重，目视不正，睛不了了，食不知味，音嘶色败，四肢浮肿，多日不溃者，真气之虚也。又曰：邪气胜则实，真气夺则虚。又曰：诸痛为实，诸痒为虚也。又曰：诊其脉洪大而数者，实也；细微而软者，虚也。虚则补之，和其气以托里也；实则泻之，疏利而导其滞也。《内经》曰：血实则决之，气虚则掣引之。又曰：形伤痛，气伤肿。先肿而后痛者，形伤气也；先痛而后肿者，气伤形也。

《精要》曰：凡疮疽肿高痛甚，烦渴饮冷，此病气元气俱有余，宜用清热消毒散、仙方活命饮为主；若肿高痛甚，口干饮热，此病气有余，元气不足，宜用托里消毒散为主；若漫肿微痛，食少体倦，此病气元气俱不足，宜用六君、补中二汤壮其脾胃，则未成者消，已成者溃，已溃者敛矣。

《心法》曰：凡疮口不合，脓水清稀，气血俱虚也；饮食少而难化，脾胃虚寒也；肌体瘦弱，面色瘦黄，胆气不行也。非参、芪、归、术之类不能补，非附子不能助其功。今饮食进少且难消化，属脾胃虚寒。盖脾胃属土，乃命门火虚不能生土而然，不宜直补脾胃，当服八味丸补火以生土也。

立斋曰：疮疡之作，当审其标本虚实、邪正缓急而治之。若病急而元气实者，先治其标；病缓而元气虚者，先治其本；或病急而元气又虚者，必先于治本而兼以治标。大要肿高焮痛，脓水稠粘者，元气未损也，治之则易；漫肿微痛，脓水清稀者，元气虚弱也，治之则难；不肿不痛，或漫肿黯黑不溃者，元气虚甚，治之尤难也。主治之法，若肿高焮痛者，先用仙方活命饮解之，后用托里消毒散；漫肿微痛者，用托里散，如不应，加姜、桂；若脓出而反痛者，气血虚也，八珍汤；不作脓，不腐溃，阳气虚也，四君加归、芪、肉桂；不生肌，不收敛，脾气虚也，四君加地黄、木香；恶寒憎寒，阳气虚也，十全大补加姜、附；晡热内热，阴血虚也，四物加参、术；欲呕作呕，胃气虚也，六君加炮姜；自汗盗汗，五脏虚也，六味丸料加五味子；食少体倦，脾气虚也，补中益气加茯苓、半夏；喘促咳嗽，脾肺虚也，前汤加麦门、五味；欲呕少食，脾胃虚也，人参理中汤；腹痛泄泻，脾胃虚寒也，附子理中汤；小腹痞，足胫肿，脾肾虚也，十全大补汤加山茱、山药、肉桂；泄泻足冷，脾肾虚寒也，前药加桂、附；热渴淋秘，肾虚阴火也，加减八味丸；喘嗽淋秘，肺肾虚火也，补中益气汤、加减八味丸。

又曰：大凡虚怯之人，不必分其肿溃，惟当先补胃气。或疑参、芪满中，间有用者，又加发散败毒，所补不偿所损；又有泥于气质素实或有痰，不服补剂者，多致有误。殊不知疮疡之作，缘阴阳亏损，其脓既泄，则气血愈虚，岂有不宜补者哉！故丹溪曰：但见肿痛，参之脉证虚弱，便与滋补，气血无亏，可保终吉。旨哉斯言。

又曰：气无补法，俗论也，以其为病痞满壅塞，似难于补，不知正气虚而不能运行，则邪气滞而为病。《经》云：壮者气行则愈，怯者弱者则着而为病。苟不用补，气何由而行乎？

浅深辨 六

齐氏《精义》曰：疮候多端，欲辨浅深，直须得法。简而论之，则疮疽概举有三：肿高而软者，发于血脉；肿下而坚者，发于筋骨；皮肉之色不变者，发于骨髓。又曰：凡疗疮疽，以手按摇，疮肿根牢而大者，深也；根小而浮者，浅也。又验其人，初生疮之时，便觉壮热恶寒，拘急头痛，精神不宁，烦躁饮冷者，其疮疽必深也；若人虽患疮疽，而起居平和，饮食如故者，其疮浮浅也。恶疮初生，其头如米粟，微似有痛痒，误触破之，即焮展觉有深意，速服犀角升麻汤及漏芦汤通气等药，取通利疏畅，兼用浴毒汤溻溃之类。若浮浅者，贴膏纴求差。以此推之，则深浅之辨，始终之次也。又曰：憎寒壮热，所患必深；肉色不变，发于内也。

曾氏曰：凡痈疽，其脉浮数洪紧，肿焮作痛，身热烦渴，饮食如常，此六腑不和，毒发于外而为痈，其势虽急，投以凉剂，多保全生。其脉沉细伏紧，初发甚微，或无疮头，身不热而内躁，体重烦疼，情绪不乐，胸膈痞闷，饮食无味，此五脏不和，毒蓄于内而为疽，急投五香连翘汤，或神仙截法、蜡矾丸、制甘草汤，防托毒气，免致变证内攻，尤宜当头隔蒜灸。若涂毒药迷其腠理，投凉药虚其真气。故善恶之证，在乎医之工拙耳。或气噫痞塞咳逆，身冷自汗，目瞪耳聋，恍惚惊悸，语言颠倒，皆深恶证也。五善见三则瘥，七恶见四则危；五善并至则善无以加，七恶并臻则恶之极矣。

李氏曰：疽初发一粒如麻豆，发热肿高，热痛色赤，此为外发，势虽炽盛，治得其法，可保其生。若初时不发热，体倦怠，患处如故，数日不肿痛，内脏已坏，虽有卢扁之药，亦未如之何矣。

立斋曰：前证有因元气虚而不能发出者，有因数贴寒药而不发出者，有因攻伐过伤气血而不能发出者，有因热毒内壅而失疏托者，审而治之，多有生者。

总论治法 七

疮疡之治，有宜泻者，有宜补者，有宜发散者，有宜调营解毒者，因证用药，各有所主。《经》曰：形气有余，病气有余，当泻不当补；形气不足，病气不足，当补不当泻。此其大纲也。故凡察病之法，若其脉见滑实洪数，而焮肿痛甚，烦热痞结，内外俱壅者，方是大实之证，此其毒在脏腑，非用硝、黄猛峻等剂荡而逐之，则毒终不解，故不得不下。然非有真实真滞者，不可下，此下之不可轻用也。其有脉见微细，血气素弱，或肿而不溃，溃而不敛，或饮食不加，精神疲倦，或呕吐泄泻，手足常冷，脓水清稀，是皆大虚之侯，此当全用温补，固无疑矣。然不独此也，即凡见脉无洪数，外无烦热，内无壅滞而毒有可虑者，此虽非大虚之证，然察其但无实邪，便当托里养营，预顾元气。何也？盖恐困苦日久，或脓溃之后，不待损而自虚矣，及其危败，临期何能及哉？故丹溪云：痈疽因积毒在脏腑，宜先助胃壮气，以固其本。夫然，则气血凝结者自散，脓瘀已成者自溃，肌肉欲死者自生，肌肉已死者自腐，肌肉已溃者自敛。若独攻其疮，则脾胃一虚，七恶蜂起，其不死者幸矣，即此谓也。其有脉见紧数，发热憎寒，或头痛，或身痛，或四肢拘急无汗，是必时气之不正，外闭皮毛，风热壅盛而为痈肿，此表邪之宜散者也。如无表证，则不宜妄用发散，以致亡阳损卫。故仲景曰：疮家不可汗。此之谓也。其有营卫失调，气血留滞而偶生痈肿，但元气无损，饮食如常，脉无凶候，证无七恶，此其在腑不在脏，在表不在里，有热者清其热，有毒者解其毒，有滞者行其气，所当调营和卫而从平治者也。大都疮疡一证，得阳证而病气形气俱有余者轻，得阴证而形气病气俱不足者重。若正气不足而邪毒有余，补之不可，攻之又不可者危。若毒虽尽去而脾肾已败，血气难复者，总皆不治之证。故临证者，当详察虚实，审邪正，辨表里，明权衡，倘举措略乖，必遗人大害。斯任非轻，不可苟也。

王海藏《元戎》曰：若人气血壅盛，营卫充满，抑遏不行，腐化而为痈者，当泄之，以夺其盛热之气。若人饮食少思，精神衰弱，营卫短涩，寒搏而为痈者，当补之，以接其虚怯之气。丹溪亦曰：肿疡内外皆虚，宜以补接行散为主。

东垣曰：疮疽之发，其受之有内外之别，治之有寒热之异。受之外者，法当托里，以温剂，反用寒药，则使皮毛始受之邪，引入骨髓。受之内者，法当疏利以寒剂，反用温药托里，则使骨髓之病上彻皮毛，表里通溃，共为一疮，助邪为毒，苦楚百倍，轻则危殆，重则死矣。《病机机要》云：内之外者，其脉沉实，发热烦躁，外无焮赤，痛深于内，其邪气深，故宜疏通脏腑以绝其源；外之内者，其脉浮数，焮肿在外，形证外显，恐邪气极而内行，故先宜托里也；内外之中者，外无焮恶之气，内亦脏腑宣通，知其在经，当和营卫也。用此三法之后，虽未即瘥，必无变证，亦可使邪气峻减而易愈。故治疮大要，须明此托里、疏通，和营卫之三法。

陈良甫曰：诸痛痒疮疡，皆属心火。前辈云：痈疽多生于丹石房劳之人。凡人年四十以上，宜先用内托散，次用五香连翘汤，更以骑竹马法，或隔蒜并明灸足三里以发泄其毒。盖邪之所凑，其气必虚，留而不去，其病乃实。故痈疽未溃，则一毫热药断不可用；痈疽已溃，脏腑既亏，一毫冷药亦不可用。尤忌敷贴之药，闭其毫孔。若热渴便闭，脉沉实洪数者，宜用大黄等药以泄其毒，后以国老膏、万金散、黄矾丸、远志酒之类，选而用之。

立斋曰：按前证若热毒蕴于内，大便秘结，元气无亏者，宜用大黄等药泄其热毒。若阴虚阳凑，精虚气怯，脾胃虚弱者，宜用甘温之剂培其本源。若疮不焮肿，不作脓者，虽其未溃，仍须温补；若疮已溃而肿不退，痛不止者，仍宜清凉之剂治之。若病急而元气实者，先治其标；病缓而元气虚者，先治其本；或病急而元气更虚者，必先治本而兼以治标。大抵肿高焮痛，脓水稠粘者，元气未损也，治之则易；漫肿微痛，脓水清稀者，元气虚弱也，治之则难；不肿不痛，或漫肿色黯不溃者，发于阴也，元气虚甚，理所不治。若肿高焮痛者，先用仙方活命饮，后用托里消毒散；漫肿微痛者，宜托里散，如不应，加姜、桂。若脓出而反痛，气血虚也，八珍汤；不作脓，不腐溃，阳气虚也，四君加归、芪、肉桂；不生肌，不收敛，脾气虚也，十全大补加姜、桂；晡热内热，阴血虚也，四物加参、术；欲呕作呕，胃气虚也，六君加炮姜；自汗盗汗，五脏虚也，六味丸加五味子；食少体倦，脾气虚也，补中益气加茯苓、半夏；喘促咳嗽，脾肺虚也，前汤加麦门、五味；欲呕少食，脾胃虚也，人参理中汤；腹痛泄泻，脾胃虚寒也，附子理中汤；小腹痞，足胫肿，脾肾虚弱也，十全大补加山茱、山药、肉桂；泄泻足冷，脾肾虚寒也，前药加桂、附；热渴淋闭，肾虚阴火也，加减八味丸；喘嗽淋闭，肺肾虚火也，补中益气汤、加减八味丸。凡此变证，皆因元气亏损，失于预补所致。

又曰：凡疮疡用药，当审其经络受证、标本虚实以治之，不可泥于热毒内攻，专用寒凉克伐之剂，亏损脾胃气血，多致有误。且以虚弱之人，用峻利之药，则药力未到，胃气先伤，虚虚之祸，有所不免。故凡元气不足者，即治其初患，更当内用参、芪、归、术，温补脾胃，外用桑枝、葱熨，接补阳气，使自消散。

又曰：凡痈疽肿痛初生，便觉脉沉细而烦闷，脏腑弱而皮寒，邪毒猛暴，恍惚不宁，外证深沉者，亦当即用托里散及温热之剂，以从治之。

又曰：前证若发热烦渴，大便秘结者，由邪蓄于内，宜内疏黄连汤以泄内毒。若头痛拘急，发热恶寒者，由邪客于外，宜人参败毒散以散表邪。若肿痛焮赤，发热作渴，此毒气凝于肉里，宜仙方活命饮解散其毒。若食少体倦，发热恶寒，此中气虚弱，宜六君子汤以补脾胃。又曰：大抵证有本末，治有权宜。治其主则末病自退，用其权则不拘于时。泥于守常，必致病势危甚，况杂用攻剂，动损各经乎？罗谦甫云：守常者，众人之见；知变者，智者之事。知常而不知变，因细事而取败者多矣。

凡痈疽实证不可温补，虚证不可凉泻，此大法也。观前条陈良甫曰：凡疮疡未溃，一毫热药断不可用；痈疽已溃，脏腑已亏，一毫冷药亦不可用。又，立斋云，若肿焮痛甚，烦躁脉大，寒热往来，大便秘结，小便涩痛，心神愦闷，皆邪热之证。凡辛热之剂，不但肿疡不可用，虽溃疡亦不可用也。此固然矣。然二公已道其半，犹未尽也。余续之曰：凡痈疽阴盛阳衰者，但见体虚脉弱，阳气无权等证，则凡苦寒之剂，非惟溃疡不可用，即肿疡亦不可用也。又若阴邪凝结之毒，非用温热，何以运行？而陈氏谓肿疡不可用热药，恐不可以概言也。

败毒 八

《外科枢要》曰：疮疡之证，当察经之传受，病之表里，人之虚实而攻补之。假如肿痛热渴，大便秘结者，邪在内也，疏通之；焮肿作痛，寒热头疼者，邪在表也，发散之；焮肿痛甚者，邪在经络也，和解之；微肿微痛而不作脓者，气血虚也，补托之；漫肿不痛，或不作脓，或脓成不溃者，气血虚甚也，峻补之；色黯而微肿微痛，或脓成不出，或腐肉不溃，阳气虚寒也，温补之。若泥其未溃而概用败毒，复损脾胃，不惟肿者不能成脓，而溃者亦难收敛，七恶之证蜂起，多致不救。马益卿曰：肿疡内外皆壅，宜以托里表散为主，如欲用大黄，宁无孟浪之非；溃疡内外皆虚，宜以托里补接为主，如欲用香散，未免虚虚之失，治者审之。

托 里九

齐德之曰：凡疮疽、丹肿、结核、瘰疬，初觉有之，即用内消之法。经久不除，血气渐衰，肌寒肉冷，脓汁清稀，毒气不出，疮口不合，聚肿不赤，结核无脓，外证不明者，并宜托里。脓未成者，使脓早成，脓已溃者，使新肉早生。血气虚者，托里补之，阴阳不和，托里调之。大抵托里之法，使疮无变坏之证。凡为疮医，不可一日无托里之药。然而寒热温凉，烦渴利呕，临证宜审其缓急耳。

马益卿曰：痈疽因积毒在脏腑，当先助胃壮气，使根本坚固，次以行经活血药为佐，参以经络时令，务使毒气外泄。治之早者，可以内消。此托里之旨也。

立斋曰：大凡疮疡之作，由胃气不从；疮疡之溃，由胃气腐化；疮疡之敛，由胃气营养。余尝治初结未成脓者，托而散之；已成欲作脓者，托而腐之；脓成未溃者，托而开之；脓已溃者，托而敛之。东垣云：脾为仓廪之官，胃为水谷之海，主养四旁，以生血气，故胃气乃生发之源，为人身之本。厥有旨哉。

论汗下十

仲景治伤寒，有汗、吐、下三法；东垣治疮疡，有疏通、托里、和营卫之三法。用之得宜，厥疾瘳矣。假如疮疡肿硬木闷，烦热便秘，脉沉而实，其邪在内，当先疏其内以下之；焮肿作痛，便利调和，脉浮而洪，其邪在表，当先托其里以汗之。仲景曰：疮家虽身体疼痛，不可发汗，汗之则发痓。苟不详审而妄为汗下，以致血气亏损，毒反延陷，少壮者难以溃敛，老弱者多致不救。见《外科枢要》

罗谦甫云：丁巳岁冬月，予从军曹州，有牛经历者，病头目赤肿，耳前后尤甚，疼痛不可忍，发热恶寒，牙关紧急，涕唾稠粘，饮食难下，不得安卧。一疡医于肿上砭刺四五百针，肿亦不减，其痛益甚，莫知所由。予往诊视，其脉浮紧，按之洪缓。此证乃寒覆皮毛，郁遏经络，热不得散，聚而为肿。经云：天寒则地冻水冰，人气在身中，皮肤致密，腠理闭，汗不出，气血强，肉坚涩。当是之时，善行水者，不能往冰；善穿地者，不能凿冻；善用针者，亦不能取四厥。必待天温冻解，而后水可行，地可穿，人脉亦犹是也。又云：冬月闭藏，用药多而少针石也，宜以苦温之剂温经散寒，其病自己。所谓寒致腠理，以苦发之，以辛散之也。遂用托里温经汤，依方饵之，以薄衣覆其首，以厚被覆其身，卧于暖处，使经血温，腠理开，寒气散，阳气升，大汗出后，肿减八九；再服则去麻黄、防风，加连翘、鼠粘子，肿痛悉愈。经言汗之则疮已，信哉斯言。

或云：仲景言疮家虽身痛，不可发汗，其理何也？余曰；此说乃营气不从，逆于肉理，而生疮肿，作身疼痛，非外感寒邪之病，故戒之以不可发汗，汗之则成痓也。又问：仲景言鼻衄者不可发汗，复言脉浮紧者，当以麻黄汤发之，衄血自止。所说不同，其故何也？予曰：此正与疮家概同。夫人身血之与汗，异名而同类。夺汗者无血，夺血者无汗。今衄血妄行，为热所逼，更发其汗，是反助热邪，重竭津液，必变凶证，故不可汗。若脉浮则在表，脉紧则在寒，寒邪郁遏，阳不得伸，热伏营中，迫血妄行，上出于鼻，故当用麻黄汤散其寒邪，使阳气得舒，其血自止，又何疑焉？或者叹曰：知其要者，一言而终；不知其要，流散无穷。洁古之学，可谓知其要者矣。

东垣云：疮疡有因风热外郁，其人多怒，其色赤，其肿高，结硬而痛，其脉洪紧而弦，是邪客于血脉之上、皮肤之间，故发其汗而通其营卫，则邪气去矣。又曰：疮疡诸病，凡面赤者，虽伏大热，禁不得攻里，攻里则下利。此以阳邪怫郁在经，宜发表以去之，故曰火郁则发之。虽大便数日不见，宜多攻其表，以发散阳气，少加润燥之药以润之；如见风脉风证，只宜用风药发表，风邪解则大便自通也。若只干燥闭涩，止宜润之，切不可下也。但疮疡郁冒，俗呼昏迷是也，宜汗之则愈。

初虞世云：凡痈疽始作，须以大黄等药亟转利之，勿以困苦为念。与其溃烂而死，不若利之而死，况有生道哉！古人立法，率用五香连翘、漏芦等药，贫乏者单煮大黄汤以利之。至于脓溃，乃服黄芪等药以排脓，《千金》、《外台》备矣。世以疮发于外，不行转利而死者多矣。

立斋曰：按前证，若肿高焮痛，脏腑闭结，属内外俱实者，当用前药泻之；若漫肿微痛，脏腑不实，属内外俱虚者，当用内托补之。若患肿无头，肉色不变，当助胃壮气，令其内消。若疼痛不止，焮肿不消，当用人参黄芪汤以托里排脓。若饮食少思，肌肉不生，当用参芪托里散以补养脾胃。

立斋曰：王德之患发背，脉浮数，按之则涩，大便五六日不行，腹不加胀。余曰：邪在表不在里，但因气血虚，饮食少，故大便不行，非热结也，宜生气血为主。彼不信，以为积毒在内，仍用大黄．遂连泻不止，更加发热呃逆，饮食不进而死。其子曰：泻亦能为害乎？余曰：服利药而利不止者死。不当泻而强泻，令人洞泄不禁者死。下多亡阴者死。曰：疮疡乃积毒在脏，若不驱逐，何以得解？余曰：疮疡虽积毒在脏腑，治法先当助胃气，使根本坚固，参以行经活血时宜之药，非宜妄用大黄也。今其病在表，而反以峻利之剂重夺其阴，其可乎哉？故曰：表病里和而反下之，则中气虚，表邪乘虚而入，由是变证百出。虽云脉浮数者邪在表，当用托里复煎散，然其间黄芩、苍术亦不敢妄用；脉沉实者邪在里，当用内疏黄连汤，然其中大黄、槟榔亦不敢妄用。况浮数涩主气血皆虚，且邪既在表，而反用峻剂，重伤其里，诛伐无过，不死何俟？

愚谓疮肿之属表邪者，惟时毒、丹毒、斑疹，及头面颈项上焦之证多有之。察其果有外邪，而脉见紧数，证有寒热者，方宜表散。然散之之法，又必辨其阴阳盛衰，故或宜温散，或宜凉散，或宜平散，或宜兼补而散，或宜解毒而散，此散中自有权宜也。又如里证用下之法，则毒盛势剧者大下之，滞毒稍轻者微下之，营虚便结而毒不解者，养血滋阴而下之，中气不足而便结壅滞者，润导而出之。凡此皆通下之法，但宜酌缓急轻重而用得其当耳。故必察其毒果有余，及元气壮实，下之必无害者，方可用下，否则不但目前，且尤畏将来难结之患。是以表证不真者不可汗，汗之则亡阳；里证不实者不可下，下之则亡阴。亡阴亦死，亡阳亦死，医固可以孟浪乎！

论灸法 十一

其毒。用骑竹马灸法，或就患处灼艾，重者四面中央总灸一二百壮，更用敷药，其效甚速。

立斋云：夫疮疡之证，有诸中必形诸外。

王海藏曰：疮疡自外而入者，不宜灸；自内而出者，宜灸。外入者托之而不内，内出者接之而令外。故经曰：陷者灸之。灸而不痛，痛而后止其灸。灸而不痛者，先及其溃，所以不痛，而后及良肉，所以痛也。灸而痛，不痛而后止其灸。灸而痛者，先及其未溃，所以痛，而次及将溃，所以不痛也。

李氏云：治疽之法，灼艾之功胜于用药，盖使毒气外泄。譬诸盗入人家，当开门逐之，不然则入室为害矣。凡疮初发一二日，须用大颗独蒜，切片三分厚，贴疽顶，以艾隔蒜灸之，每三壮易蒜，疮溃则贴神异膏。如此则疮不开大，肉不坏，疮

口易敛，一举三得，此法之妙，人所罕知。若头顶见疽，则不可用此法。《五府极观碑》载

又曰：凡患背疽漫肿无头者，用湿纸贴肿外，但一点先干处，乃是疮头。可用大蒜十颗，淡豆豉半合，乳香钱许，研烂置疮上，铺艾灸之，痛否皆以前法为度。

陈氏曰：脑为诸阳之会，颈项近咽喉，肾俞乃致命之所，皆不可灼艾。

伍氏曰：凡用蒜饼灸者，盖蒜味辛温有毒，主散痈疽，假火势以行药力也。有只用艾炷灸者，此可施于顽疽痼发之类。凡赤肿紫黑毒甚者，须以蒜艾同灸为妙。又曰；凡治疽痈、发背、疔疮，若初灸即痛者，由毒气轻浅；灸而不痛者，乃毒气深重。悉宜内服追毒排脓，外傅消毒之药。大抵痈疽不可不痛，又不可大痛闷乱，不知痛者难治。又曰：凡隔蒜灸者，不论壮数，则邪无所容而真气不损。但头项见疮，宜用骑竹马法，及足三里灸之。

《千金》云：痈疽始作，或大痛，或小痛，或发如米粒，即便出脓，宜急断口味，利去在外者引而拔之，在内者疏而下之，灼艾之功甚大，若毒气郁结，瘀血凝滞，轻者或可药散，重者药无全功矣。东垣曰：若不针烙，则毒气无从而解，是故善治毒者，必用隔蒜灸，舍是而用苦寒败毒等剂，其壮实内热者或可，彼怯弱气虚者，未有不败者也。又有毒气沉伏，或年高气弱，或服克伐之剂，气益以虚，脓因不溃者，必假火力以成功。大凡蒸灸，若未溃则拔引郁毒，已溃则接补阳气，祛散寒邪，疮口自合，其功甚大。尝治四肢疮疡，气血不足者，只以前法灸之皆愈。疔毒甚者尤宜灸，盖热毒中隔，内外不通，不发泄则不解散。若处贫居僻，一时无药，则用隔蒜灸法尤便。每三壮一易蒜片，大概以百壮为度。用大蒜取其辛而能散，用艾炷取其火力能透，如法灸之，必疮发脓溃，继以神异膏贴之，不日自愈。一能使疮不开大，二内肉不坏，三疮口易

合，见效甚神。丹溪云：惟头为诸阳所聚，艾壮宜小而少。曹工部发背已十八日，疮头如粟，疮内如锥，痛极，时有闷瞀，饮食不思，气则愈虚。以大艾隔蒜灸十余壮，尚不知而痛不减，遂明灸二十余壮，内疮悉去，毒气大发，饮食渐进。更以大补药及桑木燃灸，瘀肉渐溃。刘贯卿足患疔疮已十一日，气弱，亦灸五十余壮，更以托里药而愈。黄君腿痈，脓清脉弱，一妇臂结一块，已溃，俱不收敛，各灸以豆豉饼，更饮托里药而愈。一男子胸肿一块，半载不消，令明灸百壮方溃，与大补药不敛，复灸以附子饼而愈。一男子患发背，疮头甚多，肿硬色紫，不甚痛，不腐溃，以艾铺患处灸之，更以大补药，数日，死肉脱去而愈。陈工部患发背已四五日，疮头虽小，根畔颇大，以隔蒜灸三十余壮，其根内消，惟疮头作脓，数日而愈。余丙子年，忽恶心，大椎骨甚痒，须臾臂不能举，神思甚倦。此夭疽，危病也，急隔蒜灸之，痒愈甚，又明灸五十余壮，痒遂止，旬日而愈。《精要》云；灸法有回生之功。信矣！薛案

史氏引证曰：疡医常器之于甲戌年诊太学史氏之母，云：内有蓄热，防其作疽。至辛巳六月，果背胛微痒，疮粒如黍，灼艾即消。隔宿复作，用膏药覆之，晕开六寸许，痛不可胜，归咎于艾。适遇一僧，自云：病疮甚危，尝灸八百余壮方苏。遂用大艾壮如银杏者，灸疮头及四傍各数壮，痛止，至三十余壮，赤晕悉退；又以艾作团如梅杏大者四十壮，乃食粥安寝，疮突四寸，小窍百许，患肉俱坏而愈。立斋曰：灼艾之法，必使痛者灸至不痛，不痛者灸至痛，则毒必随火而散，否则非徒无益而反害之。

愚意痈疽为患，无非血气壅滞，留结不行之所致。凡大结大滞者，最不易散，必欲散之，非藉火力不能速也，所以极宜用灸。然又有孙道人神仙熏照方，其法尤精尤妙。若毒邪稍缓，邪深经远而气有不达，灸之为良；若毒邪炽盛，其势猛疾

而垂危者，则宜用熏照方，更胜于灸也。

脓针辨 十二

齐氏曰：若发肿都软而不痛者，血瘤也；发肿日渐增长而不大热，时时牵痛者，气瘤也。气结微肿，久而不消，后亦成脓，此是寒热所为也。留积经久，极阴生阳，寒化为热，以此溃者，必多成瘘，宜早服内塞散以排之。又凡察痈疽，以手掩其上，太热者，脓成自软也；若其上薄皮剥起者，脓浅也；其肿不甚热者，脓未成也。若患瘰疬结核，寒热发渴，经久不消，其人面色痿黄者，被热上蒸，已成脓也。至于脏腑肠胃内疮内疽，其疾隐而深藏，目既不见，手不能近，所为至难，但以诊脉而辨之亦可知也。有患胃脘痈者，当候胃脉。胃脉者，人迎也。其脉沉数，气逆则甚，甚则热聚胃口而胃脘为痈也。若其脉洪数者，脓已成也；设脉迟紧，虽脓未就，已有瘀血也，宜急治之，不尔，则邪气内攻，腐烂肠胃，不可救也。又《肺痈论》曰：始萌时可救，脓成即死，不可不慎也。久之咳脓如粳米粥者不治，呕脓而止者自愈也。又《肠痈论》曰：或绕脐生疮，脓从疮出者，有出脐中者，惟大便下脓血者，自愈也。

伍氏曰：疮肿赤色，按之色不变者，此脓已成也。按之随手赤色者，其亦有脓也。按之白色，良久方赤者，此游毒已息，可就赤白尽处灸断，赤肿自消。凡痈疽以手按之，若牢硬，未有脓也；若半软半硬，已有脓也。又按肿上不热者为无脓，热甚者为有脓，宜急破之。

立斋曰：疮疡之证，毒气已结者，但可补其气血，使脓速成。脓成者，当验其生熟浅深，视其可否，针而去之，不可论内消之法。小按便痛者，脓浅也；大按方痛者，脓深也。按之不复起者，脓未成也；按之即复起者，脓已成也。脓生而用针，气血既泄，脓反难成；脓熟而不针，则腐溃益深，疮口难敛。若疮深而针浅，内脓不出，外血反泄；若疮浅而针深，内脓虽出，良肉受伤。若元气虚弱，必先补而后针，勿论尻神，其脓一出，诸证自退。若脓出而反痛，或烦躁呕逆，皆由胃气亏损也，宜急补之。若背疮热毒炽盛，中央肉黯，内用托里壮其脾胃，外用乌金膏涂于黯处，其赤处渐高，黯处渐低，至六七日间，赤黯分界，自有裂纹如刀划然，黯肉必渐溃矣，当用铍针利剪，徐徐去之，须使不知疼痛，不见鲜血为妙。若虽有裂纹，脓未流利，及脓水虽出而仍痛者，皆未通于内，并用针于纹中引之。若患于背胛之间，凡人背近脊处并胛皮里有筋一层，患此处者，外皮虽破，其筋难溃，以致内脓不出，令人胀痛苦楚，气血转虚，变证百出。若待自溃，多致不救。必须开之引之，兼以托里。常治此证，以利刀剪之，尚不能去，似此坚物，待其自溃，不反甚乎？此非气血壮实者，未见其能自溃也。若元气虚弱而误服克伐，患处不痛，或肉将死，急须温补脾胃，亦有生者。后须纯补之药，庶可收敛。若妄用刀针，去肉出血，则气血愈虚愈伤矣，何以生肌收敛乎？大凡疮疡脓血既溃，当大补血气为先，须有他证，当以末治。又曰：凡疮不起者，托而起之；不成脓者，补而成之。使不内攻，脓成而及时针之，不数日即愈矣。常见患者皆畏针痛而不肯用，又有恐伤肉而不肯用，殊不知疮虽发于肉薄之所，若其脓成必肿高寸余，疮皮又厚分许，用针深不过二分，若发于背必肿高二三寸，入针止于寸许，况患处肉既已坏，何痛之有？何伤之虑？凡怯弱之人，或患附骨等疽，待脓自通，以致大溃不能收敛，气血沥尽而已者为多矣。又曰：凡疮既成脓，皮肤不得疏泄，昧者待其自穿，殊不知少壮而充实者，或能自解。若老弱之人，气血枯槁，或兼攻发太过，不行针刺，脓毒乘虚内攻，穿肠腐膜，鲜不误事。若毒结四肢，砭刺少缓，则腐溃深大，亦难收敛。毒结于颊项胸腹紧要之地，不问壮弱，急宜针刺，否则难治。如沈氏室、黄上舍等，皆以此而殁者多矣。大抵疮疡之证，感有轻重，发有深浅。浅者肿高而软，发于血脉；深者肿下而坚，发于筋骨。然又有发于骨髓者，则皮肉不变。故古人制法，浅宜砭而深宜刺，使瘀血去于毒聚之始则易消，若脓成之时，气血壮实者或自出，怯弱者不行针刺，鲜有不误。凡疮疡透膜，十无一生，虽以大补药治之，亦不能救，此可为待脓自出之戒也。故东垣云：毒气无从而解，脓瘀无从而泄，过时不烙，反攻于内，内既消败，欲望其生，岂可得乎？兹举一二，以告同道，并使患者知所慎云。又曰：凡患疮疽，虽因积热所成，若初起未成脓，脉洪数，乃阴虚阳亢之证。若脓溃于内，不得发泄于外，身必发热，故脉见洪数，乃疮疽之病进也。脓既去，则当脉静身凉，肿消痛息，如伤寒表证之得汗也。若反发热作渴，脉洪数者，此真气虚而邪气实，死无疑矣。又曰：若治元气不足之证，即其初患，便当内用参、芪、归、术温补脾胃，外用桑枝、葱熨接补阳气，使自消散。若久而不能成脓者，亦用前二法补助以速之。若脓既成而不溃，用艾于当头灸数炷以出之，却服十全大补汤。

论针法 十三

上古有砭石之制，《内经》有九针之别，制虽不同，而去病之意则一也。且疮疡一科，用针为贵，用之之际，虽云量其溃之浅深，尤当随其肉之厚薄。若皮薄针深，则反伤良肉，益增其溃；肉厚针浅，则脓毒不出，反益其痛，用针者可不慎哉？至于附骨疽、气毒、流注，及有经久不消，内溃不痛者，宜燔针开之。若治咽喉之患，当用三棱针。若丹瘤及痈毒四畔焮赤，疼痛如灼，宜用砭石去血，以泄其毒，则重者减，轻者消。如洪氏室患腹痛，脓胀闷瞀，以卧针刺脓出即苏。一人患囊痈，脓熟肿胀，小便不利，几殆，急针之，脓水大泄，气通而愈。大抵用针之法，迎而夺之，顺而取之，所谓不治已成治未成，正此意也。今之患者，或畏针而不用，医者又徇患者之

意而不针，遂至脓已成而不得溃，或得溃而所伤已深矣，卒之夭枉者十常八九，亦可悲矣。见《外科心法》

经曰：天温日明，则人血淖溢而卫气浮，故血易泻，气易行；天寒日阴，则人血凝涩而卫气沉。是以因天时而调血脉也。故凡遇天寒水冰，或阴气凝滞之时，欲行针刺，则先当温衣覆盖，或以艾叶炒热，或热盐热衣类先熨其处，务令血脉温和而后刺之，则血泻气行，其病立已。若血寒脉涩，遽而用针，则邪毒不泻，徒伤良肉，反以益其病也。

立斋曰：凡元气虚弱者，必当补助脾胃，禁用刀针。若妄用之而去肉去血，使阳随阴散，是速其危也。

薛案曰：四明有屠寿卿者，当门齿忽如所击，痛不可忍，脉洪大而弦。余曰：弦洪相搏，将发疮毒也。先用清胃散加白芷、银花、连翘，一剂痛即止。至晚，鼻上发一疮，面肿黯痛，用前药加犀角一剂，肿至两额，口出秽气，脉益洪大，恶寒内热，此毒炽血瘀，药力不能敌也。乃数砭患处，出紫血，服犀角解毒之药。翼日，肿痛尤甚，又砭患处与唇上，并刺口内赤脉，各出毒血，再服前药，至数剂而愈。

用针勿忌尻神 十四

立斋曰：针灸之法，有太乙人神，周身血忌，逐年尻神，逐日人神，而其穴有禁针禁灸之论，犯者其病难瘳，理固然也。但疮疡气血已伤，肌肉已坏，急宜迎而夺之，顺而取之，非平人针灸之比，何忌之有？《外科精义》云：疮疡之证，毒气无从而解，脓瘀无从而泄，反攻于内，内既消败，欲望其生，岂可得乎？危恶之证，发于致命之所，祸在反掌。腹痈囊痈，二便不通，胸腹胀闷，唇疔喉癣，咽喉肿塞，其祸尤速，患者审之。

邻人苏子遇之内，左手指患疔麻痒，寒热恶心，左半体皆麻，脉数不时见。余曰：凡疮不宜不痛，不宜大痛，烦闷者不治，今作麻痒，尤其恶也。用夺命丹二服，不应，又用解毒之剂，麻痒始去，乃作肿痛。余曰：势虽危，所喜作痛，但毒气无从而泄。欲针之，适值望日，其家俱言尻神，不从。势愈肿甚，余强针之，诸证顿退，又用解毒之剂，其疮乃愈。薛案

围药 十五

《内经》云：五脏不和则七窍不通，六腑不和则留结为痈。又云：形伤痛，气伤肿。此以脏腑不和而疮发于外也明矣。若涂贴寒凉，岂能调和脏腑，宣通气血耶？若其肿痛热渴，脉滑数而有力，证属纯阳者，宜内用济阴汤，外用抑阳散，则热毒自解，瘀滞自散。若似肿非肿，似痛非痛，似溃不溃，似赤不赤，脉洪数而无力，属半阴半阳者，宜内用冲和汤，外用阴阳散，则气血自和，瘀滞自消。若微肿微痛，或色黯不痛，或坚硬不溃，脉虽洪大，按之微细软弱，属纯阴者，宜内服回阳汤，外敷抑阴散，则脾胃自健，阳气自回也。丹溪曰：敷贴之剂，应酬轻小热证耳，若不辨其阴证阳证之所由分，而妄敷寒凉之剂，则迷塞腠理，凝滞气血，毒反内攻而肉反死矣。况运气得寒则不健，瘀血得寒则不散，败肉得寒则不溃，新肉得寒则不生，治者审焉。见《外科枢要》

立斋曰：大抵疮之起发溃敛，皆血气使然，各人元气虚实不同，有不能发出而死者，有发出不能成脓而死者，有成脓不能腐溃而死者，有腐溃不能收敛而死者。敷贴之法，但可应酬轻小之证耳，若血气已竭，其患必死，不但敷贴不效，且气血喜温而恶寒，腠理喜通而恶塞，气血因而愈滞，肿患因而愈盛，邪气因而愈深，腐溃因而愈大，怯弱之人取败多矣。况疮疡乃七情相火，或食膏粱，或饵金石，以伤阴血，阳盛阴虚，受病于内而发于外，若不别气分血分，阴阳虚实，腐溃浅深，即服药尚有不能保生者，可敷贴而已乎？

施二守项右患一核，用凉药敷贴，颈皆肿。又敷之，肿胤

胸腋，冷应腹内，不悟凉药所致，尚以为毒盛，形体困惫，自分不起，延余治之。见其敷药处热气如雾，急令去药，良久疮色变赤，刺出脓血，用托里药而愈。张侍御发背，专用敷药，疮黯不起，胸膈闷气，不能呼吸，自分不治，余用辛温托里药而愈。一男子臀痈腐溃，肌肉不生，用药敷之，肌肉四沿反硬。予诊之，脉涩而弱，此气血俱虚，不能营于患处，故敷凉药反硬，乃血气受寒凝结而非毒也，用大补药而愈。一男子患胸疽，肿高作痛，肿处敷药，痛虽止而色变黯，肿外作痛，仍敷之，肉色亦黯，喉内作痛。不悟此为凉药所误，反尽颈敷之，其颈皆溃而死。一男子因怒，左胁肿一块，不作痛，脉涩而浮。余曰：此肝经邪火炽盛，而真气不足为患，宜培养血气为主。彼以草药敷贴，遂致不救。王安人发背，正溃时欲速效，敷以草药，即日而死。张宜人年逾六十，患发背三日，肉色不变，头如粟许，肩背肿，脉洪数，寒热饮冷。予以人参败毒散二剂，及隔蒜灸五十余壮，毒大发，背始轻。再用托里药，渐溃，因血气虚甚而作渴，用参、芪、归、熟等药而渴亦止。彼欲速效，乃自用草药罨患处，毒气复入，遂不救。薛案

凡痈疡肿痛，宜用围药敷治者，惟降痈散为第一，无论阴毒阳毒，皆所宜也。

腐肉 十六

齐德之曰：夫疮疡生于外，皆由积热蕴于内。《内经》谓血热肉败，荣卫不行，必将为脓，留于节腠，必将为败。盖疮疽脓溃之时，头小未破，疮口未开，或毒气未出，疼痛难忍，所以立追蚀腐溃之法，使毒气外泄而不内攻，恶肉易去，好肉易生也。若纴其疮而血出不止者，则未可纴，于疮上掺追蚀之药，待其熟，可纴方纴。若纴其疮而痛应心根者，亦不可强纴之，误触其疮，焮痛必倍，变证不无，不可不慎也。若疮疖脓成未破，于上薄皮剥起者，即当用破头代针之剂安其上，以膏

贴之，脓出之后，用搜脓化毒之药，取效如神矣。若脓血未尽，便用生肌敛疮之剂，欲其早愈，殊不知恶肉未尽，其疮早合，后必再发，不可不慎也。

立斋曰：疮疡之证，脓成者当辨其生熟浅深，肉死者当验其腐溃连脱。余尝治脉证虚弱者，用托里之药，则气血壮而肉不死；脉证实热者，用清热之剂，则毒气退而肉自生。凡疮聚于筋骨之间，肌肉之内，皆因血气虚弱，用十全大补汤壮其脾胃，则未成者自散，已成者自溃，又何死肉之有？若不大痛，或不痛，或不赤，或内脓不溃，或外肉不腐，乃血气虚弱，宜用桑枝灸，及十全大补加姜、桂壮其阳气，则四畔即消，疮头即腐，其毒自解，又何待于针割！若脾胃虚弱，饮食少思，用六君倍加白术壮其营气，则肌肉受毒者自溃，已死者自话，

已溃者自敛。若初起或因克伐，或犯房事，以致色黯而不痛者，乃阳气脱陷，变为阴证也，急用参附汤温补回阳，亦有可生。又曰：夫腐肉者，恶肉也。大凡痈疽疮肿溃后，若有腐肉凝滞者，必取之，乃推陈致新之意。若壮者筋骨强盛，气血充溢，真能胜邪，或自去，或自平，不能为害。若年高怯弱之人，血液少，肌肉涩，必迎而夺之，顺而取之，是谓定祸乱以致太平，设或留而不去，则有烂筋腐肉之患。如刘大尹、汪夫人，取之及时，而新肉即生，得以全愈。金工部、郑挥使，取之失期，大溃而毙。予尝见腐肉既去，虽少壮者，不补其气血尚不能收敛；若怯弱者，不取恶肉，不补血气，未见其生也。故古人曰：坏肉恶于狼虎，毒于蜂虿，缓去之则能贼性命，信哉！又曰：疮疡之证，若毒气已结，肿赤炽盛，中央肉死黯黑者，内用托里健脾之剂，外用乌金膏涂之，则黯处渐低，赤处渐起，至六七日间，赤黯之界，自有裂纹如刀划状，其黯渐溃。若用铍针利剪徐去犹好，须使不知疼痛，不见鲜血为善。若脓未流利，宜用针于纹中引之；若脓水已出，肿痛仍作，乃内筋间隔，亦用针引之。若元气虚弱，误服克伐之剂，患处不

痛，或肉死不溃者，急温补脾胃，亦有复生者。后须纯补脾胃，庶能收敛。此则不可妄用针刀，若误用之，以去肉出血，使阳随阴散，是速其危也。

论外通用方

针头散外一四四　去腐管　　透骨丹外一四三　溃头

代针膏外一四五　溃头　　猪蹄汤外一二五　洗腐

舍时从证 十七

立斋曰：《经》云诸痛痒疮，皆属于心。若肿赤烦躁，发热大痛，饮冷便秘作渴，脉洪数实者，为纯阳，虽在严冬之时，必用大苦寒之剂以泻热毒；若不肿不痛，脉细皮寒，泻利肠鸣，饮食不入，呕吐无时，手足厥冷，是为纯阴，虽在盛暑之时，必用大辛温热之剂以助阳气，不拘严寒盛暑，但当舍时从证。若微肿微痛，似溃不溃，时出清脓者，为半阴半阳，宜用辛热之剂温补胃气，此亦治阴阳法也。经曰：用寒远寒，用热远热。有假者反之。虽违其时，必从其证，若执常法，无不误矣。壬午仲冬，金台一男子患腹痛，误服干姜理中丸，即时口鼻出血，烦躁发狂，入井而死。辛卯冬，一吏患伤寒，误服附子药一盅，下咽发躁，奔走跌死。夫盛暑之际，附子、姜、桂三药并用，连进三四剂无事，严冬时令，三药单用一味，止进一剂者即死，可见罗谦甫先生有舍时从证、权宜用药之妙。余宗此法，凡冬间疮证，如脉沉实洪数，大便秘，疮焮痛，烦躁，或饮冷不绝者，即用硝、黄、芩、连之剂攻之。虽在夏令，而脉见虚弱或浮大，疮不溃，脓清稀，恶寒饮者，即用姜、桂、参、芪之剂补之。如脉见沉细，疮不溃不痛，作呃逆，手足冷，大便不实，或泻利，或腹痛，更加附子，皆获肿甚，上至肩，下至手指，色变皮肤凉，六脉沉细而微，此乃脉证俱寒。余举疡医孙彦和视之，曰：此乃附骨痈，开发已迟。以燔针启之，脓清稀解，次日，肘下再开之，加呃逆不绝。彦和与丁香柿蒂散两剂，稍缓。次日，呃逆尤甚，自利，脐腹冷痛，腹满，饮食减少，时发昏愦。于左乳下黑尽处灸二七壮，又处托里温中汤，用干姜、附子、木香、沉香、茴香、羌活等药，㕮咀一两半欲与服。或者曰：诸痛痒疮疡，皆属心火。又当盛暑之时，用干姜、附子可乎？予应之曰：理所当然，不得不然。《内经》曰：脉细皮寒，泻利前后，饮食不入，此谓五虚。况呃逆者，胃中虚寒故也。诸痛痒疮疡皆属心火，是言其定理也，此证内外相反，须当舍时从证，非大方辛热之剂急治之，则不能愈也。遂投之，诸证悉去，饮食倍进，疮势温，脓色正。彦和复用五香汤数服，后月余平复。噫！守常者，众人之见；知变者，知者之能。知常不知变，因细事而取败者，亦多矣，况乎医哉！见罗氏《卫生宝鉴》

愚意罗先生以舍时从证之法垂训后人，诚百世不磨之要道也。但时之迁变，本所难知，而证之幽显，尤不易识。何也？盖常人之所谓时者，春夏秋冬之时也，岁岁时常之主气也，谁不得而知之？而不知五六周环，则长夏有寒淫之令，三冬有炎暑之权，此则虽若舍时，而实以从时，昧者固能知此乎？又如察证之法，则凡脉细皮寒，泄泻厥冷之类，是皆已见之寒证也，又谁不得而知之？不知其来有源，其甚有渐，即诸证未见之前，而本来已具，此际便难错认，使必待焦头烂额，而后曲突徙薪，则已晚矣。此罗先生之所以明已然，而余则更为虑未然，盖恐人之见之迟而无及于事也。虽然，余常见今人之于已然者尚不能见，而复欲其见未然，诚哉迂矣！然余慨然之念，则不能不道其详，而深望于知音者。

阳气脱陷 十八

立斋曰：疮疡阳气脱陷，或因克伐之剂，或因脓血大泄，或因吐泻之后，或因误以入房。大凡溃后劳后，元气亏损，或梦遗精脱，或脉数便血，或外邪乘虚而入，以致发热头痛，小便淋涩，或目赤烦喘，气短头晕，体倦热渴，意欲饮水投水，身热憎寒，恶衣，扬手掷足，腰背反张，郑声自汗，脉浮洪大，此无根虚火之假热证也。若畏寒头痛，咳逆呕吐，耳聩目蒙，小便自遗，泻利肠鸣，里急腹痛，玉茎短缩，齿牙浮痛，肢体麻痹，冷汗时出，或厥冷身痛，咬舌啮唇，舌本强硬，呃逆喘促，脉微沉细，此阳气脱陷之真寒证也。凡此危候，无论脉证，但见有一二，急用参附汤或用托里消毒散去连翘、白芷、金银花三味，急加桂、附大剂补之，多有复生者。

内翰杨皋湖，孟夏患背疽，服克伐之剂，二旬余矣，漫肿坚硬，重如负石，隔蒜灸五十余壮，背遂轻。以六君加砂仁二剂，涎沫涌出，饮食愈少，此脾虚阳气脱陷也。剂用温补，反呕不食，仍用前药作大剂，加附子、姜、桂，又不应，遂以参、芪各一斤，归、术、陈皮各半斤，附子一两，煎服。三日而尽，流涎顿止，腐肉顿溃，饮食顿进。再用姜、桂等药托里健脾，腐脱而疮愈矣。少参史南湖之内，夏患疽不起发，脉大而无力，发热作渴，自汗盗汗，用参、芪大补之剂，益加手足逆冷，大便不实，喘促时呕，脉细微，按之如无，惟太冲不绝，仍以参、芪、白术、当归、茯苓、陈皮计斤许，加附子五钱，水煎二盅作一服，诸证悉退，脉息顿复。翌日，疮起而溃，仍用前药。四剂后，日用托里药调理，两月余而愈。薛案

一妇人于癸卯冬，失物发怒，缺盆内微肿。甲辰春，大如覆碗，左肩胛亦肿，肉色如故。或针出鲜血三碗许，腹痛如锥，泄泻不止，四肢逆冷，呕吐恶寒，或时发热，绝食已七日矣，其脉洪大，时或微细，此阳气脱陷也。用六君加炮姜三钱、附子二钱，早服至午不应，再剂加附子五钱，熟睡，觉来诸证顿退六七，可进稀粥。再四剂，诸证悉退，饮食如故，缺盆始痛。针出清脓二碗许，诸证复至，此虚极也，以十全大补加姜、桂、附各一钱，三剂而安。后减姜、附各五分，与归脾

汤兼服，五十余剂而愈。薛案

温补案则 十九

留都郑中翰，仲夏患发背已半月，疮头十余枚，皆如粟许，漫肿坚硬，根如大盘，背重如负石，即隔蒜灸五十余壮，其背顿轻。彼因轻愈，不守禁忌，三日后大作，疮不起发，但苦作痛，用活命饮四剂，势少退，用香砂六君子汤四剂，饮食少进。彼恃知医，自用败毒药二剂，饮食益少，口流涎沫，若不自知，此脾虚之甚也。每用托里药，加参、芪各三钱，彼密自拣去大半，后虽用大补药加姜、桂，亦不应。遂令其子以参、芪各一斤，归、术各半斤，干姜、桂、附各一两，煎膏一罐，三日饮尽，涎顿止，腐顿溃，食顿进。再用托里健脾药，腐肉自脱而愈。下俱薛案

张侍御患背疮三枚，皆如粟，彼以为小毒，服清热化痰药，外用凉药敷贴，数日尚不起，色黯不焮，胸中气不得出入，势甚可畏。连用活命饮二剂，气虽利，脓清稀．疮不起。欲用补剂，彼泥于素有痰火，不受参、术之补。因其固执，遂阳以败毒之剂与视之，而阴以参、芪、归、术各五钱，姜、桂各二钱，服二剂，背觉热，腐肉得溃，方信余言，始明用大补药乃愈。

南都聂姓者，时六月患发背，腐肉已去，疮口尺许，色赤焮肿，发热不食，欲呕不呕，服十宣散等药，自为不起，请余决之。其脉轻诊则浮而数，重诊则弱而涩，此溃后之正脉。然疮口开张，血气虚也；欲呕不呕，脾胃虚也；色赤焮肿，虚火之象也，尚可治。遂与十全大补汤加酒炒黄柏、知母、五味、麦门，及饮童便，饮食顿进，肌肉顿生。服至八剂，疮口收如粟许。又惑于人言，谓余毒未尽，乃服消毒药二剂，复发热昏愦，急进前药，又二十余剂乃愈。后两月，因作善事，一昼夜不睡，以致劳倦发热，似睡不睡，与前汤二剂，更加发热，饮

食不进，惟饮热汤，后以前药加附子一钱，二剂复愈。

高秋官贞甫，孟秋发背，色黯而硬，不痛不起，脉沉而细，四肢逆冷，急用大艾隔蒜灸三十余壮，不痛，遂用艾如粟大者着肉灸七壮，乃始知痛。与六君子汤二剂，每剂入附子二钱，不应；后剂又加肉桂二钱，始应而愈。

一男子胁肿一块，日久不溃，按之微痛，脉微而涩，此形证俱虚也。经曰：形气不足，病气不足，当补不当泻。予以人参养营汤治之，彼不信，乃服流气饮，虚证悉至，方服前汤，月余少愈。但肿处尚硬，以艾叶炒热熨患处，至十余日脓成，以火针刺之，更灸以豆豉饼，又服十全大补汤百剂而愈。

定痛 二十

齐氏曰：疮疽之证候不同，凡寒热虚实皆能为痛，故止痛之法，殊非一端。世人皆谓乳、没珍贵之药，可住疼痛，而不知临病制宜，自有方法。盖热毒之痛者，以寒凉之药折其热而痛自止也；寒邪之痛，以温热之剂熨其寒则痛自除也。因风而痛者除其风，因湿而痛者导其湿。燥而痛者润之，塞而痛者通之，虚而痛者补之，实而痛者泻之。因脓郁而闭者开之，恶肉侵溃者去之，阴阳不和者调之，经络秘涩者利之。临机应变，方为上医，不可执方而无权也。

立斋曰：疮疡之作，由六淫七情所伤，其痛也，因气血凝滞所致。假如热毒在内，便秘而作痛者，内疏黄连汤导之。热毒炽盛，焮肿而作痛者，黄连解毒汤治之，不应，仙方活命饮解之。瘀血凝滞而作痛者，乳香定痛丸和之。作脓而痛者，托里消毒散排之。脓胀而痛者针之，脓溃而痛者补之。若因气虚而痛，四君加归、芪；血虚而痛，四物加参、芪。肾虚而痛，六味地黄丸；口干作渴，小便频数者，加减八味丸。此皆止痛之法也，慎勿概用寒凉之药。况血气喜温而恶寒，若冷气入里，血即凝滞，反为难瘥之证矣。丹溪云：脓出而反痛，此为虚也，宜补之，秽气所触者和解之，风寒所逼者温散之。若专用龙、竭生肌，乳、没止痛，吾知其必无效也。

凡痈毒焮肿赤痛之甚者，虽内治之法已具如前，然煎剂功缓而痛急难当者，必须外用敷药。既欲其止痛，又欲其散毒，则无如降痈散之神妙也。

生肌收口 二一 附成漏证

陈良甫曰：痈疽之毒有浅深，故收敛之功有迟速，断不可早用收口之药，恐毒气未尽，后必复发，为患非轻。若痈久不合，其肉白而脓少者，此气血俱虚，不能潮运，而疮口冷涩也。每日用艾叶一把煎汤，避风热洗，及烧松香烟熏之，或用猪蹄汤洗之，更以神异膏贴之，必须守禁调理，否则不效。又曰：脉得寒则下陷，凝滞肌肉，故曰留连肉腠，是为冷漏，须温补之。

丹溪曰：诸经惟少阳、厥阴之生痈者宜须防之，以其多气少血也。血少则肌肉难长，故疮久未合，必成败证。苟反用驱利毒药，以伐其阴分之血，祸不旋踵矣。

立斋曰：肌肉者，脾胃之所主；收敛者，血气之所使。但当纯补脾胃，不宜泛敷生肌之剂。夫疮不生肌而色赤甚者，血热也，四物加山栀、连翘；色白而无神者，气虚也，四君加当归、黄芪；晡热内热，阴血虚也，四物加参、术；脓水清稀者，气血虚也，十全大补汤；食少体倦，脾气虚也，补中益气汤；烦热作渴，饮食如常，胃火也，竹叶黄芪汤，不应，竹叶石膏汤；热渴而小便频数，肾水虚也，用加减八味丸料煎服。若败肉去后，新肉微赤，四沿白膜者，此胃中生气也，但用四君子汤以培补之，则不日自敛。若妄用生肌之药，余毒未尽而反益甚耳。殊不知疮疡之作，由胃气不调；疮疡之溃，由胃气腐化；疮疡之敛，由胃气荣养。东垣云：胃乃发生之源，为人生之本。丹溪亦谓治疮疡当助胃壮气，使根本坚固。诚哉是言也，可不慎欤？又曰：若肌肉伤而疮口不敛，用六君子汤以补脾胃；若气虚恶寒而疮口不敛，用补中益气汤以补脾肺；若血虚发热而疮口不敛，用四物、参、术以滋肝脾；若脓多而疮口不敛，用八珍汤或十全大补汤以养血气，如不应，但用四君、归、芪以补脾胃，更不应，乃属命门火衰，急用八味丸以壮火生土。若脉数发渴者难治，以真气虚而邪气实也。又曰：生肌之法，当先理脾胃，助气血为主。若气血俱虚不能生者，当用托里之剂；若有风寒袭于疮所不能生者，宜用豆豉饼灸之。若流注顽疮，内有脓管，或瘀肉，或疬核，须用针头散腐之，锭子尤妙。如背疮、杖疮、汤火疮大溃，当用神效当归膏，则能去腐生新止痛，大有神效。又曰：痈疽溃后，毒尽则肉自生。常见世之治者，往往用龙骨、血竭之属以求生肌，殊不知余毒未尽，肌肉何以得生？气血既虚，龙、竭岂能得效？设若脓毒未尽，就用生肌，则反增溃烂，壮者轻者不过复溃，或迟敛而已；怯者重者必致内攻，或溃烂不敛，反致危矣。又曰：凡疮疡成漏，皆因元气不足，营气不从，阳气虚寒，则寒气逆于肉理，稽留血脉，腐溃既久，即成是患。故凡治不足之证，于其初患，便当内用参、芪、归、术温补脾胃，外用桑枝、葱熨接补阳气，使自消散。若久而不能成脓，亦用前二法补助以速之；若脓既成而不溃，用艾于当头灸数炷而出之，却服十全大补汤。患者又当慎起居，节饮食，庶几收敛。若用冷针开刺，久而内出清脓，外色黑黯，或误用生肌散速其口敛，反束其邪，必成败证。

诸疮患久成漏，常有脓水不绝，其脓不臭，若无歹肉者，法用炮附子去皮尖为细末，以唾津和为饼如三钱厚，安疮上以艾炷灸之。漏大艾亦大，漏小艾亦小，但灸令微热，不可令痛，干则易之，每灸一二十壮不论。灸后贴以膏药，隔二三日，又如前再灸，更服大补气血之药，直至肉平为度。或用炮附子切片三分厚灸之亦可。或用江西淡豆豉为饼，多灸之亦效。若疮久成漏，外有腐肉，内有脓管，不能收口者，以针头散和作细条纴入口内，外用膏药贴之，待脓管尽去，自然渐平收口。或先用灸法，数日后用此纴药，亦可仍内服十全大补等药。

郭氏灸法：疮疽久不收敛，及有脓水恶物，渐溃根深者，用白面、硫黄、大蒜三物，一处捣烂，看疮大小捻作饼子，厚约三分，安于疮上，用艾炷灸二十一壮，一灸一易。后隔四五日用药锭、针头散等药纴入疮内，歹肉尽去，好肉长平，然后贴收敛之药，内服应病之剂调理即瘥矣。

一男子年逾二十，禀弱，左腿外侧患毒，三月方溃，脓水清稀，肌肉不生，以十全大补汤加牛膝，二十余剂渐愈，更以豆豉饼灸之，月余而痊。一妇人左臂结核，年余方溃，脓清不敛，一男子患贴骨痈，腿细短软，疮口不合，俱用十全大补汤，外以附子饼及贴补药膏，调护得宜，百剂而愈。大凡不足之证，宜大补之剂兼灸，以补接阳气，祛散寒邪为上。京师董赐年逾四十，胸患疮成漏，日出脓碗许，喜饮食如常，以十全大补汤加贝母、远志、白敛、续断，灸以附子饼，脓渐少，谨调护，岁余而愈。薛案

用香散药 二二

伍氏曰：气血闻香则行，闻臭则逆。大抵疮疡多因营气不从，逆于肉理，故郁聚为脓，得香散药则气流行，故当多服五香连翘汤、万金散、清心内固金粉散。凡疮本腥秽，又闻臭浊则愈甚。若毒气入胃则为咳逆，古人用此，可谓有理。且如饮食，调令香美则益脾土，养真元，保其无虞矣。

立斋曰：今人有疮疡，不审元气虚实，病之表里，病者多喜内消，而医者即用十宣散及败毒散、流气饮之类。殊不知十宣散虽有参、芪，然防风、白芷、厚朴、桔梗皆足以耗气，况不分经络、时令、气血多少而概用之乎！败毒散乃发表之药，

果有表证，亦止宜一二服，多则元气反损，其毒愈盛，虽有人参，莫能补也，况非表证而用之乎！流气饮乃耗血之剂，果气结隔满，亦止宜二三服，多则血气愈伤。夫血气凝滞，多因营卫气弱不能运行，岂可复用流气饮以益其虚？况诸经气血多寡不同，而流气饮通行十二经，则诸经皆为所损，反为败证，虽有芎、归，亦难倚仗，若服之过度，则气虚血耗，何以成脓？苟不察其由而泛投克伐之剂，能无危乎？此三药者，其不可轻用亦明矣。河间云：凡疮止于一经，或兼二经者，止当求责其经，不可干扰余经也。

槐花酒 二三

槐花治湿退热之功最为神速，大抵肿毒非用蒜灸及槐花酒先去其势，虽用托里诸药，其效未必甚速，惟胃寒之人不可过用。

滁州于侍御，髀胛患毒痛甚，服消毒药其势未减，即以槐花酒一服，势遂大退，再以托里消毒之药而愈。王通府患发背十余日，势危脉大，先以槐花酒二服杀退其势，更以败毒散二剂，再以托里药数剂，渐溃。又用桑柴燃灸患处，每日灸良久，仍以膏药贴之，灸至数次，脓温腐脱，以托里药加白术、陈皮，月余而愈。刘大尹发背六七日，满背肿痛，势甚危，与隔蒜灸百壮，饮槐花酒二碗，即睡觉，以托里消毒药，十去五六，令以桑枝灸患处而溃，数日而愈。一上舍肩患疽，脉数，以槐花酒一服，势顿退，再与金银花、黄芪、甘草，十余服而平。薛案

忍冬酒 二四

忍冬酒治痈疽发背，初发时便当服此。不问疽发何处，或妇人乳痈，皆有奇效。如或处乡落贫家，服此亦便且效。仍兼以麦饭石膏及神异膏贴之，甚效。

一园丁患发背甚危，令取金银藤五六两捣烂，入热酒一盅，绞取酒汁温服，柤罨患处，四五服而平。彼用此药治疮，足以养身成家，遂弃园业。诸书云：金银花治疮疡，未成者即散，已成者即溃，有回生之功。一男子患脑痈，其头数多，痛不可忍，先服消毒药不应，更以忍冬酒服之，即酣睡，觉而势去六七，再四剂而消。又一男子所患尤甚，亦令服之，肿痛顿退，但不能平，加以黄芪、当归、栝蒌仁、白芷、甘草节、桔梗，数剂而愈。一男子被鬼击，身有青痕作痛，以金银花煎汤，饮之即愈。本草谓此药大治五种飞尸，此其验也。

肿疡 二五

若用补之法，亦但察此二者，凡气道壅滞者不宜补，火邪炽盛者不宜温。若气道无滞，火邪不甚，或饮食二便清利如常，而患有危险可畏者，此虽未见虚证，或肿疡未溃，亦宜即从托补。何也？盖恐困苦日立斋曰：肿高焮痛脉浮者，邪在表也，宜托之。肿硬痛深脉沉者，邪在里也，宜下之。外无焮肿，内则便利调和者，邪在经络也，当调营卫。焮肿烦躁，或咽干作渴者，宜降火。焮肿发热，或拘急，或头痛者，邪在表也，宜散之。大痛或不痛者，邪气实也，隔蒜灸之，更用解毒。烦躁饮冷，焮痛脉数者，邪在上也，宜清之。恶寒而不溃者，气虚兼寒邪也，宜宣而补之。焮痛发热，汗多大渴，便结谵语者，结阳证也，宜下之。不作脓，或熟而不溃者，虚也，宜补之。又曰：大抵痈肿之证，不可专泥于火为患，况禀有虚实及老弱不同，岂可概用寒凉之药。设若毒始聚，势不盛者，庶可消散。尤当推其病因，别其虚实。若概用凉药，必致误事。如脓将成，邪盛气实者，用消毒之剂先杀其毒，虽作脓不为大苦，溃亦不甚，若就用托里，必益其势。如脓将成不成及不溃者，方用托里。脓成势盛者针之，脓一出，诸证悉退矣。

丹溪曰：肿疡内外皆壅，宜以托里表散为主，如欲用大黄，宁无孟浪之非。溃疡内外皆虚，宜以补接为主，如欲用香散，未免虚虚之失。

愚意前论肿疡有云忌补宜下者，有云禁用大黄者，此其为说若异，而亦以证有不同耳。盖忌补者，忌邪之实也；畏攻者，畏气之虚也。即如肿疡多实，溃疡多虚，此其常也。然肿疡亦多不足，则有宜补不宜泻者；溃疡亦或有余，则有宜泻不宜补者，此其变也。或宜补，或宜泻，总在虚实二字。然虚实二字最多疑似，贵有定见。如火盛者，宜清者也；气滞者，宜行者也；既热且壅，宜下者也；无滞无壅，则不宜妄用攻下，此用攻之宜禁者也。至久，无损自虚，若能预固元气，则毒必易化，脓必易溃，口必易敛，即大羸大溃犹可望生。若必待虚证叠出，或既溃不能收敛，而后勉力支持，则轻者必重，重者必危，能无晚乎？此肿疡之有不足也，所系非细，不可不察。向予长男生在癸丑，及乙卯五月，甫及二周而患背疽。初起时，背中忽见微肿，数日后按之，则根深渐阔，其大如碗，而皮色不变，亦不甚痛，至十余日，身有微热，其势滋甚。因谋之疡医，或云背疽，或云痰气，或曰荤腥温补一毫不可入口，乃投以解毒之药，一剂而身反大热，神气愈困，饮食不进矣。予危惧之甚，因思丹溪有云：痈疽因积毒在脏腑，当先助胃气为主，使根本坚固，而以行经活血佐之。又曰：但见肿痛，参之脉证虚弱，便与滋补，气血无亏，可保终吉。是诚确论也。因却前医，而专固元气以内托其毒，选用人参三钱，制附子一钱，佐以当归、熟地、炙甘草、肉桂之属，一剂而饮食顿进，再剂而神彩如旧，抑何神也！由是弛其口腹，药食并进，十剂而脓成，以其根深皮厚，复用针出脓甚多，调理月余而愈。向使倾信庸流，绝忌温补滋味，专意解毒，则胃气日竭，毒气日陷，饮食不进，倘致透隔内溃，则万万不保矣。且此儿素无虚病，何敢乃尔？盖以其既属阴证，又无实邪，见自确真，故敢峻补脾肾，方保万全。呜呼！医之关系，皆是类也。因录此案，用告将来，以见肿疡溃疡，凡虚证未见，而但无实热壅滞可据者，便宜托补。如此则其受益于不识不知，有非可以言语形容者。新案

肿疡不足 二六

汪太夫人年逾八十，脑疽已溃，发背继生，头如粟米，脉大无力。此膀胱经湿热所致，然脉大无力，乃血气衰也，遂以托里消毒散，数服稍可，更加参、芪之剂，虽疮起而作渴，此气血虚甚，以人参、黄芪各一两，当归、熟地各五钱，麦冬、五味各一钱，数服渴止而愈。此不有脏腑能言，气血能告，岂能省悟？病者至死皆归于命，深可哀也。又有患者气质素实，或有痰不服补剂，然不知脓血内溃，气血并虚，岂不宜补？余常治疮，阴用参、芪大补之剂，阳书败毒之名，与服之俱不中满，疮亦随效。虚甚者尚加姜、桂，甚至附子，未尝有不效也。薛案

溃疡 二七

立斋曰：脓熟不溃者，阳气虚也，宜补之。瘀肉不腐者，宜大补阳气，更以桑木灸之。脓清不敛者，气血俱虚，宜大补。脓后食少无睡，或发热者，虚也，宜补之。倦怠懒言，食少不睡者，虚也，宜补之。寒气袭于疮口，不能收敛，或陷下不敛者，温补之。脉大无力或微涩者，气血俱虚也，峻补之。出血或脓多，烦躁不眠者，乃亡阳也，急补之。凡脓溃而清，或疮口不合，或聚肿不赤，肌寒肉冷，自汗色脱者，皆气血俱虚也，非补不可。凡脓血去多，疮口虽合，尤当补益，务使气血平复，否则更患他证，必难治疗也。又曰：大抵脓血大泄，当大补血气为先，虽有他证，以末治之。凡痈疽大溃，发热恶寒，皆属气血虚甚，若左手脉不足者，补血药当多于补气药；右手脉不足者，补气药当多于补血药，切不可发表。大凡痈

疽，全藉血气为主，若患而不起，或溃而不腐，或不收敛，及脓少或清，皆血气之虚也，俱宜大补之，最忌攻伐之剂。亦有脓反多者，乃气血虚而不能禁止也。常见气血充实之人患疮者，必肿高色赤，易腐溃而脓且稠，又易于收敛。怯弱之人多不起发，不腐溃，及难于收敛，若不审察而妄投攻剂，虚虚之祸不免矣，及患后更当调养。若瘰疬流注之属，尤当补益也，否则更患他证，必难措治，慎之！又曰：溃疡若属气血俱虚，固所当补；若患肿疡而气血虚弱者，尤宜预补，否则虽溃而不敛矣。又凡大病之后，气血未复，多致再发，若不调补，必变为他证而危。或误以疮毒复发，反行攻伐，则速其不起，深可为戒也。又曰：若疮疡肿焮痛甚，烦躁脉大，则辛热之剂不但肿疡不可用，即溃疡亦不可用也。

《太平圣惠方》云：凡痈疽脓溃之后，脉微涩迟缓者，邪气去而真气将复也，为易愈。若脉来沉细而直者，里虚而欲变证也。若脓血既去，则当脉静身凉，肿消痛息，如伤寒表证之得汗也。若反发热作渴，脉洪数者，此真气虚而邪气实也，死无疑矣。

溃疡有余 二八

溃疡有余之证，其辨有四：盖一以元气本强，火邪本盛，虽脓溃之后而内热犹未尽除，或大便坚实而能食脉滑者，此其形气病气俱有余，仍宜清利，不宜温补，火退自愈，亦善证也；一以真阴内亏，水不制火，脓既泄而热反甚，脉反躁者，欲清之则正气以虚，欲补之则邪气愈甚，此正不胜邪，穷败之证，不可治也；一以毒深而溃浅者，其肌腠之脓已溃，而根盘之毒未动，此乃假头，非真溃也，不得遽认为溃疡而概施托补，若误用之，则反增其害，当详辨也。又有一种，元气已虚，极似宜补，然其禀质滞浊，肌肉坚厚，色黑而气道多壅者，略施培补，反加滞闷，若此辈者，真虚既不可补，假实又不可攻，最难调理，极易招怨，是亦不治之证也。总之，溃疡有余者十之一二，故溃疡宜清者少，肿疡不足者十常四五，故肿疡宜补者多，此亦以痈疽之危险，有关生死者为言，故贵防其未然也。至若经络浮浅之毒，不过肿则必溃，溃则必收，又何必卷卷以补泻为辩也，观者审之。

一男子年逾三十，腹患痈肿，脉数喜冷。齐氏云：疮疡肿起坚硬，疮疽之实也。河间云：肿硬木闷，烦躁饮冷，邪气在内也。遂用清凉饮倍加大黄，三剂稍缓；次以四物汤加芩、连、山栀、木通，四剂遂溃，更以十宣散去参、芪、肉桂，加金银花、天花粉，渐愈。彼欲速效，自服温补药，遂致肚腹俱肿，小便不利，仍以清凉饮治之，脓溃数碗，再以托里药而愈。赵宜人年逾七旬，患鬓疽已溃，焮肿甚痛，喜冷脉实，大便秘涩。东垣曰：烦躁饮冷，身热脉大，精神昏闷者，皆脏腑之实也。遂以清凉饮一剂，肿痛悉退，更以托里消毒药三十余剂而平。若谓年高溃后，投以补剂，实实之祸不免矣。薛案

溃疡作痛 二九

立斋曰：脓出而反痛者，虚也，宜补之；脉数虚而痛者，属虚火，宜滋阴；脉数实而痛者，邪气实也，宜泄之；脉实便秘而痛者，邪在内也，宜下之；脉涩而痛者，气血虚寒也，温补之。大抵疮之始作也，先发为肿，气血郁积，蒸肉为脓，故多痛；脓溃之后，肿退肌宽，痛必渐减。若反痛者，乃虚也，宜补之。亦有秽气所触者，宜和解之；风寒所逼者，宜温散之。

丁兰年二十余，股内患毒日久，欲求内消。诊其脉滑数，知脓已成，因气血虚不溃，遂刺之，脓出作痛，以八珍汤治之，少可。但脓水清稀，更以十全大补汤加炮附子五分，数剂渐愈，仍服十全大补汤三十余剂而痊。一僧股内串肿一块，不痛不溃，治以托药，二十余剂脓成，刺之作痛。予谓肿而不

溃，溃而反痛，此气血虚甚也，宜峻补之。彼云气无补法，予谓正气不足，不可不补，补之则气化而痛邪自除。遂以参、芪、归、术、熟地黄治之，两月余而平。薛案

溃疡发热 三十 附恶寒

用手摸热有三法，以轻手扪之则热，重按之则不热，是热在皮毛血脉也；重按之至筋骨之分则热，蒸手极甚，轻手则不热，是邪在筋骨之间也；不轻不重按之而热，是热在筋骨之上、皮毛血脉之下，乃热在肌肉也。

仲景曰：脉虚则血虚，血虚生寒，阳气不足也。寸口脉微为阳不足，阴气上入阳中，则洒淅恶寒；尺脉弱为阴不足，阳气下陷入阴中，则发热也。

王氏曰：病热而脉数，按之不鼓动，乃寒盛格阳而致之，非热也；形证似寒，按之而脉气鼓击于指下盛者，此为热甚拒阴而生病，非寒也。

东垣曰：发热恶热，大渴不止，烦躁肌热，不欲近衣，或目痛鼻干，但脉洪大，按之无力者，非白虎汤证也，此血虚发躁，当以当归补血汤主之。又有火郁而热之证，如不能食而热，自汗气短者，虚也，当以甘寒之剂泻热补气。如能食而热，口舌干燥，大便难者，当以辛苦大寒之剂下之，以泻火保水。又曰：昼则发热，夜则安静，是阳气自旺于阳分也；昼则安静，夜则发热烦躁，是阳气下陷入阴中也，名曰热入血室；昼夜发热烦躁，是重阳无阴也，当亟泻其阳，峻补其阴。

立斋曰：脉浮或弱而热，或恶寒者，阳气虚也，宜补气；脉涩而热者，血虚也，宜补血。脉浮数发热而痛者，邪在表也，宜散之；脉沉数发热而痛者，邪在里也，当下之。午前热者，补血为主；午后热者，补气为主。左手脉小于右手而热者，用血药多于气药，右手脉小于左手而热者，用气药多于血药。

发热烦躁 三一

王太仆曰：大寒而甚，热之不热，是无火也，当治其心。大热而甚，寒之不寒，是无水也；热动复止，倏忽往来，时动时止，是无水也，当补其肾。故心盛则生热，肾盛则生寒；肾虚则寒动于中，心虚则热收于内。又热不胜寒，是无火也；寒不胜热，是无水也。夫寒之不寒，责其无水；热之不热，责其无火。热之不久，责心之虚；寒之不久，责肾之弱。治者当深味之。

立斋曰：疮疡发热烦躁，或出血过多，或脓溃大泄，或汗多亡阳，或下多亡阴，以致阴血耗散，阳无所依，浮散于肌表之间而非火也。若发热无寐者，血虚也，用圣愈汤。兼汗不止，气虚也，急用独参汤。发热烦躁，肉瞤筋惕，血气俱虚也，用八珍汤。大渴面赤，脉洪大而虚，阴虚发热也，用当归补血汤。肢体微热，烦躁面赤，脉沉而微，阴盛发躁也，用四君加姜、附。

作呕 三二

立斋曰：喜热恶寒而呕者，宜温养胃气；脉细肠鸣，腹痛滑泻而呕者，宜托里温中；喜寒恶热而呕者，宜降火；脉实便秘而呕者，宜泻火。若不详究其源而妄用攻毒之药，则肿者不能溃，溃者不能敛矣。虽丹溪曰：肿疡时呕，当作毒气攻心治之；溃疡时呕，当作阴虚补之。殊不知此大概之言耳。况今之热毒内攻而呕者，十才一二；脾胃虚寒，或痰气而呕者，十居八九，故不可执以为言也。又曰：凡痈疡肿赤，痛甚烦躁，脉实而呕者，为有余，当下之；若肿硬不溃，脉弱而呕者，乃阳气虚弱，当补之。若呕吐少食者，乃胃气虚寒，当温补脾胃；若痛伤胃气，或感寒邪秽气而呕者，虽在肿疡，当助胃壮气。若妄用攻伐，多致变证不治。

薛氏《枢要》曰：疮疡作呕，不可泥于热毒内攻，而概用败毒等药。如热甚焮痛，邪气实也，仙方活命饮解之；作脓焮痛，胃气虚也，托里消毒散补之；脓熟胀痛，气血虚也，先用托里散，后用针以泄之；焮痛便秘，热壅于内也，内疏黄连汤导之；若因寒药伤胃而呕者，托里健中汤；胃寒少食而呕者，托里益中汤；中虚寒淫而呕者，托里温中汤；肝木乘脾而呕者，托里抑青汤；胃脘停痰而呕者，托里清中汤；脾虚自病而呕者，托里益黄汤；郁结伤脾而呕者，托里越鞠汤。又曰：大凡诸疮作呕，若饮冷便秘，是热毒也，黄连消毒散解之；饮冷便实，是胃火也，竹叶石膏汤清之；懒食饮汤，是胃虚也，补中益气汤补之；大便不实，喜饮热汤，是脾胃虚寒也，六君加炮姜以温之。常见脾虚弱者，用前散反心膈阴冷致呕，而喉舌生疮，乃肾水枯涸，虚火炎上也，其证甚恶，急用加减八味丸，亦有得生者。

热毒作呕证：如刘贵患腹痈，焮痛烦躁，脉实作呕。河间云：疮疡者，火之属，须分内外以治其本。若脉沉实者，先当疏其内，以绝其源。又曰：呕哕心烦，脉沉而实，肿硬木闷，或皮肉不变，邪气在内，宜用内疏黄连汤治之。然作呕脉实，毒在内也，遂以前汤通利二三行，诸证悉去，更以连翘消毒散而愈。金台王时亨年逾四十，患臂毒焮痛作呕，服托里消毒药愈甚，予用凉膈散二剂顿退，更以四物汤加芩、连，四剂而消。薛案

胃寒作呕证：如顾浩室人，年逾四十，患发背，治以托里药而溃，忽呕而疮痛，胃脉弦紧，彼以为余毒内攻。东垣云：呕吐无时，手足厥冷，脏腑之虚也。丹溪云：溃后发呕不食者，湿气侵于内也。又云：脓出而反痛，此为虚也。今胃脉弦紧，木乘土位，其虚明矣。予欲以六君子汤加酒炒芍药、砂仁、藿香治之，彼自服护心散，呕愈甚。复邀治，仍用前药，更以补气血药，两月而愈。大抵湿气内侵，或感秽气而作呕

者，必喜温而脉弱；热毒内攻而作呕者，必喜凉而脉数，必须辨认明白。亦有大便不实，或腹痛，或膨胀，或呕吐，或吞酸嗳腐，此皆肠胃虚寒也，以理中汤治之。如不应，加熟附子二三片。予尝饮食少思，吞酸嗳腐，诸药不应，惟服理中汤及附子理中丸有效。盖此证皆因冷气虚寒，不能运化郁滞所致，故用温补之剂，使中气温和，自无此证矣。张生患漆疮作呕，由中气虚弱，漆毒侵之，予以六君子汤加砂仁、藿香、酒炒芍药治之。彼不信，另服连翘消毒散，呕果甚，复邀治，仍用前药，外用麻油调铁锈末涂之而愈。薛案

戴氏曰：如恶心者，无声无物，欲吐不吐，欲呕不呕，虽曰恶心，实非心经之病，皆在胃口上，宜用生姜，盖能开胃豁痰也。名元礼，南院使。

作渴 三三

李氏曰：人病疽多有愈后发渴而不救者，十有八九。或先渴而后患疽者，为难治，急用加减八味丸可免前患。若疽安而渴者，服此丸则渴止；疽安而未渴者，预服此丸则永不生渴；或未发疽而先发渴者，服此不惟渴止，且疽亦不作，气血加壮，真神剂也。又曰：痈疽已安之后，或未安之际，口舌燥黄如鸡内金者，为肾水枯竭，心火上炎，此证最恶。古人云：玉华池竭七庙亡。若误投以丹药，则祸在反掌，急用加减八味丸、桑枝煎、五味子汤以滋补之。又：一贵人病疽，未安而渴作，一日饮水数升，予以加减八味丸治之。诸医大笑云：此能止渴，我辈当不复业医。皆用木瓜、紫苏、乌梅、人参、茯苓、百药煎等剂，服多而渴愈甚。不得已用此药，三日而渴止，久服遂不复渴，饮食加倍，健于少壮。盖此药非出鄙见，自为儿时闻先君言，有人病渴用渴药，累年不愈，一名医使服此药，降心火，生肾水为最。家藏此方，亲用尝验，患者当知所鉴。详《外科精要》

马益卿曰：痈疽作渴，乃气血两虚，宜用参、芪以补气，当归、地黄以养血，或用黄芪六一汤，或用忍冬丸。其方以忍冬藤入瓶内，加无灰酒，微火煨一宿，取出晒干，少加甘草，俱为末，仍用余酒调糊为丸，桐子大，每服百余丸，温酒下。兼治五痔诸瘿气。

立斋曰：尺脉大或无力而渴者，宜滋阴降火；上部脉沉实而渴者，宜泻火；上部脉洪数而渴者，宜降火；胃脉数而渴者，宜清胃火；气虚不能生津液而渴者，宜补中气；脉大无力或微弱而渴者，宜补气血；脓血大泄，或疮口出血而渴者，宜大补气血，如不应，急用独参汤。

薛氏《枢要》曰：疮疡作渴，若焮肿发热，便利调和者，上焦热也，用竹叶石膏汤；肿痛发热，大便秘涩者，内脏热也，用四顺清凉饮；焮肿痛甚者，热毒蕴结也，用仙方活命饮；漫肿微痛者，气血虚壅也，用补中益气汤；若胃火消烁而津液短少者，用竹叶黄芪汤；若胃气虚弱不生津液者，用补中益气汤；若胃气受伤，内无津液者，用七味白术散；若肾水干涸作渴，或口舌干燥者，用加减八味丸。或先口干作渴，小便频数，而后患疽，或疽愈后作渴饮水，或舌黄干硬，小便数而疽生者，尤其恶也。苟能逆知其因，预服加减八味丸、补中益气汤以滋化源，可免是患。《心法》曰：予治疮疡作渴，不问肿溃，但脉数发热而渴，以竹叶黄芪汤治之。脉不数，不发热，或脉数无力而渴，或口干，以补中益气汤。若脉数而便秘，以清凉饮。若尺脉洪大，按之无力而渴，以加减八味丸。若治口燥舌黄，饮水不歇，此丸尤效。

泻痢 三四

立斋曰：疮疡大便泄泻，或因寒凉克伐，脾气亏损；或因脾气虚弱，食不克化；或因脾虚下陷，不能升举；或因命门火衰，不能生土；或因肾经虚弱，不能禁止；或因脾肾虚寒，不能司职。所主之法：若寒凉伤脾，六君加木香、砂仁，送二神丸；脾虚下陷，用补中益气送二神丸；命门火衰，用八味丸料送四神丸；肾虚不禁，用姜附汤加吴茱萸、五味；脾肾虚寒，用参附汤送四神丸。《病机》云：脉沉而细，身不动作，睛不了了，饮食不下，鼻准气息者，姜附汤主之。身重四肢不举者，参附汤主之。仲景云：下痢肠鸣，当温之。脉迟紧，痛未止，当温之。大孔痛，当温之。心痛，当救里，可与理中、附子、四逆辈。《精要》云：痈疽呕泻，肾脏虚者不治。凡此难治之证，如按前法治之，多有可生者。

御医王彭峰之内，年逾四十，背疽不起发，泄泻作呕，食少厥逆，脉息如无，属阳气虚寒，用大补剂加附子、姜、桂，不应；再加附子二剂，泻愈甚；更以大附子、姜、桂各三钱，参、芪、归、术各五钱，作一剂，腹内始热，呕泻乃止，手足渐温，脉息遂复；更用大补而溃，再用托里而敛。十年后，仍患脾胃虚寒而殁。薛案

大便秘结 三五

立斋曰：疮疡大便秘结，若作渴饮冷，其脉洪数而有力者，属实火，宜用内疏黄连汤。若口干饮汤，其脉浮大而无力者，属气虚，宜用八珍汤。若肠胃气虚血燥而不通者，宜用十全大补汤培养之。若疮证属阳，或因入房伤肾而不通者，宜用前汤加姜、附回阳，多有得生者。若饮食虽多，大便不通，而肚腹不胀者，此内火消烁，切不可通之。若肚腹痞胀而直肠干涸不通者，宜用猪胆汁导之。若误行疏利，复伤元气，则不能溃敛。经曰：肾开窍于二阴。藏精于肾，津液润则大便如常。若溃疡有此，因气血亏损，肠胃干涸，当大补为善。设若不审虚实，而一于疏利者，鲜有不误。若老弱或产后而便难者，皆气血虚也，猪胆汁最效，甚者多用之。更以养血气药助之，万不可妄行攻伐。

居宾鸥仲夏患发背，黯肿尺余，皆有小头如铺粟状，四日矣。此真气虚而邪气实也，遂隔蒜灸之，服活命饮二剂，其邪顿退，乃纯补其真阴，又将生脉散以代茶饮，疮邪大退。余因他往，三日复视之，饮食不入，中央肉死，大便秘结，小便赤浊。余曰：中央肉死，毒气盛而脾气虚也；大便不通，肠虚而不能传送也；小便赤浊，脾虚而火下陷也，治亦难矣。彼始云：莫非间断补药之过也？余曰：然。乃急用六君子加当归、柴胡、升麻，饮食渐进，大便自通。外用乌金膏涂中央三寸许，四围红肿渐消，中央黑腐渐去，乃敷当归膏，用地黄丸与前药间服，将百剂而愈。薛案

小便淋涩不利 三六

立斋曰：疮疡小便淋漓频数，或茎中涩者，肾经亏损之恶证也，宜用加减八味丸以补阴。足胫逆冷者，宜用八味丸以补阳。若小便频而黄者，宜用四物汤加参、术、麦门、五味以滋肺肾。若小便短而少者，宜用补中益气加山药、麦门、五味以补脾肺。若热结膀胱而不利者，宜用五淋散以清热。若脾气燥热而不能化者，宜用黄芩清肺饮以滋阴。若膀胱阴虚，阳无以生者，宜用滋肾丸；若膀胱阳虚，阴无以化者，宜用六味地黄丸。肾虚之患，多传此证，非滋化源则不救。若用黄柏、知母反泻其阳，是速其危也。若老人阴痿思色，精气内败，茎中痛而不利者，用加减八味丸加车前子、牛膝，不应，更加附子，多有复生者。若精已竭而复耗之，大小便中牵痛，愈痛则愈便，愈便则愈痛，以前药加附子，亦有复生者。王太仆云：无阴则阳无以化，无阳则阴无以生，当滋其化源。若专用淡渗，复损真阴，乃速其危也。

发痉 三七

立斋曰：疮疡发痉，因气血亏损，或为外邪所搏，或内虚

郁火所致。其形则牙关紧急，四肢劲强，或腰背反张，肢体抽搐。其有汗而不恶寒者曰柔痓，风能散气，故有汗也；其无汗而恶寒者曰刚痓，寒能涩血，故无汗也。皆由亡血过多，筋无所养，故伤寒汗下过多，与溃疡、产后多患之，乃败证也。若大补气血，多有可治者。若作风治，速其危矣。

痓论法俱详见杂证谟十二卷痓证门，所当参阅。

无寐 三八

立斋曰：疮疡溃后无寐，发热烦躁，血虚也，圣愈汤；自汗不止，无寐，气虚也，四君加黄芪、五味子；发热烦躁，肉瞤筋惕，气血虚也，八珍汤。大渴面赤，脉洪大而浮，阴虚发热也，当归补血汤；肢体微热，烦躁面赤，脉沉微，阴盛发躁也，四君加姜、附。

疮疡出血 三九

立斋曰：疮疡出血，因五脏之气亏损，虚火动而错经妄行也，当求其经，审其因而治之。若肝热而血妄行者，宜四物加炒山栀、苓、术、丹皮；肝虚而不能藏血者，六味地黄丸；心虚而不能主血者，四物加炒黄连、丹皮、苓、术；脾虚热而不能统血者，四君子加炒栀子、丹皮。若脾经郁结，用归脾汤加五味子。脾肺气虚，用补中益气汤加五味子；气血俱虚，用十全大补汤。阴火动者，用六味丸加五味子。大凡失血过多，见烦热发渴等证，勿论其脉，急用独参汤以补气。经云：血生于气。苟非参、芪、归、术甘温等剂，以生心肝之血，决不能愈。若发热脉大者不治。凡患血证，皆当以犀角地黄汤为主。

戒忌调护 四十

李氏云：病疽之人，当戒酒面、炙煿、腌腊、生冷、油腻、鸡鹅、鱼腥之类。若起居七情，尤当深戒，务令卧室洁净馨香，使气血流畅。仍忌僧道孝子，产妇经妇，及鸡犬猫畜之类。若背疽难于隐几，宜用绿豆十斗作一袋，隐伏其上，以解毒凉心也。又曰：大凡脏腑已利，疮毒已溃，气血既虚，最当调护。若发热而服凉药，无不致祸。

立斋曰：绿豆性寒，主丹毒烦热，风疹，或金石所发，实热烦渴，饮食如常，证属纯阳者，极宜用之，否则不可轻用也。又曰：疮疡食肉，乃自弃也。疮疡之毒，发于营气，今反助之，与自弃何异？虽用药施治，亦不能愈。

东垣云：胃为五脏之根本，胃气一伤，诸证皆虚，七恶蜂起，可不慎哉？

愚案：疮疡当忌荤腥，然以愚见言之，则惟热火证及疔毒阳痈，则毫不可犯，宜切慎也。至若营卫大虚而毒不能化，肉不能长，凡宜温宜补等证，岂亦不宜滋补乎？故古人号黄芪为羊肉，则既宜黄芪，未有不宜羊肉者。惟猪肉、牛肉、醇酒，及伤脾助湿等物，则不可不忌。

阴阳证变 四一

太监刘关患发背，肿痛色紫，诊其脉息沉数。陈良甫云：脉数发热而痛者，发于阳也，且疮疡赤甚则紫，即火极似水也。询之，尝服丹石药半载，乃积温成热所致。遂以内疏黄连汤，再服稍平，更用排脓消毒药及猪蹄汤、太乙膏而愈。经曰：色与脉当相参应，治之者在明亢害承制之理、阴阳变化之机焉耳。举人潘光甫，年四十，患脑疽焮肿，诊其脉沉静。予谓此阳证阴脉，断不起，已而果然。盖疮疡之证虽属心火，尤当分表里虚实，果元气充实，内有实火者，寒剂或可责效。若寒凉过度，使胃寒脾弱，阳证变阴，或结而不溃，溃而不敛，阴阳乖戾，水火交争，死无日矣。薛案

论列方 外科上

参附汤补三七
托里散外四三
八珍汤补十九
六君子汤补五
圣愈汤补九一
归脾汤补三十
回阳汤外三七
八味丸补一二一
败毒散散三六
冲和汤外二四
四神丸热一五一
流气饮外五五
五淋散寒百十七
五香汤未入，即外五一方
姜附汤热三二
四君子汤补一
独参汤补三五
四物汤补八
理中汤热一
六味丸补百二十
滋肾丸寒一六三
护心散外七二
二神丸热百五十
清凉饮外九十
麻黄汤散一
凉膈散痘八三
清胃散寒五四
十宣散痘十四
济阴汤外八五
白虎汤寒二
万金散外六七
漏芦汤外九五
夺命丹外七七
蜡矾丸外七四
忍冬酒外百二
槐花酒外百四
远志酒外百六
国老膏外六八
桑枝煎外百九
制甘草汤外六八
五味子汤补五七
神仙截法外百十
十全大补汤补二十
仙方活命饮外一
人参黄芪汤外二六
补中益气汤补三十
托里消毒散外二
托里温中汤外十二
托里健中汤外十一
托里清中汤外十六
托里益黄汤外十五
托里益中汤外十三
托里抑青汤外十七
托里越鞠汤外十九

托里温经汤外十四
七味白术散小七
丁香柿蒂散热六四
黄芪六一汤补四九
当归补血汤补四四
加减八味丸外三八
人参养营汤补二一
人参平肺散寒三七
人参理中汤热一
人参败毒散散三六
附子理中汤外三四
竹叶黄芪汤寒七
黄连消毒散外六十
黄连解毒汤寒一
竹叶石膏汤寒五
连翘消毒散外六一
内疏黄连汤外九三
五香连翘汤外五一
四顺清凉饮攻二五
黄芩清肺饮寒三八
内固金粉散外七三
犀角地黄汤外四六
乳香定痛丸外五七
犀角升麻汤外四七
香砂六君汤补七
神仙熏照方外一二二
附子饼外百十六
豆豉饼外百十七
桑枝灸外百二十
葱熨法外一二一
隔蒜灸外百十五
骑竹马法外百十四
针头散外一四四
降痈散新因三六
麦饭石膏外一三九
乌金膏外一四二
阴阳散外一三三
抑阴散外一三一
抑阳散外一三二
猪蹄汤外一二五
浴毒汤即百草煎之类。新因三七
太乙膏外三百八
当归膏外三百十四
神异膏外三百十

景岳全书卷之四十六终

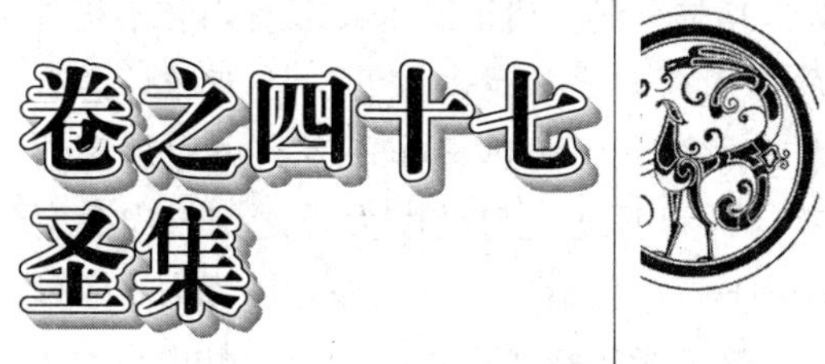

卷之四十七 圣集

外科钤 下

发背 四二

发背属督脉、膀胱经。凡阴虚火盛，或醇酒厚味，或郁怒房劳，或丹石热毒，皆能致之。若肿赤痛甚，脉洪数而有力者，热毒之证也，为易治；若漫肿微痛，色黯作渴，脉虽洪数而无力者，阴虚之证也，为难治；若不肿不痛，或漫肿色黯，脉微细者，阳气虚甚也，尤为难治。大抵发背之证，其名虽多，总惟阴阳二证为要。若发一头或二头，其形焮赤肿高，发热疼痛，头起者为痈，属阳，易治；若初起一头如粟，不肿不赤，闷痛烦躁，大渴便秘，睡语咬牙，四五日间，疮头不计其数，疮口各含如粟，形如莲蓬，故名莲蓬发。积日不溃，按之流血，至数日或八九日，其头成片，所含之物俱出，通结一衣，揭去又结，其口共烂为一疮，其脓内攻，其色紫黯者为疽，属阴，难治。且此证不可大痛，又不可不痛，若见烦闷者多不治。总之，疮疡虽云属火，然未有不由阴虚而致者。故经云：督脉经虚，从脑而出；膀胱经虚，从背而出，故不可专泥于火。

陈良甫曰：背疽之源有五：一天行，二瘦弱气滞，三怒气，四肾气虚，五饮冷酒、食炙煿、服丹药。立斋曰：大抵发背之证，虽发热疼痛，形势高大，烦渴不宁，但得脉息有力，饮食颇进，可保无虞，其脓一溃，诸证悉退。多有因脓不得外泄以致疼痛，若用败毒寒药攻之，反致误事。若有脓，急针之，脓一出，苦楚即止。脓未成而热毒作痛者，可用解毒之药。亦有腐溃尺余者，若无恶证，则投以大补之剂，肉最易生，亦无所妨。惟忌肿不高，色不赤，不焮痛，脉无力，不饮食，肿不溃，腐不烂，脓水清或脓多不止，皆属元气虚也，为难治，宜峻补之。其或脓血既泄，肿痛尤甚，脓水臭败，烦躁时嗽，腹痛渴甚，泻利无度，小便如淋，乃恶证也，皆不可治。

又灸法曰：予常治发背，不问日期、阴阳、肿痛，或不痛，或痛甚，但未成脓，或不溃者，即与灸之，随手取效。或麻木者，明灸之，毒气自然随火而散。或疮头如黍者，灸之尤效。亦有数日色尚微赤，肿尚不起，痛不甚，脓不作者，尤宜多灸，勿拘日期，更服甘温托里药，切忌寒凉之剂。其有势未定者，或先用箍药围之，若用乌金膏点患处尤妙。凡人初觉发背，赤热肿痛，莫辨其头者，但以湿纸覆其上，立候视之，其纸有先干处，即是结痈头也。取大蒜切成片如二三钱厚薄，安于头上，用大艾炷灸之，三壮换一蒜片，痛者灸至不痛，不痛灸至痛时方止。最要早觉早灸为上，一日二日，十灸十活，三日四日六七活，五日六日三四活，过七日则难为力矣。若有十数头作一处生者，即用大蒜研成膏，作薄饼铺头上，聚艾于蒜饼上烧之，亦能活也。若背上初发赤肿一片，中间有一片黄粟米头子，便用独蒜切去两头，取中间半寸厚者，正安于疮上，灸十四壮，多至四十九壮。盖如此恶证，惟隔蒜灸及涂乌金膏有效。

又治法曰：肿硬痛深脉实者，邪在内也，可下之；肿高焮痛脉浮者，邪在表也，宜托之；焮痛烦躁，或咽干，火在上也，宜泻之；肿高或不作脓者，邪气凝结也，宜解之；肿痛饮冷，发热睡语者，火也，宜清之；不作脓，或不溃不敛者，阳气虚也，宜补之；瘀肉不腐，或积毒不解者，阳气虚也，宜助阳气；脓多或清者，气血俱虚也，宜峻补之；脉浮大或涩而肌肉迟生者，气血俱虚也，宜补之；右关脉弱而肌肉迟生者，宜补脾胃。

又《诸毒治法》曰：如头痛有表证者，宜先服人参败毒散一二剂。如焮痛发热脉数者，用金银花散、槐花酒、神功托里散。如疼痛肿硬脉实者，以清凉饮、仙方活命饮、苦参丸。肿硬木闷，疼痛发热，烦躁饮冷，便秘脉沉实者，内疏黄连汤或清凉饮。大便已通，欲其作脓，宜仙方活命饮、托里散、蜡矾丸，外用神异膏。如饮食少思，或不甘美，用六君子汤加藿香，连进三五剂，更用雄黄解毒散洗患处，每日用乌金膏涂疮口处，候有疮口，即用纸作捻，蘸乌金膏纫入疮内。若有脓为脂膜间隔不出，或作胀痛者，宜用针引之，腐肉堵塞者去之。若瘀肉腐动，用猪蹄汤洗之。如脓稠或痛，饮食如常，瘀肉自腐，用消毒与托里药相兼服之，仍用前二膏涂贴。若腐肉已离好肉者，宜速去之。如脓不稠不稀，微有疼痛，饮食不甘，瘀肉腐迟，更用桑柴灸之，亦用托里药。若瘀肉不腐，或脓清稀不焮痛者，急服大补之剂，亦用桑木灸之，以补接阳气，解散郁毒。常观患疽稍重未成脓者，不用蒜灸之法，及脓熟不开，或待腐肉自去，则多致不救。大抵气血壮实，或毒少轻者，可假药力，或自腐溃。若怯弱之人，热毒中隔，内外不通，不行针灸，药无全功矣。此证若脓已成，急宜开之，否则重者溃通脏腑，腐烂筋骨，若使透膈则不可治；轻者延溃良肉，难于收功，因而不敛者多矣。

又《诸补治法》曰：若肿焮作痛，寒热作渴，饮食如常，此形气病气俱有余也，先用仙方活命饮，后用托里消毒散解之。漫肿微痛，或色不赤，饮食少思，此形气病气俱不足也，用托里散调补之。不作脓或脓成不溃，阳气虚也，托里散倍加肉桂、参、芪。脓出而反痛，或脓清稀，气血俱虚也，八珍汤。恶寒形寒或不收敛，阳气虚也，十全大补汤。晡热内热或不收敛，阴血虚也，四物加参、术。作呕欲呕或不收敛，胃气虚也，六君加炮姜。食少体倦或不收敛，脾气虚也，补中益气汤加茯苓、半夏。肉赤而不敛，血热也，四物加山栀、连翘。肉白而不敛，脾虚也，四君加酒炒芍药、木香。小便频数者，肾阴亏损也，加减八味丸。大抵疮毒势甚，若妄用攻剂，怯弱之人必损元气，因而变证者众矣。

又《三证治法》曰：若初患未发出而寒热疼痛，作渴饮冷，此邪气内蕴也，仙方活命饮。若口干饮热，漫肿微痛，此元气内虚也，托里消毒散。若饮食少思，肢体倦怠，此脾胃虚弱也，六君子汤，如未应，加姜、桂。其有死者，乃邪气盛、真气虚而不能发出也，在于旬余之间见之；若已发出，用托里消毒散；不腐溃，用托里消毒散，如不应，急宜温补脾胃。其有死者，乃真气虚而不能腐溃也，在于二旬之间见之；若已腐溃，用托里散以生肌，如不应，急温补脾胃。其有死者，乃脾气虚而不能收敛也，在于月余见之。此三证虽不见于经籍，余尝治而历验者。

《千金方》灸法：治发背已溃未溃者。用淡豆豉以水和捣成硬泥，依肿大小作饼，三四分厚；如已有疮孔，勿置疮孔上，但四布豆饼，列艾其上灸之，使微热，勿令破肉。如热痛急，少起之。日灸二度，如先有疮孔，孔出汁即瘥。

验透膈法：凡背疽大溃，欲验穿透内膜者，不可用皂角散嚏法。但以纸封患处，令病者用意呼吸，如纸不动者，未穿透也。倘用取嚏法鼓动内膜，则反致穿透，慎之，慎之！

都宪周弘冈背患疽，肿而不溃，脉大而浮，此阳气虚弱而邪气壅滞也，用托里散倍加参、芪，反内热作渴，脉洪大鼓指。此虚火也，用前散急加肉桂，脉证顿退，仍用托里而愈。若以为热毒而用寒药则误矣。上舍张克恭患此，内服外敷皆寒凉败毒，遍身作痛，欲呕少食，晡热内热，恶寒畏寒。余曰：遍身作痛，营卫虚而不能营于肉理也；欲呕少食，脾胃虚寒而不能消化饮食也；内热晡热，阴血内虚而阳气陷于阴分也；恶寒畏寒，阳气虚弱而不能卫于肌肉也，此皆由脾胃之气不足所致，遂用补中益气汤，诸证渐退；更以十全大补汤，腐肉渐溃；又以六君子汤加芎、归，肌肉顿生而愈。

府庠彭碧溪患腰疽，服寒凉败毒之药，色黯不痛，疮头如铺黍，背重不能安寝，耳聩目白，面色无神，小便频涩，作渴迷闷，气粗短促，脉浮数，重按如无。余先用滋水之药一剂，少顷，便利渴止，背即轻爽；乃砭出瘀血，以艾半斤许明灸患处，外敷乌金膏，内服参、芪、归、术、肉桂等药，至数剂，元气稍复。自疑肉桂辛热，一日不用，手足并冷，大便不禁。仍用肉桂及补骨脂二钱，肉豆蔻一钱，大便复常，其肉渐溃；更用当归膏以生肌肉，八珍汤以补气血而愈。上舍蔡东之患此，余用托里之药而溃，疮口尚未全敛，时值仲冬，且兼咳嗽。余曰：疮口未敛，脾气虚也；咳嗽不止，肺气虚也，法当补其母。一日与之同宴，见忌羊肉，余曰：补可以去弱，人参、羊肉之类是也，最宜食之。遂每日不彻，旬余而疮敛，嗽亦顿愈矣。一男子年逾五十，患发背，色紫肿痛，外皮将溃，寝食不安，神思甚疲，用桑柴灸患处出黑血，即鼾睡，觉而诸证如失。服仙方活命饮二剂，又灸一次，脓血皆出，更进二剂，肿痛大退，又服托里消毒散数剂而敛。夫疮势炽甚，本宜峻剂攻之，但年老血气衰弱，况又发在肌表，若专于攻毒，则胃气先损，必反误事。薛案

予长男于二周患背疽，治案在《肿疡》条中。新案

论外通用方

神仙熏照法外一二三

脑疽 四三

立斋曰：脑疽属膀胱经积热，或湿毒上壅，或阴虚火炽，或肾水亏损，阴精消涸所致。若肿痛未作脓者，宜除湿消毒。大痛或不痛，或麻木者，毒甚也，隔蒜灸之，更用解毒药。肿痛便秘者，邪在内也，宜泄之。不甚痛或不作脓者，虚也，托里为主。脓成胀痛者，针之，更以托里。上部脉数实而痛者，宜降火；上部脉数虚而痛者，宜滋阴降火为主。尺部脉数而作渴者，滋阴降火。脉数而虚细无力，或脓清，或不敛，或脓多者，大补血气。不作脓或不溃者，托里药主之。烦躁饮冷，脉实而痛者，宜泻火。

又，治法曰：初起肿赤痛甚，烦渴饮冷，脉洪数而有力，乃湿热上壅，当用黄连消毒散，并隔蒜灸以除湿热。若漫肿微痛，渴不饮冷，脉洪数而无力，乃阴虚火炽，当用六味丸及补中益气汤以滋化源。若口舌干燥，小便频数，或淋漓作痛，乃肾水亏损，急用加减八味丸及前汤，以固根本而引火归经。若不成脓，不腐溃，阳气虚也，四君加归、芪。若不生肌，不收敛，脾气虚也，十全大补汤。若色黯不溃，或溃而不敛，乃阴精消涸，名曰脑烁，为不治。若攻补得宜，亦有可愈。大凡肿焮痛甚，宜活命饮，隔蒜灸之，以解散瘀血，拔引郁毒，但艾炷宜小而少。若欲其成脓腐溃，生肌收敛，并用托里为主。

李氏曰：脑疽及颈项有疽，不可用隔蒜灸，恐引毒上攻，宜灸足三里穴五壮，气海穴三七壮，仍服凉血化毒之药，或以骑马穴法灸之。凡头项咽喉生疽，古法皆为不治，若用此法，多有生者。如五香连翘、漏芦等汤，国老膏、万金散皆可选用。见《外科精要》

一老人患此，色赤肿痛，脉数而有力，与黄连消毒散二剂少退，更与清心莲子饮四剂而消。一男子肿痛脉数，以荆防败毒散二剂而痛止，更以托里消毒药而消。一男子焮肿疼痛，发热饮冷，脉洪数，与凉膈散二剂而痛止，以金银花散四剂而溃，更以托里药而愈。一老妇禀壮实，溃而痛不止，脉实便秘，以清凉饮二剂而痛止，更以托里消毒药而愈。一妇人冬间患此，肿痛热渴，余用清热消毒，溃之而愈。次年三月，其舌肿大，遍身发疔如葡萄，不计其数，手足尤多。乃脾胃受毒也，先各刺出黑血，随服夺命丹七粒，出臭汗，疮热益甚，便秘二日，与大黄、芩、连各三钱，升麻、白芷、山栀、薄荷、连翘各二钱，生甘草一钱，水煎三五沸，服之，大小便出臭血甚多，下体稍退；乃磨入犀角汁，再服，舌本及齿缝出臭血，诸毒乃消，更以犀角地黄汤而愈。一妇人患前证，口干舌燥，内服清热，外敷寒凉，色黯不臖，胸中气噎，此内真寒而外假热也。彼疑素有痰火，不欲温补，余以参、芪各五钱，姜、桂各二钱，一剂顿溃，又用大补药而愈。一男子头项俱肿，虽大溃，肿痛益甚，兼作泻，烦躁不睡，饮食少思，其势可畏。诊其脉，则毒尚在，与仙方活命饮，二剂肿痛退半；与二神丸及六君子汤加五味子、酸枣仁，四剂诸证少退，饮食少进，睡亦少得；又与参苓白术散数服，饮食顿进；再与十全大补汤加金银花、白芷，月余而瘥。薛案

耳疮 四四

立斋曰：耳疮属少阳三焦经、或足厥阴肝经血虚风热，或肝经燥火风热，或肾经虚火等因。若发热焮痛，属少阳、厥阴风热，用柴胡清肝散。若内热痒痛，属二经血虚，用当归川芎散。若寒热作痛，属肝经风热，用小柴胡汤加山栀、川芎。若内热口干，属肾经虚火，用加味地黄丸，如不应，用加减八味丸，余当随证治之。

愚按：薛氏所治耳证，凡气虚者，以补中益气汤加山栀、黄芩；血虚者，用八珍汤加柴胡、丹皮；肝火血虚者，用栀子清肝散；怒动肝火者，用加味逍遥散；肝脾受伤者，朝用加味

归脾汤，暮用加味逍遥散，此其治之大约也。予尝治一儒者，年近三旬，素有耳病，每年常发，发必肿溃，至乙亥二月，其发则甚，自耳根下连颈项，上连头角，耳前耳后，莫不肿痛。诸医之治，无非散风降火，至一月后，稠脓鲜血自耳迭出，每二三日必出一酒盅许。然脓出而肿全不消，痛全不减，枕不可近，食不可加，气体俱困，自分其危，延余治之。察其形气已大不足，察其病体则肿痛如旧，仍若有余；察其脉息则或见弦急，或见缓弱，此非实热可知。然脉不甚紧，而或时缓弱，亦得溃疡之体，尚属可治。遂先以六味汤，二三剂而元气稍振；继以一阴煎加牛蒡子、茯苓、泽泻，仍倍加白蒺藜为君，服五十余剂，外用降痈散昼夜敷治，两月而后愈。盖此证虽似溃疡有余，而实以肝肾不足，上实下虚，一奇证也，故存识之。新案

鬓疽 四五

立斋曰：鬓疽属肝胆二经怒火，或风热血虚所致。若焮痛或发热者，宜祛风清热；焮痛发寒热或拘急者，发散表邪。作脓焮痛，托里消毒；脓已成作痛者，针之；不作脓或脓成而不溃者，俱宜托里；不敛或脓清者，宜峻补之。

又治法曰：若发热作渴者，用柴胡清肝散。肿焮痛甚者，仙方活命饮。若大势已退，余毒未散，用参、苓、归、术为主，佐以川芎、白芷、金银花，以速其脓。脓成仍用参、苓之类托而溃之。若欲其生肌收敛，肾虚者，六味丸；血虚者，四物加参、芪；或血燥者，四物汤；或水不能生木者，六味地黄丸；气虚者，用补中益气汤，皆当滋其化源为善。

痄腮 四六

立斋曰：痄腮属足阳明胃经，或外因风热所乘，或内因积热所致。若肿痛寒热者，白芷胃风汤。内热肿痛者，升麻黄连

汤。外肿作痛，内热口干者，犀角升麻汤。内伤寒凉，不能消溃者，补中益气汤。发热作痛，大便秘结，清凉饮。表里俱解而仍肿痛者，欲作脓也，托里散。若饮食少思，胃气虚弱者，六君子汤。肢体倦怠，阳气虚弱也，补中益气汤。脓毒既溃，肿痛不减，热毒未解也，托里消毒散。脓出而反痛，气血虚也，参芪内托散。发热晡热，阴血虚也，八珍汤。恶寒发热，气血俱虚也，十全大补汤。若焮肿痛连耳下者，属手足少阳经，当清肝火。若连颐及耳后者，属足少阴经虚火，当补肾水。此证而有不治者，多泥风热，执用克伐之剂耳。

瘰疬 四七

瘰疬之病，属三焦肝胆等经风热血燥，或肝肾二经精血亏损，虚火内动，或恚怒忧思，气逆于肝胆二经。二经常多气少血，故怒伤肝则木火动而血燥，肾阴虚则水不生木而血燥，血燥则筋病，肝主筋也，故累累然结若贯珠。其候多生于耳前后，连及颐颔，下至缺盆及胸腋之侧，又谓之马刀。其初起如豆粒，渐如梅李核，或一粒，或三五粒，按之则动而微痛，不甚热；久之则日以益甚，或颈项强痛，或午后微热，或夜间口干，饮食少思，四肢倦怠，或坚而不溃，或溃而不合，皆由气血不足，故往往变为痨瘵。《外台秘要》云：肝肾虚热则生疬。《病机》云：瘰疬不系膏粱丹毒火热之变，总因虚劳气郁所致，止宜以益气养营之药调而治之，其疮自消，盖不待汗之下之而已也。若不详脉证虚实之异，而概用追蚀攻下，及流气饮、十宣散之属，则必犯经禁病禁，以致血气愈损，必反为败证矣。若脉洪大，以元气虚败，为不治；若面色皖白，为金克木，亦不治；若眼内赤脉贯瞳人，见几条则几年死，使不求本而妄用伐肝之剂则误矣。盖伐肝则脾土先伤，脾伤则损五脏之源矣，可不慎哉？

齐氏曰：瘰疬结核初觉时，宜内消之；如经久不除，气血渐衰，肌寒肉冷，或脓汁清稀，毒气不出，疮口不合，聚肿不赤，结核无脓，外证不明者，并宜托里。脓未成者，使脓早成；脓已溃者，使新肉早生。血气虚者，托里补之；阴阳不和，托里调之。大抵托里之法，使疮无变坏之证，所以宜用也。

丹溪曰：瘰疬必起于足少阳一经，不守禁忌，延及足阳明经，食味之厚，郁气之久，曰毒，曰风，曰热，皆此三端。拓引变换，须分虚实，实者易治，虚者可虑。此经主决断，有相火，且气多血少，妇人见此，若月水不调，寒热变生，稍久转为潮热，自非断欲食淡，神医不能疗也。

立斋曰：焮肿脉沉数者，邪气实也，宜泄之。肿痛憎寒发热，或拘急者，邪在表也，宜发散。因怒结核，或肿痛，或发热者，宜疏肝行气。肿痛脉浮数者，祛风清热。脉涩者，补血为主。脉弱者，补气为主。肿硬不溃者，补气血为主。抑郁所致者，解郁结，调气血。溃后不敛者，属气血俱虚，宜大补。虚劳所致者补之。因有核而不敛者，腐而补之。脉实而不敛或不消者下之。

又治法曰：若寒热焮痛者，此肝火风热而气病也，用小柴胡汤以清肝火，并服加味四物汤以养肝血；若寒热既止而核不消散者，此肝经火燥而血病也，用加味逍遥散以清肝火，六味地黄丸以生肾水。若肿高而稍软，面色痿黄，皮肤壮热，脓已成也，可用针以决之，及服托里之剂。若经久不愈，或愈而复发，脓水淋漓，肌肉羸瘦者，必纯补之剂，庶可收敛，否则变成九瘘。《内经》曰陷脉为瘘，留连肉腠，即此病也。外用豆豉饼、琥珀膏以驱散寒邪，补接阳气，内服补中益气汤、六味丸以滋肾水、培肝木、健脾土，亦有可愈者。

又治法曰：大抵此证原属虚损，若不审虚实而犯《经》禁病禁，则鲜有不误。常治此证，先以调经解郁，更以隔蒜灸之，多自消。如不消，即以琥珀膏贴之。俟有脓，即针之，否则变生他处。设若兼痰兼阴虚等证，只宜加兼证之剂，不可干扰余经。若气血已复而核不消，却服散坚之剂，至月余不应，气血亦不觉损，方进必效散或遇仙无比丸，其毒一下，即止二药，更服益气养营汤以调理之。若疮口不敛，宜用豆豉饼灸之，用琥珀膏贴之。若气血俱虚，或不慎饮食起居七情者，俱不治。然此证以气血为主，气血壮实者，不用追蚀之剂，彼亦能自腐，但取去之，亦使易于收敛。若气血虚者，不先用补剂而数用追蚀之药，适足以败之矣。若发寒热，眼内有赤脉贯瞳人者不治。

灸瘰疬法：取肩尖、肘尖骨缝交接处各一穴，即手阳明经肩颙、曲池二穴也，各灸七壮，在左灸左，在右灸右，左右俱病者俱灸之。余常用之甚效，薛氏以曲池云肘髎，似亦未的也。

又《薛氏经验方》云：治瘰疬已成未成、已溃未溃者，以手仰置肩上，微举起则肘骨尖自见，即是灸处，灸以三四十壮为度，更服益气养营汤，灸三次，疮自除。如患三四年不愈者，辰时灸至申时，三灸即愈，更服补剂。按：此法乃单灸曲池，以多为贵也。然但用前法，则已妙矣，倘有未应者，又当以此法治之。又曰：此治瘰疬之秘法，凡男子妇人，若因恚怒伤肝，气血壅遏而不愈者，宜灸此穴，以疏通经络。如取此穴，当以指甲掐两肘两肩四所，患处觉有酸麻，方是其穴。

又法：灸瘰疬未成脓者，用大蒜切片三钱厚安患处，用艾壮于蒜上灸之，每三五壮即换蒜再灸，每日灸十数蒜片以拔郁毒。如破久不合，更用江西豆豉为末，以唾津和作饼，如前灸之以助阳气，内服补药，外贴琥珀膏或太乙膏，疮口自合。又或疮口已破，核不腐则疮口不能敛，或贴琥珀膏不应，须用针头散傅之以去腐肉，再以如神散傅之，更服益气养营汤。若气血虚者，先服益气养营汤，待血气稍充，方用针头散，仍服前汤。

一男子患而肿硬久不消，亦不作脓，服散坚败毒药不应，令灸肩尖、肘尖二穴，更服益气养营汤，月余而愈。一妇人久溃发热，月经每过期且少，用逍遥散兼前汤两月余，气血复而疮亦愈。但一口不收，敷针头散，更灸前穴而痊。常治二三年不愈者，连灸三次，兼用托里药必愈。一妇人因怒结核肿痛，察其气血俱实，先以必效散下之，更以益气养营汤三十余剂而消。常治此证虚者，先用益气养营汤，待其气血稍充，乃用必效散取去其毒，仍进前药，无不效者。田氏妇年逾三十，瘰疬已溃不愈，与八珍汤加柴胡、地骨皮、夏枯草、香附、贝母五十余剂，形气渐转，更与必效散二服，疮口遂合。惟气血未平，再与前药三十余剂而愈。后田生执此方，不问虚实概以治人，殊不知散中斑蝥性毒，虽治瘰疬，多服则损元气。若气血实者，先用此下之而投补剂或可愈；若虚而用下药，或用追蚀药，瘀肉虽去而疮口不合，反致难治。俱薛案

治瘰疬痰核方　凡瘰疬初起未甚者，即宜服此。或加夏枯草更佳。

用忍冬花、蒲公英各四五钱，以水二碗同煎汤，朝夕代茶饮之，十余日渐消。然此药但可治标，若欲除根，必须灸肩颙、曲池二穴。

疔疮 四八

齐氏曰：夫疔疮者，以其疮形如丁盖之状者是也。古方之论，凡有十种，华元化之论，有五色疔，《千金方》说疔有十三种，以至《外台秘要》《神巧万全》其论颇同，然皆不离毒气客于经络及五脏内蕴热毒。凡初生一头，凹而肿痛，青黄赤黑，无复定色，令人烦躁闷乱，或憎寒头痛，或呕吐心逆，以针刺疮，不痛无血，是其候也。多因肥甘过度，不慎房酒，以致邪毒蓄结，遂生疔疮。《内经》曰：膏粱之变，足生大疔。此之谓也。其治之法，急以艾炷灸之，若不觉痛者，针疔四

边，皆令血出，以夺命丹或回生丹从针孔纴之，上用膏药贴之，仍服五香连翘汤、漏芦汤等剂疏下之为效。若或针之不痛无血者，以猛火烧铁针通红，于疮上烙之，令如焦炭，取痛为效，亦纴前药，用膏药贴之，经一二日脓溃根出，服托里汤散，依常疗之，以取平复。如针之不痛，其人眼黑，或见火光者，不可治也。此邪毒之气入于脏腑故也。《养生方》云：人汗入肉食，食之则生疔疮，不可不慎也。

立斋曰：此证多由膏粱厚味之所致，或因卒中饮食之毒，或感四时不正之气，或感蛇虫之毒，或感死畜之秽，各宜审而治之。其毒多生于头面四肢，形色不一，或如小疮，或如水泡，或疼痛，或麻木，或寒热作痛，或呕吐恶心，或肢体拘急。并宜隔蒜灸之，痛则灸至不痛，不痛灸至痛。若灸而不痛则明灸之，及针疔四畔去恶血，以夺命丹一粒入疮头孔内，仍以膏药贴之，并服解毒之剂，或用荆防败毒散。若针之不痛无血者，宜用烧针，治如前齐氏之法。若不省人事，或牙关紧急者，以夺命丹为末，葱酒调灌之，候醒，更服败毒散或夺命丹，甚效。若生两足者，多有红丝至脐；生两手者，多有红丝至心腹；生唇面口内者，多有红丝入喉，皆为难治。急宜用针于血丝尽处挑破，使出恶血。若红丝近心腹者，更挑破疮头，去恶水以泄其毒，亦以膏药贴之，多有生者。若患于偏僻下部之处，药力所难到者，若专假药力，则缓不及事，惟灸之则大有回生之功。疔之名状，虽有十三种之不同，而治法但当审其元气虚实，邪之表里，庶不误人于夭札也。若专泥于疏利表散，非为无益而反害之。凡人暴死者，多是疔毒，急取灯遍照其身，若有小疮，即是其毒，宜急灸之，并服夺命丹等药，亦有复苏者。

又曰：脉浮数者散之，脉沉实者下之。表里俱实者，解表攻里。麻木或大痛及不痛者，并灸之，更兼攻毒。

操江张恒山，左足次指患之，痛不可忍，急隔蒜灸三十余壮，即能举步。彼欲速愈，自敷凉药，遂致血凝肉死，毒气复炽。再灸百壮，服活命饮，出紫血，其毒方解，脚底通溃，腐筋烂肉甚多。及将愈，予因考绩北上，又误用生肌药，反助其毒，使元气亏损，疮口难敛。予回用托里药补之，喜其禀实，且客处，至三月余方瘥。表甥居富，右手小指患之，或用针出血，敷以凉药，掌指肿三四倍，六脉洪大，此真气夺则虚，邪气胜则实也。先以夺命丹一服，活命饮二剂，势稍缓。余因他往，或又遍刺出血，肿延臂腕如大瓠，手指肿大数倍，不能消溃，乃真气愈虚而邪气愈盛也。余回用大剂参、芪、归、术之类，及频灸遍手，肿势渐消。后大便不实，时常泄气，此元气下陷，以补中益气汤加补骨脂、肉豆蔻、吴茱萸、五味子，又以生脉散代茶饮，大便渐实，手背渐溃，又用大补药五十余剂渐愈。薛案

时毒 四九

齐氏曰：时毒者，为四时邪毒之气而感之于人也。其候发于鼻、面、耳、项、咽喉，赤肿无头，或结核有根，令人憎寒发热，头疼，肢体甚痛，恍惚不宁，咽喉闭塞，人不识者，将谓伤寒。原夫此疾，古无方论，世俗通谓丹瘤，病家恶言时毒，切恐传染。经曰：人身忽经变赤，状如涂丹，谓之丹毒。此风热恶毒所为，自与时毒不同。盖时毒者，感四时不正之气，初发状如伤寒，五七日之间，乃能杀人，若至十日之外，则不治自愈也，治宜辨之。先诊其脉，凡滑、数、浮、洪、沉、紧、弦、涩，皆其候也。但浮数者，邪在表也；沉涩者，邪气深也。察其毒之甚者，急服化毒丹以攻之；实热便秘者，大黄汤下之；其有表证者，犀角升麻汤以发之；或年高气郁者，五香连翘汤主之。又于鼻内嗃通气散，取十余嚏作效。若嗃药不嚏者，不可治之；如嚏出脓血者，治之必愈。凡左右看病之人，日日用嗃药嚏之，必不传染，切须记之。其病人每日

用嚏药三五次以泄热毒，此治时证之良法也。凡经三四日不解者，不可大下，独宜和解之，以犀角散、芩连消毒饮，甚者连翘汤之类。至七八日，大小便通利而头面肿起高赤者，可服托里散、托里黄芪汤。如肿甚者，宜砭患处出恶血，以泄其毒气。此病若五日已前，精神昏乱，咽喉闭塞，语言不出，头面赤肿，食不知者，必死之候，治之无功矣。然而此疾有阴有阳，有可汗者，有可下者。尝见粗工，但云热毒，只用寒药，殊不知病有微甚，治有逆从，不可不审矣。

罗谦甫云：泰和二年，先师监济源税，时四月，民多疫疠，初觉憎寒体重，次传头面肿盛，目不能开，上喘，咽喉不利，舌干口燥，俗云大头天行，亲戚不相访问，染之多不救。张县令侄亦得此病，至五六日，医以承气加板蓝根下之，稍缓；翌日，其病如故，下之又缓，终莫能愈，渐至危笃。或曰：李明之存心于医，可请治之。遂请诊视，具说其由。先师曰：夫身半已上，天之气也；身半已下，地之气也。此邪热客于心肺之间，上攻头目而为肿盛，用承气下之，以泻胃中之实热，是诛伐无过也，殊不知适其病所为故。遂处一方，用黄芩、黄连味苦寒，泻心肺间热以为君；橘红苦平，玄参苦寒，生甘草甘寒，人参甘平，泻火补气以为臣；连翘、鼠粘子、薄荷叶苦辛平，板蓝根味苦寒，马勃、白僵蚕味苦平，行少阳、阳明二经气不得伸；桔梗味辛温，为舟楫，不令下行；升麻、柴胡苦辛以散表邪。共为细末，半用汤调，时时服之；半蜜为丸，噙化之，服尽良愈。因叹曰：往者不可追，来者犹可及。凡他所有病者，皆书方以贻之，全活甚众。时人皆曰：此方天人所贻。遂刊于石，以传永久，命曰普济消毒饮。

薛立斋曰：此感四时不正之气，邪客心肺之间，上攻头目而为患，与膏粱积热之证不同。硝、黄之剂，非大便秘实者不可用，若不审其因，不辨其表里虚实而概用攻之，必致有误。里实而不利者下之，表实而不解者散之，表里俱实而不解者解表攻里，表里俱解而不消者和之。肿甚焮痛者，砭去恶血，更用消毒之剂。不作脓或不溃者托之。饥年普患者，不宜用峻利药，当审而治之。

又治法曰：若脉浮者，邪在表也，用葛根牛蒡汤、犀角升麻汤、人参败毒散之类以发之；脉沉涩者，邪在里也，用栀子仁汤、五利大黄汤之类以下之。表里俱病而肿不退者，用犀角升麻汤；甚者，砭出恶血，并用通关散嗃鼻内取嚏，以泄其毒。表里俱不解，而内外俱实者，防风通圣散。欲其作脓者，用托里消毒散；欲其收敛者，用托里散，此法最为稳当。常见饥馑之际，刍荛之人多患之，乃是胃气有损，邪气从之为患也。故凡以凶荒劳役而患此者，多宜安里为主，或用普济消毒饮最善。

一老人，冬月头面耳项俱肿，痛甚，便秘脉实，此表里俱实病也，与防风通圣散，不应，遂砭患处出黑血，仍投前药即应，又以荆防败毒散而瘳。盖前药不应者，毒血凝聚上部经络，药力难达故也。恶血既去，其药自效。或拘用寒远寒，及年高畏用硝、黄，而用托里，与夫寻常消毒之剂，或不砭泄其毒，专假药力，鲜不危矣。一男子头面肿痛，服硝、黄败毒之剂愈甚。诊之脉浮数，其邪在表，尚未解散，用荆防败毒散加玄参、牛蒡子二剂，势退大半，以葛根牛蒡子汤四剂而痊。薛案

肺痈肺痿 五十

此证初起，邪结在肺者，惟桔梗杏仁煎为治此之第一方，在新因三三。

齐德之曰：肺者，五脏之华盖也，处于胸中，主于气，候于皮毛。劳伤血气，腠理虚而风邪乘之，内感于肺也，故汗出恶风，咳嗽短气，鼻塞项强，胸胁胀满，久久不瘥，已成肺痿也。风中于卫，呼气不入；热至于营，则吸而不出。所以风伤

皮毛，热伤血脉，风热相搏，气血稽留，蕴结于肺，变成疮疽。诊其脉候，寸口脉数而虚者，肺痿也；数而实者，肺痈也。若欲知其有脓，但脉见微紧而数者，未有脓也；紧甚而数者，已有脓也。肺痿之候，久嗽不已，汗出过度，重亡津液，便如烂瓜，下如豕膏，小便数而不渴，渴者自愈，欲饮者将瘥，此由肺多唾涎而无脓者，肺痿也。肺疮之候，口干喘满，咽燥而渴，甚则四肢微肿，咳唾脓血，或腥臭浊沫，胸中隐隐微痛者，肺疽也。又，《圣惠》曰：中府隐隐微痛者，肺疽也。上肉微起者，肺痈也。中府者，穴名也。是以候始萌则可救，脓成则多死。又，《内经》曰：血热则肉败，营卫不行，必将为脓。大凡肺痈当咳嗽短气胸满，时唾脓血，久久如粳米粥者难治。若呕脓而不止者，亦不可治。其呕脓而自止者将自愈。其脉短而涩者自痊，浮洪而大者难治。其面色当白而反面赤者，此火之克金，皆不可治。仲景曰：上气，面浮肿，肩息，其脉浮大，不治，又加利尤甚。

马益卿曰：肺痈治法要略，先以小青龙汤一帖，以解其风寒邪气，然后以葶苈大枣泻肺汤、桔梗汤、苇茎汤见《金匮要略》，随证用之以取脓，此治肿疡之例也；终以内补黄芪汤以补里之阴气，此治溃疡之例也。又白：肺痈已破，入风者不治，或用太乙膏丸服，以搜风汤吐之。若吐脓血，状如肺痈，口臭，他方不应者，宜消风散入男子发灰，清米饮调下，两服可除。

立斋曰：凡劳伤血气，腠理不密，外邪所乘，内感于肺；或入房过度，肾水亏损，虚火上炎；或醇酒炙煿，辛辣厚味，熏蒸于肺；或咳唾痰涎，汗下过度，重亡津液，皆能致之。其候恶风咳嗽，鼻塞项强，胸胁胀满，呼吸不利，咽燥作渴，甚则四肢微肿，咳唾脓血。若吐痰臭浊，脓血腥秽，胸中隐隐微痛，右手寸口脉数而实者，为肺疽；若唾涎沫而无脓，脉数而虚者，为肺痿也。

又治法曰：大抵劳伤血气，则腠理不密，风邪乘肺，风热相搏，蕴结不散，必致咳嗽，若误用汗下过度，则津液重亡，遂成斯证。凡喘嗽气急胸满者，表散之；咳嗽发热者，和解之；咳而胸膈隐痛，唾痰腥臭者，宜排脓散；喘急恍惚痰盛者，宜平肺；唾脓脉短涩者，宜补之。

又治法曰：若咳嗽喘急者，小青龙汤；咳嗽胸胀者，葶苈大枣泻肺汤；咳脓腥浊者，桔梗汤；咳喘短气，或小便短少者，佐以参芪补肺汤；体倦食少者，佐以参术补脾汤；咳唾痰壅者，肾虚水泛也，六味地黄丸；口干咽燥者，虚火上炎也，加减八味丸。此证皆因脾土亏损，不能生肺金，肺金不能生肾水，故始成则可救，脓成则多死。苟能补脾肺，滋肾水，庶有生者。若专攻其疮，则脾胃益虚，鲜有不误者矣。

陆司厅子，春间咳嗽，唾痰腥秽，胸满气促，皮肤不泽，项强脉数，此肺疽也。盖肺系在项，肺伤则系伤，故牵引不能转侧。肺者气之本，其华在毛，其充在皮。治以黄芪、当归、川芎、白芷、贝母、知母、麦冬、栝楼仁、桔梗、防风、甘草，兼以腊矾丸及太乙膏治之，脓尽脉涩而愈。一男子面白神劳，咳而胸膈隐痛，其脉滑数，予以为肺痈，欲用桔梗汤。不信，仍服表药，致咳嗽愈甚，唾痰腥臭，始悟。乃服前汤四剂，咳嗽少定，又以四顺散四剂而脉静，更以托里药数剂而愈。一男子咳嗽喘急，发热烦躁，面赤咽痛，脉洪大，用黄连解毒汤，二剂少退，更以栀子汤，四剂而安。一男子患肺痿，咳嗽喘急，吐痰腥臭，胸满咽干，脉洪数。用人参平肺散六剂及饮童便，诸证悉退，更以紫菀茸汤而愈。童便虽云专治虚火，常治疮疡焮肿疼痛，发热作渴，及肺痿、肺痈发热口渴者尤效。一男子面赤吐脓，发热作渴，烦躁引饮，脉洪数而无伦次。先用加减八味丸加麦冬大剂一服，热渴顿止，即熟睡良久，觉而神爽索食。再剂诸证顿减，仍用前药，更以人参五钱，麦冬二钱五分，五味二钱，水煎代茶，日饮一剂，月余而安。此证面赤者，当补肺肾；面白者，当补脾肺，治者审之。一妇人素血虚，发热咳嗽，或用痰火之剂后，吐脓血，面赤脉数，其势甚危，此脓成而气血虚也，余用八珍汤以补元气，用桔梗汤以治肺证，因得渐愈。一儒者患肺痈，鼻流清涕，咳吐脓血，胸膈作胀，此风邪外伤也，先用消风散加乱发灰，二服而鼻利，又用四君加芎、归及桔梗汤而愈。后因劳役，咳嗽吐脓，小便滴沥，面色黄白，此脾土不能生肺金，肺金不能生肾水也，用补中益气汤、六味地黄丸而愈。一仆年逾三十，嗽久不愈，气壅不利，睡卧不宁，咯吐脓血，甚虚可畏，其主已弃矣。余以宁肺散，一服少愈，又服而止大半，乃以宁肺汤数剂而痊。所谓有是病必用是药，若泥前散性涩而不用，何以得愈？薛案

乳痈乳岩 五一 妇人门亦有乳证，当互察之。

立斋曰：乳房属足阳明胃经，乳头属足厥阴肝经。男子房劳恚怒，伤于肝肾；妇人胎产忧郁，损于肝脾，皆能致之。若因暴怒，或儿口气所吹，肿痛者，宜疏肝行气；焮痛发寒热者，发散表邪；焮肿痛甚者，清肝消毒，并宜隔蒜灸。未成脓者，疏肝行气；不作脓或不溃者，托里为主；溃而不敛或脓清者，宜大补脾胃气血为主。

又治法曰：若脓出反痛，或作寒热，气血虚也，十全大补汤；体倦口干，中气虚也，补中益气汤；晡热内热，阴血虚也，八珍汤加五味子；欲呕作呕，胃气虚也，补胃为主，或用香砂六君子汤；食少作呕，胃气虚寒也，前汤加干姜；食少泄泻，脾气虚寒也，理中汤，或加人参、附子；若劳碌以致肿痛，气血未复也，八珍汤倍用参、芪、归、术；若因怒气以致肿痛，肝火伤血也，八珍汤加柴胡、山栀；若肝火血虚而结核不消者，四物汤加柴胡、升麻；若肝脾气血俱虚而结核者，四君子加芎、归、柴胡、升麻；郁结伤脾而结核者，归脾汤兼神

效栝楼散；若为儿所吹而发肿焮痛，须吮通揉散，否则成痈矣；若兼余证，亦当治以前法。若妇人郁怒伤肝脾而结核，不痒不痛，一二载始溃者，名曰乳岩，最难治疗。

又治法曰：若忿怒伤肝，厚味积热，以致气不行、窍不通、乳不出，则结而为肿为痛，此阳明之血热，甚则肉腐为脓。若脓一成，即针出之，以免遍溃诸囊之患。亦有所乳之子，膈有滞痰，口气焮热，含乳而睡，热气所吹，遂成肿痛。于初起时，须吮吸使通，或忍痛揉散之，失治必成痈患。宜用青皮以疏厥阴之滞，石膏以清阳明之热，甘草节以行污浊之血，栝楼子以消肿导毒，或加没药、橘叶、皂角针、金银花、当归，更宜随证消息加减而治。仍用少酒佐之，更用隔蒜灸之，其效尤捷。若有脓，即针之，否则通溃，难于收敛。

乳痈用蒲公英、忍冬藤入少酒煎，服即欲睡，是其功也，及觉而病安矣。见《外科心法》

一妇人患乳痈，寒热头痛，与荆防败毒散一剂，更与蒲公英一握，捣烂入酒二三盏，再捣，取汁热服，渣热罨患处而消。丹溪云：此草散热毒，消肿核，又散滞气，解金石毒之圣药。一妇人左乳内肿如桃，不痛色不变，发热渐消瘦，以八珍汤加香附、远志、青皮、柴胡百余剂，又间服神效栝楼散三十余剂，脓溃而愈。常见患者责效太速，或不解七情，及药不分经络虚实者俱难治。大抵此证四十以外者尤难治，盖因阴血日虚也。一妇人因怒，左乳内肿痛发热，表取太过. 致热益甚，以益气养营汤数剂，热止脓成，欲用针，彼不从，遂肿胀大热发渴，始针之。脓大泄，仍以前汤，月余始愈。一男子左乳肿硬痛甚，以仙方活命饮二剂而痛止。更以十宣散加青皮，四剂脓成，针之而愈。此证若脓成未破，疮头有薄皮剥起者，用代针之剂点起皮处，以膏药贴之，脓亦自出，但不若及时针之，则不致大溃。如脓出不利，更纴入搜脓化毒之药；若脓血未尽，辄用生肌之剂，反助邪气，纵早合，必再发，不可不慎也。一产妇因乳少服药通之，致乳房肿胀，发热作渴，状类伤寒，以玉露散补之而愈。夫乳汁乃气血所化，在上为乳，在下为经。若冲任之脉盛，脾胃之气壮，则乳汁多而浓，衰则少而淡，所乳之子亦弱而多病，此自然之理。亦有屡产有乳，再产却无，或大便涩，乃亡津液也。《三因论》云：产妇乳脉不行有二：有血气盛闭而不行者，有血气弱涩而不行者。虚当补之，盛当疏之。盛者当用通草、漏芦、土瓜根辈，虚者当用炼成钟乳粉、猪蹄、鲫鱼之属，概可见矣。俱薛案

一妇人久郁，右乳内结三核，年余不消，朝寒暮热，饮食不甘。此乳岩也，乃七情所伤，肝经血气枯槁之证，宜补气血、解郁结药治之，遂以益气养营汤，百余剂血气渐复，更以木香饼灸之，喜其谨疾，年余而消。若用克伐之剂以复伤血气，则一无可保者。一妾乃放出宫人，乳内结一核如栗，欲用前汤，彼不信，乃服疮科流气饮及败毒散，三年后大如覆碗，坚硬如石，出水不溃而殁。大抵郁闷则脾气阻，肝气逆，遂成隐核，不痛不痒，人多忽之，最难治疗。若一有此，宜戒七情，远厚味，解郁结，更以养血气之药治之，庶可保全，否则不治。亦有数载方溃而陷下者，皆曰乳岩，盖其形似岩穴而最毒也，慎之则可保十中之一二。薛案

胃脘痈 五二

立斋引《圣济总录》云：胃脘痈由寒气隔阳，热聚胃口，寒热不调，故血肉腐坏。以气逆于胃，故胃脉沉细；以阳气不得上升，故人迎热甚，令人寒热如疟，身皮甲错，或咳嗽，或呕脓唾血。若脉见洪数，脓已成也，急宜排之；设脉迟紧，其脓未就，有瘀血也，急下之，否则邪毒内攻，腐烂肠胃矣。丹溪云：内疽者，因饮食之毒，七情之火，相郁而发，用射干汤主之。愚常以薏苡仁汤、牡丹皮散、太乙膏选用之，亦效。若吐脓血，饮食少思，宜助胃壮气为主而佐以前法，不可专治其疮。

腹痈 五三

立斋曰：腹痈谓疮生于肚腹，或生于皮里膜外，属膏粱厚味、七情郁火所致。若漫肿坚硬，肉色不变，或脉迟紧，未成脓也，四君加芎、归、白芷、枳壳，或托里散；肿软色赤，或脉洪数，已成脓也，托里消毒散。脓成而不外溃者，气血虚也，卧针而刺之；焮肿作痛者，邪气实也，先用仙方活命饮、隔蒜灸以杀其毒，后用托里以补其气。若初起欲其内消，当助胃壮气，使根本坚固，而以行经活血之药佐之。若用克伐之剂欲其消散，则肿者不能溃，溃者不能敛。若用疏利之药下其脓血，则少壮者多为难治，老弱者立见危亡。若有食积、疝气类此者，当辨而治之。

进士边云庄，腹痈恶寒，脉浮数。余曰：浮数之脉而反恶寒，疮疽之证也。不信，数日后复请视之，左尺洪数。余曰：内有脓矣。仍不信，至小腹痛胀，连及两臀，始悟。余曰：脓溃臀矣，气血俱虚，何以收敛？急服活命饮一盅，臀溃一孔，出脓斗许，气息奄奄，用大补药一剂，神思方醒。每去后，粪从疮出，痛不可当。小腹间如有物上挺，即发痉不省人事，烦躁脉大，举按皆实；省而细察之，脉虽洪大，按之如无。以十全大补倍加参、芪至四斤，更加附子二枚，煎膏服之而痉止。又用十全大补汤五十余剂而疮敛。上舍周一元患腹痈，三月不愈，脓水清稀，朝寒暮热。服四物、黄柏、知母之类，食少作泻，痰涎上涌；服二陈、枳实之类，痰涎愈甚，胸膈痞闷。谓余曰：何也？余曰：朝寒暮热，血气虚也；食少作泻，脾肾虚也；痰涌胸痞，脾肺虚也，悉因真气虚而邪气实也。当先壮其胃气，使诸脏有所禀而邪自退矣。遂用六君加黄芪、当归，数剂诸证渐退，又用十全大补汤，肌肉渐敛，更用补中益气汤调理而愈。薛案

肠痈 五四

孙真人云：肠痈为病，小腹重，强按之则痛，小便如淋，时时汗出，复恶寒，身皮甲错，腹皮急如肿，甚者腹胀大，转侧有水声，或绕脐生疮，或脓从脐出，或大便脓血。脉洪数者，已有脓也，血下则安。若妄治者，必杀人。

陈无择曰：肠痈为病，身甲错，腹皮急，按之濡，如肿状，腹无聚积，身无热，脉数，此为肠内有脓，久积阴冷所成也，故《金匮》有用附子温之。其脉迟紧者，脓未成，可下之，当有血；洪数者，脓已成，不可下，此以内结热所成也，故《金匮》有用大黄利之。

《千金方》灸法：曲两肘，正肘头锐骨灸百壮，下脓血而安。

立斋曰：此证因七情饮食所致。治法：脉迟紧者，未有脓也，宜牡丹皮汤下之；脉洪数者，已有脓也，用薏苡仁汤排之。小腹疼痛，小便不利，脓壅滞也，用牡丹皮散主之。若脐间出脓者不治。经云：肠痈为病，不可惊，惊则肠断而死。故患是者，其坐卧转侧极宜徐缓，时少饮薄粥，及服八珍汤固其元气，静养调理，庶可保全其生。

一男子里急后重，下脓胀痛，此脾气下陷也，用排脓散、蜡矾丸而愈。后因劳役，寒热体倦，用补中益气汤而安。一妇人脓成腹胀痛，小便不利，脉滑数，此脓毒内溃也，服太乙膏丸三钱，脓下升许，胀痛顿退，更以神效栝楼散二剂而全退，又以蜡矾丸及托里药十余剂而安。一产妇小腹疼痛，小便不利，以薏苡仁汤二剂痛止，更以四物汤加桃仁、红花，下瘀血升许而愈。一妇人产后恶露不尽，小腹患痛，服瓜子仁汤下瘀血而痊。凡瘀血停滞，宜急治之，缓则腐化为脓，最难治疗。若使流注骨节，则患骨疽，失治多为败证。薛案

附骨疽 五五

附骨疽一证，近俗呼为贴骨痈，凡疽毒最深而结聚于骨际者，皆可谓之附骨疽，然尤惟两股间肉厚处乃多此证。盖此证之因，有劳伤筋骨而残损其脉者，有恃酒力房而困烁其阴者，有忧思郁怒而留结其气者，有风邪寒湿而凑滞其经者。凡人于环跳穴处无故酸痛，久而不愈者，便是此证之兆，速当因证调治，不可迟也。盖其初起，不过少阳经一点逆滞，逆而不散，则以渐而壅，壅则肿，肿则溃，至其延漫，则三阴三阳无不连及，而全腿俱溃。然此证无非元气大亏，不能运行，故致留滞不散，而后至决裂，诚危证也。若溃后脉和，虽见困弱之甚，只以大补气血为主，皆可保全。若溃后脉反洪芤而烦躁不宁，发热口渴，则必不可治。至若治此之法，凡以劳伤筋骨而致者，宜大营煎兼大防风汤治之；若酒色伤阴者，宜八味丸、六味丸，或右归丸，兼大防风汤主之；若忧思郁怒结气者，宜疮科流气饮或五香连翘汤，兼大防风汤主之；若寒邪外袭者，宜五积散兼大防风汤主之。大抵此证初起，即宜用大营煎温补气血，或兼仙方活命饮通行毒气。有火者，宜速用连翘归尾煎以解散其毒，仍宜速用隔蒜灸或豆豉饼寻头灸之，以速散其毒，最为捷法。其有湿热痰饮等证，当并求后法以治之，庶免大害也。若环跳久痛不已，或见臀股微肿，度其已成，势不能散，只宜速用托补，专固根本，使其速起速溃，则根本既实，虽凶亦无大害，必且易溃易敛而易愈也。若脉见滑数，按之软熟，脓已成也，速宜针之，无使久留，以防深蚀之患。其有不明利害，苟图目前，或用克伐消散，再伤元气，或用寒凉敷药，以遏其毒气，必致日延日甚，而元气日败，则一溃不可收拾矣。考诸方书，俱未详及此证，故悉其所因，并附治案于后。

立斋曰：附骨疽有因露卧风寒深袭于骨者，有因形气损伤不能起发者，有因克伐之剂亏损元气不能发出者，有因外敷寒药血气凝结于内者。凡此皆宜灸熨患处，解散毒气，补接元气，温补脾胃为主。若饮食如常，先用仙方活命饮解毒散郁，随用六君子汤补托营气。若体倦食少，但用前汤培养诸脏，使邪不得胜正。若脓已成，即针之，使毒气不得内侵，带生用针亦无妨。如用火针，亦不痛，且使易敛。其隔蒜灸能解毒行气，葱熨法能助阳气，行壅滞，此虽不见于方书，予常用之，大效，其功不能尽述，惟气血虚脱者不应。

又曰：大抵此证虽云肿有浅深，感有轻重，其所受皆因真气虚弱，邪气得以深袭。若真气壮实，邪气焉能为患也？故附骨痈疽及鹤膝风证，惟肾虚者多患之。前人用附子者，以温补肾气，而又能行药势、散寒邪也。亦有体虚之人，秋夏露卧，为冷气所袭，寒邪伏结，多成此证，不能转动，乍寒乍热而无汗，按之痛应骨者是也。若经久不消，极阴生阳，寒化为热而溃也。若被贼风所伤，患处不甚热而洒淅恶寒，不时汗出，熨之痛止少者，须大防风汤及火龙膏治之。若失治，则为弯曲偏枯。有坚硬如石者，谓之石疽；若热缓，积日不溃，肉色赤紫，皮肉俱烂，名缓疽，其始末皆宜服前汤，欲其驱散寒邪以补虚托里也。

又曰：此证亦有产后恶血未尽，脐腹刺痛，或流于四肢，或注于股内，疼痛如锥，或两股肿痛。此由冷热不调，或思虑动作，气所壅遏，血蓄经络而然，宜没药丸治之。亦有经血不行，流注四肢或股内，疼痛如锥，或因水湿所触，经水不行而肿痛者，宜当归丸治之。凡恶血停滞，为患非轻，治之稍缓，则流注为骨疽，多致不救。

一妇人膝肿痛，遇寒痛益甚，月余不愈，诸药不应，脉弦紧，此寒邪深伏于内也，用大防风汤及火龙膏治之而消。一男子腿根近环跳穴患痛彻骨，外皮如故，脉数而滞滑，此附骨疽脓将成也，用托里药六剂，肿起作痛，脉滑数，其脓已成，针之，出碗许，更加补剂，月余而瘳。一男子患附骨疽，肿硬发热，骨痛筋挛，脉数而沉，用当归拈痛汤而愈。一男子腿内患痛，漫肿作痛，四肢厥逆，咽喉闭塞，发寒热，诸治不效。乃邪郁经络而然也，用五香连翘汤一剂，诸证少退，又服之，大便行二次，诸证悉退而愈。一男子先腿痛，后四肢皆痛，游走不定，至夜益甚，服除湿败毒之剂不应，其脉滑而涩，此湿痰浊血为患，以二陈汤加苍术、羌活、桃仁、红花、牛膝、草乌治之而愈。凡湿痰湿热，或死血流注关节，非辛温之剂开发腠理，流通隧道，使气行血和，焉能得愈？王时亨室，产后腰间肿痛，两腿尤甚，此由瘀血滞于经络而然也，不早治必作骨疽，遂与桃仁汤二剂，稍愈，更以没药丸，数服而痊。薛案

魏生者，年三十余，素多劳碌，忽患环跳酸痛，数月后，大股渐肿，延予视之。曰：此附骨疽也，速当治之。与以活命饮二剂，未及奏效而肿益甚，因慌张乱投，或清火，或解毒，遂致呕恶发热，饮食不进，其势甚危，然后恳求相救。遂以参芪内托散大加炮姜，数剂而呕止食进，其肿软熟。知其脓成，速令针之，针处出脓不多。复以九味异功煎与之，遂得大溃，且瓣瓣出脓，溃者五六处，而腿肉尽去，止剩皮骨矣。溃后复呕恶发热不食，遂以十全大补汤及九味异功煎相间与之，然后热渐退，食渐进，稍有生色。然足筋短缩，但可竖膝仰卧，左右挨紧，毫不能动，动则痛极，自分已成废物。此后凡用十全大补汤八十余剂，人参三斤，而腿肉渐生，筋舒如故，复成一精壮男子，此全得救本之功也。一男子陈姓者，年近三旬，素不节欲，忽见环跳酸痛，月余不愈。予曰：此最可畏，恐生痈毒之患。彼不信，又谋之一庸医，反被其诟，曰：此等胡说，真可笑也。筋骨之痛亦常事耳，不过风热使然，何言痈毒？遂用散风清火等药。至半年后，果见微肿，复来求治。予曰：速用托补以救根本，尚不迟也。彼又不信而谋之疡医，曰：岂有肿疡未溃而遽可温补耶？复用清火消毒之剂。及其大溃而危，再延余视，则脉证俱败，方信予言而痛悔前失，已无及矣。一

膏粱子茅姓者，年未三旬，素以酒色为事，亦患此证。早令服药，执拗不从。及其肿而脓成，令速针之，亦畏痛不从，而偏听庸流，敷以苦寒解毒之药。不知脓既已成，尤不可解，但有愈久愈深，直待自溃而元气尽去，不可收拾矣。新案

臀痈 五六

马益卿曰：臀痈证，臀居小腹之下，此阴中之阴也。道远位僻，虽曰多血，然气运不到，血亦罕来。中年之后，尤虑患此。才有肿痛，参之脉证，但见虚弱，便与滋补。气血无亏，可保终吉。

立斋曰：凡治此者，毋伤脾胃，毋损脾气，但当以固根本为主。若焮痛，尺脉紧而无力者托之。肿硬痛甚者，隔蒜灸之，更以解毒。不作脓者，托里为主。不作脓而痛者，解毒为主。不溃或溃而不敛者，托里为主。

又治法曰：若肿硬作痛者，形气虚而邪气实也，用托里消毒散。微肿微痛者，形气病气俱虚也，用托里散补之。欲作脓者，用内托羌活汤。若痛甚者，用仙方活命饮。大势既退，亦用托里消毒散。若脾虚不能消散，或不溃不敛者，六君子加芎、归、黄芪。若阴虚不能消散，或作渴便淋者，六味丸加五味子。若阳虚不能溃，或脓清不能敛者，用补中益气汤。气血俱虚者，十全大补汤。若肿硬未成脓者，用隔蒜灸及活命饮。溃后宜豆豉饼及补中益气、十全大补二汤。若灸后大势已退，余毒未消，频用葱熨以补其气，以消余毒为善。

又曰：凡毒气已退，不起者，但可补其血气，使脓速成而针去之，不可用内消之论。若肿高而软者，发于血脉；肿下而坚者，发于筋骨；肉色不变者，发于骨髓也。脓血大泄之后，当大补气血为先，虽有他证，以末治之。

巡按陈和峰，脾胃不健，常服消导之剂，左腿股及臀患肿。余曰：此脾气虚而下注，非疮毒也，当用补中益气倍加白

术。彼惑于众人云白术能溃脓，乃专以散肿消毒为主，而肿益甚，体益倦。余用白术一味煎饮而消。儒者杨启元，左臀患此，敷贴凉药，肿彻内股，服连翘消毒散，左体皆痛。余以为足三阴亏损，用补中益气汤以补脾肺，用六味丸加五味子以补肝肾，股内消而臀间溃，又用十全大补汤而疮口敛。一儒者焮肿痛甚，此邪毒壅滞，用活命饮、隔蒜灸而消。后因饮食劳倦，肿痛复作，寒热头痛，此元气虚而未能复也，与补中益气汤，频用葱熨法，两月而愈。一男子患臀痈，作脓而痛，以仙方活命饮二剂痛止，更以托里消毒散，脓溃而瘥。一弱人臀痈脓成不溃，以十全大补汤数剂始托起，乃针之，又二十余剂而愈。薛案

流注 五七

立斋曰：流注之证，多因郁结，或暴怒，或脾气虚，湿气逆于肉理，或腠理不密，寒邪客于经络，或湿痰，或闪扑，或产后瘀血流注关节，或伤寒余邪未尽为患，皆因真气不足，邪得乘之，故气凝血聚为患也。然此证或生于四肢关节，或生于胸腹腰臀，或结块，或漫肿，或痛或不痛，悉宜用葱熨法及益气养营汤固其元气，则未成者自消，已成者自溃，可全愈也。若不补气血及节饮食，慎起居，戒七情，而专用寒凉克伐者，俱不治。

又治法曰：常治此证，凡暴怒所致，胸膈不利者，调气为主。抑郁所致而不痛者，宜调经脉，补气血。肿硬作痛者，行气和血。溃而不敛者，补气血为主。伤寒余邪未尽者，和而解之。脾气虚，湿热凝滞滞肉理者，健脾除湿为主。闪跌伤血凝滞为患者，和血气，调经络。寒邪所袭，筋挛骨痛，或遍身痛，宜温经络，养血气。若久而不敛，疮口无阳者，宜豆豉饼或附子饼灸之，以去散寒邪，接补阳气，或外用琥珀膏贴之。若内有脓管，或生瘀肉而不敛者，用针头散腐之自愈，锭子尤效。

《医林集要》云：骨疽乃流注之败证也，如用凉药，则内伤其脾，外冰其血。脾主肌肉，脾气受伤，饮食必减，肌肉不生；血为脉络，血受冰，则气血不旺而愈滞。宜用理脾，脾健则血自生而气自运行矣。又有白虎飞尸，留连周期，或辗转数岁，冷毒朽骨出尽自愈。若附骨腐者可痊，正骨腐则为终身废疾矣。有毒自手足或头面肿起，或兼疼痛，上至颈项骨节去处，如疬疬贯珠，此风湿流气之证也，宜以加减小续命汤及独活寄生汤治之。有两膝肿痛起，或至遍身骨节疼痛者，此风湿痹，又名历节风，宜附子八物汤治之。又有结核在项腋，或两乳傍，或两胯软肉处，名曰瘰疬痈，属冷证也。又有小儿宿痰失道，致结核于颈项臀膊胸背之处，亦冷证也，俱宜热药敷贴。已上诸证，皆缘于肾，肾主骨，肾虚则骨冷而为患也。所谓骨疽皆起于肾，亦以其根于此也。故用大附子以补肾气，肾实则骨有生气，而疽不附骨矣。

一男子臀肿一块微痛，脉弦紧，以疮科流气饮四剂而消。一妇人暴怒，腰肿一块，胸膈不利，时或气走作痛，用方脉流气饮数剂而止，更以小柴胡汤对四物加香附、贝母，月余而愈。一妇人禀弱性躁，胁臂肿痛，胸膈痞闷，服流气败毒药反发热，以四七汤数剂，胸宽气利，以小柴胡汤对四物加陈皮、香附，肿痛亦退。大抵妇人情性执着，不能宽解，多被七情所伤，遂至遍身作痛，或肢节肿痛，或气填胸满，或如梅核塞喉，咽吐不出，或痰涎壅盛，上气喘急，或呕逆恶心，甚者渴闷欲绝，产妇多有此证，宜服四七汤先调滞气，更以养血之药。若因忧思致小便白浊者，用此汤吞青州白丸子，屡效。一老人伤寒，表邪未尽，股内患肿发热，以人参败毒散二剂热止，灸以香附饼，又小柴胡汤加二陈、羌活、川芎、归、术、枳壳，数剂而散。一男子腿患溃而不敛，用人参养营汤及附子饼，更以补剂煎膏贴之，两月余而愈。一男子腿患肿，肉色不变，不痛，脉浮而滑，以补中益气汤加半夏、茯苓、枳壳、木香饮之，以香附饼熨之。彼谓气无补法，乃服方脉流气饮，虚愈甚，复求治。以六君子汤加芎、归数剂，饮食少进，再用补剂，月余而消。夫气无补法，俗论也，以其为病痞塞，似难于补，殊不知正气虚而不能运行，则邪气滞而为病。经云：壮者气行则愈，怯者弱者则着而为病。苟不用补法，元气何由而行乎？一妇人腿患筋挛骨痛，诸药不应，脉迟紧，用大防风汤二剂顿退，又二剂而安。又一妇人亦然，先用前汤二服，更服黑丸子而痊。此二患若失治，必溃成败证。一男子肩胛患之，微肿，形劳气弱，以益气养营汤服黑丸子，及木香、生地黄作饼，覆患处熨之，月余脓成，针之，仍服前药而愈。一男子臂肿，筋挛骨痛，年余方溃不敛，诊其脉更虚，以内塞散一料，少愈，以十全大补汤及附子饼灸之而愈。《精要》云：留积经久，极阴生阳，寒化为热，以此溃多成瘘，宜早服内塞散排之。一男子臂患，出腐骨三块尚不敛，发热作渴，脉浮大而涩，乃气血俱损，须多服生血气之药，庶可保全。彼惑于火尚未尽，仍用凉药，内服外敷，几危，始求治。其形甚瘁，其脉愈虚，先以六君子汤加芎、归，月余饮食渐进，以八珍汤加肉桂三十余剂，疮色乃赤，更以十全大补汤，外以附子饼灸之，仅年而瘥。薛案

鹤膝风 五八

凡肘膝肿痛，臂胻细小者，名为鹤膝风，以其象鹤膝之形而名之也。或止以两膝肿大，胻腿枯细，不能屈伸，俗又谓之鼓槌风，总不过风寒湿三气流注之为病也。然肿痛者必有邪滞，枯细者必因血虚。凡治此者，必宜以养气滋血为主，有风者兼散其风，有寒湿者兼去其寒湿，若果由邪郁成热者，必宜滋阴清火，自无不愈。其有痢后而成者，又名痢后风，此以泻痢亡阴，尤宜壮肾。凡寒胜者，宜三气饮、五积散，或大防风汤之类主之；湿胜者，宜五苓散、理中汤之类主之；热胜者，

宜保阴煎、大秦艽汤之类主之。若以阳气不足而败及四肢者，非右归丸、理阴煎及八味地黄丸之类不可。

立斋曰：鹤膝风乃调摄失宜，亏损足三阴经，风邪乘虚而入，以致肌肉日瘦，内热减食，肢体挛痛，久则膝大而腿细，如鹤之膝，故尔名之。若伤于脾胃者，用补中益气汤为主；若伤于肝肾者，六味地黄丸为主；若欲其作脓，或溃后者，十全大补汤为主，皆佐以大防风汤。初起者，须用葱熨法，可以内消。若津涸口干，中气不足也，补中益气汤加五味子。头晕头痛，阳气不升也，补中益气汤加蔓荆子。发热晡热，阴血虚弱也，用四物、参、芪、白术。畏寒憎寒，阳气虚弱也，用十全大补汤。饮食少思，胸膈膨胀，脾胃虚痞也，用四君子汤。面色痿黄，饮食少思，脾胃虚弱也，用六君子汤。脓水清稀，肌肉不生，气血俱虚也，用八珍汤。热来复去，有时而动，无根虚火也，用十全大补汤。形瘦嗜卧，寝息发热，痰盛作渴，小便频数，五脏虚损也，用六味丸。脐腹疼痛，夜多漩尿，脚膝无力，头晕吐痰，肾气冷败也，用八味丸。发热大渴，不欲近衣，面目赤色，脉大而虚，血虚发躁，用当归补血汤。或有痢后而患者，亦治以前法。余当临证制宜。

又曰：夫立方之义，各有所宜。凡体气虚弱，邪入骨界，遏绝隧道，若非用附、桂辛温之药，开散关节腠理之寒邪，通畅隧道经络之气血，决不能愈。且本草云：附子治寒湿痿躄，拘挛膝痛，不能行步，以白术佐之，为寒湿之圣药。又云：桂通血脉，消瘀血，坚骨节，治风痹骨挛脚软，宣导诸药。及十全大补汤以治前证，不但不可去桂，亦不可不加附子，无此二味，何以行参、芪之功，健芎、归之性，而补助血气，使之宣通经络，扶大虚之证，以收必效之功哉！况前证在骨节之间，关键之地，治之不速，使血气循环至此，郁而为脓，从此而泄，气血沥尽，无可生之理矣。亦有秋夏露卧，为寒所袭，拂热内作，遂成附骨疽。亦有贼风搏于肢节，痛彻于骨，遇寒尤甚，以热熨之则少减，尤当以大防风汤治之。更以蒜捣烂摊患处，用艾铺蒜上烧之，蒜坏再易，皮肤倘破无妨。若经久不消，则极阴生阳，溃而出水，必致偏枯，或为漏证，宜服内塞散，及附子饼灸之。或脉大，或发渴者，俱不治，以其真气虚而邪气实也。

张上舍患前证，伏枕半载，流脓三月。彼云：初服大防风汤去附子，将溃，服十宣散，今用十全大补汤而去肉桂，俱不应。视其脉证甚弱，予以十全大补汤，每帖加熟附子一钱，服三十余剂少愈；乃去附子五分，又服三十余剂，将愈；却全去附子，更三十余剂而痊。一男子左膝肿大，三月不溃。予谓体虚之人，风邪袭于骨节，使气滞而不行，故膝愈大而腿愈细，名曰鹤膝风，遂以大防风汤，三十余剂而消。州守张天泽左膝肿痛，胸膈痞闷，饮食少思，时欲作呕，头晕痰壅，日晡益倦。此脾肺气虚也，用葱熨及六君加炮姜，诸证顿退，饮食少进；用补中益气加蔓荆子，头目清爽，间与大防风汤十余剂，又用补中益气汤三十余剂而消。薛案

多骨疽 五九

立斋曰：多骨疽者由疮疡久溃，气血不能营于患处，邪气陷袭，久则烂筋腐骨而脱出，属足三阴亏损之证也，用补中益气汤以固根本。若阴火发热者，佐以六味丸，壮水之主以镇阳光；阳气虚寒者，佐以八味丸，益火之源以消阴翳。外以附子饼、葱熨法去散寒邪，补接营气，则骨自脱、疮自敛也。夫肾主骨，若肾气亏损，其骨渐肿，荏苒岁月，溃而出骨，亦用前法。若投以克伐之剂，复伤真气，鲜有不误者。

下疳疮 六十

下疳一证，本肝肾湿热证也，若无外因而病者，不过去其湿热，或滋真阴，湿热既清，其疮自愈，无足虑也。惟感触淫

毒而患者，毒有浅深，则病有微甚，皆宜用百草煎熏洗，外以螵蛸散敷之，则轻者自愈。若湿热甚而为肿为痛者，宜用芍药蒺藜煎兼而治之。如毒甚者，必用萆薢汤方可。若感触淫邪，毒自少阴直入精宫者，不易愈。即治如前法，然必见便毒广疮发出，而后下疳始愈。既见疮毒，即当于本证条下求法治之。余尝治一少年，因偶触秽毒，遽患下疳，始溃龟颈，敷治不效，随从马口延入尿管，以渐而深，直至肛门，逐节肿痛，形如鱼骨。每过夜，则脓结马口，胀不得出，润而通之，则先脓后尿，敷洗皆不能及，甚为危惧。余尝遇一山叟，传得槐花蕊方，因以治之，不十日而茎根渐愈，半月后，即自内达外，退至马口而全愈。疳愈后，即见些微广疮，复与五加皮饮十余剂而全愈。向彼传方者曰：此方善治淫疮，热毒悉从小便泄去，所以能治此疳。但服此者，可免终身疮毒后患。然犹有解毒奇验，则在疮发之时，但见通身忽有云片红斑，数日而没者，即皆疮毒应发之处，疮毒已解而疮形犹见，是其验也。予初未之信，及此人疮发之时，疮固不多，而通身红斑果见，凡两日而没，予始知疮之有奇，一至如此。新案

立斋曰：下疳属肝经湿热下注，或阴虚火燥。治法：肿痛发热者，血虚而有热也，四物汤加柴胡、山栀。肿痛寒热者，肝经湿热也，小柴胡汤加龙胆草、黄连。肿痛便涩者，湿热壅滞也，龙胆泻肝汤。肿痛腐溃者，气血虚而有火也，八物汤加山栀、柴胡。日晡热甚者，阴血虚而有火也，小柴胡汤加参、术、芎、归。日晡倦怠者，阳气虚而下陷也，补中益气汤。有经久不愈而发寒热者，肾水不能生肝木也，宜六味丸。若筋缩或纵，或为痒痛，或出白津，此筋疝也，用龙胆泻肝汤。气虚者，补中益气汤加炒山栀、炒龙胆。阴虚火燥者，用六味丸。茎中痒，出白津，用补中益气汤与清心莲子饮间服。盖此证肝经阴虚为本，肿痛寒热等证为标，须用六味丸以生肝血。凡脾土虚不能生金水，而见一切肝证者，当佐以补中益气汤加麦门

冬以滋化源。

一男子肿痛不消；一男子溃而肿痛发热，小便秘涩，日晡或热；一小儿肿痛，诸药不应，俱以小柴胡汤吞芦荟丸，数服而愈。一小儿十五岁患前证，杂用消毒之药，虚证悉具，二年余矣。询之，乃禀所致。用萆薢汤月余，诸证渐愈；又用补阴八珍汤、补中益气二汤而痊。庶吉士刘华甫，或茎中作痛，或窍出白津，或小便秘涩，先用小柴胡汤加山栀、泽泻、黄连、木通、胆草、茯苓二剂，以清肝火、导湿热，诸证渐愈。后因劳倦，忽然寒热，此元气复伤也，用补中益气而安，又用六味丸以生肝血、滋肾水而全愈。一男子玉茎肿痛，小便如淋，自汗，甚苦，时或尿血少许，尺脉洪数，按之则涩。先用清心莲子饮加牛膝、山栀、黄柏、知母、柴胡，数剂少愈，更以滋肾丸一剂而痊。《玉机微义》曰：如自汗小便少，不可以药利之。既已自汗，则津液外亡，小便自少，若再利之，则营卫枯竭，无以制火而烦热愈甚，当候热退汗止，小便自行也。兼此证，乃阳明经病，大忌利小便。俱薛案。

海藏治下疳久不愈方　橡斗子二个，合盛黄丹令满，以乱发厚缠定，烧烟尽为度，同研为细末。先以葱白　热浆水洗疮脓尽，次上药。甚者不过三次，如神。

又**下疳方**　下疳疮内毒盛者，必须治内方愈。外治者，须螵蛸散，或此方亦佳。

人中白生用　官粉煅黄　红丹飞，炒

上等分为末。先用药汤或浓茶洗净，然后敷药，每日二三次，或用猪油，或用蜜水调敷之。

便毒 六一

便毒论治如薛氏之法，固已详矣，然又惟交感不洁，遭淫毒而患者为最多。每每先起下疳，下疳未已，便毒继之，此湿热秽毒之为患也。凡初起肿痛，尚未成脓，而元气尚强者，速宜先去其毒，惟会脓散或牡蛎散为最善。若已成脓，则或针或蚀，惟速去其脓，随证调补，使速收口为善。若初起一核，其痛微，其肿漫者，此有二证：一以邪轻，一以元气虚弱，毒深而然。若邪轻者，只用会通膏加麝香贴之，无有不散，或降痈散亦可。若元气虚弱而毒深者，既不肯散，又不早溃，愈久必愈甚，最为可畏。及其溃后，多不能收，轻则为瘘，重则殒命。此惟大补元气，方不致害。若焮肿痛甚，脓已将成，势不能消，宜用降痈散留头围之，则势可敛，痛可解，脓可速成而溃也。

立斋曰；便痈属足厥阴肝经，内热外寒，或劳役过度，或房欲不节，或欲火不遂，或强固其精，或肝经湿热而致。大抵多患于劳役不足，精气俱虚之人。俗云一石米疮，此言百日方可愈。若大补血气，不旬日可愈，何用百日？盖疮之收敛，在乎血气之盛也。亦有内蕴热毒而生者，须辨虚实，及成脓与否，不可概投攻药。凡妇人患此者，多在两拗肿痛，或腹中结块，小便涩滞，苟治者得法，患者又能调摄，无足虑也。常见治此证者，概用大黄之类下之，以求内消，或其脓成，令脓从大便而出，鲜有见其痊也。人多欲内消者，盖恐收口之难也。若知补养血气，不旬日而收矣，何难之有？若脓既成，岂有可消之理？如再用克伐之剂，必致难治。

又曰：便痈者，血疝也，俗呼为便毒，言于不便处为痈也。乃足厥阴之经络，及冲任督脉亦属肝之傍络，此气血流通之道路，今壅而肿痛，是则热毒所致，宜先疏导其滞，更以托里之剂，此临证制宜之法也。

又治法曰：内热外寒者，牛黄双解散。湿热壅滞者，宜用龙胆泻肝汤疏肝导滞。欲心不遂致逆精气者，先用五苓散加大黄疏其逆滞，后用地黄丸以补肝肾，强固其精。房欲不节者，宜六味丸料。劳倦过度者，补中益气汤。

一男子患便毒，焮肿作痛，大小便秘，脉有力，以玉烛散，二剂顿退，更以龙胆泻肝汤四剂而消。一男子脓未成，大痛，服消毒托里等药不应，诊之脉洪大，毒尚在，以仙方活命饮，一剂痛止，又剂而消。一儒者肿痛便涩，用八正散二剂，以清肝火、导湿热而肿痛愈；再以小柴胡加芎、归、泽泻、山栀二剂，以清火补血而小便利。一男子已溃而痛不止，小便秘涩，此肝火未解也，与小柴胡加黄柏、知母、芎、归，痛止便利，更以托里当归汤而疮敛。若毒未解而痛不止者，须用活命饮。府庠沈尼文，年二十，左拗患之，余以肝肾阴虚，先用托里药，溃而将愈，因入房，发热作渴，右边亦作痛，脓水清稀，虚证悉至，脉洪大而无力，势甚可畏。用十全大补加附子一钱，脉证顿退，再剂全退，后用大补汤三十剂而愈。一男子肿而不溃，此因阳气虚弱，用参、芪、归、术以补托元气，用白芷、皂刺、柴胡、甘草以排脓清肝，数剂而溃，以八珍加柴胡补其气血，数剂而愈。春元凌待之，虚而服克伐药，几至危殆，余用托里健脾药而愈。秀才王文远因劳苦患之，服小柴胡汤而表证散，后用托里药脓成，针之而旬日愈。又胡判官脓清脉弱，以大补之药而已愈，因新婚复发，自用连翘消毒散，致泻痢不止，竟致不救。可见此证属不足者多矣，非补不可。大抵便毒属肝经，初起坚硬，肝主筋故也。五七日后当赤软，脓成故也。若尚坚硬，乃元气不能腐化。往往人见坚硬，只欲内消，反服攻散药，多致虚虚之祸，前此治者，即其验也。一妇人两拗肿痛，小腹痞满，小便数，白带时下，寒热往来，小水淋沥，余谓脾气滞而血病，用龙胆泻肝汤渐愈，又用加味逍遥散、六味丸而全愈。一妇人小腹内如有所梗，两拗并人门俱肿，小便淋涩，经候不调，内热作渴，饮食少思。腹内初如鸡卵而渐大，脉洪数而虚，左关尤甚，属肝胆郁结之证也，用加味归脾汤，肝火退而脾土健，间以逍遥散下芦荟丸而愈。俱薛案

杨梅疮 六二

杨梅疮一证，以其肿突红烂，状如杨梅，故尔名之。其在西北人则名为天泡疮，东南人又谓之广东疮。凡毒轻而小者，状类茱萸，故名茱萸疮；毒甚而大者，泛烂可畏，形如棉花，故名棉花疮。大都此证，必由淫毒传染而生。盖此淫秽之毒，由精泄之后，气从精道乘虚直透命门，以灌冲脉，所以外而皮毛，内而骨髓，凡冲脉所到之处，则无处不到，此其为害，最深最恶。设初起时去毒不净，或治失其宜，而随至败烂殒命者，盖不少矣。或至二三十年之后，犹然发为疯毒，或至烂头，或至烂鼻，或四肢幽隐之处，臭烂不可收拾，或遗毒儿女，致患终身，其恶如此。静而思之，则有见此恶道，而不为寒心知避者，其愚亦甚矣。故凡治之之法，最当知要，切不可不慎也。亦有不因淫毒传染，偶中湿热而患者，此不过在皮毛肌肉之间，清去湿热，自当全愈，无足虑也。

——今人每遭此患，或畏人知，或畏毒甚，而大用攻击峻利等药，多致邪毒未除而元气先败，或成劳瘵，或即殒命，或愈久愈甚，以致败坏不能收敛，皆元气先败之故也，余见之多矣。故凡被此病者，切不可惊慌，亦不可专肆攻击，但按法渐解其毒，务使元气毫无损伤，则正能胜邪，虽毒无害；若正不胜邪，则微毒亦能杀人，此其要也，不可不察。

——广疮治法：凡其初起而元阳未伤，毒亦未甚，宜速用清利，使从小便利去其毒，惟换肌消毒散为第一，其次则五加皮饮亦妙。或兼火邪者，宜秘方仙遗粮汤；或禀气多弱者，宜茯苓膏。凡此诸药，或十日，或半月，甚者一月，无不见效。

——凡生疮毒者，宜服槐花蕊至二三升，则毒从小便泄去，可免终身之患，真神方也。有案在下疳疮条中。

——此疮初起时，多有先下疳，次便毒，而后疮出，是为一套。若便毒势甚，肿痛热秘而元气素强者，即宜用会脓散或牡蛎散，先去其毒之大势，而后用前方诸药，亦要着也。

——此疮或久而不愈，或元气素弱，或因克伐致虚，但见有正不胜邪之势，则当酌其轻重，或以纯补元气为主，凡脾肾阴阳气血，皆宜随用方，但使气血得复，则虽毒无害。最忌见不真而执两端，则终归无益，亦是要着。

——饮食宜否。有谓宜忌口者，有谓不宜忌口者，而任其发透，总之亦有其要。盖疮毒初染，毒本未甚，此时只宜清利，使毒渐消为善，若食发物，则愈发愈多，而毒愈甚矣，此则宜忌之时也；若疮毒已久，元气已弱，脓汁既多，血气既耗，斯时也，非以药食滋补，则日见消败，何以收效？此则不宜忌者也。宜忌不宜忌，是亦宜补不宜补之法耳，使不知辨，安能无误？

——疮生头面，或遍身不便处，欲其速愈，但用点药，则二三日可以脱落，亦神妙者也，但此惟治标之法耳。方在新因四二。

——疮毒久蓄，发为疯毒，亦名杨梅痈漏，或蚀筋，或腐骨，溃烂不收，最为恶候。近来治法，惟五宝丹为最效，及徐东皋杨梅痈漏方，或秘传水银膏，宜择用之。

立斋曰：天泡疮属元气不足，邪气所乘，亦有传染而患，受证在肝肾二经，故多在下体发起。有先筋骨痛而后患者，有先患而后痛者。有疮凸赤作痛，热毒炽甚也；疮微作痛，毒将杀也。疮色白而不结痂，阳气虚也；色赤而不结痂，阴血虚也。搔痒脉虚浮，气不相荣也；搔痒脉浮数，血不相荣也。臀背间或颈间作痒，膀胱阴虚也；阴器、股内作痒，肝经血虚也；阴囊作痒重坠，肝经阴虚湿热也；小便频数，短少色赤，肝经阴虚也；小便频数，短少色白，脾肺气虚也；面目搔痒或变赤，外邪相搏也；眉间痒或毛落，肝胆血燥也；饮食少思，口干饮汤，胃气虚也；饮食不化，大便不实，脾气虚也；侵晨或夜间泄泻，脾肾虚也。

又治法曰：若表实者，先用荆防败毒散解散之；里实者，先用内疏黄连汤通导之；表里俱实者，防风通圣散双解之。邪热在肝经者，龙胆泻肝汤清解之，后用换肌消毒散为主，愈后再无筋骨疼痛之患。气虚者，四君子汤；血虚者，四物汤；气血俱虚者，八珍汤，俱加兼证之药治之，自无不愈。若治失其法，有蚀伤眼目，腐烂玉茎，拳挛肢体者，但用九味芦荟丸以清肝火，六味丸以生肾水，蠲痹消毒散以养血祛邪，亦有可生者。若服轻粉等药，反收毒于内，以致迭发；或概服防风通圣散，气血愈虚，因而不治者多矣。凡有肿硬，或作痛，外用蒜灸及敷冲和膏，内服补药并效。

一男子遍身皆患，脉浮而数，以荆防败毒散治之，表证乃退；以仙方活命饮六剂，疮渐愈，兼饮萆薢汤，月余而愈。一男子下部生疳，诸药不应，延及遍身突肿，状似番花，筋挛骨痛，至夜尤甚。此肝肾二经湿热所致，先以导水丸五服，次以龙胆泻肝汤数剂，再与除湿健脾之药，外贴神异膏吸其脓，隔蒜灸拔其毒而愈。一童子玉茎患之，延及小腹数枚，作痛发热，以小柴胡汤吞芦荟丸，更贴神异膏，月余而安。一儒者患前证，先玉茎作痒出水，后阴囊、股内、小腹、胁臂发小瘸，或干或脓窠，误服去风等药，肢体倦怠，恶寒发热，饮食渐减，大便不实，脉见浮弦，两尺浮数。此肾水虚热，肝木乘脾土也，用六味地黄丸、补中益气汤为主，佐以换肌消毒散而愈。一人患此，服攻毒等药，患处凸而色赤作痛，肢体倦怠，恶寒发热，脉浮而虚，此元气复伤而邪气实也，用补中益气汤二剂而愈。进士刘华甫患之数月，用轻粉、朱砂等药，头面背臂各结一块，二寸许，溃而形气消弱，寒热口干，舌燥唇裂，小便淋漓，痰涎上壅，饮食少思。此脾胃伤、诸脏弱而虚火动也，先用六君子二十余剂，又用补中益气汤加山药、山茱萸、麦门、五味服之，胃气复而诸证愈；惟小便未清，痰涎未止，用加减八味丸而痊。一男子患杨梅疮后，两腿一臂各溃二寸许一穴，脓水淋漓，少食无睡，久而不愈。以八珍汤加茯神、枣仁炒服，每日以蒜捣烂涂患处，灸良久，随贴膏药，数日少可，却用豆豉饼灸之，更服十全大补汤而愈。一妇人患之，皆愈，惟两腿两臁各烂一块如掌，兼筋挛骨痛，三载不愈，诸药不应，日晡热甚，饮食少思。以萆薢汤兼逍遥散，倍用茯苓、白术，数剂热止食进，贴神异膏，更服八珍汤加牛膝、杜仲、木瓜，三十余剂而痊。一妇人患此，燃轻粉药于被中熏之，致遍身皮塌，脓水淋漓，不能起居。以滑石、黄柏、绿豆粉末等药，铺席上，令可卧，更服神功托里散，月余而痊。俱薛案

囊痈 六三

立斋曰：囊痈属肝肾二经阴虚湿热下注也。肿痛未作脓者，疏肝导湿；肿硬发热者，清肝降火；已溃者，滋阴托里。大抵此证属阴道亏，湿热不利所致，故滋阴除湿药不可缺。常治肿痛小便秘涩者，用除湿为主，滋阴佐之。肿痛已退，便利已和者，除湿滋阴药相兼用之。欲其成脓，用托里为主，滋阴佐之。候脓成，即针之，仍用托里滋阴。湿毒已尽者，专用托里。如脓清或多，或敛迟者，用大补之剂，及豆豉饼灸之。若溃后虚而不补，少壮者成漏，老弱者不治。脓清作渴，脉大者，亦不治。

又法曰：若小便涩滞者，先用分利以泄其毒，继补阴以令其自消。若湿热退而仍肿痛，宜补阴托里，以速其脓。脓肿而便秘者，热毒壅闭也，先用托里消毒散，后用针以泄之，脓去即解。若脓去而肿痛不减者，热毒未解也，用清肝益营汤。口干而小便数者，肾经虚热也，六味丸。内热晡热者，肝经血虚也，四物加参、术。体倦食少者，脾气虚热也，补中益气汤。脓水清稀者，气血俱虚也，十全大补汤。此证虽大溃而睾丸悬露，治得其法，旬日间肉可渐生而愈。若专攻其疮，阴道益虚，则肿者不能溃，溃者不能敛，少壮者多成痼疾，老弱者多

致不起。亦有患痔久漏而串及于囊者，当兼治其痔，切忌寒药克伐，亏损胃气。

马益卿曰：囊痈者，湿热下注也。有作脓者，此浊气下流，入渗精道，因阴道或亏，水道不利而然，脓尽自安，不药可也，惟在善于调摄耳。又有因腹肿渐流入囊，肿甚而囊自裂开，睾丸悬挂水出。以麸炭末敷之，外以紫苏包裹，仰卧而养之。痈疽入囊者，予尝治数人，悉以湿热入肝经施治，而用补阴佐之，虽脓溃皮脱，睾丸悬挂，皆不死。

一男子患此，未作脓而肿痛，以加味龙胆泻肝汤，二剂少愈，更以四物汤加木通、知母、黄柏而愈。一男子焮肿痛甚，小便涩，发热脉数，以龙胆泻肝汤倍用车前子、木通、茯苓，四剂势去其半；仍以前汤止加黄柏、金银花，四剂又减二三，便利如常，惟一处不消，此欲成脓也；再用前汤加金银花、白芷、皂角刺，六剂微肿痛，脉滑数，乃脓已成，令针之，肿痛悉退；投滋阴托里药，及紫苏末敷之而愈。一膏粱之客阴囊肿胀，小便不利，此中焦积热，乘虚下注，先用龙胆泻肝汤加黄柏、牛膝，四剂渐愈；后用补阴八珍汤加柴胡、山栀而愈。后不守禁忌，前证复作，仍用补阴八珍汤、补中益气汤、六味丸而痊。又因劳倦发热，自用四物、黄柏、知母之类，虚证悉具，疮口大开。余谓五脏气血俱虚也，朝用补中益气，夕用六君加当归，各五十余剂，疮口始敛，又用六味丸调补全愈。儒者陈时用考试不利，一夕饮烧酒入房，其妻不纳，翌日阴囊肿胀焮痛，遣人求治，与以清肝火、除湿热之剂，城门夜闭，不及归服。翌日报云：夜来阴囊悉腐，玉茎下面贴囊者亦腐。此肝火挟酒毒而湿热炽盛也，仍以前清火除湿之剂加参、芪、归、术，四剂腐肉尽脱，睾丸悬挂。用大补气血，并涂当归膏，囊茎全复而愈。一男子醉而入房，阴囊肿胀大如斗，小腹胀闷，小水淋赤，发热口干，痰涎壅盛，此膀胱阴虚，酒毒所乘也，用六味丸料加车前、牛膝作饮，下滋肾丸，诸证顿退；

再加五味、麦冬，二剂而愈；却以补中益气加麦冬、五味调理而瘳。若全用淡渗，复损真阴，决致不起。俱薛案

悬痈 六四

立斋曰：悬痈谓疮生于玉茎之后，谷道之前，属足三阴亏损之证。轻则为漏，沥尽气血而亡，重则内溃而即殒。大抵此证原属肝肾阴虚，故不足之人多患之，虽一于补，犹恐不治，况脓成而又克伐，不死何俟？即寒凉之剂亦不可过用，恐伤胃气。惟制甘草一药，不损血气，不动脏腑，其功甚捷，最宜用之，不可忽也。焮肿或发热者，清肝解毒；肿痛者，解毒为主。肿痛而小便赤涩者，肝经湿热也，宜分利清肝；不作脓或不溃者，气血虚也，宜补之。

又治法曰：凡初起湿热肿痛，或小便赤涩，宜先以制甘草一二剂，及隔蒜灸，更饮龙胆泻肝汤；焮肿痛甚，宜仙方活命饮，以制甘草佐之；若发热肿痛者，以小柴胡汤加车前、黄柏、芎、归。若不成脓，或脓成不溃者，八珍汤补之；若脓已成者，急针之；已溃者，用八珍汤加制甘草、柴胡梢、酒炒黄柏、知母。小便涩而脉有力者，仍用龙胆泻肝汤加制甘草；小便涩而脉无力者，清心莲子饮加制甘草。脓清不敛者，用大补之剂，间以豆豉饼灸之；久而不敛者，用附子饼灸之，并效。欲其生肌收敛，肾虚者，六味地黄丸；血虚者，四物加参、术；气虚者，四君加芎、归；脾虚者，补中益气汤；气血俱虚者，八珍汤并十全大补汤。若用寒凉消毒则误矣。

陈良甫曰：治谷道前后生痈，谓之悬痈，用粉草一两，截断，以涧水浸润，炙令透内，细锉，用无灰酒煎服。有人患此已破，服两剂，疮即合。

一弱人茎根结核如大豆许，劳则肿痛，先以十全大补汤去桂，加车前、麦冬、酒制黄柏、知母，少愈；更服制甘草，渐愈；仍以四物、车前之类而消。一男子患此，焮痛发热，以龙

胆泻肝汤二剂及制甘草四剂而溃，再用滋阴之剂而愈。若或脓未成，以葱炒热敷上，冷即易之，隔蒜灸之亦可。数日不消，或不溃，或溃而不敛，以十全大补汤加柴胡梢为主，间服制甘草，并效。若不保守，必成漏矣。一儒者患悬痈，服坎离丸及四物、黄柏、知母之类不应，脉浮洪，按之微细，余以为足三阴之虚，用托里散及补阴八珍汤，渐愈；又用六味丸、补中益气汤调补化源，半载而痊。大凡疮疡等证，若肾经火气亢盛，致阴水不能生化，而患阴虚发热者，宜用坎离丸，取其苦寒能化水中之火，令火气衰而水自生。若阳气衰弱，致阴水不能生化，而患阴虚发热者，宜用六味丸，取其酸温能生火中之水，使阳气旺而阴自生。况此证属肾经精气亏损者，十有八九；属肾经阳气亢盛者，十无一二。然江南之人患此者，多属脾经阴血亏损，元气下陷，须用补中益气汤升补阳气，使阳生而阴长。若嗜欲过多，亏损真阴者，宜用六味丸，补肾经元气以生精血，仍用补中益气汤，以培脾肺之生气而滋肾水。《经》云：阴虚者，脾虚也。但多误认为肾经火证，用黄柏、知母之类，复伤脾肺，绝其化源，反致不起，惜哉！通府张敬之患前证，久不愈，日晡热甚作渴，烦而喘，或用四物汤、黄柏、知母之类，病益甚，肢体倦，少食，大便不实，小便频数。谓余曰：何也？余曰：此脾虚之证，前药复伤而然。遂用补中益气加茯苓、半夏，数剂饮食渐进，前证渐愈，更加麦冬、五味，调理乃痊。经曰：脾属太阴，为阴土而主生血。故东垣云：脾虚元气下陷，发热烦渴，肢体倦怠等证，用补中益气汤，以升补阳气而生阴血。若误认为肾虚火盛而用四物、黄柏、知母之类，反伤脾胃生气，是虚其虚矣。况黄柏、知母乃泻阳损阴之剂，若非膀胱阳火盛而不能生阴水，以致发热者，不可用也。俱薛案

脱疽 六五

立斋曰：脱疽以疔患于足或足趾，重者溃脱，故名之。亦

有患于手指者，名曰蛀节疔，重者腐去本节，轻者筋挛。此证因膏粱厚味、酒麪炙煿积毒所致。或不慎房劳，肾水枯竭，或服丹石补药，致有先渴而后患者，有先患而后渴者，皆肾水亏涸，不能制火也。此证形势虽小，其恶甚大，不问肿溃，皆须隔蒜灸之，不痛者宜明灸之，庶得少杀其毒。凡初发而色黑不溃者不治，毒延入腹者不治，色黑不痛者亦不治，色赤作痛自溃者可治。若失解其毒，以致肉死色黑者，急斩去之。亦有因修手足口咬等伤而致者。若元气虚弱，或犯房事，或外涂寒凉，内服克伐，损伤脾胃，以致患处不溃，或黑延上足，亦多致死。重者须当用脚刀转解周骨，轻拽去之，使筋随骨出而毒得泄，亦不痛。否则毒筋内断，虽去而仍溃。且偏僻之处，气血罕到，药难导达。况攻毒之剂，必先伤脾胃，后损元气，不若灸法为良，重者须解去为善。故孙真人云：在肉则割，在指则截。使不如此，则必致夭殁而害尤甚矣。况患处已坏，虽解不痛，又何惮而不为乎？患者当知之。若女人患此，又多因扎缚，血脉不通，遂成死肉。惟当壮其脾胃，行其经络，生其血气则愈。

又，治法曰：色赤作痛者，元气虚而湿毒壅盛也，先用隔蒜灸，更用解毒药，如活命饮、托里散之属；仍速用补剂，如十全大补汤、加减八味丸，则毒气不致上侵，元气不致亏损，庶可保生。作渴者，宜滋阴降火。色黑者不治。

崔氏方　治手足甲疽，或因修甲伤肉，或因损足成疮，溃烂上脚。

用绿矾置铁板上煅沸，色赤如溶金色者为真，沸定取出研末，以盐汤洗而搽之。

一男子足趾患之，焮痛色赤发热，隔蒜灸之，更以人参败毒散去桔梗，加金银花、白芷、大黄，二剂痛止；又用十宣散去桔梗、官桂，加天花粉、金银花，数剂而痊。一男子足趾患之，色紫不痛，隔蒜灸五十余壮，尚不知痛，又明灸百壮始痛，更投仙方活命饮四剂，乃以托里药溃脱而愈。一膏粱之人先作渴足热，后足大指赤痛，六脉洪数而无力，左尺为甚。予谓此足三阴虚证，当滋化源为主，彼因服除湿败毒等剂，元气益虚，色黯延足，余乃朝用补中益气汤，夕用补阴八珍汤，各三十余剂，及桑枝灸，溃而脓清，作渴不止，遂朝以前汤送加减八味丸，夕用十全大补汤，二十余剂而痊。是时同患此证，服败毒之药者，俱不救。一膏粱人年逾五十亦患此，色紫黑，脚焮痛，喜其饮食如故，动息自宁，为疮疡之善证，尚可治。遂以连翘消毒散六剂，更以金银花、甘草节、栝楼二十余剂，患趾溃脱；再以当归、川芎、连翘、生地、金银花、白芷二十余剂而愈。一刍荛左足趾患一泡，麻木色赤，次日趾黑，五日其足黑冷，不知疼痛，脉沉细，此脾胃受毒所致。以飞龙夺命丹一服，翌日令割去足上死肉，割后骨始痛而可救，遂以十全大补汤治之而愈。盖死肉乃毒气盛而拒绝营气所致，况至阴之下，气血难达。经曰：风淫末疾，即此是也。向若攻伐之，则元气愈虚，邪气愈盛，乘虚上侵，必致不救。俱薛案

脚发 六六

立斋曰：脚发之证，属足三阴精血亏损，或足三阳湿热下注。若色赤肿痛而溃脓者，属湿热下注，为可治；若色微赤微肿而脓清者，属精血亏损，为难治；若黑黯不肿痛，不溃脓，烦热作渴，小便淋漓者，阴败末传，恶证也，为不治。治法：湿热下注者，先用隔蒜灸、活命饮以解壅毒，次服益气汤、六味丸以补精气。若色黯不痛者，着肉灸、桑枝灸以行壅滞、助阳气，更用十全大补汤、八味丸以壮脾土、滋化源，多有复生者。若专治其疮，复伤生气，吾未见其生者。

阁老靳介庵脚趾缝作痒，出水肿焮，脚面敷止痒之药不应，服除湿之药益甚。余以为阴虚湿热下注，用六味地黄丸、补中益气汤而愈。大参李北溪左足赤肿作痛，此足三阳经湿热

下注，先用隔蒜灸，与活命饮一剂，其痛顿止，灸患处出水，赤肿顿消；次用托里消毒散四剂，灸患处出脓而愈。一儒者患此，肿硬色白，两月余矣，此足三阴亏损，为外寒所侵也，用大防风汤及十全大补汤兼服而消。后场屋不利，饮食劳倦，前证复作，盗汗内热，饮食不化，便滑肌瘦。此脾土虚寒，而命门火不能相生，用八味丸、益气汤百余剂，喜其年壮得愈。一男子脚心发热，作渴引饮，或用四物、芩、连、知、柏之类，腹痛作呕，烦热大渴，此足三阴亏损，前药复伤脾胃也。先用六君加炮姜，数剂而脾胃醒，再用补中益气加茯苓、半夏而脾胃健，乃以加减八味丸兼服，半载而愈。一儒者脚心发热作痒，以滚汤浸渍而出水，肌体骨立，作渴吐痰，此脾肾虚而水泛为痰也，服益气汤、六味丸年余，元气复而诸证愈。俱薛案

足跟疮 六七

立斋曰：足跟乃督脉发源之所，肾经所过之地，若饮食失节，起居失宜，亏损足三阳经则或疮矣。若漫肿寒热，体倦少食，属脾虚下陷也，用补中益气汤。若晡热作痛，头目不清，属脾虚阴火也，前汤并六味丸。若痰涎上升，或口舌生疮，属肾水干涸也，前汤并加减八味丸。凡此皆当滋其化源，若治其外则误矣。俗云兔啮疮者，盖猎人被兔咬脚跟，或疮久而不敛，必气血沥尽而死。若人脚跟患此，亦终难愈，因名兔啮也。

一男子素不慎起居，内热引饮，作渴体倦，两足发热，后足跟作痛。或用清热除湿之剂，更加发肿，又服败毒之药，焮赤痛甚，复用清热祛毒，溃裂番张，状如赤榴，热痛如锥，内热晡热。此以足三阴亏损，朝用十全大补汤，夕用加减八味丸，外敷当归膏，两月余而愈。其服消毒等药而殁者，不能枚举。太尹陈汝邻两腿酸软，或赤或白，足跟患肿，或痛，或痒后痛，而或如无皮，或如破裂，日晡至夜，胀痛焮热，用补中

益气汤加八味丸料，补其肝肾而愈。一男子患足跟疮肿痛，服消毒散，搽追蚀药，虚证叠出，形体骨立，自分必死，余用十全大补汤兼山药、山茱萸，两月余而愈。一妇人两足发热，两跟作痛，日晡热甚，余以为肝肾血虚，用加味逍遥散、六味地黄丸，五十余剂而愈。杨锦衣脚跟生疮如豆许，痛甚，状似伤寒，以还少丹、内塞散治之，稍可。次因纳宠作痛，反服攻毒药，致血气愈弱，腿膝痿弱而死。盖足跟乃二跷发源之处，肾经所由之地，若疮口不合，则跷气不能发生，肾气由此而泄，故为终身之疾。况彼疮先得于虚，复不知戒，虽大补气血，犹恐不及，安可服暴悍攻毒之药以戕贼之乎？俱薛案

肾脏风疮 六八

立斋曰：肾脏风属肾虚风邪乘于臁胫，以致皮肤如癣，或渐延上腿，久则延及遍身。外证则搔痒成疮，脓水淋漓，眼目昏花；内证则口燥舌干，腰腿倦怠，吐痰发热，盗汗体疲。治法用六味丸为主，佐以四生散。若脾胃虚弱者，用补中益气汤为主，佐以六味丸、四生散为善。

钦天薛循斋年六十有一，两臁患之，脓水淋漓，发热吐痰四年矣。此肾脏风证也，与六味丸、四生散而瘥。年余复作，延及遍身，日晡益甚，痰渴盗汗，唇舌生疮，两目昏赤，皆肾经虚火而水泛为痰也，用加减八味丸而愈。三年后，小便淋沥，茎中涩痛，此思色精不出而内败也，用前丸及补中益气汤加麦门、五味而愈。薛案

凡肾囊湿痒，抓破成疮，俗名肾上风也。外治之法，但以黄丹、枯矾、生牡蛎共为末，搽擦即愈。或以蛇床子同白矾煎汤洗之亦可。

臁疮 六九

立斋曰：臁疮生于两臁，初起赤肿，久而腐溃，或津淫搔

痒，破而脓水淋漓。盖因饮食起居，亏损肝肾，或因阴火下流，外邪相搏而致。外臁属足三阳湿热，可治；内臁属足三阴虚热难治。若初起恶寒壮热，焮肿作痛者，属湿热，用槟苏散。若漫肿作痛，或不肿不痛者，属阴虚，用补阴八珍汤。若脓水淋漓，体倦食少，内热口干者，属脾虚，用补中益气汤加茯苓、酒炒白芍药。若午后热，或作痛，头目不清者，属阴火，前汤加酒炒黑黄柏及六味地黄丸。若午后发热，至子时方止，是血虚，前汤加芎、归、熟地。若郁结伤脾而甚者，用归脾汤加柴胡、山栀。若怒动肝火而甚者，用补中益气汤加川芎、山栀、黄芩。若内热口干，肢体倦怠，或痰涎上升，或口舌生疮，属脾肾虚热，用六味地黄丸、补中益气汤。若患处黑黯，肢体畏寒，饮食少思，属脾肾虚败，用八味地黄丸。若误用攻伐，复损胃气，绝其化源，治亦难矣。

鸿胪翟少溪两臁生疮，渐至遍身，发热吐痰，口燥咽干，盗汗心烦，尿赤足热，日晡益甚，形体日瘦。此肾经虚火也，用六味丸，不一月诸证悉退，三月元气平复。陈湖陆懋诚素因阴虚，过饮入房，发热腿痛似臁疮，用发表之剂，两腿肿黯，热气如雾，欲发痉，脉皆洪数，两尺尤大。余曰：属足三阴虚，酒湿所乘，元气损而邪益甚耳。用十全大补加山药、山茱萸、附子一剂，脉证顿退，却去附子，又二剂全愈。薛案

天泡疮 七十

天泡疮形如水泡，皮薄而泽，或生头面，或生遍身，乃太阴阳明风热所致，故见于皮毛肌肉之间，宜清血凉血，热解则愈。如兼表邪而发热脉数者，宜荆防败毒散；如火盛者，或加芩、连、连翘、金银花、玄参之属。如焮肿疼痛，脉数便结者，此表里俱实也，宜防风通圣散双解之。如外多毒水，以金黄散敷之，无有不愈。

赤白游风 七一

立斋曰：赤白游风属脾肺气虚，腠理不密，风热相搏；或寒闭腠理，内热拂郁；或因虚火内动，外邪所乘；或肝火血热，风热所致。治法：若风热，用小柴胡汤加防风、连翘；血热，用四物汤加柴胡、山栀、丹皮；风热相搏，用荆防败毒散；内热外寒，用加味羌活汤；胃气虚弱，用补中益气汤加羌活、防风及消风散；血虚，用加味逍遥散；阴虚，逍遥散、六味丸；肝肾虚热，用六味丸则火自息，风自定，痒自止。若用祛风辛热之剂，则肝血愈燥，风火愈炽，元气愈虚，腠理不闭，风客内淫，肾气受伤，相火翕合，血随火耗，反为难治矣。

一男子秋间发疙瘩，此元气虚而外邪所侵也，先用九味羌活汤二剂，又用补中益气加羌、防而愈。后不慎起居，盗汗晡热，口干唾痰，体倦懒言，用补中益气汤、加减八味丸而愈。一妇人身如丹毒，搔破脓水淋漓，热渴头晕，日晡益甚，用加味逍遥散而愈。一女子赤晕如霞，作痒发热，用加味小柴胡汤加生地、连翘、丹皮而愈。俱薛案

翻花疮 七二

立斋曰：翻花疮者，由疮疡溃后，肝火血燥生风所致。或疮口胬肉突出如菌，大小不同；或出如蛇头，长短不一。治法：当滋肝补气，外涂藜芦膏，胬肉自入。须候元气渐复，脓毒将尽，涂之有效，不然虽入而复溃。若误用刀针、蚀药、灸火，其势益甚，或出血不止，必致寒热呕吐等证，须大补脾胃为善。

判官张承恩内股患痈将愈，翻出一肉如菌。余曰：此属肝经风热血燥，当清肝热、养肝血。彼为不然，乃内用降火，外用追蚀，蚀而复翻，翻而复蚀，其肉益大，元气益虚，始信余

言。遂内用栀子清肝散，外用藜芦膏而痊。一上舍素膏粱善怒，耳下结一核，从溃而疮口翻张如菌，焮连头痛，或胸胁作胀，或内热寒热，或用清热消毒之药，年余未瘥，余用补中益气汤、六味地黄丸而寻愈。一男子背疮敛如豆许，翻出肉寸余，用消蚀割系法，屡去屡大。此肝经血虚风热，余用加味逍遥散三十余剂，涂藜芦膏而消，又用八珍汤倍用参、芪、归、术而敛。一妇人素善怒，臂患痈，疮口出肉长二寸许，此肝肾郁怒，气血虚而风内动也，用加味逍遥散、涂藜芦膏而愈。后因怒，患处胀闷，遍身汗出如雨，此肝经风热，风能散气故耳，仍用前散，并八珍汤而愈。俱薛案

痔漏 七三 附脏毒下血案

丹溪云：漏疮须先服补药以生气血，即参、芪、归、术、芎大剂为主。外以炮附子为末，唾津和为饼，如三钱厚，安疮上，以艾炷灸之，漏大艾炷亦大，漏小艾炷亦小，但灸令微热，不可令痛，干则易之，如困则止，来日如前再灸，直至肉平为效。亦有用附片灸之，以补气血药作膏贴之。

立斋曰：痔属肝、脾、肾三经，凡阴精亏损者难治，多成漏证。若肺与大肠二经风热湿热者，热退自愈，若不守禁忌者亦成漏证。此因醉饱入房，筋脉横解，精气脱泄，热毒乘虚流注；或淫极强固其精，以致木乘火势而侮金；或炙煿厚味过多，或劳伤元气，阴虚火炽，皆成斯疾。若破而不愈，即成漏矣。有串臀者，有串阴者，有串肠者，有秽从疮口而出者，形虽不同，治颇相似。其肠头肿成块者，湿热也；作痛者，风热也；大便燥结者，火也；溃而为脓者，热胜血也。当各推其所因而治之。

治法曰：初起焮痛便秘，小便不利者，宜清热凉血，润燥疏风。若气血虚而为寒凉伤损者，宜调养脾胃，滋补阴精。大便秘涩或作痛者，润燥除湿。肛门坠痛者，泻火导湿。下坠肿

痛而痒者，祛风胜湿。小便涩滞肿痛者，清肝导湿。其成漏者，养元气，补阴精为主。大凡痔漏下血，服凉血药不应者，必因中气虚不能摄血，非补中升阳之药不能愈，切忌寒凉之剂。亦有伤湿热之食，成肠癖而下脓血者，宜苦寒之剂内疏之。脉弦绝涩者难治，滑大柔和者易治。经云因而饱食，筋脉横解，肠澼为痔，其属肝、脾、肾也明矣。若有患痔而兼疝，患疝而兼下疳，皆属肝肾不足之变证，但用地黄丸、益气汤以滋化源为善。若专服寒凉治火者，无不致祸。

一男子患痔成漏，每登厕则痛，以秦艽防风汤加条芩、枳壳，四剂而愈，以四物加升麻、芩、连、荆、防，不复作。一男子患痔漏，每登厕则肛门下脱作痛，良久方收，以秦艽防风汤数剂少愈，乃去大黄加黄芪、川芎、芍药而痛止，更以补中益气汤二十余剂，后再不脱。一儒者脓血淋漓，口干作渴，晡热便血，自汗盗汗。余谓此肝肾阴虚也，不信，仍服四物、芩、连、知、柏之类，食少泻呕。余先用补中益气汤加茯苓、半夏、炮姜，脾胃渐醒，后用六味丸朝夕服，两月余，诸证悉愈。一男子患此，服寒凉之剂，侵晨去后不实，食少体倦，口干作渴，少腹重坠，余用补中益气汤而下坠顿止，用四神丸而食进便实，用地黄丸而疮寻愈。俱薛案

一男子脏毒下血，服凉药败毒药不惟不能止，且饮食日减，肢体愈倦，脉数而涩。先以补中益气汤数剂少止，更以六君子汤加升麻、炮姜，四剂而止，乃去炮姜加芎、归，月余，脾胃亦愈。常治积热成风下血者，先以败毒散散之，胃寒气弱者，用四君子汤或参苓白术散补之，并效。一男子脏毒下血，脾气素弱，用六君子汤加芎、归、枳壳、地榆、槐花治之而愈。后因谋事血复下，诸药不应，余意思虑伤脾所致，遂投以归脾场，四剂而痊。大抵此证所致之由不一，当究其因而治之。丹溪云：芎归汤一剂，乃调血之上品，热加赤茯苓、槐花，冷加白茯苓、木香，此则自根自本之论也。虽然，血气出

于谷气，故大肠下血，以胃药收功，宜四君子汤或参芪白术散，以枳壳散、小乌沉汤和之，胃气一回，血自循经络矣。凡肠风者，邪气外入，随感随见；脏毒者，蕴积毒久而始见。又云：人惟坐卧风湿，醉饱房劳，生冷停寒，酒麪积热，以致营血失道，渗入大肠，此肠风脏毒之所由作也。挟热下血者，清而色鲜；挟冷下血者，浊而色黯。清则为肠风，浊则为脏毒。先便而后血者其来远，先血而后便者其来近。治法大要：先当解散脾胃风邪，热则败毒散，冷则不换金正气散加川芎、当归，后随其冷热治之。一妇人素患痔漏，每因热则下血数滴，以四物汤加黄连治之即愈。后为大劳，疮发肿痛，经水不止，脉洪大无力，此劳伤血气，火动而然也，用八珍汤加芩、连、蒲黄，二剂而止。后去蒲黄、芩、连，加地骨皮，数剂而安。丹溪曰：妇人崩中者，由脏腑伤损，冲任二脉血气俱虚故也。若劳动过极，脏腑俱伤，以致冲任气虚，不能约制经血，故忽然而下，谓之崩中暴下，治宜大补气血之药举养脾胃，微加镇坠心火之剂以治其心，补阴泻阳，经自止矣。俱薛案

论外通用方

枯痔水澄膏外二百三十　　熊胆膏外二二七
如神千金方外二三一　　水银枣子膏外二二六
三品锭子外二二四　　蜗牛膏外二二八
羊胆膏外二二五

一方　凡痔疮初起，痛痒不止，以旧布鞋底烘热，频频熨之，冷则再烘再熨，其痛痒则止。

灸　法

命门灸七壮，治五种痔漏。长强灸随年壮，治五痔便血最效。

一法　治痔疾大如胡瓜，贯于肠头，发则疼痛僵仆。先以

荆芥汤洗之，以艾灸其上三五壮，若觉一道热气贯入肠中，必大泻鲜血秽血，一时许觉痛甚，后其疾乃愈。

跌打损伤 七四

凡跌打损伤，或从高坠下，恶血流于内，不分何经之伤，皆肝之所主。盖肝主血也，故凡败血凝滞，从其所属必归于肝，多在胁肋小腹者，皆肝经之道者也。若其壅肿痛甚，或发热自汗，皆当酌其虚实，而以调血行经之药治之。

——脉法：如《内经》曰：肝脉搏坚而长，色不青，当病堕若搏，因血在胁下，令人呕逆。《金匮》云：寸口脉浮微而涩，然当亡血若汗出。设不汗出者，当身有疮，被刀斧所伤，亡血故也。《脉经》云：金疮出血太多，其脉虚细沉小者生，浮数实大者死。砍刺出血不止，其脉来大者七日死，滑细者生。从高颠仆，内有瘀血，腹胀，脉坚强者生，小弱者死。破伤有瘀血在内者，脉坚强实则生，虚小弱则死。若血亡过多者，脉细小则生，浮大数实则死。皆为脉病不相应故也。

——治法：凡胸满胁胀者，宜行血；老弱者，宜行血活血。腹痛者，宜下血。瘀肉不溃，或溃而不敛，宜大补气血。若打扑坠堕稍轻，别无瘀血等证，而疼痛不止者，惟和气血、调经脉，其痛自止，更以养气血，健脾胃，则无有不效。亦有痛伤胃气，作呕或不饮食者，以四君子汤加当归、砂仁类调之。若有瘀血，不先消散而加补剂，则成实实之祸；设无瘀血而妄行攻利，则致虚虚之祸。故凡治此证，须察所患轻重，有无瘀血，及元气虚实，不可概行攻下，致成败证。盖打扑坠堕，皮肉不破，肚腹作痛者，必有瘀血在内，宜以复元活血汤攻之。老弱者，四物汤加红花、桃仁、穿山甲，补而行之。若血去多而烦躁，此血虚也，名曰亡血，宜补其血。如不应，当以独参汤补之。

——凡损伤不问老弱及有无瘀血停积，俱宜服童便，以酒佐之，推陈致新，其功甚大。若胁胀，或作痛，或发热烦躁，口干喜冷，惟饮热童便一瓯，胜服他药。他药虽亦可取效，但有无瘀血，恐不能尽识，反致误人。惟童便不动脏腑，不伤气血，万无一失。常询之诸营，操军常有坠马伤者，何以愈之？俱对曰：惟服热童便即愈。此其屡试之验亦明矣。然惟胃虚作呕及中寒泄泻者不可服。大凡肿痛或伤损者，以葱捣烂，炒热罨之；或用生姜、葱白同捣烂，和麸炒热罨之尤妙；或用生姜、陈酒糟同捣烂，炒热罨之亦可。外治损伤诸方，如秘传正骨丹、没药降圣丹、当归导滞散、黑丸子、《本事》接骨方、十味没药丸，洗损伤等十余方，俱有妙用，所当详察。

斋曰：予于壬申年被重车碾伤，闷瞀良久复苏，胸满如筑，气息不通。随饮热童便一碗，胸宽气利，惟小腹作痛。吾乡银台徐东濠先生与复元活血汤一剂，便血数升，肿痛悉退，更服养血气药而痊。戊辰年公事居庸，见覆车被伤者七八人仆地呻吟，一人未苏，予俱令以热童便灌之，皆得无事。

杖疮 七五

杖疮一证，凡其甚者，必以瘀血为患。血瘀在外者，浅则砭之，深则刺之，内溃者开之，腐肉者取之；血瘀在内者，宜以活血流气之药和之，甚者利之行之，此治血凝之法也。然其受刑之时，号叫则伤气，忍痛则伤血，悲愤则伤志，血气情志俱伤，虚所必致，若不培补，则羸困日甚矣。况脾主肌肉，脾气受伤，则饮食必减，血脉损坏，则肌肉俱病。故凡既伤之后，但察其虚多滞少者，则宜以参、芪、归、术、熟地、甘草之属，专理脾气以托气血，脾健则元气日复，肌肉自生，可保无虞矣。其有伤筋骨而作痛者，宜没药降圣丹治之；若牙关紧急，或腰背反张者，以玉真散治之，并效。总之，此证宜先察其有瘀无瘀，及形气虚实，酌而治之。凡诸变证，治法有未尽者，宜与前《跌打损伤》条互参通用。外杖疮四方，见外科方中。

文刑部用晦，伏阙谏南巡，受杖，瘀血已散，坏肉不溃，用托里之药，稍溃而脓清，此气血虚也，非大剂参芪不能补。文君亦善医，以为恐腹满，予强之而饮食稍思，遂加大补剂，饮食日进，肉溃脓稠而愈。又治江翰林诸公与文同事者九人，皆先散其瘀血，渐用排脓托里之药，俱愈。夏风，北京人，因杖疮臀膝通溃，脓瘀未出，时发昏愦；此脓毒内作而然也，急与开之，昏愦愈甚；此虚也，以八珍汤一服少可，数服死肉自腐，顿取之，令用猪蹄汤洗净，以神效当归膏涂贴，再以十全大补汤，两月而愈，若更投破血之剂则危矣。薛案

破伤风 七六

《病机》云：破伤风者，有因卒暴伤损，风寒袭之，传播经络，致使寒热更作，身体反张，口噤不开，甚者邪气入脏。有因诸疮不瘥，营卫俱虚，肌肉不生，疮眼不合，邪亦能外入于疮，为破伤风之候。有诸疮不瘥，举世皆言着灸为上，是为热疮，而不知火热客毒，逐经为变，不可胜数。微则发热，甚则生风而搐，或角弓反张，口噤目斜。亦有破伤不灸而病此者，因疮着白痂，疮口闭塞，气难通泄，故阳热易为郁结，热甚则生风也。

徐用诚曰：此论所因有四：二者因疮口入风，似属外因；一者因灸生热，似属不内外因；一者因疮口闭塞，内热生风，似属内因也。又云：破伤风证，古方药论甚少，岂非以此疾与中风同论，故不另立条目也。惟河间论与伤寒表里中三法同治，其言病因，有因外伤于风者，有因灸者，有因内热所作者，然与中风相似也，但中风犯之人尚可淹延岁月，而破伤风者，犯之多至不救。盖中风有在经在腑在脏之异，独入脏者最难治。破伤风或始而出血过多，或疮早闭合，瘀血停滞，俱是阴虚受病，乃五脏之所主，故此风所伤，始虽在表，即随必传

入脏，故多死也。此病或因疮口坦露，或因疮口闭密，皆能为之。若病已十分安全而忽有此，大抵皆由内气虚而有郁热者乃得之。若内气壮实而无郁热者，虽害而无所害也。

立斋曰：大法破伤中风，风热燥甚，怫郁在表，而里气尚平者，必善伸数欠，筋脉拘急，时或恶寒，或筋惕而播，脉浮数而弦，皆表证也，宜以辛热治风之药，开散结滞，是与伤寒表热怫郁，而以升麻汤辛热发散者同也。然凡用辛热开其风热结滞者，宜以寒药佐之，则免其药虽中病，而风热转甚也，如治伤寒发热用麻黄、桂枝而加黄芩、知母、石膏之类是也。若近世以甘草、滑石、葱、豉寒药发散甚妙。若表病不已，渐伤入里，里又未太甚，而脉在肌肉者，宜以退风热、开结滞之寒药调之，或微加治风辛热亦得，犹伤寒在半表半里，而以小柴胡和解之意也。若里热已甚而舌强口噤，项背反张，惊搐惕搦，涎唾稠粘，胸腹满塞，或便尿闭结，或时汗出，脉洪数而弦。然出汗者，由风热甚于里而表邪已罢，腠理疏泄，心火内盛，故汗出也，法宜除风散结，以寒药下之，后用退风热、开郁滞之寒药调之，热退结散，则风自愈矣。凡治此者，亦宜用按摩导引之法，及以药斡开牙关，勿令口噤，使粥药得下也。

一妇人臀痈将愈，患破伤风，发热搐搦，脉浮数，予以当归地黄汤治之，彼不信，乃服发散败毒药，果甚，始信而服之，数剂而痊。一男子背疮未痊，敛以膏药，剪孔贴之，患破伤风证而殁。此先失于内补，外邪袭其虚耳。余见此证贴膏药，剪孔欲其通气，而反患破伤风；搽敛药生肌，欲其收口而反助余毒，以致殁者多矣，可不慎哉？薛案

破伤风通用方

豨莶酒外二百五十　　大芎黄汤外二六一

防风汤外二五七　　羌活汤外二五九

蜈蚣散外二六四　　白术防风汤外二五八

玉真散外二六二　　养血当归地黄汤外二六三

敷药外二五五

类破伤风 七七

立斋曰：大凡痈疽溃后，筋糜肉烂，脓血大泄，阳随阴散，或筋脉拘急，恶寒惕搦，甚者舌强口噤，项背反张，痰涎壅盛，便闭汗出，不时发热，此气血俱虚而变见若此。虽与破伤风相类，而主治之法，但当大补血气。若果有风证，亦须以大补气血为主，而兼以治风之药。设若不审是非而妄药之，则误矣。

司徒边华泉，肩患痈而发热，目直或瞤，殊类中风，日晡热甚，脉益数。此足三阴气血亏损，虚火妄动也，用参、芪、归、术、炙甘草，加酒炒黑黄柏、五味、麦冬、肉桂，四剂而愈，又数剂而敛。一儒者患腿痈，深蓄于内，肉色不变，久不穿溃，针出脓瘀五碗许，恶证骈臻，全类中风。此脾胃虚而变证也，用六君子汤加当归、炮姜及圣愈汤，各四剂而安；又劳心不寐，用归脾汤而愈。薛案

斑疹丹毒 七八

斑疹一证，虽已有正门详载，然彼以小儿麻瘄为言，其有非麻瘄而无论大人小儿忽患斑疹小疮者，此虽与彼相类，而实有小异也，是亦不可不辨而治之，盖多由风热外感之证耳。治此之法，脉浮而身热有表证者，惟散风邪为主；脉浮而数者，祛风兼清热。脉沉滑而无表证者，清火为主；脉浮沉俱滑数而表里兼见者，宜表里双解之。然惟小儿多有此证，须察其表里虚实，酌而治之可也。总之，小儿脆弱，宜安里之药多，攻发之药少，秘则微泄之，结则微导之，但令邪气不壅而散之易，则证轻而儿自安矣。大抵身温暖者顺，身凉者逆。

王海藏曰：前人云首尾俱不可下者，何也？曰：首不可下

者，为斑未见于表，下则邪气不得伸越，此脉证有表而无里，故禁首不可下也；尾不可下者，为斑毒已显于外，内无根蒂，大便不秘，本无一切里证，下之则斑气陷逆，故禁尾不可下也。

洁古曰：斑疹之病，其为证各异，发焮肿于外者，属少阳三焦相火也，谓之斑；小红靥行皮肤之中不出者，属少阴君火也，谓之疹。凡见斑证，若自吐泻者多吉，慎勿乱治，谓邪气上下俱出也。若斑疹并出者，其邪必甚，小儿难胜，是以多生别证也，然首尾皆不可下。

立斋曰：凡小儿丹毒，遍身俱赤，不从砭治，以致毒气入腹则不救。盖此证乃恶毒热血蕴蓄于命门，遇相火而合起也。如霞片者，须砭去恶血为善；如肿起赤色，游走不定者，宜先以生麻油涂患处，砭之以泄其毒。凡从四肢起入腹者不治。虽云丹有数种，治有数法，无如砭之为善。常见患稍重者，不用砭法俱不救。

一妇人患斑作痒，脉浮，以消风散四剂而愈。一妇人患斑作痒，脉浮数，以人参败毒散二剂少愈，更以消风散四剂而安。一男子患斑，色赤紫焮痛，发热喜冷，脉沉实，以防风通圣散一剂顿退，又以荆防败毒散加芩、连四剂而愈。一老人患疹，色微赤，作痒发热，以人参败毒散二剂少愈，以补中益气汤加黄芩、山栀而愈。一小儿患疹，发热作痛，烦渴，欲以清凉饮下之，诊其脉不实，举指不数，此邪在经络也，不可下，遂以解毒防风汤，二剂而愈。此证小儿多患之，须详审在表在里，及邪之微甚而治之。一儿作痒发热，以犀角散一剂，作吐泻，此邪气上下俱出也，毒必自解，少顷，吐泻俱止，其疹果消。吐泻后，脉见七至，此小儿和平之脉也，

邪已尽矣，不须治，果愈。俱薛案

一男子患丹毒，焮痛便秘，脉数而实，服防风通圣散不应，令砭患处，去恶血，仍用前药而愈。一小儿腿患丹如霞，

游走不定。先以麻油涂患处，砭出恶血，毒即渐散，更以神功托里散一剂而安。一小儿患丹毒，外势虽轻，内则大便不利，此患在脏也，服大连翘饮，敷神功散而瘥。一小儿遍身皆赤，砭之，投解毒药而愈。尝治小儿丹毒，便秘或烦躁者，服五福化毒丹亦效。俱薛案

白虎丹方治，在外科方二九二。

瘤赘 七九

立斋曰：《内经》云肝主筋而藏血，心裹血而主脉，脾统血而主肉，肺司腠理而主气，肾统骨而主水。若怒动肝火，血涸而筋挛者，自筋肿起，按之如箸，久而或有赤缕，名曰筋瘤。若劳役火动，阴血沸腾，外邪所搏而为肿者，自肌肉肿起，久而有赤缕，或皮俱赤者，名曰血瘤。若郁结伤脾，肌肉消薄，外邪所搏而为肿者，自肌肉肿起，按之实软，名曰肉瘤。若劳伤肺气，腠理不密，外邪所搏而壅肿者，自皮肤肿起，按之浮软，名曰气瘤。若劳伤肾水，不能荣骨而为肿者，自骨肿起，按之坚硬，名曰骨瘤。夫瘤者留也，随气凝滞，皆因脏腑受伤，气血乖违，当求其属而治其本。大凡属肝胆二经结核，宜八珍加山栀、胆草以养气血、清肝火，六味丸以养肺金、生肾水。若属肝火血燥，须生血凉血，用四物、二地、丹皮、酒炒黑胆草、山栀。若中气虚者，补中益气汤兼服之。若治失其法，脾胃亏损，营气虚弱，不能濡于患处；或寒气凝于疮口，营气不能滋养于患处，以致久不生肌而成漏者，悉宜调补脾气，则气血壮而肌肉自生矣。若不慎饮食起居及七情六淫，或用寒凉蚀药、蛛丝缠、芫花线等法以治其外，则误矣。

按： 瘤赘一证，如前薛论已尽其略，然此五瘤之外，又惟粉瘤为最多。盖此以腠理津沫，偶有所滞，聚而不散，则渐以成瘤。是亦粉刺之属，但有浅深耳，深者在皮里，则渐大成瘤也。余尝闻之先辈曰：瘤赘既大，最畏其破，非成脓者，必不

可开，开则牵连诸经，漏竭血气，最难收拾，无一可活。及详考薛案所载数人，凡其溃破者皆至不治，诚信然也，不可不知。兹纪予于三旬之外，忽于臀下肛门前骨际皮里生一小粒，初如绿豆许，不以为意，及半年而如黄豆矣，又一年而如皂子，复如栗矣。此时乘马坐椅，皆有所碍，而渐至痛矣。然料此非敷药可散，又非煎药可及，使其日渐长大，则如升如斗，悬挂腰股间，行动不便，岂不竟成废物乎？抱忧殊甚，谋之识者，皆言不可割刺，恐为祸不小。予熟筹数月，莫敢妄动。然窃计此时乘小不取，则日后愈大愈难矣，将奈之何？尝见人臀股间受箭伤者，未必即死，此之利害，不过如是，遂决意去之。一日饮酒微醺，乘醉以柳叶针刺之，所出者皆如豆腐白皮之属，盖即粉瘤也。刺后顿消，予甚快然。及两日后，则肿如热痈，予以会通膏贴三日，脓溃而愈，予又快然。不两日，又肿起，更热更大，予则大惧大悔，谓瘤赘诚不可刺也。然而无奈，复以会通膏贴之，又三日而大溃，则溃出一囊如鱼胞者，然后收口全愈。今愈后数十年，此间仍有一小窍，诚险证也。向非予之勇决，则此后不知作何状，使开之再迟，则真有不可收拾矣。是以病不早治，则不知所终，此亦可为治病者之鉴。新案

——刺灸法：向一人于眼皮下弦生一小瘤，初如米粒，渐大如豆，其人疑畏，求治于外科。彼用攒针二四枚，翻转眼皮，刺其内膜，少少出血，如此二三次，其瘤日缩，竟得尽消。又一人于手臂上生一瘤，渐大如龙眼，其人用小艾于瘤上灸七壮，竟尔渐消不长，亦善法也。或用隔蒜灸之，亦无不可。

——凡于不便处有生此物者，当以此二法酌宜用之。大都筋病宜灸，血病宜刺。或有以萝卜子、南星、朴硝之类敷而治者，亦可暂消。若欲拔根，无如前法。

——蛛丝缠法：可治瘤赘未甚大者，其法最妙。予尝见一

人于腹上生一瘤，其大如胡桃，一治者取蛛丝捻成粗线，缠札其根。数日其丝渐紧，瘤根渐细，屡易屡细，不十日竟尔脱落，诚奇法也。可见诸线日松，惟蛛丝日紧，物理之妙，有当格致者如此。然亦缠治宜早，若形势既大，恐不宜也。

薛氏案曰：一男子左腿外侧近臀肿一块，上有赤缕三年矣，饮食起居如常，触破涌出脓血，发热恶寒，此胆经受证，故发于腿外侧。诊其脉，左尺洪数，左关弦洪，此肾水不能生肝木，用补中益气汤、六味地黄丸而痊。一男子小腹患之，脓水淋漓，此足三阴之证，用补中益气加麦门、五味以培脾土，用六味地黄丸以生肾水，更用芦荟丸以清肝火而敛。一老儒眉间患之三年，其状如紫桃，下垂目，按之如水囊，此肝脾之证，脓瘀内溃而然耳。遂刺出血脓，目即开，以炒黑胆草、山栀、芎、归、芍药、柴胡、白术、茯苓等药而愈。

疣 八十

立斋曰：疣属肝胆经风热血燥，或怒动肝火，或肝客淫气所致。盖肝热水涸，肾气不荣，故精亡而筋挛也，宜以地黄丸滋肾水以生肝血为善。若用蛛丝缠、螳螂蚀、着艾灸，必致多误。大抵此证与血燥结核相同，故外用腐蚀等法，内服燥血消毒，则精血愈虚，肝筋受伤，疮口翻突开张，卒成败证。

府库朱宏仁，年二十，右手背近中指患五疣，中一大者如黄豆，余皆如聚黍，拔之如丝长三四寸许，此血燥筋缩也，用清肝益荣汤，五十余剂而愈。府庠沈姬文，幼啮指甲，及长不能自禁，余曰：此肝火血燥也。又项侧常生小疣子，屡散屡发；又臂生一块如绿豆大，若触碎则如断束缕，扯之则长，纵之则缩，后两鬓发白点，求治。余曰：子素肝病，此部亦属肝胆经也。夫爪为筋之余，胆行人身之侧，正与啮爪、生疮等证相应，须滋补肾水以生肝胆，则诸病自愈矣。乃与六味地黄丸服之，二年白点自退，疣亦不生。一男子小腹中一块，不时攻痛，或用行气化痰等药，不应，犹以为血鳖，服行气逐血之剂。后手背结一痳子，渐长寸许，形如鳖状，肢体间如豆大者甚多。彼疑鳖生子，今发于外，亦用行血，虚证悉至，左尺洪数，关脉洪数而弦。余以为肾水不能生肝木，以致肝火血燥而筋挛，用六味地黄丸生肾水，滋肝血，三月余诸证悉愈。一妇人左手背并次指患五六枚如熟椹，内热晡热，月经素不及期。余曰：此因肝脾血虚而有热也，当调补二经，使阴血生而诸证自愈。不信，乃用艾灸，手即肿胀发热，手指皆挛，两胁项及胸乳间皆患疣，经行无期。余用加味逍遥散少加炒黑黄连，数剂渐愈，乃去黄连，更佐以归脾汤，各患渐愈，又百余剂，经行如期，再用地黄丸三料而痊。俱薛案

论列方 外科下

四物汤补八

八珍汤补十九

一阴煎新补八

四顺散外一五四

八正散寒百十五

五积散散三九

五苓散和一八二

四生散外一八七

三气饮新热十七

十宣散痘十四

四七汤和九七

五宝丹外二百五

六味丸补百二十

四神丸热一五一

二神丸热百五十

八味丸补一二一

理中汤热一

归脾汤补三二

生脉散补五六

大营煎新补十四

还少丹补一二五

右归丸新补五

芎归汤痘十五

坎离丸寒一六五

内塞散外二三

保阴煎新寒一

圣愈汤补九十

托里黄芪汤外八

玉露散妇八九

托里散外三五

排脓散外一六二

宁肺散固六

宁肺汤补六二
连翘汤外五十
桔梗汤外一五一
犀角散痘六三
射干汤外一六八
消风散散四七
漏芦汤外九五
化毒丹外七六
槟苏散外一八八
搜风汤未入
凉膈散攻十九
回生丹外七九
通关散因九八
夺命丹外七七
通气散外八十
大黄汤外一六七
必效散外一七二
枳壳散寒百一
承气汤攻一
清凉饮外九十
会脓散外二百七
桃仁汤外九四
槐花蕊新因四十
牡蛎散外二百八
萆薢汤外二百一
槐花酒外百四
苦参丸外八七
滋肾丸寒一六三
导水丸攻七一

蜡矾丸外七四
当归丸外一百
黑丸子外二三七
茯苓膏外二百四
四君子汤补一
六君子汤补五
仙遗粮汤外一九八
小柴胡汤散十九
小青龙汤散八
大防风汤补九八
小乌沉汤和二一八
大秦艽汤和二四五
大芦荟丸小百十五
牡丹皮汤外一六七
牡丹皮散外一六五
瓜子仁汤外一六四
薏苡仁汤外一六四
紫菀茸汤外一五六
栀子仁汤寒十九
五加皮饮外二百
制甘草汤外六八
金银花散外四
仙方活命饮外一
人参败毒散散三六
神功托里散外四
补中益气汤补三十
十全大补汤补二十
荆防败毒散痘三一
参芪补肺汤外三十

疮科流气饮外五五
加减小续命汤散五二
青州白丸子和百十二
没药降圣丹外二三四
不换金正气散和二一
十味没药丸外二三五
《本事》接骨方外二三三
葶苈大枣泻肺汤和百四十
秘传正骨丹外二三二
杨梅痈漏方外二百六
雄黄解毒散外一二四
广疮点药新因四二
洗损伤方外二四九
杖疮四方外二五三
附子饼外百十六
豆豉饼外百十七
木香饼外百十八
桑枝灸外百二十
猪蹄汤外一二五
骑竹马法外百十四
百草煎新因三七
葱熨法外一二一
针头散外一四四
降痈散新因三六
神功散外一三四
金黄散外一九五
如神散外一七四
螵蛸散新因三八
冲和膏外一三八
太乙膏外三百八
当归膏外三一四
火龙膏外三百二十
琥珀膏外三百十七
神异膏外三百十
会通膏外三百九
乌金膏外一四二
藜芦膏外一四八
芫花线外二二九
秘传水银膏
新因五七

景岳全书卷之四十七终

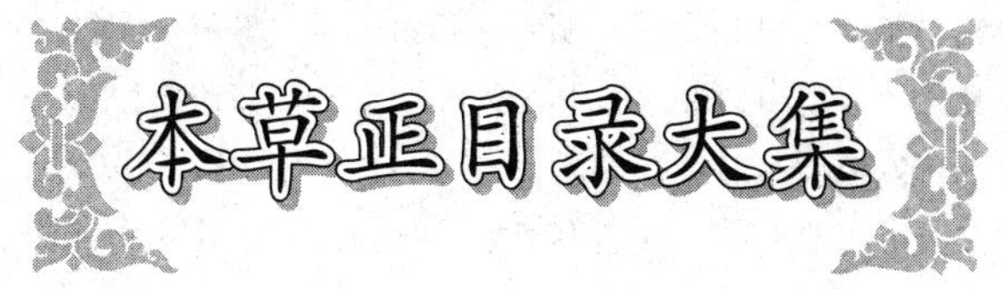

本草正目录大集

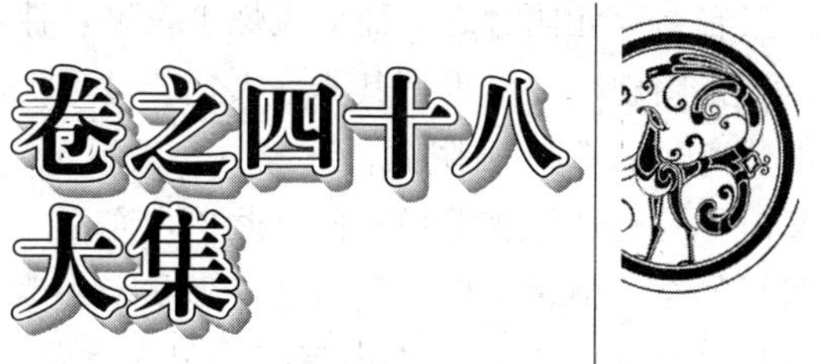

卷之四十八 大集

本草正上

山草部

人参一　反藜芦　味甘微苦，微温，气味颇厚，阳中微阴，气虚血虚俱能补。阳气虚竭者，此能回之于无何有之乡；阴血崩溃者，此能障之于已决裂之后。惟其气壮而不辛，所以能固气；惟其味甘而纯正，所以能补血。故凡虚而发热，虚而自汗，虚而眩运，虚而困倦，虚而惊惧，虚而短气，虚而遗泄，虚而泻利，虚而头疼，虚而腹痛，虚而饮食不运，虚而痰涎壅滞，虚而嗽血吐血，虚而淋沥便闭，虚而呕逆躁烦，虚而下血失气等证，是皆必不可缺者。第欲以气血相较，则人参气味颇轻而属阳者多，所以得气分者六，得血分者四，总之不失为气分之药，而血分之所不可缺者，为未有气不至而血能自至者也。故扁鹊曰：损其肺者益其气，须用人参以益之，肺气既王，余脏之气皆王矣。所以人参之性，多主于气，而凡脏腑之有气虚者，皆能补之。

然其性温，故积温亦能成热，若云人参不热则可，云人参之性凉，恐未必然。虽东垣云：人参、黄芪为退火之圣药，丹溪云：虚火可补，参、术之类是也，此亦皆言虚火也。而虚火二字，最有关系，若内真寒而外假热者，是为真正虚火，非放胆用之，必不可也。然有一等元阴亏乏，而邪火烁于表里，神魂躁动，内外枯热，真正阴虚一证，谁谓其非虚火？若过用人参，果能助热。若王节斋云：阳旺则阴愈消，及《节要》云：阴虚火动者勿用，又曰：肺热还伤肺等说，固有此理，亦不可谓其尽非。而近之明哲如李月池辈，皆极不然之，恐亦未必然也。夫虚火二字，最当分其实中有虚，虚中有实，阳中有阴，阴中有阳，惟勿以成心而执己见，斯可矣。如必欲彼此是非，是所谓面东方不见西墙，皆未得其中也。予请剖之曰：如龙雷之火，原属虚火，得水则燔，得日则散，是即假热之火，故补阳即消矣。至若亢旱尘飞，赤地千里，得非阳亢阴虚，而亦可以补阳生阴乎？或必曰：此正实火也，得寒则已。予曰：不然。夫炎暑酷烈，热令大行，此为实火，非寒莫解；而干枯燥旱，泉源断流，是谓阴虚，非水莫济，此实火之与阴虚，亦自判然可别。是以阴虚而火不盛者，自当用参为君；若阴虚而火稍盛者，但可用参为佐；若阴虚而火大盛者，则诚有暂忌人参，而惟用纯甘壮水之剂，庶可收功一证，不可不知也。予非不善用人参者，亦非畏用而不知人参之能补阴者，盖以天下之理，原有对待，谓之曰阴虚必当忌参固不可，谓之曰阴虚必当用参亦不可，要亦得其中和，用其当而已矣，观者详之。

黄芪二　味甘气平，气味俱轻，升多降少，阳中微阴。生者微凉，可治痈疽。蜜炙性温，能补虚损。因其味轻，故专于气分而达表，所以能补元阳，充腠理，治劳伤，长肌肉。气虚而难汗者可发，表疏而多汗者可止。其所以止血崩血淋者，以气固而血自止也，故曰血脱益气。其所以除泻痢带浊者，以气固而陷自除也，故曰陷者举之。然其性味俱浮，纯于气分，故中满气滞者，当酌用之。

白术三　味甘辛，气温，气味俱厚，可升可降，阳中有阴，气中有血。其性温燥，故能益气和中，补阳生血，暖胃消谷，益津液，长肌肉，助精神，实脾胃，止呕逆，补劳倦，进饮食，利小水，除湿运痰，消浮去胀，治心腹冷痛，胃虚下痢，痃癖癥瘕。制以人乳，欲润其燥。炒以壁土，欲助其固。佐以黄芩，清热安胎。以其性涩壮气，故能止汗实表。而痈疽得之，必反多脓；奔豚遇之，恐反增气；及上焦燥热而气多壅滞者，皆宜酌用之。然冬术甘而柔润，夏术苦而燥烈，此其功用大有不同，不可不为深辨也。若于饥时择肥而甘者嚼而服之，服之久久，诚为延寿之物，是实人所未知。

苍术四　味苦甘辛，性温而燥，气味俱厚，可升可降，阳也。用此者用其温散燥湿。其性温散，故能发汗宽中，调胃进食，去心腹胀疼，霍乱呕吐，解诸郁结，逐山岚寒疫，散风眩头疼，消痰癖气块，水肿胀满。其性燥湿，故治冷痢冷泄，滑泻肠风，寒湿诸疮。与黄柏同煎，最逐下焦湿热痿痹。若内热阴虚，表疏汗出者忌服。然惟茅山者，其质坚小，其味甘醇，补益功多，大胜他术。

甘草五　味甘气平，生凉炙温，可升可降，善于解毒。反甘遂、海藻、大戟、芫花。其味至甘，得中和之性，有调补之功，故毒药得之解其毒，刚药得之和其性，表药得之助其升，下药得之缓其速。助参芪成气虚之功，人所知也；助熟地疗阴虚之危，谁其晓焉？祛邪热，坚筋骨，健脾胃，长肌肉，随气药入气，随血药入血，无往不可，故称国老。惟中满者勿加，恐其作胀；速下者勿入，恐其缓功，不可不知也。

黄精六　一名救穷草。味甘微辛，性温。能补中益气，安五脏，疗五劳七伤，助筋骨，益脾胃，润心肺，填精髓，耐寒暑，下三虫，久服延年不饥，发白更黑，齿落更生。张华《博物志》言天老曰：太阳之草名黄精，食之可以长生。太阴之草名钩吻，不可食之，入口立死。此但以黄精、钩吻对言善恶，原非谓其相似也。而陶弘景谓黄精之叶与钩吻相似，误服之害人。苏恭曰：黄精叶似柳，钩吻蔓生，叶如柿叶，殊非比类。

陈藏器曰：钩吻乃野葛之别名，二物全不相似，不知陶公凭何说此？是可见黄精之内本无钩吻，不必疑也。

肉苁蓉七　味甘咸，微辛酸，气微温。味重阴也，降也，其性滑。以其味重而甘温，故助相火，补精兴阳，益子嗣，治女人血虚不孕，暖腰膝，坚筋骨，除下焦寒痛。以其补阴助阳，故禁虚寒，消痰益气，遗沥泄精，止血崩尿血。以其性滑，故可除茎中寒热涩痛，但骤服反动大便。若虚不可攻而大便闭结不通者，洗淡，暂用三四钱，一剂即通，神效。

丹参八　味微苦、微甘、微涩，性微凉，无毒。反藜芦。能养血活血，生新血，行宿血，故能安生胎，落死胎，血崩带下可止，经脉不匀可调。此心脾肝肾血分之药，所以亦能养阴定志，益气解烦，疗眼疼脚痹，通利关节，及恶疮疥癣，赤眼丹毒，排脓止痛，长肉生肌。

远志九　味微苦、微辛，气温，阳也，升也。制以甘草汤，浸一宿，晒干炒用。功专心肾，故可镇心止惊，辟邪安梦，壮阳益精，强志助力。以其气升，故同人参、甘草、枣仁，极能举陷摄精，交接水火。但可为佐，用不宜多。神气上虚者所宜，痰火上实者当避。

巴戟天十　味甘微温，阴中阳也。虽曰足少阴肾经之药，然亦能养心神，安五脏，补五劳，益志气，助精强阴。治阴痿不起，腰膝疼痛，及夜梦鬼交，遗精溺浊，小腹阴中相引疼痛等证。制宜酒浸，去心微炒，或滚水浸剥亦可。

仙茅十一　味辛，温，有小毒，阳也。能助神明，强筋骨，益肌肤，培精血，明耳目，填骨髓，开胃消食，帮助房事，温利五脏，补暖腰脚。此西域婆罗门僧献方于唐明皇，服之有效，久秘而后得传。按许真君书云：仙茅久服，可以长生。其味甘能养肉，辛能养节，苦能养气，咸能养骨，滑能养肤，酸能养筋，宜和苦酒服之，必效也。然仙茅性热，惟阳弱精寒，禀赋素怯者宜之，若体壮相火炽盛者，服之大能动火，不可不察。凡制用之法，于八九月采得，用竹刀刮去黑皮，切如豆粒，糯米泔浸两宿，去赤汁，用酒拌蒸之，从巳至亥，制之极熟，自无毒矣。然后曝干捣筛，熟蜜丸桐子大，每空心酒饮任下二三十丸。忌食牛乳及黑牛肉，恐减药力也。若随群补药中为丸服之，无所不可。

天麻十二　一名赤箭，一名定风草。味辛，平，阴中有阳。治风虚眩晕头旋，眼黑头痛，诸风湿痹，四肢拘挛，利腰膝，强筋骨，安神志，通血脉，止惊恐恍惚，杀鬼精虫毒，及小儿风痫惊气。然性懦力缓，用须加倍，或以别药相佐，然后见功。

沙参十三　反藜芦　一名铃儿草。味微甘苦，气味俱轻，性微寒。能养肝气，治多眠，除邪热，益五脏阴气，清肺凉肝，滋养血脉，散风热瘙痒，头面肿痛，排脓消肿，长肌肉，止惊烦，除疝痛。然性缓力微，非堪大用。易老云：人参补五脏之阳，沙参补五脏之阴。特以其甘凉而和，补中清火，反而言之，故有是论。若云对待人参，则相去远矣。

玄参十四　反藜芦　味苦甘微咸，气寒。此物味苦而甘，苦能清火，甘能滋阴。以其味甘，故降性亦缓。本草言其惟入肾经，而不知其尤走肺脏。故能退无根浮游之火，散周身痰结热痈，逐颈项咽喉痹毒、瘰疬结核，驱男女传尸，烦躁骨蒸，解温疟寒热往来，治伤寒热斑支满，亦疗女人产乳余疾，或肠中血瘕热癥，并疗劳伤痰嗽热烦，补肾滋阴，明目解渴。

茅根十五　即白茅。味甘凉，性纯美，能补中益气，此良药也。善理血病，凡吐血衄血，瘀血血闭，及妇人经水不调，崩中漏下。且通五淋，除客热，止烦渴，坚筋骨，疗肺热哕逆喘急，解酒毒及黄疸水肿，久服大是益人。若治痈疽疖毒，及诸毒诸疮诸血，或用根捣敷，或用此煮汁调敷毒等药，或以酒煮服，无不可也。茅有数种，处处有之，惟白者为胜。春生芽，布地如针，故曰茅针，可以生啖，甚益小儿，功用亦同。

淫羊藿十六　味甘，气辛，性温，乃手足阳明、少阴，三焦命门药也。主阳虚阳痿，茎中作痛。化小水，益精气，强志意，坚筋骨，暖下部一切冷风劳气，筋骨拘挛。补腰膝，壮真阴，及年老昏耄，中年健忘。凡男子阳衰，女子阴衰，艰于子嗣者，皆宜服之。服此之法，或单用浸酒，或兼佐丸散，无不可者。制法每择净一斤，以羊脂四两，同炒油尽用之。

苦参十七　味苦性寒。反藜芦。沉也，阴也，乃足少阴肾经之药。能祛积热黄疸，止梦遗带浊，清小便，利水，除痈肿，明目止泪，平胃气，能令人嗜食，利九窍，除伏热狂邪，止渴醒酒，疗恶疮斑疹疥癞，杀疳虫及毒风烦躁脱眉。炒黄为末，米饮调服，治肠风下血热痢。

贝母十八　反乌头　味苦，气平，微寒。气味俱轻，功力颇缓，用须加倍。善解肝脏郁愁，亦散心中逆气，祛肺痿肺痈痰脓喘嗽。研末，沙糖为丸，含咽最佳。降胸中因热结胸，及乳痈流痰结核。若足生人面诸疮，烧灰油调频敷。产难胞衣不出，研末用酒和吞。亦除瘕疝、喉痹、金疮，并止消渴烦热。赤眼翳膜堪点，时疾黄疸能驱。又如半夏、贝母，俱治痰嗽，但半夏兼治脾肺，贝母独善清金。半夏用其辛，贝母用其苦。半夏用其温，贝母用其凉。半夏性速，贝母性缓。半夏散寒，贝母清热。性味阴阳，大有不同，俗有代用者，其谬孰甚。

土贝母十九　反乌头　味大苦，性寒。阴也，降也，乃手太阴、少阳，足阳明、厥阴之药。大治肺痈肺痿、咳喘、吐血衄血，最降痰气，善开郁结，止疼痛，消胀满，清肝火，明耳目，除时气烦热，黄疸淋闭，便血溺血，解热毒，杀诸虫，及疗喉痹瘰疬，乳痈发背，一切痈疡肿毒，湿热恶疮，痔漏金疮出血，火疮疼痛。为末可敷，煎汤可服。性味俱厚，较之川贝母，清降之功不啻数倍。

山慈菇二十　一名金灯笼。味甘微辛，有小毒。治痈疡疔肿疮瘘，瘰疬结核，破皮攻毒，俱宜醋磨敷之。除斑，剥人面皮，宜捣汁涂之。并治诸毒蛊毒，蛇虫狂犬等伤，或用酒调服，或干掺之。亦治风痰痫疾，以茶清研服，取吐可愈。

柴胡二一　味苦微辛，气平微寒。气味俱轻，升也，阳中之阴。用此者，用其凉散，平肝之热，入肝、胆、三焦、心胞四经。其性凉，故解寒热往来，肌表潮热，肝胆火炎，胸胁痛结，兼治疮疡，血室受热。其性散，故主伤寒邪热未解，温疟热盛，少阳头痛，肝经郁证。总之，邪实者可用，真虚者当酌其宜。虽引清气上升，然升中有散，中虚者不可散，虚热者不可寒，岂容误哉。兼之性滑，善通大便，凡溏泄脾薄者，当慎用之。热结不通者，用佐当归、黄芩，正所宜也。愚谓柴胡之性，善泄善散，所以大能走汗，大能泄气，断非滋补之物，凡病阴虚水亏而孤阳劳热者，不可再损营气，盖未有用散而不泄营气者，未有动汗而不伤营血者。营即阴也，阴即虚矣，尚堪再损其阴否？然则用柴胡以治虚劳之热者，果亦何所取义耶？观寇宗奭《衍义》曰：柴胡，《本经》并无一字治劳，今人治劳方中，鲜有不用者。呜呼！凡此误世甚多。尝原病劳之人，有一种脏本虚损，复受邪热者，当须斟酌用之，如《经验方》中治劳青蒿煎之用柴胡，正合宜耳。若或无邪，得此愈甚，虽至死人亦不怨，目击甚多。《日华子》又谓补五劳七伤，《药性论》亦谓治劳乏羸瘦，若此等病，苟无实热，医者执而用之，不死何待。注释本草，一字不可忽，盖万世之后，所误无穷，可不谨哉！观此寇氏之说，其意专在邪热二字，谓但察有邪无邪，以决可用不可用，此诚得理之见，而复有非之者，抑又何也？即在王海藏亦曰：苟无实热而用柴胡，不死何待？凡此所见略同，用者不可不察。

桔梗二二　一名荠苨。味苦微辛，气微凉。气轻于味，阳中有阴，有小毒，其性浮。用此者，用其载药上升，故有舟楫之号，入肺、胆、胸膈、上焦。载散药表散寒邪，载凉药清咽疼喉痹，亦治赤目肿痛。载肺药解肺热肺痈，鼻塞唾脓咳嗽。

载痰药能消痰止呕，亦可宽胸下气。引大黄可使上升，引青皮平肝止痛。能解中恶蛊毒，亦治惊痫怔忡。若欲专用降剂，此物不宜同用。

防风二三　味甘辛，气温，升也，阳也。用此者，用其气平散风。虽膀胱脾胃经药，然随诸经之药，各经皆至。气味俱轻，故散风邪，治一身之痛，疗风眼，止冷泪。风能胜湿，故亦去湿，除遍体湿疮。若随实表补气诸药，亦能收汗。升举阳气，止肠风下血崩漏。然此风药中之润剂，亦能走散上焦元气，误服久服，反能伤人。

细辛二四　反藜芦，忌生菜　味大辛，气温，气味俱厚，升也，阳也，有小毒。用此者，用其温散，善祛阴分之寒邪，除阴经之头痛，益肝温胆利窍，逐诸风湿痹，风痫痎疟，鼻齆不闻香臭，开关通窍，散风泪目疼。口臭牙虫，煎汤含漱。过服亦散真气，不可不知。此味辛甚，故能逐阴分之邪，阴分且然，阳分可知。旧云少阴、厥阴之药，然岂有辛甚而不入阳分者？但阳证忌热，用当审之。

羌活二五　味微苦，气辛微温，升也，阳也。用此者，用其散寒定痛。能入诸经，太阳为最。散肌表之寒邪，利周身项脊之疼痛，排太阳之痈疽，除新旧之风湿。缘非柔懦之物，故能拨乱反正。惟其气雄，大能散逐，若正气虚者忌用之。

独活二六　味苦，气香，性微凉。升中有降，善行滞气，故入肾与膀胱两经，专理下焦风湿。两足痛痹，湿痒拘挛，或因风湿而齿痛，头眩喘逆，奔豚疝瘕，腰腹疼痛等证，皆宜用之。

升麻二七　味微苦，气平，气味俱轻，浮而升，阳也。用此者，用其升散提气，乃脾、胃、肺与大肠四经之药。善散阳明经风寒，肌表邪热，提元气之下陷，举大肠之脱泄，除阳明温疫表邪，解肤腠风热斑疹。引石膏除齿牙臭烂肿痛，引葱头去阳明表证头疼，佐当归、肉苁蓉可通大便结燥。凡痈疽痘疹，阳虚不能起发，及泻痢崩淋，梦遗脱肛，阳虚下陷之类，用佐补剂，皆所宜也。若上实气壅，诸火炎上，及太阳表证，皆不宜用。且其味苦气散，若血气太虚，及水火无根者，并不可用。

前胡二八　味苦气寒，降也，阴中微阳。去火痰实热，开气逆结滞，转筋霍乱；除胸中痞满，气喘呕逆，咳嗽烦闷；治伤寒寒热，风热头疼；解婴儿疳热。

延胡索二九　味苦微辛，气微温，入肝脾二经。善行滞气，破滞血，血中气药。故能止腹痛，通经，调月水淋滞，心气疼痛，破癥癖跌仆凝瘀。亦善落胎，利小便，及产后逆血上冲。俱宜以酒煮服，或用酒磨服亦可。然性惟破气逐血，必真有血逆气滞者方可用。若产后血虚，或经血枯少不利，气虚作痛者，皆大非所宜。

紫草三十　味苦性寒，此手厥阴、足厥阴血分之药。性寒而利，能凉血滑血，通利二便，故痘疹家宜用之。凡治痘疹，无论未出已出，但血热毒盛，或紫或黑，而大便秘结者，宜用之。若已出红活，不紫不黑，而大便如常通利者，即不可用。故曾世荣《活幼心书》云：紫草性寒，小儿脾气实者犹可用，脾气虚者反能作泻。又若古方惟用其茸，亦取其气轻味薄，而有清凉升发之功也。此外，可用以解黄疸，消肿胀，及一切斑疹恶疮，亦以其能利九窍，通水道，去湿凉血而然也。

白及三一　味苦涩，性收敛，微寒。反乌头。能入肺止血，疗肺痈肺痿。治痈疽败烂恶疮，刀箭汤火损伤，生肌止痛，俱可为末敷之。凡吐血不能止者，用白及为末，米饮调服即效。

三七三二　味甘气温，乃阳明、厥阴血分之药，故善止血散血定痛。凡金刃刀箭所伤，及跌仆杖疮血出不止，嚼烂涂之，或为末掺之，其血即止。亦治吐血衄血，下血血痢，崩漏、经水不止，产后恶血不下，俱宜自嚼，或为末，米饮送下二三钱。若治虎咬蛇伤等证，俱可服可敷。

叶之性用与根大同，凡折伤跌仆出血，敷之即止，青肿亦散。

白鲜皮三三　味苦寒，性燥而降，乃手足太阴阳明之药。解热黄、酒黄、急黄、谷黄、劳黄，通关节九窍，利血脉小水，治时行大热饮水，狂躁叫呼，及妇人阴中肿痛，小儿风热惊痫。尤治一切毒风风疮，疥癣赤烂，杨梅疮毒，眉发脱落。此虽善理疮疡，而实为诸黄、风痹要药。

秦艽三四　味苦，性沉寒，沉中有浮，手足阳明清火药也。治风寒湿痹，利小水，疗通身风湿拘挛，手足不遂，清黄疸，解温疫热毒，除口噤牙疼口疮，肠风下血，及虚劳骨蒸发热，潮热烦渴，以及妇人胎热，小儿疳热瘦弱等证。

地榆三五　味苦微涩，性寒而降。既清且涩，故能止吐血衄血，清火明目，治肠风血痢，及妇人崩漏下血，月经不止，带浊痔漏，产后阴气散失；亦敛盗汗，疗热痞，除恶肉，止疮毒疼痛。凡血热者当用，虚寒者不相宜也。作膏可贴金疮；捣汁可涂虎犬蛇虫伤毒，饮之亦可。

黄芩三六　味苦气寒，气轻于味，可升可降，阴中微阳。枯者善于入肺，实者善入大肠。欲其上者酒炒，欲其下者生用。枯者清上焦之火，消痰利气，定喘嗽，止失血，退往来寒热、风热湿热头痛，解瘟疫，清咽，疗肺痿肺痈，乳痈发背；尤祛肌表之热，故治斑疹鼠瘘，疮疡赤眼。实者凉下焦之热，能除赤痢，热蓄膀胱，五淋涩痛，大肠闭结，便血漏血。胎因火盛不安，酌佐砂仁、白术；腹因火滞为痛，可加黄连、厚朴。大肠无火滑泄者，最当慎用。

黄连三七　味大苦，气大寒。味厚气薄，沉也，降也，降中微升，阴中微阳。专治诸火，火在上，炒以酒；火在下，炒以童便；火而呕者炒以姜汁；火而伏者炒以盐汤。同吴茱萸炒，可以止火痛；同陈壁土炒，可止热泻。同枳实用，可消火胀；同天花粉用，能解烦渴。同木香丸，和火滞下痢腹痛；同吴茱萸丸，治胃热吐吞酸水。总之，其性大寒，故惟平肝凉血，肃胃清肠凉胆，止惊痫，泻心除痞满。上可治吐血衄血，下可治肠澼便红。疗妇人阴户肿痛，除小儿食积热疳，杀蛔虫。消恶疮痈肿，除湿热郁热。善治火眼，亦消痔漏。解乌附之热，杀巴豆之毒。然其善泻心脾实火，虚热妄用，必致格阳。故寇宗奭曰：虚而冷者，慎勿轻用。王海藏曰：夏月久血痢，不用黄连，阴在内也。景岳曰：人之脾胃，所以盛载万物，发生万物，本象地而属土。土暖则气行而燥，土寒则气凝而湿，土燥则实，土湿则滑，此天地间不易之至理。黄连之苦寒若此，所以过服芩、连者，无不败脾，此其湿滑，亦自明显易见。独因陶弘景《别录》中有调胃厚肠之一言，而刘河间复证之曰：诸苦寒药多泄，惟黄连、黄柏性冷而燥。因致后世视为奇见，无不谓黄连性燥而厚肠胃，凡治泻痢者，开手便是黄连，不知黄连、黄柏之燥，于何见之?，呜呼！一言之谬，流染若此，难洗若此，悖理惑人，莫此为甚。虽曰黄连治痢亦有效者，然必其素禀阳脏，或多纵口腹，湿热为痢者，乃其所宜。且凡以纵肆不节而血气正强者，即或误用，未必杀人，久之邪去亦必渐愈，而归功黄连，何不可也。此外则凡以元气素弱，伤脾患痢，或本无火邪而寒湿动脾者，其病极多，若妄用黄连，则脾肾日败，百无一生。凡患痢而死者，率由此类，可不寒心。余为此言，而人有未必信者，多以苦燥二字有未明耳，故余于《传忠录》辨河间条中，复详言苦味之理，以俟卫生仁者再为赞正，庶是非得明，而民生有攸赖矣。道书言服黄连犯猪肉，令人泄泻。

胡黄连三八　味大苦，大寒。其性味功用，大似黄连。能凉肝明目，治骨蒸劳热，三消，吐血衄血，五心烦热，疗妇人胎热，虚惊热痢，及小儿疳热惊痫。浸人乳点目甚良。

知母三九　味苦，寒，阴也。其性沉中有浮，浮则入手太阴、手少阴，沉则入足阳明、足厥阴、足少阴也。故其在上，则能清肺止渴，却头痛，润心肺，解虚烦喘嗽，吐血衄血，去喉中腥臭。在中则能退胃火，平消瘅。在下则能利小水，润大便，去膀胱肝肾湿热，腰脚肿痛，并治劳瘵内热，退阴火，解热淋崩浊。古书言知母佐黄柏，滋阴降火，有金水相生之义，盖谓黄柏能制膀胱命门阴中之火，知母能消肺金制肾水化源之火，去火可以保阴，是即所谓滋阴也，故洁古、东垣皆以为滋阴降火之要药。继自丹溪而后，则皆用以为补阴，诚大谬矣。夫知母以沉寒之性，本无生气，用以清火则可，用以补阴则何补之有？第其阴柔巽顺，似乎有德，倘元气既亏，犹欲藉此以望补益，是亦犹小人在朝，而国家元气日受其削，有阴移焉而莫之觉者，是不可不见之真而辨之早也。

龙胆草四十　味大苦，大寒。阴也，沉也，乃足厥阴、少阳之正药。大能泻火，但引以佐使，则诸火皆治。故能退骨蒸疳热，除心火惊痫狂躁；胃火烦热黄疸，咽喉肿痛；肝肾膀胱伏火，小水淋闭，血热泻痢；下焦湿热痈肿，疮毒疼痛；妇人血热崩淋；小儿热疳客忤，去目黄睛赤肿痛，杀蛊毒肠胃诸虫，及风热盗汗。凡肝肾有余之火，皆其所宜。

隰草部

地黄四一　生地黄，味苦甘，气凉。气薄味厚，沉也，阴也。鲜者更凉，干者微凉。能生血补血，凉心火，退血热，去烦躁骨蒸，热痢下血，止呕血衄血，脾中湿热，或妇人血热而经枯，或上下三消而热渴。总之其性颇凉，若脾胃有寒者，用宜斟酌。

熟地黄　味甘微苦，味厚气薄，沉也，阴中有阳。《本草》言其入手足厥、少阴经，大补血衰，滋培肾水，填骨髓，益真阴，专补肾中元气，兼疗藏血之经。此虽泛得其概，亦岂足以尽是之妙。夫地黄产于中州沃土之乡，得土气之最厚者也。其色黄，土之色也。其味甘，土之味也。得土之气，而曰非太阴、阳明之药，吾弗信也。惟是生者性凉，脾胃喜暖，故脾阳不足者，所当慎用。至若熟则性平，禀至阴之德，气味纯静，故能补五脏之真阴，而又于多血之脏为最要，得非脾胃经药耶？

且夫人之所以有生者，气与血耳，气主阳而动，血主阴而静。补气以人参为主，而芪、术但可为之佐；补血以熟地为主，而芎、归但可为之佐。然在芪、术、芎、归，则又有所当避，而人参、熟地，则气血之必不可无。故凡诸经之阳气虚者，非人参不可；诸经之阴血虚者，非熟地不可。人参有健运之功，熟地禀静顺之德，此熟地之与人参，一阴一阳，相为表里，一形一气，互主生成，性味中正，无逾于此，诚有不可假借而更代者矣。

凡诸真阴亏损者，有为发热，为头疼，为焦渴，为喉痹，为嗽痰，为喘气，或脾肾寒逆为呕吐，或虚火载血于口鼻，或水泛于皮肤，或阴虚而泄利，或阳浮而狂躁，或阴脱而仆地。阴虚而神散者，非熟地之守不足以聚之；阴虚而火升者，非熟地之重不足以降之；阴虚而躁动者，非熟地之静不足以镇之；阴虚而刚急者，非熟地之甘不足以缓之。阴虚而水邪泛滥者，舍熟地何以自制？阴虚而真气散失者，舍熟地何以归源？阴虚而精血俱损，脂膏残薄者，舍熟地何以厚肠胃？且犹有最玄最妙者，则熟地兼散剂方能发汗，何也？以汗化于血，而无阴不作汗也。熟地兼温剂始能回阳，何也？以阳生于下，而无复不成干也。然而阳性速，故人参少用亦可成功；阴性缓，熟地非多难以奏效。而今人有畏其滞腻者，则崔氏何以用肾气丸而治痰浮？有畏其滑湿者，则仲景何以用八味丸而医肾泄？有谓阳能生阴，阴不能生阳者，则阴阳之理，原自互根，彼此相须，缺一不可，无阳则阴无以生，无阴则阳无以化，故《内经》曰：精化为气，得非阴亦生阳乎？孰谓阳之能生，而阴之不能长也。

又若制用之法，有用姜汁拌炒者，则必有中寒兼呕而后可；有用砂仁制者，则必有胀满不行而后可；有用酒拌炒者，则必有经络壅滞而后可。使无此数者，而必欲强用制法，是不知用熟地者正欲用其静重之妙，而反为散动以乱其性，何异画蛇而添足。

今之人即欲用之补阴，而必兼以渗利，则焉知补阴不利水，利水不补阴，而补阴之法不宜渗。即有用之补血，而复疑其滞腻，则焉知血虚如燥土，旱极望云霓，而枯竭之阳极喜滋。设不明此，则少用之尚欲兼之以利，又孰敢单用之而任之以多？单用而多且不敢，又孰敢再助以甘而尽其所长？是又何异因咽而废食也。嗟，嗟！熟地之功，其不申于时用者久矣，其有不可以笔楮尽者尚多也，予今特表而出之，尚祈明者之自悟焉。

牛膝四二　味苦甘，气微凉，性降而滑，阴也。忌牛肉。酒渍，㕮咀。走十二经络，助一身元气。主手足血热痿痹，血燥拘挛；通膀胱涩秘，大肠干结，补髓填精，益阴活血；治腰膝酸疼，滋须发枯白。其性下走如奔，故能通经闭，破血癥。引诸药下降，同麝香用，堕胎尤速。凡脏寒便滑，下元不固者，当忌用之。

麦门冬四三　味甘微苦，性微寒，降也，阳中阴也。去心用，恐令人烦。其味甘多苦少，故上行心肺，补上焦之津液，清胸膈之渴烦，解火炎之呕吐，退血燥之虚热。益精滋阴，泽肌润结；肺痿肺痈，咳唾衄血；经枯乳汁不行，肺干咳嗽不绝；降火清心，消痰补怯。复脉须仗人参，便滑中寒者勿设。

续断四四　川者色灰黑，尖瘦多芦，形如鸡脚，皮断而皱者是。味苦而涩，苦重涩轻，气微凉。他产者，味甘微辛涩少。用川者良。凡用此者，用其苦涩。其味苦而重，故能入血分，调血脉，消肿毒乳痈，瘰疬痔瘘，治金损跌伤，续筋骨血脉。其味涩，故能止吐血衄血，崩淋胎漏，便血尿血，调血痢，缩小便，止遗精带浊。佐之以甘，如甘草、地黄、人参、山药之类，其效尤捷。

蜀葵子四五　味甘性寒。能利小水，通淋闭，消水肿，润大肠，催生落胎，通乳汁，亦治一切疮疥，并瘢疵赤靥。苗叶可作菜茹，古以葵为五菜之主，今不复用之矣。

黄葵花　性滑利，与蜀葵大同。若治诸恶疮脓水久不瘥者，用花为末，敷之即愈，为疮家要药。浸油可涂汤火疮。

车前子四六　即芣苡，味甘微咸，气寒，入膀胱、肝经。通尿管热淋涩痛，驱风热目赤翳膜；利水能除湿痹，性滑极善催生，兼治湿热泻痢，亦去心胸烦热。

根、叶　生捣汁饮，治一切尿血衄血热痢，尤逐气癃利水。

白蒺藜四七　味苦微辛微甘，微凉。能破癥瘕结聚，止遗溺泄精，疗肺痿肺痈，翳膜目赤，除喉痹、癣疥、痔、瘰、癜风，通身湿烂恶疮，乳岩带下俱宜，催生止烦亦用，凉血养血，亦善补阴。用补宜炒熟去刺，用凉宜连刺生捣，去风解毒，白者最良。

沙苑蒺藜　性亦大同。若用固精补肾，止遗沥尿血，缩小便，止烦渴，去燥热，则亦可用此。

红花四八　味甘微苦微辛，气微凉，阴中微阳。惟入血脉，多用女科。少用可活血引经，多用能破血通瘀。可下死胎，亦疗血晕；达痘疮血热难出，散斑疹血滞不消；润燥活血，止痛通经，亦消肿毒。

紫菀四九　味苦平微辛。辛能入肺，苦能降气，故治咳嗽上气痰喘。惟肺实气壅，或火邪刑金而致咳唾脓血者，乃可用之。若以劳伤肺肾，水亏金燥而咳喘失血者，则非所宜。观陶氏《别录》谓其补不足，治五劳体虚，其亦言之过也。

甘菊花五十　白菊花根善利水，捣汁和酒服之，大治癃闭。味甘色黄者，能养血散风，去头目风热，眩晕疼痛，目中翳膜，及遍身游风风疹。作枕明目，叶亦可用。味苦者性凉，能解血中郁热，清头目，去风热眼目肿痛流泪。根叶辛香，能消痈毒，止疼痛。

野菊花五一　一名苦薏。根叶茎花皆可同用。味苦辛。大能散火散气，消痈毒疔肿瘰疬，眼目热痛，亦破妇人瘀血。孙氏治痈毒方，用野菊连根叶捣烂酒煎，热服取汗，以渣敷之；或同苍耳捣汁，以热酒冲服。冬月用干者煎服，或为末酒服亦可。

豨莶五二　味苦，气微寒，有小毒。此物气味颇峻，善逐风湿诸毒。用蜜酒层层和洒，九蒸九曝，蜜丸，空心酒吞，多寡随宜。善治中风口眼歪邪，除湿痹腰脚痿痛麻木。生者酒煎，逐破伤风危急如神。散撒麻疔恶毒，恶疮浮肿，虎伤狗咬，蜘蛛虫毒，或捣烂封之，或煎汤，或散敷并良。其扫荡功力若此，似于元气虚者非利。

益母草五三　子名茺蔚　味微苦微辛，微寒，性滑而利。善调女人胎产诸证，故有益母之号。能去死胎，滑生胎，活血凉血行血，故能治产难胎衣不下，子死腹中，及经脉不调，崩中漏下，尿血泻血瘀血等证。然惟血热血滞，及胎产艰涩者宜之，若血气素虚兼寒，及滑陷不固者，皆非所宜，不得以其益母之名，谓妇人所必用也。盖用其滑利之性则可，求其补益之功则未也。《本草》言其久服益精轻身，诚不足信。此外如退浮肿，下水气，及打扑瘀血，通大小便之类，皆以其能利也。若治疔肿乳痈，丹毒恶毒，则可捣汁饮之，其渣亦可敷贴。

子名茺蔚，功用略同，但子味微甘，稍温，故能凉血补血，亦益阴气明目。

瞿麦五四　味苦，微寒，降也，性滑利。能通小便，降阴火，除五淋，利血脉。兼凉药亦消眼目肿痛，兼血药则能通经破血下胎。凡下焦湿热疼痛诸病，皆可用之。

茵陈五五　味苦微辛，气微寒，阴中微阳，入足太阳经。用此者，用其利湿逐热，故能通关节，解热滞，疗天行时疾，热狂头痛，利小水。专治黄疸，宜佐栀子。黄而湿者多肿，再加渗利；黄而燥者干涩，再加凉润。只有阴黄一证，因以中寒不运，此非所宜。又解伤寒瘴疟火热，散热痰风热疼痛，湿热为痢，尤其所宜。

青蒿五六　味苦微辛，性寒，阴中有阳，降中有散。主肝肾三焦血分之病，疗阴火伏留骨节，故善治骨蒸劳热，尸疰鬼气，降火滋阴，润颜色，长毛发，治疟疾寒热，杀虫毒，及恶疮湿疥。生捣可敷金疮，止血止痛。

款冬花五七　味微甘微辛而温，其气浮，阳也，入手太阴经。能温肺气，故疗咳嗽，及肺痈肺痿咳唾脓血。寇宗奭曰：有人病嗽多日，或教以燃款冬花三两于无风处，以笔管吸其烟，满口则咽之，数日果效。

麻黄五八　味微苦微涩，气温而辛，升也，阳也。此以轻扬之味，而兼辛温之性，故善达肌表，走经络，大能表散风邪，祛除寒毒，一应瘟疫疟疾，瘴气山岚，凡足三阳表实之证，必宜用之。若寒邪深入少阴、厥阴筋骨之间，非用麻黄、官桂不能逐也。但用此之法，自有微妙，则在佐使之间，或兼气药以助力，可得卫中之汗，或兼血药以助液，可得营中之汗；或兼温药以助阳，可逐阴凝之寒毒；或兼寒药以助阴，可解炎热之瘟邪。此实伤寒阴疟家第一要药，故仲景诸方以此为首，实千古之独得者也。今见后人多有畏之为毒药而不敢用，又有谓夏月不宜用麻黄者，皆不达可哂也。虽在李氏有云：若过发则汗多亡阳，若自汗表虚之人用之则脱人元气，是皆过用及误用而然。若阴邪深入，则无论冬夏，皆所最宜，又何过之有？此外如手太阴之风寒咳嗽，手少阴之风热斑疹，足少阴之风水肿胀，足厥阴之风痛目痛，凡宜用散者，惟斯为最。然柴胡、麻黄俱为散邪要药，但阳邪宜柴胡，阴邪宜麻黄，不可不察也。制用之法，须折去粗根，入滚汤中煮三五沸，以竹片掠去浮沫，晒干用之。不尔，令人动烦。

麻黄根　味甘，平，微苦微涩。用甘敛药煎服，可以止汗。同牡蛎粉、米粉，或用旧蕉扇杵末，等分，以生绢袋盛贮，用扑盗汗或夏月多汗，用之俱佳。

萱草五九　一名忘忧，一名宜男，一名鹿葱。萱草者，《诗》作谖草。凡树此玩此者，可解忧思，故名忘忧。烹食其苗，气味如葱，而鹿喜食之，故名鹿葱。妇人佩其花则生男，故名宜男。花叶气味甘而微凉，故能去湿热，利小便赤涩，除烦渴酒湿黄疸；安五脏，利胸膈，令人和悦，亦能明目。根，治沙淋带浊，利水气，解酒疸，宜捣汁服之。治吐血衄血，研汁一大盏，和姜汁细细呷之。治吹乳、乳痈肿痛，须擂酒服，以渣封之。

连翘六十　味苦微辛，气微寒，气味俱薄，轻清而浮，升也，阳中有阴。入手少阴、手足少阳、阳明。泻心经客热，降脾胃湿热，去寸白、蛔虫，通月水五淋。以其味苦而轻，故善达肌表，散鼠瘘、瘰疬、瘿瘤、结热、蛊毒、痈毒、斑疹，治疮疖，止痛消肿排脓，疮家号为圣丹。以其辛而能散，故又走经络，通血凝，气滞结聚，所不可无。

旋覆花六一　味苦甘微辛，阴也，降也，乃手太阴肺经、手阳明大肠经药。开结气，降痰涎，通水道，消肿满，凡气壅湿热者宜之。但其性在走散，故凡见大肠不实，及气虚阳衰之人，皆所忌用。

鼠粘子六二　一名牛蒡子，一名大力子。味苦辛，降中有升。治风毒斑疹诸瘘，散疮疡肿毒喉痹，及腰膝凝寒痹滞之气，以其善走十二经而解中有散也。

决明六三　味微苦微甘，性平微凉，力薄。治肝热风眼，赤而多泪，及肝火目昏，可为佐使，惟多服久服，方可得效。或作枕用，治头风，明目，其功胜于黑豆。

葶苈六四　味苦，大寒，沉也，阴也，气味俱厚，有毒。善逐水气，不减大黄，但大黄能泄血闭，葶苈能泄气闭，气行而水自行也。若肺中水气膹满胀急者，非此不能除。然性急利甚，凡涉气虚者，不可轻用。《淮南子》曰：大戟去水，葶苈愈胀，用之不慎，乃反成病，即此谓也。第此有甜苦二种，虽曰为甜，然亦非真甜，但稍淡耳，稍淡者，其性亦稍缓。

夏枯草六五　味微苦微辛，气浮而升，阴中阳也。善解肝气，养肝血，故能散结开郁，大治瘰疬鼠瘘，乳痈瘿气，并治头疮目疾。楼全善云：夏枯草治目珠痛，至夜则甚者，神效；或用苦药点眼反甚者，亦神效。一男子目珠痛，至夜则重，用黄连点之更甚，诸药不效，乃用夏枯草二两，香附二两，甘草四钱，为末，每服一钱半，清茶调服，下咽即疼减，至四五服，良愈也。

苍耳子六六　一名羊负来。味苦微甘。治头风寒痛，风湿周痹，四肢拘挛；去风明目，养血，暖腰膝，及瘰疬疮疥，亦治鼻渊。宜炒熟为末，白汤点服一二钱，久之乃效。忌猪肉、马肉。

漏芦六七　味微咸，性寒，有小毒。主热毒恶疮，瘰疬乳痈痔漏，排脓长肉，止金疮血出。亦下乳汁，通经脉，消赤眼，利小便，止尿血肠风，淋沥遗溺，及小儿壮热。疗跌扑损伤，可续筋骨。

刘寄奴六八　味苦，性温。能破瘀血，活新血，通妇人经脉，产后余血，损伤瘀血，下气，止心腹痛，及小便去血，俱可为散，或茶或酒调服。捣敷金疮出血不止，其效尤捷。用治汤火伤大效，但为末掺之。

扁蓄六九　味苦涩。利小便，除黄疸，杀三虫，去下部湿热浸淫阴蚀，疮疥痔漏。煮汁饮之，疗小儿蛔虫上攻心腹作痛大效。有《海上歌》云：心头急痛不能当，我有仙人海上方。萹蓄醋煎通口咽，管教时刻即安康。

青葙子七十　野鸡冠子也。味微苦，微寒。能清肝火血热，故治赤眼，退赤障，消翳肿，镇肝明耳目，亦去风湿恶疮疥癞。

艾七一　味微苦，气辛，生用微温，熟用微热。能通十二经，而尤为肝脾肾之药。善于温中逐冷除湿，行血中之气，气中之滞，凡妇人血气寒滞者，最宜用之。故能安胎，止心腹痛，治带下血崩，暖腰膝，止吐血、下痢，辟风寒寒湿瘴疟，霍乱转筋，及一切冷气鬼气，杀蛔虫并下部䘌疮。或生用捣汁，或熟用煎汤；或用灸百病，或炒热敷熨，可通经络；或袋盛包裹，可温脐膝，表里生熟，俱有所宜。

佛耳草七二　一名鼠曲草。味微酸，性温。大温肺气，止寒嗽，散痰气，解风寒寒热，亦止泄泻。铺艾卷作烟筒，用熏久嗽尤效。

蓝靛七三　蓝叶，气味苦寒微甘。善解百虫百药毒，及治天行瘟疫，热毒发狂，风热斑疹，痈疡肿痛，除烦渴，止鼻衄吐血，杀疳蚀、金疮箭毒。凡以热兼毒者，皆宜捣汁用之。

靛青　乃蓝与石灰所成，性与蓝叶稍异，其杀虫止血，敷诸热毒热疮之功，似有胜于蓝叶者。

青黛　味微咸而寒，性与靛青大同。解诸热毒虫毒，金疮热疮，或干掺，或以水调敷。若治诸热疮毒，或用马齿苋加青黛同捣敷之。若治天行头痛，瘟疫热毒，及小儿诸热，惊痫发热，并水研服之。

木贼七四　味微苦微甘，性温而升，阳也。性亚麻黄，故能发汗解肌，治伤寒疟疾，去风湿，散火邪，疗目疾，退翳障，止肠风下血下痢，及妇人崩中带漏，月水不调，亦治风湿疝痛，大肠脱肛。

王不留行七五　一名金盏银台。味苦，平，性滑利，乃阳明冲任血海药也。治风毒，通血脉，疗妇人难产及经滞不调，下乳汁，利小便，除湿痹痛，止心烦鼻衄，发背痈疽疮瘘，游风风疹，出竹木刺，及金疮止血，亦能定痛。

海金沙七六　此草出黔中，七月收其全科，晒干，以杖击之，则细沙自茎叶中落。味甘性寒，乃小肠膀胱血分药也。善通利水道，解郁热湿热，及伤寒热狂，小便癃闭肿满，热淋膏浊，血淋石淋、茎中疼痛。解诸热毒。或丸或散皆可用。

灯心草七七　味淡性平。能通水道涩结癃闭，治五淋，泻肺热，降心火，除水肿，止血，通阴气，散肿止渴。但用败席煮服更良。若治喉痹，宜烧灯草灰吹之。若治下疳疮，亦用烧灰，加轻粉、麝香为末掺之。

烟又七七　味辛气温，性微热，升也，阳也。烧烟吸之，大能醉人，用时惟吸一口或二口，若多吸之，令人醉倒，久而后苏，甚者以冷水一口解之即醒；若见烦闷，但用白糖解之即安，亦奇物也。吸时须开喉长吸咽下，令其直达下焦。其气上行则能温心肺，下行则能温肝脾肾，服后能使通身温暖微汗，元阳陡壮。用以治表，善逐一切阴邪寒毒，山岚瘴气，风湿邪闭腠理，筋骨疼痛，诚顷刻取效之神剂也。用以治里，善壮胃气，进饮食，祛阴浊寒滞，消膨胀宿食，止呕哕霍乱，除积聚诸虫，解郁结，止疼痛，行气停血瘀，举下陷后坠，通达三焦，立刻见效。

此物自古未闻也，近自我明万历时始出于闽广之间，自后吴楚间皆种植之矣，然总不若闽中者，色微黄，质细，名为金丝烟者，力强气胜为优也。求其习服之始，则向以征滇之役，师旅深入瘴地，无不染病，独一营安然无恙，问其所以，则众皆服烟，由是遍传，而今则西南一方，无分老幼，朝夕不能间矣。予初得此物，亦甚疑贰，及习服数次，乃悉其功用之捷有如是者，因着性于此。

然此物性属纯阳，善行善散，惟阴滞者用之如神，若阳盛气越而多躁多火，及气虚短而多汗者，皆不宜用。或疑其能顷刻醉人，性必有毒，今彼处习服既久，初未闻其妨人者，抑又何耶？盖其阳气强猛，人不能胜，故下咽即醉，既能散邪，亦必耗气，理固然也。然烟气易散，而人气随复，阳性留中，旋亦生气，此其耗中有补，故人多喜服而未见其损者以此。后槟榔条中有说，当与此参阅。

芳草部

当归七八　味甘辛，气温。气轻味重，可升可降，阴中有阳。其味甘而重，故专能补血；其气轻而辛，故又能行血。补中有动，行中有补，诚血中之气药，亦血中之圣药也。头止血上行，身养血中守，尾破血下流，全活血不走。大约佐之以补则补，故能养营养血，补气生精，安五脏，强形体，益神志，凡有形虚损之病，无所不宜；佐之以攻则通，故能祛痛通便，利筋骨，治拘挛瘫痪燥涩等证。营虚而表不解者，佐以柴、葛、麻、桂等剂，大能散表；卫热而表不敛者，佐以六黄之类，又能固表。惟其气辛而动，故欲其静者当避之；性滑善行，大便不固者当避之。凡阴中火盛者，当归能动血，亦非所宜；阴中阳虚者，当归能养血，乃不可少；若血滞而为痢者，正所当用。其要在动、滑两字。若妇人经期血滞，临产催生，及产后儿枕作痛，俱当以此为君。小儿痘疹惊痫，凡属营虚者，必不可少。

川芎七九　味辛微甘，气温，升也，阳也。其性善散，又走肝经，气中之血药也。反藜芦。畏硝石、滑石、黄连者，以其沉寒而制其升散之性也。芎、归俱属血药，而芎之散动尤甚于归，故能散风寒，治头痛，破瘀蓄，通血脉，解结气，逐疼痛，排脓消肿，逐血通经。同细辛煎服，治金疮作痛。同陈艾煎服，验胎孕有无。三四月后，服此微动者，胎也。以其气升，故兼理崩漏眩运；以其甘少，故散则有余，补则不足。惟风寒之头痛，极宜用之，若三阳火壅于上而痛者，得升反甚。今人不明升降，而但知川芎治头痛，谬亦甚矣。多服久服，令人走散真气，能致暴亡，用者识之。

芍药八十　反藜芦　味微苦微甘略酸，性颇寒。气薄于味，敛降多而升散少，阴也。有小毒。白者味甘，补性多。赤者味苦，泻性多。生者更凉，酒炒微平。其性沉阴，故入血分，补血热之虚，泻肝火之实，固腠理，止热泻，消痈肿，利小便，除眼疼，退虚热，缓三消。诸证于因热而致者为宜，若脾气寒而痞满难化者忌用。止血虚之腹痛，敛血虚之发热。白者安胎热不宁，赤者能通经破血。此物乃补药中之稍寒者，非若极苦大寒之比。若谓其白色属金，恐伤肝木，寒伐生气，产后非宜，则凡白过芍药，寒过芍药者，又将何如？如仲景黑神散、芍药汤之类，非皆产后要药耶？用者还当详审。若产后血热而阴气散失者，正当用之，不必疑也。

丹皮八一　味辛苦，气微凉，气味俱轻，阴中阳也。赤者行性多，白者行性缓，入足少阴及手厥阴经。忌葫蒜。凉骨蒸无汗，散吐衄于血，除产后血滞寒热，祛肠胃蓄血癥坚，仍定神志，通月水，治惊搐风痫，疗痈肿住痛。总之，性味和缓，原无补性，但其微凉而辛，能和血凉血生血，除烦热，善行血滞，滞去而郁热自解，故亦退热。用此者，用其行血滞而不峻。

白豆蔻八二　味辛，气温，味薄气厚，阳也。入脾肺两经，别有清爽之气。散胸中冷滞，温胃口止疼，除呕逆翻胃，消宿食膨胀，治噎膈，除疟疾，解酒毒，祛秽恶，能退翳膜，亦消痰气。欲其速效，嚼咽甚良，或为散亦妙。

肉豆蔻八三　味苦辛而涩，性温。理脾胃虚冷，谷食不消；治大肠虚冷，滑泄不止。以其气香而辛，故能行滞止痛，和腹胀，治霍乱，调中下气，开胃进食，解酒毒，化痰饮，温胃逐虫，辟诸恶气，疗小儿胃寒伤乳吐泻。以其能固大肠，肠既固则元气不走，脾气自健，故曰理脾胃虚冷，而实非能补虚也。面包煨熟用，或锉如豆大，以干面拌炒熟，去面用之尤妙，盖但欲去其油而用其熟耳。

草果八四　亦名草豆蔻。味辛，性温热，阳也，浮也，入足太阴、阳明。能破滞气，除寒气，消食，疗心腹疼痛，解酒毒，治瘴疠寒疟，伤暑呕吐，泻痢胀满，反胃吐酸，开痰饮积聚噎膈，杀鱼肉毒，开郁燥湿，辟除口臭，及妇人恶阻气逆带浊。此有二种，惟建宁所产，辛香气和者佳。宜以面裹微火煨熟用之，或面拌炒熟亦可。滇广者气辛而臭，大能损人元气。

破故纸八五　味苦辛，气大温，性燥而降。能固下元，暖水脏，治下焦无火，精滑带浊，诸冷顽痹，脾肾虚寒而为溏泄下痢。以其暖肾固精，所以能疗腰膝酸疼，阴冷囊湿，缩小便，暖命门小腹，止腹中疼痛肾泄。以其性降，所以能纳气定喘。惟其气辛而降，所以气虚气短，及有烦渴眩运者，当少避之，即不得已，用于丸中可也。忌羊肉、芸苔。

木香八六　味苦辛，性温。气味俱厚，能升能降，阳中有阴。行肝脾肺气滞如神，止心腹胁气痛甚捷。和胃气，止吐泻霍乱；散冷气，除胀疼呃逆。治热痢可佐芩、连，固大肠火煨方用。顺其气，癥积恶逆自除；调其气，安胎月经亦用。亦治疫疠温疟，亦杀蛊毒鬼精。若下焦气逆诸病，亦可缩小便，亦能通秘结，亦能止气逆之动血，亦能消气逆之痈肿。

藿香八七　味辛微甘，气温。气味俱薄，阳也，可升可降。此物香甜不峻，善快脾顺气，开胃口，宽胸膈，进饮食，止霍乱呕吐，理肺化滞。加乌药等剂，亦能健脾；入四君同煎，能除口臭。亦疗水肿，亦解酒秽。

香附八八　味苦辛微甘，气温。气味俱厚，阳中有阴，血中气药也。专入肝胆二经，兼行诸经之气。用此者，用其行气血之滞。童便炒，欲其下行；醋炒，则理气痛。开六郁，散寒邪，利三焦，行结滞，消饮食痰涎，痞满腹胀，胕肿脚气，止心腹肢体头目齿耳诸痛；疗霍乱吐逆，气滞泄泻，及吐血下血尿血，妇人崩中带下，经脉不调，胎前产后气逆诸病。因能解郁，故曰妇人之要药。然其味辛而动，若阴虚躁热而汗出血失者，概谓其要，则大误矣。此外，凡痈疽瘰疬疮疡，但气滞不行者，皆宜用之为要药。

砂仁八九　味辛微苦，气温。和脾行气，消食逐寒，除霍乱，止恶心。消胀满，安气滞之胎；却腹痛，治脏寒之泻。止小便泄痢，快胸膈开痰。平气逆咳嗽，口齿浮热；止女子崩中，鬼气奔豚。欲其温暖，须用炒研。入肺肾膀胱，各随使引。亦善消化铜铁骨鲠。

紫苏九十　味辛，气温。气味香窜者佳。用此者，用其温散。解肌发汗，祛风寒甚捷；开胃下食，治胀满亦佳。顺气宜用，口臭亦辟，除霍乱转筋，祛脚气，通大小肠，消痰利肺，止痛温中，安胎定喘，解鱼蟹毒，治蛇犬伤。或作羹，或生食俱可。

梗　能顺气，其性缓，体虚者可用。

子　性润而降，能润大便，消痰喘，除五膈，定霍乱，顺气滞。

薄荷九一　味辛微苦，气微凉。气味俱轻，升也，阳也。其性凉散，通关节，利九窍，乃手厥阴、太阴经药。清六阳会首，散一切毒风，治伤寒头痛寒热，发毒汗，疗头风脑痛，清头目咽喉口齿风热诸病，除心腹恶气胀满霍乱，下气消食痰，辟邪气秽恶，引诸药入营卫，开小儿之风涎，亦治瘰疬痈肿疮疥风瘙瘾疹。作菜食之除口气，捣汁含漱，去舌胎语涩，揉叶塞鼻止衄血。亦治蜂螫蛇伤。病新痊者忌用，恐其泄汗阳。

荆芥九二　味辛苦，气温。气厚味薄，浮而升，阳也。用此者，用其辛散调血。能解肌发表，退寒热，清头目，利咽喉，破结气，消饮食，通血脉，行瘀滞，助脾胃，辟诸邪毒气，醒酒逐湿，疗头痛头旋，脊背疼痛，手足筋急，瘰痹脚气，筋骨烦疼，风湿疝气，止下血血痢，崩淋带浊。若产后中风强直，宜研末酒服甚妙。捣烂醋调，敷疔疮肿毒最佳，亦鼠瘘、瘰疬、血风、疮疥必用之要药。

白芷九三　味辛，气温。气厚味轻，升也，阳也。其性温散败毒，逐阳明经风寒邪热，止头痛头风头眩，目痛目痒泪出，散肺经风寒，皮肤斑疹燥痒，治鼻鼽鼻渊，齿痛眉棱骨痛，大肠风秘，肠风尿血。其气辛香达表，故治疮疡排脓止痒定痛，托痈疽肺痈瘰疬痔瘘，长肉生肌。炒黑用之，提女人血崩，漏下赤白，血闭阴肿。欲去鼾斑，宜以生用，可作面脂。亦治蛇伤砒毒，金疮伤损。

香薷九四　味苦辛，气寒。气轻，能升能降。散暑热霍乱，中脘绞痛，小便涩难，清肺热，降胃火，除躁烦，解郁滞。为末水服，可止鼻衄。煮汁顿饮，可除风热转筋，去口臭。湿热水肿者可消，中寒阴脏者须避之。

益智九五　气味辛温，能调诸气，辟寒气，治客寒犯胃，暖胃和中，去心腹气滞疼痛，理下焦虚寒，温肾气，治遗精余沥梦泄，赤白带浊。及夜多小便者，取二十余枚，研碎，入盐少许，同煎服之，有奇验。此行阳退阴之药，凡脾寒不能进食，及三焦命门阳气衰弱者皆宜之。然其行性多，补性少，必兼补剂用之斯善。若单服多服，未免过于散气。

郁金九六　味苦辛，气温。善下气，破恶血，去血积，止吐血衄血，血淋尿血，及失心癫狂蛊毒。单用治妇人冷气血积，结聚气滞，心腹疼痛，及产后败血冲心欲死，或散或丸，或以韭汁、姜汁、童便、井花水俱可，随宜调服。若治痔漏肿痛，宜水调敷之。耳内肿痛，宜水调灌入，少顷倾出即可愈。

姜黄九七　味苦辛，性热。善下气破血，除心腹气结气胀，冷气食积疼痛，亦治癥瘕血块，通月经，产后败血攻心，及扑损瘀血，祛邪辟恶，散风热，消痈肿、功与郁金稍同，而气味则尤烈。

泽兰九八　味微苦微辛。善清血和血，治吐血衄血，疗妇人产前产后诸血不调，破宿血，除腹痛，清新血，利关节，通水道，除癥瘕，消扑损瘀血，并治金疮痈肿疮脓。用在清和，故为妇人要药。

藁本九九　味甘辛，性温。气厚味薄，升也，阳也。疗诸恶风鬼注，除太阳顶巅头痛，大寒犯脑，痛连齿颊，及鼻面皮肤酒齄鼾刺，风湿泄泻，冷气腰疼，妇人阴中风邪肿痛。此足太阳经风痫雾露瘴疫之要药。

荜茇一百　味辛，大热，阳也，浮也。入手足阳明，亦入肝肾。善温中下气，除胃冷，辟阴寒，疗霍乱心腹疼痛，冷痰呕逆吞酸，及虚寒泻痢肠鸣。其味大辛，须同参、术、归、地诸甘温补剂用之尤效。为末搐鼻，可解偏风头痛；揩齿可杀牙痛牙虫。又牛乳煎治唐太宗气痢方，详列《痢疾门》。

良姜百一　子名红豆蔻。味辛热，纯阳，浮也。入足太阴、阳明。治胃中逆冷，呕吐清水，恶心霍乱，气寒腹痛，解酒毒，消宿食，健脾胃，宽噎膈，除反胃，破冷癖，解瘴疟，疗转筋泻痢。同草豆蔻煎饮，亦治口臭。子名红豆蔻，治用略同。

三棱百二　气味苦平，能行血中之气。善破积气，逐瘀血，消饮食胀满，气滞腹痛，除痃癖癥瘕，积聚结块，通月水，亦堕胎及产后恶血，扑损瘀血，并治疮肿坚硬。制宜醋浸炒熟入药。此与蓬术稍同，但蓬术峻而此则差缓耳。

蓬术百三　一名蓬莪术。味苦辛，气温，有小毒。走肝经。善破气中之血。通月经，消瘀血，疗跌扑损伤血滞作痛。在中焦攻饮食气滞不消，胃寒吐酸膨胀；在下焦攻奔豚痃癖，冷气积聚，气肿水肿。制宜或酒或醋炒用，或入灰火中煨熟捣切亦可。但其性刚气峻，非有坚顽之积不宜用。

蛇床子百四　味微苦，气辛，性温。乃少阳三焦命门之药。辛能去风，暖能温肾，故可温中下气，和关节，除疼痛，开郁滞，疗阴湿恶疮疥癣，缩小便，去阴汗，止带浊，逐寒疝，漱齿痛。治男子阳痿腰疼，大益阳事；女人阴中肿痛，善暖子宫。男妇阳衰无子，小儿惊痫扑伤俱可服。去皮壳，微炒用之。凡治外证瘙痒，肿痛风疮，俱宜煎汤熏洗，亦可为末掺敷，俱宜生用。

蔓草部

天门冬百五　味苦微甘，气大寒。味厚气薄，沉也，阴也。入肺肾两经，除虚劳内热。其味苦寒，故上定热喘，下去热淋，苦杀三虫，润滋骨髓，解渴除烦，消痰止嗽，降火保肺，退热滋阴，大润血热燥结。虚寒假热，脾肾溏泄最忌。使宜贝母、地黄。去皮去心方用。

菟丝子百六　味甘辛，气微温。其性能固，入肝脾肾三经。先用甜水淘洗净，浸胀，次用酒渍，煮熟晒干，炒之更妙。补髓添精，助阳固泄，续绝伤，滋消渴，缩小便，止梦遗带浊余沥，暖腰膝寒疼，壮气力筋骨，明目开胃，进食肥肌，禁止鬼交，尤安梦寐。汤液丸散，任意可用，古人不入煎剂，亦一失也。欲止消渴，煎汤任意饮之。

五味子百七　皮甘肉酸，性平而敛；核仁味辛苦，性温而暖，俱兼咸味，故名五味。入肺、肾二经。南者治风寒咳嗽，北者疗虚损劳伤。整用者用其酸，生津解渴，止泻除烦，疗耗散之肺金，滋不足之肾水，能收敛虚火，亦解除酒毒。敲碎者用其辛温，补元阳，壮筋骨，助命门，止霍乱。但感寒初嗽当忌，恐其敛束不散。肝旺吞酸当忌，恐其助木伤土。

何首乌百八　味甘涩微苦，阴中有阳，性温。此其甘能补，涩能固，温能养阳，虽曰肝肾之药，然白者入气分，赤者入血分，凡血气所在，则五阴之脏何所不至？故能养血养神助气，壮筋骨，强精髓，黑须发，亦治妇人带浊失血，产后诸虚等疾。第其性效稍缓，暂服若不甚显，必久服之，诚乃延年益寿，滋生助嗣之良剂。至如断疟疾，安久痢，活血治风，疗痈肿瘰疬，风湿疮疡，及一切冷气肠风宿疾，总由其温固收敛之功，血气固则真元复，真元复则邪自散也。故唐之李翱着有《何首乌传》，即李时珍亦曰此物不寒不燥，功在地黄、门冬之上，诚非诬也。若其制用之法，则有用黑豆层铺，九蒸九晒者；有单用米泔浸三宿，切焙为末而用者；有用壮健人乳拌晒三次，生杵为末而用者。总之，生不如熟，即单用米泔浸透，蒸之极熟则善矣，或不必人乳与豆也。服此之后，须忌生萝卜并诸血败血等物。

栝蒌仁百九　味甘，气寒。气味俱厚，性降而润。能降实热痰涎，开郁结气闭，解消渴，定胀喘，润肺止嗽。但其气味悍劣善动，恶心呕吐、中气虚者不宜用。《本草》言其补虚劳，殊为大谬。

天花粉百十　即栝蒌根。味苦，性寒。气味颇轻，有升有降，阴中有阳。最凉心肺，善解热渴，大降膈上热痰，消乳痈肿毒痔瘘疮疖，排脓生肌长肉，除跌扑瘀血，通月水，除狂热，去黄疸，润枯燥，善解酒毒，亦通小肠，治肝火疝痛。

金银花百十一　一名忍冬。味甘，气平，其性微寒。善于化毒，故治痈疽肿毒疮癣，杨梅风湿诸毒，诚为要药。毒未成者能散，毒已成者能溃。但其性缓，用须倍加。或用酒煮服，或捣汁掺酒顿饮，或研烂拌酒厚敷。若治瘰疬、上部气分诸毒，用一两许，时常煎服，极效。

葛根百十二　味甘，气平寒。气轻于味，浮而微降，阳中微阴。用此者，用其凉散，虽善达诸阳经，而阳明为最。以其气轻，故善解表发汗。凡解散之药多辛热，此独凉而甘，故解温热时行疫疾，凡热而兼渴者，此为最良，当以为君而佐以柴、防、甘、桔极妙。尤散郁火，疗头痛，治温疟往来，疮疹未透，解酒除烦，生津止渴，除胃中热狂，杀野葛、巴豆、毒箭、金疮等伤。但其性凉，易于动呕，胃寒者所当慎用。

茜草百十三　亦名过山龙。味苦甘，气微寒。阴中微阳，血中要药。其味苦，故能行滞血；其性凉，故能止动血。治劳伤吐衄时来，除虚热漏崩不止。亦通经滞，又疗乳痈，散跌扑血凝瘀聚，解蛊毒吐下败血如烂肝，对各种血热血瘀病证，都能建立奇功。若女人经血不通，以一两酒煎服之，一日即通，甚效。若气虚不摄血，及脾寒者勿用。

土茯苓百十四　一名仙遗粮。味甘淡，性平。能健脾胃，强筋骨，去风湿，利关节，分水道，止泻痢，治拘挛骨痛，疗痈肿喉痹，除周身寒湿恶疮，尤解杨梅疮毒，及轻粉留毒，溃烂疼痛诸证。凡治此者，须忌茶、酒、牛、羊、鸡、鹅，及一应发风动气等物。

使君子百十五　味甘，气温，有小毒，性善杀虫。治小儿疳积，小便白浊。凡大人小儿有虫病者，但于每月上旬，侵晨空腹食数枚，或即以壳煎汤咽下，次日虫皆死而出也。或云七生七煨食，亦良。或云一岁食一枚。食后忌饮热茶，犯之即作泻。凡小儿食此，亦不宜频而多，大约性滑，多则能伤脾也。李时珍曰：凡杀虫药多是苦辛，惟使君子、榧子甘而杀虫，亦异也。但使君子专杀蛔虫，榧子专杀寸白虫耳。

牵牛百十六　一名黑丑。味苦辛热，气雄烈，性急疾，有毒。下气逐水，通大小便，善走气分，通水道，消气实气滞水肿，攻癥积，落胎杀虫，泻蛊毒，去湿热痰饮，开气秘气结。古方多为散丸，若用救急，亦可佐群药煎服。然大泄元气，凡虚弱之人须忌之。

防己百十七　味苦，性寒，阴也，降也。去湿热水肿，利大小便，解诸经热壅肿痛，湿热脚气。通九窍热闭，逐膀胱肝肾湿热，及热毒诸疮、湿热生虫等证。

萆薢百十八　味微甘而淡，气温。能温肾去湿，理阴痿阴寒，失溺白浊，茎中作痛，及四肢瘫痪不随，周身风湿恶疮。性味纯缓，用宜大剂。

钩藤百十九　味微甘微苦，性微寒。能清手厥阴之火，足厥阴、足少阳之风热，故专理肝风相火之病。凡大人小儿惊痫眩运，斑疹天钓，头旋烦热等证，用之而风静火息，则诸证自除矣。

山豆根百二十　味大苦，大寒。解诸药热毒，消痈肿疮毒，杀寸白诸虫。含而咽汁，解咽喉痹痛。研末汤服五七分，解内热喘满腹胀。磨汁服，解热厥心痛。研汁涂诸热毒热疮肿痛，及诸虫热毒所伤。

威灵仙百二一　味微辛微咸，性温，可升可降，阴中阳也。善逐诸风，行气血，走经络，宣通五脏，去腹内冷滞，心膈痰水，癥瘕痃癖，气块积聚，膀胱宿水，腰膝肢体冷痛，亦疗折伤。此药性利善走，乃治痛风之要药，故崔元亮言其去众风，通十二经脉，朝服暮效。其法采得根，阴干月余，捣末，温酒调服一钱匕，空腹服之；如人本性杀药，可加及六钱，微利两行则减之，病除乃停药。其性甚善，不触诸药，但恶茗及面汤。李时珍曰：威灵仙辛能泄气，咸能泄水，故于风湿痰饮之病，气壮者服之有捷效。其性大抵峻利，久服恐损真气，气弱者亦不可服之。

马兜铃百二二　味微苦微辛，性寒气薄，阴中微阳。入手太阴肺经。降肺火，清肺气，除热痰咳嗽，喘急不得卧。多用则作吐。凡蛊毒蛇毒于饮食中得之，咽中如有物，咽不下，吐不出者，以此一两煎汤服之，即毒从吐出。若治痔瘘肿痛，用马兜铃于瓶中烧烟熏病处良。

青木香百二三　即马兜铃根，亦名土木香。味苦微辛，性寒。有毒，能吐能利，不可多服。煮汁服，可吐蛊毒鬼疰诸毒。捣末水调，涂疔肿热毒蛇毒，日三四次，立瘥。亦可敷瘙痒秃疮。

白蔹百二四　味苦，微寒，性敛。取根捣敷痈毒，及面上疮疱、刀箭伤、汤火毒。诸疮不敛，生肌止痛，俱宜为末敷之。若为丸散，亦治眼目赤痛，小儿惊痫，妇人阴中肿痛，赤白带下。

木通百二五　亦名通草。味苦，气寒，沉也，降也。能利九窍，通关节，消浮肿，清火退热，除烦渴黄疸，治耳聋目痛，天行时疾，头痛鼻塞目眩，泻小肠火郁，利膀胱热淋，导痰湿呕哕，消痈肿壅滞，热毒恶疮，排脓止痛，通妇人血热经闭，下乳汁，消乳痈血块，催生下胎。若治小水急数疼痛，小腹虚满，宜加葱煎饮。若治喉痹咽痛，宜浓煎含咽。

毒　草　部

附子百二六　气味辛甘，腌者大咸，性大热，阳中之阳也。有毒。畏人参、黄芪、甘草、黑豆、绿豆、犀角、童便、乌韭、防风。其性浮中有沉，走而不守。因其善走诸经，故曰与酒同功。能除表里沉寒，厥逆寒噤，温中强阴，暖五脏，回阳气，除呕哕霍乱，反胃噎膈，心腹疼痛，胀满泻痢，肢体拘挛，寒邪湿气，胃寒蛔虫，寒痰寒疝，风湿麻痹，阴疽痈毒，久漏冷疮，格阳喉痹，阳虚二便不通，及妇人经寒不调，小儿慢惊等证。大能引火归原，制伏虚热，善助参、芪成功，尤赞术、地建效。无论表证里证，但脉细无神，气虚无热者，所当急用。故虞搏曰：附子禀雄壮之质，有斩关夺将之气，能引补气药行十二经，以追复散失之元阳；引补血药入血分，以滋养不足之真阴。引发散药开腠理，以驱逐在表之风寒；引温暖药达下焦，以祛除在里之冷湿。吴绶曰：附子乃阴证要药，凡伤寒传变三阴，及中寒夹阴，虽身大热而脉沉者必用之；或厥冷脉沉细者，尤急须用之，有退阴回阳之力，起死回生之功。近世阴证伤寒往往疑似而不敢用，直待阴极阳竭而用，已迟矣。

且夹阴伤寒，内外皆阴，舍此不用，将何以救之？此二公之言，皆至言也，不可不察。惟孕妇忌服，下胎甚速。合葱涎塞耳，亦可治聋。

辨制法：附子制法，稽之古者，则有单用童便煮者，有用姜汁盐水者，有用甘草、黄连者，有数味皆兼而用者，其中宜否，最当详辨。夫附子之性热而刚急，走而不守，土人腌以重盐，故其味咸而性则降。今之所以用之者，正欲用其热性以回元阳，以补脾肾，以行参、芪、熟地等功，若制以黄连，则何以藉其回阳？若制以盐水，则反以助其降性。若制以童便，则必不免于尿气，非惟更助其降，而凡脾气大虚者，极易呕哕，一闻其臭，便动恶心，是药未入口，而先受其害，且其沉降尤速，何以达脾？惟是姜汁一制颇通，第其以辛助辛，似欠和平，若果直中阴寒等证，欲用其热，此法为良；至若常用而欲得其补性者，不必用此。又若煮法，若不浸胀而煮，则其心必不能熟，即浸胀而煮，及其心熟，则边皮已太熟而失其性矣；虽破而为四，煮亦不匀。且煮者必有汁，而汁中所去之性亦已多矣，皆非制之得法者。

制法：用甘草不拘，大约酌附子之多寡而用。甘草煎极浓甜汤，先浸数日，剥去皮脐，切为四块，又添浓甘草汤再浸二三日，捻之软透，乃咀为片，入锅文火炒至将干，庶得生熟匀等，口嚼尚有辣味，是其度也。若炒太干，则太熟而全无辣味，并其热性全失矣。故制之太过，则但用附子之名耳，效与不效无从验也。其所以必用甘草者，盖以附子之性急，得甘草而后缓；附子之性毒，得甘草而后解；附子之性走，得甘草而后益心脾；附子之性散，得甘草而后调营卫，此无他，亦不过济之以仁而后成其勇耳。若欲急用，以厚纸包裹，沃甘草汤，或煨，或炙，待其柔软，切开，再用纸包频沃，又炙，以熟为度。亦有用面裹而煨者亦通。若果真中阴寒，厥逆将危者，缓不及制，则单用炮附，不必更用他制也。

辨毒：附子之性，刚急而热，制用失宜，难云无毒，故欲制之得法。夫天下之制毒者，无妙于火。火之所以能制毒者，以能革物之性。故以气而遇火，则失其气，味而遇火，则失其味，刚者革其刚，柔者失其柔。故制附之法，但用白水煮之极熟，则亦全失辣味，并其热性俱失，形如萝卜可食矣，尚何毒之足虑哉？今制之必用甘草者，盖欲存留其性而柔和其刚耳。今人但知附子之可畏，而不知太熟之无用也。故凡食物之有毒者，但制造极熟，便当无害，即河豚、生蟹之属，诸有病于人者，皆其欠熟而生性之未尽也。故凡食物之有毒者，皆可因此以类推矣。至若药剂之中，有当煅炼而用者，又何以然？夫物之经火煅者，其味皆咸涩，而所以用煅者，非欲去其生刚之性，则欲用其咸涩之味，而留性与不留性，则其中各有宜否，故凡当煅炼而用者，皆可因此以类推矣。

又如药之性毒者，何可不避？即如《本草》所云某有毒、某无毒，余则甚不然之，而不知无药无毒也。故热者有热毒，寒者有寒毒，若用之不当，凡能病人者，无非毒也。即如家常茶饭，本皆养人之正味，其或过用误用，亦能毒人，而况以偏味偏性之药乎？但毒有大小，用有权宜，此不可不察耳。矧附子之性，虽云有毒，而实无大毒，但制得其法，用得其宜，何毒之有？今之人不知其妙，且并人参、熟地而俱畏之。夫人参、熟地、附子、大黄，实乃药中之四维，病而至于可畏，势非庸庸所济者，非此四物不可，设若逡巡，必误乃事。今人直至必不得已而后用附子，事已无济矣。事无济则反罪之，将附子诚废物乎？

嗟夫！人之所以生者，阳气耳，正气耳。人之所以死者，阴气耳，邪气耳。人参、熟地者，治世之良相也；附子、大黄者，乱世之良将也。兵不可久用，故良将用于暂；乱不可忘治，故良相不可缺。矧夫附子虽烈，而其性扶阳，有非硝、黄之比；硝、黄似缓，而其性阴泄，又非桂、附可例。华元化曰：得其阳者生，得其阴者死。《内经》曰：门户不要，是仓廪不藏也。得守者生，失守者死。今之人履芒硝、大黄若坦途，视参、附、熟地为蛇蝎，愚耶？知耶？

白附子百二七　味甘辛，大温，有小毒。其性升，能引药势上行。辟头风诸风，冷气心疼，风痰眩晕，带浊，疗小儿惊风痰搐，及面鼻游风，皯斑风刺，去面痕，可作面脂，亦治疥癣风疮，阴下湿痒，风湿诸病。凡欲入药，炮而用之。

大黄百二八　味苦，气大寒。气味俱厚，阴中之阴，降也，有毒。其性推陈致新，直走不守。夺土郁壅滞，破积聚坚癥，疗瘟疫阳狂，除斑黄谵语，涤实痰，导瘀血，通水道，退湿热，开燥结，消痈肿。因有峻烈威风，积垢荡之顷刻。欲速者生用，汤泡便吞；欲缓者熟用，和药煎服。气虚同以人参，名黄龙汤；血虚同以当归，名玉烛散。佐以甘草、桔梗，可缓其行；佐以芒硝、厚朴，益助其锐。用之多寡，酌人实虚；假实误用，与鸩相类。

常山百二九　味大苦，性寒，有毒。攻温疟痰疟，及伤寒寒热，痰结气逆，狂痫癫厥。惟胸腹多滞，邪实气壮而病疟者宜之；若老人弱人，俱当忌用。盖此物性悍，善逐痰饮，得甘草则上行发吐，得大黄则下行发泻也。亦治鬼毒蛊毒，及头项瘰疬鼠瘘。

半夏百三十　味大辛微苦，气温。可升可降，阳中阴也。有毒。其质滑润，其性燥湿降痰，入脾胃胆经。生嚼戟喉，制用生姜。下肺气，开胃健脾，消痰饮痞满，止咳嗽上气，心痛胁痛，除呕吐反胃，霍乱转筋，头眩腹胀，不眠气结，痰核肿突，去痰厥头痛，散风闭喉喑，治脾湿泄泻，遗精带浊，消痈疽肿毒，杀蜈蚣蜂虿虫毒。性能堕胎，孕妇虽忌，然胃不和而呕吐不止，加姜汁微炒，但用无妨。若消渴烦热，及阴虚血证，最忌勿加。李时珍曰：半夏能主痰饮及腹胀者，为其体滑味辛而性温也。滑则能润，辛温能散亦能润，故行湿而通大便，利窍而泄小便，所谓辛走气，能化液，辛以润之是矣。丹溪曰：二陈汤能使大便润而小便长。成聊摄云：半夏辛而散，行水而润肾燥。又《局方》用半硫丸治老人虚秘，皆取其滑润也。世俗皆以半夏、南星为性燥，误矣。湿去则土燥，痰涎不生，非二物之性燥也。古方治咽痛喉痹，吐血下血，多用二物，非禁剂也。二物亦能散血，故破伤打扑皆主之。

南星百三一　味苦辛，气温，可升可降，阳中阴也。性烈有毒，姜汁制用。善行脾肺，坠中风实痰，利胸膈，下气，攻坚积，治惊痫，散血堕胎。水磨箍蛇虫咬毒，醋调散肿。破伤风，金疮折伤瘀血，宜捣敷之。功同半夏，酌用可也。

胆星百三二　七制、九制者方佳。降痰因火动如神，治小儿急惊必用。总之，实痰实火壅闭上焦，而气喘烦躁，焦渴胀满者，所当必用。较之南星，味苦性凉，故散解风痰热滞。

射干百三三　味苦，微寒，有毒。阴也，降也。治咳逆上气，喉痹咽疼，散结气不得息；除胸腹邪热胀满，清肝明目，消积痰结核，痃癖热疝，降实火，利大肠，消瘀血，通女人经闭。苦酒磨涂，可消肿毒。

大戟百三四　味苦，大寒，有毒。反甘草。性峻利，善逐水邪痰涎，泻湿热胀满，消急痛，破癥结，下恶血，攻积聚，通二便，杀蛊毒药毒，疗天行瘟疟黄病，及颈腋痈肿。然大能泻肺损真气，非有大实坚者，不宜轻用。若中其毒，惟菖蒲可以解之。

甘遂百三五　味苦，性寒，有毒。反甘草。专于行水，能直达水结之处，如水结胸者，非此不除。若留痰留饮宿食，癥坚积聚，无不能逐，故善治腹脚阴囊肿胀，去面目浮肿，通二便，泻膀胱湿热，及痰逆癫痫，噎膈痞塞。然性烈伤阴，不宜妄用。

芫花百三六　反甘草　味苦，微温，有毒。专逐五脏之水，去水饮寒痰痰癖，胁下痛，咳逆上气，心腹肢体胀满，瘴疟鬼疟，湿毒寒毒，蛊毒肉毒，虫鱼毒，除疝瘕痈肿，逐恶血，消咽肿。根疗疮疥，亦可毒鱼。若捣汁浸线，亦能系落痔疮。惟其多毒，虚者不可轻用。

玉簪百三七　味甘辛，性寒，有小毒。用根捣汁，解一切诸毒，下一切骨鲠，涂消痈疡。妇人乳痈初起，但取根擂酒服之，仍以渣敷肿处即消。然性能损齿，故亦可落齿取牙。

凤仙花百三八　味微苦，性微温，有小毒。子名急性子。治产难下胎，消积块，开噎膈，下骨哽。亦善透骨通窍，故又名透骨草。若欲取牙，但用子研末，入砒少许，点疼牙根，即可取之。然此不生虫蠹，即蜂蝶亦不近，似非无毒者也。

蓖麻子百三九　味甘辛，性热，有毒。能逐风散毒，疗口眼㖞斜，失音口噤，肿毒丹瘤，针刺入肉，止痛消肿，追脓拔毒，俱可研贴。若治舌肿喉痹，宜研烂，纸卷烧烟，熏吸立通。催生下胎，可同麝香、巴豆研贴脐中。

李时珍曰：一人病偏风，手足不举，用此油同羊脂、麝香、穿山甲煎膏，日摩数次，兼服搜风养血之药而愈。

一人病手臂一块肿痛，用此捣膏贴之，一夜而愈。一人病气郁偏头痛，用此同乳香、食盐捣贴太阳，一夜痛止。一妇产后子肠不收，捣仁贴其丹田，一夜而上。此药外用，屡奏奇效，但内服不可轻率尔。或云捣膏，以箸点于鹅、鸭六畜舌根下，即不能食，点于肛门内，即下血死，其毒可知。凡服蓖麻者，一生不得食炒豆，犯之必胀死。

续随子百四十　一名千金子。味辛，性温，有毒。能逐瘀血，消痰饮食积，癥瘕痃癖，除蛊毒鬼疰，水气冷气，心腹胀满疼痛，腹内诸疾，利大小肠，祛恶滞，及妇人血结血闭瘀血等证。研碎酒服，不过三颗，当下恶物，甚者十粒。若泻多，以酸浆水或薄醋粥食之即止。亦可研涂疥癣恶疮。此物之功，长于逐水杀虫，是亦甘遂、大戟之流也。

木鳖子又百四十　味苦微甘微辛，气雄劣，性大寒，有大毒。《本草》言其甘温无毒，谬也。今见毒狗者，能毙之于顷刻，使非大毒，而有如是乎？人若食之，则中寒发噤，不可解救。按刘绩《霏雪录》云：木鳖子有毒，不可食。昔一蓟门人，有两子患痞，食之相继皆死，此不可不慎也。若其功用，则惟以醋磨，用敷肿毒乳痈，痔漏肿痛，及喉痹肿痛，用此醋漱于喉间，引痰吐出，以解热毒，不可咽下。或同朱砂、艾叶卷筒，熏疥杀虫最效。或用熬麻油擦癣亦佳。

番木鳖　味极苦，性大寒，大毒。功用与木鳖大同，而寒烈之性尤甚。

景岳全书卷之四十八终

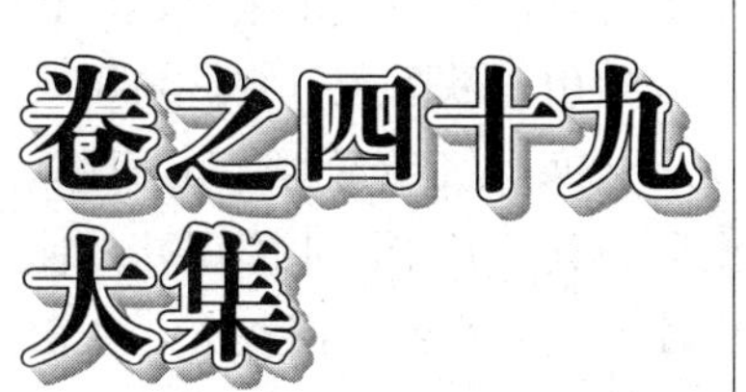

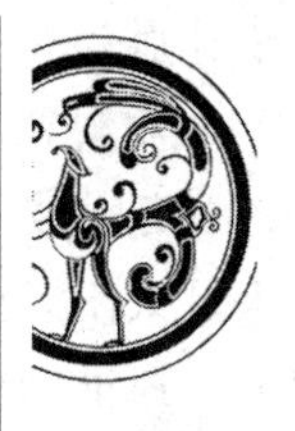

卷之四十九 大集

本草正下

水石草部

石斛百四一　此药有二种，力皆微薄，圆细而肉实者，味微甘而淡，其力尤薄。《本草》云：圆细者为上。且谓其益精强阴，壮筋补虚，健脚膝，驱冷痹，却惊悸，定心志。但此物性味最薄，焉能滋补如此？惟是扁大而松，形如钗股者，颇有苦味，用除脾胃之火，去嘈杂善饥，及营中蕴热。其性轻清和缓，有从容分解之妙，故能退火养阴除烦，清肺下气，亦止消渴热汗。而诸家谓其厚肠胃，健阳道，暖水脏，岂苦凉之性味所能也？不可不辨。

菖蒲百四二　味辛微苦，性温。散风寒湿痹，除烦闷咳逆上气，止心腹痛，霍乱转筋，癫痫客忤，开心气胃气，行滞气，通九窍，益心智，明耳目，去头风泪下，出声音，温肠胃，暖丈夫水脏，妇人血海，禁止小便，辟邪逐鬼，及中恶卒死，杀虫，疗恶疮瘙疥。欲散痈毒，宜捣汁服用，渣贴之。若治耳痛，宜作末炒热绢裹罯之。亦解巴豆、大戟等毒。

蒲黄百四三　味微甘，性微寒。解心腹膀胱烦热疼痛，利小便。善止血凉血活血，消瘀血，治吐血衄血，痢血尿血。通妇人经脉，止崩中带下，月经不调，妊妇胎漏坠胎，血运血癥，儿枕气痛，及跌扑血闷。疗疮疡，消舌肿，排脓消毒。亦下乳汁，亦止泄精。凡欲利者，宜生用；欲固者，宜炒熟用。

泽泻百四四　味甘淡微咸，气微寒。气味颇厚，沉而降，阴也，阴中微阳。入足太阳、少阳。其功长于渗水去湿，故能行痰饮，止呕吐泻痢，通淋沥白浊，大利小便，泻伏火，收阴汗，止尿血，疗难产疝痛，脚气肿胀，引药下行。经云：除湿止渴圣药，通淋利水仙丹。第其性降而利，善耗真阴，久服能损目痿阳。若湿热壅闭而目不明者，此以去湿，故亦能明目。

海藻百四五　反甘草　海带、昆布性用略同。味苦咸，性微寒，阴也，降也。善降气清热，消膈中痰壅，故善消颈项瘿瘤结核，及痈肿癥积，利小便，逐水气，治湿热气急，腹中上下雷鸣，疗偏坠疝气疼痛，消奔豚水气浮肿，及百邪鬼魅热毒。

骨碎补百四六　味微苦，性温平，乃足少阴、厥阴肝肾药也。能活血止血，补折伤，疗骨中斜毒，风热疼痛。及痢后下虚，或远行，或房劳，或外感风湿，以致两足痿弱疼痛，俱宜以四斤丸、补阴药之类佐而用之。或炒熟研末，用猪腰夹煨，空心食之，能治耳鸣，及肾虚久痢牙疼。

竹　木　部

竹沥百四七　味甘，性微凉，阴也，降也。治暴中风痰，失音不语，胸中烦热，止烦闷消渴。丹溪曰：凡风痰、虚痰在胸膈，使人癫狂，及痰在经络四肢、皮里膜外者，非此不达不行。

淡竹叶百四八　味甘淡，气平微凉，阴中微阳，气味俱轻。清上气咳逆喘促，消痰涎，解热狂，退虚热烦躁不眠，壮热头痛，止吐血。专凉心经，亦清脾气。却风热，止烦渴，生津液，利小水，解喉痹，并小儿风热惊痫。

淡竹茹百四九　味甘，微凉。治肺痿唾痰，唾血吐血，衄血尿血，胃热呕哕噎膈，妇人血热崩淋胎动，及小儿风热癫痫，痰气喘咳，小水热涩。

天竹黄百五十　味甘辛，性凉，降也，阴中有阳。善开风痰，降热痰，治中风失音，痰滞胸膈，烦闷癫痫。清心火，镇心气，醒脾疏肝。明眼目，安惊悸。疗小儿风痰急惊客忤，其性和缓，最所宜用。亦治金疮，并内热药毒。

官桂百五一　味辛甘，气大热，阳中之阳也。有小毒，必取其味甘者乃可用。桂性热，善于助阳，而尤入血分，四肢有寒疾者，非此不能达。桂枝气轻，故能走表，以其善调营卫，故能治伤寒，发邪汗，疗伤风，止阴汗。肉桂味重，故能温补命门，坚筋骨，通血脉，治心腹寒气，头疼咳嗽鼻齆，霍乱转筋，腰足脐腹疼痛，一切沉寒痼冷之病。且桂为木中之王，故善平肝木之阴邪，而不知善助肝胆之阳气。惟其味甘，故最补脾土，凡肝邪克土　而无火者，用此极妙。与参、附、地黄同用，最降虚火，及治下焦元阳亏乏。与当归、川芎同用，最治妇人产后血瘀，儿枕腹痛，及小儿痘疹虚寒，作痒不起。虽善堕胎动血，用须防此二证。若下焦虚寒，法当引火归原者，则此为要药，不可误执。

丁香百五二　味大辛，气温，纯阳。入肾、胃、肺脏。能发诸香，辟恶去邪，温中快气。治上焦呃逆翻胃，霍乱呕吐，解酒毒，消痃癖奔豚阴寒，心腹胀满冷痛，暖下焦腰膝寒疼，壮阳道，抑阴邪，除胃寒泻痢，杀鬼疰蛊毒，疳蚀诸虫，辟口气，坚齿牙，及妇人七情五郁，小儿吐泻，痘疮胃寒，灰白不发。

白檀香百五三　味辛，气温。能散风热，辟秽恶邪气，消肿毒，逐鬼魅。煎服之可散冷气，止心腹疼痛，定霍乱，和胃气，开噎膈，止呕吐，进饮食。又治面生黑子，每晚以热水洗拭，磨汁涂之甚良。

沉香百五四　味辛，气微温，阳也，可升可降。其性暖，故能抑阴助阳，扶补相火；其气辛，故能通天彻地，条达诸气。除转筋霍乱，和噤口泻痢，调呕逆胃翻喘急，止心腹胀满疼痛；破癥癖，疗寒痰，和脾胃，逐鬼疰恶气，及风湿骨节麻痹，皮肤瘙痒结气。

乌药百五五　气味辛温，善行诸气，入脾、胃、肝、肾、三焦、膀胱诸经。疗中恶鬼气蛊毒，开胸膈，除一切冷气，止心腹疼痛，喘急霍乱，反胃胀满；温肠胃，行宿食，止泻痢，除天行疫瘴，气厥头痛，膀胱肾气攻冲心腹，疝气脚气，痈疽疥癞，及妇人血气，小儿虫积；亦止小便频数，气淋带浊，并猫犬百病，俱可磨汁灌治之。

枸杞百五六　味甘微辛，气温，可升可降。味重而纯，故能补阴；阴中有阳，故能补气，所以滋阴而不致阴衰，助阳而能使阳旺。虽谚云：离家千里，勿食枸杞，不过谓其助阳耳，似亦未必然也。此物微助阳而无动性，故用之以助熟地最妙。其功则明耳目，壮神魂，添精固髓，健骨强筋，善补劳伤，尤止消渴。真阴虚而脐腹疼痛不止者，多用神效。

地骨皮百五七　枸杞根也。南者苦味轻，微有甘辛，北者大苦性劣，入药惟南者为佳。其性辛寒，善入血分肝肾三焦胆经。退阴虚血热，骨蒸有汗，止吐血衄血，解消渴，疗肺肾胞中阴虚伏火。煎汤漱口止齿血。凡不因风寒而热在精髓阴分者，最宜此物。凉而不峻，可理虚劳。气轻而辛，故亦清肺。假热者勿用。

厚朴百五八　味苦辛，气大温，气味俱厚，阳中之阴，可升可降。有小毒。用此者，用其温降散滞。制用姜汁炒。治霍乱转筋，消痰下气，止咳嗽呕逆吐酸，杀肠脏诸虫，宿食不消，去结水，破宿血，除寒湿泻痢，能暖脾胃，善走冷气。总之，逐实邪，泻膨胀，散结聚，治胸腹疼痛之要药。倘本元虚弱，误服脱人真气。孕妇忌用，堕胎须知。

枣仁百五九　味微甘，气平。其色赤，其肉味酸，故名酸枣。其仁居中，故性主收敛而入心。多眠者生用，不眠者炒用。宁心志，止虚汗，解渴去烦，安神养血，益肝补中，收敛魂魄。

杜仲百六十　味甘辛淡，气温平。气味俱薄，阳中有阴。其功入肾。用姜汁或盐水润透，炒去丝。补中强志，壮肾添精，腰痛殊功，足疼立效。除阴囊寒湿，止小水梦遗。因其气温，故暖子宫；因其性固，故安胎气。内热火盛者，亦当缓用。

山茱萸百六一　味酸涩，主收敛，气平微温，阴中阳也。入肝肾二脏。能固阴补精，暖腰膝，壮阴气，涩带浊，节小便，益髓兴阳，调经收血。若脾气大弱而畏酸者，姑暂止之，或和以甘草，煨姜亦可。

苏木百六二　味微甘微辛，性温平，可升可降，乃三阴经血分药也。少用则和血活血，多用则行血破血。主妇人月经不调，心腹作痛，血癖气壅。凡产后血瘀，胀闷势危者，宜用五两，水煮浓汁服之。亦消痈肿死血，排脓止痛，及打扑瘀血，可敷。若治破伤风，宜为末酒服，立效。

川椒百六三　味辛，性热，有小毒。本纯阳之物，其性下行，阳中有阴也。主温中下气，开通腠理，散肌表寒邪，除脏腑冷痛，去胸腹留饮，停痰宿食，解郁结，温脾胃，止咳逆呕吐，逐寒湿风痛，疗伤寒温疟，水肿湿疸，除齿痛，暖腰膝，收阴汗，缩小便，温命门，止泄泻下痢，遗精脱肛，杀蛔虫鬼疰蛊毒蛇虫诸毒。久服之能通神明，实腠理，和血脉，坚齿牙，生须发，明耳目，调关节，耐寒暑。若中其毒，惟冷水、麻仁浆可以解之。

胡椒百六四　味辛，性大热，纯阳也，善走气分。温中下气，暖肠胃，消宿食，辟臭恶，除寒食寒痰，寒饮吐水，止反胃呕吐霍乱，虚寒胀满，心腹疼痛，去冷积阴毒，壮肾气，治大肠寒滑冷痢，杀一切虫鱼鳖蕈诸药食阴凝之毒。若治风虫牙痛，须同荜茇为末，熔蜡为细丸，塞孔中即愈。

金樱子百六五　味涩，性平。生者色青酸涩，熟者色黄甘涩，当用其将熟微酸而甘涩者为妙。其性固涩，涩可固阴治脱，甘可补中益气。故善理梦遗精滑，及崩淋带漏，止吐血衄血，生津液，安魂魄，收虚汗，敛虚火，益精髓，壮筋骨，补五脏，养血气，平咳嗽，定喘急，疗怔忡惊悸，止脾泄血痢及小水不禁。此固阴养阴之佳品，而人之忽之亦久矣，此后咸宜珍之。

槐蕊百六六　味苦，性寒。清心肺脾肝大肠之火，除五内烦热，心腹热疼，疗眼目赤痛热泪。炒香嚼咽，治失音喉痹，止吐血衄血，肠风下血，妇人崩中漏下，及皮肤风热。凉大肠，杀疳虫，治痈疽疮毒，阴疮湿痒痔漏，解杨梅恶疮，下疳伏毒，大有神效。

柏子仁百六七　味甘平，性微凉。能润心肺，养肝脾，滋肾燥，安神魂，益志意。故可定惊悸怔忡，益阴气，美颜色，疗虚损，益血止汗，润大肠，利虚秘，亦去百邪鬼魅，小儿惊痫。总之，气味清香，性多润滑，虽滋阴养血之佳剂，若欲培补根本，乃非清品所长。

枳壳百六八　即枳实之迟收而大者。较之枳实，其气略散，性亦稍缓，功与枳实大类。但枳实性重，多主下行削坚，而此之气轻，故多主上行破气。通利关节，健脾开胃，平肺气，止呕逆反胃，霍乱咳嗽，消痰消食，破心腹结气，癥瘕痃癖，开胸胁胀满痰滞，逐水肿水湿泻痢，肠风痔漏，肛门肿痛。因此稍缓，故可用之束胎安胎，炙热可熨痔肿。虚者少用，恐伤元气。

枳实百六九　味苦微酸，微寒，气味俱厚，阴中微阳。其性沉，急于枳壳。除胀满，消宿食，削坚积，化稠痰，破滞气，平咳喘，逐瘀血停水，解伤寒结胸，去胃中湿热。佐白术亦可健脾，佐大黄大能推荡。能损真元，虚羸勿用。

蔓荆子百七十　味苦辛，气清，性温，升也，阳也。入足太阳、阳明、厥阴经。主散风邪，利七窍，通关节，去诸风头痛脑鸣，头沉昏闷，搜肝风，止目睛内痛泪出，明目坚齿，疗筋骨间寒热湿痹拘挛，亦去寸白虫。

五加皮百七一　味辛，性温。除风湿，行血脉，壮筋骨，明目下气。治骨节四肢拘挛，两脚痹痛，风弱五缓，阴痿囊湿，疝气腹痛，小便遗沥，女人阴痒。凡诸浸酒药，惟五加皮与酒相合，大能益人，且味美也。仙家重此，谓久服可以长生，故曰：宁得一把五加，不用金银满车。虽未必然，然亦必有可贵者。

川楝子百七二　味苦，性寒，有小毒，阴也。能治伤寒瘟疫烦热狂躁，利小水，泻肝火，小肠膀胱湿热，诸疝气疼痛，杀三虫疥癞，亦消阴痔。丸散汤药任意可用，甄权言其不入汤使，则失之矣。

苦楝根　味大苦。杀诸虫，尤善逐蛔。利大肠，治游风热毒恶疮。苦酒和涂疥癣甚良。

女贞子百七三　味苦，性凉，阴也，降也。能养阴气，平阴火，解烦热骨蒸，止虚汗消渴，及淋浊崩漏，便血尿血，阴疮痔漏疼痛。亦清肝火，可以明目止泪。

桑白皮百七四　味甘微辛微苦，气寒。气味俱薄，升中有降，阳中有阴。入手太阴肺脏。气寒味辛，故泻肺火；以其味甘，故缓而不峻。止喘嗽唾血，亦解渴消痰，除虚劳客热头痛。水出高原，故清肺亦能利水。去寸白，杀腹脏诸虫。研汁治小儿天吊惊痫客忤，及敷鹅口疮，大效。作线可缝金疮。既泻肺实，又云补气，则未必然。

黄柏百七五　味苦微辛，气寒，阴中微阳，降也，善降三焦之火。制各以类，但其性多沉，尤专肝肾，故曰足少阴本经、足太阳、厥阴之引经也。清胃火呕哕蛔虫，除伏火骨蒸烦热，去肠风热痢下血，逐二便邪火结淋。上可解热渴口疮，喉痹痈疡；下可去足膝湿热，疼痛痿蹶。此其性寒润降，去火最速。丹溪言其制伏龙火，补肾强阴。然龙火岂沉寒可除？水枯岂苦劣可补？阴虚水竭，得降愈亡，扑减元阳，莫此为甚。水未枯而火盛者，用以抽薪则可，水既竭而枯热者，用以补阴实难，当局者慎勿认为补剂。予尝闻之丹溪曰：火有二：君火者，人火也，心火也，可以湿伏，可以水灭，可以直折，黄连之属可以制之；相火者，天火也，龙雷之火也，阴火也，不可以水湿折之，当从其性而伏之，惟黄柏之属可以降之。按此议论，若有高见，而实矫强之甚，大是误人。夫所谓从其性者，即《内经》从治之说也。经曰：正者正治，从者反治。正治者，谓以水制火，以寒治热也。从治者，谓以火济火，以热治热也，亦所谓甘温除大热也。岂以黄连便是正治，黄柏便是从治乎？即曰黄连主心火，黄柏主肾火，然以便血溺血者，俱宜黄连，又岂非膀胱、大肠下部药乎？治舌疮口疮者，俱宜黄柏，又岂非心脾上部药乎？总之，黄连、黄柏均以大苦大寒之性，而曰黄连为水，黄柏非水，黄连为泻，黄柏为补，岂理也哉？若执此说，误人多矣，误人多矣。

栀子百七六　味苦，气寒。味厚气薄，气浮味降，阴中有阳。因其气浮，故能清心肺之火，解消渴，除热郁，疗时疾躁烦，心中懊憹热闷不得眠，热厥头疼，耳目风热赤肿疼痛，霍乱转筋。因其味降，故能泻肝肾膀胱之火，通五淋，治大小肠热秘热结，五种黄疸，三焦郁火，脐下热郁疝气，吐血衄血，血痢血淋，小腹损伤瘀血。若用佐使，治有不同：加茵陈，除湿热疸黄；加豆豉，除心火烦躁；加厚朴、枳实，可除烦满；加生姜、陈皮，可除呕哕；同玄胡索，破热滞瘀血腹痛。此外，如面赤酒皶，热毒汤火，疮疡肿痛，皆所宜用。仲景因其气浮而苦，极易动吐，故用为吐药，以去上焦痰滞。丹溪谓其解郁热，行结气。其性屈曲下行，大能降火从小便泄去，人所不知。

郁李仁百七七　味苦辛，阴中有阳，性润而降。故能下气消食，利水道，消面目四肢大腹水气浮肿，开肠中结气滞气，关隔燥涩，大便不通，破血积食癖。凡妇人、小儿实热结燥者皆可用。

诃子百七八　味苦酸涩，气温。苦重酸轻，性沉而降，阴也。能消宿食膨胀，止呕吐霍乱，定喘止嗽，破结气，安久痢，止肠风便血，降痰下气，开滞涩肠，通达津液，疗女人崩中胎漏带浊，经乱不常。若久痢肛门急痛，或产妇阴痛者，宜和蜡烧烟熏之，或煎汤熏洗亦可。若痰嗽咽喉不利，宜含数枚，咽津殊效。其有上焦元气虚陷者，当避其苦降之性。

侧柏百七九　味苦，气辛，性寒。善清血凉血，止吐血衄血，痢血尿血，崩中赤白；去湿热湿痹，骨节疼痛。捣烂可敷火丹，散痄腮肿痛热毒，及汤火伤，止痛灭瘢。炙捣可罯冻疮。烧汁涂发，可润而使黑。

辛夷百八十　一名木笔，一名迎春。气味辛温，乃手太阴、足阳明之药。能解寒热憎寒体噤，散风热，利九窍，除头风脑痛，眩冒瘙痒，疗面肿引齿疼痛。若治鼻塞涕出，鼻渊鼻衄鼻疮，及痘后鼻疮，并宜为末，入麝香少许，以葱白蘸药点入数次，甚良。

皂角百八一　气味辛咸，性温，有小毒。善逐风痰，利九窍，通关节，治头风，杀诸虫精物，消谷导痰，除咳嗽心腹气结，疼痛胀满，开中风口噤，治咽喉痹塞肿痛，行肺滞，通大肠秘结，堕胎，破坚癥，消肿毒，及风癣疥癞。烧烟熏脱肛肿痛。可为丸散，不入汤药。

巴豆百八二　味辛，性热，有大毒，可升可降。善开关窍，破癥坚积聚，逐痰饮，杀诸恶毒虫毒蛊毒，通秘结，消宿食，攻脏腑停寒，生冷壅滞，心腹疼痛，泻痢惊痫，诸水气癥气，下活胎死胎，逐瘀血血积，及消痈疡疔毒恶疮，去息肉恶肉腐肉，排脓消肿，喉痹牙疼诸证。然其性刚气烈，无处不到，故称为斩关夺门之将，若误用之，则有推墙倒壁之虞；若善用之，则有戡乱调中之妙，用者所当慎察。

密蒙花百八三　味甘平，性微寒。入肝经，润肝燥，专理目疾。疗青盲，去赤肿多泪，消目中赤脉肤翳，羞明畏日，及小儿疮痘疳气攻目，风热糜烂，云翳遮睛。制用之法，宜蜜酒拌蒸三次，日干用。

雷丸百八四　味苦，性寒，有小毒。杀三虫，逐蛊毒诸毒，降胃中实热，痰火癫狂，除百邪恶气，并一应血积气聚。

大枫子百八五　味辛，性热，有毒。能治风癣疥癞，攻毒杀虫，亦疗杨梅诸疮。

芜荑百八六　味辛平，性温。主心腹冷气癥积疼痛，散肌肤风湿淫淫如虫行，杀三虫，去寸白及诸恶虫毒，疗肠风痔漏恶疮。和猪脂捣涂热疮，和蜜可治湿癣。

茯苓百八七　味甘淡，气平。性降而渗，阳中阴也。有赤白之分，虽《本草》言赤泻丙丁，白入壬癸，然总不失为泄物，故能利窍去湿。利窍则开心益智，导浊生津；去湿则逐水燥脾，补中健胃。祛惊痫，厚肠脏，治痰之本，助药之降。以其味有微甘，故曰补阳，但补少利多，故多服最能损目，久弱极不相宜。若以人乳拌晒，乳粉既多，补阴亦妙。

茯神百八八　附根而生近，故能入心经，通心气，补健忘，止恍惚惊悸。虽《本草》所言如此，然总不外于渗降之物，与茯苓无甚相远也。

猪苓百八九　味微苦、甘，气平，阳中阴也。性善降渗，入膀胱，肾经。通淋消水肿，除湿利小便。因其苦，故能泄滞，因其淡，故能利窍。亦解伤寒湿热脚气白浊，亦治妊娠子淋胎肿。

桑寄生百九十　味苦，性凉。主女子血热崩中胎漏，固血安胎，及产后血热诸疾，去风热湿痹，腰膝疼痛、长须眉、坚发齿，凉小儿热毒，痈疳疮癞。

琥珀百九一　味甘淡，性平。安五脏，清心肺，定魂魄，镇癫痫，杀邪鬼精魅，消瘀血痰涎，解蛊毒，破癥结，通五淋，利小便，明目磨翳，止血生肌，亦合金疮伤损。

松香百九二　味苦辛，温。治痈疽恶疮，头疡白秃，风湿疥癣。酒煮糊丸，可治历节风痛，亦治妇人崩带。煎膏则活血生肌，排脓止痛。塞牙孔杀虫。敷刺入肉中自出。加铜末研掺，大治金疮折伤。

乳香百九三　味苦辛，性温，微热。辟邪恶诸气，治霍乱，通血脉，止大肠血痢疼痛，及妇人气逆血滞，心腹作痛；消痈疽诸毒，托里护心，活血定痛，舒筋脉，疗折伤。煎膏止痛长肉。

没药百九四　味苦，气平。能破血散血，消肿止痛。疗金疮杖疮，诸恶疮，痔漏痈肿。破宿血癥瘕，及堕胎产后血气作痛。凡治金刃跌坠，损伤筋骨，心腹血瘀作痛者，并宜研烂热酒调服，则推陈致新，无不可愈。

阿魏百九五　味苦辛，性热，有毒。其气辛臭，乃能辟夺臭气，逐瘟疫瘴疟，传尸鬼气恶气。疗霍乱隔噎㿉疝，心腹疼痛，杀诸小虫牙虫。破癥积，消癖块，除蛊毒，及一切蕈菜牛羊鱼肉诸毒。或散或丸，随意可服。

樟脑百九六　味辛微苦，性热。善通关窍，破滞气。辟中恶邪气，治疥癣，杀虫除蠹，着鞋中，去脚气。烧烟熏衣筐席簟，除蚤虱壁虱。北方新生小猫极多跳蚤，用此拌面研匀掺擦之，则尽落无遗，亦妙方也。

龙脑百九七　即冰片。味微甘，大辛。敷用者，其凉如冰，而气雄力锐，性本非热，阳中有阴也。善散气散血，散火散滞，通窍辟恶，逐心腹邪气，疗喉痹脑痛，鼻息齿痛，伤寒舌出，小儿风痰，邪热急惊，痘疔黑陷。凡气壅不能开达者，咸宜佐使用之。亦通耳窍，散目热，去目中赤肤翳障，逐三虫，消五痔，疗一切恶疮聚毒，下疳痔漏疼痛。亦治妇人气逆难产，研末少许，新汲水服之则下。以热酒服之则能杀人。凡用此者，宜少而暂，多则走散真气，大能损人。

血竭百九八　味甘咸微涩，性平。善破积血，止痛生肌。疗金疮折伤打损，血瘀疼痛，内伤血逆，妇人血气凝滞，亦能生血补虚，俱可为末酒服，并治一切恶疮癣疥久不合口。然性能引脓，不宜多用。

芦荟百九九　味大苦，性大寒。气味俱厚，能升能降。除风热烦闷，清肺胃郁火，凉血清肝明目，治小儿风热急惊癫痫，五疳热毒，杀三虫，及痔漏热疮。单用杀疳蛔。吹鼻治脑疳鼻热鼻痒鼻痔。研末敷虫牙。同甘草敷湿癣杀虫，出黄水极妙。

干漆二百　味辛，性温，有毒。能疗绝伤，续筋骨，杀三虫，去蛔虫，削年深坚结之积滞，破日久凝聚之瘀血。用须炒熟入药，不尔损人肠胃。若外着其毒而生漆疮者，惟杉木汤、紫苏汤、蟹汤浴之可解，或用香油调铁锈涂之。

苏合油二百一　味甘辛，性温。能辟邪恶诸气，杀鬼魅蛊毒虫毒，疗癫痫温疟，止气逆疼痛。亦通神明，可除梦魇。

孩儿茶二百二　味苦微涩，性凉。能降火生津，清痰涎咳嗽，治口疮喉痹烦热，止消渴吐血衄血，便血尿血，湿热痢血，及妇人崩淋，经血不止，小儿疳热口疳，热疮湿烂诸疮，敛肌长肉，亦杀诸虫。

谷　　部

麦芽二百三　味甘微咸，气温。善于化食和中，破冷气，消一切米面诸果食积，去心腹胀满，止霍乱，除烦热，消痰饮，破癥结，宽肠下气。病久不食者，可借此谷气以开胃；元气中虚者，毋多用此以消肾。亦善催生落胎。单服二两，能消乳肿。其耗散血气如此，而脾胃虚弱，饮食不消方中，每多用之何也？故妇有胎妊者，不宜多服。

神曲二百四　味甘，气平。炒黄入药。善助中焦土脏，健脾暖胃，消食下气，化滞调中，逐痰积，破癥瘕，运化水谷，除霍乱胀满呕吐。其气腐，故能除湿热；其性涩，故又止泻痢。疗女人胎动因滞，治小儿腹坚因积。若妇人产后欲回乳者，炒研酒服二钱，日二即止，甚验。若闪挫腰痛者，淬酒温服最良。

白扁豆二百五　味甘，气温。炒香用之，补脾胃气虚，和呕吐霍乱，解河豚酒毒，止泻痢温中，亦能清暑治消渴。欲用轻清缓补者，此为最当。

薏仁二百六　味甘淡，气微凉。性微降而渗，故能去湿利水。以其去湿，故能利关节，除脚气，治痿弱拘挛湿痹，消水肿疼痛，利小便热淋，亦杀蛔虫。以其微降，故亦治咳嗽唾脓，利膈开胃。以其性凉，故能清热，止烦渴上气。但其功力甚缓，用为佐使宜倍。

绿豆二百七　味甘，性凉。能清火清痰下气，解烦热，止消渴，安精神，补五脏阴气，去胃火吐逆，及吐血衄血，尿血便血，湿热泻痢肿胀，利小水，疗丹毒风疹，皮肤燥涩，大便秘结，消痈肿痘毒，汤火伤痛，解酒毒鸩毒，诸药食牛马金石毒，尤解砒霜大毒。或用囊作枕，大能明耳目，并治头风头痛。

粟壳二百八　味微甘，性多涩。泡去筋膜，醋拌炒用。甚固大肠，久痢滑泻必用，须加甘补同煎。久虚咳嗽劫药，欲用须辨虚实。脱肛遗精，俱所当用。湿热下痢，乃非所宜。

麻仁二百九　即黄麻也，亦名大麻。味甘平，性滑利。能润心肺，滋五脏，利大肠风热结燥。行水气，通小便湿热，秘涩五淋。去积血，下气，除风湿顽痹，关节血燥拘挛。止消渴，通乳汁，产难催生，经脉阻滞，凡病多燥涩者宜之。若下元不固，及便溏阳痿，精滑多带者，皆所忌用。

果　部

芡实二百十　味甘，气平，入脾肾两脏。能健脾养阴止渴，治腰膝疼痛，强志益神，聪明耳目，补肾固精，治小便不禁，遗精白浊带下，延年耐老。或散丸、或煮食皆妙。但其性缓，难收奇效。

杏仁二一一　味苦辛微甘，味厚于气，降中有升。有毒。入肺胃大肠经。其味辛，故能入肺润肺，散风寒，止头痛，退寒热咳嗽，上气喘急，发表解邪，疗温病脚气。其味苦，降性最疾，观其澄水极速可知，故能定气逆上冲，消胸腹急满胀痛，解喉痹，消痰下气，除惊痫烦热，通大肠气闭干结，亦杀狗毒。佐半夏、生姜，散风邪咳嗽；佐麻黄发汗，逐伤寒表邪；同门冬、乳酥煎膏，润肺治咳嗽极妙；同轻粉研匀油调，敷广疮肿毒最佳。尤杀诸虫牙虫，及头面䵟斑瘡疱。元气虚陷者勿用，恐其沉降太泄。

桃仁二一二　味苦辛微甘，气平，阴中有阳，入手足厥阴经。去皮尖用。善治瘀血血闭，血结血燥，通血隔，破血癥，杀三虫，润大便，逐郁滞，止鬼疰血逆疼痛膨胀，疗跌扑损伤。若血枯经闭者，不可妄用。

木瓜二一三　味酸，气温。用此者，用其酸敛，酸能走筋，敛能固脱。入脾肺肝肾四经，亦善和胃。得木味之正，故尤专入肝，益筋走血，疗腰膝无力，脚气引经所不可缺。气滞能和，气脱能固。以能平胃，故除呕逆霍乱转筋，降痰去湿行水。以其酸收，故可敛肺禁痢，止烦满，止渴。

陈皮二一四　味苦辛，性温散，气实痰滞必用。留白者，微甘而性缓；去白者，用辛而性速。泻脾胃痰浊，肺中滞气，消食开胃，利水通便，吞酸嗳腐，反胃嘈杂。呃逆胀满堪除，呕吐恶心皆效。通达上下，解酒除虫，表里俱宜，痈疽亦用。尤消妇人乳痈，并解鱼肉诸毒。

青皮二一五　味苦辛微酸，味厚，沉也，阴中之阳。苦能去滞，酸能入肝，又入少阳、三焦、胆腑。削坚癖，除胁痛，解郁怒，劫疝疏肝，破滞气，宽胸消食。老弱虚羸，戒之勿用。

槟榔二一六　味辛涩，微苦微甘，气微温。味厚气薄，降中有升，阴中阳也。能消宿食，解酒毒，除痰癖，宣壅滞，温中快气。治腹胀积聚，心腹疼痛喘急，通关节，利九窍，逐五膈、奔豚、膀胱诸气，杀三虫，除脚气，疗诸疟瘴疠湿邪。《本草》言其治后重如马奔，此亦因其性温行滞而然。若气虚下陷者，乃非所宜。又言其破气极速，较枳壳、青皮尤甚。若然，则广南之人，朝夕笑噬而无伤，又岂破气极速者？总之，此物性温而辛，故能醒脾利气；味甘兼涩，故能固脾壮气，是诚行中有留之剂。观《鹤林玉露》云：饥能使之饱，饱能使之饥，醉能使之醒，醒能使之醉。于此四句详之，可得其性矣。其服食之法：小者气烈，俱以入药。广中人惟能用其大而扁者，以米泔水浸而待用，每一枚切四片，每服一片；外用细石灰以水调如稀糊，亦预制待用。用时以蒌叶一片，抹石灰一二分，入槟榔一片，裹而嚼服。盖槟榔得石灰则滑而不涩，石灰、蒌叶得槟榔则甘而不辣。服后必身面俱暖，微汗微醉，而胸腹豁然。善解吞酸，消宿食，辟岚瘴，化痰醒酒下气，健脾开胃润肠，杀虫消胀，固大便，止泻痢。又，服法：如无蒌叶，即以肉桂，或大茴香，或陈皮俱可代用，少抹石灰，夹而食之。然此三味之功，多在石灰、蒌叶，以其能燥脾温胃也，然必得槟榔为助，其功始见。此物理相成之妙，若有不可意测者。一、大约此物与烟性略同，但烟性峻勇，用以散表逐寒，则烟胜于此；槟榔稍缓，用以和中暖胃，则此胜于烟。二者皆壮气辟邪之要药，故滇广中人一日不可少也。又，习俗之异，在广西用老槟榔，滇中人用清嫩槟榔，广东人多在连壳腌槟榔，亦各得其宜耳。

乌梅二一七　味酸涩，性温平。下气，除烦热，止消渴吐逆，反胃霍乱，治虚劳骨蒸，解酒毒，敛肺痈肺痿，咳嗽喘急，消痈疽疮毒，喉痹乳蛾，涩肠止冷热泻痢，便血尿血，崩淋带浊，遗精梦泄，杀虫伏蛔，解虫、鱼、马汗、硫黄毒。和紫苏煎汤，解伤寒时气瘴疟，大能作汗。取肉烧存性，研末，敷金疮恶疮，去腐肉弩肉死肌，一夜立尽，亦奇方也。

山楂二一八　味甘微酸，气平，其性善于消滞。用此者，用其气轻，故不甚耗真气。善消宿食痰饮吞酸，去瘀血疼痛，行结滞，驱膨胀，润肠胃，去积块，亦祛颓疝。仍可健脾，小儿最宜。亦发疮疹。妇人产后儿枕痛，恶露不尽者，煎汁入沙糖服之，立效。煮汁洗漆疮亦佳。肠滑者少用之。

甜瓜蒂二一九　一名苦丁香。味苦，性寒，有毒。阴中有阳，能升能降。其升则吐，善涌湿热顽痰积饮，去风热头痛，癫痫喉痹，头目眩晕，胸膈胀满，并诸恶毒在上焦者，皆可除之。其降则泻，善逐水湿痰饮，消浮肿水膨，杀蛊毒虫毒，凡积聚在下焦者，皆能下之。盖其性峻而急，不从上出，即从下出也。若治鼻中息肉，不闻香臭，当同麝香、细辛为末，以绵裹塞鼻中，日一换之，当渐消缩。

大腹皮二百二十　味微辛，性微温。主冷热邪气，下一切逆气滞气攻冲心腹大肠，消痰气吞酸痞满，止霍乱，逐水气浮肿，脚气瘴疟，及妇人胎气恶阻胀闷，并宜加姜盐同煎。凡用时，必须酒洗炒过，恐其有鸩鸟毒也。

吴茱萸二二一　味辛苦，气味俱厚，升少降多，有小毒。能助阳健脾，治胸膈停寒，胀满痞塞，化滞消食，除吞酸呕逆霍乱，心腹蓄冷，中恶绞痛，寒痰逆气，杀诸虫鬼魅邪疰，及下焦肝肾膀胱寒疝，阴毒疼痛，止痛泻血痢，厚肠胃，去湿气肠风痔漏，脚气水肿。然其性苦善降，若气陷而元气虚者，当以甘补诸药制而用之。

菜　部

山药二二二　味微甘而淡，性微涩。所以能健脾补虚，涩精固肾，治诸虚百损，疗五劳七伤。第其气轻性缓，非堪专任，故补脾肺必主参、术，补肾水必君茱、地，涩带浊须破故同研，固遗泄仗菟丝相济。诸凡固本丸药，亦宜捣末为糊。总之性味柔弱，但可用为佐使。

干姜二二三　味辛微苦，性温热。生者能散寒发汗，熟者能温中调脾。善通神明，去秽恶，通四肢关窍，开五脏六腑，消痰下气，除转筋霍乱，逐风湿冷痹，阴寒诸毒，寒痞胀满，腰腹疼痛，扑损瘀血，夜多小便。孙真人曰：呕家圣药是生姜。故凡脾寒呕吐宜兼温散者，当以生姜煨熟用之。若下元虚冷而为腹疼泻痢，专宜温补者，当以干姜炒黄用之。若产后虚热虚火盛而唾血痢血者，炒焦用之。若炒至黑炭，已失姜性矣，其亦有用以止血者，用其黑涩之性已耳。若阴盛隔阳，火不归元，及阳虚不能摄血而为吐血衄血下血者，但宜炒熟留性用之，最为止血之要药。若阴虚内热多汗者，皆忌用姜。

大茴香二二四　味辛，气温，入心肾二脏。气味香甜，能升能降，最暖命门。故善逐膀胱寒滞，疝气腰疼，亦能温胃止吐，调中止痛，除霍乱反胃，齿牙口疾，下气解毒，兼理寒湿脚气。调和诸馔，逐臭生香。

小茴香二二五　气味略轻，治亦同前。但大茴性更暖，而此则稍温耳。

白芥子二二六　味大辛，气温。善开滞消痰，疗咳嗽喘急，反胃呕吐，风毒流注，四肢疼痛。尤能祛辟冷气，解肌发汗，消痰癖疟痞，除胀满极速。因其味厚气轻，故开导虽速而不甚耗气。既能除胁肋皮膜之痰，则他近处者不言可知。善调五脏，亦熨散恶气，若肿毒乳癖痰核初起，研末用醋或水调敷甚效。

萝卜子二二七　味大辛，气温，气味俱厚，降也。善于破气消痰，定喘除胀，利大小便，有推墙倒壁之功。研水掺薄饮之，立吐风痰尽出。胃有气食停滞致成鼓胀者，非此不除。同醋研敷，大消肿毒。中气不足，切忌妄用。

葱二二八　味辛，性温。善散风寒邪气，通关节，开腠理，主伤寒寒热，天行时疾头痛，筋骨酸疼，行滞气，除霍乱转筋，奔豚脚气，阴邪寒毒，阳气脱陷，心腹疼痛，及虫积气积，饮食毒百药毒，利大小便，下痢下血，小儿盘肠内钓，妇人溺血，通乳汁，散乳痈，消痈疽肿毒。捣罨伤寒结胸，及金疮折伤血瘀血出，疼痛不止。涂猘犬，亦制蚯蚓毒。

蒜二二九　味辛，性温，有小毒。善理中温胃，行滞气，辟肥腻，开胃进食，消寒气寒痰，面积食积，鱼肉诸积，邪痹膨胀，宿滞不安，杀溪毒水毒、蛊毒蛇虫毒。捣烂可灸痈疽，涂疔肿，敷蛇虫沙虱毒甚良。

韭菜二百三十　味辛甘微涩，性温。善温中，安五脏，和胃气，健脾气，除浊气，开胃进食。祛心腹痼冷痃癖，隔噎滞气，止消渴，泻痢脓血，腹中冷痛。壮肾气，暖腰膝，疗泄精带浊。俱宜常煮食之，大能益人。若欲消胃脘瘀血作痛，及中风痰盛失音，上气喘急，或中饮食药毒，或暴见吐血衄血尿血，打扑瘀血，妇人经滞血逆，上冲心腹，或被狂犬蛇虫恶毒，势在危急者，俱宜捣生韭汁服之，或从吐出，或从内消，皆得愈也。或用煎汤熏产妇血晕，亦可洗肠痔脱肛。

韭子二三一　味辛，性温，阴中阳也。宜炒黄用之。主梦泄遗精尿血，暖腰膝，壮阳道，治鬼交，补肝肾命门，止小便频数遗尿，及妇人白淫白带，阴寒小腹疼痛。

百合二三二　味微甘淡，气平功缓。以其甘缓，故能补益气血，润肺除嗽，定魄安心，逐惊止悸，缓时疫咳逆，解乳痈喉痹，兼治痈疽，亦解蛊毒，润大小便，消气逆浮肿。仲景用之以治百合证者，盖欲藉其平缓不峻，以收失散之缓功耳。虚劳之嗽，用之颇宜。

蒲公英二三三　即黄花地丁。味微苦，气平。独茎一花者是，茎有桠者非。入阳明、太阴、少阳、厥阴经。同忍冬煎汁，少加酒服，溃坚消肿，散结核瘰疬最佳。破滞气，解食毒，出毒刺俱妙。若妇人乳痈，用水酒煮饮，以渣封之立消。

金　石　部

金箔二三四　味辛平，性寒，生者有毒。气沉质重，降也，阴也。能镇心神，降邪火，坠痰涎，疗风热上壅，吐血衄血，神魂飞荡，狂邪躁扰，及小儿惊风癫痫，痰滞心窍，上气咳喘，安魂魄，定心志。凡邪盛于上，宜降宜清者，皆所当用。若阳虚气陷，滑泄清寒者，俱当辟之。

水银二三五　性辛寒，有大毒。能利水道，去热毒。同黑铅结砂，则镇坠痰涎；同硫黄结砂，则疗劫危疾。极善堕胎，杀诸虫及疥癣癞疮，凡有虫者皆宜之。亦善走经络，透骨髓，逐杨梅疯毒。其他内证，不宜轻用，头疮亦不可用，恐入经络，必缓筋骨，百药不治也。李时珍曰：水银乃至阴之精，禀沉着之性，得凡火煅炼，则飞腾灵变，得人气熏蒸，则入骨钻筋，绝阳蚀脑，阴毒之物，无似之者。而《大明》言其无毒，《本经》言其久服神仙，甄权言其还丹元母，《抱朴子》以为长生之药，六朝以下，贪生者服食，致成废笃而丧厥躯，不知若干人矣。方士固不足道，本草其可妄言哉！水银但不可服食尔，而其治病之功，不可掩也。

轻粉二三六　味微辛，性温燥，有大毒。升也，阳也。治痰涎积聚，消水肿鼓胀，直达病所。尤治瘰疬诸毒疮，去腐肉，生新肉，杀疮癣疥虫，及鼻上酒皶，风疮瘙痒。然轻粉乃水银加盐矾升炼而成，其以金火之性，燥烈流走，直达骨髓，故善损齿牙。虽善劫痰涎水湿疮毒，涎从齿缝而出，邪得劫而暂开，病亦随愈，然用不得法，则金毒窜入经络，留而不出，而伤筋败骨，以致筋挛骨痛，痈疮疳漏，遂成废痼，其害无穷。尝见丹家升炼者，若稍失固济，则虽以铁石为鼎，亦必爆裂，而矧以人之脏腑血气乎。陈文中曰：轻粉下痰而损心气，小儿不可轻用，伤脾败阳，必变他证，初生者尤宜慎之。

铜青二三七　即铜绿。此铜之精华，惟醋制者良，硇制者毒也。味酸涩，性收敛。善治风眼烂弦流泪，合金疮止血，明目，去肤赤瘜肉，治恶疮、口鼻疳疮。若治走马牙疳，宜同滑石、杏仁等分为末，擦之立愈。

朱砂二三八　味微甘，性寒，有大毒。通禀五行之气，其色属火也，其液属水也，其体属土也，其气属木也，其入属金也，故能通五脏。其入心可以安神而走血脉，入肺可以降气而走皮，入脾可逐痰涎而走肌肉，入肝可行血滞而走筋膜，入肾可逐水邪而走骨髓，或上或下，无处不到。故可以镇心逐痰，祛邪降火，治惊痫，杀虫毒，祛蛊毒鬼魅中恶，及疮疡疥癣之属。但其体重性急，善走善降，变化莫测，用治有余，乃其所长，用补不足，及长生久视之说，则皆谬妄不可信也。若同参、芪、归、术兼朱砂以治小儿，亦可取效。此必其虚中挟实者乃宜之，否则不可概用。

银朱二三九　乃水银同硫黄升炼而成。味辛，温，有毒。破积滞，劫痰涎，善疗疮癣恶疮，杀虫毒蚤虱。惟烧烟熏之，或以枣肉拌烟擦之，其功尤捷。

灵砂二百四十　味甘，性温。主五脏百病，养神志，安魂魄，通血脉，明耳目，调和五脏。主上盛下虚，痰涎壅盛，头旋吐逆，霍乱反胃，心腹冷痛。升降阴阳，既济水火，久服通神明，杀精魅恶鬼，小儿惊吐，其效如神。研末，糯米糊为丸，枣汤服，最为镇坠，神丹也。或以阴阳水送下尤妙。案胡演《丹药秘诀》云，升灵砂法，用新锅安逍遥炉上，以蜜揩锅底，文火下烧，入硫黄二两，熔化，投水银半斤，以铁匙急搅，作青砂头。如有焰起，喷醋解之。待汞不见星，取出细研，盛入水火鼎内，盐泥固济，下以自然火升之，干水十二盏为度，取出如束针纹者，成矣。

硫黄二四一　味苦微酸，性热，有毒。疗心腹冷积冷痛霍乱，咳逆上气，及冷风顽痹寒热，腰肾久冷，脚膝疼痛，虚寒久痢滑泄。壮阳道，补命门不足，阳气暴绝，妇人血结，小儿慢惊，尤善杀虫除疥癣恶疮。老人风秘，用宜炼服。亦治阴证伤寒，厥逆烦躁，腹痛脉伏将危者，以硫黄为末，艾汤调服二三钱，即可得睡，汗出而愈。

雄黄二四二　味苦甘辛，性温，有毒。消痰涎，治癫痫岚瘴疟疾寒热，伏暑泻痢，酒癖，头风眩晕。化瘀血。杀精物鬼疰，蛊毒邪气，中恶腹痛，及蛇虺百虫兽毒，疥癞疳虫䘌疮。去鼻中瘜肉，痈疽腐肉，并鼠瘘广疮疽痔等毒。欲逐毒蛇，无如烧烟熏之，其畏遗尤速。

自然铜二四三　味辛平，性凉。能疗折伤，散瘀血，续筋骨，排脓止疼痛，亦镇心神，安惊悸。宜研细水飞用，或以酒磨服。然性多燥烈，虽其接骨之功不可泯，而绝无滋补之益，故用不可多，亦不可专任也。

黄丹二四四　味辛，微咸微涩。性重而收，大能燥湿，故能镇心安神，坠痰降火，治霍乱吐逆，咳嗽吐血，镇惊痫癫狂客忤，除热下气，止疟止痢，禁小便，解热毒，杀诸虫毒，治金疮火疮湿烂，诸疮血溢，止痛生肌长肉，收阴汗，解狐臭，亦去翳障明目。

白矾二四五　味酸涩，性凉，有小毒。所用有四：其味酸苦，可以涌泄，故能吐下痰涎，治癫痫黄疸。其性收涩，可固脱滑，故能治崩淋带下，肠风下血，脱肛阴挺，敛金疮止血，烧枯用之，能止牙缝出血，辟狐腋气，收阴汗脚汗。其性燥，可治湿邪，故能止泻痢，敛浮肿，汤洗烂弦风眼。其性毒，大能解毒定痛，故可疗痈疽疔肿，鼻齆息肉，喉痹瘰疬，恶疮疥癣，去腐肉，生新肉，及虎犬蛇虫蛊毒。或丸或散，或生或枯，皆有奇效。

石脂二四六　味甘涩，性温平。脂有五色，而今之入药者，惟赤白二种，乃手足阳明、足厥阴、少阴药也。其味甘而温，故能益气调中，其性涩而重，故能收湿固下。调中则可疗虚烦惊悸，止吐血衄血，壮筋骨，厚肠胃，除水湿黄疸，痈肿疮毒，排脓长肉，止血生肌之类是也。固下则可治梦泄遗精，肠风泻痢，血崩带浊，固大肠，收脱肛、痔漏阴疮之类是也。又治产难胞衣不出，东垣曰：胞衣不出，惟涩剂可以下之，即此是也。然脂有五种，虽在《本经》言各随五色补五脏，又云白入气分，赤入血分。第五脂之性味略同，似亦不必强分者。且其性黏如膏，故用固炉鼎甚良。

炉甘石二四七　味甘涩，性温。能止血消肿毒，生肌敛疮口，去目中翳膜赤肿，收湿烂。同龙脑点，治目中一切诸病。宜用片子炉甘，其色莹白，经火煅而松腻味涩者为上。制宜炭火煅红，童便淬七次，研粉，水飞过，晒用。若煅后坚硬，不松不腻者，不堪也。

蓬砂二四八　味咸微甘，阴也，降也。消痰涎，止咳嗽，解喉痹，生津液，除上焦湿热噎膈，癥瘕瘀血，退眼目肿痛翳障，口齿诸病，骨哽、恶疮。或为散丸，或噙化咽津俱可。

水粉二四九　即官粉，亦名胡粉。味辛，性寒，有毒。善杀虫堕胎，治痈疽疮毒，湿烂诸疮，下疳瘘溃不收，亦治疥癣狐臭，黑须发。虽亦能坠痰消食，然惟外证所宜，而内伤诸病，似亦不宜用之。

密陀僧二百五十　味咸平，有小毒。能镇心神，消痰涎，治惊痫咳嗽，呕逆反胃，疟疾下痢，止血杀虫，消积聚，治诸疮肿毒，鼻齇面皯汗斑，金疮五痔，辟狐臭，收阴汗脚气。

石膏二五一　味甘辛，气大寒。气味俱薄，体重能沉，气轻能升，阴中有阳。欲其缓者煅用，欲其速者生用。用此者，用其寒散清肃，善祛肺胃三焦之火，而尤为阳明经之要药。辛能出汗解肌，最逐温暑热证而除头痛；甘能缓脾清气，极能生津止渴而却热烦。邪火盛者不食，胃火盛者多食，皆其所长。阳明实热牙疼，太阴火盛痰喘，及阳狂热结热毒，发斑发黄，火载血上，大吐大呕，大便热秘等证，皆当速用。胃虚弱者忌服，阴虚热者禁尝，若误用之，则败阳作泻，必反害人。

滑石二五二　味微甘，气寒，性沉滑，降中有升。入膀胱、大肠经。能清三焦表里之火，利六腑之涩结，分水道，逐凝血，通九窍，行津液，止烦渴，除积滞，实大肠，治泻痢淋秘白浊，疗黄疸水肿脚气，吐血衄血金疮出血，诸湿烂疮肿痛。通乳亦佳，堕胎亦捷。

青礞石二五三　味微甘微咸，其性下行，降也，阴也，乃肝脾之药。此药重坠，制以硝石，其性更利。故能消宿食癥积顽痰，治惊痫咳嗽喘急。《宝鉴》言礞石为治痰利惊之圣药，若吐痰在水上，以石末掺之，痰即随水而下，则其沉坠之性可知。杨士瀛谓其功能利痰，然性非胃家所好。而王隐君谓痰为百病母，不论虚实寒热概用滚痰丸，通治百病，岂理也哉？是以实痰坚积，乃其所宜。然久病痰多者，必因脾虚，人但知滚痰丸可以治痰，而不知虚痰服此，则百无一生矣。

朴硝二五四　味苦咸辛，气寒。阴也，降也，有毒。其性峻速。咸能软坚，推逐陈积，化金石药毒，去六腑壅滞胀急，大小便不通，破瘀血坚癥实痰，却湿热疫痢，伤寒胀闭热狂，消痈肿排脓，凡属各经实热，悉可泻除。孕妇忌用，最易堕胎；虚损误吞，伤生反掌。

玄明粉二五五　味辛微甘，性冷，沉也，阴也。降心火，祛胃热，消痰涎，平伤寒实热狂躁，去胸膈脏腑宿滞癥瘕，通大便秘结，阴火疼痛，亦消痈疽肿毒。

海石二五六　味咸，性微寒，阳中阴也。善降火下气，消食，消热痰，化老痰，除瘿瘤结核，解热渴热淋，止痰嗽喘急，消积块，软坚癥，利水湿、疝气，亦消疮肿。

花蕊石二五七　此药色如硫黄，黄石中间有淡白点，故名也。李时珍曰：此药旧无气味，今尝试其气平，其味涩而酸，盖厥阴经血分药也。其功专于止血，能使血化为水，酸以收之也。若治金疮出血，则不必制，但刮末敷之则合，仍不作脓，及治一切损伤失血。又疗妇人恶血血晕，下死胎，落胞衣，去恶血，血去而胎胞自落也。凡入丸散，须用罐固济，火煅过，研细水飞用之。

代赭石二五八　味微甘，性凉而降，血分药也。能下气降痰清火，除胸腹邪毒，杀鬼物精气，止反胃吐血衄血，血痹血痢，血中邪热，大人小儿惊痫，狂热入脏，肠风痔漏，脱精遗尿，及妇人赤白带下，难产胞衣不出，月经不止，俱可为散调服。亦治金疮，生肌长肉。

硇砂二五九　味咸苦大辛，性大热，有毒。善消恶肉腐肉生肌，敷金疮生肉，去目翳胬肉，除痣黡疣赘，亦善杀虫毒，水调涂之，或研末掺之立愈。《本草》言其消瘀血宿食，破结气，止反胃，肉食饱胀，暖子宫，大益阳事。但此物性热大毒，能化五金八石，人之脏腑岂能堪此？故用以治外则可，用以服食则不宜也。若中其毒，惟生绿豆研汁饮一二升，乃可解之。

青盐二百六十　味咸微甘，性凉。能降火消痰明目，除目痛，益肾气，除五脏癥结，心腹积聚，吐血尿血，齿牙疼痛出血，杀毒虫，除疥癣诸虫，及斑蝥、芫青诸毒。此盐不经火炼而成，其味稍甘，虽性与大盐略同，而滋益之功则胜之。

石灰二六一　味辛，温，有毒。能止水泻血痢，收白带白淫，可倍加茯苓为丸服之。此外如散血定痛，傅痈毒，消结核瘿瘤，恶疮腐肉，白癜鼾斑息肉，收脱肛阴挺，杀痔漏诸虫，止金疮血出，生肌长肉，或为末可掺，或用醋调敷俱妙。能解酒酸，亦解酒毒。

禽　兽　部

鸡血二六二　味咸，性平。主疗痿痹中恶腹痛，解丹毒蛊毒虫毒盐卤毒，及小儿惊风便结，亦能下乳，俱宜以热血服之。若马咬人伤，宜以热血浸之。

鸡冠血　治白癜风，经络风热。涂囟颊，治口㖞不正。卒灌之，治缢死欲绝，及小儿卒惊客忤。和酒服，发痘最佳。涂诸疮癣蜈蚣蜘蛛马啮等毒。若有百虫入耳，宜用热血滴之。

鸭血二六三　味咸微凉，善解诸毒。凡中金银丹石砒霜盐卤毒者，俱宜服此解之。若野葛毒杀人至死，热饮之，入口即解。若溺水死者，灌之即活。蚯蚓咬疮，涂之即愈。

虎骨二六四　味微辛，气平。主百邪恶气，杀鬼精，心腹诸痛，止惊悸，壮筋骨，治肢体毒风拘挛，走注疼痛，辟伤寒温疟，及恶疮鼠瘘，犬咬诸毒。头骨作枕，辟恶梦魇魅，置户上，辟鬼祟。寇宗奭曰：风从虎者，风木也，虎金也，木受金制，安得弗从，故可治风病挛急走注，风毒癫厥惊痫诸病。李时珍曰：虎骨通可用。凡辟邪疗惊痫头风，温疟疮疽，当用头骨；治手足诸风，当用胫骨；治腰背诸风，当用脊骨，亦各从其类也。吴球曰：虎之一身筋节气力皆出前足，故以胫骨为胜。

象牙二六五　味甘，气凉。能清心肾之火，可疗惊悸风狂，骨蒸痰热，鬼精邪气，痈毒诸疮，并宜生屑入药煮服。若诸物鲠刺喉中，宜磨水饮之。竹木刺入肌肉，宜刮牙屑和水敷之即出。

鹿角胶二六六　味甘咸，气温。大补虚羸，益血气，填精髓，壮筋骨，长肌肉，悦颜色，延年益寿。疗吐血下血，尿精尿血，及妇人崩淋，赤白带浊，血虚无子，止痛安胎，亦治折跌损伤，疮疡肿毒。善助阴中之阳，最为补阴要药。

鹿茸二六七　味甘咸，气温。破开涂酥炙黄脆入药。益元气，填真阴，扶衰羸瘦弱，善助精血，尤强筋骨，坚齿牙，益神志。治耳聋目暗，头脑眩运。补腰肾虚冷，脚膝无力，夜梦鬼交，遗精滑泄，小便频数，虚痢尿血，及妇人崩中漏血，赤白带下，道家云：惟有斑龙顶上珠，能补玉堂关下血者，即此是也。若得嫩而肥大如紫茄者，较之鹿角胶，其功力为倍倍。

犀角二六八　味苦辛微甘，气寒。气味俱轻，升也，阳也。其性灵通，长于走散，较诸角为甚。药用黑色，功力在尖。专入阳明，清胃火，亦施他脏，凉心定神镇惊，泻肝明目，能解大热，散风毒阳毒，瘟疫热烦。磨汁治吐血衄血下血，及伤寒蓄血，发狂发黄，发斑谵语；痘疮稠密，内热黑陷，或不结痂；亦散疮毒痈疡，脓血肿痛，杀妖狐精魅鬼疰，百毒蛊毒，钩吻、鸩羽、蛇毒，辟溪瘴山岚恶气。其性升而善散，故治伤寒热毒闭表，烦热昏闷而汗不得解者，磨尖掺入药中，取汗速如响应。仲景云：如无犀角，以升麻代之者，正以此两物俱入阳明，功皆升散。今人莫得其解，每致疑词，是但知犀角之解心热，而不知犀角之能升散，尤峻速于升麻也。倘中气虚弱，脉细无神，及痘疮血虚，真阴不足等证，凡畏汗畏寒畏散者，乃所当忌。或必不得已，宜兼补剂用之。

羚羊角二六九　味咸，性寒。羊本火畜，而此则属木，善走少阳、厥阴二经。故能清肝定风，行血行气，辟鬼疰邪毒，安魂魄，定惊狂，祛魇寐，疗伤寒邪热，一切邪毒，中恶毒风，卒死昏不知人，及妇人子痫强痉，小儿惊悸烦闷，痰火不清。俱宜为末，蜜水调服，或烧脆研末，酒调服之。若治肿毒恶疮，磨水涂之亦可。

牛黄二百七十　味苦辛，性凉，气平，有小毒。忌常山。入心肺肝经。能清心退热，化痰凉惊，通关窍，开结滞。治小儿惊痫客忤，热痰口噤，大人癫狂痰壅，中风发痉。辟邪魅中恶，天行疫疾，安魂定魄，清神志不宁，聪耳目壅闭，疗痘疮紫色，痰盛躁狂。亦能堕胎，孕妇少用。

阿胶二七一　味甘微辛，气平，微温。气味颇厚，阳中有阴。制用蛤粉妙珠，入肺肝肾三经。其气温，故能扶劳伤，益中气。其性降，故能化痰清肺，治肺痈肺痿，咳唾脓血，止嗽定喘。其性养血，故能止吐血衄血，便血尿血，肠风下痢，及妇人崩中带浊血淋，经脉不调。其味甘缓，故能安胎固漏，养血滋肾，实腠理，止虚汗，托补痈疽肿毒。用惟松脆气清者为佳，坚硬臭劣者不美。

熊胆二七二　味苦，性寒。能退热清心，疗时气黄疸，平肝明目，去翳障，杀蛔蛲，牙虫风痛，及小儿热疳热痰，惊痫瘛疭，疳慝热痢，俱宜以竹沥化两豆粒许服之，甚良。亦治鼻疮热疮，痔漏肿痛，以汤化涂之，少加冰片尤效。欲辨其真，惟取一粟许，置水面，如线而下一道不散者是也。且凡是诸胆，皆能水面辟尘，惟此尤速，乃亦可辨。

麝香二七三　味苦辛，性温。能开诸窍，通经络，透肌骨，解酒毒，吐风痰，消积聚癥瘕，散诸恶浊气，除心腹暴痛胀急，杀鬼物邪气魇寐，脏腑虫积，蛇虫毒、蛊毒、瘴毒、沙虱毒，及妇人难产，尤善堕胎。用热水研服一粒，治小儿惊痫客忤，镇心安神。疗鼻塞不闻香臭，目疾可去翳膜，除一切恶疮，痔漏肿痛，脓水腐肉，面皯斑疹。凡气滞为病者，俱宜用之。若鼠咬虫咬成疮，但以麝香封之则愈。欲辨真假，但置些须于火炭上，有油滚出而成焦黑炭者，肉类也，此即香之本体。若燃火而化白灰者，木类也，是即假搀。

虫鱼部

龙骨二七四　味甘，平，性收涩。其气入肝肾，故能安神志，定魂魄，镇惊悸，涩肠胃，逐邪气，除夜梦鬼交，吐血衄血，遗精梦泄，收虚汗，止泻痢，缩小便，禁肠风下血尿血，虚滑脱肛，女子崩淋带浊，失血漏胎，小儿风热惊痫。亦疗肠痈脏毒，内疽阴蚀，敛脓敛疮，生肌长肉。涩可去脱，即此属也。制须酒煮焙干，或用水飞过，同黑豆蒸熟晒干用之。

海螵蛸二七五　即乌贼鱼骨。味咸，性微温，足厥阴、少阴肝肾药也。咸走血，故专治血病，疗妇人经枯血闭，血崩血淋，赤白带浊，血癥气瘕，吐血下血，脐腹疼痛，阴蚀疮肿；亦治痰疟，消瘿气，及丈夫阴中肿痛，益精固精，令人有子，小儿下痢脓血，亦杀诸虫，俱可研末饮服。尤治眼中热泪，磨翳去障，并宜研末和蜜点之。为末可敷小儿疳疮痘疮，臭烂脓湿，下疳等疮，跌打出血，汤火诸疮。烧灰存性酒服，治妇人阴户嫁痛。同鸡子黄，涂小儿重舌鹅口。同蒲黄末，敷舌肿出血如泉。同槐花末吹鼻，止衄血。同麝香吹耳，治聤耳耳聋。

乌贼鱼　善补益精气，尤治妇人血枯经闭。

牡蛎二七六　味微咸微涩，气平。用此者，用其涩能固敛，咸能软坚，专入少阴肾脏，随药亦走诸经。能解伤寒温疟寒热往来，消瘀血，化老痰，去烦热，止惊痫心脾气痛，解喉痹咳嗽，疝瘕积块，痢下赤白，涩肠止便，禁鬼交遗沥，止滑精带下，及妇人崩中带漏，小儿风痰虚汗。同熟地，固精气，禁遗尿。同麻黄根，敛阴汗。同杜仲，止盗汗。同白术，燥脾利湿。同大黄，善消痈肿。同柴胡，治胁下硬痛。同天花茶，消上焦瘿瘤瘰疬结核。

穿山甲二七七　味咸平，性微寒。能通经络，达腠理，除山岚瘴气疟疾，风痹强直疼痛，疗小儿五邪惊啼，妇人鬼魅悲泣，下乳汁，消痈肿，排脓血，除疮疥痔漏，通窍杀虫。佐补药行经，善发痘疮。或炮焦投入煎剂，或烧灰存性，酒服方寸匕。亦可用傅恶疮。

青鱼胆二七八　味苦，性寒。其色青，故入肝胆二经。能消赤目肿痛，点暗目，可吐喉痹痰涎，涂热疮恶疮，亦消鱼骨之鲠。

白花蛇二七九　即蕲蛇也。味甘咸，性温，有毒。诸蛇鼻俱向下，惟此蛇鼻向上，而龙头虎口，黑质白花，胁有方胜纹二十四个，口有四长牙，尾上有一佛指甲者是。用宜去头尾各三寸，以防其毒。春秋酒浸三宿，夏一宿，冬五宿，火炙，去尽皮骨，取肉焙干，密封藏之，久亦不坏。诸蛇之性皆窜，而此蛇尤速，故善于治风，能透骨髓，走脏腑，彻肌肤，无所不到。疗中风湿痹，骨节疼痛，手足拘挛，不能行立，暴风瘙痒，破伤风，大风癞癣，及小儿惊风搐搦，瘰疬杨梅，风毒恶疮，俱为要药。凡服蛇酒药者，切忌见风。

珍珠二百八十　味微甘微咸。能镇心明目，去翳磨障。涂面可除皯斑，令人润泽好颜色。亦除小儿惊热，安魂魄。为末可敷痘疔痘毒。

龟板二八一　味微甘微咸，性微寒，阴也。能治痰疟，破癥坚，祛湿痹伤寒劳疫，骨中寒热，消五痔阴蚀诸疮。下甲能补阴血，清阴火，续筋骨，退劳热，疗腰脚酸痛，去瘀血，止血痢漏下赤白，利产难，消痈毒。烧灰可敷小儿头疮难燥，妇人阴疮，臁疮，亦治脱肛。

龟板膏　功用亦同龟板，而性味浓厚，尤属纯阴。能退孤阳阴虚劳热，阴火上炎。吐血衄血，肺热咳喘，消渴烦扰，热汗惊悸，谵妄狂躁之要药。然性禀阴寒，善消阳气，凡阳虚假热，及脾胃命门虚寒等证，皆切忌之，毋混用也。若误用，久之则必致败脾妨食之患。

僵蚕二八二　味辛咸，性温，有小毒。辛能散，咸能降，毒能攻毒。轻浮而升，阳中有阴。故能散风痰，去头风，消结核瘰疬，辟痰疟，破癥坚，消散风热喉痹危证，尤治小儿风痰急惊客忤，发痘疮，攻痘毒，止夜啼，杀三虫，妇人乳汁不通，崩中带下。为末可敷丹毒疔肿，拔根极效。灭头面䵟斑，及诸疮瘢痕，金疮痔瘘，小儿疳蚀，牙龈溃烂，重舌木舌，及大人风虫牙痛，皮肤风疹瘙痒。

蟾蜍二八三　俗名癞虾蟆。眉间有两囊，遍身有颗磊，其中俱有蟾酥，行极迟缓，不能跳跃，亦不解鸣者是也。此物受土气之精，上应月魄，赋性灵异，穴土食虫，能制蜈蚣。入足阳明胃经。消癖气积聚，破坚癥肿胀，治五疳八痢、及小儿劳瘦疳热，杀疳虫，消痈肿鼠瘘，阴疽恶疮。若治破伤风，宜同花椒剁烂，入酒煮熟饮之，通身汗出即愈。亦解猘犬毒。烧灰油调，敷有虫诸恶顽疮，极效。又治瘟毒发斑危剧者，去肠生捣一二枚，绞汁饮之，无不即瘥，或烧灰汤送亦良。

蟾酥　味辛麻，性热，有毒。主治发背痈疽疔肿一切恶毒。若治风虫牙痛，及齿缝出血，以纸捻蘸少许点齿缝中，按之即止。

水蛭二八四　味咸苦，性微寒，有毒。能逐恶血瘀血，破血癥积聚，通经闭，和水道，堕胎。咂赤白游疹，痈疽肿毒，及折伤跌扑瘀血不散。制用之法，当取田间啮人腹中有血者佳。须晒干细锉，以微火炒黄熟方可用，或以冬收猪脂煎令焦黄用之亦可。不尔入腹则活，最能生子害人。若受其害，惟以田泥水或黄土水饮数升，则必尽下，盖此物得土气即随土而走也。或以牛羊热血二一升，同猪脂饮之亦下也。

鳖甲二八五　味咸，气平，此肝脾肾血分药也。能消癥瘕坚积，疗温疟，除骨节间血虚劳热，妇人血癥恶血，漏下五色，经脉不通，治产难，能堕胎，及产后寒热阴脱，小儿惊痢，斑痘烦喘，亦消疮肿肠痈，扑损瘀血，敛溃毒，去阴蚀痔漏恶肉。然须取活鳖大者，去肉，用醋煮干，炙燥用之。若诸煮熟肋骨露出者不堪用。

蜈蚣二八六　一名即蛆。赤足者良。味辛，温，有毒。能啖诸蛇，杀诸蛇虫鱼鬼疰诸毒，去三虫，攻瘰疬便毒，痔瘘丹毒，亦疗小儿惊风脐风，丹毒秃疮。然此虫性毒，故能攻毒，不宜轻用。若入药饵，须去头足，以火炙熟用之。

蝉蜕二八七　味微甘微咸，性微凉。此物饮风吸露，气极清虚，故能疗风热之证，亦善脱化，故可疗痘疮壅滞，起发不快。凡小儿惊痫，壮热烦渴，天吊口噤，惊哭夜啼，及风热目昏翳障，疔肿疮毒，风疹痒痛，破伤风之类，俱宜以水煎服。或为末，以井花水调服一钱，可治喑哑之病。

斑蝥二八八　味辛，性热，有大毒、能攻鼠瘘瘰疬疮疽，破血积疝瘕，堕胎元，解疔毒、猘犬毒、沙虱、蛊母、轻粉毒，亦傅恶疮，去死肌败肉。制用之法，须去翅足，同糯米炒熟，然后可用。或同麸炒，或同醋煮皆可。若中其毒，惟黑豆、绿豆汁、靛汁、黄连、浓茶、葱汁可以解之。

蜂房二八九　味微甘微咸，有毒。疗蜂毒肿毒。合乱发、蛇蜕烧灰，以酒服二方寸匕，治恶疽附骨疽疔肿诸毒，亦治赤白痢，遗尿失禁，阴痿。煎水可洗狐尿疮、乳痈、蜂螫、恶疮，及热病后毒气冲目。漱齿牙，止风虫牙痛。炙研，和猪脂，涂瘰疬成瘘。

五灵脂二百九十　味苦，气辛，善走厥阴，乃血中之气药也。大能行血行气，逐瘀止痛，凡男子女人有血中气逆而腹胁刺痛，或女人经水不通，产后血滞，男子疝气，肠风血痢，冷气恶气，心腹诸痛，身体血痹，胁肋筋骨疼痛，其效甚捷。若女人血崩，经水过多，赤带不止，宜半炒半生，酒调服之。亦治小儿气逆癫痫，杀虫毒，解药毒，行气极速。但此物气味俱厚，辛膻难当，善逐有余之滞，凡血气不足者，服之大损真气，亦善动吐，所当避也。制用之法，当用酒飞去砂石，晒干入药。

全蝎二九一　味甘辛，有毒。蝎生东方，色青属木，足厥阴肝经药也。故治中风诸风，开风痰，口眼㖞斜，半身不遂，语言蹇涩，痎疟，耳聋，疝气，风疮瘾疹，小儿风痰惊痫，是亦治风之要药。

文蛤二九二　即五倍子。味酸涩，性微凉，能敛能降。故能降肺火，化痰涎，生津液，解酒毒。治心腹疼痛，梦泄遗精，疗肿毒喉痹。止咳嗽消渴，呕血失血，肠风脏毒，滑泄久痢，痔瘘下血不止。解蛊毒虫毒，妇人崩淋带浊，子肠不收，小儿夜啼，脱肛，俱可为散服之。若煎汤用，可洗赤眼湿烂，皮肤风湿癣癞，肠痔脱肛。为末，可敷金疮折伤，生肌敛毒。

百药煎二九三　即五倍子酿造者。味酸涩微甘，功用与五倍子颇同。但经酿造而成，其气稍浮，其味稍甘而纯，故用以清痰解渴止嗽，及收敛耗散诸病，作丸噙化为尤佳，及治下焦滑泄诸病，亦更优也。

蜗牛二九四　负壳而行者。味咸，性寒，有小毒。能清火解热。生研汁饮，消喉痹，止消渴鼻衄，通耳聋，治肿毒痔漏，疗小儿风热惊痫。加麝香捣罨脐间，大利小便，亦敷脱肛。及治蜈蚣蚕毒，俱宜研烂敷之。无壳者，名蚰蜒。治热疮痈毒肿痛。少入冰片，研涂痔漏脱肛热痛最良，解蜈蚣毒尤捷。

蚯蚓二九五　味咸，性寒，沉也，阴也，有毒。能解热毒，利水道。主伤寒瘅疟，黄疸消渴，二便不通。杀蛇瘕三虫，伏尸鬼疰蛊毒，射罔药毒。治疗癫狂喉痹，风热赤眼，聤耳鼻息，瘰疬，阴囊热肿，脱肛。去泥，盐化为水，治天行瘟疫，大热狂躁，或小儿风热癫狂急惊，饮汁最良。亦可涂丹毒漆疮。炒为末服，可去蛔虫，亦可敷蛇伤肿痛，蜘蛛伤毒。入葱管化汁，可治耳聋及蚰蜒入耳。若中蚯蚓毒者，惟以盐汤浸洗，或饮一杯，皆可解之。粪名六一泥，可涂火疮痄腮热毒，亦止消渴，解瘟疫烦热狂躁，利小水，通五淋热闭疼痛。

桑螵蛸二九六　即螳螂育子房也。深秋作房，粘着桑枝之上，房长寸许，大如拇指，其内重重有隔，每房有子如蛆卵子是也。味甘微咸，性平。能益气益精，助阳生子，疗男子虚损，阴痿梦遗，疝瘕遗尿，治女人血闭腰痛，通五淋，利水道。炮熟空心食之，可止小便不禁。

人　　部

童便二九七　味咸，气寒，沉也，阴也。咸走血，故善清诸血妄行，止呕血咳血衄血，血闷热狂，退阴火，定喘促，降痰滞，解烦热，利大小两便，疗阳暑中暍声喑，扑损瘀血晕绝，难产胎衣不下，及蛇犬诸虫毒伤。若假热便溏，胃虚作呕者，俱不可妄用。

紫河车二九八　一名混沌衣。味甘咸，性温。能补男妇一切精血虚损，尤治癫痫失志，精神短少，怔忡惊悸，肌肉羸瘦等证，此旧说也。但此物古人用少，而始于陈氏《本草》，自后丹溪复称其功，遂为时用。予于初年，亦惑于以人补人之说，尝制用之，及用之再三，则无所奇效。且制用之法，若生捣之，则补不宜生，若炖熟烘熟，则亦犹肉餔之类耳。又尝见有以酒煮而食之者，后必破腹泄泻，总亦因其性滑也。近复有以纯酒煮膏，去相收贮，而日服其膏者，较前诸法似为更善。然其既离毛里，已绝生气，既无奇效，又胡忍食之，以残厥子之先天。东方朔曰：铜山西崩，洛钟东应。此母子自然之理，不可不信，故并述此以劝人少用可也。

血余二九九　味微苦，性温气盛，升也，阴中阳也。在古药性不过谓其治咳嗽，消瘀血，止五淋、赤白痢疾，疗大小便不通，及小儿惊痫，治哽噎、痈疽疔肿，烧灰吹鼻，可止衄血等证。然究其性味之理，则自阴而生，自下而长，血盛则发盛，最得阴阳之生气。以火炮制，其色甚黑，大能壮肾，其气甚雄，大能补肺。此其阴中有阳，静中有动，在阴可以培形体，壮筋骨，托痈疽；在阳可以益神志，辟寒邪，温气海，是诚精气中最要之药，较之河车、鹿角胶阴凝重着之辈，相去远矣。凡补药中，自人参、熟地之外，首当以此为亚。

人中白三百　味咸，性微凉。能降火清痰，消瘀血，止吐血衄血，退劳热，清肺痈肺痿，心膈烦热。烧研为末，大治诸湿溃烂，下疳恶疮，口齿疳蚀，虫䘌肿痛，汤火诸疮，及诸窍出血，生肌长肉，善解热毒。或生用为末亦可。

景岳全书卷之四十九终

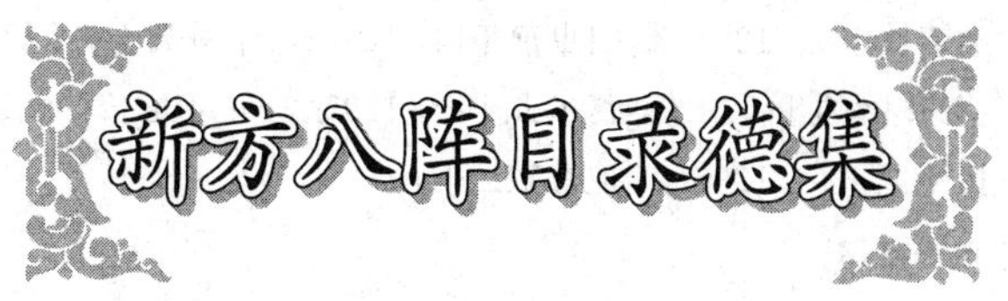

新方八阵目录德集

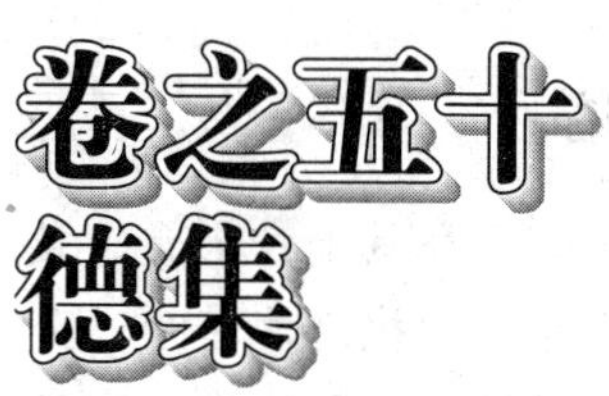

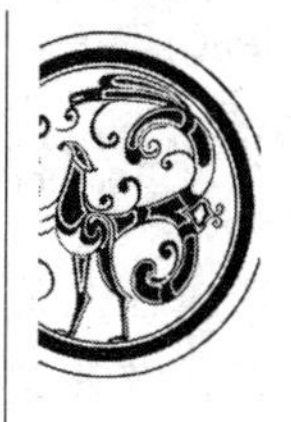

卷之五十 德集

新方八阵

新方八略引

药不执方，合宜而用，此方之不必有也。方以立法，法以制宜，此方之不可无也。夫方之善者，得其宜也。得其宜者，可为法也。方之不善者，失其宜也。失其宜者，可为鉴也。第法有善不善，人有知不知，必善于知方者，斯可以执方，亦可以不执方，能执方能不执方者，非随时之人不能也。此方之所不可废者，正欲以启发其人耳。余因选古方之得宜者共若干首，列为八阵，已不为不多矣。第以余观之，若夫犹有未尽，因复制新方八阵，此其中有心得焉，有经验焉，有补古之未备焉。凡各方之下，多附加减等法，及分两之数，俱有出入不一者，正以见方之不可执也。八阵之中，如攻方、寒方之不多及者，以古法既多，不必更为添足也。大都方宜从简，而余复冗之，不尤鄙乎？正意在冗中求简耳，此制方之意也。然用方之意，则犹有说焉：夫意贵圆通，用嫌执滞，则其要也。若但圆无主，则杂乱生而无不可矣，不知疑似间自有一定不易之道，此圆通中不可无执持也；若执一不反，则偏拗生而动相左矣。不知倏忽间每多三因难测之变，此执持中不可无圆活也。圆活宜从三思，执持须有定见，既能执持，又能圆活，其能方能圆之人乎，而人其为谁哉！

一、补　　略

补方之制，补其虚也。凡气虚者，宜补其上，人参、黄芪之属是也；精虚者，宜补其下，熟地、枸杞之属是也。阳虚者，宜补而兼暖，桂、附、干姜之属是也；阴虚者，宜补而兼清，门冬、芍药、生地之属是也。此固阴阳之治辨也。其有气因精而虚者，自当补精以化气；精因气而虚者，自当补气以生精。又有阳失阴而离者，不补阴何以收散亡之气？水失火而败者，不补火何以苏垂寂之阴？此又阴阳相济之妙用也。故善补阳者，必于阴中求阳，则阳得阴助，而生化无穷；善补阴者，必于阳中求阴，则阴得阳升，而源泉不竭。余故曰：以精气分阴阳，则阴阳不可离；以寒热分阴阳，则阴阳不可混，此又阴阳邪正之离合也。故凡阳虚多寒者，宜补以甘温，而清润之品非所宜；阴虚多热者，宜补以甘凉，而辛燥之类不可用。知宜知避，则不惟用补，而八方之制，皆可得而贯通矣。

二、和　　略

和方之制，和其不和者也。凡病兼虚者，补而和之。兼滞者，行而和之。兼寒者，温而和之。兼热者，凉而和之，和之为义广矣。亦犹土兼四气，其于补泻温凉之用，无所不及，务在调平元气，不失中和之为贵也。故凡阴虚于下而精血亏损者，忌利小水，如四苓、通草汤之属是也。阴虚于上而肺热干咳者，忌用辛燥，如半夏、苍术、细辛、香附、芎、归、白术之属是也。阳虚于上，忌消耗，如陈皮、砂仁、木香、槟榔之属是也。阳虚于下者，忌沉寒，如黄柏、知母、栀子、木通之属是也。大便溏泄者，忌滑利，如二冬、牛膝、苁蓉、当归、柴胡、童便之属是也。表邪未解者，忌收敛，五味、枣仁、地榆、文蛤之属是也。气滞者，忌闭塞，如黄芪、白术、薯蓣、甘草之属是也。经滞者，忌寒凝，如门冬、生地、石斛、芩、连之属是也。凡邪火在上者不宜升，火得升而愈炽矣；沉寒在下者不宜降，阴被降而愈亡矣。诸动者不宜再动，如火动者忌温暖，血动者忌辛香，汗动者忌苏散，神动者忌耗伤，凡性味之不静者皆所当慎，其于刚暴更甚者，则又在不言可知也。诸静者不宜再静，如沉微细弱者脉之静也，神昏气怯者阳之静也，肌体清寒者表之静也，口腹畏寒者里之静也，凡性味之阴柔者，皆所当慎，其于沉寒更甚者，又在不言可知也。夫阳主动，以动济动，火上添油也，不焦烂乎？阴主静，以静益静，雪上加霜也，不寂灭乎？凡前所论，论其略耳，而书不尽言，言不尽意，能因类而广之，则存夫其人矣。不知此义，又何和剂之足云。

三、攻　略

攻方之制，攻其实也。凡攻气者攻其聚，聚可散也。攻血者攻其瘀，瘀可通也。攻积者攻其坚，在脏者可破可培，在经者可针可灸也。攻痰者攻其急，真实者暂宜解标，多虚者只宜求本也。但诸病之实有微甚，用攻之法分重轻。大实者，攻之未及，可以再加；微实者，攻之太过，每因致害，所当慎也。凡病在阳者，不可攻阴，病在胸者，不可攻脏，若此者，邪必乘虚内陷，所谓引贼入寇也。病在阴者，勿攻其阳。病在里者，勿攻其表，若此者，病必因误而甚，所谓自撤藩蔽也。大都治宜用攻，必其邪之甚者也。其若实邪果甚，自与攻药相宜，不必杂之补剂。盖实不嫌攻，若但略加甘滞，便相牵制；虚不嫌补，若但略加消耗，偏觉相妨。所以寒实者最不喜清，热实者最不喜暖。然实而误补，不过增病，病增者可解；虚而误攻，必先脱元，元脱者，无治矣。是皆攻法之要也。其或虚中有实，实中有虚，此又当酌其权宜，不在急宜攻、急宜补者之例。虽然，凡用攻之法，所以除凶剪暴也，亦犹乱世之兵，必不可无，然惟必不得已乃可用之。若或有疑，宁加详慎。盖攻虽去邪，无弗伤气，受益者四，受损者六。故攻之一法，实自古仁人所深忌者，正恐其成之难，败之易耳。倘任意不思，此其人可知矣。

四、散　略

用散者，散表证也。观仲景太阳证用麻黄汤，阳明证用升麻葛根汤，少阳证用小柴胡汤，此散表之准绳也。后世宗之，而复不能用之，在不得其意耳。盖麻黄之气，峻利而勇，凡太阳经阴邪在表者，寒毒既深，非此不达，故制用此方，非谓太阳经药必须麻黄也。设以麻黄治阳明、少阳之证，亦寒无不散，第恐性力太过，必反伤其气，岂谓某经某药必不可移易，亦不过分其轻重耳。故如阳明之升麻、干葛，未有不走太阳、少阳者。少阳之柴胡，亦未有不入太阳、阳明者。但用散之法，当知性力缓急，及气味寒温之辨，用得其宜，诸经无不妙也。如麻黄、桂枝，峻散者也；防风、荆芥、紫苏，平散者也；细辛、白芷、生姜，温散者也；柴胡、干葛、薄荷，凉散者也；羌活、苍术，能走经去湿而散者也；升麻、川芎，能举陷上行而散者也。第邪浅者，忌峻利之属；气弱者，忌雄悍之属；热多者，忌温燥之属；寒多者，忌清凉之属。凡热渴烦躁者喜干葛，而呕恶者忌之；寒热往来者宜柴胡，而泄泻者忌之；寒邪在上者，宜升麻、川芎，而内热炎升者忌之。此性用之宜忌，所当辨也。至于相配之法，则尤当知要，凡以平兼清，自成凉散；以平兼暖，亦可温经。宜大温者，以热济热；宜大凉者，以寒济寒。此其运用之权，则毫厘进退，自有伸缩之妙，又何必胶柱刻舟，以限无穷之病变哉！此无他，在不知仲景之意耳。

五、寒　　略

寒方之制，为清火也，为除热也。夫火有阴阳，热分上下。据古方书，咸谓黄连清心，黄芩清肺，石斛、芍药清脾，龙胆清肝，黄柏清肾。今之用者，多守此法，是亦胶柱法也。大凡寒凉之物，皆能泻火，岂有凉此而不凉彼者，但当分其轻清重浊，性力微甚，用得其宜则善矣。夫轻清者，宜以清上，如黄芩、石斛、连翘、天花之属是也。重浊者，宜于清下，如栀子、黄柏、龙胆、滑石之属也。性力之厚者，能清大热，如石膏、黄连、芦荟、苦参、山豆根之属也。性力之缓者，能清微热，如地骨皮、玄参、贝母、石斛、童便之属也。以攻而用者，去实郁之热，如大黄、芒硝之属也。以利而用者，去癃闭之热，如木通、茵陈、猪苓、泽泻之属也。以补而用者，去阴虚枯燥之热，如生地、二冬、芍药、梨浆、细甘草之属也。方书之分经用药者，意正在此，但不能明言其意耳。然火之甚者，在上亦宜重浊；火之微者，在下亦可轻清。夫宜凉之热，皆实热也。实热在下，自宜清利；实热在上，不可升提。盖火本属阳，宜从阴治，从阴者宜降，升则反从其阳矣。经曰高者抑之，义可知也。外如东垣有升阳散火之法，此以表邪生热者设，不得与伏火内炎者并论。

六、热　　略

热方之制，为除寒也。夫寒之为病，有寒邪犯于肌表者，有生冷伤于脾胃者，有阴寒中于脏腑者，此皆外来之寒，去所从来，则其治也，是皆人所易知者。至于本来之寒，生于无形无响之间，初无所感，莫测其因，人之病此者最多，人之知此者最少，果何谓哉？观丹溪曰：气有余便是火。余续之曰：气不足便是寒。夫今人之气有余者，能十中之几？其有或因禀受，或因丧败，以致阳气不足者，多见寒从中生，而阳衰之病，无所不致。第其由来者渐，形见者微，当其未觉也，孰为之意？及其既甚也，始知治难。矧庸医多有不识，每以假热为真火，因复毙于无形无响者，又不知其几许也。故惟高明见道之士，常以阳衰根本为忧，此热方之不可不预也。

凡用热之法，如干姜能温中，亦能散表，呕恶无汗者宜之。肉桂能行血，善达四肢，血滞多痛者宜之。吴茱萸善暖下焦，腹痛泄泻者极妙。肉豆蔻可温脾肾，飧泄滑利者最奇。胡椒温胃和中，其类近于荜茇。丁香止呕行气，其暖过于豆仁。补骨脂性降而散闭，故能纳气定喘，止带浊泄泻。制附子性行如酒，故无处不到，能救急回阳。至若半夏、南星、细辛、乌药、良姜、香附、木香、茴香、仙茅、巴戟之属，皆性温之当辨者。然用热之法，尚有其要：以散兼温者，散寒邪也；以行兼温者，行寒滞也；以补兼温者，补虚寒也。第多汗者忌姜，姜能散也；失血者忌桂，桂动血也；气短气怯者忌故纸，故纸降气也。大凡气香者，皆不利于气虚证。味辛者，多不利于见血证，所当慎也。是用热之概也。

至于附子之辨，凡今之用者，必待势不可为，不得已然后用之，不知回阳之功，当用于阳气将去之际，便当渐用，以望挽回。若用于既去之后，死灰不可复然矣，尚何益于事哉。但附子性悍，独任为难，必得大甘之品如人参、熟地、炙甘草之类，皆足以制其刚而济其勇，以补倍之，无往不利矣。此壶天中大将军也，可置之无用之地乎？但知之真而用之善，斯足称将将之手矣。

七、固　略

固方之制，固其泄也。如久嗽为喘，而气泄于上者，宜固其肺。久遗成淋，而精脱于下者，宜固其肾。小水不禁者，宜固其膀胱；大便不禁者，宜固其肠脏。汗泄不止者，宜固其皮毛；血泄不止者，宜固其营卫。凡因寒而泄者，当固之以热；

因热而泄者，当固之以寒。总之，在上者在表者，皆宜固气，气主在肺也；在下者在里者，皆宜固精，精主在肾也。然虚者可固，实者不可固；久者可固，暴者不可固。当固不固，则沧海亦将竭；不当固而固，则闭门延寇也，二者俱当详酌之。

八、因　　略

因方之制，因其可因者也。凡病有相同者，皆可按证而用之，是谓因方。如痈毒之起，肿可敷也；蛇虫之患，毒可解也；汤火伤其肌肤，热可散也；跌打伤其筋骨，断可续也，凡此之类，皆因证而可药者也。然因中有不可因者，又在乎证同而因不同耳。盖人之虚实寒热，各有不齐，表里阴阳，治当分类，故有宜于此而不宜于彼者，有同于表而不同于里者。所以病虽相类，而但涉内伤者，便当于血气中酌其可否之因，不可谓因方之类，尽可因之而用也。因之为用，有因标者，有因本者，勿因此因字而误认因方之义。

景岳全书卷之五十终

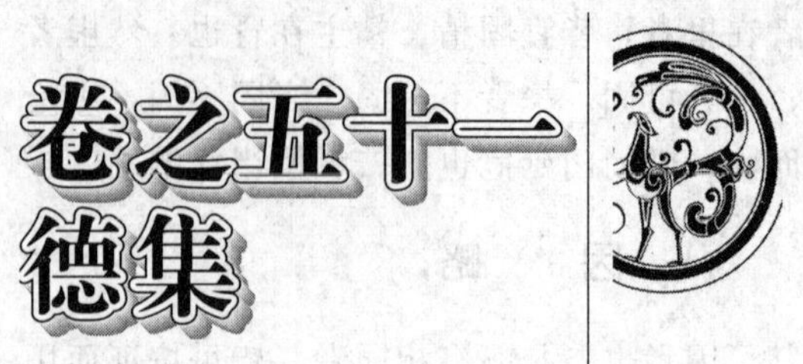

卷之五十一 德集

新方八阵

补阵

大补元煎一　治男妇气血大坏，精神失守危剧等证。此回天赞化，救本培元第一要方。本方与后右归饮出入互思。

人参补气补阳，以此为主，少则用一、二钱，多则用一、二两　山药炒，二钱　熟地补精补阴，以此为主，少则用二、三钱，多则用二、三两　杜仲二钱　当归二、三钱，若泄泻者，去之　山茱萸一钱，如畏酸吞酸者，去之　枸杞二、三钱　炙甘草一、二钱

水二盅，煎七分，食远温服。如元阳不足多寒者，于本方加附子、肉桂、炮姜之类，随宜用之；如气分偏虚者，加黄芪、白术；如胃口多滞者，不必用；如血滞者，加川芎，去山茱萸；如滑泄者，加五味、故纸之属。

左归饮二　此壮水之剂也。凡命门之阴衰阳胜者，宜此方加减主之。此一阴煎、四阴煎之主方也。

熟地二、三钱，或加至一、二两　山药二钱　枸杞二钱　炙甘草一钱　茯苓一钱半　山茱萸一、二钱，畏酸者，少用之

水二盅，煎七分，食远服。如肺热而烦者，加麦冬二钱；血滞者，加丹皮二钱；心热而躁者，加玄参二钱；脾热易饥

者，加芍药二钱；肾热骨蒸多汗者，加地骨皮二钱；血热妄动者，加生地二、三钱；阴虚不宁者，加女贞子二钱；上实下虚者，加牛膝二钱以导之；血虚而燥滞者，加当归二钱。

右归饮三　此益火之剂也，凡命门之阳衰阴胜者，宜此方加减主之。此方与大补元煎出入互用。如治阴盛格阳，真寒假热等证，宜加泽泻二钱，煎成用凉水浸冷服之尤妙。

熟地用如前　山药炒，二钱　山茱萸一钱　枸杞二钱　甘草炙，一、二钱　杜仲姜制，二钱　肉桂一、二钱　制附子一、二、三钱

水二盅，煎七分，食远温服。如气虚血脱，或厥或昏，或汗或运，或虚狂，或短气者，必大加人参、白术，随宜用之；如火衰不能生土，为呕哕吞酸者，加炮干姜二、三钱；如阳衰中寒，泄泻腹痛，加人参、肉豆蔻，随宜用之；如小腹多痛者，加吴茱萸五、七分；如淋带不止，加破故纸一钱；如血少血滞，腰膝软痛者，加当归二、三钱。

左归丸四　治真阴肾水不足，不能滋养营卫，渐至衰弱，或虚热往来，自汗盗汗，或神不守舍，血不归原，或虚损伤阴，或遗淋不禁，或气虚昏运，或眼花耳聋，或口燥舌干，或腰酸腿软，凡精髓内亏，津液枯涸等证，俱速宜壮水之主，以培左肾之元阴，而精血自充矣。宜此方主之。

大怀熟八两　山药炒，四两　枸杞四两　山茱萸肉四两　川牛膝酒洗，蒸熟，三两，精滑者不用　菟丝子制，四两　鹿胶敲碎，炒珠，四两　龟胶切碎，炒珠，四两，无火者，不必用

上先将熟地蒸烂，杵膏，加炼蜜丸，桐子大。每食前用滚汤或淡盐汤送下百余丸。

如真阴失守，虚火炎上者，宜用纯阴至静之剂，于本方去枸杞、鹿胶，加女贞子三两，麦冬三两；如火烁肺金，干枯多嗽者，加百合三两；如夜热骨蒸，加地骨皮三两；如小水不利不清，加茯苓三两；如大便燥结，去菟丝，加肉苁蓉三两；如

气虚者，加人参三、四两；如血虚微滞，加当归四两；如腰膝酸痛，加杜仲三两，盐水炒用；如脏平无火而肾气不充者，加破故纸三两，去心莲肉、胡桃肉各四两，龟胶不必用。上凡五液皆主于肾，故凡属阴分之药，无不皆能走肾，有谓必须导引者，皆见之不明耳。

右归丸五　治元阳不足，或先天禀衰，或劳伤过度，以致命门火衰，不能生土，而为脾胃虚寒，饮食少进，或呕恶膨胀，或翻胃噎膈，或怯寒畏冷，或脐腹多痛，或大便不实，泻痢频作，或小水自遗，虚淋寒疝，或寒侵溪谷而肢节痹痛，或寒在下焦而水邪浮肿。总之，真阳不足者，必神疲气怯，或心跳不宁，或四体不收，或眼见邪祟，或阳衰无子等证，俱速宜益火之原，以培右肾之元阳，而神气自强矣，此方主之。

大怀熟八两　山药炒，四两　山茱萸微炒，三两　枸杞微炒，四两　鹿角胶炒珠，四两　菟丝子制，四两　杜仲姜汤炒，四两　当归三两，便溏勿用　肉桂二两，渐可加至四两　制附子自二两，渐可加至五、六两

上丸法如前，或丸如弹子大。每嚼服二、三丸。以滚白汤送下，其效尤速。

如阳衰气虚，必加人参以为之主，或二、三两，或五、六两，随人虚实，以为增减。盖人参之功，随阳药则入阳分，随阴药则入阴分，欲补命门之阳，非加人参不能捷效。如阳虚精滑，或带浊便溏，加补骨脂酒炒三两；如飧泄肾泄不止，加北五味子三两，肉豆蔻三两，面炒去油用；如饮食减少，或不易化，或呕恶吞酸，皆脾胃虚寒之证，加干姜三、四两，炒黄用；如腹痛不止，加吴茱萸二两，汤泡半日，炒用；如腰膝酸痛，加胡桃肉连皮四两；如阴虚阳痿，加巴戟肉四两，肉苁蓉三两，或加黄狗外肾一、二付，以酒煮烂捣入之。

五福饮六　凡五脏气血亏损者，此能兼治之，足称王道之最。

人参随宜，心　熟地随宜，肾　当归二、三钱，肝　白术炒，一钱半，肺　炙甘草一钱，脾

水二盅，煎七分，食远温服。或加生姜三、五片。凡治气血俱虚等证，以此为主。或宜温者，加姜、附；宜散者，加升麻、柴、葛，左右逢源，无不可也。

七福饮七　治气血俱虚，而心脾为甚者。

即前方加枣仁二钱，远志三、五分，制用。

一阴煎八　此治水亏火胜之剂，故曰一阴。凡肾水真阴虚损，而脉证多阳，虚火发热，及阴虚动血等证，或疟疾伤寒屡散之后，取汗既多，脉虚气弱，而烦渴不止，潮热不退者，此以汗多伤阴，水亏而然也，皆宜用此加减主之。

生地二钱　熟地三、五钱　芍药二钱　麦冬二钱　甘草一钱　牛膝一钱半　丹参二钱

水二盅，煎七分，食远温服。如火盛躁烦者，入真龟胶二、三钱，化服；如气虚者，间用人参一、二钱；如心虚不眠多汗者，加枣仁、当归各一、二钱；如汗多烦躁者，加五味子十粒，或加山药、山茱萸；如见微火者，加女贞子一、二钱；如虚火上浮，或吐血、或衄血不止者，加泽泻一、二钱，茜根二钱，或加川续断一、二钱，以涩之亦妙。

加减一阴煎九　治证如前而火之甚者，宜用此方。

生地　芍药　麦冬各二钱　熟地三、五钱　炙甘草五、七分　知母　地骨皮各一钱

水二盅，煎服。如躁烦热甚便结者，加石膏二、三钱；如小水热涩者，加栀子一、二钱；如火浮于上者，加泽泻一、二钱，或黄芩一钱；如血燥血少者，加当归一、二钱。

二阴煎十　此治心经有热，水不制火之病，故曰二阴。凡惊狂失志，多言多笑，或疡疹烦热失血等证，宜此主之。

生地二、三钱　麦冬二、三钱　枣仁二钱　生甘草一钱　玄参一钱半　黄连或一、二钱　茯苓一钱半　木通一钱半

水二盅，加灯草二十根，或竹叶亦可，煎七分，食远服。如痰胜热甚者，加九制胆星一钱，或天花粉一钱五分。

三阴煎十一　此治肝脾虚损，精血不足，及营虚失血等病，故曰三阴。凡中风血不养筋，及疟疾汗多，邪散而寒热犹不能止，是皆少阳、厥阴阴虚少血之病，微有火者，宜一阴煎；无火者，宜此主之。

当归二、三钱　熟地三、五钱　炙甘草一钱　芍药酒炒，二钱　枣仁二钱　人参随宜

水二盅，煎七分，食远服。如呕恶者，加生姜三、五片；汗多烦躁者，加五味子十四粒；汗多气虚者，加黄芪一、二钱；小腹隐痛，加枸杞二、三钱；如有胀闷，加陈皮一钱；如腰膝筋骨无力，加杜仲、牛膝。

四阴煎十二　此保肺清金之剂，故曰四阴。治阴虚劳损，相火炽盛，津枯烦渴，咳嗽吐衄多热等证。

生地二、三钱　麦冬二钱　白芍药二钱　百合二钱　沙参二钱　生甘草一钱　茯苓一钱半

水二盅，煎七分，食远服。如夜热盗汗，加地骨皮一、二钱；如痰多气盛，加贝母二、三钱，阿胶一、二钱，天花粉亦可；如金水不能相滋，而干燥喘嗽者，加熟地三、五钱；如多汗不眠，神魂不宁，加枣仁二钱；如多汗兼渴，加北五味十四粒；如热甚者，加黄柏一、二钱，盐水炒用，或玄参亦可，但分上下用之；如血燥经迟，枯涩不至者，加牛膝二钱；如血热吐衄，加茜根二钱；如多火便燥，或肺干咳咯者，加天门冬二钱，或加童便亦可；如火载血上者，去甘草，加炒栀子一、二钱。

五阴煎十三　凡真阴亏损，脾虚失血等证，或见溏泄未甚者，所重在脾，故曰五阴。忌用润滑，宜此主之。

熟地五、七钱，或一两　山药炒，二钱　扁豆炒，二、三钱　炙甘草一、二钱　茯苓一钱半　芍药炒黄，二钱　五味子二十粒

人参随宜用　白术炒，一、二钱

水二盅，加莲肉去心二十粒，煎服。

大营煎十四　治真阴精血亏损，及妇人经迟血少，腰膝筋骨疼痛，或气血虚寒，心腹疼痛等证。

当归二、三钱，或五钱　熟地三、五、七钱　枸杞二钱　炙甘草一、二钱　杜仲二钱　牛膝一钱半　肉桂一、二钱

水二盅，煎七分，食远温服。如寒滞在经，气血不能流通，筋骨疼痛之甚者，必加制附子一、二钱方效；如带浊腹痛者，加故纸一钱，炒用；如气虚者，加人参、白术；中气虚寒呕恶者，加炒焦干姜一、二钱。

小营煎十五　治血少阴虚，此性味平和之方也。

当归二钱　熟地二、三钱　芍药酒炒，二钱　山药炒，二钱　枸杞二钱　炙甘草一钱

水二盅，煎七分，食远温服。如营虚于上，而为惊恐怔忡，不眠多汗者，加枣仁、茯神各二钱；如营虚兼寒者，去芍药，加生姜；如气滞有痛者，加香附一、二钱，引而行之。

补阴益气煎十六　此补中益气汤之变方也。治劳倦伤阴，精不化气，或阴虚内乏，以致外感不解，寒热痎疟，阴虚便结不通等证。凡属阴气不足而虚邪外侵者，用此升散，无不神效。

人参一、二、三钱　当归二、三钱　山药酒炒，二、三钱　熟地三、五钱或一、二两　陈皮一钱　炙甘草一钱　升麻三、五分，火浮于上者，去此不必用　柴胡一、二钱，如无外邪者，不必用

水二盅，加生姜三、五、七片，煎八分，食远温服。

举元煎十七　治气虚下陷，血崩血脱，亡阳垂危等证，有不利于归、熟等剂，而但宜补气者，以此主之。

人参　黄芪炙，各三、五钱　炙甘草一、二钱　升麻五、七分，炒用　白术炒，一、二钱

水一盅半，煎七、八分，温服。如兼阳气虚寒者，桂、附、干姜随宜佐用。如兼滑脱者，加乌梅二个，或文蛤七、八分。

两仪膏十八　治精气大亏，诸药不应，或以克伐太过，耗损真阴，凡虚在阳分而气不化精者，宜参术膏；若虚在阴分而精不化气者，莫妙于此。其有未至大病而素觉阴虚者，用以调元，尤称神妙。

人参半斤或四两　大熟地一斤

上二味，用好甜水或长流水十五碗，浸一宿，以桑柴文武火煎取浓汁。若味有未尽，再用水数碗煎柤取汁，并熬稍浓，乃入瓷罐，重汤熬成膏，入真白蜜四两或半斤收之，每以白汤点服。若劳损咳嗽多痰，加贝母四两亦可。

贞元饮十九　治气短似喘，呼吸促急，提不能升，咽不能降，气道噎塞，势剧垂危者。常人但知为气急，其病在上，而不知元海无根，亏损肝肾，此子午不交，气脱证也，尤为妇人血海常亏者最多此证，宜急用此饮以济之缓之，敢云神剂。凡诊此证，脉必微细无神，若微而兼紧，尤为可畏。倘庸众不知，妄云痰逆气滞，用牛黄、苏合及青、陈、枳壳破气等剂，则速其危矣。

熟地黄七、八钱，甚者一、二两　炙甘草一、二、三钱　当归二、三钱

水二盅，煎八分，温服。如兼呕恶或恶寒者，加煨姜三、五片；如气虚脉微至极者，急加人参随宜；如肝肾阴虚，手足厥冷，加肉桂一钱。

当归地黄饮二十　治肾虚腰膝疼痛等证。

当归二、三钱　熟地三、五钱　山药二钱　杜仲二钱　牛膝一钱半　山茱萸一钱　炙甘草八分

水二盅，煎八分，食远服。如下部虚寒，加肉桂一、二钱，甚者仍加附子；如多带浊，去牛膝，加金樱子二钱，或加

故纸一钱；如气虚者，加人参一、二钱，枸杞二、三钱。

济川煎二一　凡病涉虚损，而大便闭结不通，则硝、黄攻击等剂必不可用；若势有不得不通者，宜此主之。此用通于补之剂也，最妙最妙。

当归三、五钱　牛膝二钱　肉苁蓉酒洗去咸，二、三钱　泽泻一钱半　升麻五、七分或一钱　枳壳一钱，虚甚者不必用

水一盅半，煎七、八分，食前服。如气虚者，但加人参无碍；如有火，加黄芩；如肾虚，加熟地。

地黄醴二二　治男妇精血不足，营卫不充等患，宜制此常用之。

大怀熟取味极甘者，烘、晒干以去水气，八两　沉香一钱，或白檀三分亦可　枸杞用极肥者，亦烘、晒以去润气，四两

上约每药一斤，可用高烧酒十斤浸之，不必煮，但浸十日之外，即可用矣。凡服此者，不得过饮。服完又加酒六七斤，再浸半月，仍可用。

归肾丸二三　治肾水真阴不足，精衰血少，腰酸脚软，形容憔悴，遗泄阳衰等证。此左归、右归二丸之次者也。

熟地八两　山药四两　山茱萸肉四两　茯苓四两　当归三两　枸杞四两　杜仲盐水炒，四两　菟丝子制，四两

炼蜜同熟地膏为丸，桐子大。每服百余丸，饥时，或滚水或淡盐汤送下。

赞化血余丹二四　此药大补气血，故能乌须发，壮形体，其于培元赞育之功，有不可尽述者。

血余八两　熟地八两，蒸捣　枸杞　当归　鹿角胶炒珠　菟丝子制　杜仲盐水炒　巴戟肉，酒浸，剥，炒干　小茴香略炒　白茯苓乳拌蒸熟　肉苁蓉酒洗，去鳞甲　胡桃肉各四两　何首乌小黑豆汁拌蒸七次，如无黑豆，或人乳、牛乳拌蒸俱妙，四两　人参随便用，无亦可

上炼蜜丸服。每食前用滚白汤送下二、三钱许。精滑者，

加白术、山药各三两；便溏者，去苁蓉，加补骨脂酒炒，四两；阳虚者，加附子、肉桂。

养元粉二五　大能实脾养胃气。

糯米一升，水浸一宿，沥干，慢火炒熟　山药炒　芡实炒　莲肉各三两　川椒去目及闭口者，炒出汗，取红末二、三钱

上为末。每日饥时，以滚水一碗，入白糖三匙化开，入药末一、二两调服之。或加四君、山楂肉各一、二两更妙。

玄武豆二六

羊腰子五十个　枸杞二斤　补骨脂一斤　大茴香六两　小茴香六两　肉苁蓉十二两，大便滑者去之　青盐八两，如无苁蓉，此宜十二两　大黑豆一斗，圆净者，淘洗净

上用甜水二斗，以砂锅煮前药七味，至半干，去药渣，入黑豆，匀火煮干为度。如有余汁，俱宜拌渗于内。取出用新布摊晾晒干，瓷瓶收贮。日服之，其效无穷。如无砂锅，即铁锅亦可。若阳虚，加制附子一、二两更妙。

蟠桃果二七　治遗精虚弱，补脾滋肾最佳。

芡实一斤，炒　莲肉去心，一斤　胶枣肉一斤　熟地一斤　胡桃肉去皮，二斤

上以猪腰六个，掺大茴香蒸极熟，去筋膜，同前药末捣成饼。每日服二个，空心、食前用滚白汤或好酒一、二盅下。此方凡人参、制附子俱可随意加用。

王母桃二八　培补脾肾，功力最胜。

白术用冬术腿片味甘者佳，苦者勿用。以米泔浸一宿，切片，炒　大怀熟蒸捣，上二味等分　何首乌九蒸　巴戟甘草汤浸，剥，炒　枸杞子上三味减半

上为末，炼蜜捣丸，龙眼大。每用三、四丸，饥时嚼服，滚汤送下。或加人参，其功尤大。

休疟饮二九　此止疟最妙之剂也。若汗散既多，元气不复，或以衰老，或以弱质，而疟有不能止者，俱宜用此，此化

暴善后之第一方也。其有他证，加减俱宜如法。

人参　白术炒　当归各三、四钱　何首乌制，五钱　炙甘草八分

水一盅半，煎七分，食远服。渣再煎。或用阴阳水各一盅，煎一盅，柤亦如之。俱露一宿，次早温服一盅，饭后食远再服一盅。如阳虚多寒，宜温中散寒者，加干姜、肉桂之类，甚者，或加制附子；如阴虚多热，烦渴喜冷，宜滋阴清火者，加麦冬、生地、芍药，甚者加知母，或加黄芩；如肾阴不足，水不制火，虚烦虚馁，腰酸脚软，或脾虚痞闷者，加熟地、枸杞、山药、杜仲之类，以滋脾肾之真阴；如邪有未净而留连难愈者，于此方加柴胡、麻黄、细辛、紫苏之属，自无不可；如气血多滞者，或用酒、水各一盅，煎服，或服药后饮酒数杯亦可。

和　　阵

金水六君煎一　治肺肾虚寒，水泛为痰，或年迈阴虚，血气不足，外受风寒，咳嗽呕恶，多痰喘急等证，神效。

当归二钱　熟地三、五钱　陈皮一钱半　半夏二钱　茯苓二钱　炙甘草一钱

水二盅，生姜三、五、七片，煎七、八分，食远温服。如大便不实而多湿者，去当归，加山药；如痰盛气滞，胸胁不快者，加白芥子七、八分；如阴寒盛而嗽不愈者，加细辛五、七分；如兼表邪寒热者，加柴胡一、二钱。

六安煎二　治风寒咳嗽，及非风初感，痰滞气逆等证。

陈皮一钱半　半夏二、三钱　茯苓二钱　甘草一钱　杏仁一钱，去皮尖，切　白芥子五、七分，老年气弱者不用

水一盅半，加生姜三、五、七片，煎七分，食远服。凡外感风邪，咳嗽而寒气盛者，多不易散，宜加北细辛七、八分或

一钱；若冬月严寒邪甚者，加麻黄、桂枝亦可；若风胜而邪不甚者，加防风一钱，或苏叶亦可；若头痛鼻塞者，加川芎、白芷、蔓荆子皆可；若兼寒热者，加柴胡、苏叶；若风邪咳嗽不止，而兼肺胃之火者，加黄芩一、二钱，甚者再加知母、石膏，所用生姜，只宜一片；凡寒邪咳嗽痰不利者，加当归二、三钱，老年者尤宜；若气血不足者，当以金水六君煎与此参用；凡非风初感，痰胜而气不顺者，加藿香一钱五分；兼胀满者，加厚朴一钱，暂开痰气，然后察其寒热虚实而调补之。若气虚猝倒，及气平无痰者，皆不可用此。

和胃二陈煎三　治胃寒生痰，恶心呕吐，胸膈满闷嗳气。

干姜炒，一、二钱　砂仁四、五分　陈皮　半夏　茯苓各一钱半　甘草炙，七分

水一盅半，煎七分，不拘时温服。

苓术二陈煎四　治痰饮水气停蓄心下，呕吐吞酸等证。

猪苓一钱半　白术一、二钱　泽泻一钱半　陈皮一钱　半夏二、三钱　茯苓一钱半　炙甘草八分　干姜炒黄，一、二钱

水一盅半，煎服。如肝肾兼寒者，加肉桂一、二钱。

和胃饮五　治寒湿伤脾，霍乱吐泻，及痰饮水气，胃脘不清，呕恶胀满腹痛等证。此即平胃散之变方也。凡呕吐等证，多有胃气虚者，一闻苍术之气，亦能动呕，故以干姜代之。

陈皮　厚朴各一钱半　干姜炮，一、二钱　炙甘草一钱

水一盅半，煎七分，温服。此方凡藿香、木香、丁香、茯苓、半夏、扁豆、砂仁、泽泻之类，皆可随宜增用之。若胸腹有滞而兼时气寒热者，加柴胡。

排气饮六　治气逆食滞胀痛等证。

陈皮一钱五分　木香七分或一钱　藿香一钱五分　香附二钱　枳壳一钱五分　泽泻二钱　乌药二钱　厚朴一钱

水一盅半，煎七分，热服。如食滞者，加山楂、麦芽各二

钱；如寒滞者，加焦干姜、吴茱萸、肉桂之属；如气逆之甚者，加白芥子、沉香、青皮、槟榔之属；如呕而兼痛者，加半夏、丁香之属；如痛在小腹者，加小茴香；如兼疝者，加荔枝核，煨熟捣碎，用二、三钱。

大和中饮七　治饮食留滞积聚等证。

陈皮一、二钱　枳实一钱　砂仁五分　山楂二钱　麦芽二钱　厚朴一钱半　泽泻一钱半

水一盅半，煎七、八分，食远温服。胀甚者，加白芥子；胃寒无火或恶心者，加炮干姜一、二钱；疼痛者，加木香、乌药、香附之类；多痰者，加半夏。

小和中饮八　治胸膈胀闷，或妇人胎气滞满等证。

陈皮一钱五分　山楂二钱　茯苓一钱半　厚朴一钱五分　甘草五分　扁豆炒，二钱

水一盅半，加生姜三、五片，煎服。如呕者，加半夏一、二钱；如胀满气不顺者，加砂仁七、八分；如火郁于上者，加焦栀子一、二钱；如妇人气逆血滞者，加紫苏梗、香附之属；如寒滞不行者，加干姜、肉桂之属。

大分清饮九　方在寒阵五。

小分清饮十　治小水不利，湿滞肿胀，不能受补等证，此方主之。

茯苓二、三钱　泽泻二、三钱　薏仁二钱　猪苓二、三钱　枳壳一钱　厚朴一钱

水一盅半，煎七、八分，食前服。如阴虚水不能达者，加生地、牛膝各二钱；如黄疸者，加茵陈二钱；如无内热而寒滞不行者，加肉桂一钱。

解肝煎十一　治暴怒伤肝，气逆胀满阴滞等证。如兼肝火者，宜用化肝煎。

陈皮　半夏　厚朴　茯苓各一钱半　苏叶　芍药各一钱　砂仁七分

水一盅半，加生姜三、五片，煎服。如胁肋胀痛，加白芥子一钱；如胸膈气滞，加枳壳、香附、藿香之属。

二术煎十二　治肝强脾弱，气泄湿泄等证。

白术炒，二钱或三钱　苍术米泔浸，炒，一、二钱　芍药炒黄，二钱　陈皮炒，一钱五分　炙甘草一钱　茯苓一、二钱　厚朴姜汤炒，一钱　木香六、七分　干姜炒黄，一、二钱　泽泻炒，一钱半

水一盅半，煎七分，食远服。

廓清饮十三　治三焦壅滞，胸膈胀满，气道不清，小水不利，年力未衰，通身肿胀，或肚腹单胀，气实非水等证。

枳壳二钱　厚朴一钱半　大腹皮一、二钱　白芥子五、七分或一、二钱　萝卜子生捣，一钱，如中不甚胀，能食者，不必用此　茯苓连皮用，二、三钱　泽泻二、三钱　陈皮一钱

水一盅半，煎七分，食远温服。如内热多火，小水热数者，加栀子、木通各一、二钱；如身黄，小水不利者，加茵陈二钱；如小腹胀满，大便坚实不通者，加生大黄三、五钱；如肝滞胁痛者，加青皮；如气滞胸腹疼痛者，加乌药、香附；如食滞者，加山楂、麦芽。

扫虫煎十四　治诸虫上攻，胸腹作痛。

青皮一钱　小茴香炒，一钱　槟榔　乌药各一钱半　细榧肉三钱，敲碎　吴茱萸一钱　乌梅二个　甘草八分　朱砂　雄黄各五分，俱为极细末

上将前八味，用水一盅半，煎八分，去柤，随入后二味，再煎三、四沸，搅匀，徐徐服之。如恶心作吐，加炒干姜一、二钱，或先啖牛肉脯少许，俟一茶顷，顿服之更妙。

十香丸十五　治气滞寒滞诸痛。

木香　沉香　泽泻　乌药　陈皮　丁香　小茴香　香附酒炒　荔核煨焦，各等分　皂角微火烧烟尽

为末，酒糊丸。弹子大者，磨化服；丸桐子大者，汤引下。癞疝之属，温酒下。

芍药枳术丸十六　治食积痞满，及小儿腹大胀满，时常疼痛，脾胃不和等证。此方较之枳术丸，其效如神。

白术二两，面炒　赤芍药二两，酒炒　枳实一两，面炒　陈皮一两

荷叶汤煮黄老米粥为丸，桐子大。米饮或滚白汤任下百余丸。如脏寒，加干姜炒黄者五钱或一、二两；如脾胃气虚，加人参一、二两。

苍术丸十七　治寒湿在脾，泄泻久不能愈者。

云苓四两　白芍药炒黄，四两　炙甘草一两　川椒去闭口者，炒去汗　小茴香炒，各一两　厚朴三两，姜汁炒　真茅山苍术八两，米泔浸一宿，切，炒。如无，即以好白术代之　破故纸酒浸二日，晒干，炒香，四两

上为末，糯米糊为丸，桐子大。每食远清汤送下七、八十丸。

贝母丸十八　消痰热，润肺止咳，或肺痈肺痿，乃治标之妙剂。

贝母一两为末，用砂糖或蜜和丸，龙眼大。或噙化，或嚼服之。若欲劫止久嗽，每贝母一两，宜加百药煎、蓬砂、天竺黄各一钱佐之尤妙。如无百药煎，即醋炒文蛤一钱亦可，或粟壳亦可酌用。若治肺痈，宜加白矾一钱，同贝母丸服如前，最妙。

括痰丸十九　治一切停痰积饮，吞酸呕酸，胸胁胀闷疼痛等证。

半夏制，二两　白芥子二两　干姜炒黄，一两　猪苓二两　炙甘草五钱　陈皮四两，切碎，用盐二钱入水中拌浸一宿，晒干

上为末，汤浸蒸饼为丸，绿豆大。每服一钱许，滚白汤送下。如胸胁疼痛者，加台乌药二两。

神香散二十　治胸胁胃脘逆气难解，疼痛呕哕胀满，痰饮膈噎，诸药不效者，惟此最妙。

丁香 白豆蔻或砂仁亦可

二味等分为末。清汤调下五、七分，甚者一钱，日数服不拘。若寒气作痛者，姜汤送下。

攻　阵

吐法一　此方可代瓜蒂、三圣散之属。凡邪实上焦，或痰或食，或气逆不通等证，皆可以此法吐之。

用萝卜子捣碎，以温汤和搅，取淡汤徐徐饮之，少顷即当吐出。即有吐不尽者，亦必从下行矣。又法，以萝卜子为末，温水调服一匙，良久吐涎沫愈。

一法，用盐少许，于热锅中炒红色，乃入以水，煮至将滚未滚之际，搅匀，试其滋味稍淡，乃可饮之。每用半碗，渐次增饮，自然发吐，以去病为度而止。一法，凡诸药皆可取吐，但随证作汤剂，探而吐之，无不可也。

赤金豆二　亦名八仙丹。治诸积不行。凡血凝气滞，疼痛肿胀，虫积结聚癥坚，宜此主之。此丸去病捷速，较之硝、黄、棱、莪之类过伤脏气者，大为胜之。

巴霜去皮膜，略去油，一钱半　生附子切，略炒燥，二钱　皂角炒微焦，二钱　轻粉一钱　丁香　木香　天竺黄各三钱　朱砂二钱为衣

上为末，醋浸蒸饼为丸，萝卜子大，朱砂为衣。欲渐去者，每服五、七丸。欲骤行者，每服一、二十丸。用滚水，或煎药，或姜、醋、茶、蜜、茴香、史君煎汤为引送下。若利多不止，可饮冷水一、二口即止。盖此药得热则行，得冷则止也。如治气湿实滞鼓胀，先用红枣煮熟，取肉一钱许，随用七、八丸，甚者一、二十丸，同枣肉研烂，以热烧酒加白糖少许送下。如治虫痛，亦用枣肉加服，止用清汤送下。

太平丸三　治胸腹疼痛胀满，及食积气积血积，气疝血

疝，邪实秘滞痛剧等证。此方借些微巴豆以行群药之力，去滞最妙。如欲其峻，须用巴豆二钱。

陈皮　厚朴　木香　乌药　白芥子　草豆蔻　三棱　蓬术煨　干姜　牙皂炒断烟　泽泻各三钱

以上十一味俱为细末。

巴豆用滚汤泡去皮心膜，称足一钱，用水一碗，微火煮至半碗，将巴豆捞起，用乳钵研极细，仍将前汤掺入研匀，然后量药多寡，入蒸饼浸烂捣丸，前药如绿豆大。每用三分，或五分，甚者一钱

上随证用汤引送下。凡伤食停滞，即以本物汤下；妇人血气痛，红花汤或当归汤下；气痛，陈皮汤；疝气，茴香汤；寒气，生姜汤；欲泻者，用热姜汤送下一钱。未利，再服。利多不止，用冷水一、二口即止。

敦阜丸四　治坚顽食积停滞肠胃，痛剧不行等证。

木香　山楂　麦芽　皂角　丁香　乌药　青皮　陈皮　泽泻各五钱　巴霜一钱

上共为末，用生蒜头一两研烂，加熟水取汁，浸蒸饼捣丸，绿豆大。每服二、三十丸，随便用汤引送下。如未愈，徐徐渐加用之。

猎虫丸五　治诸虫积胀痛黄瘦等病。

芜荑　雷丸　桃仁　干漆炒烟尽　雄黄微炒　锡灰　皂角烧烟尽　槟榔　使君子各等分　轻粉减半　细榧肉加倍

汤浸蒸饼为丸，绿豆大。每服五、七分，滚白汤下，陆续服之。如虫积坚固者，加巴豆霜与轻粉同。

百顺丸六　治一切阳邪积滞。凡气积血积，虫积食积，伤寒实热秘结等证，但各为汤引，随宜送下，无往不利。

川大黄锦纹者，一斤　牙皂角炒微黄，一两六钱

上为末，用汤浸蒸饼捣丸，绿豆大。每用五分，或一钱，或二、三钱，酌宜用引送下。或用蜜为丸亦可。

散　阵

一柴胡饮一　一为水数，从寒散也。凡感四时不正之气，或为发热，或为寒热，或因劳因怒，或妇人热入血室，或产后经后因冒风寒，以致寒热如疟等证，但外有邪而内兼火者，须从凉散，宜此主之。

柴胡二、三钱　黄芩一钱半　芍药二钱　生地一钱半　陈皮一钱半　甘草八分

水一盅半，煎七、八分，温服。如内热甚者，加连翘一、二钱随宜；如外邪甚者，加防风一钱佐之；如邪结在胸而痞满者，去生地，加枳实一、二钱；如热在阳明而兼渴者，加天花粉或葛根一、二钱；热甚者，加知母、石膏亦可。

二柴胡饮二　二为火数，从温散也。凡遇四时外感，或其人元气充实，脏气素平无火，或时逢寒胜之令，本无内热等证者，皆不宜妄用凉药，以致寒滞不散，则为害非浅，宜此主之。

陈皮一钱半　半夏二钱　细辛一、二钱　厚朴一钱半　生姜三、五、七片　柴胡一钱半，或二、三钱　甘草八分

水一盅半，煎七、八分，温服。如邪盛者，可加羌活、白芷、防风、紫苏之属，择而用之；如头痛不止者，加川芎一、二钱；如多湿者，加苍术；如阴寒气胜，必加麻黄一、二钱，或兼桂枝，不必疑也。

三柴胡饮三　三为木数，从肝经血分也。凡人素禀阴分不足，或肝经血少，而偶感风寒者；或感邪不深，可兼补而散者；或病后产后感冒，有不得不从解散，而血气虚弱不能外达者，宜此主之。

柴胡二、三钱　芍药一钱半　炙甘草一钱　陈皮一钱　生姜三、五片　当归二钱。溏泄者，易以熟地

水一盅半，煎七、八分，温服。如微寒咳呕者，加半夏一、二钱。

四柴胡饮四　四为金数，从气分也。凡人元气不足，或忍饥劳倦，而外感风寒，或六脉紧数微细，正不胜邪等证，必须培助元气，兼之解散，庶可保全，宜此主之。若但知散邪，不顾根本，未有不元气先败者，察之，慎之！

柴胡一、二、三钱　炙甘草一钱　生姜三、五、七片　当归二、三钱，泻者少用　人参二、三钱或五、七钱，酌而用之

水二盅，煎七、八分，温服。如胸膈滞闷者，加陈皮一钱。

五柴胡饮五　五为土数，从脾胃也。脾土为五脏之本，凡中气不足而外邪有不散者，非此不可。此与四柴胡饮相表里，但四柴胡饮止调气分，此则兼培血气以逐寒邪，尤切于时用者也，神效不可尽述。凡伤寒疟疾痘疮，皆所宜用。

柴胡一、二、三钱　当归二、三钱　熟地三、五钱　白术二、三钱　芍药钱半，炒用　炙甘草一钱　陈皮酌用，或不必用

水一盅半，煎七分，食远热服。寒胜无火者，减芍药，加生姜三、五、七片，或炮干姜一、二钱，或再加桂枝一、二钱则更妙；脾滞者，减白术；气虚者，加人参随宜；腰痛者，加杜仲；头痛者，加川芎；劳倦伤脾阳虚者，加升麻一钱。

正柴胡饮六　凡外感风寒，发热恶寒，头疼身痛，痎疟初起等证，凡血气平和，宜从平散者，此方主之。

柴胡一、二、三钱　防风一钱　陈皮一钱半　芍药二钱　甘草一钱　生姜三、五片

一盅半，煎七、八分，热服。如头痛者，加川芎一钱；如热而兼渴者，加葛根一、二钱；如呕恶者，加半夏一钱五分；如湿胜者，加苍术一钱；如胸腹有微滞者，加厚朴一钱；如寒气胜而邪不易解者，加麻黄一、二、三钱，去浮沫服之，或苏

叶亦可。

麻桂饮七　治伤寒瘟疫阴暑疟疾，凡阴寒气胜而邪有不能散者，非此不可。无论诸经四季，凡有是证，即宜是药，勿谓夏月不可用也。不必厚盖，但取津津微汗透彻为度。此实麻黄、桂枝二汤之变方，而其神效则大有超出二方者，不可不为细察。

官桂一、二钱　当归三、四钱　炙甘草一钱　陈皮随宜用，或不用亦可　麻黄二、三钱

水一盅半，加生姜五、七片或十片，煎八分，去浮沫，不拘时服。若阴气不足者，加熟地黄三、五钱；若三阳并病者，加柴胡二、三钱；若元气大虚，阴邪难解者，当以大温中饮更迭为用。

大温中饮八　凡患阳虚伤寒，及一切四时劳倦寒疫阴暑之气，身虽炽热，时犹畏寒，即在夏月，亦欲衣披覆盖，或喜热汤，或兼呕恶泄泻，但六脉无力，肩背怯寒，邪气不能外达等证。此元阳大虚，正不胜邪之候。若非峻补托散，则寒邪日深，必致不救，温中自可散寒，即此方也。服后畏寒悉除，觉有躁热，乃阳回作汗佳兆，不可疑之畏之。此外，凡以素禀薄弱之辈，或感阴邪时疫，发热困倦，虽未见如前阴证，而热邪未甚者，但于初感时，即速用此饮，连进二、三服，无不随药随愈，真神剂也。此方宜与理阴煎、麻桂饮相参用。

熟地三、五、七钱　冬白术三、五钱　当归三、五钱，如泄泻者，不宜用，或以山药代之　人参二、三钱，甚者一两，或不用亦可　炙甘草一钱　柴胡二、三、四钱　麻黄一、二、三钱　肉桂一、二钱　干姜炒熟，一、二钱，或用煨生姜三、五、七片亦可

水二盅，煎七分，去浮沫，温服，或略盖取微汗。如气虚，加黄芪二、三钱；如寒甚阳虚者，加制附子一、二钱；头痛，加川芎或白芷、细辛；阳虚气陷，加升麻；如肚腹泄泻，宜少减柴胡，加防风、细辛亦可。尝见伤寒之治，惟仲景能知

温散，如麻黄、桂枝等汤是也；亦知补气而散，如小柴胡之属是也。至若阳根于阴，汗化于液，从补血而散，而云腾致雨之妙，则仲景犹所未及，故予制此方，乃邪从营解第一义也，其功难悉，所当深察。

柴陈煎九　治伤风兼寒，咳嗽发热，痞满多痰等证。

柴胡二、三钱　陈皮一钱半　半夏二钱　茯苓二钱　甘草一钱　生姜三、五、七片

水一盅半，煎七分，食远温服。如寒胜者，加细辛七、八分；如风胜气滞者，加苏叶一钱五分；如冬月寒甚者，加麻黄一钱五分；气逆多嗽者，加杏仁一钱；痞满气滞者，加白芥子五、七分。

柴芩煎十　治伤寒表邪未解，外内俱热，泻痢烦渴喜冷，气壮脉滑数者，宜此主之。及疟痢并行，内热去血，兼表邪发黄等证。

柴胡二、三钱　黄芩　栀子　泽泻　木通各二钱　枳壳一钱五分

水二盅，煎八分，温服。如疟痢并行，鲜血纯血者，加芍药二钱，甘草一钱；如湿胜气陷者，加防风一钱。

柴苓饮十一　治风湿发黄，发热身痛，脉紧，表里俱病，小水不利，中寒泄泻等证。

柴胡二、三钱　猪苓　茯苓　泽泻各二钱　白术二、三钱　肉桂一、二、三钱

水一盅半，煎服。如寒邪胜者，加生姜三、五片；如汗出热不退者，加芍药一、二钱

柴胡白虎煎十二　治阳明温热，表邪不解等证。

柴胡二钱　石膏三钱　黄芩二钱　麦冬二钱　细甘草七分

水一盅半，加竹叶二十片，煎服。

归葛饮十三　治阳明温暑时证，大热大渴，津液枯涸，阴虚不能作汗等证。

当归三、五钱　干葛二、三钱

水二盅，煎一盅，以冷水浸凉，徐徐服之，得汗即解。

柴葛煎十四　方在因阵十八

治瘟毒表里俱热。

秘传走马通圣散十五　治伤寒阴邪初感等证。此方宜用于仓卒之时，其有质强而寒甚者俱可用。

麻黄　炙甘草各一两　雄黄二钱

上为细末。每服一钱，热酒下，即汗。或加川芎二钱。

秘传白犀丹十六　发散外感瘟疫痈毒等证。

白犀角　麻黄去节　山慈菇　玄明粉　血竭　甘草各一钱　雄黄八分

上共为末，用老姜汁拌丸，如枣核大，外以红枣去核，将药填入枣内，用薄纸裹十五层，入砂锅内炒令烟尽为度，取出去枣肉，每药一钱，入冰片一分，麝香半分，研极细，瓷罐收贮。用时以角簪蘸麻油粘药点眼大角。轻者只点眼角，重者仍用些须吹鼻，男先左，女先右，吹点皆同。如病甚者，先吹鼻，后点眼。点后蜷足坐起，用被齐项暖盖半炷香时，自当汗出邪解。如汗不得出，或汗不下达至腰者不治。

又一制法　将前药用姜汁拌作二丸，以乌金纸两层包定，外捣红枣肉如泥，包药外约半指厚，晒干，入砂锅内，再覆以砂盆，用盐泥固缝，但留一小孔以候烟色，乃上下加炭火，先文后武，待五色烟尽，取出去枣肉，每煅过药一钱，止加冰片二分，不用麝香。忌生冷、面食、鱼腥、七情。

上药，凡伤寒瘟疫，及小儿痘毒壅闭，痈毒，吼喘，及阴毒冷气攻心，或妇人吹乳，或眼目肿痛，鼻壅闭塞，并皆治之。

归柴饮十七　治营虚不能作汗，及真阴不足，外感寒邪难解者，此神方也。如大便多溏者，以冬术代当归亦佳。

当归一两　柴胡五钱　炙甘草八分

水一盅半，煎服。或加生姜三、五片。或加陈皮一钱。或加人参。

寒　　阵

保阴煎一　治男妇带浊遗淋，色赤带血，脉滑多热，便血不止，及血崩血淋，或经期太早，凡一切阴虚内热动血等证。

生地　熟地　芍药各二钱　山药　川续断　黄芩　黄柏各一钱半　生甘草一钱

水二盅，煎七分，食远温服。如小水多热，或兼怒火动血者，加焦栀子一、二钱；如夜热身热，加地骨皮一钱五分；如肺热多汗者，加麦冬、枣仁；如血热甚者，加黄连一钱五分；如血虚血滞，筋骨肿痛者，加当归二、三钱；如气滞而痛，去熟地，加陈皮、青皮、丹皮、香附之属；如血脱血滑，及便血久不止者，加地榆一、二钱，或乌梅一、二个，或百药煎一、二钱，文蛤亦可；如少年，或血气正盛者，不必用熟地、山药；如肢节筋骨疼痛或肿者，加秦艽、丹皮各一、二钱。

加减一阴煎二　方在补阵九。治水亏火胜之甚者。

抽薪饮三　治诸凡火炽盛而不宜补者。

黄芩　石斛　木通　栀子炒　黄柏各一、二钱　枳壳钱半　泽泻钱半　细甘草三分

水一盅半，煎七分，食远温服。内热甚者，冷服更佳。如热在经络肌肤者，加连翘、天花粉以解之；热在血分大小肠者，加槐蕊、黄连以清之；热在阳明头面，或躁烦便实者，加生石膏以降之；热在下焦，小水痛涩者，加草龙胆、车前以利之；热在阴分，津液不足者，加门冬、生地、芍药之类以滋之；热在肠胃实结者，加大黄、芒硝以通之。

徙薪饮四　治三焦凡火，一切内热，渐觉而未甚者，先宜清以此剂。其甚者，宜抽薪饮。

陈皮八分　黄芩二钱　麦冬　芍药　黄柏　茯苓　牡丹皮各一钱半

水一盅半，煎七分，食远温服。如多郁气逆伤肝，胁肋疼痛，或致动血者，加青皮、栀子。

大分清饮五　治积热闭结，小水不利，或致腰腿下部极痛，或湿热下利，黄疸，溺血，邪热蓄血，腹痛淋闭等证。

茯苓　泽泻　木通各二钱　猪苓　栀子或倍之　枳壳　车前子各一钱

水一盅半，煎八分，食远温服。如内热甚者，加黄芩、黄柏、草龙胆之属；如大便坚硬胀满者，加大黄二、三钱；如黄疸小水不利，热甚者，加茵陈二钱；如邪热蓄血腹痛者，加红花、青皮各一钱五分。

清流饮六　治阴虚挟热泻痢，或发热，或喜冷，或下纯红鲜血，或小水痛赤等证。

生地　芍药　茯苓　泽泻各二钱　当归一、二钱　甘草一钱　黄芩　黄连各半钱　枳壳一钱

水一盅半，煎服。如热甚者，加黄柏；小水热痛者，加栀子。

化阴煎七　治水亏阴涸，阳火有余，小便癃闭，淋浊疼痛等证。

生地黄　熟地黄　牛膝　猪苓　泽泻　生黄柏　生知母各二钱　绿豆三钱　龙胆草钱半　车前子一钱

水二盅，加食盐少许，用文武火煎八分，食前温服，或冷服。若水亏居多，而阴气大有不足者，可递加熟地黄，即用至一、二两亦可。

茵陈饮八　治挟热泄泻热痢，口渴喜冷，小水不利，黄疸湿热闭涩等证。

茵陈　焦栀子　泽泻　青皮各三钱　甘草一钱　甘菊花二钱

用水三、四盅，煎两盅，不时陆续饮之。治热泻者，一服

可愈。

清膈煎九　治痰因火动，气壅喘满，内热烦渴等证。

陈皮钱半　贝母二、三钱，微敲破　胆星一、二钱　海石二钱　白芥子五、七分　木通二钱

水一盅半，煎七分，温服。如火盛痰不降者，加童便一小盅；如渴甚者，加天花粉一钱；如热及下焦，小水不利者，加栀子一钱半；如热在上焦，头面红赤，烦渴喜冷者，加生石膏二、三钱；如痰火上壅而小水不利者，加泽泻一、二钱；如痰火闭结，大便不通而兼胀满者，加大黄数钱，或朴硝一、二钱，酌宜用之。

化肝煎十　治怒气伤肝，因而气逆动火，致为烦热胁痛，胀满动血等证。

青皮　陈皮各二钱　芍药二钱　丹皮　栀子炒　泽泻各钱半，如血见下部者，以甘草代之　土贝母二、三钱

水一盅半，煎七、八分，食远温服。如大便下血者，加地榆；小便下血者，加木通，各一钱五分；如兼寒热，加柴胡一钱；如火盛，加黄芩一、二钱；如胁腹胀痛，加白芥子一钱；胀滞多者，勿用芍药。

安胃饮十一　治胃火上冲，呃逆不止。

陈皮　山楂　麦芽　木通　泽泻　黄芩　石斛

水一盅半，煎七分，食远服。如胃火热甚，脉滑实者，加石膏。

玉女煎十二　治水亏火盛，六脉浮洪滑大，少阴不足，阳明有余，烦热干渴，头痛牙疼，失血等证，如神如神。若大便溏泄者，乃非所宜。

生石膏三、五钱　熟地三、五钱或一两　麦冬二钱　知母　牛膝各钱半

水一盅半，煎七分，温服或冷服。如火之盛极者，加栀子、地骨皮之属亦可；如多汗多渴者，加北五味十四粒；如小

水不利，或火不能降者，加泽泻一钱五分，或茯苓亦可；如金水俱亏，因精损气者，加人参二、三钱尤妙。

太清饮十三　治胃火烦热，狂斑呕吐等证。可与白虎汤出入酌用。

知母　石斛　木通各一钱半　石膏生用，五、七钱

水一盅半，煎七分，温服或冷服。或加麦门冬。

绿豆饮十四　凡热毒劳热，诸火热极不能退者，用此最妙。

用绿豆不拘多寡，宽汤煮糜烂，入盐少许，或蜜亦可。待冰冷，或厚或稀或汤，任意饮食之，日或三、四次不拘。此物性非苦寒，不伤脾气，且善于解毒除烦，退热止渴，大利小水，乃浅易中之最佳最捷者也。若火盛口甘，不宜厚味，但略煮半熟，清汤冷饮之，尤善除烦清火。

玉泉散十五　亦名一六甘露散。治阳明内热，烦渴头痛，二便闭结，温疫斑黄，及热痰喘嗽等证。此益元散之变方也，其功倍之。

石膏六两，生用　粉甘草一两

上为极细末。每服一、二、三钱，新汲水或热汤，或人参汤调下。此方加朱砂三钱亦妙。

雪梨浆十六　解烦热，退阴火，此生津止渴之妙剂也。

用清香甘美大梨，削去皮，别用大碗盛清冷甘泉，将梨薄切浸于水中，少顷，水必甘美，但频饮其水，勿食其柤，退阴火极速也。

滋阴八味丸十七　治阴虚火盛，下焦湿热等证。此方变丸为汤，即名滋阴八味煎。

山药四两　丹皮三两　白茯苓三两　山茱萸肉，四两　泽泻三两　黄柏盐水炒，三两　熟地黄八两，蒸捣　知母盐水炒，三两

上加炼蜜捣丸，梧桐子大。或空心，或午前，用滚白汤，或淡盐汤送下百余丸。

约阴丸十八　治妇人血海有热，经脉先期或过多者，或兼肾火而带浊不止，及男妇大肠血热便红等证。

当归　白术炒　芍药酒炒　生地　茯苓　地榆　黄芩　白石脂醋煅淬　北五味　丹参　川续断各等分

上为末，炼蜜丸服。火甚者，倍用黄芩；兼肝肾之火甚者，仍加知母、黄柏各等分；大肠血热便红者，加黄连、防风各等分。

服蛮煎十九　此方性味极轻极清，善入心肝二脏，行滞气，开郁结，通神明，养正除邪，大有奇妙。

生地　麦门冬　芍药　石菖蒲　石斛　川丹皮极香者　茯神各二钱　陈皮一钱　木通　知母各一钱半

水一盅半，煎七分，食远服。如痰胜多郁者，加贝母二钱；痰盛兼火者，加胆星一钱五分；阳明火盛，内热狂叫者，加石膏二、三钱；便结胀满多热者，玄明粉二、三钱调服，或暂加大黄亦可；气虚神困者，加人参随宜。

约营煎二十　治血热便血，无论脾胃、小肠、大肠、膀胱等证，皆宜用此。

生地　芍药　甘草　续断　地榆　黄芩　槐花　荆芥穗炒焦　乌梅二个

水一盅半，煎七分，食前服。如下焦火盛者，可加栀子、黄连、龙胆草之属；如气虚者，可加人参、白术；如气陷者，加升麻、防风。

热　阵

四味回阳饮一　治元阳虚脱，危在顷刻者。

人参一、二两　制附子二、三钱　炙甘草一、二钱　炮干姜二、三钱

水二盅，武火煎七、八分，温服，徐徐饮之。

六味回阳饮二　治阴阳将脱等证。

人参一、二两或数钱　制附子二、三钱　炮干姜二、三钱　炙甘草一钱　熟地五钱，或一两　当归身三钱，如泄泻者，或血动者，以冬术易之，多多益善

水二盅，武火煎七、八分，温服。如肉振汗多者，加炙黄芪四、五钱或一两，或冬白术三、五钱；如泄泻者，加乌梅二枚，或北五味二十粒亦可；如虚阳上浮者，加茯苓二钱；如肝经郁滞者，加肉桂二、三钱。

理阴煎三　此理中汤之变方也。凡脾肾中虚等证，宜刚燥者，当用理中、六君之类；宜温润者，当用理阴、大营之类。欲知调补，当先察此。此方通治真阴虚弱，胀满呕哕，痰饮恶心，吐泻腹痛，妇人经迟血滞等证。又凡真阴不足，或素多劳倦之辈，因而忽感寒邪，不能解散，或发热，或头身疼痛，或面赤舌焦，或虽渴而不喜冷饮，或背心肢体畏寒，但脉见无力者，悉是假热之证，若用寒凉攻之必死，宜速用此汤，照后加减以温补阴分，托散表邪。连进数服，使阴气渐充，则汗从阴达，而寒邪不攻自散，此最切于时用者也，神效不可尽述。

熟地三、五、七钱或一、二两　当归二、三钱或五、七钱　炙甘草一、二钱　干姜炒黄色，一、二、三钱　或加肉桂一、二钱

水二盅，煎七、八分，热服。此方加附子，即名附子理阴煎；再加人参，即名六味回阳饮。治命门火衰，阴中无阳等证。若风寒外感，邪未入深，但见发热身痛，脉数不洪，凡内无火证，素禀不足者，但用此汤加柴胡一钱半或二钱，连进一、二服，其效如神；若寒凝阴盛而邪有难解者，必加麻黄一、二钱，放心用之，或不用柴胡亦可，恐其清利也。此寒邪初感温散第一方，惟仲景独知此义。第仲景之温散，首用麻黄、桂枝二汤，余之温散，即以理阴煎及大温中饮为增减，此虽一从阳分，一从阴分，其迹若异，然一逐于外，一托于内，而用温则一也。学者当因所宜，酌而用之。若阴胜之时，外感

寒邪，脉细恶寒，或背畏寒者，乃太阳少阴证也，加细辛一、二钱，甚者再加附子一、二钱，真神剂也。或并加柴胡以助之亦可。若阴虚火盛，其有内热不宜用温，而气血俱虚，邪不能解者，宜去姜、桂，单以三味加减与之，或只加人参亦可。若治脾肾两虚，水泛为痰，或呕或胀者，于前方加茯苓一钱半，或加白芥子五分以行之；若泄泻不止及肾泄者，少用当归，或并去之，加山药、扁豆、吴茱萸、破故纸、肉豆蔻、附子之属；若腰腹有痛，加杜仲、枸杞；若腹有胀滞疼痛，加陈皮、木香、砂仁之属。

养中煎四　治中气虚寒，为呕为泄者。

人参一、二、三钱　山药炒，二钱　白扁豆炒，二、三钱　炙甘草一钱　茯苓二钱　干姜炒黄，一、二钱

水二盅，煎七分，食远温服。如嗳腐气滞者，加陈皮一钱，或砂仁四分；如胃中空虚觉馁者，加熟地三、五钱。

温胃散五　治中寒呕吐，吞酸泄泻，不思饮食，及妇人脏寒呕恶，胎气不安等证。

人参一、二、三钱，或一两　白术炒，一、二钱，或一两　扁豆二钱，炒　陈皮一钱，或不用　干姜炒焦，一、二、三钱　炙甘草一钱　当归一、二钱，滑泄者勿用

水二盅，煎七分，食远温服。如下寒带浊者，加破故纸一钱；如气滞或兼胸腹痛者，加藿香、丁香、木香、白豆蔻、砂仁、白芥子之属；如兼外邪及肝肾之病者，加桂枝、肉桂，甚者加柴胡；如脾气陷而身热者，加升麻五、七分；如水泛为痰而胸腹痞满者，加茯苓一、二钱；如脾胃虚极，大呕大吐不能止者，倍用参、术，仍加胡椒二、三分许，煎熟徐徐服之。

五君子煎六　治脾胃虚寒，呕吐泄泻而兼湿者。

人参二、三钱　白术　茯苓各二钱　炙甘草一钱　干姜炒黄，一、二钱

水一盅半，煎服。

六味异功煎七　治证同前而兼微滞者。

即前方加陈皮一钱。此即五味异功散加干姜也。

参姜饮八　治脾肺胃气虚寒，呕吐咳嗽气短，小儿吐乳等证。

人参三、五钱或倍之　炙甘草三、五分　干姜炮，五分或一、二钱，或用煨生姜三、五片

水一盅半，煎七、八分，徐徐服之。此方或陈皮，或荜茇，或茯苓，皆可酌而佐之。

胃关煎九　治脾肾虚寒作泻，或甚至久泻，腹痛不止，冷痢等证。

熟地三、五钱，或一两　山药炒，二钱　白扁豆炒，二钱　炙甘草一、二钱　焦干姜一、二、三钱　吴茱萸制，五、七分　白术炒，一、二、三钱

水二盅，煎七分，食远温服。泻甚者，加肉豆蔻一、二钱，面炒用，或破故纸亦可；气虚势甚者，加人参随宜用；阳虚下脱不固者，加制附子一、二、三钱；腹痛甚者，加木香七、八分，或加厚朴八分；滞痛不通者，加当归二、三钱；滑脱不禁者，加乌梅二个，或北五味子二十粒；若肝邪侮脾者，加肉桂一、二钱。

佐关煎十　治生冷伤脾，泻痢未久，肾气未损者，宜用此汤以去寒湿，安脾胃。此胃关煎之佐者也。

厚朴炒，一钱　陈皮炒，一钱　山药炒，二钱　扁豆炒，二钱　炙甘草七分　猪苓二钱　泽泻二钱　干姜炒，一、二钱　肉桂一、二钱

水一盅半，煎服。如腹痛甚者，加木香三、五分，或吴茱萸亦可；如泻甚不止者，或破故纸，或肉豆蔻，皆可加用。

抑扶煎十一　治气冷阴寒，或暴伤生冷致成泻痢，凡初起血气未衰，脾肾未败，或胀痛，或呕恶，皆宜先用此汤。此胃关煎表里药也，宜察虚实用之。其有寒湿伤脏，霍乱邪实者，

最宜用此。

厚朴　陈皮　乌药各一钱五分　猪苓二钱　泽泻二钱　炙甘草一钱　干姜炮，一、二钱　吴茱萸制，五、七分

水一盅半，煎七分，食远温服。如气滞痛甚者，加木香五、七分，或砂仁亦可；如血虚多痛者，加当归二钱；如寒湿胜者，加苍术一钱半。

四维散十二　治脾肾虚寒，滑脱之甚，或泄痢不能止，或气虚下陷，二阴血脱不能禁者，无出此方之右。

人参一两　制附子二钱　干姜炒黄，二钱　炙甘草一、二钱　乌梅肉五分或一钱，酌其味之微甚，随病人之意而用之。或不用此，即四味回阳饮也。

上为末，和匀，用水拌湿，蒸一饭顷，取起烘干，再为末。每服一、二钱，温汤调下。

镇阴煎十三　治阴虚于下，格阳于上，则真阳失守，血随而溢，以致大吐大衄，六脉细脱，手足厥冷，危在顷刻而血不能止者，速宜用此，使孤阳有归，则血自安也。如治格阳喉痹上热者，当以此汤冷服。

熟地一、二两　牛膝二钱　炙甘草一钱　泽泻一钱半　肉桂一、二钱　制附子五、七分，或一、二、三钱

水二盅，速煎服。如兼呕恶者，加干姜炒黄一、二钱；如气脱倦言而脉弱极者，宜速速多加人参，随宜用之。

归气饮十四　治气逆不顺，呃逆呕吐，或寒中脾肾等证。

熟地三、五钱　茯苓二钱　扁豆二钱　干姜炮　丁香　陈皮各一钱　藿香一钱五分　炙甘草八分

水一盅半，煎七分，食远温服。中气寒甚者，加制附子；肝肾寒者，加吴茱萸、肉桂，或加当归。

暖肝煎十五　治肝肾阴寒，小腹疼痛，疝气等证。

当归二、三钱　枸杞三钱　茯苓二钱　小茴香二钱　肉桂一、二钱　乌药二钱　沉香一钱，或木香亦可

水一盅半，加生姜三、五片，煎七分，食远温服。如寒甚者，加吴茱萸、干姜；再甚者，加附子。

寿脾煎十六　一名摄营煎。治脾虚不能摄血等证。凡忧思郁怒积劳，及误用攻伐等药，犯损脾阴，以致中气亏陷，神魂不宁，大便脱血不止，或妇人无火崩淋等证，凡兼呕恶，尤为危候，速宜用此，单救脾气，则统摄固而血自归源。此归脾汤之变方，其效如神。若犯此证而再用寒凉，则胃气必脱，无不即毙者。

白术二、三钱　当归二钱　山药二钱　炙甘草一钱　枣仁钱半　远志制，三、五分　干姜炮，一、二、三钱　莲肉去心，炒，二十粒　人参随宜一、二钱，急者用一两

水二盅，煎服。如血未止，加乌梅二个，凡畏酸者不可用，或加地榆一钱半亦可；滑脱不禁者，加醋炒文蛤一钱；下焦虚滑不禁，加鹿角霜二钱为末，搅入药中服之；气虚甚者，加炙黄芪二、三钱；气陷而坠者，加炒升麻五、七分，或白芷亦可；兼溏泄者，加补骨脂一钱，炒用；阳虚畏寒者，加制附子一、二、三钱；血去过多，阴虚气馁，心跳不宁者，加熟地七、八钱，或一、二两。

三气饮十七　治血气亏损，风寒湿三气乘虚内侵，筋骨历节痹痛之极，及痢后鹤膝风痛等证。

当归　枸杞　杜仲各二钱　熟地三钱，或五钱　牛膝　茯苓　芍药酒炒　肉桂各一钱　北细辛或代以独活　白芷　炙甘草各一钱　附子随宜一、二钱

水二盅，加生姜三片，煎服。如气虚者，加人参、白术随宜；风寒胜者，加麻黄一、二钱。此饮亦可浸酒，大约每药一斤，可用烧酒六、七升，浸十余日，徐徐服之。

五德丸十八　治脾肾虚寒，飧泄鹜溏等证，或暴伤生冷，或受时气寒湿，或酒湿伤脾，腹痛作泄，或饮食失宜，呕恶痛泄，无火等证。

补骨脂四两，酒炒　吴茱萸制，二两　木香二两　干姜四两，炒　北五味二两，或以肉豆蔻代之，面炒用。或用乌药亦可

汤浸蒸饼丸，桐子大。每服六、七十丸，甚者百余丸，滚白汤或人参汤，或米汤俱可下。腹痛多呕者，加胡椒二两更妙。

七德丸十九　治生冷伤脾，初患泻痢，腹胀疼痛，凡年壮气血未衰，及寒湿食滞，凡宜和胃者，无不神效。此即佐关煎之偏裨也。

台乌药　吴茱萸制　干姜炒黄　苍术炒，各二两　木香　茯苓各一两　补骨脂炒，四两

神曲糊丸，桐子大。每服七、八十丸，或百丸，滚白汤送下。

复阳丹二十　治阴寒呕吐泄泻，腹痛寒疝等证。

附子制　炮姜　胡椒　北五味炒　炙甘草各一两　白面二两，炒熟

上为末，和匀，入温汤捣丸，桐子大。每服一钱，随证用药引送下。

黄芽丸二一　治脾胃虚寒，或饮食不化，或时多胀满泄泻，吞酸呕吐等证。此药随身常用甚妙。

人参二两　焦干姜三钱

炼白蜜为丸，芡实大。常嚼服之。

一气丹二二　治脾肾虚寒，不时易泻腹痛，阳痿怯寒等证。此即参附汤之变方也。

人参　制附子各等分

炼白蜜丸，如绿豆大。每用滚白汤送下三、五分，或一钱。凡药饵不便之处，或在途次，随带此丹最妙。

九气丹二三　治脾肾虚寒如五德丸之甚者。

熟地八两　制附子四两　肉豆蔻面炒，二两　焦姜　吴茱萸　补骨脂酒炒　荜茇炒　五味子炒，各二两　粉甘草炒，一两

炼白蜜为丸，或山药糊丸，如桐子大。每服六、七十丸、或百丸，滚白汤下。如气虚者，加人参，或二两，或四两，尤妙甚。

温脏丸二四　治诸虫积既逐而复生者，多由脏气虚寒，宜健脾胃以杜其源，此方主之。

人参随宜用，无亦可　白术米泔浸炒　当归各四两　芍药酒炒焦　茯苓　川椒去合口者，炒出汗　细榧肉　使君子煨，取肉　槟榔各二两　干姜炮　吴茱萸汤泡一宿，炒，各一两

上为末，神曲糊为丸，桐子大。每服五、七十丸，或百丸，饥时白汤下。如脏寒者，加制附子一、二两；脏热者，加黄连一、二两。

圣术煎二五　治饮食偶伤，或吐或泻，胸膈痞闷，或胁肋疼痛，或过用克伐等药，致伤脏气，有同前证而脉无力，气怯神倦者，速宜用此，不得因其虚痞虚胀而畏用白术，此中虚实之机，贵乎神悟也。若痛胀觉甚者，即以此煎送神香散最妙。若用治寒湿泻痢呕吐，尤为圣药。

白术用冬术味甘佳者，五、六、七、八钱，炒，或一、二两　干姜炒　肉桂各一、二钱　陈皮酌用，或不用

水一盅半，煎七分，温热服。若治虚寒泻痢呕吐等证，则人参、炙甘草之类，当任意加用；若治中虚感寒，则麻黄、柴胡亦任意加用。

固　阵

秘元煎一　治遗精带浊等病。此方专主心脾。

远志八分，炒　山药二钱，炒　芡实二钱，炒　枣仁炒，捣碎，二钱　白术炒　茯苓各钱半　炙甘草一钱　人参一、二钱　五味十四粒，畏酸者去之　金樱子去核，二钱

水二盅，煎七分，食远服。此治久遗无火，不痛而滑者，

乃可用之。如尚有火觉热者，加苦参一、二钱；如气大虚者，加黄芪一、二、三钱。

固阴煎二　治阴虚滑泄，带浊淋遗，及经水因虚不固等证。此方专主肝肾。

人参随宜　熟地三、五钱　山药炒，二钱　山茱萸一钱半　远志七分，炒　炙甘草一、二钱　五味十四粒　菟丝子炒香，二、三钱

水二盅，煎七分，食远温服。如虚滑遗甚者，加金樱子肉二、三钱，或醋炒文蛤一钱，或乌梅二个；如阴虚微热而经血不固者，加川续断二钱；如下焦阳气不足，而兼腹痛溏泄者，加补骨脂、吴茱萸之类，随宜用之；如肝肾血虚，小腹痛而血不归经者，加当归二、三钱。如脾虚多湿，或兼呕恶者，加白术一、二钱；如气陷不固者，加炒升麻一钱；如兼心虚不眠，或多汗者，加枣仁二钱，炒用。

菟丝煎三　治心脾气弱，凡遇思虑劳倦即苦遗精者，宜此主之。

人参二、三钱　山药炒，二钱　当归钱半　菟丝子制炒，四、五钱　枣仁炒　茯苓各钱半　炙甘草一钱或五分　远志制，四分　鹿角霜为末，每服加入四、五匙

上用水一盅半，煎成，加鹿角霜末调服，食前。或加白术一、二钱。

惜红煎四　治妇人经血不固，崩漏不止，及肠风下血等证。

白术　山药　炙甘草　地榆　续断炒　芍药炒　北五味十四粒　荆芥穗炒　乌梅二枚

水一盅半，煎七分，食远服。如火盛者，加黄连、黄芩；如脾虚兼寒，脾泄者，加破故纸、人参。

苓术菟丝丸五　治脾肾虚损，不能收摄，以致梦遗精滑困倦等证。

白茯苓　白术米泔洗，炒　莲肉去心，各四两　五味二两，酒蒸　山药炒，二两　杜仲酒炒，三两　炙甘草五钱　菟丝子用好水淘净，入陈酒浸一日，文火煮极烂，捣为饼，焙干为末，十两

上用山药末以陈酒煮糊为丸，桐子大。空心鲜开水或酒下百余丸。如气虚神倦，不能收摄者，加人参三、四两尤妙。

固真丸六　治梦遗精滑。

菟丝子一斤，淘洗净，用好酒浸三日，煮极熟，捣膏，晒干。或用净白布包蒸亦佳　牡蛎煅，四两　金樱子去子，蒸熟，四两　茯苓酒拌蒸晒，四两

上蜜丸，空心好酒送下三钱，或盐汤亦可。

粘米固肠糕七　治脾胃虚寒，或因食滞气滞，腹痛泄泻久不止者，多服自效。

用白糯米滚汤淘洗，炒香熟为粉，每粉一两，加干姜末炒熟者二分半，白糖二钱，拌匀，于饥时用滚水调服一、二两。如有微滞者，加陈皮炒末二分，或砂仁末一分俱妙。一法用陈老米粉亦妙。此与古方固类四九泄泻经验方大同小异，并补阵养元粉略同。

玉关丸八　治肠风血脱，崩漏带浊不固，诸药难效者，宜用此丸兼煎药治之。及泻痢滑泄不能止者，亦宜用此。

白面炒熟，四两　枯矾二两　文蛤醋炒黑，二两　北五味一两，炒　诃子二两，半生半炒

上为末，用熟汤和丸，梧子大。以温补脾肾等药随证加减煎汤送下，或人参汤亦可。如血热妄行者，以凉药送下。

巩堤丸九　治膀胱不藏，水泉不止，命门火衰，小水不禁等证。

熟地二两　菟丝子酒煮，二两　白术炒，二两　北五味　益智仁酒炒　故纸酒炒　附子制　茯苓　家韭子炒，各一两

上为末，山药糊丸，如桐子大。每服百余丸，空心滚汤，或温酒下。如兼气虚，必加人参一、二两更妙。

敦阜糕十　治久泻久痢，肠滑不固妙方，及妇人带浊最佳。

白面炒黄，二两　冬白术炒黄，一两　破故纸炒，五钱

上共为末。临服时加白糖，随宜用清滚汤，食前调服如糕法。如胃寒者，每一两加干姜炒末五分或一钱；如气有不顺，或痛，或呕，每末一两，加丁香一钱；如滑泄不禁者，每两加粟壳末炒黄一钱。若以作丸，则宜三味等分用，即名敦阜丸。

因　阵

逍遥饮一　治妇人思郁过度，致伤心脾冲任之源，血气日枯，渐至经脉不调者。

当归二、三钱　芍药钱半　熟地三、五钱　枣仁二钱，炒　茯神钱半　远志制，三、五分　陈皮八分　炙甘草一钱

水二盅，煎七分，食远温服。如气虚者，加人参一、二钱；如经水过期兼痛滞者，加酒炒香附一、二钱。

决津煎二　治妇人血虚经滞，不能流畅而痛极者，当以水济水，若江河一决而积垢皆去，宜用此汤，随证加减主之。此用补为泻之神剂也，如气虚者，宜少用香、陈之类，甚者不用亦可。

当归三、五钱，或一两　泽泻一钱半　牛膝二钱　肉桂一、二、三钱　熟地二、三钱或五、七钱，或不用亦可　乌药一钱，如气虚者，不用亦可

水二盅，煎七、八分，食前服。如呕恶者，加焦姜一、二钱；如阴滞不行者，非加附子不可；如气滞而痛胀者，加香附一、二钱，或木香七、八分；如血滞血涩者，加酒炒红花一、二钱；如小腹不暖而痛极者，加吴茱萸七、八分；如大便结涩者，加肉苁蓉一、二、三钱，微者以山楂代之。

五物煎三　治妇人血虚凝滞，蓄积不行，小腹痛急，产难

经滞，及痘疮血虚寒滞等证，神效。此即四物汤加肉桂也。

当归三、五、七钱　熟地三、四钱　芍药二钱，酒炒　川芎一钱　肉桂一、二、三钱

水一盅半，煎服。兼胃寒或呕恶者，加干姜炮用；水道不利，加泽泻或猪苓；气滞者，加香附或丁香、木香、砂仁、乌药；阴虚疝痛者，加小茴香；血瘀不行，脐下若覆杯，渐成积块者，加桃仁或酒炒红花；痘疮血虚寒胜，寒邪在表者，加细辛、麻黄、柴胡、紫苏之属。

调经饮四　治妇人经脉阻滞，气逆不调，多痛而实者。

当归三、五钱　牛膝二钱　山楂一、二钱　香附二钱　青皮　茯苓各一钱半

水二盅，煎七分，食远服。如因不避生冷而寒滞其血者，加肉桂、吴茱萸之类；如兼胀闷者，加厚朴一钱，或砂仁亦可；如气滞者，加乌药二钱，或痛在小腹者，加小茴香一钱半。

通瘀煎五　治妇人气滞血积，经脉不利，痛极拒按，及产后瘀血实痛，并男妇血逆血厥等证。

归尾三、五钱　山楂　香附　红花新者，炒黄，各二钱　乌药一、二钱　青皮钱半　木香七分　泽泻钱半

水二盅，煎七分，加酒一、二小盅，食前服。兼寒滞者，加肉桂一钱，或吴茱萸五分；火盛内热，血燥不行者，加炒栀子一、二钱；微热血虚者，加芍药二钱；血虚涩滞者，加牛膝；血瘀不行者，加桃仁三十粒，去皮尖用，或加苏木、玄胡索之类；瘀极而大便结燥者，加大黄一、二、三钱，或加芒硝、蓬术亦可。

胎元饮六　治妇女冲任失守，胎元不安不固者，随证加减用之。或间日，或二、三日，常服一、二剂。

人参随宜　当归　杜仲　芍药各二钱　熟地二、三钱　白术钱半　炙甘草一钱　陈皮七分，无滞者，不必用

水二盅，煎七分，食远服。如下元不固而多遗浊者，加山药、补骨脂、五味之类；如气分虚甚者，倍白术，加黄芪。但芪、术气浮，能滞胃口，倘胸膈有饱闷不快者，须慎用之；如虚而兼寒多呕者，加炮姜七、八分，或一、二钱；如虚而兼热者，加黄芩一钱五分，或加生地二钱，去杜仲；如阴虚小腹作痛，加枸杞二钱；如多怒气逆者，加香附无妨，或砂仁亦妙；如有所触而动血者，加川续断、阿胶各一、二钱；如呕吐不止，加半夏一、二钱，生姜三、五片。

固胎煎七　治肝脾多火多滞而屡堕胎者。

黄芩二钱　白术一、二钱　当归　芍药　阿胶各钱半　陈皮一钱　砂仁五分

水一盅半，煎服。

凉胎饮八　治胎气内热不安等证。

生地　芍药各二钱　黄芩　当归各一、二钱　甘草生，七分　枳壳　石斛各一钱　茯苓钱半

水一盅半，煎七分，食远温服。如热甚者，加黄柏一、二钱。

滑胎煎九　胎气临月，宜常服数剂，以使易生。

当归三、五钱　川芎七分　杜仲二钱　熟地三钱　枳壳七分　山药二钱

水二盅，煎八、九分，食煎温服。如气体虚弱者，加人参、白术，随宜用之；如便实多滞者，加牛膝一、二钱。

殿胞煎十　治产后儿枕疼痛等证如神。

当归五、七钱或一两　川芎　炙甘草各一钱　茯苓一钱　肉桂一、二钱或五、七分

水一盅，煎八分，热服。如脉细而寒或呕者，加干姜炒黄色一、二钱；如血热多火者，去肉桂，加酒炒芍药一、二钱；如脉弱阴虚者，加熟地三、五钱；如气滞者，加香附一、二钱，或乌药亦可；腰痛，加杜仲一、二钱。

脱花煎十一　凡临盆将产者，宜先服此药催生最佳，并治产难经日，或死胎不下俱妙。

当归七、八钱或一两　肉桂一、二钱或三钱　川芎　牛膝各二钱　车前子钱半　红花一钱，催生者，不用此味亦可

水二盅，煎八分，热服，或服后饮酒数杯亦妙。若胎死腹中，或坚滞不下者，加朴硝三、五钱即下；若气虚困剧者，加人参随宜；若阴虚者，必加熟地三、五钱。

九蜜煎十二　治产后阳气虚寒，或阴邪入脏，心腹疼痛，呕吐不食，四肢厥冷。此与大岩蜜汤略同而稍胜之。

当归　熟地各三钱　芍药酒炒焦　茯苓各钱半　炙甘草　干姜炒　肉桂　北细辛各一钱　吴茱萸制，五分

水二盅，煎服。

清化饮十三　治妇人产后因火发热，及血热妄行，阴亏诸火不清等证。

芍药　麦冬各二钱　丹皮　茯苓　黄芩　生地各二、三钱　石斛一钱

水一盅半，煎七分，食远温服。如觉骨蒸多汗者，加地骨皮一钱半；热甚而渴或头痛者，加石膏一、二、三钱；下热便涩者，加木通一、二钱，或黄柏、栀子皆可随证用之；如兼外邪发热，加柴胡一、二钱。愚案：丹溪云：芍药酸寒，大伐发生之气，产后忌用之。此亦言之过也。夫芍药之寒，不过于生血药中稍觉其清耳，非若芩、连辈之大苦大寒者也。使芍药犹忌如此，则他之更寒者，尤为不可用矣。余每见产家过慎者，或因太暖，或因年力方壮，而饮食药饵太补过度，以致产后动火者，病热极多。若尽以产后为虚，必须皆补，岂尽善哉！且芍药性清，微酸而收，最宜于阴气散失之证，岂不为产后之要药乎？不可不辨也。

毓麟珠十四　治妇人气血俱虚，经脉不调，或断续，或带浊，或腹痛，或腰酸，或饮食不甘，瘦弱不孕，服一、二斤即

可受胎。凡种子诸方，无以加此。

人参　白术土炒　茯苓　芍药酒炒，各二两　川芎　炙甘草各一两　当归　熟地蒸捣，各四两　菟丝子制，四两　杜仲酒炒　鹿角霜　川椒各二两

上为末，炼蜜丸，弹子大。每空心嚼服一、二丸，用酒或白汤送下，或为小丸吞服亦可。如男子制服，宜加枸杞、胡桃肉、鹿角胶、山药、山茱萸、巴戟肉各二两；如女人经迟腹痛，宜加酒炒破故、肉桂各一两，甚者再加吴茱萸五钱，汤泡一宿炒用；如带多腹痛，加破故一两，北五味五钱，或加龙骨一两，醋煅用；如子宫寒甚，或泄或痛，加制附子、炮干姜随宜；如多郁怒，气有不顺，而为胀为滞者，宜加酒炒香附二两，或甚者再加沉香五钱；如血热多火，经早内热者，加川续断、地骨皮各二两；或另以汤剂暂清其火，而后服此；或以汤引酌宜送下亦可。

赞育丹又十四　治阳痿精衰，虚寒无子等证妙方。

熟地八两，蒸捣　白术用冬术，八两　当归　枸杞各六两　杜仲酒炒　仙茅酒蒸一日　巴戟肉甘草汤炒　山茱萸　淫羊藿羊脂拌炒　肉苁蓉酒洗，去甲　韭子炒黄，各四两　蛇床子微炒　附子制　肉桂各二两

上炼蜜丸服。或加人参、鹿茸亦妙。

柴归饮十五　治痘疮初起，发热未退，无论是痘是邪，疑似之间，均宜用此平和养营之剂以为先着。有毒者可托，有邪者可散，实者不致助邪，虚者不致损气。凡阳明实热邪盛者，宜升麻葛根汤；如无实邪，则悉宜用此增减主之。

当归二、三钱　芍药或生或炒，一钱半　柴胡一钱或钱半　荆芥穗一钱　炙甘草七分或一钱

水一盅半，煎服。或加生姜三片。血热者，加生地；阴虚者，加熟地；气虚脉弱者，加人参；虚寒者，加炮姜、肉桂；火盛者，加黄芩；热渴者，加干葛；腹痛者，加木香、砂仁；

呕恶者，加炮姜、陈皮。若治麻疹，或以荆芥易干葛；阴寒盛而邪不能解者，加麻黄、桂枝。

疏邪饮十六　治痘疹初起发热，凡血气强盛，无藉滋补者，单宜解邪，用此方为主，以代升麻葛根汤及苏葛汤等方，最为妥当。

柴胡倍用　芍药倍用，酒炒　苏叶　荆芥穗　炙甘草减半

水一盅半，煎服。无火者，加生姜三片；火盛内热者，加黄芩；渴者，加干葛。

凉血养营煎十七　治痘疮血虚血热，地红热渴，或色燥不起，及便结溺赤，凡阳盛阴虚等证，悉宜用此。

生地黄　当归　芍药　生甘草　地骨皮　紫草　黄芩　红花

水一盅半，煎服。量儿大小加减用之。渴，加天花粉；肌热无汗，加柴胡；热毒甚者，加牛蒡子、木通、连翘之属；血热毒不透者，加犀角。

柴葛煎十八　治痘疹表里俱热，散毒养阴，及瘟疫等证。

柴胡　干葛　芍药　黄芩　甘草　连翘

水一盅半，煎服。

搜毒煎十九　解痘疹热毒炽盛，紫黑干枯，烦热便结纯阳等证。

紫草　地骨皮　牛蒡子杵　黄芩　木通　连翘　蝉蜕　芍药等分

水一盅半，煎服。渴者，加天花粉、麦门冬；阳明热甚，头面牙龈肿痛者，加石膏、知母；大肠干结实，脐腹实胀者，加大黄、芒硝；血热妄行者，加犀角、童便；小水热闭者，加山栀、车前子；兼表热者，加柴胡。

六物煎二十　治痘疹血气不充，随证加减用之，神效不可尽述。并治男妇气血俱虚等证。

炙甘草　当归　熟地或用生地　川芎三、四分，不宜多　芍

药俱随宜加减　人参或有或无，随虚实用之，气不虚者不必用

上咀，用水煎服。如发热不解，或痘未出之先，宜加柴胡以疏表，或加防风佐之；如见点后，痘不起发，或起而不贯，或贯而浆薄，均宜单用此汤，或加糯米、人乳、好酒、肉桂、川芎以助营气；如气虚痒塌不起，加穿山甲，炒用；如红紫血热不起，宜加紫草或犀角；如脾气稍滞者，宜加陈皮、山楂；如胃气虚寒多呕者，加干姜，炒用，或加丁香；如腹痛兼滞者，加木香、陈皮；表虚气陷不起，或多汗者，加黄芪；气血俱虚，未起未贯而先痒者，加肉桂、白芷；如元气大虚，寒战咬牙泄泻，宜去芍药，加黄芪、大附子、干姜、肉桂。

六气煎二一　治痘疮气虚，痒塌倒陷，寒战咬牙，并治男妇阳气虚寒等证。

黄芪炙　肉桂　人参　白术　当归　炙甘草

上咀，水煎服。加减法照前六物煎。

九味异功煎二二　治痘疮寒战咬牙倒陷，呕吐泄泻，腹痛虚寒等证。用代陈氏十二味异功散等方。

人参二、三钱　黄芪炙，一、二钱　当归　熟地各二、三钱　炙甘草七分或一钱　丁香三、五分或一钱　肉桂一钱　干姜炮，一、二钱　制附子一、二钱

上量儿大小加减。用水一盅半，煎七分，徐徐与服之。如泄泻腹痛，加肉豆蔻，面炒一钱，或加白术一、二钱。

透邪煎二三　凡麻疹初热未出之时，惟恐误药，故云未出之先，不宜用药。然解利得宜，则毒必易散而势自轻减，欲求妥当，当先用此方为主。

当归二、三钱　芍药酒炒，一、二钱　防风七、八分　荆芥一钱　炙甘草七分　升麻三分

水一盅半，煎服。如热甚脉洪滑者，加柴胡一钱。此外，凡有杂证，俱可随宜加减。

牛膝煎二四　截疟大效。凡邪散已透，而血气微虚者，宜此主之。

牛膝二钱　当归　陈皮各三钱

上用好酒一盅，浸一宿，次早加水一盅，煎至八分，温服。

何人饮二五　截疟如神。凡气血俱虚，久疟不止，或急欲取效者，宜此主之。

何首乌自三钱以至一两，随轻重用之　当归二、三钱　人参三、五钱或一两，随宜　陈皮二、三钱，大虚者，不必用　煨生姜三片，多寒者用三、五钱

水二盅，煎八分，于发前二、三时，温服之。若善饮者，以酒一盅，浸一宿，次早加水一盅煎服亦妙。再煎不必用酒。

追疟饮又二五　截疟甚佳。凡血气未衰，屡散之后而疟有不止者，用此截之，已经屡验。

何首乌一两，制　当归　甘草　半夏　青皮　陈皮　柴胡各三钱

上用井水、河水各一盅，煎一盅，柤亦如之，同露一宿。次早温服一盅，饭后食远再服一盅。

木贼煎二六　凡疟疾形实气强，多湿多痰者，宜此截之，大效。

半夏　青皮各五钱　木贼　厚朴各三钱　白苍术　槟榔各一钱

用陈酒二盅，煎八分，露一宿，于未发之先二时，温服。

牙皂散二七　治胃脘痛剧，诸药不效者，服此如神。

用牙皂烧存性，以烟将尽为度，研末，用烧酒调服一钱许即效。

荔香散二八　治疝气痛极，凡在气分者，最宜用之，并治小腹气痛等证，神效。又心腹久痛方如后。

荔枝核炮微焦　大茴香等分，炒

上为末，用好酒调服二、三钱。如寒甚者，加制过吴茱萸减半用之。凡心腹胃脘久痛，屡触屡发者，惟妇人多有之。用荔枝核一钱，木香八分，为末，每服一钱，清汤调服，数服除根。

豕膏二九　《内经》曰：痈发于嗌中，名曰猛疽，猛疽不治，化为脓，脓不泻，塞咽，半日死；其化为脓者，泻则合豕膏，冷食，三日已。此必以猪板油炼净服之也。

又万氏方：治肺热暴喑。用猪脂一斤，炼过，入白蜜一斤，再炼少顷，滤净冷定，不时挑服一匙，即愈。案：此方最能润肺润肠，凡老人痰嗽不利，及大肠秘结者，最宜用之。

又《千金》方：治关格闭塞。用猪脂、姜汁各二升，微火煎至三升，加酒五合和煎，分服之。

愚意先以当归半斤，浓煎取汁，炼过猪脂一斤，同炼去其水气，乃入白蜜一斤，再炼少顷，滤净收贮，不时挑服，用治老人之秘结，及噎膈闭结等证，必无不妙。如果阳气不行者，仍加生姜四两，同当归煎入；或宜酒者，以酒送服亦可。或气有不利者，加杏仁二两，去皮尖，同前煎入皆妙；或有滞者，当以饧代蜜更妙。是即《内经》所谓以辛润之也。

罨伤寒结胸法三十　凡病伤寒结胸，其有中气虚弱，不堪攻击内消者，须以此法外罨之，则滞行邪散，其效如神。

葱白头　生姜　生萝卜此味加倍。如无，以子代之

上用葱姜各数两，萝卜倍之，共捣一处炒热，用手巾或白布包作大饼，罨胸前胀痛处。此药须分二包，冷则轮换罨之，无不即时开通，汗出而愈。但不宜太热，恐炮烙难受也。

又法：以大蒜一、二十头，捣烂，摊厚纸或薄绢上，贴于胀处，少顷即散。用治一切胀痛，无不神妙。

连翘金贝煎三一　治阳分痈毒，或在脏腑肺膈胸乳之间者，此方最佳，甚者连用数服，无有不愈。

金银花　贝母土者更佳　蒲公英　夏枯草各三钱　红藤七、

八钱　连翘一两或五、七钱

用好酒二碗，煎一碗服。服后暖卧片时。火盛烦渴乳肿者，加天花粉；若阳毒内热，或在头项之间者，用水煎亦可。

连翘归尾煎三二　治一切无名痈毒，丹毒流注等毒，有火者最宜用之。

连翘七、八钱　归尾三钱　甘草一钱　金银花　红藤各四、五钱

用酒煎服如前。如邪热火盛者，加槐蕊二、三钱。

桔梗杏仁煎三三　此桔梗汤之变方也。治咳嗽吐脓，痰中带血，或胸膈隐痛，将成肺痈者，此方为第一。

桔梗　杏仁　甘草各一钱　阿胶　金银花　麦冬　百合　夏枯草　连翘各二钱　贝母三钱　枳壳钱半　红藤三钱

水二盅，煎八分，食远服。如火盛兼渴者，加天花粉二钱。

当归蒺藜煎三四　治痈疽疮疹血气不足，邪毒不化，内无实热而肿痛淋漓者，悉宜用之。此与芍药蒺藜煎相为奇正也，当酌其详。

当归　熟地　芍药酒炒　何首乌各二钱　炙甘草　防风　川芎　荆芥穗　白芷各一钱　白蒺藜炒，捣碎，三钱或五钱

上或水或酒，用二盅煎服，然水不如酒。或以水煎服后，饮酒数杯以行药力亦可。阳虚不能化毒者，加桂枝，甚者再加干姜、附子；气虚不化者，加黄芪、人参；毒陷不能外达者，加穿山甲或皂刺。

芍药蒺藜煎三五　治通身湿热疮疹，及下部红肿热痛诸疮，神效。外以螵蛸粉敷之。

龙胆草　栀子　黄芩　木通　泽泻各钱半　芍药　生地各二钱　白蒺藜连刺捶碎，五钱，甚者一两

水二盅，煎八分，食远服。如火不甚者，宜去龙胆、栀子，加当归、茯苓、薏仁之属；如湿毒甚者，加土茯苓五钱，

或一、二两。

降痈散三六　治痈疽诸毒，消肿止痛散毒，未成者即消，已成者敛毒速溃可愈。若阳毒炽盛而疼痛势凶者，宜先用此方，其解毒散毒之功，神效最速。若坚顽深固者，宜用后方。

薄荷辛佳者，用叶　野菊花连根叶各一握　土贝母半之　茅根一握

上干者可为末，鲜者可捣烂，同贝母研匀，外将茅根煎浓汤去柤，用调前末，乘热敷患处，仍留前剩汤炖暖，不时润于药上。但不可用冷汤，冷则不散不行，反能为痛。约敷半日即宜换之，真妙方也。

后方：凡疽毒坚顽深固，及结核痰滞，宜用此方。

脑荷倍用　生南星　土贝母　朴硝各等分　石灰风化者，亦倍用或倍倍用之

上同为末，用盐卤调杵稠黏，敷患处，经宿，干即易之，不必留头，若脓成者留头亦可。或炒热摊绢上，隔绢贴之亦可。或用麻油调，或用热茅根汤调亦可。若欲止痛速效，加麝香或冰片少许更妙。

百草煎三七　治百般痈毒诸疮，损伤疼痛，腐肉肿胀，或风寒湿气留聚，走注疼痛等证，无不奇效。

百草凡田野山间者，无论诸品，皆可取用，然犹以山草为胜，辛香者佳。冬月可用干者，须预为收采之

上不论多寡，取以多，煎浓汤，乘热熏洗患处，仍用布帛蘸熨良久，务令药气蒸透，然后敷贴他药，每日二、三次不拘，但以频数为善。盖其性之寒者，可以除热；热者，可以散寒；香者，可以行气；毒者，可以解毒，无所不用，亦无所不利。汤得药性则汤气无害，药得汤气则药力愈行。凡用百草以煎膏者，其义亦此。此诚外科中最要最佳之法，亦传之方外人者也。若洗水鼓肿胀，每次须用草二、三十斤，煎浓汤二、三

锅，用大盆盛贮，以席簟遮风熏洗良久，每日一次或二次，内服廓清饮分利等剂妙甚。

螵蛸散三八　治湿热破烂，毒水淋漓等疮，或下部、肾囊、足股肿痛，下疳诸疮，无不神效。又海藏治下疳方，在外科下疳门。

海螵蛸不必浸淡　人中白或人中黄，硇砂亦可，等分

上为细末。先以百草多煎浓汤，乘热熏洗，后以此药掺之。如干者，以麻油或熬熟猪油，或蜜水调敷之；若肿而痛甚者，加冰片少许更妙；若湿疮脓水甚者，加密陀僧等分，或煅过官粉亦可，或煅制炉甘石更佳。

肠痈秘方三九　凡肠痈生于小肚角，微肿而小腹隐痛不止者是。若毒气不散，渐大内攻而溃，则成大患，急宜以此药治之。

先用红藤一两许，以好酒二碗，煎一碗。午前一服，醉卧之。午后用紫花地丁一两许，亦如前煎服。服后痛必渐止为效，然后服后末药除根神妙。

当归五钱　蝉蜕　僵蚕各二钱　天龙　大黄各一钱　石蠵蚆五钱，此草药也　老蜘蛛二个，捉放新瓦上，以酒盅盖定，外用火煅干存性

上共为末。每空心用酒调送一钱许，日逐渐服，自消。

槐花蕊四十　治杨梅疮、下疳神方。

凡绵花疮毒及下疳初感，或毒盛经久难愈者，速用新槐蕊拣净，不必炒，每食前用清酒吞下三钱许，早、午、晚每日三服，服至二、三升，则热毒尽去，可免终身除毒之患，亦无寒凉败脾之虑，此经验神方也。如不能饮，即用滚水、盐汤俱可送下，但不及酒送之效捷也。

飞丹散四一　治寒湿风湿脚腿等疮。

飞丹　人中黄白更妙　轻粉　水粉各等分

为末，凡湿烂者可以干掺，外用油纸包盖。若干陷者，以

猪骨髓或猪油调贴之。先以百草煎汤，乘热熏洗，然后贴之，日洗数次妙。

绵花疮点药四二

杏仁取霜　轻粉真者

二味等分为末，敷于疮上，二、三日即痂脱而落。

又武定侯方　用雄黄钱半，杏仁三十粒去皮，轻粉一钱，同为末，用雄猪胆汁调敷之，二、三日即愈，百发百中，天下第一方。

鸡子黄连膏四三　治火眼暴赤疼痛，热在肤腠，浅而易解者，用此点之，数次可愈。若热由内发，火在阴分者，不宜外用凉药，非惟不能去内热，而且以闭火邪也。

用鸡子一枚，开一小窍，单取其清，盛以瓷碗；外用黄连一钱，研为粗末，掺于鸡子清上，用箸彻底速打数百，使成浮沫，约得半碗许，即其度矣。安放少顷，用箸拨开浮沫，倾出清汁，用点眼眦，勿得紧闭眼胞，挤出其药，必热泪涌出，数次即愈。内加冰片少许尤妙。若鸡子小而清少者，加水二、三匙同打亦可。

金露散四四　治赤目肿痛，翳障诸疾。

天竺黄择辛香者用　海螵蛸不必浸洗　月石各一两　朱砂飞　炉甘石片子者佳，煅淬童便七次，飞净，各八钱

上为极细末，瓷瓶收贮。每用时旋取数分，研入冰片少许。诸目疾皆妙。若内外眦障，取一钱许，加珍珠八厘，胆矾三厘。内珍珠须放豆腐中蒸熟用。若烂弦风眼，每一钱加铜绿、飞丹各八厘；如赤眼肿痛，每一钱加乳香、没药各半分。

二辛煎四五　治阳明胃火，牙根口舌肿疼不可当，先用此汤漱之，漱后敷以三香散，或仍服清胃等药以治其本。

北细辛三钱　生石膏一两

上二味，用水二碗，煎一碗，乘热频漱之。

冰玉散四六　治牙疳牙痛，口疮齿衄喉痹。

生石膏一两　月石七钱　冰片三分　僵蚕一钱

上为极细末，小瓷瓶盛贮，敷之吹之。

冰白散四七　治口舌糜烂，及走马牙疳等证。

人中白倍用之　冰片少许　铜绿用醋制者　杏仁二味等分

上为细末，敷患处。此方按之古法，有以人中白七分，与枯矾三分同用者。又有以蜜炙黄柏，与人中白等分，仍加冰片同用者，是皆可师之法，诸当随宜用之。

代匙散四八　治喉痹。

月石　石膏各一钱　脑荷五分　胆矾五分　粉草三分　僵蚕炒，五分　冰片一分　皂角炙烟尽，五分

上为细末，用竹管频吹喉中。加牛黄五分更佳。

三香散四九　治牙根肿痛。

丁香　川椒取红，等分　冰片少许

上为末，敷痛处。如无川椒，以荜茇代之亦可。

固齿将军散五十　治牙痛牙伤，胃火糜肿，久之牢牙固齿。

锦纹大黄炒微焦　杜仲炒半黑，各十两　青盐四两

上为末，每日清晨擦漱，火盛者咽之亦可。

熏疥方五一

朱砂　雄黄　银朱各三分，同研　大枫子　木鳖子各三个

上将大枫、木鳖先捣碎，乃入前三味拌匀，外以干艾铺卷成筒，约长二寸许足矣。凡熏时，须将全身疥痂悉行抓破，熏之始效。后五、六日，复熏一筒，无不悉愈。

杖丹膏五二

猪板油半斤　黄占二两　轻粉三钱　水银三钱　冰片三分

先将水银、轻粉同研细，俟猪油熬熟，去滓，先下黄占熔化，后入末药，搅匀收贮，以水浸二、三时，令出火毒。用竹纸摊贴，觉热即换，轻者即愈，重者不过旬日。

银朱烟五三　治头发生虱，及诸疮之有虫者。

用银朱四、五分，揩擦厚纸上，点着，置一干碗中，上用一湿碗露缝覆之，其烟皆着于湿碗之上，乃用纸揩擦发中，覆以毡帽，则虮虱皆尽矣。此烟以枣肉和捻作饼，或作丸，或擦于猪鸡熟肝之间，用点诸疮癣之有虫者。及虫蚀肛门者，以绵裹枣丸纳肛门中一宿，无不神效。须留绵带在外，以便出之。

雷火针五四　治风寒湿毒之气留滞经络，而为痛为肿不能散者。

五月五日取东引桃枝，去皮，两头削如鸡子尖样，长一、二寸许。针时以针向灯上点着，随用纸三、五层，或布亦可，贴盖患处，将热针按于纸上，随即念咒三遍，病深者再燃再刺之，立愈。咒曰：天火地火，三昧真火，针天天开，针地地裂，针鬼鬼灭，针人人得长生，百命消除，万病消灭。吾奉太上老君急急如律令。

又雷火针新方　乃以药为针者，其法更妙。

白芷　独活　川芎　细辛　牙皂　穿山甲炮，倍用　丁香　枳壳　松香　雄黄　乳香　没药　杜仲　桂枝各一钱　硫黄二钱　麝香不拘　熟艾二、三两

上捣为粗末，和匀，取艾铺底，掺药于上，用上好皮纸卷筒，先须用线绊约两头，防其伸长，然后加纸再捍，务令极实，粗如鸡子尖样，是其度也。乃用鸡子清尽刷外层，卷而裹之，阴干。用法如前。一方有巴豆仁八分，斑蝥三钱，去头、足、翅用。

疥癣光五五　治疥疮，搽上即愈。癣疮亦妙。

松香一钱　水银　硫黄　枯矾各二钱　樟脑二钱，此或一钱　麻油

上先将松香、水银加麻油少许，研如糊，后入三味，研细如膏，擦之神效。

鹅掌风四方五六　附录

猪胰一具，去油，勿经水　花椒三钱

上用好酒温热，将二味同浸二、三日，取胰，不时擦手，微火烘之，自愈。

又方：用白砒三钱，打如豆粒，以麻油一两熬砒至黑，去砒用油擦手，微火烘之，不过二、三次即愈。

又方：用葱五、六根，椎破，再用花椒一把，同入瓷瓦罐中，入醋一碗，后以滚汤冲入，熏洗数次即愈。

又方：用榖树叶煎汤温洗，以火烘干，随用柏白油擦之，再以火烘干，少顷又洗又烘，如此日行三次，不过三、五日即愈。

秘传水银膏五七　擦治杨梅风毒溃烂危恶，多年不愈者，经验神方。

黄柏　黄连各一钱　川大黄五分，三味另研　雄黄　胆矾　青黛　儿茶　铜青各三分　轻粉　枯矾各四分　大枫子去油，取净霜五分，黑者勿用　珍珠一分半，生用　冰片一分半，二味另研　人言人壮者七厘，弱者半分，中者六厘

上十四味为极细末，分作三份，每份约一钱八分。

番打麻另为末。若疮重而人壮能食者，每份用五分；人弱不起者，每份用三分；中者四分。以末入前药各分内研匀　水银人健者每份用一两，或八、九钱；中者，或五、六钱；卧床不起而极弱者，只可用三钱，决不可再多矣

上先将麻、汞并前药各一份，俱入盏内，再入真芝麻油少许，用手指研开，务使汞药混为一家，渐次增油，久研，以不见汞星为度，大约如稀糊可矣。

擦法：用此药擦手足四腕动脉处，每药一份，务分擦三日，每日早晚各擦一次，每次以六、七百数为度，擦完用布包之。擦药时，凡周身略有破伤处，俱用无麝膏药贴之，膏药须厚摊，每二日一换，换时不可经风，常须避帐幔中，冬月须用

厚被暖炕，他时亦须常暖，南方则多用被褥盖垫可也。擦至七日，毒必从齿缝中发出，口吐臭涎。若口齿破烂出血，但用甘草、蜂房煎汤，候冷漱解，不可咽下。轻者只以花椒汤漱之亦可。擦处必皮破，不可畏疼而少擦也。忌盐十余日，多更好，并鱼腥、生冷、沙气、发风等物一个月，尤忌房事。外如牛肉、烧酒、团鱼之类，须忌二、三年。惟荞麦面、羊肉则终身忌之。治杨梅疮初发者，五六日可愈。但每分用汞四、五钱足矣。若治蛀干疳疮，或咽喉溃烂，或遍身牛皮疮癣，俱照前中治法。若治久烂臁疮，烂处难擦，则擦脚心，俱照前中治法，亦布包贴膏如前。

自擦起之日，即当服后败毒散，至七日后，发口则止。

二十四味败毒散随前水银膏

当归　川芎　生地　熟地　芍药　牛膝　防风　荆芥　白芷　防己　忍冬　桔梗　羌活　独活　白鲜皮　薏仁　连翘　木通　陈皮　粉草　黄柏　知母　栀子　黄连

上每帖加土茯苓干者四两，鲜者须半斤，用水六碗，煎三碗，分三次，每日早、午、晚各服一碗。上方后四味，须察其人阴阳寒热，酌而用之。

按：上水银膏方，凡用此者，其于筋骨经络无处不到，既能追毒，亦善杀虫。若用治大麻风证，必有奇效，但未经试，故表诸此，以俟后人试用之。或于大风条择煎剂之相宜者同用尤妙。倘获济人，其幸多矣。

臁疮隔纸膏五八

黄占五两　飞丹　铅粉各四两　轻粉　乳香　没药各二钱　冰片三分　麻油春夏二两，秋冬三两

上先将占、油煎五、六沸，下乳、没，再二、三沸，下轻粉，随下丹、粉，槐柳枝搅十余沸，取起冷定，后下冰片搅匀，瓶盛，浸水中一宿出火毒。先以苦茶洗疮净，将膏用薄油纸刺孔厚摊，间日翻背面贴之，三日一换，三贴即可愈。

收疮散五九　治湿烂诸疮，肉平不敛，及诸疮毒内肉既平，而口有不收者，皆宜用此，最妙。

滑石飞，一两　赤石脂飞，五钱　粉甘草三钱

上为末，干掺，或用麻油调敷。或加枯矾一钱，痒者极宜。若痒甚者必有虫，先用水银三、四钱，同松香二钱研匀后，拌前药和匀敷之。

景岳全书卷之五十一终

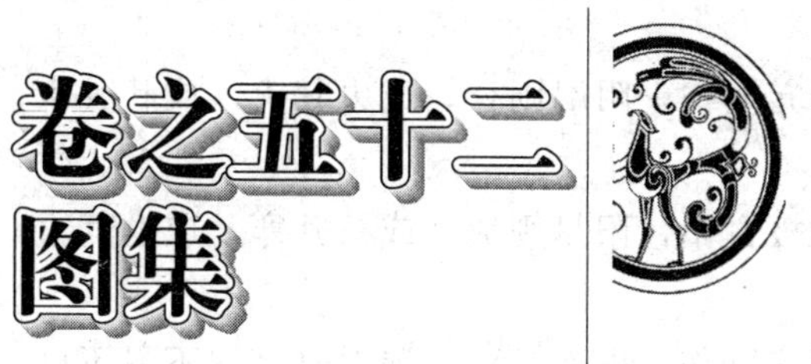

卷之五十二 图集

古方八阵目录

附古方条序

愚按：古方之散列于诸家者，既多且杂，或互见于各门，或彼此之重复，欲通其用，涉猎固难，欲尽收之，徒资莠乱。今余探其要者，类为八阵，曰补、和、攻、散、热、寒、固、因；八阵之外，复列有妇人、小儿、痘疹、外科之四方。且于诸方之中，仍以类聚，庶乎奇正罗列，缓急并陈，或舍短可以就长，或因此可以校彼，慧眼所及，朗如日星，引而伸之，触类而长之，因古人之绳墨，得资我之变通，医中之能事，斯亦先机一着也，凡我同志，其加省焉。

一曰补阵　存亡之几，几在根本，元气既亏，不补将何以复，故方有补阵。

二曰和阵　病有在虚实气血之间，补之不可，攻之又不可者，欲得其平，须从缓治，故方有和阵。

三曰攻阵　邪固疾深，势如强寇，速宜伐之，不可缓也，故方有攻阵。

四曰散阵　邪在肌表，当逐于外，拒之不早，病必日深，故方有散阵。

五曰寒阵　阳亢阴伤，阴竭则死，或去其火，或壮其水，故方有寒阵。

六曰热阵　阴极亡阳，阳尽则毙，或祛其寒，或助其火，故方有热阵。

七曰固阵　元气既伤，虚而且滑，漏泄日甚，不尽不已，故方有固阵。

八曰因阵　病有相同，治有相类，因证用方，亦有不必移易者，故方有因阵。

附列四方　古方于八方之外，其有未尽者，如妇人有经脉胎产之异，小儿有养育惊疳之异，痘疮有出没变化之异，外科有经脏表里之异，随机应变，治有不同，故并列方目于后。

景岳全书卷之五十二终

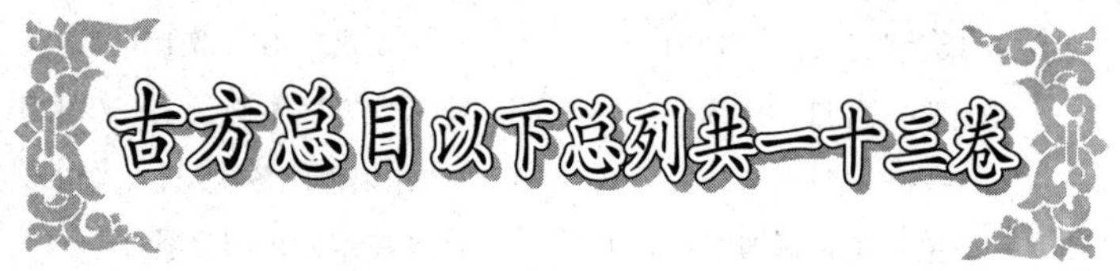

古方总目以下总列共一十三卷

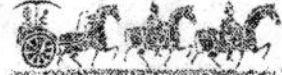

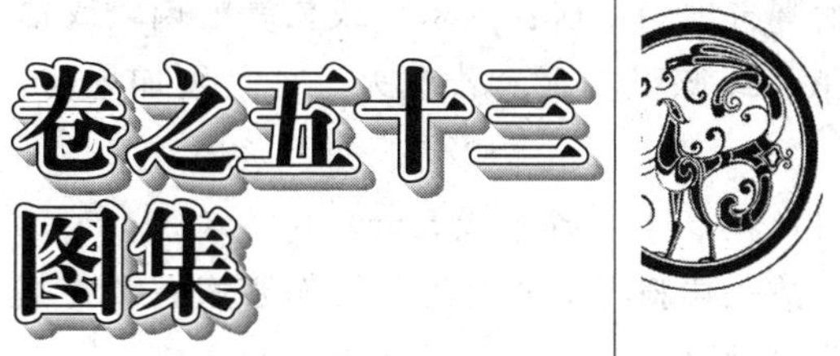

卷之五十三 图集

古方八阵

补　阵

四君子汤一　治脾胃虚弱，饮食少思，或大便不实，体瘦面黄，或胸膈虚痞，吞酸痰嗽，或脾胃虚弱，善患疟痢等证。

人参　白术　茯苓各二钱　炙甘草一钱

加姜、枣，水煎服。或加粳米百粒。

加味四君汤二　治痔漏下血，面色痿黄，怔忡耳鸣，脚软气弱，及一切脾胃气虚，口淡，食不知味，又治气虚不能摄血，以致下血不禁。

人参　白术炒　茯苓　炙甘草　黄芪炙　白扁豆炒

上水煎服。或为末，每服三钱，滚汤调服。

生附四君汤三　方在小儿四三。

治脾胃虚寒吐泻。

五味异功散四　治脾胃虚寒，饮食少思，呕吐，或久患咳嗽，面浮气逆腹满等证。

人参　白术炒　茯苓　炙甘草　陈皮各一钱

此即四君子汤加陈皮也。

上加姜、枣，水煎服。

六君子汤五　治脾胃虚弱，饮食少思，或久患疟痢，或食饮难化，或呕吐吞酸，或咳嗽喘促。若虚火等证，须加炮姜，其功尤速。

即前四君子汤加陈皮、半夏各一钱五分。

加味六君汤六　治一切脾胃虚弱泄泻，及伤寒病后米谷不化，肠中虚滑，发渴微痛久不瘥者，及治小儿脾疳泻痢。

人参　白术　黄芪　山药　甘草　白茯苓各一两　砂仁　厚朴　肉豆蔻面裹煨，各七钱

上每服一两，用水煎服；或为细末，用米汤调服二钱，不拘时。

香砂六君子汤七　治过服凉药，以致食少作呕，或中气虚滞，恶心胀满等证。

人参　白术　茯苓　半夏　陈皮各一钱　砂仁炒　藿香各八分　炙甘草六分

上姜、水煎服。

《局方》四物汤八　治血虚营弱，一切血病，当以此为主。

熟地黄　当归各三钱　川芎一钱　芍药二钱

水二盅，煎服。

薛氏加味四物汤九　即前方加山栀、柴胡、丹皮。

《正传》加味四物汤十　治血热阴虚诸痿，四肢软弱不能举动。

当归一钱　五味子九粒　熟地三钱　麦冬　黄柏　苍术各一钱　白芍药　川芎各七分半　人参　黄连各五分　杜仲七分半　牛膝足不软者不用　知母各三分

水二盅，煎一盅，空心温服。酒糊丸服亦可。

东垣加减四物汤十一　方在寒阵九九。

治肠风下血。

《保命》柴胡四物汤十二　治日久虚劳，微有寒热，脉滑

而数者。

当归　熟地　芍药　川芎各钱半　柴胡八分　人参　黄芩　半夏　甘草各三钱

加生姜三片，水煎服。

万氏柴胡四物汤十三　方在痘疹一四三。

治疹后余热。

奇效四物汤十四　方在妇人百十一。

治肝经虚热血崩。

增损四物汤十五　方在妇人百十。

治脾虚不摄，去血不止。

《元戎》四物汤十六　方在攻阵二六。

治血虚脏结。

《良方》加减四物汤十七　方在妇人百十二。

治妇人血积。

四物二连汤十八　方在妇人百十三。

治妇人阴虚内热。

《局方》八珍汤十九　治气血两虚，调和阴阳。

即前四君子、四物汤相合也。本方加黄柏、知母，即名补阴八珍汤，方见外科三二。

十全大补汤二十　治气血俱虚，恶寒发热，自汗盗汗，肢体困倦，眩晕惊悸，晡热作渴，遗精白浊，二便见血，小便短少，便泄闭结，喘咳下坠等证。

即前八珍汤加黄芪、肉桂各一钱。

《局方》人参养营汤二一　治脾肺俱虚，恶寒发热，肢体瘦倦，食少作泻，口干心悸自汗等证。

人参　黄芪　当归　白术　炙甘草　桂心　陈皮各一钱　熟地　五味　茯苓各七分　白芍钱半　远志五分

加姜、枣，水煎服。

《金匮》小建中汤二二　治虚劳里急，腹痛失精，四肢酸疼，手足烦热，咽干口燥等证。

炙甘草　桂枝　生姜各三两　大枣十二枚　芍药六两　胶饴一升

上六味，以水七升，煮取三升，去渣，纳胶饴，更上微火消解，温服一升，日三服。呕家不可用建中汤，以甜故也。

按：此即桂枝汤加胶饴也。今方俱改两为钱，而以阿胶代胶饴，殊失本方之妙矣。

《金匮》大建中汤二三　治胸中大寒痛，呕不能饮食，腹中寒气上冲，上下疼痛不可触近。

人参二两　蜀椒二合，炒去汗　干姜四两　胶饴

上三味，以水四升，煮取二升，去滓，纳胶饴一升，微火煎取一升半，分二次温服，如一炊顷，可食温粥覆之。

《局方》十四味大建中汤二四　治阳虚气血不足，腰脚筋骨疼痛；及荣卫失调，积劳虚损，形体羸瘠，短气嗜卧，渐成劳瘵者。

人参　白术　茯苓　甘草炙　川芎　当归　白芍　熟地　黄芪　肉桂　附子炮　麦冬　半夏汤洗　肉苁蓉酒浸。各等分

上咀。每服五钱，水二盅，姜三片，枣二枚，煎八分，空心温服。

八味大建中汤二五　治中气不足，手足厥冷，小腹挛急，或腹满不食，阴缩多汗，腹中寒痛，唇干精出，寒热烦冤，四体酸痛，及无根失守之火出于肌表，而为疹为斑，厥逆呕吐等证。

人参　甘草炙，各一钱　黄芪炙　当归　芍药酒炒　桂心各二钱　半夏　附子制，各二钱半

上咀。每服五钱，水二盅，姜三片，枣二枚，煎七分，食前服。

人参建中汤二六　治虚劳自汗。

即前小建中汤加人参二两，煎法同。

黄芪建中汤二七　治诸虚羸瘠百病。

即前小建中汤加黄芪一两五钱，煎法同。

当归建中汤二八　治妇人血虚自汗。

即前小建中汤加当归二两，煎法同。

三味建中汤二九　治表虚自汗。

芍药二钱　甘草一钱　官桂五分

姜三片，枣一枚，水煎服。

东垣补中益气汤三十　治劳倦伤脾，中气不足，清阳不升，外感不解，体倦食少，寒热疟痢，气虚不能摄血等证。

人参　黄芪炒　白术炒　甘草炙，各钱半　当归一钱　陈皮五分　升麻　柴胡各三分

上加姜、枣，水煎，空心、午前服。

东垣调中益气汤三一　治湿热所伤，体重烦闷，口失滋味，或痰嗽稠粘，寒热不调，体倦少食等证。

黄芪一钱　人参　炙甘草　苍术各五分　橘红　木香　柴胡　升麻各二分

水煎，空心服。一方有白芍三分，五味十五粒。

归脾汤三二　治思虑伤脾，不能摄血，致血妄行，或健忘怔忡，惊悸盗汗，嗜卧少食，或大便不调，心脾疼痛，疟痢，气机郁结，或因病用药失宜，克伐伤脾以致变证者，最宜用之。

人参　黄芪　白术　茯苓　枣仁各二钱　远志　当归各一钱　木香　炙甘草各五分

水二盅，加圆眼肉七枚，煎七分，食远服。

愚意此汤之用木香，特因郁结疼痛者设，如无痛郁等证，必须除去木香，以避香燥，岂不于气虚血动者为尤善乎。又远志味辛，气升而散，凡多汗而躁热者，亦宜酌用。

加味归脾汤三三　治脾经血虚发热等证。

即前方加柴胡、山栀各一钱。

人参汤三四　治吐血咯血后宜服，并治吐血不止。

人参一两，为细末

五更时用鸡蛋清调如稀糊。每用二钱，茶匙抄服，服讫却卧，参尽则效。

愚意此方固佳，其或有恶腥者，但以真牛乳稀调炖熟，或温饮之，凡无火及微火者岂不更妙。一方治吐衄咯血不止，用人参为末，以鸡子清投新汲水搅匀，调服一、二钱。

独参汤三五　治诸气虚气脱，及反胃呕吐喘促，粥汤入胃即吐，凡诸虚证垂危者。

用人参二两，水一升，煮取四合，乘热顿服，日再进之。兼以人参煮粥食之尤妙。

夺命散三六　治伤寒瘴疾，阴阳不明，或误用药致病愈困，烦躁发渴，及妇人胎前产后受热瘴疾。

上党人参七钱

水二盅，煎一盅，去渣，连罐浸新汲水中取冷，一服而尽。若鼻上有汗滴尤妙。

严氏参附汤三七　治真阳不足，上气喘急，呃逆自利，脐腹疼痛，手足厥冷，呕恶不食，自汗盗汗，气短头晕等证。

人参　制附子

用须参倍于附，或等分，不拘五钱或一两，酌宜用姜，水煎服。《良方》有丁香十五粒，名加减参附汤。

参归汤三八　此即团参散，见小儿门十。亦名人参汤，见妇人门七七。治心虚盗汗。

人参　当归等分

上先用猪心一枚，破作数片，煎汤澄取清汁，煎药服。

参术膏三九　治中气虚弱，诸药不应，或因用药失宜，耗伤元气，虚证蜂起，但用此药补其中气，诸证自愈。

人参　白术等分

用水煎膏，化服之。一方用白术一斤，人参四两，切片，以流水十五碗浸一宿，桑柴文武火煎取浓汁，再用重汤熬膏，入真白蜜收之，每以白汤点服。

参术汤四十　治气虚颤掉，泄泻呕吐等证。

人参　白术　黄芪各二钱　白茯苓　陈皮　炙甘草各一钱

甚者加制附子一钱。水二盅，煎八分，食远服。

仲景术附汤四一　一名白术附子汤。治中寒中气不足，四肢逆冷，口噤，牙关紧急，痰盛脉弱，风虚头眩，头重苦极，不知食味。

白术二两　炙甘草一两　附子一两半，炮去皮

每用五六钱，姜五片，枣一枚，水一盅半，煎七分，食远温服。或用此化苏合丸。连进三服效。

《济生》术附汤四二　治寒湿腰痛重冷，小便自利。

白术　附子制，各一两　杜仲炒，半两

上咀。每服四钱，入姜煎服。

严氏芪附汤四三　治气虚阳弱，虚汗倦怠。

黄芪蜜炙　制附子等分

每服四钱，水一盅，姜五片，煎六分，食远服。

《宝鉴》当归补血汤四四　治血气损伤，或因误攻致虚，肌热口渴，目赤面红，脉大而虚，重按全无，及病因饥饱劳役者。

黄芪炙，一两　当归酒洗，三钱

水一盅半，煎八分，食远服。

《济生》黄芪汤四五　治喜怒惊恐房劳，致阴阳偏虚者，或自汗盗汗不止。

黄芪蜜炙　熟地　白茯苓　天门冬　麻黄根　肉桂　龙骨各一钱　小麦炒　五味子　防风各八分　当归　炙甘草各七分

水二盅，姜三片，煎服。如冷汗，加熟附子二片；发热自汗，加石斛一钱。

《良方》黄芪汤四六　方在妇人方九。

安胎，治腹痛。

魏氏大补黄芪汤四七　治虚弱自汗。

人参　白茯苓　肉苁蓉　熟地各一钱　黄芪　白术　当归　山茱萸　防风各八分　炙甘草　肉桂各四分　五味子十一粒

水一盅半，加姜三片，枣一枚，煎七分，不拘时服。

东垣神效黄芪汤四八　治浑身或头面手足麻木不仁，目紧缩小，及羞明畏日，视物不明。

黄芪二钱　人参八分　炙甘草　蔓荆子　芍药各一钱　陈皮五分

水煎，临卧热服。如麻木不仁，虽有热证，不得用黄柏，但加黄芪。

黄芪六一汤四九　治阴阳俱虚，盗汗。

黄芪蜜炙，六钱　炙甘草一钱

水一盅半，煎八分，食远服。

玉屏风散五十　治表虚自汗。

黄芪蜜炙　防风各一钱　白术炒，二钱

水一盅，姜三片，煎服。

《良方》润神散五一　治劳瘵，憎寒壮热，口干咽燥，自汗疲倦，烦躁。

人参　麦门冬　黄芪　桔梗　淡竹叶　炙甘草等分

上每服一两，水煎服。如自汗，加小麦同煎。

当归六黄汤五二　方在寒阵六五

治阴虚血热盗汗，神效。

参苓散五三　治睡中汗出。

人参　酸枣仁　白茯苓各等分

上为细末，每服三钱，食远米饮调下。大人小儿皆可服。

《和剂》参苓白术散五四　治脾胃虚弱，饮食不进，呕吐泄泻；或久泻或大病后，调助脾胃。

人参　山药炒　白扁豆去皮，姜汁炒　莲肉去心。各一斤半

白术二斤，米泔浸炒　桔梗炒黄色　砂仁　薏仁炒　白茯苓去皮　炙甘草各一斤

上为细末，每服二钱，米汤调下。或加姜、枣水煎服。或炼蜜丸，桐子大，每服七八十丸，空心米饮、白汤任下。

七味白术散五五　方在小儿七。

治脾虚热渴。

《医录》生脉散五六　治热伤元气，肢体倦怠，气短口渴，汗出不止；或金为火制，水失所生，而致咳嗽喘促，肢体痿弱，脚软眼黑等证。

人参五钱　麦冬　五味子各三钱

水煎服。此方以生脉为名，故俗医之治脉脱者每多用此，是岂知脉脱由阳气，岂麦冬、五味之所宜乎？见亦浅矣。

五味子汤五七　治喘促，脉伏而数，或虚烦作渴。

五味子一钱　人参　麦冬　杏仁　橘红各一钱五分

水二盅，姜三片，枣二枚，煎八分，无时服。

陈氏五味子汤五八　治肾水枯涸，口燥舌干。

五味子　麦门冬各一两　黄芪炒，三两　人参二两　粉草炙，五钱

上每服五钱，水煎，日夜服数剂。

人参胡桃汤五九　治喘急不能卧。

人参钱半　胡桃肉五枚，泡去皮

水一盅半，姜三片，枣一枚，煎八分，食后温服。

丹溪琼玉膏六十　治虚劳干咳嗽，或好酒者久嗽尤效。

人参十二两　白茯苓十五两　白蜜五斤，熬去沫　琥珀　沉香各五钱　大生地十斤，以银石器杵取自然汁

上先以地黄汁同蜜熬沸，搅匀，用密绢滤过，将人参等为极细末，和蜜汁入瓷、银瓶内，用绵纸十余层加箬封扎瓶口，入砂锅或铜锅，以桑柴火，长流水没瓶煮三昼夜，取出换油蜡纸扎口，悬浸井中半日以出火气，提起仍煮半日，以去水气，

然后收藏。每日清晨及午后，取三匙，用温酒一两许调服，或白汤亦可。制须净室，忌鸡、犬、妇人。本方原无琥珀、沉香二味，乃臞仙加入者，云奇效异常，今并录其方。

补肺汤六一　治劳嗽。

人参　黄芪　北五味　紫菀各七分半

熟地黄　桑白皮各钱半

水二盅，煎八分，入蜜少许，食远温服。

杨氏宁肺汤六二　治荣卫俱虚，发热自汗，咳嗽痰涎，肺气喘急，唾脓。

人参　茯苓　当归　白芍药　白术　甘草炙　川芎　熟地黄　麦门冬　五味　桑白皮各七分　阿胶炒，一钱

水二盅，姜二片，紫苏五叶，煎八分，食远服。

《圣惠》宁肺散六三　方在固阵六。

治久嗽，收涩之剂。

凤髓汤六四　治咳嗽，大能润肺。

牛髓一斤，胻骨中者　白蜜半斤　干山药四两，炒　杏仁四两，去皮尖，研如泥　胡桃仁去皮，四两，另研

上将牛髓、白蜜用砂锅熬沸，以绢滤去渣，盛瓷瓶内，将杏仁等三味同入瓶内，以纸密封瓶口，重汤煮一日夜，取出冷定。每空心以白汤化服一二匙。

《良方》蜜酥煎六五　治咳嗽胸痛，上气喘壅。此为邪搏于肺，气不宣通，故咳而喘，气上逆，面目浮肿。此方非独治嗽，兼补虚损，去风燥，悦肌肤，妇人服之尤佳。

白沙蜜一升　牛酥一升　杏仁三升，去皮尖，研如泥

上将杏仁于瓷盆中用水研取汁五升，以净铜锅先倾汁三升，熬减其半，又倾汁二升，再以微火熬减至一升许，即入蜜、酥二味煎熟，其药乃成，贮于净瓷器中。每日三次，以温酒或米饮、白汤调服一匙。服至七日，唾色变白，二七唾稀，三七嗽止。

醍醐膏六六　治一切咳血肺疾。

用好牛酥五斤，熔三遍，凝取当出醍醐，含服一合即瘥。

《良方》黄芪散六七　治嗽久劳嗽唾血。

黄芪蜜炙　糯米炒　阿胶炒，等分

上为细末。每服二钱，米饮调下。

《拔萃》五味黄芪散六八　治咳嗽咯血成劳，眼睛疼痛，四肢困倦，脚膝无力。

五味子　人参　芍药　甘草各五分　黄芪　桔梗各钱半　熟地　麦冬各一钱

水二盅，煎八分，食后温服。

黄芪益损汤六九　治男妇诸虚百损，五劳七伤，骨蒸潮热，百节疼痛，盗汗惊惕，咽燥唇焦，憔瘦少力，咳嗽多痰，咯吐衄血，寒热往来，颊赤昏倦少食，服热药则热烦躁满，服寒药则膈满腹痛，及大病后荣卫不调，或妇人产后血气未足，俱宜服此。

人参　黄芪　当归　熟地黄　白术　川芎　芍药　麦冬　甘草　茯苓　山药　五味子　木香　石斛　肉桂　丹皮等分

上咀。每服一两，水一盅半，姜五片，枣二枚，小麦五十粒，乌梅一个，煎七分，食前服。

《元戎》地黄散七十　治衄血往来久不愈。

生地黄　熟地黄　地骨皮　枸杞子

上等分，焙干为细末，每服二钱，蜜汤调下，不拘时。

《良方》柔脾汤七一　治虚热吐血、衄血、汗出。

甘草炒　白芍药炒　黄芪炒，各半两　熟地黄两半

上每服五、七钱，水煎服。世治吐血并用竹茹、地黄、藕汁、童便，此亦不可拘泥。如阳乘于阴，血得热则流散，经水沸溢，理宜凉解，以大黄、犀角之类；如阴乘于阳，所谓天寒地冻，水凝成冰，须当温散，宜干姜、肉桂，或理中汤之类。

东垣麦门冬饮子七二　治吐血久不愈者。

麦门冬　黄芪各一钱　人参　归身　生地各五分　五味子十粒

上㕮咀。水煎服。

《拔萃》麦门冬饮子七三　治脾胃虚，气促气弱，精神短少，衄血吐血，气虚不能摄血者。

麦冬　当归　芍药　紫菀各一钱　人参　黄芪各八分　甘草五分　五味子九粒

水二盅，煎一盅，食后服。

《家抄》麦门冬饮七四　方在寒阵四七。

治虚火咳嗽，阴虚劳损。

麦门冬汤七五　方在寒阵四四。

治肺热咳嗽见血。

万氏麦门冬汤七六　方在痘疹一四二。

治表邪内热咳嗽。

麦门冬散七七　治鼻衄。

麦门冬　生地各一钱　白芍药　蒲黄各二钱

水二盏，姜三片，煎八分，食后温服。

旋神饮七八　治劳瘵憎寒壮热，口干咽燥，自汗烦躁，咳嗽唾血，瘦剧困倦。

人参　白术　黄芪　当归　熟地黄　麦门冬　白芍药　茯神　白茯苓　莲肉　五味子　炙甘草　桔梗　半夏曲各五分

水一盅半，红枣一枚，乌梅一个，煎七分，食远服。如嗽，加阿胶；胸满，加木香，以湿纸包，炮用，或加沉香亦可；如不思饮食，加扁豆，炒用。

《医统》养心汤七九　治体质素弱，或病后思虑过多，心虚惊悸不寐。

归身　生地　熟地　茯神各一钱　人参钱半　麦冬钱半　枣仁　柏子仁各八分　炙甘草四分　五味子十五粒

加灯心、莲子，水煎八分服。

钱氏养心汤八十　方在小儿五九。

治心虚惊痫。

正心汤八一　治七情五志久逆，心风妄言妄笑，不知所苦。

人参　当归酒洗　生地黄　茯神各一钱　羚羊角镑为末　枣仁炒，研　甘草炙　远志制，各八分

水一盅半，莲子七枚，煎七分，入羚羊角末、麝香半分，和匀，食后、临卧服。

开心散八二　治好忘。后定志丸稍胜于此百十六。

人参　远志各二钱半　石菖蒲一两　白茯苓二两

上为细末，每服一钱，食后米饮调下。

《局方》茯苓补心汤八三　治心虑过多，心神溃乱，烦躁不寐。

白茯苓　白茯神　麦门冬　生地黄　当归　半夏曲　陈皮各一钱　甘草五分

上加竹叶、灯心，同煎服。

酸枣仁汤八四　治病后气血俱虚，内亡津液，烦热，诸虚不眠者。

枣仁微炒　人参各一钱　麦冬三钱　竹茹一钱

加龙眼肉五枚，煎服，无时。

秘传酸枣仁汤八五　治心肾水火不交，精血虚耗，痰饮内蓄，怔忡恍惚，夜卧不安。

枣仁炒　远志　黄芪　白茯苓　莲肉去心　当归　人参　茯神各一钱　陈皮　炙甘草各五分

水一盅半，加生姜三片，枣一枚，煎七分，日一服，临卧一服。

仲景酸枣仁汤八六　治虚劳虚烦不得眠。

酸枣仁二升　甘草一两　知母　茯苓　川芎各二两

深师方仍有生姜二两

上五味，以水八升，煮酸枣仁得六升，纳诸药再煮取三升，分温三服。

钱氏酸枣仁汤八七　方在小儿六二。

治心肺虚热烦躁。

远志汤八八　治心虚烦热，夜卧不宁，及病后虚烦。

远志黑豆、甘草同煮　黄芪　当归　麦冬　枣仁炒　石斛各钱半　人参　茯神各七分　甘草五分

水二盅，煎八分，食远服。烦甚者，加竹叶、知母。

远志饮子八九　治心劳虚寒，梦寐惊悸。

远志肉　茯神　人参　当归酒浸　枣仁　黄芪　肉桂各一两　炙甘草五钱

上㕮咀。每服一两，水一盅半，姜五片，煎服，无时。

东垣圣愈汤九十　治血虚心烦，睡卧不宁，或五心烦热。

人参　川芎　当归　熟地黄酒拌蒸　生地黄酒拌　黄芪炙，各一钱

上水煎服。

益荣汤九一　治思虑过度，心血耗伤，怔忡恍惚不寐。

人参一钱　芍药　枣仁　柏子仁各五分　当归　黄芪　茯神各一钱　紫石英五分　远志　甘草　木香各三分

水一盅半，姜三片，枣一枚，煎八分服。

《元戎》逍遥散九二　治肝脾血虚，及郁怒伤肝，少血目暗，发热胁痛等证。

当归　芍药　白术　茯神　甘草　柴胡各等分

上姜、水煎服。

薛氏加味逍遥散九三　治肝脾血虚，发热，小水不利。

即前逍遥散加丹皮、栀子各七分。

生姜汁煎九四　治噎食不下，咽喉闭塞，胸膈烦闷。

生姜汁　白蜜　牛酥各五两　人参　百合各二两

上入铜铫中，以慢火熬膏，每用一二匙，用人参百合汤调

下，或咽下。

《局方》胃风汤九五　治风冷乘虚入客肠胃，水谷不化，泄泻注下，及肠胃湿毒，下如豆汁，或下瘀血，日夜无度。

人参　白术　茯苓　当归　川芎　白芍药　肉桂等分

上为粗散，每服二钱，入粟米数粒同煎，食前服。

此方名为治风而实非治风，乃补血和血，益胃气之药，下血痢而挟虚者，实可倚仗，出太阳桂苓汤例药也。

《选要》十宝汤九六　治冷痢虚甚，下物如鱼脑，三服愈。

黄芪炙，四钱　熟地黄　人参　白术　白芍药　当归　茯苓　半夏　五味子　肉桂各一钱　甘草炙，五分

水一盅，姜三片，乌梅一个，煎七分，食远服。

《良方》当归黄芪汤九七　治妊娠下痢，腹痛，小便涩。

当归炒　黄芪各一两　糯米一合

水二盅，煎一盅，温服。

《局方》大防风汤九八　治足三阴亏损，寒湿外邪乘虚内侵，患鹤膝、附骨等疽，不问已溃未溃，宜先用此。及治痢后脚膝软痛，不能动履，名曰痢后风。此药祛风顺气，活血壮筋骨，行履如故。

人参　白术　防风　羌活各二钱　黄芪一钱　熟地　杜仲各二钱　官桂　甘草炙，各五分　白芍　牛膝　附子各一钱　川芎钱半

水煎服。一方有当归，无官桂，加姜七片。

河间地黄饮子九九　治舌喑不能言，足废不能行，此谓少阴气厥不至，急当温之，名曰痱证。凡阴虚有二，有阴中之水虚，有阴中之火虚，此治火虚之剂。

熟地　巴戟去心　山茱萸　肉苁蓉浸　附子　石斛　五味　石菖蒲　茯苓　远志　官桂　麦门冬

上等分，每服五钱，入薄荷少许，姜、枣煎服。

金樱膏一百　治虚劳遗精、白浊最效。

金樱子经霜后采红熟者，撞去刺，切开去核，捣碎煮之，滤榨净汁用，熬成膏　人参　桑螵蛸新瓦焙燥　山药各二两　杜仲姜汁炒　益智仁各一两　薏仁　山茱萸　芡实　枸杞各四两　青盐三钱

上咀。用水同熬二次，去渣，熬成膏，将金樱膏对半和匀，空心白汤下三、四匙。

心虚白浊歌百一

白浊皆因心气虚，不应只作肾虚医。四君子汤加远志，一服之间见效奇。

劫劳汤百二　方在妇人一二四。

治虚劳咳嗽，盗汗发热。

益气补肾汤百三　治气虚眩晕。

人参　黄芪各一钱二分　白术二钱　白茯苓一钱　山药　山茱萸各钱半　炙甘草五分

水二盅，枣二枚，煎八分，食前服。

《元戎》当归酒百四　治血虚头痛欲裂。

当归一两　好酒一升

煮取六合服之。

人参丸百五　宁心益智，安神固精。

人参　茯苓　茯神　枣仁　远志　益智　牡蛎各五钱　朱砂二钱半

为末，枣肉丸服。

《千金》人参固本丸百六　治脾虚烦热，金水不足，及肺气燥热，作渴作嗽，或小便短少赤色，涩滞如淋，大便燥结，此阴虚有火之圣药也。

人参二两　天冬炒　麦冬炒　生地黄　熟地黄各四两

蜜丸，桐子大。每服五、六十丸，空心，温酒或淡盐汤下。中寒之人不可服。如欲作膏，俟煎成，外加白蜜四两。

团参丸百七　治吐血咳嗽服凉药不得者。团参散方在小儿十。

人参　黄芪　飞罗面各一两

上为细末，滴水和丸，桐子大。每服五、七十丸，茅根汤下。

天王补心丹百八　宁心保神，固精益血，壮力强志，令人不忘；去烦热，除惊悸，清三焦，解干渴，育养心气。此方之传，未考所自。《道藏》偈云：昔志公和尚日夜讲经，邓天王悯其劳者也，锡之此方，因以名焉。

生地黄四两，洗净　人参　玄参炒　丹参炒　远志炒　桔梗各五钱　白茯苓五钱　五味炒　当归酒洗　麦冬炒　天冬炒　柏子仁炒　酸枣仁炒，各一两

上为细末，炼蜜为丸，每两分作十丸，金箔为衣。每服一丸，灯心枣汤化下，食远临卧服。或作小丸亦可。

《类方》如前方，内多黄连二两酒炒。

《医统》方此较前多百部、菖蒲、杜仲三味。

生地黄二两，用砂仁五钱、茯苓一两同煮，去砂仁不用　人参　玄参　丹参　远志　柏子仁炒　枣仁炒　白茯神　杜仲制　百部各一两　归身一两六钱　天冬　麦冬各一两二钱　桔梗八钱　五味　石菖蒲各五钱

《得效》方用熟地，不用生地，余如《医统》，又外加茯苓、炙甘草，共一十八味，分两俱各等分。

按：上方惟前十三味者，乃《道藏经》本方。此外各有不同，亦惟随宜择用可也。

《百一》补心神效丸百九

黄芪蜜炙　茯神　人参各四两　远志制，二两　熟地黄三两　枣仁炒　柏子仁另研　五味子各二两　朱砂一两，另研

上为末，炼蜜丸，桐子大。每服五十丸，米饮、温酒任下。盗汗不止，麦麸汤下；梦遗失精，人参龙骨汤下；卒暴心痛，乳香汤下；虚烦发热，麦门冬汤下；吐血，人参汤下；大便下血，地榆汤下；小便出血，茯苓车前子汤下；中风不语，

薄荷生姜汤下；风痫痰气，防风汤下。

《局方》平补镇心丹百十　治心血不足，时或怔忡，夜多乱梦，如堕岸谷。常服安心肾，益荣卫。

人参　龙齿各二两五钱　白茯苓　茯神　麦冬　五味各一两二钱半　车前子　远志制　天冬　山药姜汁炒　熟地酒蒸，各一两半　朱砂两半，为衣　枣仁炒，三钱

炼蜜丸，桐子大。每服八、九十丸，早晚米饮或温酒下。一方有肉桂一两二钱五分。一方有当归、柏子仁、石菖蒲。

《集验》柏子养心丸百十一　治心劳太过，神不守舍，合眼则梦，遗泄不常。

柏子仁鲜白不油者，以纸包槌去油　白茯神　酸枣仁　生地黄　当归身各二两　五味子　辰砂细研　犀角镑　甘草各半两

上为末，炼蜜丸如芡实大，金箔为衣。午后、临卧各津嚼一丸。

古庵心肾丸百十二　治水火不济，心下怔忡，夜多盗汗，便赤梦遗。

牛膝酒浸　苁蓉酒浸　熟地黄各二两　菟丝子酒煮，三两　人参　黄芪蜜炙　当归酒浸　山药炒　鹿茸酥炙　附子炮，去皮脐　茯神　五味子　龙骨煅　远志甘草汤浸剥，姜汁炒。各一两

上为细末，酒煮面糊丸，桐子大。每服百丸，空心枣汤或清汤送下。

《济生》远志丸百十三　治心神恍惚不宁，梦泄遗精。

人参　茯神　白茯苓　龙齿　远志姜汤浸炒　石菖蒲各二两

蜜丸，桐子大，朱砂为衣。每服七、八十丸，空心盐汤下。

宁志丸百十四　治怔忡惊悸、癫痫。《得效》宁志丸方在和阵六十，与此稍同。

人参　枣仁酒浸　茯苓　柏子仁　当归　远志酒浸　茯神

石菖蒲　琥珀各五钱　乳香　朱砂各三钱

上为末，炼蜜丸，桐子大。每服三、五十丸，食后枣汤下。

宁志膏百十五　治因惊失志。

人参　枣仁泡去皮，纸炒　朱砂各半两　滴乳香一钱，另研

上为末，炼蜜丸，弹子大。每服十丸，薄荷汤下。

定志丸百十六　治心气不足，惊悸恐怯，或语鬼神，喜笑，及目不能近视，反能远视，乃阳气不足也，宜此方主之。此方与前开心散小异八二。

人参　茯苓各二两　菖蒲　远志制，各一两

炼蜜丸，桐子大，朱砂为衣。每服五、七十丸，米饮下。

《拔萃》八物定志丸百十七　补心神，安魂魄，去热除痰。

人参一两半　石菖蒲　茯神　远志制，各一两　麦门冬　白术各五钱　朱砂一钱　牛黄二钱，另研

上为细末，炼蜜丸，桐子大，朱砂为衣。每服五十丸，米饮下。一方有茯苓一两。

十四友丸百十八　治惊悸怔忡。

人参　黄芪　当归　生地黄　远志　茯神　茯苓　枣仁泡去皮，隔纸炒　阿胶炒　龙齿　紫石英　薄荷　朱砂各一两

上为末，炼蜜丸，桐子大。每服五、七十丸，食后临卧枣汤下。

《秘验》琥珀多寐丸百十九　治健忘恍惚，神虚不寐。

真琥珀　真羚羊角细镑　人参　白茯神　远志制　甘草等分

上为细末，猪心血和炼蜜丸，芡实大，金箔为衣。每服一丸，灯心汤嚼下。

《金匮》六味地黄丸百二十　即《金匮》肾气丸，亦名地黄丸。治肾水亏损，小便淋闭，头目眩晕，腰腿酸软，阴虚发热，自汗盗汗，憔悴瘦弱，精神疲困，失血失音，水泛为痰，

病为肿胀，壮水制火之剂也。

熟地黄八两，蒸捣　山茱萸　山药炒，各四两　丹皮　泽泻　白茯苓各三两

上为细末，和地黄膏加炼蜜为丸，桐子大。每服七、八十丸，空心食前滚白汤，或淡盐汤任下。此方用水煎汤，即名六味地黄汤，下八味丸亦同。

崔氏八味丸一二一　治命门火衰，不能生土，以致脾胃虚寒，饮食少思，大便不实，或下元冷惫，脐腹疼痛等证。王太仆曰：益火之源以消阴翳，即此谓也。

即前六味地黄丸加肉桂、制附子各一两。

陈氏加减八味丸一二二　治肾水不足，虚火上炎，发热作渴，口舌生疮，或牙根溃蚀，咽喉疼痛，寝汗憔悴等证。此临川陈自明方。李氏云：凡发背之热，未有不自肾虚而得之者，必须五更服加减八味丸。

即前六味丸加肉桂一两、五味子四两炒用。内泽泻切片，蒸五次焙用。一方五味止用一两。

《良方》益阴肾气丸一二三　治阴虚潮热盗汗，烦热作渴，筋骨疼痛，月经不调等证。

即前六味丸加当归、生地各四两，五味子二两。

薛氏加减《金匮》肾气丸一二四　治脾肾阳虚，不能行水，小便不利，腰重脚肿，或肚腹肿胀，四肢浮肿，或喘急痰盛，已成臌证，其效如神。此证多因脾胃虚弱，或治失其宜，元气复伤而变此证。若非速救肾中之火，则阳气不充于下，何以生土？土虚又何以制水？此必用之剂也，苟不知此，必不能救。若病在燃眉，当变丸为汤治之。

熟地四两，酒拌蒸　山药　山茱萸　川牛膝　丹皮　泽泻　车前子　肉桂各一两　白茯苓三两　附子制，五钱

上为末，炼蜜同地黄膏捣丸，桐子大。每服七、八十丸，空心米饮下。

丹溪滋阴大补丸一二五　治诸虚不足，腰腿疼痛，行步无力。壮元阳，益肾水。

熟地二两　山药炒　牛膝各两半　山茱萸　杜仲　巴戟肉　白茯苓　五味子　小茴香炒　肉苁蓉酒洗，去甲，新瓦焙干　远志甘草汤煮，晒干。各一两　石菖蒲　枸杞各五钱

上为末，红枣肉和或炼蜜为丸，桐子大。每服七、八十丸，空心淡盐汤或温酒任下。

大造丸一二六　方在寒阵一五六。

治阴虚血热诸证。

《秘方》全鹿丸一二七　此药能补诸虚百损，五劳七伤，攻效不能尽述。人制一料服之，可以延年一纪。其法须四人共制一鹿，分而服之，逾年又共制之，四人共制四年，则每人得一全鹿。若一人独制一料，恐久留变坏，药力不全矣。

中鹿一只　缚杀之，退去毛，将肚杂洗净，同鹿肉加酒煮熟，将肉横切，焙干为末；取皮同杂仍入原汤熬膏，和药末、肉末加炼蜜和捣为丸。其骨须酥炙为末，同入之。

人参　白术炒　茯苓　炙甘草　当归　川芎　生地黄　熟地黄　黄芪蜜炙　天门冬　麦门冬　枸杞　杜仲盐水炒　牛膝酒拌蒸　山药炒　芡实炒　菟丝制　五味子　锁阳酒拌蒸　肉苁蓉　破故纸酒炒　巴戟肉　胡芦巴酒拌蒸　川续断　覆盆子酒拌蒸　楮实子酒拌蒸　秋石　陈皮上各一斤　川椒去目，炒　小茴香炒　沉香　青盐各半斤

上先须精制诸药为末，和匀一处，候鹿胶成就，和捣为丸，桐子大，焙干。用生黄绢作小袋五十条，每袋约盛一斤，悬置透风处，用尽一袋，又取一袋。阴湿天须用火烘一二次为妙。每服八、九十丸，空心、临卧姜汤、盐汤、白汤任下，冬月温酒亦可。

《青囊》仙传斑龙丸一二八　壮精神，除百病，养气血，补百损，老人虚人常服，延年益寿。昔蜀中有道士酣歌酒肆

曰：尾闾不禁沧海竭，九转金丹都慢说，惟有斑龙顶上珠，能补玉堂关下血。真人仲源索方传世。

鹿角胶　鹿角霜　柏子仁　菟丝子制　熟地黄各八两　白茯苓　补骨脂各四两

上将胶先溶化，量入无灰酒打糊丸，桐子大。每服六、七十丸，空心淡盐汤或酒任下。

《秘验》斑龙二至百补丸一二九　此药固本保元，生精养血，培复天真，大补虚损，益五内，除骨蒸，壮元阳，多子嗣，充血脉，强健筋骸，美颜色，增延寿算，聪明耳目，润泽髭须，真王道奇品之方，功难尽述也。

鹿角五十两为则，取新角连脑骨者佳，锯长二寸许，用米泔浸一宿，刷洗净，同后药入坛煮胶　黄精八两　枸杞　怀熟地　菟丝子淘洗净　金樱子去毛、子，各四两　天门冬去心　麦门冬去心　川牛膝　龙眼肉　楮实子各二两

以上十味，同角入金华好坛，层层放实，以新汲淡水入坛平肩，用密梭布四层包口，以新砖压之，置大锅中井字架上，以木甑盖好，重汤煮三日夜，毋得间断火候。傍用小锅烧滚水，不时添注坛内，并锅水勿使干涸。日足取起，滤去滓，将汁用罗底绢绞出，入净砂锅内，文火熬成膏，约一斤半，外炼蜜二斤，滴水成珠，搀入调和后药，杵合为丸。

鹿角霜十两　人参五两　黄芪蜜炙　芡实炒　白茯苓　山药炒　山茱萸　生地黄酒洗，饭上蒸过　知母盐水炒，各四两　北五味子一两

夏月加川黄柏四两，炒褐色。

以上十味为细末，用前膏和匀，木杵捣丸，桐子大。空心淡盐汤送下百余丸，随用煮熟莲肉或干枣数枚压之，俾纳丹田也。

《正传》鹿角胶丸百三十　治血气亏损，两足痿弱，不能行动，久卧床褥者，神效。

鹿角胶一斤　鹿角霜　熟地各半两　当归四两　人参　牛膝　菟丝子制　白茯苓各三两　白术　杜仲各二两　虎胫骨酥炙　龟板酥炙，各一两

上为末，先将鹿角胶用无灰酒二盅溶化，加炼蜜捣丸，桐子大。每服百丸，空心盐姜汤下。

鹿茸丸一三一　治脚气腿腕生疮，及阴虚下元痿弱，咳嗽等证。

鹿茸酥炙，另捣成泥　五味子　当归　熟地黄各等分

酒糊和丸，桐子大。每服四、五十丸，温酒或盐汤任下。

《集验》鹿茸丸一三二　治诸虚劳倦。补心肾，益气血。

鹿茸酥炙　熟地黄　当归　枸杞　枣仁炒　附子制　牛膝　远志姜汁浸，炒　山药　沉香　肉苁蓉酒浸，各二两　麝香五分

炼蜜丸，桐子大。每服五十丸，盐汤下。

《三因》鹿茸丸一三三　治失志伤肾，肾虚消渴，小便无度。

鹿茸酥炙　麦门冬　熟地黄　黄芪炙　五味　肉苁蓉　鸡内金酒炒　山茱萸　破故纸炒，各七钱　茯苓　人参　牛膝酒浸　玄参　地骨皮各半两

上为末，炼蜜丸，桐子大。每服七、八十丸，米饮下。

《本事》麋茸丸一三四　治肾虚腰痛，不能转侧。

麋茸鹿茸亦可　菟丝子制，各一两　舶茴香五钱

上为末，以羊肾二对，用酒煮烂，去膜，研如泥，和丸桐子大，阴干。如太干，以酒糊佐之。每服三、五十丸，温酒或盐汤下。

杨氏还少丹一三五　治脾肾虚寒，饮食少思，发热盗汗，遗精白浊，真气亏损，肌体瘦弱等证。

熟地黄二两　山药　山茱萸　杜仲姜汤炒　枸杞二两　牛膝酒浸　远志姜汁浸炒　肉苁蓉酒浸　北五味　川续断　楮实子　舶茴香　菟丝子制　巴戟肉余各一两

上为细末，炼蜜丸，桐子大。每服五十丸，空心盐酒下。

《局方》无比山药丸一三六　治诸虚损伤，肌肉消瘦，耳聋目暗。常服壮筋骨，益肾水，令人不老。

山药二两　菟丝子三两，酒浸煮　五味拣净，六两　肉苁蓉四两，切片酒浸，焙　杜仲三两，酒炒　牛膝一两，酒浸蒸　熟地　泽泻　山茱萸　茯苓　巴戟肉　赤石脂各一两

上为细末，炼蜜和丸，桐子大。每服三、五十丸，食前温酒或米饮下。

还元丹一三七　一名延年益寿不老丹。此药大补元气，服一月自觉异常，功效不可尽述。案，此方为阴虚血热者宜之，诸阳虚者不可用。

何首乌半斤，用米泔水浸软，竹刀刮去皮，分四制。忌铁器，以砂锅、瓦器盛酒拌芝麻蒸一次，晒干；又用羊肉一斤，切片拌蒸一次，晒干；再用酒拌蒸一次，黑豆拌蒸一次，各晒干　熟地　生地酒浸焙，各三两　天冬　麦冬各末，一两　人参五钱　地骨皮童便浸晒　白茯苓酒浸晒干取末，各一两

上取乳汁六两，白蜜十两，同炼一器中，合前末为膏，瓷器取贮，勿令泄气。不拘时服一、二匙，沸汤漱咽之。

《经验》养荣丸一三八　治男妇气血两虚，精神短少，脾胃不足，形体羸瘦。

人参　白术土炒　当归　熟地黄　黄芪　芍药　山药各一两　远志制　生地黄　山茱萸各半两　白茯苓二两　陈皮八钱

上为细末，用鸭一只，取血入炼蜜和丸，桐子大。每服八、九十丸，食前淡盐汤送下，或酒亦可。

三才丸一三九

天门冬　熟地黄　人参等分

上为末，炼蜜丸服。

七珍至宝丹百四十　补血生精，泻火益水，强筋骨，黑须

发，补益之功甚大。

何首乌赤、白各半斤，酒浸软，竹刀刮去皮，同牛膝蒸　川牛膝半斤，净，用黑豆三升，同何首乌层层拌铺甑内，蒸极熟，取出去豆，与何首乌共捣如泥　白茯苓一斤，用人乳五升煮干为度　赤茯苓一斤，用牛乳五升煮干为度　当归四两，酒浸，焙干　枸杞四两　破故纸炒香　菟丝子制，各半两

炼蜜为丸，鸡头子大。每服一丸，日进三服，空心温酒、午后姜汤、临卧盐汤送下。

《百一》补髓丹一四一　治老人虚弱肾伤，腰痛不可屈伸。

杜仲十两　补骨脂用芝麻五两同炒，以芝麻黑色无声为度，去麻不用，十两　鹿茸四两，燎去毛，酒浸炙

上为末，用胡桃肉三十个，浸去皮，捣为膏，入面少许，煮糊为丸，桐子大。每服百丸，温酒、盐汤任下。

枸杞子丸一四二　治肾虚精滑，补精气。

甘州枸杞　黄精九蒸九晒

上二味等分，相和捣作饼子，焙干为末，炼蜜丸，桐子大。每服百余丸，空心温酒送下。

《局方》青娥丸一四三　治肾虚腰痛，益精助阳，乌须壮脚力。妇人随证用引吞送，神效。

破故纸四两，炒香　杜仲净，八两，姜汤炒　胡桃肉十两

上为末，用蒜四两，捣膏和丸，桐子大。每服三、五十丸，空心温酒送下。一法不用蒜，以酒糊为丸，或炼蜜为丸，服者更佳。案，此方可加巴戟肉、大茴香各四两为尤妙。或再加肉苁蓉亦可。

《良方》加味青娥丸一四四　补诸虚不足，滋益阴阳，美容颜，健腰膝，止腰痛尤效。

破故纸炒　小茴盐水炒　胡芦巴炒，各四两　杜仲三两，姜汁炒　胡桃肉二十五个　莲蕊一两　青盐煅，五钱　穿山甲酥炙，三钱五分

上为末，将胡桃肉捣烂，加酒煮面糊为丸，桐子大。每服三十丸，空心温酒下。

十补丸一四五　方在热阵一七三。治肾脏虚冷等证。

《保命》煨肾丸一四六　治肾肝虚损，骨痿不能起床，筋弱不能收持，及脾损谷不化，善益精缓中消谷。

杜仲姜汤炒　牛膝　萆薢　白蒺藜　防风　菟丝子制　胡芦巴　肉苁蓉酒浸　破故纸酒炒，各等分　官桂减半

上将猪腰子制如食法，捣烂加炼蜜和杵千余为丸，桐子大。每服五、七十丸，空心用温酒送下。治腰痛不起甚效。

《局方》煨肾散一四七　治肾虚腰痛。

杜仲姜汁炒　花椒炒出汁　食盐少许

上为末，以猪腰子一枚，薄批作五、七片，以椒、盐淹去腥水，掺杜仲末三钱在内，以薄荷包，外加湿纸二、三层，煨熟食之，酒下。

安肾丸一四八　方在热阵一六七。治肾经积冷，下元衰弱。

小安肾丸一四九　方在热阵一六八。治肾气虚寒，多溺，腰膝沉重。

石刻安肾丸百五十　方在热阵一六九。治真气虚惫，梦遗便数，脚膝软弱。

红铅丸一五一　一名一气丹。一名人精妙合丸。

紫河车用头产壮盛男胎者一具，以银针挑去紫血，米泔水洗净，用酒、醋炖烂焙干　人乳以瓷罐盛晒干者四两。或以茯苓末一两收晒至五两者亦可　秋石以童男女小便炼成者，四两　红铅亦名先天梅子，五钱。此室女初次经血。扣算女子年岁，凡五千四十八日，即女子天癸将至之日，须预备锡船候取，以茯苓末收渗晒干；或以丝绵渗取，用乌梅煎汤洗下，去水晒干亦可

上为细末，炼蜜为丸，每丸重七厘。此药俗传云以人补人，得先天之气，神妙不可尽述，每丸价一两。

打老儿丸一五二

熟地　山药炒，各五两　牛膝酒洗　巴戟枸杞汤洗，炒　楮实子去浮者　枸杞　石菖蒲　远志肉甘草汤制　白茯苓去筋　杜仲盐水炒　北五味蜜水拌蒸一二时，捣饼焙干　山茱萸上各四两　小茴香　续断各三两　肉苁蓉切片酥炒，五两

上为末，炼蜜丸，桐子大。每服五、六十丸，空心、午前、临睡，或酒或盐汤下百余丸。

肉苁蓉丸一五三　治肾虚耳聋。

肉苁蓉酒浸，焙　菟丝子酒浸煮，研　山茱萸　白茯苓　熟地黄　人参　官桂　防风　芍药　黄芪各五钱　附子炮　羌活　泽泻各二钱半　羊肾一对，薄切，去筋膜，炙干

炼蜜丸，桐子大。每服三、五十丸，空心温酒下。

四味肉苁蓉丸一五四　方在固阵六二。治小便不禁。

黄芪丸一五五　治虚风羸瘦，心神虚烦，筋脉拘挛，疼痛少睡。

黄芪炙　人参　熟地黄　白茯苓　薏苡仁　山茱萸各一两　枣仁　羌活去芦　当归　羚羊角屑　枸杞子　桂心各七钱半　防风　远志各半两

上为细末，炼蜜和丸，梧子大。每服七、八十丸，温酒下，不拘时。

二丹丸一五六　治风邪健忘。和血养神定志，内安心神，外华腠理。

丹参　天门冬　熟地黄各一两半　麦门冬　白茯苓　甘草各一两　人参　丹皮　远志各半两

上为细末，炼蜜和丸，桐子大，以朱砂半两为衣。每服五、七十丸，加至百丸，空心煎愈风汤送下。

《海藏》益血丹一五七　治大便燥，久虚亡血。

当归酒浸，焙　熟地黄等分

上为末，炼蜜丸，弹子大。细嚼酒下一丸。

《集要》四神丸一五八　治禀赋虚弱，小便频数不禁。

五味子　菟丝饼各四两　熟地黄六两　肉苁蓉一斤，去甲

上为末，酒煮山药糊丸，桐子大。每服五十丸，空心盐汤下。

《局方》虎骨四斤丸一五九

宣州木瓜去瓤　天麻去芦　肉苁蓉洗净　牛膝焙干。各一斤　附子炮，去皮脐，二两　虎骨酥炙，一两

上先将前四味用无灰酒五升浸，春秋五日，夏三日，冬十日，取出焙干，入附子、虎骨，共为末，用前浸药酒打面糊丸，梧子大。每服五十丸，食前盐汤送下。

加味四斤丸百六十　治肝肾二经气血不足，足膝酸痛，步履不随，如受风寒湿毒以致脚气者，最宜服之。

虎胫骨一两，酥炙　乳香另研　没药另研，各五钱　川乌炮，去皮，一两　肉苁蓉　牛膝各一两半　天麻一两　木瓜一斤，去瓤，蒸

上各为末，先将木瓜、苁蓉捣膏，加酒糊和杵丸，桐子大。每服七、八十丸，空心温酒或盐汤任下。

《三因》加味四斤丸一六一　治肾虚肺热，热淫于内，致筋骨痿弱，不能收持。

肉苁蓉酒洗　牛膝酒洗　天麻　木瓜　鹿茸酥炙　熟地黄　五味酒浸　菟丝子酒煮，等分

上为末，炼蜜丸，桐子大。每服五十丸，食前温酒或米饮送下。刘宗厚曰：案此方云：热淫于内，而用温补，何也？然，阴血衰弱，血不养筋，筋缓不能自收持。今阳燥热淫于内，故用此以养阳滋阴，阴实则水升火降矣。

金刚丸一六二　治肾损骨痿不能起床，宜此益精。

萆薢　杜仲姜汁炒　肉苁蓉酒洗　菟丝子制

上用酒煮猪腰子捣丸，桐子大。每服五、七十丸，空心温酒送下。

人参膏一六三

用人参十两，细切，以活水二十盏浸透，入银石器内，桑柴火缓缓煎取十盏，滤汁，再以水十盏，煎渣取汁五盏，并入前汁，合煎成膏，瓷瓶收贮。随证作汤使调服。丹溪云：多欲之人肾气衰惫，咳嗽不止，用生姜、橘皮煎汤，化膏服之。浦江郑兄，五月患痢，又犯房室，忽发昏运，不知人事，手撒目暗，自汗如雨，喉中痰鸣，声如拽锯，小便遗失，脉大无伦。此阴亏阳绝之证也。予令急煎大料人参膏，仍与灸气海十八壮，右手能动。再二壮，唇口微动。遂与膏服一盏半，夜后服三盏，眼能动。尽三斤，方能言而索粥，尽五斤而痢止，至十斤而全安。若作风治则误矣。一人背疽，服内托十宣药已，多脓出，作呕，发热，六脉沉数有力，此溃疡所忌也。遂用大料人参膏，入竹沥饮之，参尽十六斤，竹伐百余竿而安。后经旬余，值大风拔木，疮复起有脓，中有红线一道，过肩胛抵右肋。予曰：急作参膏，以芎、归、橘皮作汤，入竹沥、姜汁饮之，尽三斤而疮溃，调理乃安。若痈疽溃后，气血俱虚，呕逆不食，变证不一者，以参芪归术等分，煎膏服之最妙。

景岳全书卷之五十三终

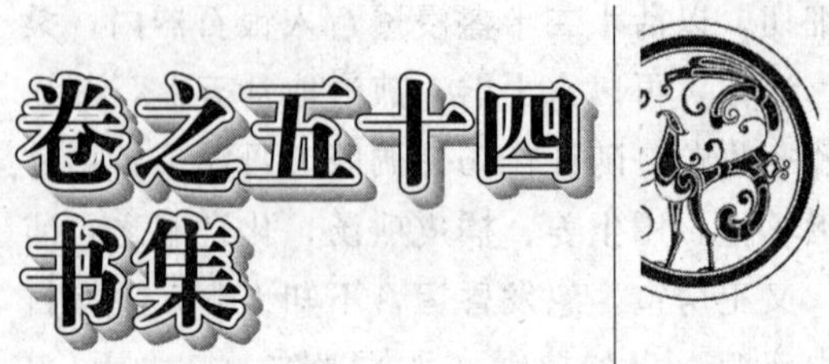

卷之五十四 书集

古方八阵

和阵

《局方》二陈汤一 治痰饮呕恶，风寒咳嗽，或头眩心悸，或中脘不快，或因生冷，或饮酒过多，脾胃不和等证。

陈皮 半夏制，各三钱 茯苓二钱 炙甘草一钱

水二盅，姜三五片，枣一枚，煎八分，食远服。

加减二陈汤二 治呕吐吞酸，胃脘痛，呃逆。

即前方加丁香九粒，气滞甚者，可加一二钱。

丹溪加味二陈汤三 治食郁瘀滞，胸膈不快。

苍术米泔浸 白术炒 橘红 半夏泡 茯苓 川芎 香附各八分 枳壳 黄连姜炒 甘草各五分

水盏半，煎八分，食前，稍热服。

二术二陈汤四 治一切呕吐清水如注。

苍术土炒 白术炒 陈皮 半夏制 茯苓各一钱 炙甘草五分

水一盅半，姜三片，枣一枚，煎八分，稍热服。虚寒者加人参、煨干姜；痰饮，加南星，倍半夏；宿食，加神曲、砂仁。

《宣明》黄芩二陈汤五　治热痰。

黄芩　陈皮　半夏　茯苓等分　甘草减半

水一盅半，姜三片，煎七分，食远服。

《辨疑》柴葛二陈汤六　治一切疟、暑、湿、劳、食等证。

柴胡　干葛　陈皮　半夏　茯苓　甘草　白术　苍术制　川芎　黄芩各等分，若阴疟除此味

水二盅，姜三片，煎服。内干葛、川芎、苍术，乃发散之剂，若久疟及发散过者除之。阳分汗多，加人参、黄芪，去干葛；阴分虚者，加酒炒芍药、当归、生地；久疟，微邪潮热，加四君子汤，去祛邪之药；若欲截疟，加常山、槟榔、青皮、贝母各一钱。

桂附二陈汤七　方在热阵百十五。治寒疟厥冷。

《金匮》小半夏汤八　治呕吐，谷不得下，及心下有饮者。

半夏一升　生姜半斤

上二味，以水七升，煮取一升半，分温再服。《局方》用半夏五钱，生姜二钱半，水一盅半，煎服。

《金匮》小半夏加茯苓汤九　治卒呕吐，心下痞，膈间有水，眩悸者。

即前方加茯苓三两，煎法同。

《金匮》大半夏汤十　治胃反不受食，食入即吐。《外台》云：治呕而心下痞硬者。

半夏二升，洗完用　人参三两　白蜜一斤

上三味，以水一斗二升，和蜜扬之二百四十遍，煮药取三升半，温服一升，余分再服。

《御药》大半夏汤十一　一名橘皮汤。治痰饮及脾胃不和。

半夏　陈皮　白茯苓各二钱

水二盅，姜五片，煎八分，温服。

茯苓半夏汤十二　治呕吐哕，心下坚痞，膈间有水，痰眩惊悸，及小儿等病。

白茯苓二两　半夏五钱

上每服三五七钱，姜、水煎服。

《宣明》橘皮半夏汤十三　治痰涎壅嗽久不已者，常服润燥解肌热止嗽。

陈皮五钱　半夏制，二钱半

水一盅半，加生姜三、五片，煎七分，温服。

《灵枢》秫米半夏汤十四　久病不寐者神效，世医鲜用之。

秫米一升　半夏五合

上用千里长流水八升，扬之万遍，取清者五升，煮秫米、半夏，炊以苇薪，令竭至一升半，去渣，饮汁一小杯，日三服。其新病者，覆杯即卧，汗之即已；久病者，三日已也。

东垣半夏白术天麻汤十五　治眩晕，及足太阴痰厥头疼。

半夏钱半　白术　神曲炒，各一钱　麦芽　陈皮各钱半　人参　黄芪　茯苓　苍术　天麻　泽泻各五分　黄柏二分　干姜三分

上㕮咀。每服半两，水二盅，煎八分，食远热服。

《金匮》黄芩半夏生姜汤十六　治干呕而利者。

黄芩　生姜各三两　炙甘草　芍药各二两　半夏半升　大枣十二个

上六味，以水一斗，煮取三升，去滓，温服一升，日再夜一服。

东垣平胃散十七　治脾胃不思饮食，心腹胁肋胀满刺痛，呕哕恶心，吞酸噫气，体重节痛，自利霍乱，噎膈反胃等证。

厚朴姜制炒　陈皮去白，各五两　苍术去皮，米泔浸炒，八两　炙甘草三两

本方加人参、茯苓各二两，即名参苓平胃散。

上为末。每服二钱，水二盅，姜三片，枣二枚，煎七分，去渣温服。或去姜枣，入盐一小捻，单以沸汤点服亦可。如小便不利，加茯苓、泽泻；如饮食不化，加神曲、麦芽、枳实；

如胃中气痛，加木香、枳实或枳壳；如脾胃困倦，加人参、黄芪；如有痰，加半夏；如便硬腹胀，加大黄、芒硝；如脉大内热，加黄连、黄芩。

调气平胃散十八　治胃气不和，胀满腹痛。

厚朴制　陈皮　木香　乌药　白豆蔻　砂仁　白檀香各一钱　甘草五分　苍术钱半　藿香一钱二分

水一盅半，生姜三片，煎八分，食远温服。

钱氏益黄散十九　治脾土虚寒，寒水反来侮土而呕吐不食，或肚腹作痛，或大便不实，手足逆冷等证。

陈皮一两　青皮　诃子肉炮，去皮　炙甘草各半两　丁香二钱

上每服四钱，水煎服。

藿香正气散二十　治外感风寒，内停饮食，头疼寒热，或霍乱泄泻，痞满呕逆，及四时不正之气，疟痢伤寒等证。

藿香　紫苏　桔梗　白芷　大腹皮各一钱　陈皮　半夏　茯苓　甘草　白术　厚朴各八分

水二盅，姜三片，枣一枚，煎八分，热服取汗。

不换金正气散二一　治脾气虚弱，寒邪相搏，痰停胸膈，致发寒热，或作疟疾，或受山岚瘴气等毒。

厚朴姜制　藿香　半夏　苍术米泔浸　陈皮各一钱　甘草炙，五分

姜、枣、水煎服。

陈氏不换金正气散二二　治感冒风寒，或伤生冷，或瘴疟，或疫疠。

苍术米泔浸炒　厚朴姜汁炒，各四两　橘红三两　炙甘草　半夏制　藿香各二两　人参　木香湿纸裹煨　白茯苓各一两

上每服一两，姜、枣、水煎服。

徐氏正气散二三　正胃气，进饮食，退寒疟、食疟、瘴气，脾胃滞者，用之为宜。

藿香　草果各二两　半夏制　陈皮　厚朴　砂仁　炙甘草各一两

上为末。每服三钱，加生姜七片，枣三枚同煎，俟疟未发前，和渣服。

《济生》大正气散二四　治脾胃不和，为风寒湿气所伤，心腹胀闷，有妨饮食。

白术　陈皮各二钱　半夏制　藿香叶　厚朴姜炒　桂枝　枳壳　槟榔　干姜炮，各钱　甘草炙，五分

水一盅半，姜三片，枣一枚，煎七分，不时温服。

东垣升阳益胃汤二五　治秋燥令行，湿热少退，脾胃虚弱，怠惰嗜卧，体重节痛，四肢不收，口苦舌干，饮食不消，大便不调，小便频数，兼见肺病，洒淅恶寒，惨惨不乐，面色恶而不和，乃阳气不伸故也，当升阳益胃。《良方》无黄芪、甘草、半夏、芍药四味。

人参　炙甘草　半夏脉涩者宜用，各一钱　黄芪二钱　白术三分　白芍　防风　羌活　独活各五分　柴胡　茯苓小便利者勿用　泽泻不淋者勿用，各三分　陈皮四分　黄连二分

上㕮咀。每服三钱，渐加至五钱，生姜五片，枣二枚，水三盅，煎一盅，早饭、午饭之间温服。忌语话一二时，及酒湿助火之物。服药后，如小便毕而病反增，是不宜利小便也，当去茯苓、泽泻。若得喜食增食，初一二日间不可太饱，恐药力尚浅，胃气再伤，不得转运也。或用美食以助药力而滋胃气，慎不可淡食以损药力而助邪气之沉降也。亦可小役形体，使胃气升发，切勿大劳，致令复伤，但以胃气安静为尤善。

《海藏》白术汤二六　治风湿恶寒，脉缓。

白术　防风　甘草

上㕮咀，加生姜煎服。

《济生》白术汤二七　治五脏受湿，咳嗽痰多，气喘身重，脉濡细。

白术　橘红　半夏　茯苓各二钱　炙甘草一钱

水一盅半，姜五片，煎七分，食远服。

《良方》三味白术汤二八　方在妇人十二。治妊娠内热心痛。

《良方》四味白术汤二九　方在妇人十三。治妊娠胃虚恶阻。

白术散三十　治自汗盗汗极效。

白术半斤

上将白术切成小块，用浮麦一升，水一斗，同煮干，如白术尚硬，再加水煎透烂，取起切片，焙干为末。每服二三钱，仍用浮麦煎汤，食远调服。如治小儿，以炒黄芪煎汤，量儿大小与服。忌萝卜、辛辣炙煿之物，乳母尤忌。

《宣明》白术散三一　方在固阵三。治虚风多汗痿弱。

《良方》白术散三二　方在妇人十一。治妊娠伤寒内热等证。

调胃白术散三三　治脾胃不和，腹胀泄泻，身面浮肿。

白术　茯苓各二钱　陈皮　白芍药炒　泽泻　槟榔各一钱　木香五分

水二盅，姜三片，煎八分，食远服。如肿不退，倍加白术，并枳实麸炒一钱。

白术芍药汤三四　治脾经受湿水泄，体重微满，困弱无力，不欲饮食，或暴泄无数，水谷不化，宜此和之。

白术炒　芍药炒，各一两　甘草炒，半两

上每用一两，水煎服。

《草窗》白术芍药散三五　治痛泻要方。

白术炒，三两　芍药炒，二两　陈皮炒，两半　防风一两

上或煎，或丸，或散，皆可用。久泻者加炒升麻六钱。

《金匮》苓桂术甘草汤三六　病痰饮者，当以温药和之。凡心下有痰饮，胸胁支满，目眩，此方主之。

茯苓四两　桂枝　白术各三两　甘草二两

上以水六升，煮取三升，温分三服，小便则利。

神术散三七　治伤寒头痛身热等证。

苍术二钱　川芎　藁本　甘草各一钱

水二盅，姜三片，煎一盅，不拘时服。

《局方》神术散三八　方在散阵六五。治四时瘟疫，头疼发热。

《海藏》神术汤三九　治风湿恶寒脉紧。

苍术　防风　甘草

上㕮咀。加葱白煎服。治刚痉汗者，加羌活，或独活、麻黄。

《约说》沉香降气散四十　治阴阳壅滞，气不升降，胸膈痞塞，或留饮吞酸，胁下妨闷。

沉香二钱八分　砂仁七钱半　香附子去毛，盐水炒，六两二钱五分　炙甘草五钱五分

上为极细末。每服二钱，入盐少许，沸汤调，不拘时服，或淡姜汤亦可。

《和剂》苏子降气汤四一　治心腹胀满，喘促气急，消痰进食。

苏子炒　半夏曲　前胡　当归　陈皮　厚朴制，各八分　桂　甘草各三分

水二盅，姜三片，煎七分，不拘时服。

《医林》小降气汤四二　治浊气在上，痰涎壅盛。

家紫苏　台乌药　白芍　陈皮各二钱　炙甘草五分

水一盅半，生姜三片，枣一枚，煎七分，食远服。

《统旨》木香顺气散四三　治气滞腹痛胁痛。

木香　香附　槟榔　青皮　陈皮　枳壳　砂仁　厚朴制　苍术各一钱　炙甘草五分

水二盅，姜三片，煎八分，食远服。

《局方》木香调气散四四

木香　白檀香　白豆蔻　丁香各二钱　炙甘草　藿香各八钱　砂仁四钱

上为末。每服二钱，入盐少许，沸汤点服。

流气饮子四五　治三焦气壅，五脏不和，胸膈痞满，肩背攻痛，呕吐气喘，痰盛浮肿等证。即外科方脉流气饮。

木香磨汁　槟榔　青皮　陈皮　枳壳　乌药　大腹皮　枳实　茯苓　紫苏　桔梗　防风　黄芪　当归　川芎　芍药　甘草　半夏制，各等分

水一盅半，姜三片，枣一枚，煎服。

《和剂》二十四味流气饮四六　调营卫，利三焦，行痞滞，消肿胀。

紫苏　陈皮　青皮　厚朴制　炙甘草　香附炒，各四两　木通二两　大腹皮　丁香皮　槟榔　肉桂　木香　草果　莪术炮　藿香各一两半　麦冬　人参　白术　赤茯苓　木瓜　白芷　半夏　枳壳炒　石菖蒲各一两

上每服三钱，姜四片，枣二枚，水煎服。

七气汤四七　治七情之气郁结于中，心腹绞痛不可忍，及不能饮食。

半夏制，五两　人参　肉桂　甘草炙，各一两

上每服三、五钱，水一盅半，姜三片，煎八分服。

《三因》七气汤四八　治如前。案此方即《局方》四七汤也。在后九七。

半夏五两，制　茯苓四两　厚朴三两　紫苏二两

上每服三、五钱，姜七片，枣二枚，水煎服。

加味七气汤四九　即前七气汤加厚朴，茯苓各等分。

《局方》七气汤五十　治七情郁结，脏气互相刑克，阴阳不和，挥霍撩乱，吐泻交作。

半夏制　厚朴　芍药　茯苓各二钱　人参　肉桂　橘红

紫苏各一钱

水二盅，加姜、枣煎服。

《指迷》七气汤五一　治七情相干，阴阳不得升降，气道壅滞，攻冲作疼，积聚癥瘕胀满等证。

半夏　甘草各七分半　香附钱半　青皮　陈皮　桔梗　官桂　藿香　益智　莪术煨，各一钱

上每服三、五钱，姜三片，枣一枚，水煎服。《统旨》七气汤有三棱、玄胡索、姜黄、草豆蔻，无半夏、桔梗。《济生》大七气汤有三棱，无半夏。

四磨饮五二　治诸逆气。

沉香　乌药　枳实　槟榔

上四味，用白汤共磨服，或下养正丹尤佳。一方用白酒磨。《济生方》用人参，无枳实。本方加木香，即名五磨饮。

《济生》疏凿饮五三　治水气通身浮肿，喘呼气急，烦渴，大小便不利。

泽泻　茯苓皮　木通　商陆　大腹皮　槟榔　羌活去芦　秦艽去芦　椒目　赤小豆炒

上㕮咀。每服六、七钱，水一盅半，姜五片，煎服。

《良方》厚朴汤五四　治心腹胀满。此病气壅实者之治法也。

厚朴四、五钱，姜汁炒

加生姜五、七片，水煎，温服。或间用沉香降气散。

木香宽中散五五　治七情伤于脾胃，以致胸膈痞满，停痰气逆，或成五膈之病。

青皮　陈皮　丁香各四两　厚朴制，一斤　甘草炙，五两　白豆蔻二两　香附炒　砂仁　木香各三两

上为末。每服二钱，姜、盐汤调服。若脾胃虚损之证，不可过服，或与六君子兼用之。

《良方》木香分气饮五六　治气滞留注四肢，腹急中满，

胸膈胁肋膨胀，虚气上冲，小便臭浊。

木香　猪苓　泽泻　赤茯苓　半夏　枳壳　槟榔　灯草　苏子等分

上㕮咀。每服一两，水一盅半，煎八分，入麝香末少许，食远服。

《良方》人参木香散五七　治水气病。

人参　木香　茯苓　滑石　琥珀　海金沙　枳壳　槟榔　猪苓　甘草等分

上㕮咀。每服一两，生姜三片，水一盅半，煎七分，日进三服，不拘时。

消导宽中汤五八　治气滞食滞，水肿胀满。

白术一钱半　枳实麸炒　厚朴姜制　陈皮　半夏　茯苓　山楂　神曲炒　麦芽炒　萝卜子炒，各一钱

水一盅半，姜三片，煎八分，食远服。小便不利，加猪苓、泽泻。

化滞调中汤五九　治食滞胀满。

白术钱半　人参　白茯苓　陈皮　厚朴姜汁炒　山楂　半夏各一钱　神曲炒　麦芽炒，各八分　砂仁七分

水一盅半，姜三片，煎七分，食前服。胀甚者，加萝卜子炒用一钱，面食伤者尤宜用。

索矩三和汤六十　治脾湿肿满。

陈皮　厚朴姜炒　白术　槟榔各一钱　紫苏七分　海金沙　木通各五分

水一盅半，姜三片，枣一枚，煎七分，食远服。

《宝鉴》导滞通经汤六一　治脾湿气不宣通，面目手足浮肿

木香　白术　桑白皮　陈皮各五钱　茯苓一两

上㕮咀。每服七八钱，水一盅半，煎八分，食前温服。

《良方》导水茯苓汤六二　治水肿，头面手足遍身肿如烂

瓜之状，按而塌陷，胸腹喘满，不能转侧安睡，饮食不下，小便秘涩，溺出如割，或如黑豆汁而绝少，服喘嗽气逆诸药不效者，用此即渐利而愈。

赤茯苓　麦门冬去心　泽泻　白术各三两　桑白皮　紫苏　槟榔　木瓜各一两　大腹皮　陈皮　砂仁　木香各七钱半

上㕮咀。每服一、二两，水二盅，灯草一、二十根，煎八分，食前服。如病重者可用药五两，再倍加麦冬及灯草半两，以水一斗，于砂锅内熬至一大碗，再下小铫内煎至一盅，五更空心服，相再煎。连进此三服，自然小水通利，一日添如一日。

健脾散六三　和中健胃，消食快气。

人参　白术炒　丁香　藿香　砂仁炒　肉果煨　神曲炒　炙甘草等分

上为细末。每服二钱，不拘时，橘皮汤下。

参术健脾汤六四　治脾虚兼滞胀满。

人参　白茯苓　陈皮　半夏　砂仁　厚朴姜制，各一钱　白术二钱　甘草三分

水一盅半，姜三片，煎七分，食远服。加神曲、麦芽、山楂，消胀尤佳。

《三因》当归散六五　水肿之疾，多由火不养土，土不制水，故水气盈溢，脉道闭塞，渗透经络，发为浮肿、心腹胀满之证。

当归　桂心　木香　赤茯苓　木通　槟榔　赤芍药　牡丹皮　陈皮　白术各一钱半　木瓜一片

水二盅，加紫苏五叶，煎八分，不拘时服。

当归活血散六六　治瘀血胀满。

赤芍药　归尾酒洗　生地黄各钱半　桃仁去皮尖，炒　红花酒洗　香附童便浸，各一钱　川芎　牡丹皮　玄胡索　蓬术炮，各八分　三棱炮　青皮各七分

水一盅半，煎七分，食前服。

《局方》五皮散六七　治风湿客于脾经，以致面目虚浮，四肢肿满，心腹膨胀，上气急促，兼治皮水、胎水。

五加皮　地骨皮　大腹皮　茯苓皮　生姜皮等分

上咀。每服三钱，水一大盅，煎七分，热服，无时。

《澹寮》五皮散六八　治病后身面四肢浮肿，小便不利，脉虚而大。此由诸气不能运行，散漫于皮肤肌腠之间，故令肿满，此药最宜。

大腹皮　陈皮　生姜皮　桑白皮炒　赤茯苓皮各等分

上㕮咀。每服五、六钱，水一大盅，煎八分，不拘时温服，日三次。忌生冷、油腻、坚硬之物。

沉香琥珀丸六九　治水肿、一切小便不通难治之证。

沉香　郁李仁去皮　葶苈炒，各两半　琥珀　杏仁去皮尖　紫苏　赤茯苓　泽泻各半两　橘红　防己各七钱半

上为细末，炼蜜丸，梧子大，以麝香为衣。每服二十五丸，渐加至五、七十丸，空心人参汤送下，量虚实增减。

法制陈皮七十　消食化气，宽利胸膈，美进饮食。

茴香炒　甘草炙，各二两　青盐炒，一两　干姜　乌梅肉各半两　白檀香二钱半

上六味，共为末，外以广陈皮半斤，汤浸去白，净取四两，切作细条子。用水一大碗，煎药末三两，同陈皮条子一处慢火煮，候陈皮极软，控干，少时用余剩干药末拌匀，焙干。每服不拘多少，细嚼温姜汤下，无时。

《家秘》祛痛散七一　治诸般心气痛，或气滞不行，攻刺心腹，痛连胸胁，小肠吊疝，及妇人血气刺痛。此方屡用，无不神效。

青皮　五灵脂去石　川楝子　穿山甲　大茴香各二钱　良姜香油炒　玄胡索　没药　槟榔各钱半　沉香一钱　木香钱二分　砂仁少许

上咀，用木鳖子仁一钱二分，同前药炒令焦燥，去木鳖不用，共为细末。每服一钱，加盐一星，用酒或滚水送下。

调痛散七二　治脾痛气膈。

木香　丁香　檀香　大香附　台乌药　莪术　肉桂　片姜黄　白生姜　白豆蔻　砂仁　炙甘草等分

上咀。每服二钱半，加紫苏四叶，煎汤服。

丁香止痛散七三　方在《热阵》百八。治心痛。

《良方》乌药散七四　治血气壅滞，心腹作痛。

乌药　莪术醋浸炒　桂心　桃仁　当归　青皮　木香等分

上为末。每服二钱，热酒调下。

《奇效》手拈散七五　治心脾气痛。

延胡索　五灵脂　草果　没药等分

上为细末。每服二三钱，不拘时，热酒调下。

《良方》游山散七六　治心脾痛。此药极奇，叶石林游山，见一小寺颇整洁，问僧所以仰给者，则曰：素无田产，亦不苦求，只货数药以赡，其脾疼药最为流布。有诗云：草果玄胡索，灵脂并没药。酒调一二钱，一似手拈却。

上等分为末。每服三钱，不拘时，温酒调下。

舒筋汤七七　一名如神汤。治闪肭血滞，腰腹痛，及产后血滞作痛者更妙。

当归　玄胡索　桂心等分

上为细末。每服二钱，不拘时温酒调服。一方加杜仲、牛膝、桃仁、续断亦可。

丹溪玄桂丸七八　治死血留胃脘，当心作痛。

玄胡索一两半　官桂　红花　红曲　滑石各五钱　桃仁三十粒

上为细末，汤浸蒸饼为丸，绿豆大。每服四十丸，姜汤下。

洁古枳术丸七九　治痞积，消食强胃。

枳实去瓤，麸炒，一两　白术麸炒，二两

上为末，荷叶裹烧饭为丸，桐子大。每服五十丸，白术汤下。但久服之，令人胃气强实，不复伤也。东垣橘皮枳术丸，即前方加陈皮一两。半夏二两，即名橘半枳术丸。

香砂枳术丸八十　破滞气，消宿食，开胃进食。

木香　砂仁各五钱　枳实麸炒，一两　白术米泔浸炒，二两

上制，服如枳术丸法。

曲糵枳术丸八一　治强食多食，心胸满闷不快。

神曲炒　麦糵炒　枳实麸炒，各一两　白术二两

上制，服如枳术丸法。

东垣木香人参生姜枳术丸八二　开胃，进饮食。

木香三钱　人参五钱　干生姜二钱半　陈皮四钱　枳实一两，炒　白术一两半

上为细末，荷叶烧饭为丸，桐子大。每服三、五十丸，食前温水下。

《直指》加味枳术丸八三　治脾胃虚弱，食积气滞，胸腹胀满。常服进食宽中，和畅脾胃。

白术泔浸土炒，二两　枳实麸炒，一两　神曲炒　麦芽炒　陈皮　山楂　香附炒，各一两　砂仁炒，半两

如前法丸服。

丹溪枳实丸八四　专治食积癖块。

枳实　白术　山楂　麦芽　神曲　半夏各一两　苍术　陈皮各五钱　木香钱半　姜黄三钱

荷叶蒸饭为丸，桐子大。每服百丸，食后姜汤下。

《医统》大健脾丸八五　又名百谷丸。徐东皋曰：此方健脾养胃，滋谷气，除湿热，宽胸膈，去痞满。久服强中益气，百病不生。

人参　白茯苓饭上蒸　广陈皮各二两　枳实饭上蒸　青皮米醋洗　半夏曲炒　山楂肉饭上蒸，各一两　白术土炒，三两　谷芽

炒，一两六钱　白豆蔻炒　广木香各五钱　川黄连一两六钱，同吴茱萸五钱浸炒赤色，去茱萸

上为末，用长流水煮荷叶老米粥捣丸，绿豆大。每服百丸，食前白汤下。

愚按：此方虽佳，但脾多畏寒，若非有火，当去黄连，或仍加炮姜一二两为妙。

杨氏启脾丸八六　治脾胃不和，气不升降，中满痞塞，心腹膨胀，肠鸣泄泻，不思饮食。

人参　白术　陈皮　青皮去瓤　神曲炒　麦芽炒　砂仁　厚朴　干姜各一两　甘草两半，炙

炼蜜为丸，弹子大。每服一丸，食前细嚼，米饮下。

和中丸八七　治久病厌厌不能食，而脏腑或秘或溏，此皆胃虚所致。常服之，和中理气，消痰积，去湿滞，厚肠胃，进饮食。

白术麸炒，二两四钱　厚朴姜制，二两　陈皮一两六钱　半夏汤泡，一两　槟榔五钱　枳实五钱　炙甘草四钱　木香二钱

上用生姜自然汁浸蒸饼为丸，桐子大。每服三、四十丸，食远温水送下。

东垣和中丸八八　开胃进食。

人参　白术各三钱　干姜炮　甘草炙　陈皮各一钱　木瓜一枚

上为末，蒸饼为丸，桐子大。食前白汤下三、五十丸。

养胃进食丸八九　治脾胃虚弱，心腹胀满，面色痿黄，肌肉消瘦，怠惰嗜卧，或不思食。常服滋养脾胃，进饮食，消痰涎，辟风寒湿冷邪气。

人参　白茯苓　白术泔浸，炒　厚朴姜炒，各二两　神曲二两半炒　大麦蘖炒　橘红各一两半　甘草炙，一两　苍术坚小而甘者，米泔浸去皮，五两，炒

上九味，为末，水面糊丸，桐子大。每服三、五十丸，食

前米汤或姜汤送下。

消食丸九十　治一切食积停滞。

山楂　神曲炒　麦芽炒　萝卜子　青皮　陈皮　香附各二两　阿魏一两，醋浸另研

汤泡蒸饼为丸，桐子大。每服五十丸，食远姜汤下。

《济生》导痰汤九一　治一切痰涎壅盛，或胸膈留饮，痞塞不通。

陈皮　半夏　茯苓　甘草　南星　枳壳炒

上等分，每服六钱，水二盅，姜五片，或十片，煎七分，食后服。

《海藏》五饮汤九二　一留饮在心下，二澼饮在胁下，三痰饮在胃中，四溢饮在膈上，五流饮在肠间。凡此五饮，以酒后饮冷过多所致。

旋覆花　人参　橘红炒　枳实　厚朴姜汁炒　半夏　茯苓　泽泻　白术　猪苓各八分　前胡　桂心　芍药　炙甘草各五分

水二盅，姜十片，煎八分，不拘时服。饮酒伤者，加葛根、砂仁。

《外台》茯苓饮九三　治胸有停痰宿水，自吐出水后，心胸间虚，气满不能食。消痰气，令能食。

茯苓　人参　白术各三两　枳实二两　陈皮二两半　生姜四两

上六味，水六升，煮取一升八合，分温三服，如人行八九里进之。

茯苓饮子九四　治痰迷心窍，怔忡不止。

陈皮　半夏　茯苓　茯神　麦冬各钱半　沉香　甘草各五分

上水一盅半，姜五片，煎七分服。

千缗汤九五　治痰喘不得卧，人扶而坐，一服即安。

半夏泡，七个　炙甘草　皂角炙，各一寸　生姜一指大

水一盅半，煎七分，不拘时服。

玉液汤九六　治七情所伤，气郁生涎，随气上逆，头目眩晕，心嘈忪悸，眉棱骨痛。

半夏大者，六钱，汤泡七次，切片

上作一服，水盅半，姜十片，煎七分，入沉香末少许，不拘时温服。

《局方》四七汤九七　治七情之气结成痰涎，状如破絮，或如梅核，在咽喉之间，咯不出，咽不下，此七情所为也。或中脘痞满，气不舒快，痰饮呕恶，皆治之。

半夏汤泡，钱半　茯苓一钱二分　苏叶六分　厚朴姜制，九分

水一盅半，生姜七片，红枣二枚，煎八分，不时服。

《得效》加味四七汤九八　治心气郁滞，豁痰散惊。

半夏制，二钱半　厚朴制　茯苓各一钱半　苏叶　茯神各一钱　远志　石菖蒲　甘草各五分

水二盅，加姜、枣煎服。

《玉机》泽泻汤九九　治心下有支饮，苦眩冒。

泽泻五钱　白术二钱

水二盅，煎七分，食远温服。

朱砂消痰饮一百　治痰迷心窍，惊悸怔忡。

胆星五钱　朱砂二钱半，另研　麝香二分，另研

上为末，临卧姜汤调下一钱。

《深师》消饮丸百一　治停饮胸满呕逆，腹中水声，不思饮食。

白术二两，炒　茯苓五钱　枳实炒　干姜炮，各七钱

上为细末，蜜丸，桐子大。温水下三十丸。

《秘方》星香丸百二　治诸般气嗽生痰。

南星矾水泡一宿　半夏制同上，共泡之　香附皂角水浸一周时，各二两　陈皮去白，四两

上不见火为末，姜汁糊丸。每服五十丸，临卧姜汤送下。

祛痰丸百三　治风痰头旋恶逆，胸膈不利。

南星生　半夏生　赤茯苓　橘红　干姜炮，等分

上为细末，面糊丸，梧子大。每服五、七十丸，不拘时，米饮送下。

天花丸百四　亦名玉壶丸。治消渴引饮无度。

人参　天花粉各等分

上为细末，炼蜜丸，桐子大。每服三、五十丸，麦门冬汤下。

《局方》玉壶丸百五　治风痰头痛，亦治诸痰。

南星生　半夏生，各一两　天麻五钱　白面三两

上为末，水和为丸，桐子大。每服三、五十丸，用水一大盏，煎沸入药，煮令药浮即熟，漉出放温，别用生姜汤下。

一方：用南星、半夏各二两俱制，天麻、白矾　各五钱，共为末，以姜汁糊丸，如胡椒大。每服三十丸，白汤下。

玉液丸百六　治风热痰涎壅盛，利咽膈，清头目，止咳嗽，除烦热。

半夏汤泡，焙为细末　枯矾研细，各十两　寒水石煅赤，为末，水飞，三十两

上研匀，面糊丸，桐子大。每服三十丸，食后淡姜汤下。

洁古玉粉丸百七　治气痰咳嗽。

南星　半夏各一两，俱汤浸　橘红二两

上为末，汤浸蒸饼为丸，桐子大。每服五、七十丸，人参、生姜汤任下，食后。

《瑞竹》杏仁丸百八　治久嗽，及老人咳嗽，喘急不已，睡卧不得，服此立效。

杏仁去皮尖，炒　胡桃肉去皮

上等分，研为膏，加炼蜜丸，如弹子大。每服一丸，食后细嚼，姜汤下。

许学士神术丸百九　治痰饮。此足阳明、太阳治湿发散之

剂也。

茅山苍术一斤，米泔浸一宿，去皮切片，焙干为末　生油麻五钱，水二盏研细取浆　大枣十五个，煮取肉，研，旋入麻浆拌和药

上三味，和丸，桐子大，日干。每服五、七十丸，空心温酒下。

《三因》曲术丸百十　治中脘宿食留饮，酸蜇心痛，嘈杂，口吐清水。

神曲炒，三两　陈皮一两　苍术米泔浸三宿，切炒，一两半

上为末，生姜汁别煮神曲糊为丸。姜汤送下。

《百一》三仙丸百十一　治一切湿痰痰饮，胸膈烦满，痰涎不利，头目不清。

南星　半夏　香附各等分

上南星、半夏以滚汤泡过为末，用生姜自然汁和，不可太软，用楮叶或荷叶包住，外以蒲包再包，罨之令发黄色，晒干收用。须五六月内造如罨曲之法。每制丸药，用药二两，香附一两，同为细末，面糊为丸，绿豆大。每服四、五十粒，食后姜汤下。

青州白丸子百十二　治男妇风痰壅盛，手足瘫痪，呕吐涎沫，牙关紧急，痰喘麻木，及小儿惊风呕吐。

半夏七两　南星三两　白附子二两　川乌半两，俱生用

上俱研，罗为细末，用生绢袋盛，以瓷盆盛井花水摆洗粉出，未出者，以手揉摆，再擂再摆，以尽为度。然后日晒夜露，每日一换新水，搅而复澄，春五，夏三，秋七，冬十日，去水晒干，白如玉片。以糯米粉作稀糊丸，如绿豆大。每服二十丸，生姜汤下，无时。如瘫痪，用酒下；小儿惊风，薄荷汤下五、七丸。

《局方》琥珀寿星丸百十三

天南星一斤　朱砂二两，研　琥珀一两，研

上先掘地坑，深二尺，用炭火五斤，于坑内烧热红，取出

炭扫净，以好酒一升浇之。将南星乘热下坑内，用盆急盖，以泥壅护，经一宿取出，焙干为末，同二味和匀，用生姜汁打面糊丸，如桐子大。每服五十丸，煎人参汤空心送下，日三服。

一方用琥珀四两，朱砂一两，仍用猪心血三个，和药末内加糊为丸，如前服。

《指迷》茯苓丸百十四　治人有臂痛，手足不能举，或时左右转移。此伏痰在内，中脘停滞，脾气不能流行，上与气搏，脾属四肢而气不下，故上行攻臂，其脉沉细者是也。但治其痰，则臂痛自止。及妇人产后发喘，四肢浮肿者，用此则愈。此治痰第一方也。

半夏制，二两　茯苓一两　枳壳炒，半两　风化硝一钱半

上为末，姜汁煮糊丸，桐子大。每服三、五十丸，姜汤下。累有人为痰所苦，夜间两臂常觉抽掣，两手战掉，至于茶盅亦不能举，随服随效。

又《简易方》：治痰饮流注疼痛。止用大半夏二两，风化硝一两，为末，以姜汁煮糊丸，桐子大。姜汤下十五丸。痰在上，临卧服；在下，食前服。

丹溪白螺丸百十五　治痰饮积胃脘痛。

白螺蛳壳墙上年久者，烧　滑石炒　苍术　山栀　香附　南星各一两　枳壳　青皮　木香　半夏　砂仁各五钱

上为末，生姜汁浸蒸饼为丸，绿豆大。每服三、四十丸，姜汤下。春加川芎，夏加黄连，冬加吴茱萸，各五钱。

丹溪润下丸百十六　降热痰甚妙。

半夏二两，依橘红制　南星依橘红制　炙甘草　黄芩　黄连各一两　橘红半斤，以水化盐五钱拌匀，煮干，焙

上为末，蒸饼丸，绿豆大。每服五、七十丸，白汤下。

《集成》润下丸百十七　治胸膈停痰，降痰甚妙。

橘红一斤，盐五钱，同水浸煮干　甘草炙，一两

上为末，汤浸蒸饼丸，绿豆大。每服五十丸，白汤下。

丹溪黄栝蒌丸百十八　治食积作痰，壅滞喘急。

栝蒌仁　半夏　山楂　神曲炒，等分

上为末，栝蒌汁丸。姜汤下五十丸。

丹溪杏仁萝卜子丸百十九　治气壅痰盛咳嗽。

杏仁　萝卜子炒，各一两

上为末，粥糊丸，桐子大。每服五十丸，白汤下。

《金匮》陈皮汤百二十　治呕吐呃逆。

陈皮四两　生姜半斤

水七升，煮取三升，温服一升，下咽即愈。

《本事》竹茹汤一二一　治胃热呕吐。

半夏姜汁制　干葛各三钱　甘草二钱

上为末。每服二钱，水一盅，姜三片，竹茹一弹许，枣一枚，同煎七分，去柤温服。

橘皮竹茹汤一二二　治吐利后，胃虚膈热，呃逆者。

人参　竹茹　橘红各二钱　甘草炙，一钱

水一盅半，生姜五片，枣一枚，煎八分温服。

二汁饮一二三　治反胃。

甘蔗汁二分　姜汁二分

二味和匀，每温服一碗，日三服则吐止。

东垣葛花解酲汤一二四　治饮酒太过，痰逆呕吐，心神烦乱，胸膈痞塞，手足颤摇，饮食减少，小便不利。

人参　白术　茯苓　砂仁　白豆蔻　葛花各一钱　青皮　陈皮　猪苓　泽泻各七分　神曲　木香各五分

水二盅，生姜五片，煎七分，食远稍热服。取微汗，酒病去矣。或为末，姜醋汤调服二三钱亦可。

《金匮》猪苓散一二五　治呕吐，病在膈上，思水者。

猪苓　茯苓　白术等分

上三味，杵为散。饮服方寸匕，日三服。

《大全》人参散一二六　治脾胃虚寒，霍乱吐泻，心烦腹痛，饮食不入。

人参　当归　厚朴　橘红各二钱　干姜炮　炙甘草各五分

加枣一枚，水煎服。

《澹寮》六和汤一二七　治夏秋暑湿伤脾，或饮冷乘风，多食瓜果，以致客寒犯胃，食留不化，遂成痞膈霍乱呕吐，及广南夏月瘴疾寒热等证。

半夏　人参　炙甘草　砂仁　杏仁各一钱　赤茯苓　扁豆炒　藿香　木瓜各二钱

上㕮咀。每服五钱，水二盅，生姜三片，枣一枚，煎，温服。

一方有白术、香薷、厚朴各一钱，名六和半夏汤。

《良方》丁香散一二八　治霍乱呕吐不止。

丁香五分　藿香　枇杷叶拭去毛，各二钱

上㕮咀。水一盅半，姜一片，煎六分，热服。

《局方》丁香半夏丸一二九　治胃寒呕吐吞酸。

丁香一两　红豆炒　半夏制　白术炒，各二两　陈皮三两

上为末，姜汁打糊丸，胡椒大。每服二、三十丸，姜汤下。

《局方》半夏丁香丸百三十　治脾胃宿冷，胸膈停痰，呕吐恶心，吞酸噫腐，心腹痞满，不思饮食。

肉豆蔻　丁香　木香　藿香　人参　陈皮去白，各二钱　半夏制，三两

上为细末，姜汁煮糊丸，桐子大。每服三十丸，姜汤下。

《和剂》大七香丸一三一　治脾胃虚冷，心膈噎塞，渐成隔气，及脾泄泻痢，反胃呕吐。

香附二两　麦芽炒，一两　砂仁　藿香　官桂　甘草　陈皮各二两半　丁香三两半　甘松　乌药各六钱半

上为末，蜜丸，弹子大。每服一丸，嚼碎，盐酒、盐汤任下。忌生冷、肥腻。

《良方》许仁则半夏丸一三二　治胃冷呕逆不食。

半夏洗去滑，一斤　小麦面一斤

上水和丸，弹子大，水煮熟。初服四、五丸，二服加至十四、五丸，旋煮间服之。

万氏定喘汤一三三　治诸喘久不愈。案此方必风痰在肺者乃可用，他则忌之。

白果三七枚，去壳切碎，炒　款冬花　桑白皮蜜炒　麻黄　制半夏各三钱　苏子二钱　黄芩微炒　杏仁各钱半　甘草一钱

水三盅，煎二盅，作二次服。不拘时，徐徐饮。

歌曰：诸病原来有药方，惟愁齁喘最难当。麻黄桑杏寻苏子，白果冬花用更良，甘草黄芩同半夏，水煎百沸不须姜。病人遇此仙丹药，服后方知定喘汤。

《局方》人参定喘汤一三四　治肺气上喘，喉中有声，坐卧不安，胸膈紧痛，及治肺感寒邪，咳嗽声重。

人参　麻黄　阿胶　半夏曲　五味子　粟壳　甘草各八分　桑白皮钱半

水二盅，姜三片，煎八分，食后服。

《良方》百合汤一三五　治肺气壅滞，咳嗽喘闷，多渴，腰膝浮肿，小便淋沥。

百合　赤茯苓　陈皮　桑白皮　紫苏　大腹皮　枳壳　马兜铃　人参　猪苓　炙甘草　麦冬各一钱

上分二服。每服水一盅半，姜一片，枣一枚，煎七分，不拘时温服。

《局方》五虎汤一三六　治风寒所感，热痰喘急。

麻黄七分　细茶八分　杏仁去皮尖，一钱　石膏一钱半　甘草四分

水一盅半，姜三片，枣一枚，煎服。

《三因》神秘汤一三七　治上气喘急不得卧。

人参一钱　陈皮　桔梗　紫苏各钱半　五味子十五粒

水一盅半，煎七分，食远温服。

《直指》神秘汤一三八　治水气作喘。

人参　陈皮　桔梗　紫苏　半夏　桑白皮　槟榔各一钱　炙甘草五分　五味子十五粒

水二盅，姜三片，煎八分，食远温服。

萝卜子汤一三九　治积年上气喘促，唾脓血不止，而气实者宜之。

萝卜子一合，研碎

水煎，食后服，其效如神。

《三因》葶苈大枣泻肺汤百四十　治上气喘急，身与面目俱浮，鼻塞声重，不闻香臭，胸膈胀满，将成肺痈。

甜葶苈炒，研细，三钱　大枣十枚，去核

水二盅，先煎大枣至一盅，去枣入葶苈，煎至八分，食后服。须先服小青龙汤二服方用此。

苏子煎一四一　治上气咳嗽。

苏子　杏仁　生姜汁　生地黄汁　白蜜各一斤

上将苏子捣烂，以二汁和之，绢绞取汁，又捣又和，如此六七次则味尽，乃去柤，以蜜和之，置铜器中，于汤上煎之如饴。每服二匙，日三次，夜一二次，病愈即止。

《医林》杏仁煎一四二　治喘嗽。

杏仁去皮尖，炒　胡桃肉去皮

上等分，研膏，炼蜜丸，弹子大。每服一丸，临卧细嚼，姜汤送下。一方以胡桃肉三枚，姜三片，临卧嚼服，饮汤三四口，再嚼再饮就卧，止嗽无痰。

《良方》杏仁膏一四三　治咳嗽喘急，喉中枯燥如物塞，兼唾血不止。

杏仁二两，去皮尖，炒，研如膏　真酥三两　阿胶二两，研炒为末　生姜汁一合　白蜜五合　苏子二两，微炒研膏

上和匀，银锅内慢火熬成膏。每服一匙，不拘时，米饮

调下。

《良方》前胡散一四四　治心胸烦热不利，咳嗽涕唾稠粘。

前胡　桑白皮　麦门冬　贝母各钱半　甘草炙，五分　杏仁去皮尖，一钱

水一盅半，姜三片，煎七分，温服。

《济生》百花膏一四五　治咳嗽不已，或痰中有血。

百合蒸，焙干　款冬花等分

上为细末，炼蜜丸，龙眼大。临卧细嚼一丸，姜汤下。

《本事》枳壳散一四六　治心下痞闷作痛，嗳气如败卵。

枳壳　白术各五钱　香附一两　槟榔二钱

上为细末。每服二钱，米饮调下，日二三服，不拘时。

保和汤一四七　治中染瘴气，发热呕吐，腹满不食。

厚朴姜制　半夏制　大腹皮黑豆水洗　橘红各八分　柴胡　枳壳　甘草各五分　生姜三钱，煨

水煎温服。

十味保和汤一四八　治胃虚气滞作嗳。

人参　白术　茯苓　半夏制　陈皮各一钱　藿香　香附　砂仁各六分　炙甘草　木香各三钱

水一盅半，姜三片，枣二枚，煎七分，食前温服。

丹溪六郁汤一四九　能解诸郁。

香附二钱　橘红　苍术　抚芎　半夏炮，各一钱　赤茯苓　栀子炒，各七分　炙甘草　砂仁各五分

水一盅，姜三片，煎八分，温服。气郁，加乌药、木香、槟榔、紫苏、干姜，倍砂仁、香附；湿郁，加白术；热郁，加黄芩，倍栀子；痰郁，加南星、枳壳、小皂荚；血郁，加桃仁红花、丹皮；食郁，加山楂、神曲、麦芽。

《局方》三和散百五十　治七情气结，脾胃不和，心腹痞满，大便秘涩。

羌活　苏叶　木瓜　大腹皮　沉香各一钱　木香　槟榔

陈皮　白术　川芎　炙甘草各七分半

上咀，分二服，每服水一盅，煎六分，不拘时服。

丹溪生韭饮一五一　治食郁久则胃脘有瘀血作痛，大能开提气血。

生韭捣取自然汁一盏，加温酒一、二杯同服

上先以桃仁连皮细嚼数十枚，后以韭汁送下。

《三因》温胆汤一五二　治气郁生涎，梦寐不宁，怔忡惊悸，心虚胆怯，变生诸证。

半夏汤泡　枳实　竹茹各一两　陈皮一两五钱　茯苓七钱　炙甘草四钱

每服四、五钱，生姜七片，枣一枚，水一盅半，煎七分，食远温服。一方有远志一两。

十味温胆汤一五三　治证同前，兼治四肢浮肿，饮食无味，心虚烦闷，坐卧不安，梦遗精滑等证。

半夏汤泡　枳实麸炒　陈皮各二钱　白茯苓钱半　人参　熟地　枣仁炒　远志制　五味各一钱　炙甘草五分

水二盅，生姜五片，枣一枚，煎八分，不拘时服。

越鞠丸一五四　治六郁，胸膈痞满，或吞酸呕吐，饮食不和，疮疥等证。

香附　山楂　神曲炒　麦芽炒　抚芎　苍术　栀子炒，各等分

上为末，水调神曲糊丸，桐子大。每服五、七十丸，滚汤下。丹溪越鞠丸，无山楂、麦芽。

流气丸一五五　治五积六聚，癥瘕痞块，留饮之疾，是皆郁气客于肠胃之间，皮肤之下，久而停留，变而为痞。此药能通滞气，和阴阳，消旧饮，虽年高气弱，亦可缓缓服之。

木香　小茴香　橘红　菖蒲　青皮　广术炮　槟榔　萝卜子　神曲炒　麦芽炒　枳壳麸炒　补骨脂炒　砂仁　荜澄茄

各一两

上为末，面糊丸，桐子大。每服五十丸，细嚼白豆蔻仁一枚，食后白汤送下。

严氏五膈散一五六　治五膈五噎。

人参　白术　甘草　白豆蔻　半夏　桔梗　干姜　荜澄茄　木香　杵头糠　沉香各三分　枇杷叶五片，炙，去毛

水二盅，姜七片，煎七分，温服。

《局方》五膈宽中散一五七　治七情四气伤于脾胃，以致阴阳不和，遂成膈噎，一切气逆并治。

青皮　陈皮各五钱　香附童便浸炒　厚朴姜汁炒　甘草各六钱　白豆蔻　砂仁　丁香　木香各一钱

上为细末。每服二钱，姜盐汤点服。

《选要》十膈散一五八　治十般膈气：风、冷、气、热、痰、食、水、忧、思、喜。

人参　白术　茯苓　炙甘草　陈皮　枳壳麸炒　神曲炒　麦芽　干姜炮　官桂　诃子煨　三棱炮　莪术炮，各一两　厚朴姜炒　槟榔　木香磨，各半两

上为细末。每服二钱，入盐少许，白汤调服。如脾胃不和，腹满胀闷，用水一盅，姜五片，枣一枚，盐少许，煎七分服。

《局方》五噎散一五九　治胸膈痞闷，诸气结聚，胁肋胀满，痰逆恶心，不进饮食。

白术　南星制　半夏曲　枳壳麸炒　青皮　草果　麦芽　大腹皮　干姜　丁香各一钱　甘草五分

水一盅半，姜五片，煎七分，不拘时服。

嘉禾散百六十　一名谷神散。治脾胃不和，胸膈痞闷，气逆生痰，不进饮食，五膈五噎。

白茯苓　砂仁　薏仁炒仁　枇杷叶去毛，姜炙　桑白皮炒　沉香磨汁　五味子　白豆蔻　炙甘草　丁香　人参　白术各五

分　木香磨汁　青皮　陈皮　杜仲姜汁炒　谷芽炒　藿香　大腹皮洗　石斛酒炒　半夏曲炒　神曲炒　随风子　槟榔各三分

上水二盅，姜三片，枣二枚，煎八分，食远服。五噎，入柿干一个。膈气吐逆，入薤白三寸，枣五枚同煎。

《局方》人参豆蔻汤一六一　治嗝噎，宽中顺气。

人参　炙甘草　白豆蔻　石菖蒲各五分　白术　陈皮　半夏曲　萝卜子炒研　当归　厚朴各八分　藿香　丁香各三分

水一盅半，姜三片，粟米一撮，煎七分服。

《良方》紫苏子饮一六二　治嗝噎上气咳逆。因怒未定，便夹气饮食，或食饮毕便怒，以致食与气相逆，遂成隔噎之候。

真苏子　诃子煨　萝卜子微炒　杏仁去皮尖，麸炒　人参各一钱　木香五分　青皮　炙甘草各二钱

上咀。水一盅半，姜三片，煎七分服。

枇杷叶煎一六三　治五噎立效。

枇杷叶拭去毛尖　橘红各三钱　生姜半两

水一盅半，煎七分，作二次温服。

《统旨》补气运脾汤一六四　治中气不运，噎塞。

人参二钱　白术三钱　黄芪一钱，炙　橘红　茯苓各钱半　砂仁八分　甘草炙，五分

水一盅半，姜一片，枣一枚，煎八分，食远服。

利膈散一六五　治胸痹膈塞不通。

人参　白术　陈皮　赤茯苓　前胡各一钱　干姜　桂心　诃子　甘草各五分

水一盅半，姜五片，煎七分，频频服之效。

《发明》人参利膈丸一六六　治胸中不利，痰逆喘满，利脾胃壅滞，治膈噎圣药。案：此方必膈噎而大便秘结者乃可用。

人参　当归　藿香各一两　木香　槟榔各七钱　枳实炒　甘

草各八钱　厚朴姜炒　大黄酒浸，各二两

上为末，滴水丸，桐子大。温水送下三十丸。

草豆蔻丸一六七　治酒积胃口痛，咽膈不通。

草豆蔻煨　白术各二两　麦芽煨　神曲炒　黄芩　半夏炮，各五钱　枳实炒，二两　橘红　青皮各三钱　干姜二钱　炒盐五分

汤浸蒸饼为丸，绿豆大。每服百丸，煎白汤下。案：此方当去黄芩，庶乎不滞。

东垣清暑益气汤一六八　治暑热蒸人，四肢倦怠，胸满气促，肢节疼痛，身热而烦，小便黄数，大便溏泻，自汗口渴，不思饮食。

人参　黄芪　升麻　苍术各一钱　白术炒　神曲炒，各五分　陈皮　炙甘草　黄柏　麦冬　当归各五分　干葛　五味　泽泻　青皮各三分

水煎温服。

《局方》香薷饮一六九　治一切暑热腹痛，或霍乱吐利烦心等证。案：此方惟治阳暑，阴暑不宜用。

藿香一斤　厚朴制　白扁豆炒，各半斤

每服五钱，水一盅半，煎八分，不拘时温服。

五物香薷饮百七十　治一切暑毒腹痛，霍乱吐泻，或头痛昏愦等证。

香薷　茯苓　白扁豆　厚朴　炙甘草各一钱

上㕮咀。水一盅半，煎服。本方加黄连，即名黄连香薷饮。

《百一》十味香薷饮一七一　治伏暑身体倦怠，神昏头重吐泻等证。

香薷二钱　人参　黄芪　白术　茯苓　厚朴姜炒　陈皮　白扁豆炒，各一钱　木瓜　炙甘草各五分

水二盅，煎七分，食远温服。

黄连香薷饮一七二　治阳暑中热。

黄连四两　香薷一斤　厚朴半斤

每服四钱，如前煎服。

《局方》缩脾饮一七三　解伏暑，除烦渴，消暑毒，止吐泻霍乱。

白扁豆炒　干葛各二两，一作干姜　炙甘草　乌梅肉　砂仁　草果各四两

上㕮咀。每服四钱，水煎冷服。

《局方》七味渗湿汤一七四　治寒湿所伤，身体重着，如坐水中，小便或赤涩，大便溏泄。因坐卧湿地，或阴雨之所袭也。

炙甘草　苍术　白术各一钱　茯苓　干姜各二钱　丁香　橘红各二分半

水一盅半，姜三片，枣一枚，煎七分，食前服。

清热渗湿汤一七五　方在寒阵百十一。治湿热浮肿，小水不利。

《金匮》防己黄芪汤一七六　治风湿脉浮，身重，汗出恶风者。

防己　黄芪去芦，各一两　甘草炙，半两　白术七钱半

上㕮咀。每用五钱，生姜四片，枣一枚，水盏半，煎八分，温服，良久再服。喘者，加麻黄半两；胃中不和，加芍药；气上冲者，加桂枝；下有陈寒者，加细辛。服后当如虫行皮中，从腰下如冰，后坐被上，又以一被绕腰下，温令微汗，瘥。

《百一》除湿汤一七七　治中湿身体重着，腰腿酸疼，大便溏，小便或涩或利。

半夏曲　苍术　厚朴　茯苓各钱半　陈皮七分　藿香　炙甘草各五分

水二盅，姜七片，枣一枚，煎七分，食远服。

羌活胜湿汤一七八　治外伤湿气，一身尽痛者。此方通治湿证。

羌活　独活各二钱　藁本　防风各钱半　蔓荆子　川芎　炙甘草各五分

水二盅，煎八分，食后温服。如身重腰痛沉沉然，经有寒也，加酒防己五分，附子五分。

东垣升阳除湿汤一七九　治脾胃虚弱，不思饮食，肠鸣腹痛，泄泻无度，小便黄，四肢困弱。

升麻　柴胡　羌活　防风　半夏　益智仁　神曲　泽泻各五分　麦蘖面　陈皮　猪苓　甘草各三分　苍术一钱

上㕮咀。作一服，水三大盏，生姜三片，枣二枚，煎至一盏，去柤，空心服。

《拔萃》升阳除湿防风汤百八十　治下痢下血，大便秘滞，里急后重，数至圊而不能便，或下白脓。慎勿利之，举其阳则阴自降矣。

防风二钱　白术　白茯苓　白芍药各一钱　苍术酒浸去皮，炒，四钱

上先将苍术用水一盅半，煎至一盅，入诸药同煎至八分，食前服。

《三因》白术酒一八一　治中湿骨节疼痛。

白术一两

用酒三盏，煎一盏，不拘时频服。不能饮酒者，以水代之。

仲景五苓散一八二　治暑热烦躁，霍乱泄泻，小便不利而渴，淋涩作痛，下部湿热。

白术　猪苓　茯苓各七钱半　肉桂五钱　泽泻一两二钱半

古法为细末，每服二钱，白汤调下，日三服。今法以水煎服。

加减五苓散一八三　治湿热黄疸，小水不利。

即前五苓散去肉桂，加茵陈各等分。

加味五苓散一八四　治湿胜身痛，小便不利，体痛发渴。此太阳经解表渗利之剂，治风湿、寒湿药也。

即前五苓散加羌活。

《金匮》茵陈五苓散一八五　治黄疸。

茵陈蒿末十分　五苓散五分

上和匀，先食饮方寸匕，日三服。

柴胡茵陈五苓散一八六　治伤寒、温湿、热病发黄，小便赤黑，烦渴发热。此以汗下太早，湿热未除，以致遍身发黄，尝用此治之甚效。

五苓散一两　加：茵陈半两　车前子一钱　木通　柴胡各一钱半

上分二服，用水一盅半，灯草五十茎，煎服。连进数服，小便清利而愈。因酒后者，加干葛二钱。

四苓散一八七

即前五苓散去肉桂。

仲景猪苓汤一八八　治伤寒下后，脉浮发热，渴欲饮水，小便不利，及少阴病下利，咳而呕渴，心烦不得眠者。

猪苓去皮　茯苓　阿胶　滑石　泽泻各一两

上五味，以水四升，先煮四味取二升，去滓，纳阿胶烊尽，服七合，日三服。

茯苓汤一八九　治湿热泄泻，或饮食泄泻。

茯苓　白术炒，各五钱

上用水煎，食前服。一方有芍药等分，名白术散。

胃苓汤百九十　治脾湿太过，泄泻不止。

陈皮　厚朴　甘草　苍术　白术　茯苓　泽泻　猪苓　肉桂各等分

每服五、六钱，姜五片，枣二枚，水煎服。

橘半胃苓汤一九一　治呕吐泄泻，胀满不下，食不知味。

橘红　半夏制，各一钱　苍术米泔浸炒　白术炒　厚朴　炙甘草　人参　茯苓　泽泻　茅根各二钱　姜汁数匙

水二盅，煎一盅，入姜汁再煎一、二沸，陆续饮之。

柴苓汤一九二　治身热烦渴泄泻。

白术　茯苓　泽泻　柴胡　猪苓　黄芩

上水煎服。

加减柴苓汤一九三　治诸疝。此和肝肾、顺气、消疝、治湿之剂。

柴胡　甘草　半夏　茯苓　白术　泽泻　猪苓　山栀炒　山楂　荔核煨，各等分

上㕮咀。水二盅，姜三片，煎八分，食前服。

《局方》真人养脏汤一九四　治大人小儿冷热不调，下痢赤白，或如脓血、鱼脑，里急后重，脐腹痛；或脱肛坠下，酒毒便血，并治之。

人参　当归　诃子　肉豆蔻面煨　炙甘草　木香各一钱　芍药　白术各三钱　肉桂五分　粟壳蜜炙，二钱

水二盅，煎八分，食远服。脏寒者，加附子一钱。

《良方》草果散一九五　治中寒泄泻，腹痛无度。

厚朴姜汁炒，二两　肉豆蔻面煨　草豆蔻煨，各十个

上每服三钱，姜、水煎服。

《经验》大橘皮汤一九六　治湿热内甚，心腹胀满，水泻，小便不利。

橘皮　槟榔各一钱　滑石　茯苓　猪苓　泽泻　白术各二钱　官桂　甘草各五分

水一盅半，生姜三片，煎八分，食远服。

消食导气饮一九七　治凡遇气怒便作泄泻，此必因怒挟食所致。其有脾土本虚，不胜肝气者，此方主之。

人参　白术　茯苓　炙甘草　川芎　半夏　青皮　陈皮　枳实　香附　神曲　砂仁　木香　上酌虚实增减用

水一盅半，姜三片，煎七分，食远温服。

《外台》黄芩汤一九八　治干呕下利。

黄芩　人参　干姜各三两　桂枝一两　半夏半升　大枣十二枚

上六味，以水七升，煮取三升，温分三服。

秘传斗门方一九九　治毒痢脏腑撮痛，脓血赤白，或下血片，日夜不息，及噤口恶痢，里急后重，全不进食，久渴不止，他药不能治者，立见神效。

干姜炒，四钱　粟壳蜜炙，八钱　地榆　甘草炙，各六钱　白芍药炒，三钱　黑豆炒，去皮，一两半

上㕮咀，可分三、四帖，用水一盅半，煎七分，食远热服。

治痢简易八方二百

《外台秘要》方：治痢下白脓不止。用白面一味炒熟，捣筛，煮米粥内方寸匕食之。此疗泻痢日至百行，药所不及者也。

《千金方》：治痢。用薤白一握，细切，煮粥食之。

《圣惠方》：治赤白痢疾。以葱一握，切，和米煮粥，空腹食之。

《千金翼方》：用鸡子以醋煮极熟，空腹食之，治久痢赤白。

又方：用干姜于火内烧焦黑，不可成炭，放瓷瓶中闭冷，为末。每服一钱，米饮调下。

炙鸡散：治脾胃气虚，肠滑下痢。用黄雌鸡一只，制如食法，以炭火炙之，捶扁，用盐醋刷遍，又炙，令极熟而燥，空腹食之。

一方：治热毒下血，痢久不已。用当归、黄连各三钱，乌梅五个，水煎八分，空心服。

《类方》曲术丸二百一　治暑湿暴泻，壮脾温胃，及治饮食所伤，胸膈痞闷。

神曲炒　苍术米泔浸一宿，切，炒，等分

上为细末，面糊丸，桐子大。每服七、八十丸，米饮下，不拘时。

《局方》戊己丸二百二　治脾经受湿，泻痢不止，米谷不化，脐腹刺痛。

黄连炒　吴茱萸泡，炒　白芍药各五两

一方：黄连四两　吴茱萸二两　芍药三两

上为细末，面糊丸，桐子大。每服七十丸，空心食前米饮下。

《圣惠》双荷散二百三　治卒暴吐血。

藕节七节　荷叶顶七个

上入蜜一匙，擂细，水二盅，煎八分，温服；或为末，蜜汤调下二钱亦妙。

《直指》侧柏散二百四　治内损失血。饮酒太过，劳伤于内，气血妄行，血如涌泉，口鼻皆出，须臾不救，服此即安。又治男妇九窍出血。

人参　荆芥穗烧灰，各一钱　侧柏叶蒸干，一两半

上为末。每服三钱，入飞罗面三钱，拌匀，汲水调粘，啜服。

地黄煎二百五　治吐血，忧患内伤，胸膈疼痛，及虚劳唾血百病，久服佳。

用生地黄一斤，捣取汁，于银锅或砂锅微火煎一二沸，入白蜜一斤，再煎至三升，每服半升，日三服。

一方：用生地黄汁一升，生姜汁一合，和匀。温服，日三、四次。

一方：治虚劳吐血。用生地黄五斤捣，以好酒五升煮，去渣服。

《局方》枇杷叶散二百六　治暑毒攻心，呕吐鲜血。

香薷二钱　厚朴　甘草　麦门冬　木瓜　茅根各一钱　陈

皮 枇杷叶 丁香各五分

上为末。每服二钱，姜、水煎服。

阿胶散二百七 治肺燥咳嗽不已，及唾血。

阿胶炒 白及各二钱 天门冬 北五味子 人参 生地黄 茯苓各一钱

上以白及为细末，余药用水一盅半，入蜜二匙，秫米百粒，生姜五片，同煎熟，入白及末调，食后温服。

《良方》阿胶散二百八 方在妇人六。安胎补血气。

钱氏阿胶散二百九 方在小儿三四。治小儿咳嗽喘急。

绿云散二百十 治吐血。

柏叶 人参 阿胶炒珠 百合

上等分为末。每服二钱，不拘时，糯米饮调下。

《简易》黑神散二百十一 治一切吐血，及伤酒食醉饱，低头掬损，吐血致多；并血热妄行，口鼻俱出，但声未失，无有不效。

百草霜不拘多少，村居者佳

上研细。每服二钱，糯米煎汤下。喜凉水者，以新汲水调服；衄血者，用少许吹鼻。皮破出血或炙疮出血，掺之即止。

《局方》黑神散二百十二 方在妇人五十。治产后恶露不尽，胎衣不下，攻心腹痛。

天门冬丸二百十三 治吐血咯血，大能润肺止嗽。

天门冬一两 贝母 杏仁各七钱，炒 白茯苓 阿胶 甘草各五钱

上为细末，炼蜜丸，芡实大。每噙化一丸，津咽下。

发灰散二百十四 治起居所伤，小便尿血，或忍尿脬转，脐下急痛，小便不通，又治肺疽心衄，内崩吐血，舌上出血。

乱发烧灰。即血余也

上每服二钱，以米醋汤调服。

棕灰散二百十五 治大肠下血不止，或妇人崩漏下血。

败棕不拘多少，烧灰存性，为细末

每服二钱，空心好酒或清米饮调服。

《宝鉴》平胃地榆汤二百十六　治邪陷阴分，则阴结便血。

陈皮　厚朴　苍术　甘草　地榆　人参　白术　当归　芍药　升麻　干葛　茯苓　神曲　干姜炒　香附各等分

上㕮咀。每服五钱，加姜、枣煎，空心服。

《海藏》愈风汤二百十七　一名举卿古拜散。治一切失血，筋脉紧急，产后或汗后搐搦。

荆芥穗为细末

上先炒大豆黄卷，以酒沃之，去黄卷取净汁，调前末三四钱服之。轻者一服，重者二三服即止。气虚者忌服。童便调亦可。

《局方》小乌沉汤二百十八　治气逆便血不止。

乌药一两　炙甘草　香附醋炒，四两

上为末。每服二钱，食前盐汤下。

除湿和血汤二百十九　治阳明经湿热虚陷，便血腹痛。

当归身酒拌　牡丹皮　生地黄　熟地黄　黄芪炙　炙甘草各一钱　白芍药钱半　生甘草　升麻　陈皮　秦艽　苍术　肉桂各五分

水二盅，煎八分，空心，候宿食消尽热服。

驱疟饮二百二十　治诸疟久疟不愈者。

草果　青皮　陈皮　人参　茯苓　半夏制　厚朴　苍术炒　槟榔　白术　甘草各一钱　良姜五分

水二盅，枣二枚，乌梅一个，煎八分，食远服。

祛疟饮二二一　三发后，火盛气强者，可因其衰而减之，立效。

贝母去心　紫苏各一钱　橘红　山楂肉　枳实各钱半　槟榔八分　柴胡七分　甘草炙，三分　知母去毛净，盐酒炒过，五钱

上用水二盅，煎一盅，又将滓再煎至八分，并一处，露过

宿，临发日早温服一半，未发前一时许再温服后半。

截疟饮二二二　《史崇质传》云：得之四明胡君，屡试屡验。

黄芪炙，一钱六分　人参　白术　白茯苓　橘红　砂仁　草果　五味子各一钱　甘草七分　乌梅三枚

水二盅，姜三片，枣二枚，煎一盅，温服。

《济生》万安散二二三　治一切疟病之初，邪盛气壮者，进此药以逐邪取效。若气虚胃弱及妊妇，皆不宜用。

苍术　厚朴姜炒　陈皮　槟榔　常山酒浸　甘草炙，各一钱半

上咀。水一盅半，煎八分，露一宿，临发早，温服。忌热物。

《济生》鳖甲饮子二二四　治疟疾久不愈，胁下痞满，腹中结块，名曰疟母。

鳖甲醋炙　川芎　黄芪　草果仁　槟榔　白术　橘红　白芍药　甘草　厚朴制，等分

上㕮咀。每服五七钱，水一盅，姜七片，枣一枚，乌梅少许，煎七分，温服无时。

《济生》清脾饮二二五　治瘅疟，脉来弦数，但热不寒，或热多寒少，口苦咽干，小便赤涩。

厚朴制　青皮　白术　草果仁　柴胡　茯苓　黄芩　半夏　甘草各等分

每服四五钱，水一盅半，姜三片，枣一枚，未发前服。忌生冷、油腻。寒多者，可加肉桂；热多者，可加黄连。

《局方》草果饮二二六　治诸疟通用。

草果　川芎　白芷　苏叶　青皮　陈皮　良姜　炙甘草

上等分，㕮咀。每服五钱，水一盅半，煎七分，温服，留滓服并煎。当发日，进三服，不以时。加姜煎，亦治寒疟。

《简易》七宝饮二二七　治一切疟疾，不拘寒热、鬼疟、食疟。

常山　草果　槟榔　厚朴姜制　青皮　陈皮　甘草各一钱

上用酒、水各一盅，共煎一盅，将滓亦如前再煎一盅，各另放，俱露一宿，至次日当发清晨，面东先服头服，少顷，再饮二服，大有神效。

《简易》四兽饮二二八　治诸疟，和胃消痰。

人参　白术　茯苓　甘草炙，减半　陈皮　半夏　草果　乌梅各等分　大枣三枚　生姜五片

上咀，以盐少许，腌食顷，湿纸厚裹，慢火煨香熟。每服四五钱，水一盅半，煎七分，温服。

《局方》常山饮二二九　治疟疾发散不愈，渐成痨瘵。

知母　常山　草果　乌梅肉各一斤　良姜二十两　炙甘草一斤

上咀。每服五钱，姜五片，枣一枚，水煎服。

丹溪截疟丹二百三十

雄黄一两　人参五钱

上为末，于端午日用粽子尖丸，桐子大。每服一丸，发日早，面东，井花水吞之。忌诸热味。

《集成》截疟常山饮二三一

常山　草果　穿山甲炙　甘草炙　槟榔　知母　乌梅

上等分，用水、酒各一盅，煎至一盅，露一宿，发前二时温服。如吐则顺之。

《宝鉴》交加饮子二三二　治痰、食、瘴气、虚寒等疟。

肉豆蔻　草豆蔻各二个，一煨一生　厚朴二钱，半炒半生　大甘草二寸，半生半炙　生姜一两，半生半煨

上水一盅半，煎八分，发日空心服，未愈再服。

柴平汤二三三　治脉濡湿疟，一身尽痛，手足沉重，寒多热少。

柴胡　人参　半夏　黄芩　甘草　陈皮　厚朴　苍术

水二盅，加姜、枣煎服。

《局方》人参养胃汤二三四　治外感风寒，内伤饮食，寒热头痛，身体拘急，山岚瘴气，疫疠疟疾等证。

半夏　厚朴姜制　橘红各八分　藿香　草果　茯苓　人参各五分　苍术一钱　炙甘草三分

姜七片，乌梅一个，水煎服。

和解散二三五　治瘴病初作，胸腹满闷，头眩发热。

厚朴姜汁炒　陈皮各二两　甘草四两，炒　藁本　桔梗各三两　苍术半斤，米泔浸一宿，二两

上为粗末。每服五、七钱，水盅半，姜三片，枣一枚，煎七分，热服。日三服，夜一服。此药不拘伤风伤寒，初作未分证候，任服之，大能助胃祛邪，和解百病。

槟榔煎二三六　治山岚瘴气，寒热呕吐腹满，不思饮食。

槟榔　苍术　厚朴姜制　陈皮　草果各一钱　甘草一寸　煨生姜一块

水一盅半，枣三枚，煎八分，食远热服。

屠酥酒二三七　辟山岚瘴气，瘟疫等气。

麻黄　川椒去合口者　细辛　防风　苍术制　干姜　肉桂去粗皮　桔梗等分

上为粗末，绢囊贮浸酒中，密封瓶口，三日后可服。每日空心服一二杯。冒露远行，辟诸邪气，但不宜多饮使醉。

降椒酒二三八　辟一切瘴气，寻常宜饮之。

降真香二两，细锉　川椒一两，去合口者

上用绢囊贮浸无灰酒中，约二斗许，每日饮数杯，百邪皆不能犯。兼治风湿脚气，疝气冷气，及背面恶寒、风疾有效。

《局方》省风汤二三九　治中风挟热挟痰，口噤，口眼歪斜，挛急疼痛，风盛痰实。

防风　南星生用，各二钱　半夏浸洗，生用　黄芩　甘草各一钱

水二盅，生姜五片，煎八分，不拘时服。此药同导痰汤合服尤妙。

《局方》八风散二百四十　治风气上攻，头目昏眩，肢体拘急烦疼，或皮肤风疮痒痛，及寒壅不调，鼻塞声重。

藿香去土，半斤　前胡去芦　白芷各一斤　黄芪炙　甘草炙　人参各二斤　羌活　防风各三斤

上为细末。每服二钱，水一盅，入薄荷少许，煎七分，食后温服。或用腊茶清调服一钱亦可。小儿虚风，用腊茶清调下半钱，更量儿大小加减服。

防风当归汤二四一　治发汗过多，发热，头摇口噤，脊背反张，太阳兼阳明证也，宜去风养血。

防风　当归　川芎　熟地黄等分

每服一两，水二盅，煎一盅，温服。

顺风匀气散二四二　治中风中气，半身不遂，口眼㖞斜，先宜服此。

白术　人参　天麻各五分　沉香　白芷　青皮　甘草各四分　紫苏　木瓜各三分　乌药一钱半

水一盅半，姜三片，煎七分，食远服。

《易简》星香汤二四三　治中风痰盛，服热药不得者。凡痰厥气厥，身热面赤者，宜服之。

南星八钱　木香一钱

上作二帖。水二盅，生姜十片，煎七分，不拘时服。

《济生》八味顺气散二四四　治气厥，身冷似中风。凡患中风者，先服此药顺气，次进治风药。

人参　白术　茯苓　青皮　陈皮　白芷　台乌各一两　甘草半两

上咀。每服三钱，水一盏，煎七分，温服。

《机要》大秦艽汤二四五　治中风外无六经之形证，内无便溺之阻隔，血弱不能养筋，故手足不能运动，舌强不能言

语，宜养血而筋自愈。

当归　芍药　白术　生地　熟地　川芎　甘草　茯苓　防风　白芷　独活　羌活　黄芩各七分　秦艽　石膏各一钱　细辛五分

春、夏加知母一钱。

水二盅，煎一盅，温服。如遇天阴，加生姜七片；如心下痞，加枳实五分。案：此汤自河间、东垣而下，俱用为中风之要药。夫既无六经之外证，而胡为用羌、辛、防、芷等药？既内无便溺之阻隔，而何用石膏、秦艽、黄芩之类？其为风寒痛痹而血虚有火者，乃宜此方耳。

《拔萃》养血当归地黄汤二四六　治中风少血偏枯，筋脉拘挛疼痛。

当归　川芎　熟地黄　芍药　藁本　防风　白芷各一钱　细辛五分

水一盅半，煎八分，食远温服。

薏苡仁汤二四七　治中风流注，手足疼痛，麻痹不仁，难以伸屈。

薏苡仁　当归　芍药　麻黄　官桂　苍术米泔浸，切，炒　甘草

水一盅半，生姜七片，煎八分，食前服。自汗，去麻黄；有热，减官桂。

涤痰汤二四八　治中风痰迷心窍，舌强不能言。

南星制　半夏泡七次，各二钱半　枳实麸炒　茯苓各一钱　橘红一钱半　石菖蒲　人参各一钱　竹茹七分　甘草五分

水一盅半，生姜五片，煎八分，食后服。

清心散二四九　治风痰不开。

青黛　硼砂　薄荷各二钱　牛黄　冰片各三分

上为细末。先以蜜水洗舌，后以姜汁擦舌，将药末蜜水调稀擦舌本上。

《简易》虎骨散二百五十　治半身不遂，肌肉干瘦为偏枯。忌用麻黄发汗，恐枯津液，惟此方润筋去风。

当归　乌蛇肉各二两　赤芍药　白术　续断　藁本　虎骨各一两

上为细末。每服二钱，食后温酒调下。若骨中烦疼，加生地黄一两；若脏寒自利，加天雄半两。

虎骨散二五一　治风毒走注，疼痛不定，少得睡卧。

虎胫骨醋炙　龟板醋炙，各二两　血竭另研　没药另研　自然铜醋淬　赤芍药　当归　苍耳子炒　骨碎补去毛　防风各七钱半　牛膝酒浸　天麻　槟榔　五加皮　羌活各一两　白附子炮　桂心　白芷各半两

上为细末。每服二钱，温酒调下，不拘时。

交加散二五二　治瘛疭，或战振，或产后不省人事，口吐痰涎。

当归　荆芥穗等分

上为细末。每服二钱，水一盅，酒少许，煎七分，灌服，神效。

《良方》交加散二五三　方在妇人一百。治经脉结聚不调，腹中撮痛。

洁古四白丹二五四　清肺气，养魂魄，以中风多昏冒，气不清利也，兼能下强骨髓。

白术　白茯苓　人参　川芎　甘草　砂仁　香附　防风各半两　白芷一两　白檀香　藿香各钱半　知母　细辛各二钱　羌活　薄荷　独活各二钱半　麝香一钱，另研　牛黄　片脑各五分，另研　甜竹叶

上为末，炼蜜为丸，每两作十丸。临睡嚼一丸，煎愈风汤送下。上清肺气，下强骨髓。

续断丹二五五　治中风寒湿，筋挛骨痛。

续断　萆薢酒浸　牛膝酒浸　干木瓜　杜仲炒，各二两

上为末，炼蜜和丸，每两作四丸。每服一丸，细嚼温酒下，不拘时。

《济生》豨莶丸二五六　治中风口眼㖞斜，时吐涎沫，语言謇涩，手足缓弱。

豨莶草生于沃壤间带猪气者是

五月五日或六月六日采叶洗净，不拘多少，九蒸九晒，每蒸用酒蜜洒之，蒸一饭顷。九蒸毕，日干为末，炼蜜丸，桐子大。每服百丸，空心温酒、米饮任下。

一方：每豨莶草一斤，加四物料各半两，川乌、羌活、防风各二钱，丸服。

蠲痹汤二五七　治周痹及手足冷痹，脚腿沉重，或身体烦疼，背项拘急。

当归　赤芍药煨　黄芪　姜黄　羌活各钱半　甘草五分

水二盅，姜三片，枣二枚，不拘时服。

三痹汤二五八　治血气凝滞，手足拘挛，风痹等疾皆效。

人参　黄芪　当归　川芎　熟地黄　白芍药　杜仲姜汁炒　续断　桂心　牛膝　细辛　白茯苓　防风　秦艽　独活　甘草等分

水二盅，姜三片，枣一枚，煎七分，不拘时服。

加味五痹汤二五九　治五脏痹证。

人参　白芍药煨　茯苓　川芎或倍之　当归各一钱　五味子十五粒　细辛七分　甘草五分　白术一钱，脾痹倍用

水二盅，姜一片，煎八分，食远服。肝痹，加枣仁、柴胡；心痹，加远志、茯神、麦冬、犀角；脾痹，加厚朴、枳实、砂仁、神曲；肺痹，加紫菀、半夏、杏仁、麻黄；肾痹，加独活、官桂、杜仲、牛膝、黄芪、萆薢。

人参散二百六十　治肝脾气逆，胸胁引痛，眠卧多惊，筋脉挛急，此药镇肝去邪。

人参二两　杜仲炒　黄芪炙　枣仁微炒　茯神各一两　五味

子　细辛去苗　熟地黄　秦艽　羌活去芦　芎䓖　丹砂细研，各半两

上为细末，入丹砂再研匀，每服一钱，不拘时，温酒调下，日三服。

六味茯苓汤二六一　治肢体手足麻痹，多痰唾，眩冒者。

半夏制　赤茯苓　橘红各二钱　枳壳麸炒　桔梗去芦　甘草炙，各一钱

水二盅，姜五片，煎八分，不拘时服。

枳实散二六二　治心痹，胸中气坚急，心微痛，气短促，咳唾亦痛，不能饮食。

枳实麸炒　桂心　细辛　桔梗各七钱半　青皮一两

上㕮咀。每服三钱，水一盅，生姜一钱半，煎六分，不拘时服。

紫苏子汤二六三　治肺痹，心胸满塞，上气不下。

紫苏子炒，八两　半夏汤泡，五两　橘红　桂心各三两　人参　白术　甘草炙，各二两

上㕮咀。每服四、五钱，水一盅，生姜五片，枣二枚，煎七分，不拘时温服。

除湿蠲痛汤二六四　治风湿痛痹。

羌活　茯苓　泽泻　白术各一钱半　陈皮一钱　甘草四分　苍术米泔浸炒，二钱

水二盅，煎八分，入姜汁、竹沥各二三匙。痛在上者，加桂枝、威灵仙、桔梗；痛在下者，加防己、木通、黄柏、牛膝。

桂心散二六五　治风邪走注疼痛。

桂心　漏芦　芎䓖　威灵仙　白芷　当归　木香　白僵蚕炒　地龙去土炒干，各半两

上为细末。每服二钱，温酒调下，不拘时。

湿郁汤二六六　治雨露所袭，或岚气所侵，或坐卧湿地，或汗出衣衫湿郁，其状身重而痛，倦怠嗜卧，遇阴寒则发，脉

沉而细缓者是也。

苍术三钱　白术　香附　橘红　厚朴姜汁炒　半夏制　白茯苓　抚芎　羌活　独活各一钱　甘草五分

生姜五片，水煎服。

趁痛散二六七

乳香　没药　桃仁　红花　当归　羌活　地龙酒炒　牛膝酒洗　甘草　香附童便洗　五灵脂酒炒

上为末。每服二钱，酒调服。或加酒炒芩、柏。

秦艽地黄汤二六八　治风热血燥，筋骨作痛。

秦艽　生地黄　当归　川芎　白芍药　甘草　防风　荆芥　升麻　白芷　蔓荆子　大力子蒸　羌活各一钱

上水煎服。

活络饮二六九　治风湿痹痛，诸药不效。

当归　白术　川芎　羌活　独活各一钱　甘草五分

水一盅半，姜五分，煎七分，温服。

《宝鉴》独活寄生汤二百七十　治肾虚卧冷，寒湿当风，腰脚疼痛。

独活一钱　杜仲炒　细辛　桑寄生　人参　当归　川芎　芍药　茯苓　牛膝　甘草　桂心　熟地黄　防风　秦艽

水一盅半，姜三片，煎七分，空心服。

透经解挛汤二七一　治风热筋挛骨痛。

穿山甲三钱，炮　荆芥　红花　苏木　羌活　当归　蝉蜕去土　防风　天麻　甘草各七分　白芷一钱　连翘　川芎各五分

上酒、水各半煎服。

熏蒸方二七二　治肾气衰弱，或肝脾肾三经受风寒湿气，停于腿膝经络，致成脚痹疼痛，宜用此药和荣卫、通经络，是亦治痹之法。

花椒一撮　葱三大茎，切　盐一把　小麦麸约四、五升　酒一

盏　醋不拘多少，以拌前件，至润为度

上放铜器内炒令极热，摊卧褥下，将患脚熏蒸其上，盖以衣被，稳卧一时，要汗出为度，勿见风。或加姜、桂亦妙。

熏洗痛风法二七三　治手足冷痛如虎咬者。

上用樟木屑一斗，以急流水一担煮沸，将樟木屑入大桶内，用前汤泡之，桶边放一兀凳，桶内安一矮凳，令病人坐桶边，放脚在桶内，外以草荐一领围之，勿令汤气入眼，恐致坏眼。其功甚捷。

愈风丹二七四　治足三阴亏损，风邪所伤，肢体麻木，手足不随等证。

羌活十四两　当归　熟地　生地各一斤　杜仲七两　天麻　萆薢另研细　牛膝酒浸焙干　玄参各六两　独活五两　肉桂三两

炼蜜丸，桐子大。每服五、七十丸，或百丸，空心食前，温酒或白汤下。

易老天麻丸二七五　治诸风肢节麻木，手足不随等证。

天麻酒浸三日，焙干　牛膝制同前　萆薢各六两，另研末　当归二十两　附子制，一两　羌活十两　生地一斤

丸服如前法。一方有玄参六两　杜仲七两　独活五两

按：此方与前愈风丹大同，但生地性凉，恐滞经络，宜改用熟地为妥。且以六十四两之诸药，而佐以一两之附子，果能效否？此最少亦宜四两或六两方可也。

愈风燥湿化痰丸二七六　治历节风，湿痰壅滞，昼夜疼痛无休者。

白术炒　苍术米泔浸　杜仲姜汁炒，各二两　牛膝酒浸　川芎　薏仁　巴戟　破故纸炒，各一两　当归　牙皂瓦炒　防风　羌活　生地　独活　防己　天麻　南星　半夏　陈皮　木香　沉香　川乌　僵蚕　全蝎各五钱

上为末，酒糊丸，桐子大。每服百丸，空心、食前酒送下，日二次，食干物压之。

活络丹二七七　治中风手足不用，日久不愈，经络中有湿痰死血者。

草乌炮，去皮　川乌炮，去皮脐　胆星各六两　地龙去土，焙干　乳香去油　没药各二两二钱

蜜丸，桐子大。每服二、三十丸，温酒、茶清任下。

东垣开结导饮丸二七八　治饮食不消，心下痞闷，腿脚肿痛。

白术炒　陈皮炒　泽泻　茯苓　神曲炒　麦芽炒　半夏制，各一两　枳实炒　青皮　干姜各五钱　如有积块者，加巴霜钱半。

为末，汤浸蒸饼为丸，梧子大。每服四五丸或十丸，温水下。此内伤饮食，脾胃之气不能运行上升，则注为脚气，故用此以导引行水化脾气也。

换骨丹二七九　通治诸风痹痛，兼治鹤膝风。此与后史国公浸酒方大同。

虎骨酥炙　防风　牛膝　当归　羌活　独活　败龟板　秦艽　萆薢　晚蚕砂　松节各一两　枸杞一两半　茄根洗净，二两

酒糊丸服，或酒浸、或为末服亦可。

《局方》换腿丸二百八十　治足三阴经虚，为风寒热湿所侵，发为挛痹，纵缓疼痛，上攻胸胁，下至脚膝，足心发热，行步艰难。

薏仁　南星　防己　防风　石斛　槟榔　萆薢　石南叶　羌活　木瓜各四两　牛膝酒浸　当归　天麻　续断各一两　黄芪一两半

上为末，酒糊丸，梧子大。每服五、七十丸，空心，盐酒下。

史国公浸酒方二八一　一名万病无忧酒。治诸风五痹，左瘫右痪，四肢顽麻，口眼歪斜，骨节酸痛，诸般寒湿风气，效难尽述。

当归　鳖甲炙　羌活　萆薢　秦艽　防风去芦　牛膝　晚蚕砂　松节各二两　枸杞五两　干茄根八两，饭上蒸熟　虎胫骨酒浸一日，焙干，酥炙

用无灰酒一斗，绢袋盛药入酒内，封十日可服。取饮时，不可面向坛口，恐药气冲人头面。饮酒不可间断。饮尽，将药渣晒干为末，米糊丸，桐子大，空心酒下五十丸。忌发风动气等物。

《类方》煨肾散二八二　治腰痛。

人参　当归　杜仲　肉苁蓉　破故纸　巴戟　鹿角霜　秋石等分

为末，用猪腰子一个，洗净血水，淡盐浥过，劈开两半，勿令断，中间细细花开，用前药掺入，另用稀绢裹，线缚定，外用小砂罐入酒少许，用纸封固，毋令泄药气，煮腰子候熟取食之，仍饮醇酒三杯，立愈。

调荣活络饮二八三　治失力闪腰，或跌扑瘀血，及大便不通，腰痛。

当归　牛膝　杏仁研如泥　大黄各二钱　生地　芍药　红花　羌活各一钱　桂枝三分　川芎一钱半

水一盅半，煎八分，食前温服。

胡桃汤二八四　治肾虚腰痛。

胡桃肉　补骨脂　杜仲各四两。一作各四钱

上㕮咀，分二帖。用水二盅，煎七分，空心服。

《良方》鸡鸣散二八五　治脚气第一品药，不问男女皆可服。如感风湿流注，脚痛不可忍，筋脉浮肿者，并宜服之，其效如神。

槟榔七枚　橘红　木瓜各一两　吴茱萸　苏叶各三钱　桔梗去芦　生姜连皮，各半两

上㕮咀。用水三大碗，慢火煎至一碗半，取渣再入水二碗，煎取一小碗，两汁相和，安置床头。次日五更，分作三五

次冷服之，冬月略温亦可，服了用干物压下。如服不尽，留次日渐渐服之亦可。服药至天明，当下黑粪水，即是肾家所感寒湿之毒气也。至早饭时，必痛住肿消，只宜迟吃饭，使药力作效。此药并无所忌。

茱萸木瓜汤二八六　治脚气冲心，闷乱不识人，手足脉欲绝。

吴茱萸半两　干木瓜一两　槟榔二两

上㕮咀。每服八钱，水一盅半，生姜五片，煎八分，不拘时温服。

立效散二八七　治脚气攻心。此方消肿甚效，及治暴肿。

槟榔七枚　生姜二两　陈皮　吴茱萸　紫苏　木瓜各一两

上水三升，煎一升，分作二服。

丹溪防己饮二八八　治脚气。

白术　木通　防己　槟榔　川芎　甘草梢　犀角　苍术盐水炒　生地黄　黄柏酒炒，等分

上水煎服。大便实，加桃仁；小便涩，加牛膝；有热，加黄芩、黄连；大热及时令热，加石膏；有痰，加竹沥、姜汁。

紫苏散二八九　治脚气上气，心胸壅闷，不得眠卧。

苏叶　桑白皮　赤茯苓　槟榔　木瓜各一两　炙甘草　紫菀　前胡去芦　杏仁去皮尖　百合各七钱

上㕮咀。每服八钱，水一盅半，生姜五片，煎八分。不拘时温服。

《三因》紫苏子汤二百九十　治脚气阴阳交错，上重下虚，中满喘急，呕吐自汗。

苏子炒　半夏制，各一钱　前胡　厚朴姜汁炒　甘草炒　归身各七分　陈皮　肉桂各四分

水一盅半，姜三片，煎七分，不拘时服。

《济生》槟榔汤二九一　治一切脚气，散气疏壅。

槟榔　香附　陈皮　苏叶　木瓜　五加皮　甘草炙，各

七分

上㕮咀。水一盅半，生姜三片，煎服。

加减槟榔汤二九二　治一切脚气、脚弱，名曰壅疾，贵在疏通，春夏尤宜服之。

槟榔　橘红　苏叶各一两　甘草炙，半两

上每服五七钱，水一盅半，生姜五片，煎八分，不拘时温服。如脚痛不已者，加木香、五加皮；妇人脚痛，加当归；室女脚痛，多是肝血滞实，宜加赤芍药；中满不食，加枳实；痰厥或吐，加半夏；腹痛大便不通，用此汤下青木香丸，或加大黄；小便不利，加木通；转筋者，加吴茱萸；脚肿而痛者，加大腹皮、木瓜；脚痛而热，加地骨皮。

槟榔散二九三　治脚气冲心，烦闷不识人。

槟榔　茴香　木香各半两

上㕮咀。每服五钱，以童便一盅，煎七分。不拘时温服。

《活人》桑白皮散二九四　治脚气盛发，上气喘促，两脚浮肿，小便赤涩，腹胁胀满，气急坐卧不得。

桑白皮　郁李仁各一两　赤茯苓二两　木香　防己　大腹子各一两半　苏子　木通　槟榔　青皮各七钱半

上每服三五钱，姜三片，水煎服。

木香散二九五　治脚气冲心，烦闷，脐下气滞。

木香半两　槟榔　木通各一两

上㕮咀。每服八钱，水一盅半，生姜五片，葱白七寸，煎八分，不拘时温服。

木通散二九六　治脚气遍身肿满，喘促烦闷。

木通去皮　苏叶　猪苓各一两　桑白皮　赤茯苓　槟榔各二两

上㕮咀。每服五、七钱，水一盅半，生姜五片，葱白七寸，煎一盅，不拘时温服。

人参桂心散二九七　治脚气呕逆，心烦不能饮食。

人参去芦　赤茯苓　槟榔　麦门冬　橘红各一两　桂心七钱半

上㕮咀。每用八钱，水一盅半，加生姜七片，煎服。

橘皮汤二九八　治脚气痰壅呕逆，心胸满闷，不思饮食。

橘红　人参去芦　苏叶各一两

上㕮咀。每服八钱，水一盅半，生姜五片，煎一盅，不拘时温服。

《集验》半夏散二九九　治脚气烦闷呕逆，心胸壅闷，不能饮食。

半夏泡七次，切　桂心各七钱半　赤茯苓　人参去芦　橘红　前胡去芦　槟榔各一两　苏叶一两半

上㕮咀。每服五七钱，水一盅半，生姜七片，淡竹茹二钱，煎七分，温服无时。

大腹皮散三百　治诸脚气浮肿，心腹痞闷，小便不利。

大腹皮三两　木瓜　苏子　槟榔　荆芥穗　乌药　橘红　苏叶各一两　萝卜子半两　沉香　枳壳麸炒　桑白皮各两半

上㕮咀。每服八钱，水一盅半，姜五片，煎八分，温服。《御医药方》加木通、白茯苓、炒茴香、炙甘草四味，即名沉香大腹皮散。

《活人》大腹子散三百一　治风毒脚气，肢节烦疼，心神壅闷。

大腹子　紫苏　木通　桑白皮　羌活　木瓜　荆芥　赤芍药　青皮　独活各一两　枳壳二两

上每服四钱，水一盏，姜五片，葱白七寸煎，空心温服。

地黄汤三百二　治穿心脚气。

熟地黄四两　当归二两　芍药　川芎　牛膝酒浸　三奈各一两　杜仲半两，姜汁炒

上㕮咀。每服一两，水一盅半，煎八分，不拘时温服。

木瓜汤三百三　治脚气。

木瓜　大腹　紫苏　木香　羌活　炙甘草各一钱　茯苓　陈皮各八分

水一盅半，煎八分，食前服。

沉香汤三百四　治脚气攻心，烦闷气促，脚酸疼。

沉香　木通　槟榔各五分　吴茱萸三分　赤芍一钱半　紫苏一钱

水一盅半，生姜三片，煎八分，不拘时温服。

续断丸三百五　治风湿流注，四肢浮肿，肌肉麻痹。

川续断　当归　萆薢　附子　防风　天麻各一两　乳香　没药各半两　川芎七钱半

上为细末，炼蜜丸，桐子大。每服四十丸，空心温酒或米饮下。

《本事》续断丸三百六　治肝肾风寒气弱，脚不可践地，脚瘠疼痛，风毒流注下部，行止艰难，小便余沥。此药补五脏内伤，调中益气，凉血，强筋骨。

杜仲五两　五加皮　防风　薏仁　羌活　续断　牛膝酒浸，各三两　萆薢四两　生地黄五两

上为末，用好酒三升，化青盐三两，用木瓜半斤去皮、子，以前盐、酒煮成膏，和药为丸，梧子大。每服五、七十丸，空心食前，温酒、盐汤任下。

《保命》牛膝丸三百七　治肾肝虚损，骨痿不能起于床，筋弱不能收持，宜益精缓中。

牛膝酒浸　萆薢　杜仲炒　白蒺藜　防风　菟丝子酒煮　肉苁蓉酒浸，等分　官桂减半

上为末，酒煮猪腰子捣和丸，桐子大。每服五、七十丸，空心温酒送下。

《本事》酒浸牛膝丸三百八　治腰脚筋骨酸软无力。

牛膝三两，炙黄　川椒去合口者　虎骨真者，醋炙黄，各半两　附子一枚，炮，去皮脐

上㕮咀，用生绢作袋盛药，以煮酒一斗，春秋浸十日，夏七日，冬十四日，每日空心饮一大盏。酒尽出药为末，醋糊丸，每服二、三十丸，空心温酒、盐汤任下。忌动风等物。

茱萸丸三百九　治脚气入腹，喘急欲死。

吴茱萸泡　木瓜等分

上为末，酒糊丸，梧子大。每服五、七十丸至百丸，空心酒饮任下。或以木瓜蒸烂，研膏丸服尤妙。此方内加大黄，名三将军丸。

东垣健步丸三百十　治脚膝无力，屈伸不得，腰背腿脚沉重，行步艰难。

防己酒洗，一两　羌活　柴胡　滑石炒　炙甘草　天花粉酒洗，各五钱　防风　泽泻各三钱　苦参酒洗　川乌各一钱　肉桂五分

上为细末，酒糊丸，桐子大。每服七、八十丸，煎愈风汤空心送下。

调元健步丸三百十一　治阴虚血少，湿热兼行，足履无力。

当归酒洗　川黄柏盐酒炒　枸杞各二两　牛膝三两，盐酒浸　白芍药微炒　白茯苓　白术炒　苍术　陈皮各一两　炙甘草三钱　木瓜　五加皮各八钱　川续断七钱　泽泻　防己各五钱

蜜丸，桐子大。空心盐汤送下七、八十丸，或百丸。

《三因》胜骏丸三百十二　治元气不足，为寒湿之气所袭，腰足挛拳，或脚面连指走痛无定，筋脉不伸，行步不随。常服益真气，壮筋骨。

附子炮制　当归　天麻　牛膝　木香　枣仁炒　熟地酒蒸　防风各二两　木瓜四两　羌活　乳香各半两　全蝎炒　甘草炙　没药各一两　麝香二钱

上为末，用生地黄三斤，以无灰酒四升煮干，晒二日，杵烂如膏，入前末和匀，杵千余下，每两作十丸。每服一二丸，细嚼临卧酒下。作小丸服亦可。

神应养真丹三百十三　治厥阴经为四气所袭，脚膝无力，或右瘓左瘫，半身不遂，手足顽麻，语言謇涩，气血凝滞，遍身疼痛。

当归酒浸片时，捣　熟地黄酒蒸，捣　川芎　芍药　羌活　天麻　菟丝子酒制　木瓜等分

上为末，入地黄、当归二膏，加蜜捣丸，桐子大。每服百丸，空心酒下，盐汤亦可。

透骨丹三百十四　专治脚气。

川乌炮　羌活　沉香　乳香另研　川芎　槟榔　木瓜各一两　木香一两半　白茯苓二两

上为末，曲糊丸，梧子大。食前姜汤下六、七十丸。

《本事》虎骨酒三百十五　去风，补血益气，壮筋骨，强脚力。

虎胫骨真者　萆薢　仙灵脾　薏苡仁　牛膝　熟地黄各二两

上锉细，绢袋盛，浸酒二斗，饮了一盏入一盏，可得百日。妇人去牛膝。

《活人》薏仁酒三百十六　治脚痹。

薏苡仁　牛膝各二两　海桐皮　五加皮　独活　防风　杜仲各一两　熟地黄一两半　白术半两

上为粗末，以生绢袋盛，用好酒五升浸，春秋冬二七日，夏月分作数帖，逐帖浸酒用之。每日空心服一盏或半盏，日三四服，常令酒气不绝。久服觉皮肤下如有虫行，即风湿气散。

椒艾囊三百十七　治脚气极效，及避一切脚气风气毒气。

艾叶揉，半斤　川椒一斤，净　草乌二两，为粗末

上三味，和匀，用布袱铺如棉褥，裹足底及足胫，即用火踏，下加微火，烘踏于上，使椒艾之气得行于足，自然寒湿风毒诸气皆得消散，立能止痛。痛止后，仍要三二日一为之，或夜卧包之，达旦去之。用此方法，无不效者。

丹溪敷脚气方三百十八　治脚气肿痛。

芥菜子　白芷等分

上为末，姜汁和敷痛处。

芜荑散三百十九　治大人小儿蛔咬心痛不可忍，或吐青黄绿水涎沫，或吐虫出，发有休止，此蛔心痛也，宜此主之。

芜荑　雷丸各半两　干漆捶碎，炒大烟尽，一两

上为细末。每服三钱，用温水七分盅调和服，不拘时，甚者不过三服。小儿每服五分。

《直指》芜荑散三百二十　取诸虫。

鸡心槟榔　芜荑各三钱　木香一钱

上为末，作一服。先以酸石榴根煎汤，俟五更时，乃嚼炙肉引虫头向上，然后以石榴根汤调药温服，虫自软困而下。

榧子煎三二一　治寸白虫，化为水。

细榧子四九枚，去壳

以砂糖水半盏，用砂锅煮干，熟食之，每月上旬平旦空心服七枚，七日服尽，虫化为水，永瘥。一方以百枚食尽佳；不能食者，尽五十枚。经宿，虫消自下。并治三虫，神效方也。

圣效方三二二　治寸白虫神效。

槟榔半两　南木香二钱

上为细末。每服三钱，浓米饮调下。须五更空心，先嚼炙肉，只咽汁下咽，吐其肉，随即服药，辰巳间当虫下，尽去病根，此方简易屡验。

仲景乌梅丸三二三　治胃寒吐蛔、蛔厥等证。

乌梅三十个　人参　黄柏炙　细辛　附子炮　桂枝各六钱　黄连炒，一两六钱　干姜一两　当归酒浸　川椒去目及闭口者，各四钱。《撮要》作各四两

上研末，先将乌梅用酒蒸烂捣膏，加炼蜜丸，桐子大。每服一、二十丸，日三服。忌生冷滑物。或用理中汤下。成无己曰：肺欲收，急食酸以收之，乌梅之酸，以收肺气。脾欲缓，

急食甘以缓之，人参之甘，以缓脾气。寒淫于内，以辛润之，当归、桂、椒、细辛之辛，以润内寒。寒淫所胜，平以辛热，姜、附之辛热以胜寒。蛔得甘则动，得苦则安，黄连、黄柏之苦以安蛔。

《济生》乌梅丸三二四　方在固阵六十。治大便下血。

神授散三二五　方在因阵二五五。治传尸痨虫。

《宝鉴》川楝散三二六　治诸疝、小肠气。

木香　小茴香盐炒，各一两　川楝子一两，用巴豆十五粒打破，同炒黄，去巴豆不用

上为末。空心酒下二钱。

荔核散三二七　治疝气阴核肿大，痛不可忍。

大茴香炒　沉香　木香　青盐　食盐各一钱　川楝肉　小茴香各二钱　荔枝核十四枚，用新者，烧焦裂

上为细末。每三钱，食前热酒调服。

《经验》苍术散三二八　治下元虚损，偏坠，肾茎痛楚。

真茅山苍术六斤，分六制：一斤用老米泔水浸二日夜；一斤用酒浸二日，切片晒干；一斤用斗子青盐半斤，同炒黄色，不用盐；一斤用小茴香四两，同炒黄色，去茴香不用；一斤用大茴香四两，同炒如前；一斤用桑椹二斤，取汁拌制，晒干

上为细末。每服三钱，空心酒下。

《宝鉴》天台乌药散三二九　治小肠疝气，牵引脐腹疼痛。

乌药　木香　茴香炒　良姜炒　青皮各半两　槟榔二个　川楝子十个　巴豆七十粒

上将巴豆微打破，同川楝子加麸炒黑，去麸及巴豆不用，其余共为细末。每服一钱，温酒下，甚者姜酒下。

《百选》桃仁膏三百三十　治气血凝滞，疝气，膀胱小肠气，痛不可忍。

桃仁炒，去皮尖　大茴香炒

上等分为末。每服二钱，葱白二寸煨熟，蘸药细嚼，空心

热酒下。

《局方》守效丸三三一　治癞疝不痛者之要药。

苍术　南星　白芷　川芎　山楂　半夏　枳实一云橘核

上等分为末，姜汁糊丸，桐子大。每服七、八十丸，盐汤下。有寒，加茱萸；有热，加山栀子；又或加青皮、荔枝核。

来复丹三三二　治伏暑泄泻，里寒外热，其效如神。及治诸腹痛疝气，小儿惊风。

硝石一两，同硫黄为末，入瓷碟内，用微火炒，以柳枝搅结砂子，火不可大，恐伤药力；再研极细，名二气末　舶上硫黄一两　五灵脂澄去砂　橘红　青皮各二两。一作各二钱　太阴玄精石一两

上为末，醋糊丸，豌豆大。每服三十丸，空心米饮下。伏暑闷乱，紫苏汤下。大人疝气诸痛，悉宜服之。小儿惊风欲绝，研碎，米汤下。

《卫生》润肠汤三三三　治大便燥结不通。

生地黄　生甘草　熟地黄　当归尾　大黄煨，各五钱　桃仁　麻子仁各一钱　红花五分

上用水二盏，煎一盏，空心服。

通幽汤三三四　治大便燥结坚黑，腹痛。

熟地　生地　归梢　红花　桃仁泥　大黄各一钱　升麻二分

水一盅半，煎服。古方加麻仁、甘草，即名润燥汤。

东垣导滞通幽汤三三五　治幽门不通，气不升降，大便闭塞。凡脾胃初受热中，多有此证，治在幽门，以辛润之。

升麻梢　桃仁泥　归身各一钱　炙甘草　红花各三分　熟地　生地各五分

水二盅，煎一盅，调槟榔末五分，稍热服。

河间厚朴汤三三六　治大便气秘不通，不能饮食，小便清利者，谓之虚秘，此汤主之。盖实秘者物也，虚秘者气也。

厚朴一钱半　白术二钱　半夏　枳壳　陈皮　甘草各一钱

水一盅半，姜三片，枣三枚，煎八分，食远服。如不通，加大黄一钱。

《会编》皂角散三三七　治大小便关格不通，经三五日者

大皂角烧存性

上为末。米汤调下。又以猪脂一两煮熟，以汁及脂俱食之。又宜以八正散加槟榔、枳壳、朴硝、桃仁、灯心、茶叶煎服。

《良方》三仁丸三三八　治大肠有热，津液竭燥，大便涩。

柏子仁　松子仁　火麻仁各一两

上研匀，用黄蜡半两溶化和丸，桐子大。每服二十丸，食前米饮下；未快，加数服之。

脾约丸三三九　方在攻阵九三。通大便秘结。

东垣润肠丸三百四十　治胃中伏火，大便秘涩不通，不思饮食，或风结血秘，皆须润燥和血疏风，则自通矣。

归梢　大黄煨　羌活各五钱　麻仁　桃仁去皮尖，各一两

上以二仁另研为泥，外为细末，炼蜜为丸，桐子大。每服三、五十丸，空心白汤送下。一方有皂角仁、秦艽各五钱。

《济生》苁蓉润肠丸三四一　治发汗利小便，致亡津液，大腑秘结，老人虚人宜服。

肉苁蓉酒浸，焙，二两　沉香一两，另研

上为末，取麻子仁捣烂，和水取汁打糊丸，桐子大。每服七、八十丸，空心米饮或酒送下。

益血润肠丸三四二　治老人大便燥结。

熟地黄六两　杏仁炒，去皮尖　麻仁各三两，以上三味同杵膏　枳壳麸炒　橘红各二两　肉苁蓉酒洗，去甲　阿胶炒，各一两　苏子　荆芥各一两　当归三两

上以后七味为末，同前三味膏和杵千余下，仍加炼蜜丸，桐子大。每服五、六十丸，空心白汤或酒下。

搜风顺气丸三四三　治痔漏、风热闭结，老人燥秘等证。

车前子两半　大麻子微炒，二钱　大黄五钱，半生半熟　牛膝酒浸　郁李仁　菟丝子酒浸　枳壳　山药各二钱

上为末，炼蜜丸，桐子大。每服三十丸，温酒下。

《圣惠》搜风顺气丸三四四　治风气脚气，凡老人小儿血热风热而大便秘结者宜服。

车前子两半　大麻仁微炒，去壳　郁李仁炮，去皮　菟丝子酒浸煮　牛膝酒浸一宿　干山药各一两　白槟榔一两　枳壳麸炒　防风　独活各八钱　大黄五钱，半生半熟

炼蜜丸，小豆大。茶酒汤任下，早晚各一服。

地髓汤三四五　治死血作淋，痛不可忍，及五淋小便不通，茎中痛甚欲死。一名牛膝膏，又名苦杖散。

牛膝不拘多少，或用一两捶碎。

以水二盅，煎浓汁一盅，去渣，日三服。又法入麝香少许，空心服。或单以酒煎亦可。

牛膝膏三四六　治死血作淋。

桃仁去皮尖　归尾酒洗，各一两　生地黄酒洗　赤芍药各两半　川芎五钱　牛膝去芦，四两，酒浸一宿

上㕮咀。用好水十盅，炭火慢煎至二盅，入麝香少许，分四次空心服。如夏月，须用冷水换浸之，则不坏。

《经验》琥珀散三四七　治老人虚人小便不通，淋涩。

琥珀为末　人参煎汤

空心，以人参汤调服琥珀末一钱。

导赤散三四八　方在寒阵一二二。利小肠热涩。

万全木通汤三四九　治小便难而黄。

木通　赤茯苓　车前叶　滑石各二钱　瞿麦一钱

水一盅半，煎七分，食前服。

葱白汤三百五十　治小便卒暴不通，小腹胀急，气上冲心，闷绝欲死。此由暴气乘膀胱，或因惊忧气无所伸，冲逆胞系，

郁闭不流。

陈皮三两　葵子一两　葱白三茎

上㕮咀。用水五升，煮取二升，分三服。一云每服五钱，葱白三茎，水煎服。

东垣清肺饮子三五一　治渴而小便不利，邪热在上焦气分也。

茯苓　猪苓　泽泻各一钱半　车前子　琥珀　木通　瞿麦　萹蓄各一钱　通草　灯心各五分

水二盅，煎一盅，食远服。

半夏丸三五二　治湿痰流注、白浊，神效。

半夏制　猪苓等分

上为末，神曲糊丸服。案：此方与《本事》猪苓丸同意，详固阵四八。

《良方》醍醐膏三五三　治消渴。

白砂蜜五斤　砂仁为末，半两　乌梅一斤，捶碎。用水四大碗，煎一碗，去渣

上入砂锅，慢火熬赤色成膏，取下放冷，加白檀细末三钱，麝香一字，搅匀，以瓷器收贮密封。冬月沸汤调服，夏月凉水亦可。

无择养荣汤三五四　治五疸虚弱，脚软心悸，口淡耳鸣，微发寒热，气急，小便白浊，当作虚劳治之。

人参　黄芪　白术　当归　甘草炙　桂心　陈皮各一两　白芍药三两　生地黄　茯苓各五钱　五味子　远志各三钱

上咀。每服一两，水一盅半，姜三片，枣三枚，煎七分，食前服。

《纲目》绿矾丸三五五　治黄胖。

绿矾六两，以米醋于铁杓内炒七次，干为度，放地上出火气　南星炒黄色　神曲一两，炒黄色　大皂角一斤，铁锅水煮烂，揉出声，取净汁入锅，入枣肉再熬成胶和药　红枣六两，蒸，去皮核，入皂角

汁内熬胶

上前三味为细末，以皂角枣胶捣丸，桐子大。每服五丸，清晨下床时用姜汤下，夜卧上床时再服五丸。忌油腻煎炒。如身上发红斑，急煎枣汤解之自愈。

《简易》济众方三五六　治心气不宁，怔忡惊悸，清上膈风热痰饮。

白石英　朱砂等分

上为细末。每服五分，金银汤调下。

抱胆丸三五七　治男妇一切癫痫风狂，或因惊恐畏怖所致，及妇人产后惊气入心，并室女经脉通时惊邪蕴结，气实上盛者，累效。

水银二两　黑铅一两半　朱砂细研　乳香细研，各一两

上将黑铅入铫子内溶化，下水银结成砂子，次下朱砂、乳香，乘热用柳木槌研匀，丸鸡豆子大。每服一丸，空心井花水吞下。病者得睡，切莫惊动，觉来即安，再一丸可除根。

《灵苑》辰砂散三五八　治风痰诸痫，狂言妄走，精神恍惚，思虑迷乱，乍歌乍哭，饮食失常，疾发仆地，吐沫戴眼，魂魄不守。

辰砂光明佳者，二两　枣仁微炒　乳香明者，各半两

上为细末。先令病人随量恣饮沉醉，但勿令吐，居静室中，将前药都作一服，用温酒一盅调匀，令顿饮之。如量浅者，但随量取醉。服药讫，便令安卧，病浅者半日至一日，病深者卧三两日，只令家人潜伺之，察其鼻息匀调，切勿唤觉，亦不可惊触使觉，必待其自醒，即神魂定矣。万一惊寤，则不可复治。吴正肃公少时心病，服此一剂，五日方寤，遂瘥。

归神丹三五九　治五痫诸风，痰壅惊悸，神不守舍。

人参　当归　枣仁　白茯苓各二两　朱砂大块者　琥珀　远志姜汤制　龙齿各一两　金箔　银箔各二十片

上为末，酒糊丸，桐子大。每服三、五十丸，麦门冬汤

下。

《得效》宁志丸三百六十　治心风癫痫，服此一料，其病顿减。

朱砂佳者，一两　人参　白茯苓　当归　石菖蒲　乳香另研　枣仁浸，去皮，取仁，炒香熟，各五钱

上将朱砂用熟绢一小片包裹线扎，以豮猪心一枚，竹刀切开，纸拭去血，入朱砂包定，再用线缚外，以竹箬重裹，麻皮扎紧，用无灰酒二升同入砂罐煮，酒尽，取出朱砂另研；将猪心用竹刀细切，砂盆内研烂，拌入药末，再加煮熟净枣肉四两捣丸，桐子大，留少朱砂为衣。每服五、七十丸，人参汤下。

人参琥珀丸三六一　治癫痫。

人参　琥珀另研　茯神　白茯苓　石菖蒲小者　远志酒浸，各半两　乳香另研　朱砂水飞　枣仁温酒浸半日，去壳，纸上炒香，各二钱半

上为末，炼蜜丸，桐子大。每服三、五十丸，食后温酒送下，日再服。如不能饮者，枣汤下。此可常服。

《集验》秘方半夏丸三六二　治心风癫狂。《张德明传》其内人失心狂数年，服此药而愈，后再作，服人参琥珀丸而安。

半夏一两，用生姜汁煮三、五十沸，取出切作块，更煮令熟，焙干为末　麝香一钱，研　水银半两　生薄荷一大握，用水银研如泥

上药同薄荷泥更研千百下，丸如芥子。每服十五丸，金银汤临卧服，三日再服。

神应丹三六三　治诸痫。

辰砂佳者，不拘多少

上研细，猪心血和匀，以蒸饼裹剂蒸熟，就热取出，丸桐子大。每服一丸，人参汤下，食后临卧服。

杨氏五痫神应丸三六四　治癫痫潮发，不问新久。

白附子炮，半两　半夏二两，汤洗　南星姜制　乌蛇酒浸　白矾生，各一两　全蝎炒，二钱　蜈蚣半条　白僵蚕炒，一两半

麝香三字，研　皂角二两，捶碎，用水半升揉汁去渣，同白矾一处熬干为度，研　朱砂飞，二钱半

上为细末，生姜汁煮面糊为丸，桐子大。每服三十丸，生姜汤食后送下。

《局方》牛黄清心丸三六五　治心志不定，神气不宁，惊恐癫狂，语言谵妄，虚烦少睡，甚至弃衣登高，逾垣上屋，或小儿风痰上壅，抽搐发热，或急惊痰盛发搐，目反口噤，烦躁等证。

牛黄一两，二钱　白术　麦门冬　枯黄芩各两半　人参　神曲　蒲黄炒，各二两半　山药七两　炙甘草五两　杏仁去皮尖，炒黄色。另研　桔梗各二两二钱　大豆黄卷微炒　当归　肉桂各一两七钱　阿胶　白蔹各七钱半　白茯苓一两二钱　川芎　防风　麝香　冰片各五钱　羚羊角镑，一两　犀角镑，二两　雄黄八钱，飞　干姜炮，七钱　大枣百枚，蒸熟去皮，研膏　金箔一千四百张，内四百为衣

上另研为末，炼蜜与枣杵匀，每两作十丸，用金箔为衣。每服一丸，温水化下。

《医统》牛黄丸三六六　治癫狂风痫心风，神不守舍，时发无常，仆地吐涎，不自知觉。

牛黄　珍珠　麝香各五分　朱砂　龙齿各另研　犀角　琥珀各二钱　天门冬去心　麦门冬去心　人参　茯苓各四钱　水银五分　防风　黄芩　知母　龙胆草　石菖蒲　白芍药　全蝎　甘草各五钱　蜂房三钱　金箔　银箔各七十片

上为末，共和匀，炼蜜和捣千杵，丸如梧桐子大。每服十五丸，食后临卧新竹叶汤下。

万氏牛黄清心丸三六七　方在小儿九四。治心热神昏。

钱氏牛黄丸三六八　方在小儿九二。治小儿痰涎风痫。

《杂著》牛黄丸三六九　方在小儿九三。治小儿惊痫，痰涎壅盛。

三味牛黄丸三百七十　方在小儿九五。治小儿惊热疳积。

苏合香丸三七一　治中气，或卒暴气逆心痛，鬼魅恶气等证。

麝香　沉香　丁香　白檀香　香附　荜茇　白术　诃子煨，去皮　朱砂水飞　青木香　乌犀角各二两　熏陆香　龙脑各一两　安息香二两，另为末，用无灰酒一升熬膏　苏合油二两，入安息香膏内

上为细末，用安息香膏并炼蜜，每两作十丸，熔黄蜡包裹为善。每用温水化服一丸。或丸如桐子大，每服四五丸。

龙脑鸡苏丸三七二　治上焦之火，除烦解劳，安吐血衄血，清五脏虚烦，神志不定，上而酒毒膈热消渴，下而血滞五淋血崩等疾。

麦冬四两　甘草一两半　龙脑薄荷叶一斤　阿胶炒　人参各二两　黄芪炙，一两　生地六两，另为末　木通　银柴胡各二两，此二味用沸汤浸一日夜，绞取汁

上用好白蜜二斤，先煎一两沸，却入地黄末，不住手搅，徐加木通、柴胡汁，慢火熬成膏，然后加前诸药末和丸，如豌豆大。每服二十丸，随证用引送下。如室女虚劳，寒热潮作，用人参柴胡汤下。一方如前，有黄连一两。

九还金液丹三七三　方在小儿八八。治男妇小儿中风惊风，痰盛气急。

《良方》香橘汤三七四　治七情内伤，胸膈不快，腹胁胀痛。

香附炒　半夏制　橘红各三钱　甘草炙，一钱

水一盅半，生姜五片，红枣二枚，煎八分。食远服。

《良方》分气紫苏饮三七五　治腹胁疼痛，气促喘息。

苏叶　桔梗去芦　桑白皮　草果仁　大腹皮　白茯苓　陈皮　炙甘草各一钱半

水一盅半，生姜三片，入盐少许，煎八分，食前服。

《本事》枳实散三七六　治男子两胁疼痛。

枳实一两　白芍药炒　雀脑芎　人参各半两

上为细末。姜枣汤调服二钱，酒亦可，食前，日三服

《济生》推气散三七七　治右胁疼痛，胀满不食。

片姜黄　枳壳麸炒　桂心各五钱　甘草炙，二钱

上为细末。每服二钱，姜、枣汤食远调服。

白术丸三七八　治息积病，胁下满闷，喘息不安，呼吸引痛，不可针灸，宜导引，服此药。

白术炒　枳实麸炒　官桂各一两半　人参二两　陈皮　桔梗醋炒　炙甘草各一两

上为细末，炼蜜丸如桐子大。每服五、七十丸，不拘时，温酒送下，日三服。

景岳全书卷之五十四终

卷之五十五 字集

古方八阵

攻阵

仲景大承气汤一　治阳明、太阴伤寒，谵语，五六日不大便，腹满烦渴，并少阴舌干口燥，潮热脉实者。刘河间加甘草，名三一承气汤。

大黄四两　厚朴半斤　枳实五枚　芒硝三合

上以水一斗，先煮厚、枳二物取五升，去滓；纳大黄，煮取二升，去滓；纳芒硝，更上微火一两沸。分温再服，得下，余勿服。

仲景小承气汤二　治病在太阴，无表证，汗后潮热狂言，腹胀脉实，六七日不大便，喘满者。

即前大承汤减去芒硝。

仲景调胃承气汤三　治太阳阳明，不恶寒，反恶热，大便秘结，日晡潮热者。凡阳明病有一证在经者，当解肌；入腑者，当攻下。

大黄　芒硝　甘草各五钱。此从近法

每服三五钱，水一大盏，煎七分，温服。

仲景桃仁承气汤四　治伤寒蓄血，小腹急，大便黑而不通。

桃仁十二枚，去皮尖　官桂　甘草各一钱　芒硝三钱　大黄半两或一两，此从近法

上㕮咀，作一服或分二服。水一大盏，煎七分，温服。

《良方》桃仁承气汤五　治瘀血小腹作痛，大便不利，或谵语口干，漱水不咽，遍身黄色，小便自利，或血结胸中硬满，心下手不可近，或寒热昏迷，其人如狂。

桃仁半两，去皮尖　大黄炒，一两　甘草二钱　肉桂一钱

上姜，水煎，发日五更服。

当归承气汤六　治燥热里热，火郁为病，或皮肤枯燥，或咽干鼻干，或便溺结秘，通宜此方。

当归　大黄各四钱　甘草　芒硝各二钱

上㕮咀，入姜煎服。

仲景大柴胡汤七　表证未除，里证又急，汗下兼行用此。

柴胡半斤　半夏半升　黄芩　芍药各三两　生姜五两，切　枳实四枚　大黄二两　大枣十二枚，擘

上七味，以水一斗二升，煮取六升，去滓再煎。温服一升，日三服。

陶氏六一顺气汤八　以代大小承气、大柴胡、大陷胸等汤之神药也。此汤治伤寒热邪传里，大便结实，口燥咽干，怕热谵语，揭衣狂走，斑黄阳厥，潮热自汗，胸胁满硬，脐腹疼痛等证，效不尽述。

大黄　枳实　黄芩　厚朴　柴胡　甘草　芍药　芒硝

水煎服。欲峻者，大黄后入。凡伤寒过经，及老弱或血气两虚之人，或妇人产后，有下证，或有下后不解，或表证尚未除而里证又急，不得不下者，用此汤去芒硝下之则吉。盖恐硝性峻急，故有此戒。经云：转药孰紧？有芒硝者紧也。今之庸医，不分当急下、可少与、宜微和胃气之论，一概用大黄、芒硝，乱投汤剂下之，因兹枉死者多矣。仲景云：荡涤伤寒热积

皆用汤液，切禁丸药，不可不知也。

仲景大陷胸汤九　治大结胸手不可按。

大黄四钱　芒硝三钱　甘遂末二分。此从近数

用水一盅半，先煎大黄至一盅，纳芒硝，煎一二沸去柤，纳甘遂末和匀服，得利则止。此药极峻，必不得已而用之。原方用大黄六两、芒硝一升、甘遂末一钱，水六升，如前法煮二升，分二服。得快利，止后服。

小陷胸汤十　方在寒阵十六。治小结胸，正在心下，按之则痛，脉浮滑者。

河间大黄汤十一　治泻痢湿热邪盛，脓血稠粘，里急后重，日夜无度者。

大黄一两

上细锉，好酒二大盏浸半日，煎至一盏半，去大黄，分二服，顿服之。痢止，一服；如未止，再服，以利为度，服芍药汤以和之。痢止，再服黄芩汤和之，以撤其毒。

外科大黄汤十二　方在外科一六七。治肠痈小腹坚肿。

《金匮》大黄甘草汤十三　治食已即吐。

按：此汤必下焦胀实，大便秘结不通，而格拒吐食者方可用之。若因胃虚而食已即吐者，此则大非所宜，用者不可误认。

大黄四两　甘草一两

上二味，以水三升，煮取一升，分温再服。

《金匮》大黄硝石汤十四　治黄疸腹满，小便不利而赤，自汗出，表和里实者宜用之。

大黄　黄柏　硝石各四两　栀子十五枚

上四味，以水六升，煮取二升，去滓，纳硝，更煮取一升，顿服。

《金匮》栀子大黄汤十五　治酒疸，心中懊侬，或热痛。

栀子十四枚　大黄一两　枳实五枚　豉一升

上用水六升，煮取二升，分温三服。

河间防风通圣散十六　治诸风潮搐，手足瘛疭，小儿急惊便结，邪热暴甚，肌肉蠕动，一切风热疥痢等疾。

防风　川芎　当归　芍药　麻黄　连翘　薄荷叶　大黄　芒硝各五钱　石膏　黄芩　桔梗各一两　滑石三两　甘草二两　荆芥　白术　栀子各二钱半

上为末。每服二钱，水一大盅，生姜三片，煎六、七分，温服。《医统》方各五分，用水二盅煎服。痰嗽加半夏；闭结加大黄二钱；破伤风加羌活、全蝎各五分。此方有四：贾同知方无芒硝；崔宣武方无芒硝，有缩砂；《疠疡机要》有白芷、蒺藜、鼠粘子、甘草。

双解散十七　方在痘疹四二。治痘疹表里俱实。

牛黄双解散十八　方在外科二百九。治便痈热毒，大小便秘。

《局方》凉膈散十九　泻三焦六经诸火。

大黄　朴硝　甘草各一钱　连翘一钱半　栀子　黄芩　薄荷各五分

水一盅半，加竹叶七片，煎八分，入蜜一匙，和匀服。

东垣凉膈散二十　方在痘疹八三。解痘疹内热良方。

陶氏黄龙汤二一　治热邪传里，胃有燥粪结实，心下硬痛而下利纯清水，身热谵语发渴。此非内寒而利，乃因汤药而利也，名曰积热利证，宜急下之。身有热者，宜用此汤；身无热者，宜六一顺气汤。医家有不识此证者，便呼为漏底伤寒，即用热药止之者，是犹抱薪救火也，误人多矣。

大黄　芒硝老弱者去此　厚朴　甘草　人参　当归

水一盅半，生姜三片，枣二枚，煎服。

《良方》黄龙汤二二　方在妇人八五。治妊妇感冒风寒，热入胞宫，寒热如疟。

钱氏黄龙汤二三　方在小儿二五。治小儿感冒发热，或寒热往来。

子和玉烛散二四　治血虚有滞，或妇人经候不通，腹胀作痛。此四物汤对调胃承气汤也。

当归　川芎　芍药　地黄　大黄　芒硝　甘草各等分

上㕮咀。水煎服。甚者倍用大黄。

四顺清凉饮子二五　治大人小儿血脉壅实，脏腑生热，面赤烦渴，睡卧不宁，大便秘结。

大黄　当归　芍药　甘草各等分

上㕮咀。水煎服。

《元戎》四物汤二六　治脏结秘涩。

当归　熟地黄　川芎　白芍药　大黄煨　桃仁各等分

上用水煎，或丸服亦可。

仲景抵当汤二七　治伤寒热在下焦，少腹硬满，其人发狂，小便自利，下血乃愈，以太阳病瘀热在里也。

水蛭三十条，熬　虻虫三十个，熬，去翅尾　桃仁二十个，去皮尖　大黄三两，酒浸

上四味为末。以水五升，煮取三升。又，抵当丸，亦即此四味。

仲景十枣汤二八　治悬饮内痛。

芫花醋拌经宿，炒微黑勿焦　大戟长流水煮半时，晒干　甘遂面裹煨。各等分

上为细末。先以水一盅半，煮大枣十枚至八分，去枣纳药末，强人一钱，弱人五分，平旦服之，不下更加五分；快下，徐以糜粥补之。

洁古三化汤二九　治中风外有六经之形证，先以续命汤主之；内有便溺之阻格，此方主之。

厚朴姜制　大黄　枳实　羌活各等分

上㕮咀。每服一两，水煎服。微利则止。

《选要》透膈汤三十　治脾胃不和，中脘气滞，胸膈满闷，

噎塞不通，胁肋胀痛，痰涎呕逆，饮食不下。

木香　白豆蔻　砂仁　槟榔　枳壳麸炒　厚朴姜汁炒　半夏制　青皮　橘红　甘草　大黄　朴硝各一钱

水一盅半，姜三片，红枣一枚，煎八分，食远服。

《金匮》茵陈蒿汤三一　治伤寒发黄，及谷疸。发热不食，大小便秘，或食即头眩，是为谷疸。

茵陈九钱　大黄四钱半　山栀一钱半

上作二服，每服水二盅，煎八分，食远温服。

河间芍药汤三二　下血调气。《经》曰：溲而便脓血，气行而血止；行血则便自愈，调气则后重除。

芍药一两　当归　黄连各五钱　木香　甘草炙　槟榔各二钱　大黄三钱　官桂一钱半　黄芩五钱

上咀。每服半两，水二盅，煎一盏，食后温服。如血痢，则渐加大黄；如汗后脏毒，加黄柏半两，依前服。

愚案：此汤乃河间之心方，然惟真有实热者可用，若假热假实者，误服则死。

枳实大黄汤三三　治湿滞脚气。

羌活钱半　当归一钱　枳实五分　大黄酒煨，三钱

水一盅半，煎八分，食前空心温服，以利为度。

羌活导滞汤三四　治风湿实滞脚气。

羌活　独活各半两　防己　当归各三钱　枳实麸炒，二钱　大黄酒煨，一两

上每服五七钱，水一盅半，煎至七分，温服，量虚实加减，微利则已。

牛黄泻心汤三五　治心经实热，狂言妄语，神志不安。

牛黄另研，一两　冰片另研，一分　朱砂另研，二钱　大黄生，一两

上为细末，和匀。每服一二钱，冷姜汤或蜜水调下。

《宣明》三棱散三六　治积聚、癥瘕，痃癖不散，坚满痞

闷，食不下。

三棱　白术炒，各二两　蓬术　当归各五钱　木香　槟榔各三钱

上为末。每服三钱，沸汤调下。

三棱丸三七　治血癥血瘕，食积痰滞。

莪术醋浸炒　三棱各三两　青皮　麦芽炒　半夏各一两

上共享好醋一盅，煮干焙为末，醋糊丸，桐子大。每服四十丸，淡醋汤下。痰积，姜汤下。

三圣膏三八　贴积聚癥块。

石灰十两　官桂半两，为末　大黄一两，绵纹者，为末

上将石灰细筛过，炒红，急用好醋熬成膏，入大黄、官桂末搅匀，以瓷器收贮，用泊纸或柿漆纸摊贴患处，火烘熨之。

《良方》桃仁煎三九　治血瘕。

桃仁　大黄炒，各一两　虻虫半两，炒黑　朴硝一两

上为末，以醇醋一盅，瓷器中煮三分，下前三味，不住手搅，煎至可丸，乃下朴硝，丸如桐子大。不吃晚食，五更初温酒下五丸，日午下秽物，如未见，再服。仍以调气血药补之。立斋曰：向在毗陵，一妇人小便不通，脐腹胀甚。予诊之曰：此血瘕也。用前药一服，腹痛，下瘀血血水即愈。此药猛烈大峻，气血虚者，斟酌与之。

穿山甲散四十　治癥痞瘀血，心腹作痛。

穿山甲炒焦　鳖甲醋炙　赤芍药　大黄炒　干漆炒烟尽　桂心各一两　川芎　芫花醋炒　归尾各半两　麝香一钱

上为末。每服一钱，酒调下。

子和禹功散四一　泻水之剂。

黑丑头末，四两　茴香一两，炒　或加木香一两

上为细末。以生姜自然汁调一二钱，临卧服。

子和浚川散四二　治一切痰饮，十种水气。

甘遂面裹煨　芒硝各二钱　郁李仁一钱　大黄　牵牛末各

三钱

上为末，滴水丸，桐子大。每服五十丸，温水下。

稀涎散四三　吐顽痰。

牙皂炙，去皮弦，一钱　藜芦五分

上为细末。每服五分或一二钱，浆水调下。牙关不开者灌之。

大异香散四四　治积聚胀满。

三棱　蓬术　青皮　陈皮　枳壳炒　藿香　香附　半夏曲　桔梗　益智各一钱半　炙甘草五分

上分二帖，水二盅，姜三片，枣一枚，煎七分。食远服。

《经验》流金膏四五　治一切火痰咳逆等证。

白石膏微煅，研细　大黄锦纹者，捶碎，酒浸半日，蒸晒九次，各二两　黄芩酒洗　橘红各两半　连翘　川芎　桔梗　贝母各一两　胆星　苏州薄荷　香附各五钱

上为极细末，炼蜜丸，弹子大。午后、临卧细嚼一丸。忌酒面诸湿热物。案此方当去川芎、桔梗，效必更速。

子和通经散四六　治妇人气逆血闭。

陈皮去白　当归各一两　甘遂以面包勿令透水，煮百余滚，取出用冷水浸过，去面焙干。一两

上为细末。每服三钱，温汤调下，临卧服。

《外台》苦楝汤四七　治蛔虫。

苦楝根东引不出土者，刮去皮土，取内白皮二两，水三碗，煎一碗半，去柤，以晚米三合煮糜粥。空心先以炙肉一片嚼之，引虫向上，次吃药粥一二口，少顷又吃，渐渐加至一碗，其虫下尽而愈。

《宣明》三花神佑丸四八　治一切沉积痰饮，变生诸病，或气血壅滞，湿热郁结，走注疼痛，风痰胀满等证。子和神佑丸用黑丑一两，无轻粉。

黑丑取头落末，二两　大黄一两　芫花醋浸炒　大戟醋浸炒

甘遂面裹煨，各五钱　轻粉一钱

上为细末，滴水为丸，小豆大。初服五丸，每服加五丸，温水下，日三服，以快利为度。欲速下者，宜八、九十丸或百余丸。凡痞满甚者，以痰涎壅盛，顿攻不开，则转加痛闷，须渐进之，初服止三丸，每加二丸，至快利即止。

木香槟榔丸四九　杀下诸虫。

槟榔一两　木香　鹤虱　贯众　锡灰　干漆烧烟尽　使君子各五钱　轻粉一钱　雷丸　巴豆仁各二钱半

面糊丸，麻子大。每服二十丸，五更粥饮下，或煎菖蒲石榴汤下。

《宝鉴》木香槟榔丸五十　治一切气滞，心腹痞满，胁肋胀闷，大小便涩秘不通。

木香　槟榔　青皮去瓤　陈皮去白　枳壳麸炒　蓬术煨，切　黄连各一两　黄柏去皮　香附炒　大黄炒，各三两　黑丑取头落末，四两

滴水为丸，豌豆大。每服三、五十丸，食远姜汤送下，以微利为度。

遇仙丹五一　追虫逐积，消癖利痰，万病可除。

黑丑头末　槟榔各一斤　大黄半斤　三棱　莪术醋炙，各四两　木香二两

上为末，用大皂角去子打碎，煎浓汤去滓，煮面糊为丸，桐子大。每服四、五十丸，以强弱为加减，五更茶清下，如未通，再饮温茶助之。下虫积恶物尽了，白粥补之。

备急丸五二　治胃中停滞寒冷之物，心腹作痛如锥，及胀满下气，并卒暴百病，中恶客忤，口噤卒死皆治之。易老名独行丸。《脾胃论》名备急大黄丸。

巴霜　大黄　干姜俱为末

上等分，和匀，炼蜜丸，石臼内杵千余下如泥，丸如小豆大。夜卧时温水下一丸，气实者加一二丸，如卒病，不计时候

服。如卒死口噤，即斡口折齿灌之。司空裴秀亦作散用，用其急也。孕妇忌用。

《和剂》神保丸五三　治心膈痛，腹痛，血痛，肾气胁下痛，大便不通，气噎，宿食不消。

木香　胡椒各二钱半　干蝎七枚　巴豆十粒，去皮心研

上为末，汤浸蒸饼丸，麻子大，朱砂三钱为衣。每服五丸，用柿蒂汤，或姜、醋、茶、蜜、茴香、木香等汤，随宜送下。

《宝藏》感应丸五四　治宿食积滞腹痛，胸膈痞闷，疼痛吐泻。

南木香　肉豆蔻　丁香各两半　干姜炮，一两　巴霜七十粒　百草霜二两　杏仁一百四十粒，去皮尖，研

上先将前四味为末，后入三味同研匀，外用好黄蜡六两溶化，以绢滤净，更用好酒一升，于银、石器内煮蜡数沸，倾出，其蜡自浮，听用。凡春夏修合，先用香油一两，铫内熬令香熟，次下酒蜡四两，同化成汁，就铫内乘热拌和前药成剂，分作小锭，油纸裹放，旋丸服之。若秋冬须用香油一两五钱。每服三十丸，空心姜汤下。

大金花丸五五　治中外诸热，淋秘溺血，嗽血，衄血，头痛骨蒸，咳嗽肺痿。

黄连　黄芩　黄柏　栀子　大黄各等分

上为细末，滴水丸，小豆大。每服三十丸，凉水、茶清任下。本方去大黄，倍加栀子，名栀子金花丸。

《千金》大硝石丸五六　治痞积。

硝石六两　大黄八两，另研　人参　甘草各三两

上为细末，用好陈醋三升，以瓷器微火熬丸。每入醋一升，先入大黄，不住手搅使微沸，尽一刻又入一升，再熬微干，又下一升，并下余药再熬，使可丸，如鸡子黄大，每服一丸，白汤化下；或丸如桐子大，每服三、五十丸。服后当下如

鸡肝，或如米泔赤黑色等物乃效。下后忌风冷，宜软粥将息。

东垣枳实导滞丸五七　治伤湿热之物，不得旋化而作痞满，闷乱不安。

黄芩　茯苓　白术　黄连各三钱　枳实麸炒　神曲各五钱，炒　泽泻二钱　大黄煨，一两

上为末，汤浸蒸饼为丸。食远白汤下五十丸。

《秘方》化滞丸五八　理诸气，化诸积。夺造化，有通塞之功；调阴阳，有补泻之妙。久坚沉痼者，磨之自消；暴滞积留者，导之自去。此与邓山房感应丸略同，但彼方犹有沉香、檀香、砂仁、香附四味。

南木香　丁香　青皮　橘红　黄连各二钱半　莪术煨　三棱各五钱　半夏曲三钱

上八味，共为细末。

巴豆去壳，滚汤泡去心膜，用好醋浸少顷，慢火熬至醋干，用六钱研细，入前药，又研匀，再入后乌梅膏。巴豆若干，止用梅四钱五分

乌梅肉焙干为末，用五钱，以米醋调略清，慢火熬成膏，和入前药

上和匀，用白面八钱调厚糊丸，萝卜子大。每服五七丸，壮人十丸，五更空心用陈皮汤下。不欲通者，以津下。知所积物，取本汁冷下。停食饱闷，枳壳汤下。因食，吐不止，以津咽下即止。妇人血气痛，当归汤下。赤痢，冷甘草汤下。白痢，冷干姜汤下。心痛，石菖蒲汤下。诸气痛，生姜陈皮汤下。肠气，茴香酒下。若欲推荡积滞，热姜汤下，仍加数丸，未利，再服。利多不止，饮冷水一、二口即止。此药得热即行。得冷即止。小儿疳积，量大小饮汤下。妊娠勿服。

化铁丹歌五九

八梅十六豆，一豆管三椒；青陈各半两，丁木不相饶。将来研作末，醋打面糊调，丸如黍米大，日晒要坚牢。五分或三分，强弱或儿曹。任意作引下，是铁也能消。

陈米三棱丸六十　消积聚，去米面五谷等积。

陈仓米一两，用新巴豆五枚去壳，同米慢火炒，巴豆焦色，去豆不用　陈皮　三棱煨　砂仁　麦芽各二钱　南木香一钱

上为末，醋糊丸，绿豆大。每服十五丸至二十丸，食远姜汤下。

《局方》温白丸六一　治心腹积聚，癥癖痞块，大如杯碗，胸胁胀满，呕吐，心下坚结，旁攻两胁，如有所碍，及一切诸风，身体顽麻，三十六种遁尸注忤，十种水病，痞塞心痛，腹中一切诸疾，但服此药，无不除愈。

川乌制，二两　皂角炙，去皮弦　吴茱萸汤泡一宿，炒　石菖蒲　柴胡　桔梗去芦，炒　厚朴姜制　紫菀　人参　黄连去须　茯苓　干姜炮姜　肉桂　川椒去目，炒　巴霜各五钱，另研

上为末，入巴豆研匀，蜜丸，桐子大。每服三丸。姜汤下。案：此方与海藏万病紫菀丸大同，但彼多羌活、独活、防风三味，止用巴霜二钱，而群药更倍，随证用引送下，与此为稍异也。

洁古治法：肝积肥气，温白丸加柴胡、川芎；心积伏梁，温白丸加菖蒲、黄连、桃仁；脾积痞气，温白丸加吴茱萸、干姜；肺积息奔，温白丸加人参、紫菀；肾积奔豚，温白丸加丁香、茯苓、远志。

陈氏温白丸六二　方在小儿九十。驱风豁痰定惊。

丹溪阿魏丸六三　治内积。

阿魏醋煮作糊　糖球子各一两　黄连六钱　连翘五钱

上为末，阿魏糊丸，桐子大。每服二、三十丸，白汤送下。

《医林》阿魏丸六四　治诸般积聚，癥瘕痞块。

山楂肉　南星皂角水浸　半夏　麦芽炒　神曲炒　黄连各一两　连翘　阿魏醋浸　栝蒌仁　贝母各五钱　风化硝　石碱　萝卜子炒　胡黄连各二钱半

上为末，姜汤浸蒸饼为丸，桐子大。每服五十丸，食远姜

汤下。

守病丸六五

此药名为守病，朱砂加上雄黄，硼砂轻粉要相当，去皮巴霜半两。硇砂合济有功，乳香五钱随良。蜜丸一粒放毫光，取下多年积胀。

《简易》胜红丸六六　治脾积气滞，胸膈满闷，气促不安，呕吐清水，丈夫酒积，妇人脾血积，小儿食积并治。

三棱　蓬术各醋煮　青皮　陈皮　干姜　良姜各一两　香附二两，炒

上为末，醋糊丸，桐子大。每服三、四十丸，姜汤下。

《御院》助气丸六七　治三焦痞塞，胸膈饱闷，气不流通，蕴结成积，痃癖气块，并皆治之。

三棱炮　莪术炮，各一两　青皮　橘红　白术各五钱　木香　槟榔　枳壳各三钱

上为末，糊丸桐子大。每服五十丸，米汤下。

《局方》三黄丸六八　治三焦积热，咽喉肿闭，心膈烦躁，小便赤涩，大便秘结。

黄芩　黄连　大黄各等分

炼蜜丸，桐子大。每服四、五十丸，白汤送下，或淡盐汤亦可。此方为汤，即名泻心汤。

东垣雄黄圣饼子六九　治一切酒食伤脾，积聚满闷等证。

巴豆百枚，去膜油　雄黄半两　白面十两，炒，罗过

上二味为细末，同面和匀，用新汲水搅和作饼如手大，以水煮之，候浮于汤上，看硬软捏作小饼子。每服五、七饼，加至十饼、十五饼，嚼食一饼利一行，二饼利二行。食前茶酒任下。

河间舟车丸七十　治一切水湿蛊腹，痰饮癖积；气血壅满，不得宣通；风热郁痹，走注疼痛，及妇人血逆气滞等证。

黑丑头末，四两　甘遂面裹煨　芫花　大戟俱醋炒，各一两

大黄二两　青皮　陈皮　木香　槟榔各五钱　轻粉一钱

取虫加芜荑半两。

上为末，水糊丸，如小豆大。空心温水下，初服五丸，日三服，以快利为度。服法如前三花神佑丸。

子和导水丸七一

大黄　黄芩各二两　滑石　黑丑头末，各四两

加法：甘遂一两，去湿热腰痛，泄水湿肿满，久病则加；白芥子一两，去遍身走注疼痛宜加；朴硝一两，退热散肿毒止痛，久毒宜加；郁李仁一两，散结滞，通关节，润肠胃，行滞气，通血脉宜加；樟柳根一两，去腰腿沉重宜加。

上为细末，滴水丸，桐子大。每服五十丸，或加至百丸，临卧温水下。

子和神芎丸七二　治心经积热，风痰壅滞，头目赤肿，疮疖咽痛，胸膈不利，大小便秘，一切风热等证。

大黄生　黄芩各二两　黑丑头末，生　滑石各四两　黄连　川芎　薄荷叶各半两

滴水丸，桐子大。每服五十丸，食后温水下。《局方》无黄连。

《三因》小胃丹七三　上可去胸膈之痰，下可利肠胃之痰。

芫花　大戟俱醋炒　甘遂面裹煨，各一两　大黄酒拌蒸，一两半　黄柏炒褐色，二两

上为细末，粥丸，麻子大。每服十丸，温水下。

清气化痰丸七四

南星　半夏各八两，用皂角、白矾、生姜各三两，水十碗煮至五碗，取汤浸星、夏二日，却煮至无白点为度，晒干听用　橘红　槟榔各二两　木香　沉香各一两　苍术米泔浸炒，四两

上为末，姜汁糊丸。淡盐汤、白汤任下。

丹溪清气化痰丸七五　治上焦痰火壅盛，咳嗽烦热口渴，胸中痞满。

南星制，三两　半夏制　黄连　黄芩各五两　栝蒌仁　杏仁去皮尖　茯苓各四两　枳实炒　陈皮各六两　甘草

上为细末，姜汁煮糊丸，桐子大。每服五十丸，姜汤下。

法制清气化痰丸七六　顺气快脾，化痰消食。

南星去皮　半夏各四两，用皂角、白矾、干姜各四两，入水五碗，煎至三碗，去粗，却入南星、半夏浸二日，再煮至星、夏俱无白点为度，晒干，加后药　陈皮　青皮　苏子炒　神曲炒　麦芽炒　萝卜子炒，另研　杏仁去皮尖，炒　葛根　山楂　香附各二两

上为末，汤泡蒸饼丸，桐子大。每服五、七十丸，临卧、食后茶汤下。

隐君滚痰丸七七　治一切湿热食积等痰，窠囊老痰。一方礞石止用五钱，外加百药煎五钱，乃能收敛周身痰涎，聚于一处，然后利下，所以甚效。

礞石硝煅金色，一两　大黄酒蒸　黄芩去朽者，各半斤　沉香五钱

上为细末，滴水为丸，桐子大。每服三、五十丸，量人强弱加减。凡服滚痰丸之法，必须临卧就床，用热水一口许，只送过咽，即便仰卧，令药徐徐而下；服后须多半日勿饮食起坐，必使药气除逐上焦痰滞恶物，过膈入腹，然后动作，方能中病。或病甚者，须连进二三次，或壮人病实者，须多至百丸，多服无妨。

子和朱砂滚涎丸七八　治五痫。

朱砂　白矾生　硝石　赤石脂等分

上为细末，研蒜膏为丸，绿豆大。每服三、五十丸，食后荆芥汤下。

丹溪青礞石丸七九　解食积，去湿痰，重在风化硝。

南星二两，切片，用白矾末五钱，水浸一二日，晒干。又云一两　半夏一两，汤泡切片，以皂角水浸一日，晒干　黄芩姜汁炒　茯苓　枳实炒，各一两　礞石二两，捶碎，焰硝二两同入小砂罐内，瓦片盖

之，铁线缚定，盐泥固济，晒干，火煅红，候冷取出　法制硝同莱菔水煮化，去卜，绵滤令结，复入腊月牛胆内风化之。或只用风化硝一两

上为末，神曲糊丸，桐子大。每服三、五十丸，白汤下。

又方：半夏二两　白术　礞石各一两　黄芩五钱　茯苓　陈皮各七钱半　风化硝二钱

上为末，丸同前。

节斋化痰丸八十　润燥开郁，降火消痰，治老痰郁痰结成粘块，凝滞喉间，肺气不清，或吐咯难出。皆因火邪炎上，凝滞于心肺之分，俱宜开郁降火消痰，缓而治之，庶可效耳。

天门冬去心　黄芩酒炒　海粉另研　栝蒌仁另研　橘红各一两　连翘　香附淡盐水浸炒　桔梗各五钱　青黛另研　芒硝另研，各三钱

上为细末，炼蜜入姜汁少许捣丸，龙眼大。噙嚼一丸，清汤送下，或丸如绿豆大，淡姜汤送下五六十丸。此等老痰，大约饮酒人多有之，酒气上蒸，肺与胃脘皆受火邪，故结而成痰。此方天冬、黄芩泻肺火，海石、芒硝咸以软坚，栝蒌润肺消痰，香附、连翘开郁降火，青黛去郁火，故不用辛燥等药。

《医林》辰砂化痰丸八一　治风化痰，安神定志，止嗽除坚。

辰砂另研　明矾另研，各五钱　南星制，一两　半夏曲三两

上为细末，姜汁糊丸，绿豆大，朱砂为衣。每服三十丸，食后姜汤下。

《三因》控涎丹八二　凡人忽患胸背手足腰胯疼痛，牵引钓动，时时走易不定，不可忍者，或手足冷痹，气脉不通，是皆痰涎在心膈上下，故为此证。

真白芥子　紫大戟去皮　甘遂面裹煨，各等分

上为末，糊丸，桐子大。临卧淡姜汤或温水下五七丸至十丸。痰甚者，量加之。

《医林》乌巴丸八三　治胸膈久为顽痰所害，面色青白浮

肿，不思饮食，遍身疼痛，夜间气壅不得睡，往来寒热，手足冷痛，不得转侧，屡用痰药坠之不下，取之不出，此是顽痰坚滞，宜此药利下之则愈，未利再服。

乌梅肉二两　巴霜五粒，去油

上用水二碗，砂锅内将乌梅肉煮烂，候水稍干，入巴豆，将竹片搅如稠糊，取出捣为丸，桐子大。每服七丸、九丸、十丸、十一丸或十五丸，姜汤下，不拘时。

《御药》吐痰方八四　治胸中有痰瘀癖者。

用白矾一两，水二升，煮一升，入蜜一合，更煮少时。温服。须臾即吐，如未吐，再饮热水一盏，吐痰为效。

人参利膈丸八五　方在和阵一六六。治痰逆嗝噎圣药。

《和剂》青木香丸八六　治胸膈噎塞，气滞不行，肠中水声，呕哕痰逆，不思饮食，宽中和膈。

黑丑炒香，取头末，十二两　破故纸炒　荜茇各四两　木香二两　槟榔用酸粟米饭裹，湿纸包，火煨令纸焦，去饭，四两

上为末，滴水为丸，绿豆大。每服三四十丸，茶汤、热水任下。

消痞核桃八七

莪术酒洗　当归酒洗　白芥子　急性子各四两，俱捣碎　皮硝　海粉各八两　大核桃百枚

上先以群药入砂锅内，宽水煮一二沸，后入大核桃重五钱者百枚，同煮一日夜，以重一两为度，取起晾干。先用好膏药一个，掺阿魏一钱，麝香半分，量痞大小贴住，以热手摩擦。每空心服前桃一个，三日后二个，以至三个。服完后，须四物汤之类，数帖即愈。

熨痞方八八

一层用麝香二三分掺肉上。二层阿魏一二钱。三层芒硝一二两铺盖于上。

上先用荞麦面和成条，量痞大小围住，铺药于内，以青布

盖之，随烧热砖四五块，轮流布上熨之，觉腹中气行宽快，即是痞消之兆。以手烘热摩之亦妙。内须服调养气血之药。

开结导饮丸八九　方在和阵二七八。治饮食不消，心下痞闷，腿脚肿痛。

《局方》犀角丸九十　除三焦热邪，及痰涎壅滞，肠胃燥涩，大小便难。

黄连去须　犀角镑，各十两　人参二十两　大黄八十两　黑丑炒捣，取头末，六十两

上为细末，炼蜜丸，梧子大。每服十五丸至二十丸，临卧汤下，更量虚实加减。

河间犀角丸九一　治癫痫发作有时，扬手掷足，口吐痰涎，不省人事，暗倒屈伸。

犀角末半两　赤石脂三两　朴硝二两　白僵蚕　薄荷各一两

上为末，面糊丸，梧子大。每服二三十丸，温水下，日三服，不拘时。如觉痰多，即减其数。忌油腻炙爆。

麻仁丸九二　治大便秘结，胃实能食，小便热赤者。

芝麻四两，研取汁　杏仁四两，去皮尖，研如泥　大黄五两　山栀十两

上为末，炼蜜入麻汁和丸，桐子大。每服五十丸，食前白汤下。

《局方》脾约丸九三　此即仲景麻人丸。仲景曰：趺阳脉浮而涩，浮则胃气强，涩则小便数，浮涩相搏，大便则难，其脾为约，麻人丸主之。亦名润肠丸，治脏腑不和，津液偏渗于膀胱，以致小便利，大便秘结者。

大黄蒸　杏仁去皮尖，炒　厚朴　麻仁各四两　枳实二两

炼蜜丸，桐子大。每服二十丸，白滚汤下，日三服，渐加，以和为度。

《局方》七宣丸九四　治风气结聚，宿食不消，心腹胀满，胸膈痞塞，风毒肿气连及头面，大便秘涩，小便时数，脾胃气

壅，不能饮食。东垣云：治在脉则涩，在时则秋。

柴胡　枳实　诃子肉　木香各五两　炙甘草四两　桃仁炒，去皮尖，六两　大黄蒸，十五两

上为末，炼蜜丸，桐子大。每服二十丸，食远米饮下，渐加至四五十丸，以利为度。觉病退，止服。

《局方》七圣丸九五　治风气壅盛，痰热结搏，心烦面赤，咽干口燥，肩背拘急，胸膈胀满，腹胁痞闷，腰膝沉重，大便闭结，小便赤涩。东垣曰：治在脉则弦，在时则春。

木香　槟榔　川芎　肉桂　羌活各五钱　郁李仁炮，去皮　大黄半生半熟，各一两

上为末，炼蜜丸，小豆大。每服十五丸至二十丸，食后临卧白汤下。

《三因》红丸子九六　治食疟。

胡椒一两　阿魏一钱，醋化　青皮炒，三两　莪术　三棱醋煮一伏时，各二两

上为末，另用陈仓米末同阿魏醋煮糊丸，桐子大，炒土朱为衣。每服七十丸，姜汤下。

追虫丸九七　取一切虫积。

黑丑头末　槟榔各八钱　雷丸醋炙　南木香各二钱

上为末，用茵陈二两，大皂角、苦楝皮各一两，煎浓汁丸，绿豆大。壮大人每服四钱，小人弱人或一钱五分，量人虚实，于五更时用砂糖水吞下，待追去恶毒虫积二三次，方以粥补之。

《医林》化虫散九八

雷丸二粒　槟榔二枚　鹤虱一钱　使君子七枚　轻粉少许

上为末，分二服。候晚刻以精猪肉一两切成片，用皂角浆泡一宿，至五更慢火炙熟，乃以香油拭肉上，候温，取前药一服擦肉上，略烘过食之。至巳时虫下了，乃进饮食。

万应丸九九　下诸虫。

槟榔五两　大黄半斤　黑丑头末，四两　皂角不蛀者，十条　苦楝根皮一升

上先将苦楝皮、皂角二味，用水二人碗熬成膏子，搜和前三味为丸，桐子大，以沉香、雷丸、木香各一两为衣，先用沉香衣、后用雷丸、木香衣。每服三钱，四更时用砂糖水送下。

妙应丸一百　一名剪红丸。杀诸虫。

大黄　牵牛头末　槟榔各三两　雷丸　锡灰各五钱　大戟三钱　鹤虱　使君子煨　茴香　贯众各二钱半　轻粉少许　苦楝根一两

上为细末，用皂角煎膏丸服。每服五六十丸，随弱强加减，五更初茶清下。如未通，再吃温茶助之。下虫积尽了，白粥补之。

《运气》五瘟丹百一　治瘟疫火证。

黄芩　黄柏　黄连　山栀　香附　紫苏　甘草梢　大黄

上以前七味生为末，用大黄三倍煎浓汤，去滓和药，丸如鸡子大，朱砂、雄黄为衣，贴以金箔。每用一丸，取泉水七碗浸化，可服七人。前药甲己年以甘草梢为君，乙庚年黄芩为君，丙辛年黄柏为君，丁壬年山栀为君，戊癸年黄连为君。为君者，多一倍也。余四味同香附、紫苏为臣，为臣者，减半也。

大青丸百二　治时行瘟病发热，上膈结热。

薄荷　栀子　黄芩　黄连　甘草各三钱　连翘六钱　大黄　玄明粉各八钱

上为细末，以青蒿自然汁为丸，绿豆大，雄黄为衣。每服五六十丸，白滚汤下。若治杂病发热者，以朱砂或青黛为衣。

朱砂丸百三　治卒时中恶垂死。

朱砂研　附子炮，去皮脐　雄黄明者，各一两　麝香一分，另研　巴豆二十粒，去油

上研匀，炼蜜和捣为丸，麻子大。每服三丸，不拘时粥饮

下。如不利，更加三丸至七丸，以利为度。

李氏八毒赤丸百四　治一切邪祟鬼疰，服之即愈。

雄黄　朱砂　矾石　附子炮　藜芦　牡丹皮　巴豆各一两　蜈蚣一条

上为末，炼蜜丸，如小豆大。每服五七丸，凉水送下，无时。《卫生宝鉴》云：副使许可道宿驿中，夜梦一妇人于胁下打一拳，遂痛不止，而往来寒热，不能食，乃鬼击也。《名医录》云李子豫八毒赤丸，名为杀鬼杖子。遂与药三粒，卧时服，明旦下清水二斗而愈。又陈庆玉子，因昼卧水仙庙，梦得一饼食之而心腹痞满，病及一年，诸治不效。余诊之，问其始末，因思此疾既非外感，又非内伤，惟八毒赤丸颇为相当。遂与五七丸，下清黄涎斗余，渐得气调，后以别药理之，数月而愈。

仲景瓜蒂散百五　治伤寒头不痛，寸脉微浮，胸中痞硬，气上冲咽喉不得息者，此为胸有寒也，当吐之。

瓜蒂熬黄　赤小豆等分

上二味，各别捣筛为散，然后合之。取一钱匕，以香豉一合，用热汤七合煮作稀糜，去滓取汁和散，温顿服之。不吐者，少少再加，得快吐乃止。诸亡血虚家不可与瓜蒂散。

子和独圣散百六　吐积蓄痰涎。

甜瓜蒂不拘多少，微炒

为细末。每服一二钱，齑汁调服。膝痛加全蝎，头痛加郁金服，吐之。

茶调散百七　吐除痰积。

瓜蒂二钱　好茶一钱

上为末。每服二钱，齑汁调服。

陈氏独圣散百八　方在外科五六。治疮疡气血凝滞。

《良方》独圣散百九　方在妇人十八。治妊娠伤触动胎，腹痛下血。

钱氏独圣散百十　方在痘疹七八。治痘疮倒靥陷伏。

木通散百十一　凡男子妇人胁肋苦痛。

木通去节　青皮　萝卜子炒　茴香　川楝子取肉，用巴豆半两同炒黄，去巴豆，各一两　滑石另研　莪术　木香各半两

上为细末。每服三钱，不拘时，用葱白汤调服，甚者不过三服。

《金匮》大黄附子汤百十二　治寒气内积，胁下偏痛。

大黄三两　附子三枚，炮　细辛二两

上三味，用水五升，煮取二升，分温三服。若强人煮取二升半，分温三服。服后如人行四五里，更进一服。

《金匮》外台走马汤百十三　治中恶心痛腹胀，大便不通。

巴豆二枚，去皮心，熬　杏仁二枚

上二味，以绵缠令碎，热汤二合捻取白汁，饮之当下。通治飞尸鬼击病。老小量用。

景岳全书卷之五十五终

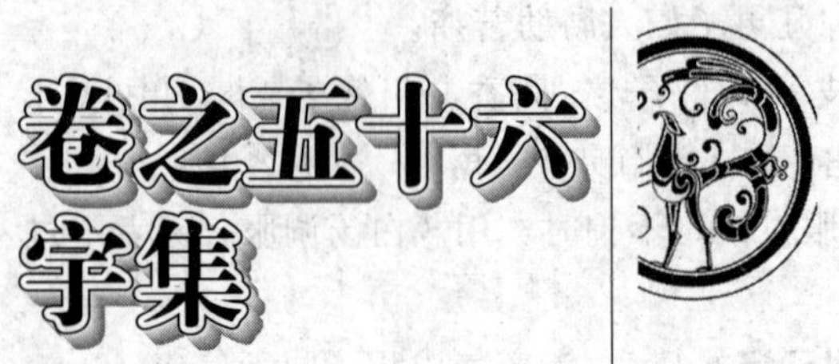

卷之五十六 字集

古方八阵

散阵

仲景麻黄汤一　治太阳经伤寒，发热无汗，恶寒及身痛。此峻逐阴邪之方也。

麻黄　桂枝各三两　甘草一两　杏仁七十个

上四味，以水九升，先煮麻黄减二升，去沫，纳诸药，煮取三升半，去租。温服八合，覆取微汗。

麻黄加术汤二　治风湿。

即前方加白术四两。

仲景麻黄附子细辛汤三　治少阴伤寒，始得之，脉虽沉而反发热者，此阴分之表证也，宜此主之。并治寒气厥逆，头痛，脉沉细者。

麻黄去节　细辛各二两　附子一枚，炮，去皮，切八片

上三味，以水一斗，先煮麻黄减二升，去上沫，纳药煮取三升，去滓，温服一升，日三服。

《金匮》麻黄杏仁薏苡甘草汤四　治风湿一身尽痛，发热，日晡剧者。因汗出当风，或久伤取冷所致。

麻黄去节，汤泡　薏仁各半两　甘草炙，一两　杏仁十个，去

皮尖，炒

上每服四钱，水一盏半，煮八分，温服取微汗，避风。

仲景麻黄附子甘草汤五　治少阴伤寒，二三日，无别证，用此微发其汗，并治风湿通身浮肿。

麻黄去节　甘草炙，各三两　附子一枚，炮去皮

上三味，以水七升，先煮麻黄一两沸，去上沫，纳诸药，煮取三升，去滓，温服一升，日三服。

《金匮》麻黄甘草汤六　治腰以上水肿者，宜此汗之。

麻黄半两　甘草二钱半

上咀。用水二盅，先煮麻黄三四沸，去沫，入甘草，再煎至八分，食远热服取汗。有人患气喘，积久不瘥，遂成水肿，服此效。

仲景大青龙汤七　治伤寒头痛发热，无汗而烦躁。

麻黄三钱　桂枝　生姜各一钱　杏仁五枚　甘草五分　大枣一枚，此非古数　石膏半鸡子大一块

水一盅半，煎分二服。

仲景小青龙汤八　治伤寒表不解，心下有水气，呕哕而咳，发热，或渴，或利，或小水不利，小腹满而喘，并治肺经受寒，咳嗽喘急，宜服此以发散表邪。

麻黄去节　桂枝　芍药　甘草　细辛　干姜各三两　半夏　五味各半升

上八味，以水一斗，先煮麻黄减二升，去上沫，纳诸药，煮取三升，温服一升。案：上方乃仲景古法，今当随证轻重，酌宜用之。

仲景桂枝汤九　治太阳经伤风，发热，自汗，恶风。

桂枝　芍药　生姜各三两　甘草二两　大枣十二枚

上以水七升，微火煮取三升，去滓，适寒温服一升。服已须臾，食热稀粥一升余以助药力，温覆一时许，令遍身微似有汗者佳，不可令如水流漓，病必不除。

桂枝加黄芪汤一十　治黄疸脉浮者，当以汗解之。

即前桂枝汤加黄芪二两。

桂枝加大黄汤十一

即前桂枝汤内加大黄一两。

栝蒌桂枝汤十二　治痓。

即前桂枝汤加栝蒌根二两。

仲景桂枝人参汤十三　治太阳伤寒，表里不解，协热下利者。

桂枝去皮　炙甘草各四两　白术　人参　干姜各三两

上五味，以水九升，先煮四味取五升，后纳桂枝，更煮取三升。温服一升，日再夜一服。

仲景桂枝麻黄各半汤十四　治太阳伤寒如疟状，发热恶寒，不能得汗，热多寒少而身痒者。

桂枝去皮　麻黄去节　芍药　甘草炙　生姜切，各一两　大枣四枚，擘　杏仁二十四个，汤浸，去皮尖

上七味，以水五升，先煮麻黄一二沸，去上沫，内诸药，煮取一升八合，去滓。温服六合。

桂枝附子汤十五　方在热阵三十。治伤寒风湿身痛。

桂枝甘草汤十六　方在热阵四四。治过汗心悸。

桂枝葛根汤十七　方在痘疹三七。解散寒邪。

仲景柴胡桂枝汤十八　治伤寒发热，微恶寒，支节烦疼，微呕，心下支结，外证未去者。

柴胡四两　桂枝去皮　人参　黄芩　芍药　生姜各一两半　甘草炙，一两　半夏二合半　大枣六枚，擘

上九味，以水七升，煮取三升，去滓，温服。

仲景小柴胡汤十九　治邪在肝胆半表半里之间，寒热往来，喜呕，或日晡发热，胁痛耳聋，郁怒痎疟等证。

柴胡半斤　半夏半升　人参　黄芩　生姜　甘草各三两　大枣十二枚，擘

上七味，以水一斗二升，煮取六升，去滓，再煎取三升，温服一升，日三服。若胸中烦而不呕，去半夏、人参，加栝蒌实一枚；若渴者，去半夏，加人参合前成四两半，栝蒌根四两；若腹中痛者，去黄芩，加芍药三两；若胁下痞硬，去大枣，加牡蛎四两；若心下悸，小便不利者，去黄芩，加茯苓四两；若不渴，外有微热者，去人参，加桂三两，温覆取微汗愈；若咳者，去人参、大枣、生姜，加五味子半升，干姜二两。

按：上方乃汉时古数也，今方改用柴胡二、三钱　半夏　黄芩各一、二钱　人参二、三钱　甘草五、七分

上加姜、枣，水煎服。

薛氏加味小柴胡汤二十　亦名柴胡栀子散。治乳母肝火发热，致儿为患，及风热生痰等证。

即前方加丹皮、栀子。

《良方》加味小柴胡汤二一　治伤寒胁痛，及少阳厥阴热疟。

即前方小柴胡汤加枳壳面炒、牡蛎粉

加姜三片，枣二枚，水二盅，煎服。

加减小柴胡汤二二　治脉弦，寒热，腹中痛。

即前小柴胡汤去黄芩，加芍药。

加姜、枣，水煎服。

柴胡石膏汤二三　治少阳阳明外感挟火，头痛口干，身热恶寒拘急。

柴胡二钱　石膏三钱　甘草一钱

上用姜、水煎服。气虚者，加人参。

大柴胡汤二四　方在攻阵七。治表证未除，里证又急，汗下兼行，宜此。

柴平汤二五　方在和阵二三三。治湿疟一身尽痛。

柴苓汤二六　方在和阵一九二。治身热烦渴泄泻。

加减柴苓汤二七　方在和阵一九三。治诸疝。和肝肾，顺气除湿。

仲景四逆散二八　治阳气亢极，血脉不通，四肢厥逆，在臂胫之下者。若是阴证，则上过于肘，下过于膝，以此为辨，乃不当用此也。

柴胡　芍药　甘草　枳壳各等分

为细末。每服二钱，米饮调下，日三服。嗽加五味子、干姜各五分；悸者，加桂五分；腹痛，加附子一枚，炮令拆；泄利下重者，浓煎韭白汤调服。

仲景葛根汤二九　治太阳伤寒，项背强几几，无汗恶风，及太阳阳明合病下利者。此即桂枝汤加麻黄、葛根也。

葛根四两　麻黄去节　生姜各三两　桂去皮　芍药　甘草炙，各二两　大枣十二枚，擘

上七味，㕮咀。以水一斗，先煮麻黄、葛根减二升，去沫，纳诸药，煮取三升，去滓，温服一升，覆取微似汗，不须啜粥，余如桂枝法将息及禁忌。

升麻葛根汤三十　治伤寒阳明经证，目痛鼻干不眠，无汗恶寒发热，及小儿疮疹疫疠等证。

升麻　葛根　芍药　甘草各等分

水二盅，煎一盅，寒多，热服；热多，温服。

柴葛解肌汤三一　此《槌法》加减方。治足阳明证，目痛鼻干，不眠头疼，眼眶痛，脉微洪者。

柴胡　干葛　甘草　黄芩　芍药　羌活　白芷　桔梗

水二盅，姜三片，枣二枚，《槌法》加石膏末一钱煎之，热服。本经无汗恶寒者去黄芩，冬月加麻黄，他时加苏叶。

葛根葱白汤三二　治伤寒已汗未汗，头痛。

葛根　芍药　川芎　知母各二钱　生姜二钱　葱白五寸

水二盅，煎一盅服。

连须葱白汤三三　治伤寒已汗未汗，头痛如破。

连须葱白切，半片　生姜二两

水三盅，煎一盅半，分二服。

《局方》参苏饮三四　治四时感冒伤寒，头痛发热，恶寒无汗，及伤风咳嗽声重，涕唾稠粘，潮热往来。此药解肌宽中，孕妇伤寒、痘疹并治。

人参　苏叶　干葛　前胡　陈皮　枳壳　半夏　茯苓各八分　木香　桔梗　甘草各五分

水二盅，姜五片，枣一枚，煎八分，热服。

加减参苏饮三五　方在痘疹三四。治痘疹初热见点，解利之药。

败毒散三六　亦名人参败毒散。治四时伤寒瘟疫，憎寒壮热，风湿风眩项强，身体疼痛，不问老少皆可服。或岭南烟瘴之地，疫疠时行，或处卑湿，脚气痿弱等证，此药不可缺，日三服，以效为度。

人参　茯苓　枳壳　甘草　川芎　羌活　独活　前胡　柴胡　桔梗各等分

水一盅半，姜三片，煎服。或为细末，沸汤点服。

加味败毒散三七　方在外科四一。解利足三阳热毒，寒热如疟。

荆防败毒散三八　方在痘疹三一。发散痘疹俱可用。

《局方》五积散三九　治感冒寒邪，头疼身痛，项背拘急，恶寒呕吐，肚腹疼痛，及寒湿客于经络，腰脚骨髓酸痛，及痘疮寒胜等证。

当归　麻黄　苍术　陈皮各一钱　厚朴制　干姜炮　芍药　枳壳各八分　半夏炮　白芷各七分　桔梗　炙甘草　茯苓　肉桂　人参各五分　川芎四分

水二盅，姜三片，葱白三茎，煎八分，不拘时服。

又歌曰：痢后遍生脚痛风，《局方》五积自能攻。就中或却麻黄去，酒煮多多服见功。

十神汤四十　治时气瘟疫，感冒风寒，发热憎寒，头痛咳嗽无汗。此药不拘阴阳两感，一切发散宜此。

紫苏　干葛　升麻　芍药各一钱　麻黄　川芎　甘草各八分　白芷　陈皮　香附各六分

水二盅，姜三片，煎服。

东垣升阳散火汤四一　治胃虚血虚，因寒邪郁遏阳气，以致肌表俱热如火，扪之烙手。此火郁发之之剂也。

升麻　葛根　羌活　独活　芍药　人参各五分　防风　炙甘草各三分　生甘草二分　柴胡八分

水一盅半，加生姜三片，煎服。忌生冷。

升阳益胃汤四二　方在和阵二五。治秋燥行令，阳气渐衰，恶寒体倦。

圣散子四三　治一切山岚瘴气，时行瘟疫，伤寒风湿等疾，有非常之功。如李待诏所谓内寒外热，上实下虚者，此药尤效通神。宋嘉佑中，黄州民病疫瘴大行，得此药全活者不可胜纪，苏东坡撰文勒石以广其传，圣散子之功益着。徽州郑尚书在金陵，用此方治伤寒，活人甚众。故知其大能发散寒湿，驱除瘴疟，实有超凡之效也。

苍术制　防风　厚朴姜炒　猪苓　泽泻煨，各二两　白芷　川芎　赤芍药　藿香　柴胡各半两　麻黄　升麻　羌活　独活　枳壳　吴茱萸泡　细辛　藁本　茯苓各七钱　石菖蒲　草豆蔻　良姜各八钱　甘草二两半　大附子一枚

上为粗末。每服三钱，水二盅，枣一枚，煎八分，稍热服。

易老九味羌活汤四四　一名羌活冲和汤。治四时不正之气，感冒风寒，憎寒壮热，头疼身痛，口渴，人人相似者，此方主之。

羌活　防风　苍术各一钱　白芷　川芎　生地　黄芩　甘草各钱半　细辛七分

水二盅，姜三片，枣一枚，煎八分，热服取汗。有汗者，去苍术，加白术；渴者，加葛根、石膏。

六神通解散四五　方在寒阵一十五。治发热头痛，脉洪身热无汗。

《局方》消风百解散四六　治四时伤寒，头痛发热，及风寒咳嗽，鼻塞声重，或喘急。

荆芥穗　麻黄　白芷　苍术　陈皮各一钱　甘草五分

水一盅半，加姜、葱煎八分，热服。嗽甚者，加乌梅一个。

《局方》消风散四七　一名人参消风散。治风热上攻，头目昏眩，鼻塞声重，及皮肤顽麻，瘾疹瘙痒等证。

荆芥穗　炙甘草　人参　川芎　防风　羌活　薄荷　蝉蜕炒　僵蚕炒　茯苓各二钱　陈皮　厚朴各一钱

上为末。每服二三钱，茶清调服。疮癣温酒下。

子和消风散四八

照前方，但无荆芥、防风、薄荷、甘草四味。

二味消风散四九　治皮肤瘙痒不能忍。

苏州薄荷叶　蝉蜕去头足土，各等分

上为末。食远温酒调下二钱。

《大旨》黄芩半夏汤五十　专治寒包热，兼治表里。

黄芩酒炒　半夏　麻黄　紫苏　桔梗　枳壳　杏仁　甘草等分

水二盅，姜三片，枣二枚，煎八分，食远服。天寒，加桂枝。

《金匮》续命汤五一　治中风肢体不收，口不能言，冒昧不知痛处，拘急不能转侧，并治但伏不得卧，咳逆上气，面目浮肿。

麻黄去节　人参　当归　石膏　桂枝　川芎　干姜　甘草各三两　杏仁四十枚，去皮尖上九味，以水一斗，煮取四升，温服一升。当小汗，薄覆脊，凭几坐，汗出则愈。不汗更服。无所禁忌，勿当风。

《千金》小续命汤五二　通治八风五痹痿厥等证，又于六经分别随证加减用之。

麻黄去节　人参去芦　黄芩去腐　芍药　甘草炙　川芎　白术　防己　杏仁去皮尖，炒　官桂各一两　防风一两半　附子炮，去皮脐，半两

上㕮咀。每服五钱，用水一盅半，加姜五片，枣一枚，煎八分，温服。春夏加石膏、知母、黄芩，秋冬，加官桂、附子、芍药。可随证增减诸药用。

附云岐子加减法：如精神恍惚，加茯苓、远志；心烦多惊，加犀角；骨节间烦疼有热者，去附子，倍芍药；骨间冷痛，倍用桂枝、附子；燥闷、小便涩，去附子，倍芍药，入竹沥一合煎；脏寒下痢，去防已、黄芩，倍附子、白术一两；热痢，减去附子；脚弱，加牛膝、石斛各一两；身痛，加秦艽一两；腰痛，加桃仁、杜仲各半两；失音，加杏仁一两；自汗者，去麻黄、杏仁，加白术。春加麻黄一两，夏加黄芩七钱，秋加当归四两，冬加附子半两。

《千金》大续命汤五三

即前方《金匮》续命汤去人参，加黄芩、荆沥。《元戎》方用竹沥。

续命煮散五四　补虚消风，通经络，行气血，除瘾疢疼痛。

人参　熟地黄　当归　川芎　芍药　防风　荆芥　独活　细辛　葛根　甘草　远志　半夏各五钱　桂心七钱半

上每服一两，水二盅，生姜三片，煎八分，温服。汗多者，加牡蛎粉一钱半。

《宝鉴》秦艽升麻汤五五　治中风手足阳明经，口眼㖞斜，四肢拘急，恶风寒。

升麻　葛根　甘草炙　芍药　人参各半两　秦艽　白芷　防风　桂枝各三钱

每服一两，水二盅，连须葱白头三茎，煎至一盅，食后稍热服，避风寒卧，得微汗即止。

愈风汤五六　治中风诸证，当服此药，以行导诸经，则大风悉去，纵有微邪，只从此药加减治之。若初觉风动，服此不致倒仆，此乃治未病之要药也。

羌活　甘草　防风　当归　蔓荆子　川芎　细辛　黄芪　枳壳　人参　麻黄　白芷　甘菊　薄荷　枸杞子　知母　地骨皮　独活　秦艽　黄芩　芍药　苍术　生地黄各四两　肉桂一两

上㕮咀。每服一两，水二盅，生姜三片，煎七分，空心、临卧服。空心一服，吞下二丹丸，谓之重剂；临卧一服，吞下四白丹，谓之轻剂。假令一气之微汗，用愈风汤三两，加麻黄一两，作四服，加姜五、七片，空心服，以粥投之，得微汗则佳。如一旬之通利，用愈风汤三两，加大黄一两，亦作四服，每服加生姜五七片，临卧煎服，得利为度。

又洁古羌活愈风汤

即同前方加柴胡、杜仲、半夏、厚朴、防己、白茯苓、前胡、熟地黄、石膏等九味，共三三味，云治肝肾虚，筋骨弱，言语艰难，精神昏愦，风湿内弱，风热体重，或瘦而一肢偏枯，或肥而半身不遂。心劳则百病生，心静则万邪息，此药能安心养神，调阴阳，无偏胜。

景岳曰：中风一证，病在血分，多属肝经，肝主风木，故名中风，奈何自唐宋名家以来，竟以风字看重，遂多用表散之药。不知凡病此者，悉由内伤，本无外感，既无外感而治以发散，是速其危耳。若因其气血留滞，而少佐辛温以通行经络则可，若认为风邪，而必用取汗以发散则不可。倘其中亦或有兼表邪而病者，则诸方亦不可废，故择其要者详录之，亦以存古人之法耳。

胃风汤五七　治虚风能食，牙关紧急，手足搐挛，胃风面肿。

白芷一钱二分　升麻二钱　葛根　苍术　蔓荆子　当归各一钱　甘草炙　柴胡　藁本　羌活　黄柏　草豆蔻　麻黄各五分

水二盅，姜三片，枣二枚，煎八分，温服。

地黄散五八　治中风四肢拘挛。

干地黄　甘草炙　麻黄去节，各一两

上㕮咀。用酒三升，水七升，煎至四升，去柤，分作八服。日进二服，不拘时。

东垣羌活附子汤五九　治冬月犯寒，脑痛齿亦痛，名曰脑风。

羌活　苍术各五分　制附子炮　麻黄　防风　白芷　僵蚕　黄柏各七分　升麻　甘草各二分　黄芪三分　佛耳草无嗽不用

水一盅半，煎八分，温服。一方有细辛。

《宝鉴》羌活附子汤六十　方在热阵三五。治呃逆。

羌活胜风汤六一　治两眼眵多眊燥，紧涩羞明，赤脉贯睛，头痛鼻塞，肿胀涕泪，脑颠沉重，眉骨酸疼，外翳如云雾丝缕，秤星螺盖。

羌活　防风　荆芥穗　白芷　独活　柴胡　薄荷叶　白术　桔梗　前胡　枳壳　甘草　川芎　黄芩各五分

水二盅，煎一盅，热服。

《圣惠》川芎散六二　治偏正头风疼痛。

川芎　羌活　细辛　香附　槐花　甘草炙　石膏各半两　荆芥穗　薄荷　菊花　茵陈　防风各一两

上为末。每服二钱，食后茶清调服。忌动风物。

《玉机》川芎散六三　治风热头痛不清及目病。

川芎三分　羌活　防风　藁本　升麻　甘草各一钱　柴胡七分　黄芩炒　黄连各四钱　生地二钱

上为末。每服一二钱，茶清调下。

《局方》川芎茶调散六四　治伤风上攻，偏正头痛，鼻塞声重。

薄荷叶二两　川芎　荆芥穗各一两　羌活　白芷　甘草各五钱　细辛　防风各二钱半

上为细末。每服二钱，食后茶清调下。

《局方》神术散六五　治四时瘟疫伤寒，发热恶寒，头疼，项强身痛，及伤风头痛，鼻塞声重，咳嗽。

苍术　藁本　白芷　细辛　羌活　川芎　炙甘草各一钱

水一盅半，姜三片，葱白三寸，煎服。

《良方》天香散六六　治年久头风不得愈者。

南星制　半夏制　川乌去皮　白芷各二钱

上作一服，水二盅，加生姜自然汁小半盏，煎一盏。食远服。

《直指》芎芷散六七　治风壅头痛。

川芎　白芷　荆芥穗　软石膏

上为末，每服一钱，食后沸汤调下。

芎辛导痰汤六八　治痰厥头痛。

川芎　细辛　南星　橘红　茯苓各钱半　半夏二钱　枳实　甘草各一钱

水一盅半，姜七片，煎八分，食后服。

《奇效》上清散六九　治头痛、眉骨痛、眼痛不可忍者。

川芎　郁金　芍药　荆芥穗　芒硝各半两　薄荷叶一钱　片脑半钱

上为细末。每用一字，鼻内搐之。一方有乳香、没药各一钱。

《本事》透顶散七十　治偏正头风，夹脑风，并一切头风，不问年深日近。

细辛表白者，三茎　瓜蒂七个　丁香三粒　糯米七粒　脑子

麝香各一豆许

上将脑、麝另研极细，却将前四味亦另研细末，然后并研令匀，用瓷罐盛之，谨闭罐口。用时随左右搐之一大豆许，良久出涎则安。

菊花散七一　治风热上攻，头痛不止。

甘菊花　旋覆花　防风　枳壳　羌活　蔓荆子　石膏　甘草各一钱

水一盅半，姜五片，煎七分，不拘时服。

《宝鉴》如圣散七二　治眼目、偏痛、头风。

麻黄烧灰，半两　盆硝二钱半　麝香　脑子各少许

上为细末搐之。

点头散七三　治偏正头痛。

川芎一两　香附四两，炒，去毛

上为细末。每服二钱，食后茶清调服。

东垣清空膏七四　治偏正头痛年深不愈者。善疗风湿热上壅头目，及脑痛不止。若除血虚头痛者，非此所宜。

川芎五钱　柴胡七钱　黄连酒炒　防风　羌活各一两　炙甘草一两半　细挺子黄芩一两，一半炒，一半酒洗

上为细末。每服二钱匕，热茶调如膏，抹在口内，少用白汤送下，临卧。如若头痛，每服加细辛二分；如太阴脉缓有痰，名曰痰厥头痛，减羌活、防风、川芎、甘草，加半夏一两五钱。

愈风饼子七五　治头风疼痛。

川乌炒，半两　川芎　甘菊　白芷　防风　细辛　天麻　羌活　荆芥　薄荷

上为细末，水浸蒸饼为剂，捏作饼子。每服三五饼，细嚼，茶酒任下，不拘时。

《本事》治八般头风七六

草乌尖　细辛等分　黄丹少许

上为细末，用苇管搐入鼻中。

《百一》都梁丸七七　治风吹项背，头目昏眩，脑痛，及妇人胎前产后伤风头痛。

白芷大块白者，沸汤泡，切

上为末，炼蜜丸，弹子大。每用一丸，细嚼，荆芥点茶下。

《和剂》三拗汤七八　治感冒风寒，鼻塞声重，语音不出，咳嗽喘急，胸满多痰。

麻黄连节　杏仁连皮尖　生甘草

上咀。每服五钱，姜三五片，水煎，食远服。若憎寒恶风，欲取汗解，加桔梗、荆芥，名五拗汤，治咽痛。

《局方》华盖散七九　治肺受风寒，头痛发热，咳嗽痰饮。

麻黄去节　苏子　桑白皮　杏仁去皮尖，炒　赤茯苓　橘红各一钱　甘草五分

水二盅，姜五片，枣一枚，煎八分，食后服。

冲和散八十　治感冒风湿，头目不清，鼻塞声重，倦怠欠伸出泪。

苍术四两，米泔浸炒　荆芥　甘草炙，八钱

上为末。姜汤调服二钱。

金沸草散八一　治肺感寒邪，鼻塞声重，咳嗽不已，憎寒发热，无汗恶风，或热壅膈间，唾浊痰甚。

旋覆花　麻黄　荆芥各一钱　前胡　半夏　芍药各八分　甘草炙，五分

水二盅，姜三片，枣一枚，煎八分，食远服。

《三因》旋覆花汤八二　治风寒暑湿伤肺，喘嗽大甚，坐卧不宁。

旋覆花　前胡　甘草　茯苓　半夏曲　杏仁　麻黄　荆芥穗　五味子　赤芍药各等分

上每服五钱，加姜、枣水煎。有汗者勿服。

《良方》旋覆花汤八三　治风痰呕逆，饮食不下，头目昏闷等证。

旋覆花　枇杷叶　川芎　细辛　赤茯苓各一钱　前胡一钱半

上加姜、枣水煎服。

《医林》桑皮散八四　治上焦热壅，咳嗽连声，血腥并气不得透。

桑皮　柴胡　前胡　紫苏　薄荷　枳壳　桔梗　赤茯苓　黄芩　炙甘草等分

上咀。每服七八钱，水一盅半，煎七分，食远温服。

《简易》苏陈九宝汤八五　治老人小儿素有喘急，遇寒暄不常，发则连绵不已，咳嗽哮吼，夜不得卧。

麻黄　紫苏　薄荷　桂枝　桑白皮　大腹皮　陈皮　杏仁　甘草各六分

水一盅半，姜三片，乌梅一个，煎七分服。

《局方》羌活散八六　治风邪壅滞，鼻塞声重，头目昏眩，遍身拘急，肢节烦痛，天阴愈觉不安者。

羌活　麻黄　防风　细辛　川芎　菊花　枳壳　蔓荆子　前胡　白茯苓　甘草　石膏　黄芩等分

水一盅半，姜三片，煎服。

羌活散八七　治风痹，手足不仁。

羌活　防已　防风　枣仁　当归　川芎各一两　附子炮，去皮脐　麻黄去根节　天麻各一两半　黄松节　薏仁各二两　荆芥一握

上为细末，每服二钱，不拘时温酒调下。

《得效》芎芷香苏散八八　散风消痰，理脚气。

川芎　甘草二钱　苏叶　干葛　白茯苓　柴胡各半两　半夏六钱　枳壳炒，三钱　桔梗生，二钱半　陈皮三钱半

每服三钱，水一盅，姜三片，枣一枚，煎八分，不拘时温

服。

《金匮》越婢汤八九　治风水，恶风，一身悉肿，脉浮不渴，续自汗出，无大热。

麻黄一两　石膏半斤　生姜三两　甘草二两　大枣十五枚

上五味，以水六升，先煮麻黄去上沫，纳诸药，煮取三升。分温三服。恶风者，加附子一枚；风水，加白术四两。《古今录验》方即名越婢加术汤。

《金匮》越婢加半夏汤九十　治肺胀，咳喘上气，目如脱状，脉浮大者。

麻黄六两　石膏半斤　生姜三两　甘草二两　大枣十五枚　半夏半斤

上六味，以水六升，先煮麻黄去上沫，纳诸药，煮取三升，分温三服。

当归汤九一　治肺痹上气，闭塞胸中，胁下支满，乍作乍止，不得饮食，唇干舌燥，手足冷痛。

当归焙　防风去叉　黄芪各二两　人参　细辛　黄芩去腐，各一两　桂心三两　柴胡八两　半夏汤泡，五两　杏仁去皮尖，炒，五十个　麻黄去根节，水煮二三沸，掠去沫，晒干，一两

上㕮咀。每服五七钱，水一盅，姜七片，枣二枚，煎七分，不拘时温服，日三夜二。

羌活胜湿汤九二　方在和阵一七八。治外伤湿气，一身尽痛。

《局方》乌药顺气散九三　治风气攻注，四肢骨节疼痛，遍体顽麻，瘫痪脚气，语言蹇涩，痿弱等证。先宜服此以疏气道，然后随证用药。

乌药　麻黄　白芷　川芎　桔梗　橘红　枳壳麸炒　甘草炙　僵蚕炒，各一两　干姜炮，五钱

上每服五钱，姜、水煎服。

通关散九四　方在因阵九八。搐鼻取嚏，开通牙关。

神效左经丸九五　治诸风寒湿痹，麻木不仁，肢体手足疼痛，极效。

苍术米泔浸　草乌去皮　葱白　干姜各四两

上四味，捣烂装入瓶内按实，密封瓶口，安于暖处，三日取出晒干，入后药。案：此方当加当归六两更佳。

金毛狗脊　藁本　白芷　破故纸酒浸，焙干　抚芎　小茴香炒　穿山甲炮　牛膝酒浸，各三两　川乌炮　木瓜　白附子　虎胫骨酥炙　乳香炙　没药炙，各一两，另研

上为末，酒糊丸，小豆大。每服三四十丸，空心酒下。

《三因》麻黄左经汤九六　治风寒暑湿四气流注足太阳经，腰足挛痹，关节重痛，憎寒发热，无汗恶寒，或自汗恶风头痛。

麻黄去节　干葛　细辛　防风　桂心　羌活　苍术　防己酒拌　茯苓　炙甘草各一钱一分

水二盅，姜三片，枣一枚，煎八分，食前服。

《三因》半夏左经汤九七　治足少阳经为四气所乘，以致发热，腰胁疼痛，不食，热闷烦心，腿痹纵缓。

半夏制　干葛　细辛　柴胡　防风　桂心　干姜炮　白术　麦冬　黄芩　茯苓　炙甘草各一钱

水二盅，姜三片，枣一枚，煎八分，食前服。

《三因》大黄左经汤九八　治四气流注足阳明经，致腰脚肿痛不可行，大小便秘，或恶饮食，喘满自汗，呕吐腹痛。

大黄煨　细辛　羌活　前胡　杏仁去皮尖，炒　厚朴制　枳壳　黄芩　茯苓　炙甘草各一钱

水二盅，姜三片，枣二枚，煎八分，食前服。

《千金》第一麻黄汤九九　治恶风毒气，脚弱无力，顽痹，四肢不仁，失音不能言，毒气冲心。有人病此者，但一病相当，即服此第一方，次服第二、第三、第四方。

麻黄一两　大枣十二枚　茯苓三两　杏仁三十枚　防风　当

归　白术　川芎　升麻　芍药　黄芩　桂心　麦冬　甘草各二两

上㕮咀。以水九升，清酒二升，合煮取二升半，分四服，日三夜一。覆令小汗，粉之，莫令见风。

《千金》第二独活汤一百

独活四两　熟地黄三两　生姜五两　葛根　桂心　甘草　芍药　麻黄各二两

上㕮咀。以水八升，清酒二升，合煎取二升半，分四服，日三夜一。脚弱者，特忌食瓠子、蕺菜，犯之则一世不愈。

《千金》第三兼补厚朴汤百一　并治诸气咳嗽，逆气呕吐。

厚朴　川芎　桂心　熟地黄　芍药　当归　人参各二两　黄芪　甘草各三两　吴茱萸二升　半夏七两　生姜一斤

上㕮咀。以水二斗，煮猪蹄一具，取汁一斗二升，去上肥腻，入清酒三升，合煮取三升，分四服。相去如人行二十里久，更进服。

《千金》第四风引独活汤百二　兼补方。

独活四两　茯苓　甘草各三两　升麻一两半　人参　桂心　防风　芍药　当归　黄芪　干姜　附子各二两　大豆二升

上㕮咀。以水九升，清酒三升，合煮三升半，分四服，相去如人行二十里久，更进服。

独活汤百三　脚气阳虚寒胜，经气不行，顽肿不用，如神。

独活　麻黄去节　川芎　熟附子　牛膝　黄芪炙　人参　当归　白芍药　白茯苓　白术　杜仲炒　干姜　肉桂　木香　甘草炙，等分

上㕮咀。每服五七钱，水一盅半，姜三片，枣三枚，煎八分，食前温服。

追毒汤百四　治肝脾肾三经为风寒热湿毒气上攻，阴阳不和，四肢拘挛，上气喘满，小便秘涩，心热烦闷，遍身浮肿，脚弱不能行步。

半夏汤泡七次　黄芪去芦　甘草炙　当归去芦　人参去芦　厚朴姜制　独活去芦　橘红各一两　熟地黄　枳实麸炒　芍药　麻黄去节，各二两　桂心三两

上㕮咀。每服八钱，水一盅半，生姜七片，枣三枚，煎八分，食前温服，日三夜一。

《局方》排风汤百五　治风虚冷湿，邪气入脏，狂言妄语，精神错乱，及五脏风邪等证。

防风　白术　当归酒浸　芍药　肉桂　杏仁　川芎　白鲜皮　甘草炙，各一钱　麻黄去节　茯苓　独活各三钱

上分二服，水二盅，姜三片，煎七分，食远服。

阳毒升麻汤百六　治阳毒，赤斑狂言，吐脓血。

升麻一钱半　犀角磨　射干　黄芩　人参　甘草各八分

水一盏半，煎八分，纳犀角汁和匀服。

栝蒌根汤百七　治风温大渴。

栝蒌根　干姜　防风　人参　甘草各一钱　石膏三钱

水一盏半，煎八分服。

再造散百八　治伤寒头痛发热，恶寒无汗，用表药而汗不出，脉无力者。此以阳虚不能作汗，名曰无阳。若医不识此，复用麻黄等药，及覆逼取汗，误杀者多矣。

人参　黄芪　川芎　甘草　熟附子　桂枝　细辛　羌活　防风　煨生姜

夏月热甚，或加石膏。

水一盅半，枣二枚，煎八分，温服。

《本事》枳壳煮散百九　治悲哀烦恼伤肝，两胁骨痛，筋脉紧，腰脚重滞，筋急不能举动，此药大治胁痛。

枳壳麸炒，四两　细辛　川芎　桔梗　防风各二两　葛根一两半　甘草一两

上咀。每服七八钱，水一盅半，姜、枣同煮，食煎温服。

柴胡疏肝散百十　治胁肋疼痛，寒热往来。

陈皮醋炒　柴胡各二钱　川芎　枳壳麸炒　芍药各一钱半　甘草炙，五分　香附一钱半

水一盅半，煎八分，食前服。

《本事》桂枝散百十一　治因惊伤肝，胁骨疼痛不已。

枳壳一两，小者　桂枝半两

上为细末。每服二钱，姜、枣汤调下。

河间葛根汤百十二　治寒邪在经，胁下疼痛不可忍。

葛根　桂枝　川芎　细辛　防风各一钱　麻黄　枳壳　芍药　人参　炙甘草各八分

上咀。水一盅半，姜三片，煎八分，食远温服。

升麻汤百十三　治无汗而喘，小便不利，烦渴发斑。

升麻　苍术　麦门冬　麻黄各一钱　黄芩　大青各七分　石膏一、二钱　淡竹叶十片

水二盅，煎八分，温服。

仲景柴胡桂枝干姜汤百十四　治伤寒五六日，汗下后，但头汗出，往来寒热，心烦者，邪未解也。

柴胡半斤　桂枝三两　干姜二两　栝蒌根四两　黄芩三两　牡蛎煅，二两　甘草炙，二两

上七味，以水一斗二升，煮取六升，去滓，再煎取三升，温服一升，日三服。初服微烦，再服汗出便愈。

景岳全书卷之五十六终

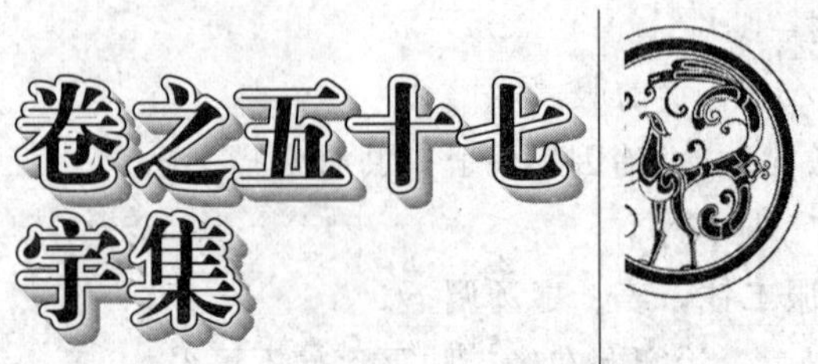

卷之五十七 字集

古方八阵

寒阵

黄连解毒汤一　亦名解毒汤。治火热狂躁烦心，口干舌燥，热之甚者，及吐下后热不解，脉洪喘急等证。

黄连　黄芩　黄柏　栀子各等分

上每服五钱，水二盅，煎服。

仲景白虎汤二　治伤寒脉浮滑，此表有热，里有邪，宜用此以解内外之热，及一切中暑烦热，热结斑黄，狂躁大渴等证。

石膏一斤，碎　知母六两　甘草二两　糯米六合

上四味，以水一斗，煮米熟去滓。温服一升，日三服。本方加苍术，即名苍术白虎汤

仲景白虎加人参汤三

此即人参白虎汤。亦名化斑汤。仲景法即于前白虎汤内加人参三两，用治服桂枝汤大汗出后，大烦渴不解，脉洪大者。今近代止用人参二钱，石膏五钱，知母二钱，甘草一钱，糯米一撮，以治赤斑口燥烦躁，暑热脉虚等证。又河间名为人参石膏汤，用治膈消烦热，但分两加倍于今方。

《活人》白虎加桂枝汤四　治疟但热不寒，及有汗者。

知母　桂枝　甘草炙　粳米各一钱　石膏一钱

上咀。水一盅半，煎八分，温服。

仲景竹叶石膏汤五　治阳明汗多而渴，鼻衄，喜水，水入即吐，及暑热烦躁等证。

石膏一两　竹叶二十片　半夏　甘草各二钱　麦冬　人参各三钱　粳米一撮，此系今方，分两非仲景旧法

水二盅，姜三片，煎服。一方云：石膏二钱，人参一钱，其他以递减之，用者当酌宜也。

六味竹叶石膏汤六　治胃火盛而作渴。

石膏煅，倍用之　淡竹叶　桔梗　薄荷叶　木通　甘草各一钱

水煎服。

竹叶黄芪汤七　治胃虚火盛作渴。

淡竹叶二钱　人参　黄芪　生地黄　当归　川芎　麦冬　芍药　甘草　石膏煅　黄芩炒，各一钱

水煎服。案此方之用，当去川芎为善。《外科》仍有半夏。

《宣明》桂苓甘露饮八　治阳暑发热烦躁，水道不利等证。

滑石飞，四两　石膏　寒水石　白术各二两　茯苓　泽泻各一两　肉桂　猪苓各五钱　甘草二两，炙

上为末。每服三钱，温汤调下。

子和桂苓甘露饮九　治证同前，脉虚而渴者当用此。

滑石一两　人参　白术　茯苓　甘草　石膏　寒水石　干葛　泽泻各一两　官桂　木香　藿香各一钱

上为末。每服三钱，白汤调下。

《千金》甘露饮十　治男妇小儿胃中客热，口舌生疮，咽喉肿痛，牙龈肿烂，时出脓血；及脾胃受湿，瘀热在内，或醉饱多劳，湿热相搏，致生胆病，身面皆黄，或身热而肿，大小便不调。

枇杷叶拭去毛　生地黄　熟地黄　天门冬　麦门冬　黄芩　石斛　茵陈　枳壳各一钱　炙甘草五分

上作一服，水二盅，煎七分，食后服。《本事方》无麦冬、茵陈，有山豆根、犀角屑，治口齿证大有神效。

三黄石膏汤十一　治疫疠大热而躁。

石膏生，三钱　黄芩　黄柏　黄连各二钱　豆豉半合　麻黄八分　栀子五枚，打碎

水二盏，煎一盏，连进三四盏则愈。

羌活升麻汤十二　治暑月时行瘟热，病宜清热解毒，兼治内外者。

羌活　升麻　葛根　人参　白芍药　黄芩各一钱　黄连　石膏　甘草　生地黄　知母各七分

水二盅，姜三片，枣一枚，煎八分，温服。

东垣普济消毒饮十三　治疫疠憎寒壮热，头面肿盛，目不能开，上喘，咽喉不利，口干舌燥，俗云大头瘟病，诸药不效。元泰和二年，东垣制以济人，所活甚众，时人皆曰天方。

黄芩酒炒　黄连酒炒，各五钱　人参三钱　橘红　玄参　生甘草　桔梗　柴胡各二钱　薄荷叶　连翘　鼠粘子　板蓝根　马屁勃各一钱　白僵蚕炒　升麻各七分

上为细末。半用汤调，时时服之；半用蜜丸噙化，服尽良愈。或加防风、川芎、当归、薄荷、细辛，水二盅，煎一盅，食远稍热服。如大便硬，加酒蒸大黄一二钱以利之；或热肿甚者，以砭针刺出其血。

芩连消毒饮十四　治天行时疫，大头病发热恶寒，颈项肿，脉洪痰痹等证。

柴胡　桔梗　羌活　防风　黄芩　黄连　连翘　枳壳　荆芥　白芷　川芎　射干　甘草

水一盅半，姜三片，煎服。有痰者，加竹沥、姜汁调服；如秘结热甚者，先加大黄煎服，利二三行后，依本方加人参、

当归调理。

河间六神通解散十五　治发热头痛，脉洪身热无汗。《槌法》有川芎、羌活、细辛三味。

麻黄　甘草各一钱　黄芩　苍术各二钱　石膏　滑石各钱半　豆豉十粒

水二盅，加葱、姜同煮一盅，温服。

仲景小陷胸汤十六　治小结胸，正在心下，按之则痛，脉浮滑者。

半夏三钱　黄连钱半　栝蒌仁二钱，此非古数

上先以水二盅，煎栝蒌至一盅半，乃入二药同煎至八分，温服。原方用黄连一两，半夏半升，栝蒌实一枚，水六升，如法煮二升，分三服。

鸡子清饮十七　治热病五六日，壮热之甚，大便秘结，狂言欲走者。

鸡子二枚，取清　芒硝细研　寒水石细研，各二三钱

上以用新汲水一盏调药末，次下鸡子清搅匀，分二服。

案：此法似不若以雪梨浆调二药服之更妙。

仲景黄连阿胶汤十八　治少阴伤寒，二三日以上，心中烦不得卧。

黄连四两　黄芩一两　芍药二两　阿胶三两　鸡子黄二枚

上以水五升，先煮前三味，取二升，去滓，纳胶烊尽，小冷，纳鸡子黄搅令相得。温服七合，日三服。

栀子仁汤十九　治发热潮热，狂躁面赤咽痛。

栀子　赤芍　大青　知母各一钱　升麻　柴胡　黄芩　石膏　杏仁　甘草各二钱　豆豉百粒

水煎温服。一方无豆豉。又六味栀子仁汤在外科八。

仲景栀子豆豉汤二十　治伤寒烦热懊憹。可为吐剂。

栀子十四枚，擘　香豉四合

上用水四升，先煮栀子得二升半，内豉再煮取一升半，去

滓，分二服。温进一服，得吐者，止后服。

仲景栀子厚朴汤二一　治伤寒下后，余邪未清，心烦腹满，起卧不安者。

栀子十四枚，擘　厚朴四两，姜炙　枳实四两，炒

以上三味，用水三升半，煮取一升半，去滓，分二服。温进一服，得吐，止后服。

仲景栀子干姜汤二二　治伤寒以丸药大下之，身热不去，微烦者。若病人旧有微溏者不可用。

栀子十四枚，擘　干姜三两

上二味，以水三升半，煮取一升半，去滓，分二服。温进一服，得吐者，止后服。

仲景栀子柏皮汤二三　治伤寒身黄发热者。

栀子十五枚　甘草一两　黄柏二两

上三味，以水四升，煮取一升半，去滓，分温再服。

解瘟疫热毒二四

瘟疫八九日后，已经汗下不退，口渴咽干，欲饮水者，以蚯蚓粪名六一泥不拘多少，擂新汲水饮之，或用晚蚕砂亦可。其热甚者，用新青布以冷水浸过，略挤干，置患人胸上，以手按之良久，布热即易之，须臾，当汗出如水，或作战汗而解。夏月极热用此法，他时不可用。

漏芦丹麻汤二五　方在外科九七。治时毒头面红肿。

黄连香薷饮二六　方在和阵一七二。治伤暑中热。

《局方》泻心汤二七　治心火。

用川黄连去须，为极细末。每服一字，或五分，或一钱，或汤或散，临卧服。

仲景甘草泻心汤二八　亦名半夏泻心汤。呕而肠鸣，心下痞者，此方主之。此方辛入脾而散气，半夏、干姜之辛以散结气；苦入心而泄热，黄连、黄芩之苦以泄痞热；脾欲缓，急食甘以缓之，人参、甘草、大枣之甘以缓之也。

半夏半升，洗　黄连一两　干姜　黄芩　甘草炙　人参各三两　大枣十二枚，擘

上七味，以水一斗，煮取六升，去滓，再煮取三升，温服一升，日三服。

仲景生姜泻心汤二九　治伤寒汗解之后，胃中不和，心下痞硬，干噫食臭，胁下有水气，腹中雷鸣下利者。

生姜四两，切　甘草炙　人参　黄芩各三两　干姜一两　黄连一两　半夏半升，洗　大枣十二枚，擘

上八味，以水一斗，煮取六升，去滓，再煎取三升，温服一升，日三服。此方无生姜，即名半夏泻心汤。

仲景大黄黄连泻心汤三十　治太阳伤寒汗下后，色微黄，心下痞，按之濡，其脉关上浮者。

大黄二两　黄连一两

上二味，以微沸汤二升渍之，须臾，绞去滓，分温再服。

仲景附子泻心汤三一　治伤寒汗下后，心下痞，而复恶寒汗出者。

大黄一两　黄连　黄芩各二两　附子一枚，炮去皮，破八片，别煮取汁

上前三味，以麻沸汤二升渍之，须臾，绞去滓，纳附子汁，分温再服。

清心莲子饮三二　治热在气分，口干作渴，小便淋浊，或口舌生疮，咽疼烦躁。

黄芩　麦冬　地骨皮　车前子炒　甘草各钱半　人参　黄芪　石莲子　柴胡　茯苓各一钱

上每服五钱，水煎服。

《良方》加味通心饮三三　治诸疝内热胀痛，及小便不利。

木通　栀子仁　黄芩　瞿麦　连翘　枳壳　川楝子　甘草等分

上咀。每服五钱，水一盅半，灯心二十根，车前草五茎，

煎七分，温服。

清心汤三四　治心受热邪，狂言叫骂，动履失常。

黄连　黄芩　栀子　连翘　薄荷　甘草　芒硝　大黄等分

水一盅半，竹叶二十片，煎八分，温服。

外科清心汤三五　方在外科八四。治疮疡肿痛发热。

《局方》人参清肺汤三六　治肺胃虚热，咳嗽喘急，坐卧不安，年久劳嗽唾痰。

人参　杏仁去皮尖，炒　阿胶各一钱　粟壳蜜炒，一钱半　炙甘草　桑白皮　知母　地骨皮　乌梅肉各五分

水二盅，枣一枚，煎八分，食远服。

人参平肺散三七　治心火克肺金，传为咳嗽喘呕，痰涎壅盛，胸膈痞满，咽喉不利。

人参　天冬　黄芩　地骨皮　陈皮　青皮　茯苓各八分　知母一钱　五味二十粒　甘草炙，五分　桑白皮炒，一钱半

水二盅，姜三片，煎八分，食远服。

黄芩清肺饮三八　治肺热小便不利，宜用此清之。

栀子二钱　黄芩一钱

水煎服。如不利，加盐豉二十粒。

清肺汤三九　方在痘疹一四五。治麻疹咳嗽甚者。

东垣清肺饮子四十　方在和阵三五一。治邪热在气分，渴而小便不利。

万氏清肺饮四一　方在痘疹八七。治痘疹肺热喘嗽。

泻白散四二　治肺火、大肠火，喘急等证。

甘草一钱　桑白皮　地骨皮各二钱

上为末。水调服。

五味泻白散四三　方在因阵二六。治眼目风热，翳膜外障。

《正传》麦门冬汤四四　治病后火热乘肺，咳嗽有血，胸胁胀满，上气喘急，五心烦热而渴。

天冬　麦冬　桑白皮各七分　紫菀茸　贝母各六分　桔梗　甘草各五分　淡竹叶　生地各一钱　五味九粒

水一盅半，枣一枚，煎服。

《类方》麦门冬汤四五　治肺热气衰血焦，发落好怒，唇口亦甚。

麦门冬　远志甘草煮，去心　人参　黄芩　生地黄　茯神　石膏煅，各一两　甘草炙，半两

上㕮咀。每服一两，水煎服。

万氏麦门冬汤四六　方在痘疹一四一。治表邪麻疹，火热嗽甚。

《家抄》麦门冬饮四七　治虚劳咳嗽，午后嗽多者是也。

川芎　当归　生地黄　白芍药　麦门冬　黄柏　知母各一钱　桑白皮八分　五味子十五粒

水二盅，姜一片，枣一枚，煎八分，食后服。

《宣明》麦门冬饮子四八　治膈消胸满心烦，气多血少，津液不足，为消渴。

麦门冬　生地黄　人参　五味子　甘草炙　茯神　天花粉　知母　干葛等分

上咀。每服一两，竹叶十四片，水煎服。

二母散四九　治肺热咳嗽，及疹后嗽甚者。

贝母去心，童便洗　知母等分　干生姜一片

上水煎服。或为末，每服五分，或一钱，沸汤下。

陈氏二母散五十　方在妇人八六。治产后热血上攻，咳嗽喘促。

《家抄》黄芩知母汤五一　治夏月火嗽有痰，面赤烦热。

黄芩　知母　桑白皮　杏仁　山栀　天花粉　贝母　桔梗　甘草等分

水二盅，煎八分，食远服。

《医林》桑白皮汤五二　治肺气有余，火炎痰盛作喘。

桑白皮　半夏　苏子　杏仁　贝母　山栀　黄芩　黄连各八分

水二盅，姜三片，煎八分，温服。

《海藏》紫菀散五三　治嗽中有血，虚劳久嗽肺痿。

紫菀　阿胶　知母　贝母各钱半　人参　甘草　茯苓　桔梗各一钱　五味子十二粒

水二盅，煎八分，食后服。

东垣清胃散五四　治醇酒厚味，或补胃热药太过，以致牙痛不可忍，牵引头脑，满面发热，或齿龈溃烂，喜冷恶热，此阳明之火也，宜用此方。

生地钱半　升麻　当归　丹皮各一钱　黄连钱半，夏月倍之

水煎服。

加味清胃散五五

即前方加犀角、连翘、甘草。

《秘验》清胃饮五六　治一切风热湿痰牙痛床肿，血出动摇。

石膏　栀子　黄连　黄芩　当归　生地　白芍　苍术各一钱　青皮八分　细辛　藿香　荆芥穗各六分　升麻五分　丹皮　甘草各四分

水二盅，煎八分，食后缓缓含饮之，效。

钱氏泻黄散五七　治脾火。

山栀一两　石膏五钱　藿香七钱　防风四钱　甘草三钱

上㕮咀，蜜、酒拌，略炒香，为细末。每服二钱，水一盅，煎清汁饮。

和中汤五八　治虚火嘈杂。

人参　白术　茯苓　陈皮　半夏各一钱　甘草五分　黄连姜炒，钱半　大枣二枚

水一盅半，加粳米一撮，煎八分，温服。

薛氏柴胡清肝散五九　治肝胆三焦风热疮疡，或怒火憎寒

发热，或疮毒结于两耳、两胁前后，或胸乳小腹下及股足等证。

柴胡　黄芩炒，各钱半　山栀炒　川芎　人参各一钱　甘草五分　连翘　桔梗各八分

水一盅半，煎服。

栀子清肝散六十　治肝胆三焦风热，耳内作痒，或生疮出水，或胁肋胸乳作痛，寒热往来。

栀子　柴胡　丹皮各一钱　当归　川芎　芍药　牛蒡子炒　茯苓各七分　白术　甘草各五分

上水煎服。一方无白术。

《原机》芍药清肝散六一　治眵多眊矂，紧涩羞明，赤脉贯睛，脏腑秘结。

白术　川芎　防风　羌活　桔梗　滑石　石膏　芒硝各三分　黄芩　薄荷　荆芥　前胡　炙甘草　芍药各二分半　柴胡　山栀　知母各二分　大黄四分

水煎，食远热服。

《良方》龙胆泻肝汤六二　亦名龙胆汤。治肝经湿热，小便赤涩，或胁胀口苦寒热，凡肝经有余之证宜服之。

龙胆草酒拌炒　人参　天冬　麦冬　生甘草　黄连炒　山栀　知母各五分　黄芩七分　柴胡一钱　五味三分

水一盅半，煎服。

七味龙胆泻肝汤六三　治肝火内炎，如前诸证。

柴胡梢　泽泻　车前子　木通　龙胆草　归梢　生地各等分

上㕮咀。水二盅，煎一盅。空心稍热服。

薛氏加味龙胆泻肝汤六四　治肝经湿热，或囊痈下疳便毒，小便涩滞，或阴囊作痛，小便短少。

龙胆草酒炒，一钱　车前子炒　当归尾　木通　泽泻大人倍用　甘草　黄芩　生地　山栀大人倍用

上水煎。若治小儿，子母同服。

当归六黄汤六五　治盗汗之圣药。

当归　黄芪蜜炙，各二钱　生地黄　熟地黄　黄连　黄芩　黄柏各一钱

水二盅，煎服。

正气汤六六　治阴分有火，盗汗。

黄柏炒　知母炒，各二钱　炙甘草六分

水一盅半，煎八分，食远热服。

仲景芍药甘草汤六七　治伤寒脉浮，自汗出，小便数，心烦，微恶寒，脚挛急，足温者。

白芍药　甘草炒，各四两

上二味，以水三升，煮取一升半，去滓，分温再服。

生地黄煎六八　治阴火盗汗。

生地　当归　黄芪炙　甘草炙　麻黄根　浮小麦　黄连　黄芩　黄柏各钱

水一盅半，煎八分，食远服。

《宝鉴》石膏散六九　治阳明风热头痛。

石膏　川芎　白芷等分

上为细末。每服四钱，热茶清调下。

《本事》荆芥散七十　治头风。

荆芥　石膏煅，等分

上为细末。每服二钱，姜三片，连须葱白三寸，水一盅，煎七分，食远服。

双玉散七一　治热痰咳嗽喘急，烦渴头痛。

石膏　寒水石等分

上为极细末。每服三钱，人参汤或随证用引调下。

《玄珠》秘方茶调散七二　治风热上攻，头目昏痛，及头风热痛不可忍。

小川芎一两　细芽茶　薄荷各三钱　白芷五钱　荆芥穗四钱

片芩二两，酒拌炒三次，不可令焦

头巅及脑痛，加细辛、藁本、蔓荆子各三钱

上为细末。每服二三钱，用茶清调下。

天花散七三　治消渴。

天花粉　生地黄　麦门冬　干葛各二钱　五味子　甘草各一钱

上作二服，水一盅半，粳米百粒，煎八分，食远服。

钱氏地骨皮散七四　治壮热作渴。

地骨皮　茯苓　甘草　柴胡　人参　知母　半夏等分

上㕮咀。每服一两，水煎服。

玉泉丸七五　治烦热口渴。

人参　麦门冬　黄芪蜜炙　茯苓　乌梅肉焙　甘草各一两　天花粉　干葛各两半

上为末，蜜丸，弹子大。每服一丸，温汤嚼下。

《宣明》清膈导痰汤七六　治胃火厚味，膈上热痰，咯吐不出，咳唾稠粘。

黄芩　贝母各一钱　天花粉　栝蒌仁　白茯苓　白术各八分　桔梗　甘草　陈皮各五分　石膏　朴硝各钱半

水一盅半，加竹叶二十片，揉烂，同煎八分，食远服。

生铁落饮七七　治痰火热狂，坠痰镇心。

生铁四十斤。入火烧赤沸，砧上锤之，有花出如兰如蛾，纷纷落地者，是名铁落。用水二斗，煮取一斗，用以煎药　石膏三两　龙齿研　茯苓　防风去芦，各一两半　玄参　秦艽各一两

上㕮咀。入铁汁中煮取五升，去柤，入竹沥一升，和匀。温服二合，无时，每日约须五服。

大连翘饮七八　治风热热毒，大小便不利，及小儿痘后余毒，肢体患疮，或丹瘤等毒，游走不止。

连翘　山栀炒　黄芩　滑石　柴胡　荆芥　防风　甘草　当归　赤芍　木通　瞿麦　蝉蜕各等分

上量大小，水煎服。

《局方》犀角地黄汤七九　治劳心动火，热入血室，吐血衄血，发狂发黄，及小儿疮痘血热等证。景岳云：此方治伤寒血燥血热，以致温毒不解，用此取汗最捷，人所不知。盖以犀角之性，气锐能散。仲景云：如无犀角，以升麻代之，此二味可以通用，其义盖可知矣。

生地四钱　芍药　丹皮　犀角镑，各钱半。如欲取汗退热，必用尖生磨掺入之方妙

上㕮咀。水一盅半，煎八分，加犀角汁服。或入桃仁去皮尖七粒同煎，以治血证。

《良方》犀角地黄汤八十

即前方加黄连、黄芩各一钱。

《拔萃》犀角地黄汤八一　治一切血热失血，三焦血热便秘等证。

犀角磨汁　生地二钱　黄连　黄芩各一钱　大黄三钱

水二盅，煎一盅，入犀角汁，和匀，温服。

外科犀角地黄汤八二　方在外科四六。治胃火血热妄行。

《良方》生地黄散八三　治血热小便出血。

生地黄二钱　黄芩炒，五钱　阿胶炒　柏叶炒，各一钱

上水煎服。

生地黄饮子八四　治诸见血，吐血衄血，下血溺血，皆属热证。

生地　熟地　枸杞　黄芪　芍药　天冬　甘草　地骨皮　黄芩各等分

上咀。每服七钱，水二盅，煎八分，食远服。如脉微身凉恶风者，加桂五分，吐血者多如此。

茜根散八五　治衄血不止，心神烦闷。

茜根　黄芩　阿胶炒珠　侧柏叶　生地黄各二钱　甘草炙，

一钱

水一盅半，姜三片，煎七分，食远服。

人参五味子汤八六　方在外科一五二。治虚损肺痿等证。

二神散八七　治男妇吐血，或血崩下血。

陈槐花二两，炒焦　百草霜五钱

上为细末。每服三钱，茅根煎汤调下。治下血，宜空心服之。舌上忽然肿破出血，宜此掺之。

《良方》四生丸八八　治吐血衄血。阳乘于阴，血热妄行，宜服此药。

生荷叶　生艾叶　生侧柏叶　生地黄等分

上捣烂如鸡子大丸。每服一丸，水二盏，滤去柤服。陈日华云：先公尝游灵石寺，见一僧呕血，明年到寺，问呕血者何如？主僧云得服四生丸遂愈。自得此方，屡用有效。愚意前证，乃内热暴患者宜用之，若人病本元不足，须补脾以资化源，否则虚火上炎，金反受克，获生鲜矣。

《济生》鳖甲地黄汤八九　治虚劳烦热，怔忡羸瘦。

鳖甲醋炙　熟地　人参　白术　当归　麦门冬　茯苓　石斛　柴胡　秦艽各一钱　肉桂　甘草炙，各六分

水二盅，姜五片，乌梅一个，煎七分，不拘时服。

《局方》黄芪鳖甲煎九十　治虚劳客热，肌肉消瘦，烦热心悸盗汗，少食多渴，咳嗽有血。

黄芪蜜炙　鳖甲醋浸炙，去裙　人参　知母　桑白皮　紫菀　桔梗　甘草炙，各五分　地骨皮　秦艽　柴胡　生地　芍药各七分　天门冬　白茯苓各八分　肉桂四分

水一盅半，煎八分，食后温服。

地黄膏九一　滋阴降火，养血清肝退热。

鲜地黄以十斤为则，捣汁，和众药汁同煎　当归身一斤　芍药半斤　枸杞半斤　天门冬　麦门冬各六两　川芎　丹皮各二两　莲肉四两　知母　地骨皮各三两　人参　甘草各一两

上将众药用水二斗，煎一斗，去滓净，和生地黄汁同熬成膏服之。

《局方》秦艽扶羸汤九二　治肺痿骨蒸劳嗽，或寒热往来，声哑自汗，体虚怠惰。

人参　秦艽　当归　鳖甲醋炙　紫菀茸　地骨皮　柴胡　甘草各五分

水一盅半，姜五片，大枣、乌梅各一枚，煎七分，食远服。

退热汤九三　治急劳烦热，口干憎寒，饮食不得。

柴胡　龙胆草　青蒿　知母炒　麦冬　甘草各一钱

上用童便一盅半，葱白三寸，薤白三茎、桃、柳枝各五寸，同浸一宿，平旦煎一盅，空心顿服，至夜再服。

《良方》团鱼丸九四　治骨蒸劳嗽累效。

贝母　前胡　知母　杏仁各一两　柴胡半两　团鱼二个

上药与鱼同煮熟，取肉连汁食之。将药焙干为末，再以团鱼骨甲煮汁一盏，和药丸桐子大。每服二三十丸，煎黄芪六一汤空心送下。病既安，仍服黄芪六一汤调理。

《良方》地榆散九五　治肠风热证下血。

地榆　黄芩　黄连　栀子　茜根　茯苓等分

上㕮咀。每服五钱，入韭白五寸同煎。食远温服。

《良方》四味地榆散九六　一名泼火散。治中暑昏迷不省人事，并治血痢。

地榆　赤芍药　黄连去须　青皮等分

上为末，每服三钱，浆水调服，或新汲水亦可。若治血痢，以水煎服。

《本事》槐花散九七　治肠风脏毒下血。

槐花炒　侧柏叶杵　荆芥穗　枳壳麸炒

上各等分，为末。每服二钱，空心米饮调下。或用煎汤，亦名槐花汤。

外科槐花散九八　方在外科一九六。治肠风脏毒下血。

东垣加减四物汤九九　治肠风下血。

当归　川芎　生地　侧柏叶各八分　枳壳麸炒　荆芥穗　槐花炒　甘草各四分　地榆　条芩　防风各六分　乌梅肥者，三枚

水二盅，姜三片，煎八分，空心温服。

《局方》枳壳汤一百　治大便肠风下血。

枳壳二两，炒黄　大黄连一两，同槐花四两炒焦，去花不用

水二盅，浓煎，空心温服。

枳壳散百一　治便血，或妇人经候不调，手足烦热，胸膈不利。

枳壳麸炒　半夏曲　赤芍药　柴胡各一钱　黄芩一钱半

水二盅，姜三片，枣一枚，煎八分，食远服。

《济生》小蓟饮子百二　治下焦结热，溲血崩淋等证。

生地四两　小蓟根　滑石　蒲黄炒　藕节　淡竹叶　山栀　炙甘草各五钱

上㕮咀。每服五、六钱，水一盅半，煎八分，空心温服。

仲景黄连汤百三　治伤寒胸中有热，胃中有邪气，腹中痛，欲呕吐者。

黄连　甘草炙　干姜　桂枝去皮，各三两　人参二两　半夏半升　大枣十二枚

上七味，以水一斗，煮取六升，去滓，温服一升，日三服，夜二服。

黄连汤百四　治便后下血，腹不痛，名温毒下血。

黄连　当归各二钱　甘草五分

水二盅，煎八分，食后服。

仲景黄芩汤百五　治太阳与少阳合病，自下利。

黄芩三两　炙甘草　芍药各二两　大枣十二枚

上四味，以水一斗，煮取三升，去滓，温服一升，日再

服，夜一服。若呕者，加半夏半升，生姜三两。

《外台》黄芩汤百六　方在和阵一九八。治干呕下利。

《直指》黄芩汤百七　治心肺蕴热，口疮咽痛膈闷，小便淋浊不利。

黄芩　黄连　栀子　生地　麦冬　木通　泽泻　甘草各等分

上每服一两，水一盅半，煎八分，食前服。

黄芪散百八　治热痢下赤脓，心腹烦热疼痛。

黄芪　当归　龙骨各七钱半　生地黄五钱　黄连去须，微炒，一两　黄柏　黄芩　犀角屑　地榆各半两

上为细末。每服二钱，不拘时，粥饮调下。

河间黄芩芍药汤百九　治泻痢腹痛，或身热炽后重，脉洪数，脓血稠粘，及阴虚内热，衄吐血者。此方即前仲景之黄芩汤，但分两不同。

黄芩　白芍各二钱　甘草一钱

水一盅半，煎八分，温服。腹痛甚者，加桂二分；脓血甚者，加当归、黄连各一钱。一方芍药用六钱。

《局方》木香化滞汤百十　治痢下赤白，腹中疠痛，里急后重，多热多滞者宜之。

木香　甘草各七分　人参　陈皮　黄连　泽泻　槟榔各一钱　白术　枳壳麸炒　厚朴　白芍药　茯苓各钱半

水二盅，煎八分，食前服。

清热渗湿汤百十一　治湿热浮肿，肢节疼痛，小水不利。

黄柏盐水炒，二钱　黄连　茯苓　泽泻各一钱　苍术　白术各钱半　甘草五分

水二盅，煎八分服。如单用渗湿，去黄连、黄柏，加橘皮、干姜。

河间益元散百十二　一名六一散。一名天水散。治中暑身热烦渴，小水不利。河间云：治痢之圣药，分利阴阳，去湿

热，其功大矣。

粉甘草一两　桂府滑石飞，六两

上为极细末。每服二三钱，新汲水调下。一方加辰砂三钱，名朱砂益元散；一方加牛黄，治烦而不得眠。

《局方》香连丸百十三　治热泻痢疾，赤白脓血，湿热侵脾，里急后重。

黄连净，十两，切如豆粒，用净吴茱萸五两，二味用热水拌和，入瓷罐内置热汤中炖一日，同炒至黄连紫黄色为度，去茱萸不用　木香每制净黄连一两，用木香钱半

上为末，醋糊丸，桐子大。每服七十丸，食前，空心米饮下。

《良方》六神丸百十四　治食积兼热，赤白痢疾，或腹痛不食，或久而不止。

神曲为糊　麦芽炒　茯苓　枳壳麸炒　木香煨　黄连炒焦黑，等分

上为末，以神曲糊为丸，桐子大。每服五七十丸，白汤送下。

八正散百十五　治心经蕴热，脏腑秘结，小便赤涩，淋闭不通，及血淋等证。

车前子　木通　滑石飞　山栀　大黄煨　瞿麦　萹蓄

加灯心、竹叶，水煎服。

七正散百十六

车前子　赤茯苓　山栀仁　木通　龙胆草　萹蓄　生甘草梢

加灯芯、竹叶，水煎服。

五淋散百十七　治膀胱有热，水道不通，淋沥不止，脐腹急痛，或尿如豆汁，或如砂石，膏淋、尿血并皆治之。

茵陈　淡竹叶各一钱　木通　滑石　甘草各钱半　栀子炒　赤芍药　赤茯苓各二钱

水二盅，煎一盅，食前服。

《局方》薷苓汤百十八　治夏月暑泻欲成痢者。

香薷　黄连姜汁炒　厚朴姜炒　扁豆炒　猪苓　泽泻　白术　茯苓等分

上咀。每服五六钱，水盅半，姜三片，煎七分服。

《局方》太平丸百十九　治泄泻。

黄连同吴茱萸炒，去茱萸不用　芍药炒，减半

上为末，老米糊丸服。同干姜炒，加阿胶一半为丸，名驻车丸。

《本事》火府丹百二十　治心经积热，小便淋涩，黄疸烦渴。

生地黄二两，杵膏　木通　黄芩炒，各一两

上以二味为末，加蜜丸桐子大。每服五七十丸，木通汤下。许学士云：一卒病渴，日饮水斗许，不食者三月，心中烦闷。时在十月，余谓心经有伏热，与火府丹数服。越二日来谢，云：当日三服，渴止；又三服，饮食如故。此本治淋，用以治渴，可谓通变也。

真珠粉丸一二一　治精滑白浊。

黄柏　真蛤粉各一斤　真珠三两。一方代以青黛亦效

上为末，水糊丸，桐子大。每服百丸，空心温酒下。或加樗皮、滑石、青黛俱好。

《局方》导赤散一二二　治心火及小肠热证，小便赤涩而渴。

生地　木通　生甘草各等分

入竹叶二十片，水煎服。一方加人参、麦门冬。

赤茯苓汤一二三　治膀胱实热，小便不通，口干，咽肿不利。

赤茯苓　猪苓　木通　车前子　瞿麦　葵子　黄芩　滑石　枳实　甘草各等分

水一盅半，姜三片，煎八分，食前服。

《济生》葵子汤一二四　治膀胱实热，腹胀，小便不通，口舌干燥。

葵子微炒　猪苓　赤茯苓　枳实　瞿麦　木通　黄芩　车前子　滑石各一钱　甘草五分

上用水一盅半，姜煎，空心服。

牛膝汤一二五　治砂石淋涩。

牛膝一合　麝香少许

上用水煎牛膝去滓，入麝香服之。鄞县耿梦得之内患淋，下砂石剥剥有声，甚为苦楚，一服而愈。

三味牛膝汤一二六　治小便不通，茎中痛，及妇人血热内结，腹坚痛。

牛膝根叶一握，生用　当归一两　黄芩去黑心，半两

上咀。每服一两许，水一盅半，煎七分，食远服，日三。

海金沙散一二七　治膏淋。

海金沙　滑石各一两　甘草二钱半

上为细末。每服二钱，灯草汤空心调下。

茵陈汤一二八　治黄疸发热，大小便涩。

茵陈　栀子仁各二钱　赤茯苓　葶苈各钱半　枳实　甘草各五分

水一盅半，姜三片，煎八分，食前服。

《活人》茯苓渗湿汤一二九　治黄疸湿热，呕吐而渴，身目俱黄，小便不利，食少而热。

白茯苓　泽泻　茵陈　青皮　陈皮　防己各五分　栀子　黄芩各八分　黄连　枳实各七分　苍术　白术各一钱

上水煎服。

东垣当归拈痛汤百三十　治湿热为病，肢节烦疼，肩背沉重，胸膈不利，手足遍身流注疼痛，热肿等证。

羌活　黄芩　炙甘草　茵陈各五钱　人参　苦参　升麻

干葛　苍术各二钱　防风　归身　白术　知母　猪苓　泽泻各一钱半

上㕮咀。每服一两，水煎空心服，临睡再服。

《活人》犀角散一三一　治脚气冲心，烦喘闷乱，头痛口干，坐卧不得。

犀角屑　枳壳麸炒　沉香各七钱半　槟榔　紫苏茎叶　麦门冬　赤茯苓各一两　木香　防风各半两　石膏生用，研，二两

上㕮咀。每服八钱，以水一盅半，煎八分，去柤，入淡竹沥一合，更煎一二沸。不拘时温服。

东垣清燥汤一三二　治六七月间湿热成痿，肺金受邪，腰以下痿软瘫痪，不能动，行走不正，两足欹侧。

柴胡　酒黄柏　黄连　麦冬各三分　生地　人参各一钱　炙甘草　猪苓　白茯苓　橘红　神曲　泽泻各五分　白术　苍术各八分　黄芪钱半　升麻三分　五味子九粒

上㕮咀。每服半两，水二盏，煎一盏，稍热空心服。

苍术汤一三三　治湿热腰腿疼痛。

苍术三钱　柴胡二钱　黄柏　防风各一钱

上用水煎，空心服。

丹溪二妙散一三四　治湿热在经，筋骨疼痛。如有气，加气药；如血虚，加补血药；如痛甚，加姜汁热辣服之。

黄柏炒　苍术去皮，炒制，等分

上为末。捣生姜煎沸汤调服。此二物皆有雄壮之气，如气实者，加少酒佐之。此即《集要》二神汤，各三钱半，用水煎，空心服。

一方以二妙为君，加

甘草、羌活各二钱　陈皮、芍药各一钱　威灵仙酒炒，五分

为末，服之佳。

加味二妙丸一三五　治两足湿痹，疼痛如火燎，从两足跗热起，渐至腰胯，或麻痹痿软，皆是湿热为病，此方主之。

归尾　川牛膝　川萆薢　防己　龟板酥炙，各一两　苍术米泔浸炒，四两　黄柏二两，酒浸，晒干

酒煮面糊为丸，桐子大。每服百丸，空心姜盐汤送下。

丹溪苍术黄柏丸一三六　治湿热，食积，痰饮，流注，脚气。

苍术盐水炒　黄柏盐水炒　防己　南星　川芎　白芷　犀角　槟榔等分

上为末，酒糊丸服。血虚，加牛膝、龟板；肥人，加痰药。

《正传》虎胫骨丸一三七　治两足痿弱软痛，或如火焙，从足踝下上冲腿膝等证，因热所成者，经验。

牛膝　归尾各二两　龟板酥炙　虎胫骨酥炙　防己各一两　苍术米泔浸一宿　黄柏酒浸，日晒，各四两

上为细末，面糊为丸，桐子大。每服百余丸，空心，姜、盐汤送下。一方加炮附子五钱。

河间苦参丸一三八　治血虚风热着痹。

苦参二两，取粉　丹参炙　沙参　人参　防风去叉　五加皮　蒺藜炒，去刺　乌蛇酒浸，取肉　蔓荆子　龟板酥炙　虎骨酥炙　玄参各一两

上为细末，用不蛀皂角一斤锉碎，以水三升挼取汁，于无油铁器熬成膏，加炼蜜四两和丸，桐子大。每服十五丸至二十丸，食后良久，夜卧共三服，荆芥薄荷酒下。

陈氏苦参丸一三九　方在外科八八。治遍身瘙痒，癣疥疮疡。

钱氏苦参丸百四十　方在痘疹九九。治痘后溃烂，疮毒疥癞。

朱砂凉膈丸一四一　治上焦虚热，肺脘咽膈有气如烟抢上。

黄连　山栀各一两　人参　茯苓各半两　朱砂三钱，另研

冰片五分，另研

上为细末，炼蜜为丸，桐子大，朱砂为衣。熟水送下五七丸，日进三服。食后。

东垣朱砂安神丸一四二　一名黄连安神丸。治心神烦乱，发热怔忡不寐，或寐中惊悸头运等证。

生地　朱砂另飞，为衣　当归各一钱　甘草五分　黄连一钱半

汤浸蒸饼为丸，黍米大。每服十五丸至二十丸，津液咽之，或食后用温水、凉水送下亦可。

钱氏安神丸一四三　治热渴心闷，脉实颊赤口燥。

麦冬　马牙硝　白茯苓　寒水石　山药　甘草各五钱　朱砂一两　龙脑一字

上为末，炼蜜丸，芡实大。每服一丸，沙糖水化下。

《秘旨》安神丸一四四　方在小儿七一。治心虚惊悸。

十味安神丸一四五　方在小儿七三。治虚惊。

七味安神丸一四六　方在小儿七二。治心热多惊。

《集验》龙脑安神丸一四七　治男妇小儿五种癫痫，不论远近，发作无时，但服此药，无不痊愈。

龙脑研　麝香研　牛黄研，各三钱　犀角屑　人参　茯神　麦冬　朱砂飞，各二两　桑白皮炒　地骨皮　甘草炙，各一两　马牙硝二钱　金箔三十五片

为细末，炼蜜丸，弹子大，金箔为衣。寒用热水，热用凉水，不拘时化下一丸，小儿半丸。如病二三年者，日进三服。若男妇虚劳，喘嗽发热者，用新汲水化下，其喘满痰嗽立止。

万氏龙脑安神丸一四八　方在小儿七七。治惊痰，及痘中昏闷谵妄。

抑青丸一四九　治肝火。

黄连姜汁炒

上单用一味为末，粥丸，温水下。

钱氏抑青丸百五十　方在小儿九八。治肝热，急惊搐搦。

泻青丸一五一　治肝胆火，并小儿急惊发搐，眼赤睛疼。

龙胆草　当归　川芎　防风　羌活　山栀　大黄等分

炼蜜为丸，桐子大。每服五十丸。

泻金丸一五二　治肺火。

用黄芩为末，滴水丸。白汤下。

丹溪茱连丸一五三　治湿热吐酸。

黄连陈壁土炒，二两　黄芩制同，一两　陈皮　苍术米泔浸　吴茱萸煮少时，浸半日，晒干，各一两

或加桔梗、茯苓各一两。

上为末，神曲糊丸，绿豆大。每服二三十丸，食后津液送下。

左金丸一五四　治肝火胁肋刺痛，或发寒热，或头目作痛，淋秘、泄泻，一切肝火等证。

黄连六两，炒　吴茱萸一两，汤泡片时，炮干用

上为末，粥丸，梧子大。白术、陈皮煎汤下三四五十丸。

大补丸一五五　治阴火。

黄柏盐酒炒褐色

米粥丸。血虚，四物汤送下；气虚，四君子汤送下。

大造丸一五六　此方治阴虚血热，能使耳目聪明，须发乌黑，有夺造化之功，故名大造。亦治心风失志，虚劳水亏等证。

紫河车头生壮盛者，一具，以米泔洗净，少加酒，蒸极烂捣膏，以山药末收，烘干用。或洗净即以新瓦上焙干用　败龟板自死者，酥炙，二两　黄柏盐酒炒，两半　杜仲酥炙，两半　牛膝酒洗，一两二钱　天门冬　麦门冬各一两二钱　熟地二两半，用砂仁末六钱，茯苓二两一块，同稀绢包，入好酒煮七次，去茯苓不用

夏加五味子七钱

上除熟地黄另杵外，共为末，用酒煮米糊同熟地膏捣丸，

桐子大；或蜜丸亦可。每服八九十丸，空心、临卧，盐汤、姜汤任下，冬月酒下。妇人，加当归二两，去龟板；男子遗精白浊，妇人带下，加牡蛎一两半。

丹溪大补阴丸一五七　降阴火，补肾水。

黄柏盐酒炒　知母盐酒炒，各四两　熟地酒洗，蒸，捣烂　龟板酥炙黄，各六两

上为细末，用猪脊髓蒸熟，和炼蜜同捣为丸，桐子大。每服五六十丸，空心，姜盐酒送下。

秘传大补天丸一五八　治男妇虚损劳伤，形体羸乏，腰背疼痛，遗精带浊。

紫河车初胎者一具，米泔洗净，入小砂罐内，加水一碗煮沸，候冷取起，放竹篮中，四围用纸糊密，烘干为末，入群药和匀　黄柏蜜炒　知母乳炒　龟板酥炙，各三两　怀熟地五两，捣　牛膝酒洗　肉苁蓉酒洗　麦门冬　山药炒　虎胫骨酥炙　黄芪蜜炙　茯神各两半　杜仲制　何首乌制　人参　白芍药冬月一两　枸杞各二两　生地酒洗，沙锅煮烂，捣　天门冬　当归酒洗　北五味各一两

冬加干姜半两，炒黑

上为细末，用猪脊髓三条蒸熟，同炼蜜和捣为丸，桐子大。每服八十丸，空心淡盐汤下，冬月酒下。

大补地黄丸一五九　治精血枯涸燥热。

黄柏盐酒炒　熟地酒蒸，各四两　当归酒洗　山药炒　枸杞各三两　知母盐酒炒　山茱萸　白芍药各二两　生地二两半　肉苁蓉酒浸　玄参各两半

上为末，炼蜜丸，桐子大。每服七八十丸，空心淡盐汤送下。

丹溪补阴丸百六十　一名虎潜丸。降阴火，滋肾水。

黄柏制　知母制　熟地酒洗，各三两　龟板酥炙，四两　白芍酒炒　当归　牛膝各二两　虎胫骨酥炙　锁阳酥炙　陈皮各两半

上为细末，酒煮羯羊肉为丸，桐子大。冬加干姜半两。每

服五六十丸，姜盐汤，或酒下。

节斋补阴丸一六一

黄柏　知母俱酒炒　龟板各三两　熟地五两　锁阳　枸杞　天冬　白芍各二两　五味一两　干姜五钱

炼蜜入猪脊髓三条捣丸，桐子大。每服八九十丸，空心淡盐汤送下，冬月用酒。

三补丸一六二　治三焦火热。

黄连　黄芩　黄柏

滴水丸，桐子大。白汤送下，或淡盐汤亦可。

东垣滋肾丸一六三　降肾火。桂与火邪同体，此寒因热用法也。凡不渴者，病在下焦，宜用之。《良方》云：或肾虚足热，小便不利，肚腹肿胀，皮肤胀裂，眼睛突出，此神剂也。

黄柏二两，酒拌，阴干　知母同上　肉桂二钱

为细末，熟水为丸。百沸汤空心送下二百丸。

加味虎潜丸一六四　治诸虚不足，腰腿疼痛，行步无力。壮元气，滋肾水。

熟地黄八两　人参　黄芪炙　当归　杜仲酥炙　牛膝酒蒸　锁阳酒洗　龟板酥炙　菟丝子制　茯苓　破故纸炒　黄柏蜜水炒　知母酒炒　虎骨酥炙，各一两　山药炒　枸杞各二两

上炼蜜加猪脊髓酒蒸熟同捣丸，桐子大。每服百余丸，空心淡盐汤，或酒任下。

加味坎离丸一六五　生精养血，升水降火。

川黄柏八两，分四分，用清酒、盐水、人乳、蜜水各浸二两，晒干，炒褐色　熟地八两，用茯苓四两打碎，砂仁二两，三味同入绢袋中，好酒三瓶煮干，去茯苓、砂仁，止用地黄　知母八两，盐酒浸炒　白芍酒浸一日，晒干　当归　川芎各四两

上为末，同铺筐中，日晒夜露，三日为度，炼蜜丸，桐子大。每服八九十丸，空心盐汤，冬月温酒任下。

三才封髓丹一六六　降心火，益肾水。

天门冬　熟地黄　人参各一两　黄柏炒褐色，三两　砂仁炒，半两　甘草炙，七钱

上为末，面糊丸，桐子大。每服五七十丸，以肉苁蓉五钱，切片，酒浸一宿，次日煎三四沸，空心送下。

当归龙荟丸一六七　治肝经实火，大便秘结，小便涩滞，或胸膈作痛，阴囊肿胀，凡肝经实火皆宜用之，及一切躁扰狂越，惊悸不宁等证。

当归　龙胆草　栀子仁　黄连　黄柏　黄芩各一两　芦荟　大黄　青黛各五钱　木香二钱半　麝香五分，另研

上为末，神曲糊丸，桐子大。每服二三十丸，姜汤、白汤任下。

《良方》芦荟丸一六八　治疳癖肌肉消瘦，发热潮热，饮食少思，口干作渴，或肝火食积，口鼻生疮，牙龈蚀烂等证。

芦荟　胡黄连　黄连炒焦　木香　白芜荑炒　青皮各五钱　当归　茯苓　陈皮各两半　甘草炒，七钱

上为末，水糊丸，桐子大。每服七八十丸，米汤下。

大芦荟丸一六九　方在小儿百十五。治小儿肝脾疳积发热。

加减芦荟丸百七十　方在小儿百十六。治证同前。

三圣丸一七一　治嘈杂神效。

白术四两，炒　橘红炒，一两　黄连炒，五钱

上为细末，神曲糊丸，绿豆大。每服五六十丸，姜汤下。

术连丸一七二　治嘈杂。

白术四两，土炒　黄连一两，姜汁炒

上为末，神曲糊丸，黍米大。每服百余丸，姜汤下。

软石膏丸一七三　治嘈杂、嗳气。

软石膏煅　半夏制　南星制　香附子炒　栀子仁炒，各等分

上为细末，米粥丸，桐子大。每服五七十丸，姜汤下。

地榆丸一七四　治血痢下血极效。

地榆微炒　当归微炒　阿胶糯米炒　黄连去须　诃子取肉，炒　木香晒干　乌梅肉各半两

上为细末，炼蜜丸，梧子大。每服三五十丸，空心，或食前，陈米饮吞下。

槐角丸一七五　治五种肠风下血，并痔漏脱肛。

槐角炒　黄芩　地榆　当归　防风　枳壳麸炒

上等分，为细末，米酒、面糊丸，桐子大。每服五六十丸，空心清米饮送下，极效。一方有乌梅肉。

《御药》阿胶丸一七六　治肠风下血。

黄连　阿胶炒珠　赤茯苓等分

上将连、茯为末，阿胶用酒熬化，和末，众手为丸。食前米汤送三五十丸。或共为末糊丸亦可。

聚金丸一七七　治酒毒，大肠蓄热下血。

黄芩　防风各二两　黄连四两，半生半酒炒

上为末，醋糊丸，梧子大。每服七八十丸，空心米饮下。

脏连丸一七八　治远年近日肠风脏毒下血。

大鹰爪黄连半斤　槐米二两　枳壳一两　防风　粉草　槐角　香附　牙皂　木香各五钱

上用陈仓米三合，同香附一处为末，外药共为细末。用猪大脏约长二尺，洗净，装入米、附缚定，量用水二大碗，沙锅炭火煮，干即添水，慢火煮烂如泥，取起和药捣匀，丸桐子大。每空心米饮下七八十丸。忌面、蒜、生冷、煎炙之物。一料病痊。

《局方》酒蒸黄连丸一七九　治一切热泻便血，并伏暑发热，解酒毒。

黄连半斤，用净酒二升，浸以瓦器，置甑上蒸至烂，取出晒干

上为末，滴水丸。每服五十丸，食前温水下。

黄连丸百八十　治肠红便血，痔疮肿痛。

黄连　吴茱萸等分

上二味，用滚汤同漉过，罨一二日，同炒拣开，各另为末，米糊丸，桐子大。每服二三钱。粪前红，服茱萸丸；粪后红，服黄连丸，俱酒下。此与左金丸稍同。

猪脏丸一八一　方在外科二二二。治大便痔漏下血。

保和丸一八二　方在小儿三五。治饮食酒积停滞。

四顺清凉饮一八三　方在攻阵二五。治脏腑血热，烦渴秘结。

仲景白头翁汤一八四　治热痢下重者。

白头翁二两　黄连　黄柏　秦皮各三两

上四味，以水七升，煮取二升，去滓。温服一升，不愈，再服一升。

景岳全书卷之五十七终

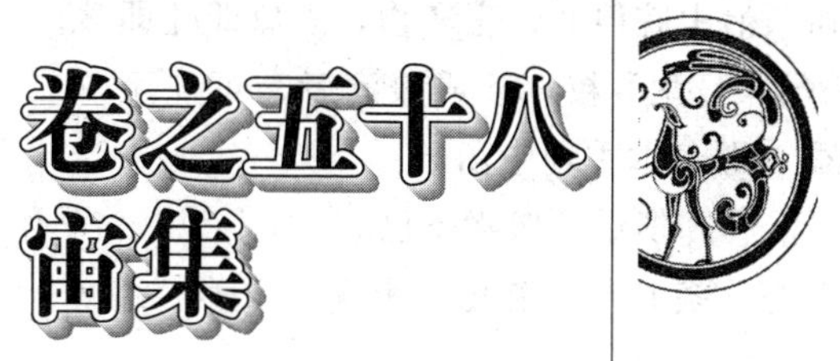

卷之五十八 宙集

古方八阵

热阵

仲景理中丸一　即名人参理中汤。治太阴即病，自利不渴，阴寒腹痛，短气咳嗽，霍乱呕吐，饮食难化，胸膈噎塞；或疟疾瘴气瘟疫，中气虚损，久不能愈，或中虚生痰等证。

人参　白术炒　干姜炒　炙甘草各三两

上四味，捣筛为末，蜜丸，鸡子黄大。以沸汤数合和一丸，研碎，温服之，日三四，夜二服；腹中未热，益至三四丸。然不及汤，汤法以四物依数切，用水八升，煮取三升，去渣，温服一升，日三服。原论加减法，详在霍乱门述古条中。

宾案：上方两数，乃汉时权度，今后世所用，惟每味数钱，而甘草半之，酌宜可也。

附子理中汤二　治证如前，而中气虚寒，腹痛甚者。又或入房腹痛，手足厥冷，或食冷犯寒等证。

即前方加制附子一、二、三钱，随宜用之。其有寒甚势急者，不妨生用，或炮用亦可。外科附子理中汤有芍药、茯苓，无甘草、干姜。

附子理中丸三　治阴寒肾气动者。

即前附子理中汤去白术，炼蜜丸服。

理中加丁香汤四　治中脘停寒，喜辛物，入口即吐即哕。

即前附子理中汤加丁香十粒，甚或兼痛者，可加至一二钱。若以理中加木香，即名木香理中汤。

加味理中汤五　治脾肺俱虚，咳嗽不已。

人参　白术　茯苓　炙甘草　陈皮　半夏　干姜　细辛　北五味等分

上㕮咀。每服三钱，姜三片，枣一枚，煎七分，食远服。

《局方》胡椒理中汤六　治肺胃虚寒，气不宣通，咳喘逆气，虚痞噎闷，胁腹满痛，短气不能饮食，呕吐痰水不止。

白术五两　干姜　炙甘草　胡椒　良姜　荜茇　陈皮　细辛　款冬花去梗，各四两

上㕮咀。每服五七钱，水一盅半，煎七分，食远温服。或炼蜜丸，桐子大，每服三五十丸，白汤、温酒、米饮任下，无时，每日二服。

《选方》八味理中丸七　治脾胃虚寒，饮食不化，胸膈痞闷，或呕吐泄泻。

人参　干姜炒，各一两　白术四两，炒　白茯苓　麦芽炒，二两　甘草炙　神曲炒　砂仁炒，各一两半

上为细末，炼蜜为丸，每丸重一钱。空心服一丸，姜汤嚼下。

枳实理中丸八　治伤寒寒实结胸。

人参　白术　茯苓　甘草　干姜各二两　枳实十六片

上为细末，炼蜜丸，鸡子黄大。每服一丸，热汤化下，连进二三服。

理中化痰丸九　治脾胃虚寒，痰涎内停，呕吐少食，或大便不实，饮食难化，咳唾痰涎。此中气虚弱，不能统涎归源也。

人参　白术炒　干姜炮　茯苓各二两　炙甘草一两　半夏

制，三两

姜汤煮面糊丸，桐子大。每服四五十丸，白汤送下。

治中汤十　治脾胃不和，呕逆霍乱，中满虚痞，或泄泻。此即理中汤加青皮、陈皮也。

人参　白术　干姜炮　炙甘草　青皮　陈皮等分

上每服五钱，水煎服。如呕，加半夏。

丁香温中汤十一　治同前。

即前治中汤加丁香，去半夏。

《良方》温胃汤十二　治忧思结聚，脾肺气凝，元阳受损，大肠与胃气不平，胀满上冲，饮食不下，脉虚而紧满。

附子制　厚朴　当归　白芍药　人参　甘草炙　陈皮各一钱　干姜炮，一钱　川椒去合口，炒出汗，三分

水一盅半，姜三片，煎一盅，食远服。

东垣温胃汤十三　治服寒药多，致脾胃虚弱，胃脘痛。

白豆蔻　人参　泽泻各三分　益智　砂仁　厚朴　甘草　干姜　姜黄各四分　黄芪　陈皮各七分

上为细末。每服三钱，水一盏，煎至半盏，食前温服。

仲景四逆汤十四　又名通脉四逆汤。治伤寒阴证自利，里寒外热，脉沉身痛而厥。

甘草炙，二两　干姜炮，三两　附子一枚，破八片，生用

上㕮咀。以水三升，煮取一升二合，分二次温服，其脉即出者愈。面色赤者，加葱九茎；腹中痛者，去葱，加芍药二两；呕者，加生姜二两；咽痛者，加桔梗一两；利止脉不出者，加人参一两。

仲景四逆加人参汤十五　治伤寒恶寒，脉微而复利。

即于前方内加人参一两。

仲景四逆加猪胆汁汤十六　治伤寒吐下后，汗出而厥，四肢拘急，脉微欲绝者。

即于四逆汤内加入猪胆汁半合。

仲景茯苓四逆汤十七　治伤寒汗下后，病仍不解，烦躁者。

茯苓六两　人参一两　甘草炙，二两　干姜一两半　附子一枚，生用，去皮，切八片

上五味，以水五升，煮取三升，去渣，温服七合，日三服。

茱萸四逆汤十八　治厥阴中寒，小腹痛甚。

吴茱萸汤泡　附子炮　干姜各二钱　炙甘草钱半

水一盅半，煎七分，热服。

韩氏茵陈四逆汤十九　治发黄，脉沉细迟，肢体逆冷，腰以上自汗。

茵陈二两　炙甘草一两　干姜炮，两半　附子一个，炮，作八片

上分四帖，水煎服。

仲景当归四逆汤二十　治伤寒手足厥寒，脉细欲绝者；或下利脉大，肠鸣者，虚也。及其人内有久虚者，宜当归四逆加吴茱萸生姜汤主之。

当归　桂枝　芍药　细辛各三两　甘草　通草各二两　大枣二十五枚，擘

上七味，以水八升，煮取三升，去滓，温服一升，日三服。

四逆散二一　方在散阵二八。治阳邪亢热，血脉不通，四肢厥逆。

仲景附子汤二二　治少阴病，得之一二日，口中和，其背恶寒者，当灸之，附子汤主之。并治少阴病身体痛，手足寒，骨节痛，脉沉者。

附子二枚，去皮，破八片　人参二两　白术四两　芍药　茯苓各三两

上五味，以水八升，煮取三升，去渣，温服一升，日三

服。

《三因》附子汤二三　治风寒湿痹，骨节疼痛，皮肤不仁，肌肉重着，四肢缓纵。

附子生　白芍药　桂心　甘草　白茯苓　人参　干姜各三两　白术一两

上㕮咀。每服四钱，水煎服。

生附汤二四　治寒湿腰痛。

附子生用　白术　茯苓　牛膝　厚朴　干姜　炙甘草各一钱　苍术　杜仲姜炒，各二钱

水二盅，生姜三片，红枣二枚，煎八分，食前服。

参附汤二五　方在补阵三七。治元阳不足，喘急呃逆，呕恶厥冷等证。

仲景术附汤二六　方在补阵四一。治中寒，中气不足，逆冷，痰盛，口噤等证。

芪附汤二七　方在补阵四三。治气虚阳弱，虚汗倦怠。

《济生》术附汤二八　方在补阵四二。治寒湿腰冷重痛，小便自利。

《金匮》桂枝附子汤二九　治伤寒八九日，风湿相搏，身体疼烦，不能转侧，不呕不渴，脉浮虚而涩者。

桂枝四两，去皮　生姜三两，切　附子三枚，炮，去皮，各破八片　甘草三两，炙　大枣十二枚，擘

上五味，以水六升，煮取二升，去渣，分温三服。

《金匮》白术附子汤三十　治伤寒八九日，风湿相搏，身体疼烦，不能转侧，不呕不渴，脉虚浮而涩，若大便坚，小便自利者，去桂枝，此方主之。

白术二两　附子一枚，炮，去皮　甘草炙，一两　生姜一两半，切　大枣六枚

上五味，以水三升，煮取一升，去滓，分温三服。一服觉身痹，半日许再服。三日服都尽，其人如冒状，勿怪，即是

术、附并走皮中，逐水气未得除故耳。

《金匮》甘草附子汤三一　治风湿相搏，骨节疼烦，掣痛不得屈伸，近之则痛剧，汗出短气，小便不利，大便反快，恶风不欲去衣，或身微肿者，此主之。

甘草炙　白术各二两　附子二枚，炮，去皮　桂枝四两，去皮

上四味，以水六升，煮取三升，去渣，温服一升，日三服。初服得微汗则解，能食。汗后复烦者，服五合。恐一升多者，服六七合为妙。

《良方》姜附汤三二　治霍乱转筋，手足厥冷，或吐逆身冷，脉微急，用此药救之。此即仲景干姜附子汤。

干姜一两　附子一个，生用

上每服半两，水煎。外科姜附汤有人参、白术。

生姜附子汤三三　治岭南瘴疠，内虚发热，或寒热往来，呕痰吐逆，头疼身痛，或汗多烦躁引饮，或自利小便赤。兼主卒中风。

附子一枚，如法制，分四服

上每服水一盅，生姜十片，煎六分，微温服。

干姜附子汤三四　治瘴毒阴证发热，或烦躁，手足冷，鼻尖冷，身体重痛，舌上胎生，引饮烦渴，或自利呕吐，汗出恶风。

大附子一枚，制，分四服

上每服加炮干姜二钱同煎，温服；热甚者，冷服。

《宝鉴》羌活附子汤三五　治呃逆。

羌活　附子　干姜炮　茴香各一钱　木香五分

水盅半，枣二枚，煎服。《三因方》木香作丁香。

仲景芍药甘草附子汤三六　治发汗病不解，反恶寒者，虚故也。

芍药　甘草炙，各三两　附子一枚，炮，去皮，切八片

上三味，以水五升，煮取一升五合，去渣，分温三服。

《活人》附子八味汤三七　治气虚中寒，脚气等证。

附子炮，去皮脐　人参　干姜炮　芍药　茯苓　甘草炙　桂心各二两　白术四两

上每服五七钱，水一盅半，煎七分，食前温服。又方去桂心，加干熟地黄三两。

六物附子汤三八　方在外科三五。治四气流注太阴，四肢骨节烦疼，浮肿，小水不利。

小建中汤三九　方在补阵二二。治虚劳里急，腹痛失精，四肢酸疼，咽干口燥等证。

《局方》大建中汤四十　方在补阵二四。治阳虚气血不足，腰脚筋骨疼痛。

八味大建中汤四一　方在补阵二五。治中气不足，厥逆呕吐，挛急阴缩，腹痛虚火等证。

三建汤四二　治元阳素虚，寒邪外攻，手足厥冷，六脉沉微，大小便数滑，凡中风潮涎，不省人事，伤寒阴证，皆可用之。

大附子　大川乌　天雄各制用，三钱

上用水二盅，姜十片，煎一盅，不拘时，或温服，或冷服。自汗加桂、浮小麦，气逆加沉香，胃冷加丁香、胡椒。

仲景炙甘草汤四三　一名复脉汤。治伤寒脉结代，心动悸。

炙甘草四两　生姜　桂枝去皮，各三两　人参　阿胶各二两　生地黄一斤　麦冬去心，半斤　麻子仁半斤　大枣十二枚，擘

上九味，以清酒七升，水八升，先煮八味，取三升，去渣，内胶烊尽，温服一升，日三服。

仲景桂枝甘草汤四四　治发汗过多，其人叉手自冒心，心下悸，欲得按者。

桂枝四两，去皮　甘草二两

上二味，以水三升，煮取一升，去渣，顿服。

陶氏回阳返本汤四五　治阴盛格阳，阴极发躁，渴而面赤，欲坐泥水中，脉则无力，或脉全微欲绝者。服后脉微出者生，顿出者死。

人参　制附子　炮姜　炙甘草　五味子　麦冬　陈皮　腊茶

面戴阳者，下虚也，加葱七茎，黄连少许，用澄清泥浆水一盅煎之。临服入蜜五匙，顿冷服之，取汗为效。

华佗救脱阳方四六　治寒中三阴，口噤失音，四肢强直，挛急疼痛，似乎中风，及厥逆唇青，囊缩无脉，或卒倒尸厥脱阳等证。

先急用葱白一握，微捣碎，炒热，用布包熨脐下，以二包更替熨之。甚者仍灸气海、关元二三十壮。脉渐出，手足渐温，乃可生也。

次用附子一个，重一两者，切八片，白术、干姜各五钱，木香二钱，同用水二盅，煎一盅，候冷灌服，须臾，又进一服。或煎服回阳等汤。

仲景旋覆代赭石汤四七　治伤寒若汗或吐下解后，心下痞硬，噫气不除者。

旋覆花　甘草炙，各三两　人参二两　生姜五两，切　代赭石一两　大枣十二枚，擘　半夏半升，洗

上七味，以水一斗，煮取六升，去滓，再煎取三升，温服一升，日三服。

仲景厚朴生姜甘草半夏人参汤四八　治发汗后腹胀满。

厚朴去皮，炙　生姜切，各半斤　半夏半升，洗　人参一两　甘草二两，炙

上五味，以水一斗，煮取三升，去滓，温服一升，日三服。

《简易》十味锉散四九　治中风血弱，臂痛连及筋骨，举动艰难。

附子三两，炮　当归　黄芪炙　白芍药各二两　川芎　防风　白术各两半　肉桂一两　熟地　茯苓各七钱半

上㕮咀。每服五七钱，水盅半，姜八片，枣三枚，煎八分，食后、临卧服。

《奇效》芎术汤五十　治寒湿头痛，眩运痛极。

川芎　附子生，去皮脐　白术各三钱　桂心去皮　甘草各一钱

水一盅半，生姜七片，枣二枚，煎八分，食远服。

正元散五一　治眩晕阳虚。

红豆炒　干姜炮，各三钱　人参　白术　炙甘草　茯苓各二两　附子炮，去皮脐　川芎　山药姜汁炒　乌药　干葛各一两　川乌炮，去皮脐　肉桂各五钱　黄芪炙，两半　陈皮二钱

上㕮咀。每服三钱，水一盅，姜三片，枣一枚，入盐少许，煎服。

《金匮》生姜半夏汤五二　治胸中似喘不喘，似呕不呕，似哕不哕，彻心中愦愦然无奈者。

半夏半升　生姜汁一升

上二味，以水三升，煎半夏取二升，纳生姜汁，煮取一升半，小冷，分四服，日三夜一服。病止，停后服。

《金匮》半夏干姜散五三　治干呕，或吐逆痰涎。

半夏制　干姜炙，等分

上二味杵为散。取方寸匕，用浆水一升半，煎取七合，去柤，顿服之。

仲景甘草干姜汤五四　治少阴伤寒，小便色白，吐逆而渴，动气因下反剧，身虽有热反倦，及肺痿吐涎沫而不咳，口不渴，小便数，遗尿，肺中冷，上虚不能制下，眩晕，多涎唾等证。杨仁斋曰：治男女诸虚出血，胃寒不能引气归元，无以收约其血者。《良方》名姜草汤，治阴盛于阳，寒而呕血。

甘草炙，四两　干姜炮，二两

上咀。以水三升，煮取一升五合，分温再服。仁斋曰：等分，每服三钱，食前煎服。

橘皮干姜汤五五　治恶心呕哕。

人参　干姜　肉桂各一钱　陈皮　通草各钱半　甘草五分

水一盅半，煎八分服。

《金匮》橘皮汤五六　亦名生姜橘皮汤。治干呕哕，若手足厥者。

橘皮四两　生姜半斤

上二味，以水七升，煮取三升，温服一升，下咽即愈。

万氏橘皮汤五七　方在痘疹九二。行滞消痰，止呕吐。

《金匮》橘皮竹茹汤五八　治哕逆。

橘皮二斤　竹茹二升　生姜半斤　甘草五两　人参一两　大枣三十枚

上六味，以水一斗，煮取三升，温服一升，日三服。

小半夏汤五九　方在和阵八。治呕吐及心下有饮者。

《三因》丁香散六十　治呃逆。

丁香　柿蒂各一钱　炙甘草　良姜各五分

上为末。热汤点服二钱，不拘时。

丁香煮散六一　治翻胃呕逆。

丁香　石莲肉各十四枚　北枣七枚，切碎　生姜七片　黄秫米半合，洗

水一碗半，同煮稀粥，去药啜粥。

《简易》丁香散六二　治反胃呕逆，粥食不下。

大附子一枚，坐于砖石上，四面着火，渐渐逼热，淬入生姜汁中，浸少时，如法再淬，约尽姜汁半碗许为度，去皮焙干为末　丁香二钱，研

二味匀和，每服二钱，水一盅，粟米同煎七分服。

杨氏丁香茯苓汤六三　治脾胃虚寒，宿食留滞，痞塞疼痛，气不升降，以致呕吐涎沫，或呕酸水，不思饮食。

半夏制　橘红　茯苓各一两半　丁香　附子制　肉桂　砂仁各五钱　干姜炮　木香各一两

每服四钱，水一盅半，姜七片，枣一枚，煎七分服。

《良方》丁香柿蒂散六四　治吐利，或病后胃中虚寒呃逆。凡呃逆至七八声相连，收气不回者难治。

丁香　柿蒂　炙甘草　良姜各五分　人参　半夏　陈皮　茯苓各一钱　生姜二钱

水二盅，煎热服。

《宝鉴》丁香柿蒂散六五　治呃逆呕吐。

丁香　柿蒂　青皮　陈皮各等分

水一盅半，姜五片，煎服。

严氏柿蒂汤六六　治胸满呃逆不止。

柿蒂　丁香各二钱

加生姜五片，水煎服。《家珍》方有人参一味。

《百一》安脾散六七　治胃气先逆，饮食过伤，忧思蓄怨，宿食癖积，冷饮寒痰，动扰脾胃，不能消磨，致成斯疾。女人由血气虚损，男子皆由下元虚惫。有食罢即吐，有朝食暮吐，暮食朝吐，所吐酸黄臭水。皆是脾败，惟当速治，迟则发烦渴，大便秘，水饮不得入口而危矣。

南木香磨汁　橘红　人参　白术　草果面煨　茯苓　甘草炙　丁香　胡椒各两半　高良姜一两，用陈壁土三合，以水二碗同煮干，切片

上咀。每服五钱，水一盅半，入盐少许，煎七分，食远温服。或为细末，每服五钱，用盐米汤调下。

《三因》补脾汤六八　治脾胃虚寒，泄泻腹满，气逆呕吐，饮食不消。

人参　白术　茯苓　厚朴炒　陈皮各一钱　干姜炒　甘草炙　草果　麦芽炒，各八分

水一盅半，煎七分，空心温服。

《三因》养胃汤六九　治脾胃虚寒，呕逆恶心，腹胁胀疼，肠鸣泄泻。

藿香　厚朴炒　半夏制　茯苓各钱半　草果　陈皮　人参　白术炒，各一钱　附子制，八分　甘草炙，五分

水一盅半，姜三片，枣二枚，煎七分，食远服。

胃爱散七十　治脾胃久虚，中焦气滞，或冷涎上壅，呕吐恶心，或胸膈疼痛，不思饮食，或泄泻不止。

人参一两　白术　茯苓　黄芪炙，各三钱　丁香　甘草炙，各二钱　肉果三个，煨　干姜炒，半两

上用白米炒熟四两，同研为末。每服二三钱，用姜汤或人参汤调服。或为㕮咀，每药五七钱，加炒米一两，煎服亦可。

东垣藿香安胃散七一　治脾胃虚弱，不能进食，呕吐吞酸，腹痛不能腐熟。

藿香　人参　陈皮各一钱　丁香五分　生姜十片

水一盅半，煎七分，食远服。

《良方》七味人参丸七二　治胃冷兼虚，呕逆不食，服许仁则半夏丸不效，可服此药。方见和阵一三二。

人参　白术炒，各五两　厚朴姜制　北细辛各四两　生姜　橘皮各三两　桂心二两

上为末，炼蜜丸，桐子大。米饮下十丸，渐加至二十丸。

甘露汤七三　治反胃呕吐不止，饮食减少。常服之，快利胸膈，调养脾胃，进饮食。徐东皋曰：常州一富人病反胃，往京口甘露寺设水陆，泊舟岸下，梦一僧持汤一碗与之，饮罢犹记其香味，便觉胸膈少快。早入寺，知客供汤，乃是梦中所饮者，胸膈尤快，遂求其方，合数十服后，疾遂瘥，名曰观音应梦散。予得之，常以待宾，易名曰甘露汤。又在临汀疗一人愈，甚勿忽之。

干饧糟头榨者，用六分　生姜用四分

上和匀捣烂作饼，或焙或晒干，每十两入炙甘草二两，同

研为末。每服二钱，用沸汤入盐少许调，不拘时服。

《金匮》茯苓泽泻汤七四　治胃反吐而渴欲饮水者。《外台》治消渴脉绝反胃者。

茯苓半斤　泽泻　生姜各四两　甘草　桂枝各二两　白术三两

上五味，以水一斗，煮取三升，纳泽泻再煮，取二升半，温服八合，日三服。

仲景茯苓甘草汤七五　治水饮停蓄心下，甚者作悸作利。

茯苓　桂枝各二两　甘草炙，一两　生姜三两

上四味，以水四升，煮取二升，去滓，分温三服。

草豆蔻汤七六　和中调气，治呕吐。

草豆蔻　藿香各五分　陈皮　枳壳各七分　白术　山药各一钱　桂心　丁香各二分

水一盅半，姜五片，枣二枚，粟米少许，煎七分，食前温服。

大顺散七七　治冒暑伏热，引饮过多，以致寒湿伤脾，阴阳气逆，霍乱吐泻，脏腑不调等证。

干姜　肉桂　杏仁各四两　甘草三两

上先将甘草微炒黄，次入干姜同炒，令姜裂，又入杏仁同炒，令杏仁不作声为度，却同肉桂研罗一处。每用二三钱，以水一盅，煎数滚，温服。如烦躁者，以井花水调服，不拘时。此方加附子，即名附子大顺散。

四顺附子汤七八　治霍乱转筋吐泻，手足逆冷，六脉沉绝，气少不语，身冷汗出。

附子生　白干姜炮　人参　甘草炙，各一两

上㕮咀。每服四五钱，水盅半，煎七分，食远服。

《医林》附子粳米汤七九　治霍乱四逆，多呕少吐者。

中附子一枚，制　半夏制，两半　干姜炒　甘草炙，各一两　大枣十枚　粳米五合

上㕮咀。每服八钱，水盅半，煎米熟，去粗服。

冷香饮子八十　治伤暑喝，霍乱腹痛烦躁，脉沉微或伏。

附子炮　陈皮各一钱　草果　甘草炙，各钱半

水一盅半，姜十片，煎八分，井水顿冷服。

《集成》冷香汤八一　治夏秋水湿，恣食生冷，阴阳相干，遂成霍乱，脐腹刺痛，胁肋胀满，烦躁引饮无度，或感瘴疟热，胸膈不利，或呕或泄并宜。

良姜　白檀香　草豆蔻面包煨　附子制　炙甘草各一钱　丁香七粒

水一盅半，煎七分，用冷水浸冷，于呕吐时服之效。或为细末，水调生面糊丸，如芡实大，每服一丸，新汲水磨下亦可。

《直指》木瓜汤八二　治吐泻不已，转筋扰乱。

木瓜一两　茴香微炒，二钱半　吴茱萸半两，汤泡　炙甘草二钱

上㕮咀，分二服。加姜五片，紫苏十叶，空腹急煎服之。《良方》有生姜二钱五分，无茴香、甘草，名木瓜煎。

《三因》诃子散八三　治老幼霍乱，一服即效。

诃子炮，去核　炙甘草　厚朴姜制　干姜炮　神曲炒　良姜炒　茯苓　麦芽炒　陈皮　草豆蔻等分

上为细末。每服二钱，当病发不可忍时，用水煎，入盐少许服之。

霍乱三方八四　治霍乱泻利不止，转筋入腹欲死者。

用生姜三两，捣烂，入酒一升，煮三四沸，顿服。

一方：凡霍乱吐泻不能服药，急用胡椒四十粒，以饮吞之。

一方：凡霍乱吐泻不止，用艾一把，水三升，煮一升，顿服之。

《千金》霍乱方八五　治霍乱干呕不止。

以薤叶煎一升，服三次立愈。

干霍乱二方八六　凡欲吐不吐，欲下不下，呕恶不止者，谓之干霍乱。

一方：用盐一两，生姜半两，捣，同炒令色变，以水一碗煎，热服。

一方：用丁香十四粒为末，以热汤一盏调服。

《金匮》苓桂术甘汤八七　治心下有痰饮，胸胁支满，目眩。

茯苓四两　桂枝　白术各三两　甘草二两

上水六升，煮取三升，分三服，小便即利。

姜术汤八八　治心下停饮怔忡。

白姜　白术　白茯苓　半夏曲各一钱　官桂三分　甘草五分

水一盅半，枣三枚，煎服。

韩氏温中汤八九　凡病人两手脉沉迟或紧，是皆胃中寒也；若寸脉短少及力少于关尺者，此阴盛阳虚也，或胸膈满闷，腹中胀满，身体拘急，手足厥冷，急宜温之。

丁皮　丁香各五分　厚朴　干姜　陈皮　白术各一钱

水盅半，加葱白、荆芥穗同煎。

东垣厚朴温中汤九十　治脾胃寒滞，心腹胀满，或见疼痛。

厚朴姜炒　橘红　干姜各一钱　茯苓　草豆蔻　木香　甘草各五分

水煎，温服。

大正气散九一　方在和阵二四。治风寒湿气伤脾，心腹胀闷，有妨饮食。

强中汤九二　治生冷寒浆有伤脾胃，遂成胀满，有妨饮食，甚则腹痛。

人参　橘红　青皮　丁香各二钱　白术钱半　附子炮，去皮脐　草豆蔻　干姜炮，各一钱　厚朴姜汁炒　甘草炙，各五分

水盅半，姜三片，红枣二枚，煎七分，不拘时服。呕加半

夏；若伤面食，加莱菔子一钱。

《三因》强中丸九三　治胃脘虚寒，痰饮留滞，痞塞不通，气不升降。《局方》温中化痰丸，即此方不用半夏。

高良姜　干姜炮　陈皮　青皮各一两　半夏制，二两

上为细末，生姜汁煮糊丸，桐子大。每服三十丸，姜汤下。

三生饮九四　此治中风，乃行经治痰之剂，斩关夺门之将，必用人参驱驾其邪而补助真气，乃可用之，否则恐反为害。

生南星一两　生川乌去皮，半两　生附子去皮，半两　木香二钱

每用一两，加人参一两，同煎服。

严氏三生丸九五　治痰厥头痛。

南星　半夏　白附子等分

上为末，姜汁浸蒸饼丸，小豆大。每服四十丸，食后姜汤下。

五生丸九六　治风痫。

川乌头　附子各生用，去皮脐　南星生　半夏生　干姜生，各半两

上为细末，醋煮大豆汁作面糊和丸，桐子大。每服五丸，冷酒送下，不拘时。

《局方》温中化痰丸九七　治停痰留饮。

陈皮　青皮　良姜　干姜等分

上为细末，醋煮面糊丸，桐子大。每服三十丸，空心米饮送下。

《宝鉴》温胃化痰丸九八　治膈内有寒，脾胃伤饮，胸膈不快，痰涎不已。

半夏制，三两　白术　陈皮　干姜炮，各一两

上为末，姜汁糊丸，桐子大。姜汤下二十丸。

《局方》**倍术丸**九九　治五饮吞酸等证。一曰留饮，停水在心下；二曰澼饮，水在两胁；三曰痰饮，水在胃中；四曰溢饮，水溢在膈；五曰流饮，水在胁间，沥沥有声，皆由饮水过多，或饮冷酒所致。

白术炒，二两　桂心　干姜炒，各一两

上为末，蜜丸。每服二十丸，温米饮下，加至三五十丸，食前服。

《发明》**丁香半夏丸**一百　治心下停饮冷痰。

丁香　半夏制，各一两　人参　干姜炮　细辛各五钱　槟榔三钱

上为细末，姜汁糊丸，桐子大。每服三十丸，姜汤下。

《局方》**丁香五套丸**百一　治胃气虚弱，三焦痞塞，不能宣行水谷，故痰饮聚结，呕吐恶心，胀满不食。

丁香　木香　青皮　橘红各半两　白术　茯苓　良姜　干姜各一两　南星制　半夏制，各二两

上为末，汤浸蒸饼丸，桐子大。每服七十丸，温汤下。

《三因》**复元丹**百二　治脾肾虚寒，发为水肿，四肢虚浮，心腹坚胀，小便不通，两目下肿。

附子炮，二两　南木香煨　茴香炒　川椒炒出汗　厚朴制　独活　白术炒　橘红　吴茱萸炒　桂心各一两　泽泻一两半　肉豆蔻煨　槟榔各半两

上为末，糊丸桐子大。每服五十丸，紫苏汤不拘时送下。

薛氏加减金匮肾气丸百三　方在补阵一二四。治脾肾阳虚，不能制水，为肿为胀。

《济生》**实脾散**百四　治阴水发肿，宜先实脾土。

附子制　炮干姜　厚朴　木香　大腹皮　草果仁　木瓜各钱半　甘草炙，五分

水二盅，姜五片，枣一枚，煎七分，不拘时服。

严氏实脾散百五

即前方加白术、茯苓。

又方： 用生姜如指大一块，煨熟，以绵裹乘热纳下部中，冷即易之。

《简易》腹胀方百六

凡肚腹胀满不能用药者，以独蒜煨熟去皮，绵裹纳下部中，冷即易之。又治关格胀满，大小便不通，亦用上法，气立通。

丁香止痛散百七　治心痛不可忍。

丁香半两　良姜二两　茴香炒　甘草各两半

上为细末。每服二钱，不拘时沸汤点服。

胜金散百八　治卒心痛。

桂枝　玄胡索炒　五灵脂　当归各半两

上为末，炼蜜丸，桐子大。每服二十丸，食前陈皮汤送下。

《良方》铁刷散百九　治心脾积痛，妇人血气刺痛，酒病恶心，肠滑泄泻。

良姜炒，二两　茴香炒，七钱　苍术制　甘草炙，各二两八钱

上为末。每服二钱，空心姜盐汤调下。

《局方》蟠葱散百十　治男妇脾胃虚冷，滞气不行，攻刺心腹，痛连胸胁，膀胱小肠寒疝气疝，及妇人血气刺痛。

苍术米泔浸，切　炙甘草各八钱　三棱煨　蓬术煨　茯苓　青皮各六钱　丁皮　砂仁去壳　槟榔各四钱　延胡索三钱　干姜炒　肉桂各二钱

上每服五钱，水一盏，入连根葱白一茎，煎七分，空心热服；或为末，用葱汤调服二三钱。

《宝鉴》沉香桂附丸百十一　治中气虚寒，饮食不美，阴盛阳虚，脏腑积冷，心腹疼痛，胁肋膨胀，腹中雷鸣，便利无度，面色不泽，手足厥冷，及下焦阳虚，疝气疼痛不可忍，腰屈不能伸，喜热熨稍缓等证。

附子炮，去皮脐　川乌制同　沉香　肉桂　干姜炮　良姜炮　茴香炒　吴茱萸泡，各一两

上为末，醋煮面糊丸，桐子大。每服五七十丸，食前米饮下，日二服。忌生冷。

椒附丸百十二　治小肠虚冷，小腹痛，小便频而清白。

椒红炒　附子炮　龙骨　桑螵蛸炙　山茱萸　鹿茸酒蒸，焙，各等分

上为末，酒糊丸，桐子大。每服六十丸，空心盐汤下。

大沉香丸百十三　治寒气攻冲，心腹刺痛，亦治卒暴心痛。

沉香　干姜炮　姜黄　桂心　檀香各二两　甘松洗，焙　白芷　天台乌药　甘草各半斤　香附一斤　白豆蔻三两

上为末，炼蜜和丸，弹子大。每服一丸，细嚼，生姜汤下，不拘时。

《辨疑》桂附二陈汤百十四　治寒疟寒多热少，腰足厥冷。

附子炮　肉桂　半夏制　白茯苓　陈皮　炙甘草

上㕮咀。每服五六钱，水一盅半，姜三片，枣一枚，煎服。

扶阳助胃汤百十五　罗谦甫治崔运使长男云卿，年二十五，体肥养厚，常食凉物寒药，以致秋间疟发，复用水吞砒石等药，反增吐泻，中气愈虚，延至次年四月，复因劳怒，前证大作。诊其脉得弦细而微，手足稍冷，面色青黄，食少痞闷呕酸，气促汗出。予思《内经》云：中气不足，溲便为之变，肠为之苦鸣。下气不足，则为痿厥心悗。又曰：寒气客于肠胃之间，则卒然而痛。非大热之剂不能愈，遂制此方。

附子炮，去皮脐，二钱　干姜炮，钱半　草豆蔻　益智仁　拣参　甘草炙　官桂　白芍药各一钱　吴茱萸　陈皮　白术各五分

上㕮咀。水二盏，枣二枚，姜三片，煎八分，食前温服。

三服后，大势去，痛减半。至秋灸中脘以助胃气，次灸气海百余壮，生发元气。明年复灸三里二七壮，亦助胃气，引气下行。仍慎加调摄，一年而平复。

五味沉附汤百十六　治虚寒无阳，胃弱干呕。

熟附子　干姜炮，各一钱　白术　炙甘草各钱半　沉香五分

水盏半，姜五片，煎七分，食前服。

二味沉附汤百十七　治瘴疾上热下寒，腿足寒厥。

沉香磨汁　附子制，各三钱

水一盅半，生姜三片，煎八分，去柤，入沉香汁放冷服。此药主上热下寒。《全集》云：沉水真正铁角沉香，其味甘辛者为美，辛辣者性热；附子降气敛阳，治阴毒冷瘴，只一服而回生起死，真可以夺化功。

《济生》七枣汤百十八　治瘴疟，或因感冒风寒，或是五脏气虚，阴阳相搏，寒多热少，或但寒不热，皆可服。

大附子一枚，制，分四服。又方：用川乌代附子，以水调陈壁土为糊，浸泡七次

水二盅，姜七片，枣七枚，煎一盅，当发日早晨空心温服，仍吃枣子三五枚，忌如常。

冷汤百十九　治瘴毒内寒外热，咽嗌间烦躁不解。

人参半两　大附子一钱　甘草炙，三寸　淡竹叶十四片　大枣五枚

水煎，温服，或冷服。甚者，宜倍用人参、附子，不可拘此常数。

生姜煎百二十　治瘴如疟，憎寒壮热。

老生姜一大块，打破，湿纸包，煨熟

上用水一盅，煎半盅，热服取微汗。

芎附散一二一　治五种痛痹，自腿臂间发作不定者。

小川芎　附子炮，去皮　黄芪　防风　白术　当归酒洗　熟地　桂心　甘草　柴胡等分

水二盅，姜三片，枣二枚，煎八分，空心服。

《局方》参附渗湿汤一二二　治坐卧湿地，雨露所袭，身重脚弱，关节疼痛，发热恶寒，小便不利，大便溏泄。

人参　白术　茯苓　甘草　附子炮　干姜炮　桂枝　芍药等分

水二盅，姜三片，枣一枚，煎八分，不拘时服。

七味渗湿汤一二三　方在和阵一七四。治寒湿所伤，身体重着，小便赤涩，大便溏泄。

熨背散一二四　治胸痹，心背疼痛气闷。

乌头　细辛　附子　羌活　川椒　桂心各一两　川芎一两二钱

上为末，以少醋拌匀，或炒热，或用帛裹微火炙令暖，以熨背上，取瘥乃止。忌生冷，如常服。案：此方当用气，惟诸辛香者佳，附子似不必用。

温中法曲丸一二五　治脾痹，发咳呕汁。

法曲炒　枳实面炒　白茯苓　吴茱萸汤浸，炒　桂心　厚朴姜制　当归　甘草炙，各三两　人参　麦冬　干姜炮　细辛　附子炮　桔梗炒，各一两　麦芽微炒，五合

上为细末，炼蜜丸，桐子大。每服七十丸，食前熟水下，日三。

丹溪龙虎丹一二六　治走注疼痛，或麻木不仁，或半身疼痛。

草乌　苍术　白芷各一两

上为末，水拌发热过，再入乳香二钱，当归、牛膝各半两，酒糊丸，弹子大。酒化下。

活络丹一二七　方在和阵二七七。治中风手足不用，日久不愈，经络中有湿痰死血者。

《济生》二至丸一二八　治老人虚弱，肾气虚损，腰痛不可屈伸。

附子炮，去皮脐　桂心　杜仲制　补骨脂炒，各一两　鹿角霜　鹿角镑　鹿茸酒炙　青盐另研，各半两

上为末，酒煮糊丸，桐子大。每服七十丸，空心用胡桃肉细嚼，盐汤或盐酒送下。如畏热药者，去附子，加肉苁蓉。

《三因》肾着汤一二九　治肾虚身重，腰冷如在水中，不渴，小便自利，食饮如故，腰下重痛如带五千钱。

茯苓　白术各四两　炙甘草　干姜炮，各二两

上㕮咀。每服四钱，水煎，空心冷服。一方用姜四两，术二两；《良方》每服有杏仁五分，治妊娠脚肿。

韩氏茵陈附子汤百三十　治发黄，服四逆汤，身冷汗不止者。

附子二个，各作八片　干姜炮，二两半　茵陈一两半

上用水煎，分作三服。

韩氏小茵陈汤一三一　治发黄，脉沉细，四肢及遍身冷。

附子一个，炮作八片　炙甘草一两　茵陈二两

上用水二升，煮一升，分作三服。

韩氏茵陈橘皮汤一三二　治身黄，脉沉细数，热而手足寒，喘、呕、烦躁不渴者。

茵陈　橘皮　生姜各一两　白术二钱半　半夏　茯苓各五钱

上用水四升，煮取二升，放温，分作四服。

五膈散一三三　方在和阵一五六。治五膈、五噎。

十膈散一三四　方在和阵一五八。治十般膈气。

五噎散一三五　方在和阵一五九。治诸气结聚，胸膈痞闷，痰逆恶心，饮食不进。

《良方》白术圣散子一三六　治一切泻痢久不瘥，并妇人产后痢疾。

白术　砂仁　当归　肉豆蔻　干姜炮　陈皮　炙甘草　石榴皮　诃子　芍药炒，等分

上㕮咀。每服五钱，水一盅半，入乳香一豆大，煎八分，食前服。

仲景吴茱萸汤一三七　呕而胸满，干呕吐涎沫，头痛，及食谷欲呕者，此方主之。

吴茱萸一升　人参三两　生姜六两　大枣十枚，擘

上四味，以水五升，煮取三升，温服七合，日三服。

《良方》吴茱萸汤一三八　治冒暑伏热，腹痛泻痢，或饮食过度，霍乱吐泻，或食冷冒寒，或忍饥大怒，或因舟车伤动胃气，令人吐泻并作，转筋逆冷等证，迟则不救。

吴茱萸　木瓜　食盐各半两

上同炒令焦，先用瓷瓶盛水三升，煮百沸入药，煎至二升以下，倾一盏，或冷或热，随病人之便服之。若卒无前药，止用盐一撮，醋一盏，同煎八分，温服。或盐、梅咸酸等物皆可用。

吴茱萸散一三九　治肠痹，寒湿内聚，腹痛满气急，大便飧泄。

炮干姜　炙甘草　吴茱萸　肉豆蔻面裹煨　砂仁　神曲炒，各一钱　白术　厚朴姜制　陈皮各二钱　一方有良姜

上为末。每服二钱，空心米饮调下。

《海藏》吴茱萸丸百四十　治下痢脏腑不调，胀满腹痛，水谷不化，怠惰嗜卧，时时下痢，乃阴湿证也。

吴茱萸两半，汤洗，炒　神曲炒，五两　白术炒，四两　肉桂　干姜炮，各二两半　川椒去目，炒，一两

上为末，糊丸，桐子大。米饮下三五十丸，食前服。

杨氏八味汤一四一　治脾胃虚寒，气滞不行，心腹刺痛，脏腑虚滑。

人参　当归　炮姜　吴茱萸汤泡七次　肉桂　丁香　木香　陈皮各一钱

上㕮咀。水一盅半，煎七分，温服无时。案：此汤味太刚

烈，当加炙甘草方妙。

仲景真武汤一四二　治少阴伤寒，腹痛，小便不利，四肢沉重疼痛，自下利者，此为有水气，其人或咳，或小便利，或下利，或呕者。

茯苓　芍药　生姜各三两　白术二两　附子一枚，炮，去皮，切八片

上五味，以水八升，煮取三升，去滓，温服七合，日三服。若咳者，加五味子半升，细辛、干姜各一两；小便利者，去茯苓；下利者，去芍药，加干姜二两；呕者，去附子，加生姜足前成半斤。

《良方》九宝丹一四三　调理脾胃，止泄泻。

人参　白术炒　茯苓　炙甘草　干姜炮　木香　藿香去土　诃子去核　肉豆蔻面炒，各一钱

水一盅半，加姜煎，食远服。

《济生》四柱散一四四　治本元气虚，真阳耗散，脐腹冷痛，泄泻不止。

人参　附子炮　白茯苓　木香各一两

上㕮咀，每服五七钱，水一盅半，煨姜五片，盐少许，食远煎服。滑泄不止，加肉豆蔻、诃子，名六柱散；《活人》有白术，无诃子。

仲景白通汤一四五　治少阴病下利。

葱白四茎　干姜一两　附子一枚，生用，去皮，破八片

上三味，以水三升，煮取一升，去滓，分温再服。白通加猪胆汁汤，即于前方加人尿五合，猪胆汁一合，治少阴下利，无脉，干呕而烦者。服汤后，脉暴出者死，微续者生。

仲景桃花汤一四六　治少阴伤寒，下利便脓血。

赤石脂一斤，一半筛末，一半全用　干姜一两　粳米一升

上三味，以水七升，煮米令熟，去滓，温服七合，内所筛赤石脂细末方寸匕，搅匀服之，日三服。若一服愈，余勿服。

浩古浆水散一四七　治暴泻如水，周身汗出，一身尽冷，脉微而弱，气少不能语者，甚者加吐，即为急证。

半夏一两，制　附子制　炮姜　肉桂　甘草各五钱　良姜二钱半

上为末。每服三钱，浆水一盅半，煎至半盅，热服。

《澹寮》附子茴香散一四八　治气虚积冷，心腹绞痛，泄泻食少。

人参　白术　茯苓　炙甘草各七分　附子制　炮姜各五分　茴香　肉豆蔻各四分　木香三分　丁香五粒

水一盅半，煎七分，食远服。

《本事》五味子散一四九　治肾泄，在侵晨及五更作泻，饮食不进，不时去后。

五味子炒，二两　吴茱萸炒，一钱

上为末。每服二钱，白汤调下。为丸尤效。

《本事》二神丸百五十　治脾胃虚寒，不思饮食，泄泻不止。

肉豆蔻生用，二两　破故纸炒，四两

上为末，用大肥枣四十九枚，入生姜片四两同煮，以枣烂为度，去姜，取枣肉捣药为丸，桐子大。每服五六十丸，白汤下。

薛氏四神丸一五一　治脾肾虚寒，大便不实，饮食不思，及泄痢腹痛等证。

破故炒，四两　肉豆蔻面煨　五味子各二两　吴茱萸汤浸，炒，一两

上为末，用大枣百枚，同姜八两煮烂，取肉捣丸，桐子大。每服七八十丸，空心、食前白汤下。案：此丸不宜用枣，但以姜汁煮面糊为丸更佳。

《澹寮》四神丸一五二　治脾肾泄，清晨溏泻。

破故炒，四两　肉豆蔻二两　木香半两　小茴香炒，一两

上为末，姜煮枣肉为丸，桐子大。白汤送下。

《医林》四神丸一五三　治寒疝胀痛不已。

荜澄茄　木香各半两　吴茱萸半酒浸，半醋浸　香附各一两

上为末，糊丸，桐子大。每服七八十丸，空心盐汤或乳香葱汤任下。

《集要》四神丸一五四　方在补阵八。治小便频数不禁。

五味子丸一五五　治下元虚寒，火不生土，以致命门不暖，关门不闭，名曰肾泄，亦名脾肾泄。

人参　白术炒　北五味子炒　破故炒，各三两　山药炒　白茯苓各两半　吴茱萸汤泡，炒　川巴戟去心，炒　肉果面煨，各一两　龙骨煅，五钱

上为末，酒糊丸，桐子大。每服百余丸，食前白汤或米汤任下。

《得效》荜茇丸一五六　治滑泄，中寒者宜之。

荜茇　川姜炮　丁香不见火　附子炮，去皮脐　良姜　胡椒　吴茱萸汤浸，炒，各一两　山茱萸　草豆蔻去皮，各半两

煮枣肉丸，桐子大。每服五六十丸，食前陈米饮下，日三服。

《局方》肉豆蔻丸一五七　治脾胃虚弱，胀满，水谷不消，脏腑滑泄。

肉豆蔻面煨　苍术制　干姜炮　厚朴制　陈皮各四两　炙甘草　茴香炒　肉桂　川乌炮，去皮脐　诃子肉各二两

上用汤浸蒸饼为丸，梧子大。每服七八十丸，食前白滚汤下。

陈氏肉豆蔻丸一五八　方在小儿五六。治肠滑泻痢。

《济生》诃梨勒丸一五九　治大肠虚冷，泄泻不止，腹胁引痛，饮食不化。

诃梨勒面裹煨　附子炮　肉豆蔻面裹煨　木香　吴茱萸汤泡，炒　龙骨生用　白茯苓去皮　荜茇各等分

上为细末，生姜汁煮面糊为丸，梧子大。每服七十丸，空心米饮下。

《良方》厚朴丸百六十　治寒中洞泄，实滞胀满等证。

厚朴炒　干姜炒，等分

上水拌炒为末，水糊丸，桐子大。每服五十丸，米饮下。

《百一》缩脾丸一六一　治滑泄不禁。

白术炒　厚朴姜炒　赤石脂　肉豆蔻面煨　干姜炒，各一两　附子制　荜茇　神曲炒，各五钱

上为细末，醋糊丸，桐子大。每服五七十丸，空心米饮下。

《三因》桂香丸一六二　治脏腑虚寒，为风寒所搏，冷滑注下不禁，危笃者累效。

附子　肉豆蔻面煨　白茯苓各一两　桂心　干姜炒　木香各半两　丁香二钱半

上为末，面糊丸，桐子大。空心米饮下五七十丸。

《宝鉴》陈曲丸一六三　磨积，止泻痢，治腹中冷痛。

陈曲一两半　人参　白术炒　当归炒　干姜　肉桂　甘草炙　厚朴制，各半两

上为末，炼蜜丸，桐子大。每服三五十丸，温酒或淡醋汤任下，日二服。

杨氏萆薢分清饮一六四　治真元不足，下焦虚寒，或服寒凉刮药过多，小便白浊，频数无度，澄如膏糊等证。

益智仁　川萆薢　石菖蒲　乌药各等分

上㕮咀。每服五六钱，水一盅，入盐一捻，煎七分，食前温服。一方加茯苓、甘草。

益志汤一六五　治肾经亏损，遗精白浊，四肢烦倦，时发蒸热等证。

鹿茸酥炙　巴戟肉　枸杞子　熟地黄　苁蓉酒浸　牛膝酒浸　附子炮，去皮脐　桂心不见火　山茱萸　白芍药　炙甘草

防风各等分

上每服三钱，水一盏，姜五分，盐少许同煎，空心服。

《局方》安肾丸一六六　治肾经积冷，下元衰惫，目暗耳鸣，四肢无力，夜梦遗精，小便频数，脐腹撮痛，食少体瘦，神困健忘。常服壮元阳，益肾水。

肉桂去粗皮，不见火　川乌炮，去皮脐，各一斤　白术　山药　茯苓　肉苁蓉酒浸，炙　巴戟去心　破故炒　萆薢　桃仁面炒　石斛炙　白蒺藜炒，去刺，各三斤

上为末，炼蜜丸，桐子大。每服三五十丸，温酒或盐汤下，空心食前服。疝气，茴香汤下。《三因》安肾丸无茯苓、肉桂二味。

小安肾丸一六七　治肾气虚乏，下元冷惫，夜多漩溺，体瘦神倦，腰膝沉重，泄泻肠鸣，眼目昏暗，牙齿蛀痛。

川楝子一斤，用香附子、川乌各一斤，加盐四两，水四升同煮，候干去香附、川乌不用，取川楝切，焙　小茴十一两　熟地八两　川椒四两，去闭口者，微炒出汗

上为末，酒糊丸，桐子大。每服二三十丸，空心临卧，盐汤或酒任下。

西蜀石刻安肾丸一六八　治真气虚惫，脚膝软弱，夜梦遗精，小便滑数。

附子制　肉桂　川乌制　川椒去目，微炒出汗　菟丝制　巴戟制　破故酒炒　赤石脂煅　远志制　茯神　茯苓　苍术米泔浸炒　山茱萸　杜仲制　石斛　胡芦巴炒　柏子仁　韭子微炒　小茴酒炒　肉苁蓉酒浸　川楝子酒蒸，去核，各二两　鹿茸制，一两　青盐四钱　山药四两，作糊

上为末，酒煮山药糊丸，桐子大。每服七八十丸，空心盐汤或白汤下。

《元戎》小已寒丸一六九　一名强中丸。治脾胃积冷中寒，洞泄倦怠，不思饮食。进食，止自汗，厚肠胃。见《肘后》，

甚验。

艾叶四两　苍术一两，炒　吴茱萸炒　陈皮炒，各二两

上用米醋二升浸一宿，漉出曝干，再于原醋内拌匀，炒令紫色，焙干为末，稀糊丸，桐子大。每服三五十丸，空心食前，温酒、盐汤、米汤、白汤任下。

《局方》大已寒丸百七十　治脏腑虚寒，心腹疞痛，肠鸣泄泻，自利自汗，米谷不化，手足厥冷，阴盛阳衰等证。

荜茇　肉桂各四两　干姜炮　良姜各六两

水煮面糊为丸，桐子大。每服二三十丸，食前米饮下。

《元戎》大已寒丸一七一　治诸沉寒冷秘等证。

吴茱萸　官桂　干姜　良姜　乌头　附子

上为末，醋糊丸，桐子大。每服三五十丸，米饮下，空心食前，日二服。无所忌。

《海藏》已寒丸一七二　此丸不僭上而阳生于下。治阴证服四逆辈，胸中发躁而渴者，或数日大便秘，小便赤涩，服此丸，上不燥，大小便自利。

肉桂　附子炮　乌头炮　良姜　干姜　芍药　茴香各等分

上为末，米糊丸，桐子大。空心温水下五七十丸，或八九十丸，食前亦可。酒醋糊丸亦可。海藏云：已寒上五味虽热，以芍药、茴香润剂引而下之，阴得阳而化，故大小便自通，如得春和之阳，冰自消矣。

十补丸一七三　治肾脏虚冷，面黑足寒，耳聋膝软，小便不利等证。

附子炮　五味各二两　山药　山茱萸　丹皮　桂心　鹿茸制　茯苓　泽泻各一两

炼蜜丸，桐子大。每服六七十丸，盐汤下。

《百选》十补丸一七四　治小肠寒疝。

附子一大枚，制　胡芦巴　木香　巴戟天　川楝肉　玄胡索　官桂　荜澄茄　大茴香　破故纸炒，各一两

上为末，酒煮糯米粉糊为丸，桐子大，朱砂为衣。空心酒下五十丸。

《集成》神应散一七五　治寒疝诸疝，心腹痛不可忍，散气开郁。

玄胡索　胡椒　小茴香等分

上为末。每服二钱，酒调下。

《金匮》当归生姜羊肉汤一七六　治寒疝腹中痛，及胁痛里急者。

当归三两　生姜五两　羊肉一斤

上三味，以水八升，煮取三升，温服七合，日三服。若寒多者，加生姜成一斤；痛多而呕者，加橘皮二两，白术一两。如加生姜，亦须加水五升，煮取三升二合服之。

丹溪肾气丸一七七　治诸疝痛。

小茴香炒　破故纸炒　吴茱萸盐炒，各五钱　胡芦巴七钱半　木香三钱半

上为末，萝卜汁丸，桐子大。盐汤下五七十丸。

《百选》胡芦巴丸一七八　治小肠气，　蟠肠气，奔豚，疝气，偏坠阴肿，小腹有形如卵，上下来去，痛不可忍，或绞结绕脐攻刺，呕吐者。

胡芦巴炒，一斤　大巴戟炒　川乌炮，去皮，各六两　川楝子炒，十八两　茴香二十两　吴茱萸汤浸七次，炒，十两

上为末，酒糊丸，桐子大。每服十五丸至二十丸，空心温酒下。

东垣丁香楝实丸一七九　治寒疝，气血留滞。

当归酒洗　附子炮　川楝肉　茴香各一两

以上㕮咀，用好酒三升同煮，酒尽焙干为末，每药末一两，入

没药　丁香　木香各五分　全蝎十三个　玄胡索五钱

上俱为末，拌匀，酒糊丸，桐子大。每服三五十丸，加至

百丸，空心温酒送下。

苦楝丸百八十　治奔豚小腹痛，神效。

川苦楝子　茴香各二两　附子一两，炮，去皮脐

上三味，用酒三升，同煮尽为度，焙干为末，每药末一两，入

玄胡索二钱，一作五钱　全蝎十八个，炒　丁香十八粒

俱为末，和匀，酒糊丸，桐子大。温酒下五十丸，空心服。如痛甚，煎当归酒下。

《良方》三层茴香丸一八一　治肾与膀胱俱虚，邪气搏结不散，遂成寒疝，脐腹疼痛，阴丸偏大，肤囊壅肿，有妨行步，或瘙痒不止，时出黄水，浸成疮疡，或长怪肉，或外肾肿胀，冷硬如石，日以渐大。须温导阳气，渐退寒邪，补虚消疝，暖养肾经。凡一应小肠气寒疝之疾，久新不过三料。

第一料：

舶上茴香用盐半两，同炒焦黄，和盐秤，用一两，连下共重四两　川楝子炮，去核　沙参洗　木香各一两

上为细末，米糊丸，桐子大。每服二三十丸，空心温酒或盐汤下，日三服。小病一料可安，病深者，一料才尽，便可用第二料。

第二料：　如前方加荜茇一两　槟榔五钱

上六味，共重五两半，依前糊丸，服如前。若未愈，再服第三料

第三料：如前方加白茯苓佳者，四两　附子炮，去皮脐，或五钱或一两

上八味，共重十两，丸服如前，渐加至三四十丸。凡小肠气频发及三十年者，或大如栲栳者，皆可消散，神效。

夺命丹一八二　治远年近日小肠疝气，偏坠搐痛，脐下胀痛，以致闷乱，及外肾肿硬，日渐滋长，阴间湿痒等证。

吴茱萸拣净，一斤，分四分，用酒、醋、盐汤、童便各浸一宿，焙干　泽泻净片，二两，酒浸一宿

上为末，酒糊丸，桐子大。每服五十丸，食前盐酒或盐汤下。

《良方》夺命丹一八三　方在妇人六四。治瘀血入胞，胀满难下。

万氏夺命丹一八四　方在痘疹八二。治痘疮倒陷，解毒发痘。

外科夺命丹一八五　方在外科七七。治疔疮发背，恶毒恶证，有夺命之功。

《局方》二气丹一八六　治虚寒积冷，小便不禁，老人虚人尺脉微弱患此者。

硫黄制，研细　肉桂各二钱半　干姜炮　朱砂研，为衣，各二钱　附子制，半两

上以面糊丸，桐子大。每服二十丸，空心盐汤下。

《局方》半硫丸一八七　治高年冷秘虚秘，及痃癖冷气。《简易》曰：此润剂也。

半夏汤泡七次，焙干为末　硫黄明净者，研极细，用柳木槌子杀过

上等分，以生姜汁打糊丸，桐子大。每服五七十丸，用无灰酒或生姜汤任下。

养正丹一八八　治上盛下虚眩运，此药升降阴阳；及咳逆翻胃，霍乱吐泻，中风涎潮，不省人事，伤寒阴盛，唇青自汗。

硫黄为末　黑锡熔净　水银　朱砂研，各一两

上将锡熔化，入硫末，渐入渐搅为末，再入水银同擂。如硬，再于火上微煅，又擂匀放冷，研极细末，糯米糊丸，绿豆大。每服三十丸，空心盐汤下。

《局方》黑锡丹一八九　治痰气壅塞，上盛下虚，肾水亏

竭，心火炎盛，或一应下虚阴寒，真头痛等证，及妇人血海久冷无子，赤白带下。

黑锡去滓，二两，炒末　硫黄二两　肉桂五钱　附子炮　木香　沉香　舶茴香　故纸　阳起石水飞　胡芦巴酒浸炒　肉豆蔻面裹煨　金铃子蒸，去皮核，各一两

上用新铁铫将锡化开，下硫黄末，提起，以木杵擂极细，放地上退火毒，同余药研一日，至黑光色为度，酒糊丸，桐子大，阴干入布袋内擦令光莹，每服四十丸，空心姜盐汤下，女人艾枣汤下。

《局方》红丸子百九十　和脾胃，消宿食，去膨胀，治大人小儿脾胃之证，极有神效。

京三棱浸软切片　蓬术煨　青皮　橘红各五斤　干姜炮　胡椒各三斤

上为末，用醋糊丸，桐子大，矾红为衣。每服三十丸，食后姜汤送下。小儿临时加减与服丸，治饮食所伤，中脘痞满，服之应手而愈。妊妇恶阻呕吐，全不纳食，百药不治者，惟此最妙，可佐二陈汤服之。但人疑其堕胎，必不信服，每易名用之，时有神效。但恐妊妇偶尔损动，未免归咎此药，是当酌而防之。

椒囊法一九一　辟一切瘴疾时气，风寒时气。

以绛纱囊贮椒两许，悬佩身傍近里衣处，则一切邪气不能侵犯。

椒红丸一九二　治元脏伤惫，目暗耳聋。服此百日，觉身轻少睡足有力，是其效也；服及三年，心智爽悟，目明倍常，面色红悦，须发光黑。

川椒去目并合口者，炒出汗，捣取红，一斤　生地黄捣自然汁，熬取浓汁，一升

上将生地汁熬至稀稠得所，和椒末捣丸，梧子大。每空心温酒下三四十丸。合药时，勿令妇人、鸡、犬见。有诗曰：其

椒应五行，其仁通六义。欲知先有功，夜间无梦寐。四时去烦劳，五脏调元气，明目腰不疼，身轻心健记。别更有异能，三年精自秘，回老返婴童，康强不思睡，九虫顿消亡，三尸自逃避。若能久饵之，神仙应可冀。

景岳全书卷之五十八终

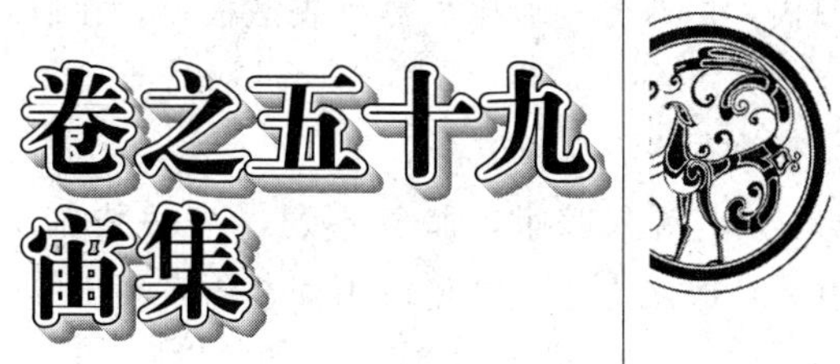

卷之五十九 宙集

古方八阵

固阵

《局方》牡蛎散一 治诸虚不足，及大病后体虚，津液不固，常常自汗。

黄芪蜜炙 麻黄根 牡蛎煅淬醋中，各二钱半

水一盅半，加小麦百粒，煎八分，食远温服。

牡蛎白术散二 治漏风证，以饮酒中风，汗多，食则汗出如洗，久而不治，必成消渴。

牡蛎煅，一钱 白术炒 防风各二钱

水二盅，煎八分，食远温服。

《宣明》白术散三 治虚风多汗，食则汗出如洗，少气痿弱，不治必为消渴证。

白术二两 防风五两 牡蛎煅，六钱

上为末。每服一钱，温水调下，不拘时。如恶风，倍白术；如多汗而肿，倍牡蛎。案：此方虽与前同，而用法不同，故并存之。

神效麦面汤四 治心虚盗汗。

麦面炒黄色，一钱 防风 白术 牡蛎煅，醋淬 黄芪蜜炙，

一钱半

水一盅半，枣二枚，煎八分，调服辰砂妙香散极效。在后十五。

黄芪汤五　方在补阵四五。治自汗盗汗。

《圣惠》宁肺散六　治新久咳嗽，肺气不通，咯唾脓血，自汗咳嗽，常年不愈者，服之立止。并坐卧不安，语言不出等证。

乌梅肉七分　罂粟壳二钱，去筋，蜜炙

上为细末。不拘时，乌梅汤调下。

《选要》安眠散七　治上喘咳嗽久而不止。

款冬花　麦门冬　乌梅肉　佛耳草各四分　橘红五分　炙甘草三分　粟壳蜜炙，一钱

上为末。水一盅，煎八分，入黄蜡如枣核许煎化，临睡温服。

丹溪百药煎八　劫嗽立止。

百药煎　诃子　荆芥穗等分

上为极细末，蜜丸噙化。

《集成》三妙汤九　治久嗽。

乌梅肉二个　北枣三枚　粟壳蜜炙，四个

水一盅半，煎七分，食后服。

九仙散十　治一切咳嗽不已。

人参　款冬花　桔梗　桑白皮　五味子　阿胶　贝母　乌梅各五分　御粟壳二钱，蜜炙

水一盅半，姜一片，枣一枚，煎七分，食远服。

劫嗽丸十一　治久嗽失气失声者，宜此敛之。新咳者不宜用也。

诃子肉　百药煎　荆芥穗等分

上为细末，蜜丸噙化。

五味子丸十二　劫咳嗽如神。

五味子五钱　甘草二钱半　文蛤　风化硝各一钱

上为末，炼蜜丸，芡实大。噙化。

罂粟丸十三　治一切久嗽劳嗽，一服即愈。

罂粟壳新者一半，去蒂，切，焙干；陈者一半，泡去筋膜，炒，各一两

上共为末，蜜丸，弹子大。临睡嚼服一丸。一方用罂粟子半斤，淘净焙干，炒黄为末，沙糖丸，弹子大，每服一丸，临卧绵包含化。

《统旨》润肺丸十四　治咳嗽。

诃子　五味子　五倍子　甘草等分

上为末，蜜丸噙化。久嗽者，加罂粟壳。

《良方》辰砂妙香散十五　治心气不足，惊痫，或精神恍惚，虚烦少气少睡，夜多盗汗，心虚遗精白浊，服之安神镇心。

黄芪　山药姜汁炒　茯苓　茯神　远志甘草汤制，各一两　人参　炙甘草　桔梗各五钱　木香二钱　麝香一钱，另研　朱砂三钱，另研

上为末。每服二钱，不拘时，温酒调下，或用麦面汤调下。

《局方》王荆公妙香散十六　安神秘精，定心气。

人参　龙骨五色者　益智各一两　白茯神　白茯苓　远志制　甘草炙，各五钱　朱砂飞，二钱半

上为末。每服二钱，空心、临卧温酒调下。

《本事》金锁丹十七　治梦泄遗精，关锁不固。

舶茴香　葫芦巴　破故炒　白龙骨各一两　木香两半　胡桃肉三十个，研膏　羊肾三对，切开，用盐半两擦，炙熟，捣膏

上为末，和二膏加酒浸蒸饼为丸，桐子大。每服三五十丸，空心盐汤下。

《和剂》金锁正元丹十八　治真气不足，遗精盗汗，目暗

耳鸣，吸吸短气，四肢酸倦，一切虚损等证。

补骨脂一两，酒浸，炒　肉苁蓉酒洗，焙　紫巴戟去心　葫芦巴炒，各一斤　文蛤八两　茯苓去皮，六两　龙骨二两　朱砂三两，另研

上为细末，酒糊丸，桐子大。每服二十丸，空心温酒、盐汤任下。

万氏金锁思仙丹十九　治男子嗜欲太过，精血不固。此涩以固脱之剂。

莲蕊　芡实　石莲子各十两　金樱膏三斤

上以金樱煎膏如饧，入前三味药末和丸，桐子大。空心盐酒下三十丸。服久精神完固，大能延年。平时服食，忌葵菜、车前子。

《医林》金锁匙丹二十　治男妇精滑，遗泄不禁，梦与鬼交。

茯苓　茯神各二钱　远志制　龙骨煅，各三钱　左股牡蛎煅，四钱

上为末，酒糊丸，桐子大。每服四十丸，空心盐汤或酒下。

玉锁丹二一　治玉门不闭，遗精日久，如水之漏，不能关束者。

文蛤八两　白茯苓二两　白龙骨一两

上为细末，米糊丸，桐子大。每服七十丸，空心淡盐汤下，临睡更进一服，极效。

《御药》玉锁丹二二　治精气虚滑，遗泄不禁。

龙骨　莲花蕊　鸡头子　乌梅肉等分

上为末，用熟山药去皮为膏和丸，小豆大。空心米汤下三十丸。

《经验》水陆二仙丹二三　治精脱肾虚，梦遗白浊等证，与补阴药同用，甚有奇效。

金樱膏一斤，用金樱子不拘多少，入粗麻布袋内擦去毛刺，捣烂入缸，以水没头，浸一二宿，滤去柤，取汁以棉滤二三次，却入铜锅，用桑柴文火熬成膏，取起，以瓷瓶收贮听用　芡实粉一斤

上二味和匀，丸桐子大。每服二三百丸，空心淡盐汤下。

《经验》金樱丸二四　治梦遗精滑，小便后遗溺。

金樱子　芡实各一两　龙骨煅　白莲蕊各五钱

上为末，糊丸，桐子大。每服八十丸，空心盐酒下。

《正传》经验秘真丹二五　治肾虚遗精，梦泄白浊等证。

菟丝子制　韭子　破故炒　杜仲姜汤炒　干姜炒，各一两　龙骨　牡蛎煅　山茱萸　赤石脂各五钱　远志　覆盆子　巴戟肉　枸杞　山药各七钱半　鹿角胶一两半　柏子仁一两　金樱子取黄者，去刺核，焙，净肉，二两　黄柏盐酒炒，七钱五分

上为细末，炼蜜丸，桐子大。每服百丸，空心姜盐汤下。

《局方》锁精丸二六　治白浊白带，小便频数。

破故纸　青盐　白茯苓　五味子炒，等分。一方用五倍子

上为末，酒糊丸，桐子大。每服三十丸，空心温酒下。

东垣固真丸二七　治精滑久不愈。

牡蛎不拘多少，用砂锅内煅，醋淬七遍为末

上以醋糊为丸，桐子大。每服五七十丸，空心盐汤下。

《良方》固真散二八　治才睡着即泄精。此二味大能涩精固真气，暖下元。

韭子一合　白龙骨一两

上为细末。每服二钱，空心用酒调服。

《济生》固精丸二九　治下元虚损，白浊如脂，或胞气虚寒，腰重少力，小便无度并效。

牡蛎煅　菟丝子酒浸蒸炒　韭子炒　龙骨煅　北五味炒　白茯苓　桑螵蛸酒炙　白石脂煅，各等分

上为细末，酒糊丸，桐子大。每服七十丸，空心盐汤下。

《直指》固精丸三十　治肾虚有火，精滑，心神不安。

黄柏酒炒　知母酒炒，各一两　牡蛎煅　龙骨煅　莲蕊　芡实　山茱萸　远志　甘草制　茯苓各三钱

上为末，山药糊丸，桐子大。每服五十丸，空心温酒下。

《百一》固元丹三一　治元脏久虚，遗精白浊五淋，及小肠膀胱疝气，妇人赤白带下，血崩便血等疾，以小便频利为效。

好苍术刮净，米泔浸咀片，一斤，择坚而小者佳，惟茅山者尤妙。分作四分制之。一分，用小茴香、食盐各一两同炒；一分用川椒、补骨脂各一两同炒；一分用川乌头、川楝子肉各一两同炒；一分用醇醋、老酒各半斤同煮干，焙燥

上连炒诸药同为末，用酒煮糊丸，桐子大。每服三五十丸，男以温酒，女以醋汤，空心下。此高司法方也。

《御药》秘元丹三二　治内虚里寒，自汗时出，小便不禁。

白龙骨三两　诃子肉　砂仁各一两　灵砂二两

上为末，煮糯米粥丸，桐子大。每服五十丸，空心盐酒下。

韭子丸三三　治虚劳寒脱漏精。

韭子炒　车前子　天雄制　菟丝子酒煮另捣　龙骨各一两　鹿茸酥炙　干姜炮　桑螵蛸炒，各三钱

上为末，炼蜜丸，桐子大。每服二三十丸，空心黄芪汤下。

《三因》家韭子丸三四　治少长遗溺，及男子虚剧，阳气衰败，小便白浊，夜梦遗精。此药补养元气，进美饮食。案：此方当除去石斛，倍用菟丝，庶乎尤效。

家韭子炒，六两　鹿茸酥炙，四两　肉苁蓉酒浸　牛膝酒浸　熟地　当归各二两　菟丝子酒煮　巴戟肉各一两半　杜仲炒　石斛　桂心　干姜炮，各一两

酒糊丸，桐子大。每服五七十丸，加至百余丸，食前温酒、盐汤任下。凡小儿遗尿者，多因胞寒，亦禀受阳气不足

也，作小丸服之。

小菟丝子丸三五　治肾气虚损，目眩耳鸣，四肢倦怠，夜梦遗精。

菟丝子制，五两　石莲肉二两　白茯苓二两　山药炒，二两，分一半作糊

用山药糊丸，桐子大。每服五十丸，空心温酒、盐汤任下。一方有五味子一两，治小便多而不禁。

《局方》大菟丝子丸三六　治肾气虚损，五劳七伤，脚膝酸痛，面色黎黑，目眩耳鸣，心忡气短，时有盗汗，小便滑数。

菟丝子酒制　鹿茸酥炙　肉桂　石龙肉去土　附子炮　泽泻各一两　熟地　牛膝酒浸一宿，焙干　山茱萸　杜仲炒　茯苓　肉苁蓉酒浸，切焙　续断　石斛　防风　补骨脂酒炒　荜茇　巴戟肉　茴香炒　沉香各三两　川芎　五味　桑螵蛸　覆盆子各五钱

上为末，酒煮面糊丸，桐子大。每服三五十丸，空心盐汤、温酒任下。

《济生》菟丝子丸三七　治小便多，致失禁。

菟丝子制　肉苁蓉酒浸，各二两　牡蛎煅　附子炮　五味子　鹿茸酒炙，各一两　鸡胵炙干，五钱　桑螵蛸酒炙，五钱

上为末，酒糊丸，桐子大。每服七十丸，空心盐汤、温酒任下。

《局方》茯菟丸三八　治思虑太过，心肾虚损，真阳不固，尿有余沥，或小便白浊，梦寐遗精等证。

菟丝子制，五两　白茯苓三两　石莲肉二两

酒糊丸，桐子大。每服三五十丸，空心盐汤或米汤下。一方有北五味子四两，兼治三消。

猪肚丸三九　治小便频数。

莲子一斤，以猪肚一个，同煮一周日，取出去皮心焙干为末　舶

茴香　破故纸　川楝子　母丁香各一两

上为末，炼蜜丸，桐子大。每服五十丸，空心温酒送下。

《经验》猪肚丸四十　止梦遗泄精，进饮食，健肢体，此药神应。瘦者服之自肥，莫测其理。

白术面炒，五两　苦参白者，三两　牡蛎左扇者，煅研，四两

上为末，用雄猪肚一具，洗净，以瓷罐煮极烂，木石臼捣如泥，和药再加肚汁捣半日，丸如小豆大。每服四五十丸，日进三服，米饮送下。久服自觉身肥而梦遗永止。

《良方》三仙丸四一　治梦遗精滑。

益智仁二两，用盐二两同炒，去盐　乌药一两半，炒　山药一两，炒

上为末，山药煮糊丸，桐子大。每服七十丸，空心茯苓汤送下。

丹溪九龙丸四二　治肾虚精滑。

金樱子　枸杞　山茱萸　莲蕊　莲肉　当归　熟地　芡实　白茯苓各等分

上为末，酒糊丸，桐子大。每服五六十丸，或酒或盐汤下。

小温金散四三　治心肾虚热，小便赤白淋沥，或不时自汗等证。

人参　莲肉去心　巴戟肉　益智　黄芪蜜炙　麦冬去心　赤茯苓　萆薢酒浸炒　炙甘草各一钱

灯心十茎，枣一枚，水煎服。

仁斋莲子六一散四四　治心经虚热赤浊。

石莲子六两　炙甘草一两

为末。每服三钱，灯心汤调下。

《和剂》威喜丸四五　治元阳虚惫，精滑白浊遗尿，及妇人血海久冷，淫带梦泄等证。

白茯苓去皮，四两，切块，同猪苓二钱五分同于瓷器内煮二十余

沸，取出晒干，不用猪苓

黄蜡四两

上以茯苓为末，熔黄蜡搜和为丸，如弹子大。每空心细嚼，满口生津，徐徐咽服，以小便清利为效。忌米醋，惟糠醋可用，尤忌气怒动性。

五子丸四六 治小便频数，时有白浊。

菟丝子酒蒸 家韭子炒 益智 茴香炒 蛇床子去皮，炒

上各等分为末，酒糊丸，桐子大。每服七十丸，米饮、盐汤任下。

远志丸四七 方在补阵百十三。治神魂恍惚，梦泄遗精。

《本事》猪苓丸四八 此方以行为止，治湿郁热滞，小水频数，梦遗精滑。

半夏一两

将半夏破如豆粒。用猪苓为末二两，先将一两炒半夏色黄，勿令焦，出火毒，取半夏为末，糊丸桐子大，候干；用前猪苓末一半，又同炒微裂，入瓷瓶内养之。空心温酒、盐汤下三四十丸，常又服，于未申间以温酒下。

泄泻经验方四九 治泄泻饮食少进。

用糯米一升，水浸一宿沥干，慢火炒令极熟，磨细，罗如飞面，加怀山药一两，炒，研末，和米粉内。每日清晨用半盏，入白糖二匙，川椒末少许，将极滚汤调食，其味甚佳，且不厌人，大有资补。久服之，其有精寒不能成孕者亦孕矣。

固肠散五十 治脾胃虚弱，内寒注泄，水谷不分，下痢脓血，赤少白多，肠滑腹痛，心腹胀满，食减力乏。

陈米炒，二两 木香一钱 肉豆蔻生 粟壳蜜炙，各二钱 干姜炮 炙甘草各二钱半

上为末。每服二钱，水一盅，姜三片，枣一枚，煎七分，不拘时温服。忌酒、猪肉、鱼腥、生冷。

白术圣散子五一　方在热阵一六三。治一切泻痢久不瘥。

陈氏肉豆蔻丸五二　方在小儿五六。治泻痢肠滑不止。

《医林》固肠丸五三　治泻痢日夜无度。

人参　附子制　阿胶炒　龙骨研　肉豆蔻面煨　赤石脂煨，醋淬　干姜炒　木香各一两　白术炒　诃子肉各二两　沉香五钱

上为末，粳米糊丸，桐子大。每服七八十丸，米饮下。

《局方》大断下丸五四　治脏腑停寒，下痢不已。

干姜炮　高良姜　细辛各两半　附子制　牡蛎煅　龙骨研　赤石脂煨　肉豆蔻面煨　诃子肉　枯矾　酸石榴皮醋浸一宿，炙黄用，各一两

上为细末，醋煮面糊为丸，桐子大。每服五七十丸，米饮送下。

东垣椿皮散五五　治血痢及肠风下血神效。

椿根白皮　枯白矾各二两　槐角子四两　炙甘草一两

上为细末。每服三钱，米饮调下。

桃花丸五六　治肠胃虚弱，冷气乘之，脐腹搅痛，下痢肠滑不禁，日夜无度。此即仲景桃花汤之法，方见热阵一四六。

赤石脂煅，醋淬　干姜炮，等分

上为末，汤浸蒸饼丸，梧子大。每服百余丸，食前米饮下，日三服。若痢久虚滑，去积不已，用苍术二两，防风五钱，水一碗，煎至半碗，下此丸，小便利则安。

生地黄汤五七　治热痢便血，崩淋不止。

生地黄五钱　地榆七钱半　炙甘草二钱半

上㕮咀。用水二盅，煎一盅，分空心、日晚二服。

香梅丸五八　治肠风下血，服之即止。

乌梅肉　白芷　百药煎烧存性，等分

上为末，米糊丸，桐子大。每服五六十丸，空心米汤下。

胜金丸五九　一名百药散。治肠风下血，溺血不止，及脏毒便血。

百药煎三两。生用一两，炒焦一两，烧存性一两

上为末，软饭和丸，或蜜丸，桐子大。每服五七十丸，空心米饮下，或人参汤下。

《济生》乌梅丸六十　治大便下血如神。

僵蚕炒，一两　乌梅肉一两半

上为末，醋糊丸，桐子大。每服四五十丸，空心醋汤下。

缩泉丸六一　治脬气不足，小便频多。

乌药　益智等分，为末

酒煮山药糊为丸，桐子大。每服五七十丸，空心盐汤下。

四味肉苁蓉丸六二　治禀赋虚弱，小便遗数不禁。此即《集要》四神丸补阵一五八。

熟地六两　五味子四两　肉苁蓉酒洗去甲，八两　菟丝子制，二两

酒煮山药糊丸，桐子大。每服七八十丸，空心盐汤下。

固脬丸六三　治遗尿不觉，小便不禁。

菟丝子制，三两　茴香一两　桑螵蛸炙　制附子各五钱　戎盐一钱

上为末，酒煮面糊丸，桐子大。每服三十丸，空心米饮下。

牡蛎丸六四　治小便不禁。

牡蛎三两，用瓷器盛，以盐末一两铺底盖面，用炭火约五斤烧半日，取出研　赤石脂三两，捣碎，醋拌匀湿，于铁锅内慢火炒干，研粉

上用酒糊丸，桐子大。每服五十丸，空心盐汤下。

《心统》茴香益智丸六五　治老人阳虚失禁，及房劳伤肾遗溺。

小茴香盐炒　益智仁炒　故纸酒炒　川乌炮　乌药各一两

上为末，山药糊丸，桐子大。每服八十丸，盐汤下。

溺血方六六

文蛤炒，为末

上以乌梅肉浸烂捣膏丸，桐子大。空心酒下五六十丸。

景岳全书卷之五十九终

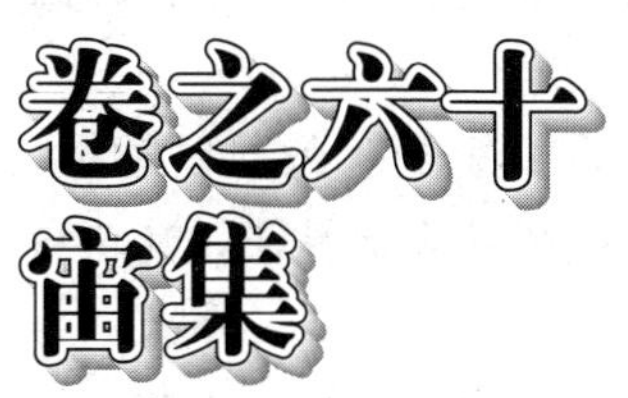

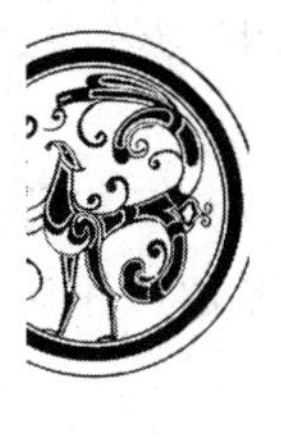

卷之六十 宙集

古方八阵

因阵

以下眼目方

《原机》当归补血汤一　治男妇亡血过多，以致睛珠疼痛，不能视物，羞明酸涩，眼光无力，眉骨太阳酸痛。

当归　熟地黄各二钱　白芍药　牛膝　白术　生地黄　天门冬各一钱　川芎　防风　炙甘草各五分

水二盅，煎八分，稍热服。如恶心不进食者，加生姜煎。

益气聪明汤二　治目中内障初起，视觉昏花，神水淡绿色或淡白色，久则不睹，渐变纯白，或视物成二等证，并治耳聋耳鸣。

人参　黄芪各五钱　升麻　葛根　炙甘草各三钱　芍药　黄柏各二钱　蔓荆子钱半

上每服四、五钱，水二盅，煎一盅，临睡热服，五更再服。

东垣蔓荆子汤三　治劳倦饮食不节，内障眼病，此方如神。

蔓荆子二钱半　人参　黄芪各一两　炙甘草八钱　黄柏酒拌

炒四遍　白芍药各三钱

上㕮咀。每服四、五钱，水二盏，煎一盏，去柤，临卧温服。

益阴肾气丸四　治足三阴亏损，虚火上炎，致目睛散大，视物不的，或昏花紧涩，作痛羞明，或卒见非常等证，其功与六味还少丹同类。

熟地二两，酒洗　生地　归尾酒洗　丹皮　五味　山药　山茱萸　柴胡　茯苓　泽泻各二钱半

炼蜜丸，桐子大，水飞朱砂为衣。每服五、七十丸，空心淡盐汤下。

济阴地黄丸五　治证同上。

熟地倍用　山药　山茱萸　当归　枸杞　巴戟肉　麦冬　肉苁蓉　五味子　甘菊花各等分

炼蜜丸，桐子大。每服七、八十丸，空心白汤下。

神效黄芪汤六　方在补阵四八。治目紧缩小，及羞明畏日，视物不明。

《局方》明目地黄丸七　治男妇肝肾俱虚，风邪所乘，热气上攻，翳障，目涩多泪。

熟地黄　生地黄各一斤　牛膝三两　石斛　枳壳　杏仁去皮尖，炒　防风各四两

炼蜜丸，桐子大。每服七、八十丸，食前盐汤下。

《简易》加减驻景丸八　治肝肾气虚，两目昏暗，视物不明。

熟地　当归各五两　菟丝子酒煮，八两　枸杞　车前子炒　五味子各二两　楮实子　川椒炒，各一两

上为末，炼蜜丸，桐子大。每服七、八十丸，食前温酒下。

东垣滋阴地黄丸九　治足三阴亏损，虚火上炎，致目睛散大，视物不的，或昏花紧涩，作痛羞明，兼眵多燥热赤烂者。

一名干熟地黄丸。

熟地一两　归身酒制　黄芩各半两　天冬焙　甘草炙　枳壳　柴胡　五味子各三钱　人参　地骨各二钱　黄连三钱　生地酒洗，一两半

炼蜜丸，桐子大。每服百丸，食前茶汤下，日三服。

谦甫还睛散十　治翳膜遮睛，昏涩泪出，瘀血胬肉攀睛。

川芎　龙胆草　草决明　石决明　荆芥穗　甘菊花　茺蔚子　楮实子　白茯苓各一两　白蒺藜炒　木贼　甘草各七钱　川椒炒出汗，一钱

上为细末。每服二钱，食后茶清调下，日三服。忌一切鸡鱼厚味，及荞麦面热物。

八味还睛散十一　治肝肺停留风热，翳膜遮睛，痛涩眵泪。

白蒺藜炒，去刺　防风　甘草　木贼　山栀仁各七钱　草决明一两，炒　青葙子二钱半，炒　蝉蜕二钱

上为细末。每服二钱，食后麦门冬汤调服。

还睛丸十二　治男妇风毒上攻，眼目肿痛，怕日羞明，多眵，陷涩难开，睑眦红烂，瘀肉攀睛，或暴赤痛甚，又治偏正头风头痛，皆有奇效。

白术　菟丝子制　青葙子　防风　羌活　白蒺藜炒，去刺　密蒙花　木贼　炙甘草等分

炼蜜丸，弹子大。每服一丸，细嚼，白汤送下，空心、食前，日二服。

《正传》祖传固本还睛丸十三　治远年一切目疾，内外翳膜遮睛，风弦烂眼，及老弱人目眵多糊，迎风冷泪，视物昏花等证，悉皆治之。

天门冬酒浸一宿，另研如泥　麦门冬　生地黄酒浸焙　熟地黄酒洗，各三两　人参　白茯苓　干山药　枸杞各两半　川牛膝酒洗　石斛酒洗　草决明微炒　杏仁去皮另研　枳壳面炒黄　菟

丝子酒浸煮　甘菊花用小金钱菊花，各一两　羚羊角细锉，取净末　乌犀角锉用　青葙子微炒　防风去芦，各八钱　五味子焙干　炙甘草　黄连去须　白蒺藜取仁　川芎各七钱

上为末，蜜丸，梧子大。每服五、七十丸，盐汤下。

定志丸十四　方在补阵百十六。治阳气不足，眼目不能近视。

地芝丸十五　治目不能远视，但可近视，或并不能，乃阴气不足也，宜用此方。

生地黄四两　天冬　枳壳面炒　甘菊花各一两

炼蜜丸，桐子大。每服百丸，茶清或温酒下。

东垣助阳和血汤十六　治眼发之后，犹有上热，白睛赤色，隐涩难开而多眵泪等证。

黄芪　当归酒洗　柴胡　炙甘草　防风各五分　升麻七分　白芷三分　蔓荆子二分

水煎热服。

东垣芎辛散十七　治两眼风热，昼夜隐涩难开，羞明恶日，视物昏暗，赤肿而痛。

细辛二分　芎䓖　蔓荆子各五分　甘草　白芷各一钱　防风一钱半

上㕮咀。水二盏，煎一盏，临卧温服。

东垣明目细辛汤十八　治两目发赤微痛，羞明畏日，怯风，恶灯火，多眵隐涩，鼻塞流涕，津唾稠黏，大便微硬。

细辛　麻黄　羌活　蔓荆子　防风　藁本　川芎　荆芥穗　白茯苓各四分　生地黄　归尾各八分　花椒七粒

水二盅，煎八分，食后、临卧稍热服。

决明夜光散十九　治眼目夜昏，虽有灯月亦不能视。

石决明　夜明砂各二钱　猪肝一两

上以药为末，乃将竹刀切肝为二片，铺药于内，合定，用麻皮缚之，以米泔水一碗，用砂锅煮至半碗，临卧连肝、连汁

俱服之。

石斛夜光丸二十　治神水散大，昏如雾露，眼前黑花，睹物成二，久而光不收敛，及内障瞳人淡白绿色。

石斛酒洗，五钱　人参　生地　熟地酒洗　麦门冬　天门冬　白茯苓　防风　草决明　黄连酒炒，各一两　羚羊角镑　犀角镑　川芎　炙甘草　枳壳面炒　青葙子微炒　五味子炒　肉苁蓉酒洗去鳞，炙，各五钱　牛膝酒洗　白蒺藜炒，去刺　菟丝子制　家菊花　山药　杏仁　枸杞各七钱

上为末，炼蜜丸，梧子大。每服三、五十丸，温酒、盐汤任下。

东垣泻热黄连汤二一　亦名黄连饮子。治眼暴发赤痛。

黄连酒炒　黄芩酒炒　龙胆草　生地　柴胡各一钱　升麻五分

水煎。于午前，或饭后热服。

东垣黄芩黄连汤二二　治两眼血热赤痛。

黄芩　黄连　草龙胆俱各酒洗，炒　生地酒洗

上等分，㕮咀。每用五钱，水二盏，煎一盏，去柤，热服。

东垣当归龙胆汤二三　治眼中白翳。

归身　龙胆草酒洗　黄芩酒炒　黄柏酒炒　芍药各八分　黄芪　黄连　甘草各五分　防风　羌活　升麻　柴胡　五味子　石膏各五分

水二盏，煎一盏，去柤，入酒少许。临卧热服。忌言语。

芍药清肝散二四　方在寒阵六一。治赤脉贯晴，眵多眊燥，紧涩羞明，脏腑秘结。

蝉花散二五　治肝经风热，毒气上攻，眼目赤痛，及一切内外翳障。

蝉蜕　甘菊花　谷精草　羌活　甘草炒　白蒺藜炒　草决明　栀子炒　防风　密蒙花　荆芥穗　木贼　川芎　蔓荆子

黄芩各等分

上为末。每服二钱，食后茶清调下。

五味泻白散二六　治风热翳膜血筋，一切肺热外障。

当归　生地　芍药　栀子　黄芩各等分

每服三、五钱，为散、为汤任服。

明目羊肝丸二七　治肝虚风热，冷泪赤涩，内外障眼。

黄连三两　家菊花　龙胆草　石决明煅　人参　当归　熟地　枸杞　麦冬　牛膝　青盐　黄柏　柴胡　防风　羌活各八钱　肉桂四钱　羯羊肝一具，烙干为末

上为末，炼蜜丸，桐子大。每服三、四十丸，温汤下。

黄连羊肝丸二八　治前证。

单用黄连一味，同羊肝俱为末，炼蜜丸服。《济生方》用生羊肝去筋膜，同黄连捣丸，桐子大。每服五、六十丸，温水下。

黄连天花粉丸二九　治两眼赤痛，眵多眊燥，紧涩羞明，赤脉贯睛，脏腑秘结。

黄连酒炒　天花粉　家菊花　川芎　薄荷叶　连翘各一两　黄芩　栀子各四两　黄柏酒炒，六两

上为细末，滴水丸，梧子大，或用蜜丸。每服五、七十丸，或百丸，食后、临睡茶汤下。

《局方》密蒙花散三十　治风气攻注，两眼昏暗，眵泪羞明，并暴赤肿翳障。

密蒙花　羌活　白蒺藜炒　木贼　石决明各一两　甘菊三两

上为末。每服二钱，食后茶清调下。

春雪膏三一　点赤眼。

朴硝置豆腐上蒸之，待流下者，瓦器盛点之。

玄明春雪膏三二　治时气热眼。

玄明粉半两　月石三钱　冰片三分

上乳无声，瓷罐密收，用时点二大眦内。

龙脑黄连膏三三　点赤热眼。

龙脑一钱　黄连去毛净，酒炒，八两

先剉黄连令碎，以水四碗贮砂锅内，入连煮至一大碗，滤去滓，入薄瓷碗内，重汤煮成膏半盏许，以龙脑为引，或用时旋入尤妙。

立消膏三四　治浮翳、宿障，雾膜遮睛。

雪白盐净器中生研如尘

上以大灯草蘸盐少许，轻手指定浮翳点上，凡三次即没，亦不疼痛。

黄连甘石散三五　治眼眶破烂，畏日羞明。

炉甘石制，一斤　黄连四两　龙脑量加

先以黄连研极细，同甘石再研，俱用细绉纱筛过收贮。用时取一、二两加入龙脑，用井花水调如稠糊，临睡抹敷破烂处，不破烂者点眼内眦，勿使入眼珠内为妙。

黄连人参膏三六　治目赤痒痛。

宣黄连　人参各五分或一钱

上切碎，用水一小盅同浸，饭锅蒸少顷，取出冷定，频点眼角自愈，或于临用时研入冰片少许更妙。一方但用人乳浸黄连频点眦中，《抱朴子》云：治目中百病。一方用黄连少加生白矾，以人乳浸蒸，点抹眼角大效。

丹砂散三七　点治诸眼皆妙，此李时珍方也。

硼砂　海螵蛸去壳　炉甘石上好者，煅淬童便七次，飞，各一两　朱砂五钱，用此则不粘

上为极细末，瓷瓶收贮。临用少加冰片研点极妙。

清凉膏三八　治眼目赤肿不能开，痛闷，热泪如雨。

生南星　脑荷叶各半两　荆芥　百药煎如无，即用文蛤，各三钱

上为末，井水调成膏。点眼角上，自然清凉。

《正传》**光明丹**三九　治一切风热上壅，两目赤肿涩痛，烂弦风眼，及内外翳障。

制甘石一两　朱砂一钱　硼砂二钱　轻粉五分　冰片三分　麝香一分

以上用乳钵研极细，收贮为君。如眼赤肿痛，加乳香、没药各五分；内外翳障，加珍珠五分，胆矾二分。烂弦风眼，加铜绿五分，黄丹五分；或以诸药合一，以治诸般眼疾。

上各研为细末，并一处再研二日，用瓷器密收，勿令泄气，点服绝妙。

青火金针四十　治头风牙痛赤眼。

火硝一两　青黛一钱　脑荷　川芎各五分

上为细末。口噙冷水勿咽，用此药吹鼻。

赤火金针四一　治赤眼、头风，冷泪，鼻塞，耳鸣，牙疼。

火硝一两　川芎　雄黄　乳香　没药　石膏各一钱

上为细末。每服一、二分，如前吹鼻，三次愈。

吹鼻六神散四二　治眼目暴发赤肿，热泪昏涩，及头脑疼痛。

焰硝提净，五钱　白芷　雄黄　乳香制　没药制　脑荷叶各一钱

上为细末，瓷罐收贮。左吹左，右吹右。先令病人口含水吹之，其气上行，须臾觉效。头痛吹法亦然，或两鼻皆吹之。若久患眼疾者，不可吹。

东垣点盐法四三　明目，去昏翳。大利老眼，得补法之良。

用海盐二斤，拣净，以百沸汤泡，滤取清汁，于银石器内熬取雪花白盐，瓷器盛贮。每早用一钱擦牙，以水漱口，用左右手指互以口内盐津细洗两眼大小眦内，闭目良久，却用水洗面。能洞视千里，明目坚齿，极妙之法，苏东坡手录。目赤不

明，昏花老眼，惟宜此法，大效。

洗烂弦风赤眼方四四　一名万金膏。此药之效如神，人家所不可少，无目病则以施人，价廉功倍，济人甚大。

文蛤　黄连去毛净　防风　荆芥穗各五钱　苦参四钱　铜绿五分

上为极细末，外以薄荷煎汤丸，弹子大。临用时以热水化开，乘热洗眼，日三次。立愈神效。一方有当归、川芎各四钱。

傅烂弦歌四五

烂弦百药煎为奇，研细汤澄柤去之，熬作稀膏入轻粉，盐汤洗了敷之宜。

搜风散四六　箍风热眼及肿痛。

黄连　大黄　朴硝　黄丹等分

上为末，以苦参煎汤，少加炼过白蜜，同调敷眼四弦，甚妙。

拜堂散四七　傅风赤热眼，倒睫烂弦。

五倍子不拘多少为末，蜜水调敷患处。

汤泡散四八　治肝虚风热攻眼，赤肿羞明，渐生翳膜。

杏仁　防风　黄连去须　赤芍药　归尾各半两　铜青二钱　薄荷叶三钱

上锉散，每用三、四钱，沸汤泡，乘热先熏后洗，冷则再暖又洗，每日三、两次。一方加白盐少许，闭目沃洗，尤能散血。

收泪散四九　治风泪不止。

海螵蛸五分　冰片少许　绿炉甘石一钱

上乳极细末，点大眦角，泪即收。上二药以燥湿，片脑以辛散。

去星五十

凡胡椒、韭菜根、橘叶、菊叶之类，皆可杵烂为丸，用棉裹塞鼻中触之，过夜则星自下。

眼目打伤青肿五一

以生半夏为末，水调涂之即愈。

明目第一方五二　此方始于上阳子，以授鲁东门左丘明，杜子夏、左太冲，凡此诸贤皆有目疾，得此皆愈。

夜省看书一，减思虑二，专内视三，简外视四，晨兴迟五，夜眠早六。

凡此六事，熬以神火，下以气饮，蕴于胸中，纳诸方寸，修之一时，长服不已，非但明目，亦可延年。

以下耳病方

桂星散五三　治风闭耳聋。

官桂　川芎　当归　石菖蒲　细辛　木通　木香　白蒺藜炒，去刺　麻黄去节　甘草炙，各一钱　白芷梢　天南星煨裂，各钱半

水二盅，葱白二根，紫苏五叶，姜五片，煎八分，食后服。一方加全蝎去毒一钱。

《类方》复元通气散五四　治诸气闭涩耳聋，及腹痈、便痈、疮疽无头者，能止痛消肿。

青皮　橘红各四两　甘草炙，三寸　连翘一两

上为末。热酒调服一、二钱。

补肾丸五五　治肾虚耳聋。

巴戟去心　干姜炮　白芍药　山茱萸　人参　黄芪　当归　熟地黄　远志制　肉苁蓉酒浸　菟丝子制　蛇床子　牡丹皮　附子炮　石斛　细辛　泽泻　桂心　甘草各二两　石菖蒲一两　茯苓半两　防风一两半　羊肾二枚

上为末，将羊肾用酒煮，研烂，仍加酒煮面糊丸，桐子大。每服五、七十丸，空心盐酒送下。

聪耳益气汤五六　治肾虚耳聋。

黄芪一钱　人参　炙甘草　当归酒洗　白术各五分　橘红

菖蒲　防风　荆芥各三分　升麻　柴胡各二分

上水煎服。

肉苁蓉丸五七　方在补阵一五三。治肾虚耳聋。

聤耳明矾散五八　治脓耳。

枯矾　龙骨研，各二钱　黄丹飞，钱半　干胭脂七分　麝香少许

上为细末。先须以绵杖缠拭去脓，别用绵杖蘸药引入耳中。如无干胭脂，即以济宁油胭脂同枯矾拌擦如粉用之。

又，红玉散：止枯矾、干胭脂、麝香三味，等分用。

一方：单用枯矾，吹入即愈。

聤耳流脓方五九

用菖蒲根水洗净，捣取汁，先以绵梃将耳中脓水搅净，然后将蒲汁灌入荡洗数次，全愈最妙者。

白龙散六十　治小儿肾热上冲于耳，生脓作痛，或因沐浴水入耳中，亦令作脓，谓之聤耳，久而不愈则成聋。

枯矾　黄丹　龙骨各五分　麝香一分

上为极细末。先以绵杖子展尽耳内脓水，用药一字，分掺两耳，日二次。勿令风入。

百虫入耳六一

用香油滴入耳中即出。《本事方》用白胶香烧烟熏耳中，暖即出。一方用葱涕灌入，活者即出。一法用生姜擦猫鼻，其尿自出，取尿滴入，虫即出。或以麻油滴耳则虫死。或以炒芝麻枕头，则虫亦出，但不若猫尿之捷也。

蜈蚣入耳六二

用姜汁滴入，或韭汁、鸡冠血滴入俱好。

暴聋灸法六三

用小苍术一块，长七分，一头削尖，头截平，将尖头插入耳内，平头上用箸头大艾炷灸之，轻者七壮，重者十四壮，觉耳内有热气则效。

又方：用鸡心槟榔一个，将脐内剜一窝如钱眼大，实以麝香，坐于患耳内，上以艾炷灸之，不过二、三次即效。

塞耳聋六四

用大蒜一瓣，一头剜一坑子，好巴豆一粒，去皮，慢火炮令极熟，入在蒜内，以新绵裹定塞耳中。

龙脑膏六五

龙脑一分　椒目五分　杏仁去皮，二分

上件捣研匀，绵裹枣核大，塞耳中，日二易之。

杏仁膏六六　治耳中汁出，或痛或脓。

上用杏仁炒令赤黑，研成膏，绵裹内耳中，日三、四度易之。或乱发裹塞之亦妙。

一方治耳卒痛或水出，用杏仁炒焦为末，葱涎搜和为丸，以绵裹塞耳，又治耳聋兼有脓。

通圣散六七

穿山甲炙　蝼蛄各五分　麝香一分

上为细末，以葱涎和剂塞耳，或用少绵裹塞之，或用葱管盛药末塞耳中。

通耳法六八

磁石用活者，如豆一块　穿山甲烧存性，为末，一字

上二味，用新绵裹塞患耳内，口中衔生铁少许，觉耳内如风雨声即愈。

以下面鼻方

《医林》川芎散六九　治风寒鼻塞。

川芎　藁本　细辛　白芷　羌活　炙甘草各一两　苍术米泔浸，五两

上㕮咀。每服三钱，水一盏，姜三片，葱白三寸，煎服。

《济生》辛夷散七十　治肺虚为四气所干，鼻内壅塞，涕出不已，或气不通，不闻香臭。

辛夷　川芎　细辛　白芷　升麻　防风　羌活　藁本　炙

甘草　木通各等分

一方有苍耳子减半

上为末。每服二钱，食后茶清调下。

温肺散七一　治闭塞阳明鼻塞。

升麻　黄芪　丁香各一钱　羌活　葛根　炙甘草　防风各五分　麻黄不去节，二钱

水二盅，葱白二茎，煎八分，食远热服。

《千金》细辛膏七二　治鼻塞脑冷，清涕常流。

细辛　川芎　川椒　黑附子炮，去皮脐　干姜　吴茱萸各二钱半　桂心三钱　皂角屑钱半

上将诸药用米醋浸过宿，次用猪脂二两熬油，入前药，煎附子色黄为度，以绵蘸药塞鼻中。

《三因》苍耳散七三　治鼻流浊涕不止，名曰鼻渊。

苍耳子炒，二钱半　辛夷仁　薄荷叶各五钱　白芷一两

上为细末。每服二钱，葱汤或茶清食后调下。

神愈散七四　治风热在肺，鼻流浊涕，窒塞不通。

细辛白芷与防风，羌活当归半夏芎，桔梗陈皮茯苓辈，十般等分锉和同，三钱薄荷姜煎服，气息调匀鼻贯通。

醍醐散七五　治伤风鼻塞声重。

细辛半两　川芎一两　薄荷一两半　川乌炮，去皮脐　白芷甘草各二两

上为细末。每服一钱，葱茶汤或薄荷汤下。

《良方》防风汤七六　治鼻塞不闻香臭。

防风　麻黄　官桂各半两　升麻　木通各一两　栀子七枚石膏三两

上㕮咀。每服水一盏，煎七分，空心温服。

《宣明》防风汤七七　治鼻渊脑热渗下，浊涕不止，久而不已，必成衄血之证。

防风一两半　人参　麦冬　炙甘草　川芎　黄芩各一两

上为细末。每服二钱，沸汤调服，食后，日三服。

荆芥散七八　治肺风酒皶鼻赤疱。

荆芥穗四两　防风　杏仁去皮尖　白蒺藜炒，去刺　僵蚕炒　炙甘草各一两

上为末。每服二钱，食后茶清调下。

《正传》脑漏秘方七九　祖传经验治鼻中时时流臭黄水，甚者脑亦时痛，俗名控脑砂，有虫食脑中。

用丝瓜藤近根三、五尺许，烧存性，为细末，酒调服之即愈。

《简易》黄白散八十　治鼻齆、瘜肉鼻痔等证。

白矾　雄黄　细辛　瓜蒂炒，各等分

上为细末，以雄犬胆汁为剂，如枣核，塞鼻中。

细辛散八一　治鼻齆有瘜肉，不闻香臭。

北细辛　瓜蒂等分

上为末，棉裹如豆大，塞鼻中。

《御药》菖蒲散八二　治鼻内窒塞不通，不得喘息。

菖蒲　皂角等分

上为细末，每用一钱，绵裹塞鼻中，仰卧片时。

轻黄散八三　治鼻中瘜肉。

轻粉　杏仁去皮尖，各一钱　雄黄五钱　麝香少许

上四味，用乳钵先研杏仁如泥，后入雄、麝、轻粉同研极细，瓷盒收盖。每有患者，不拘远近，于卧用箸头蘸米粒许点瘜肉上，隔一日卧点一次，半月见效。

雄黄散八四　治鼻齆。

雄黄五分　瓜蒂二个　绿矾一钱　麝香少许

上为末，吹入鼻中。

《千金》齆肉方八五　一名瓜丁散。

瓜蒂　华阴细辛等分

为末，绵包少许塞鼻中。

《简易》瘜肉方八六

用枯白矾为末，以绵胭脂塞鼻中，数日肉随落。

白矾散八七　治肺风酒皶鼻等疾。

白矾　硫黄　乳香各等分

为末，绵裹擦之。或用茄汁调敷患处更妙。

二神散八八　治赤鼻久不瘥。

大黄　朴硝等分

为末，津调涂鼻上。

酒皶鼻粉痔八九　亦名硫黄散。

硫黄　轻粉各一钱　杏仁五分

上为末，用蜜酒调，于卧时涂上，早洗去，效。或用津唾调搽更妙。

又方：只以铜绿为末，晚时切生姜蘸擦之。

点痣去斑九十

用石灰水调一碗如稠糊，拣好糯米粒全者，半置灰中，半露于外，经一宿，灰中米色变如水晶。若或面或手有黑痣黑靥及纹刺者，先须针头微微拨破，置少许水晶者于其上，经半日许，靥痣之汗自出，乃可去药，且勿着水，二、三日则愈。

面鼻雀斑九一　此连子胡同方。

白芷　甘菊花各三钱，去梗　白果二十个　红枣十五个　珠儿粉五钱　猪胰一个

上将珠粉研细，余俱捣烂拌匀，外以蜜拌酒酿炖化，入前药蒸过，每晚搽面，早洗去。

面疮二方九二

面上暴生疮：用生杏仁捣烂，以鸡子清调如煎饼，至夜洗面敷之，旦洗去，数十次愈。

指甲抓破面：用生姜自然汁调轻粉敷破处，无痕。

止鼻衄方九三

龙骨为细末，吹入鼻中少许即止。凡九窍出血者，用此皆

能治之。

止鼻衄歌九四

石榴花瓣可以塞，萝卜、藕汁可以滴，火煅龙骨可以吹，水煎茅花可以吃。

又：墙头苔藓可以塞，车前草汁可以滴，火烧莲房可以吹，水调锅煤可以吃。

鼻衄蒸法九五　治衄如涌泉不止者。

用草纸折十余层，井花水湿透，分发贴顶心中，以热熨斗熨之，微热不妨，久之即止。

鼻塞不通葱熨法九六

但用葱头，以绳束成一把，去根头实处，切成寸长一饼。先以熨斗烙葱一面令热，置顶心囟会穴处，乃以熨斗或火从上熨之，俟鼻内作葱气方住。未通，再作饼熨之。其有婴儿伤风，鼻塞不能吮乳者，但用大南星为末，以生姜自然汁和作薄饼，用两掌合暖置囟上，片时即通。

硝石散九七　治风邪犯脑，患头痛不可忍，不问年岁。

硝石　人中白等分　冰片少许

上为末，用一字，吹入鼻中。

《良方》通关散九八　治猝然牙关紧急，腰背反张，药不能咽，或时毒痈肿，鼻塞气闭等证。

细辛如无真者，不用亦可　薄荷叶　牙皂角等分

上为细末，以纸捻少许入鼻内，候得喷嚏口开，随进汤药。《圣惠》搐鼻法止用二味，无薄荷。

陈氏通关散九九　方在痘疹八五。通心经，降心火，利小便良方。

擦牙通关散一百　方在小儿八四。治风搐，关窍不通，痰塞中脘，留滞百节。

以下口舌方

《良方》玄参散百一　治满口并舌生疮，连齿龈烂痛。

玄参　黄芩　黄柏　栀子仁　大黄　前胡　独活　犀角屑　麦冬　升麻　炙甘草各等分

上为咀。每服五钱，水一盅半，煎七分，不拘时温服。

玄参升麻汤百二　方在外科四八。治口舌生疮，重舌木舌，腮颊咽喉肿痛，斑疹疮疡。

清凉饮子百三　治上焦积热，口舌咽鼻干燥。

黄芩　黄连各二钱　薄荷　玄参　当归　芍药各钱半　甘草一钱

水二盅，煎八分，不拘时服。大便秘结，加大黄二钱。

清热化痰汤百四　治上焦有热，痰盛作渴，口舌肿痛。

贝母　天花　枳实　桔梗各一钱　黄芩　黄连各钱二分　玄参　升麻各七分　甘草五分

水煎服。

甘露饮百五　方在寒阵十。治口舌生疮，咽喉肿痛，牙龈溃烂。

龙胆泻肝汤百六　方在寒阵六三。治肝火内炎，上为喉口热疮，下为小便涩痛等证。

五福化毒丹百七　方在外科七六。治咽喉牙口疮毒痈肿。

《良方》冰柏丸百八　治舌疮口疮。

薄荷叶苏州者　黄柏等分　硼砂半之　冰片一分

上为末，生蜜丸，弹子大。每服一丸，噙化。

上清丸百九　治口舌生疮，咽喉肿痛，止嗽清音，宽膈化痰，极效。

砂仁　桔梗各一钱　月石二钱　冰片一分　甘草　玄明粉　诃子各一钱　百药煎八钱　苏州薄荷叶一两六钱

为极细末，炼蜜丸，芡实大。临睡含化一丸。或为小丸，茶清送下。

硼砂丸百十　治口疮舌疮。

寒水石一两　牙硝四钱　硼砂二钱　冰片　麝香各一分

甘草膏和丸，麻子大。不时含化一丸，津咽。

《良方》圣金散百十一　治舌上出血不止。

黄药子一两　青黛一钱

上为细末。每服一钱，食后新汲水调下，日二服。

金花煎百十二　治舌上出血如簪孔。

黄柏三两　黄连五钱　栀子二十枚

上咀。以水二升，浸一宿，煮三沸，去滓，顿服。一方用酒浸煮。

飞矾散百十三　治木舌渐肿大满口，若不急治即杀人。

白矾飞　百草霜等分

上为细末。捻糟茄自然汁调服，若口噤，灌之妙。

寸金散百十四　治心经烦热，动血妄行，舌上出血不止。

新蒲黄三钱　新白面三钱　牛黄五分，研　脑荷五分，研

上研匀。每服一钱，生藕汁调服，食后。亦可掺舌上。

黄柏散百十五　治舌出血不止，名曰舌衄。

黄柏不拘多少，涂蜜慢火炙焦为末

上每服二钱，温米饮调下。

舌上出血百十六　重出。

升麻黄连丸百十七　治多食肥甘，口臭秽恶。

升麻半两　黄连　黄芩酒炒　生姜　檀香　甘草各二钱　青皮半两

上为细末，汤泡蒸饼丸，弹子大。每服一丸，不拘时，细嚼，白汤下。

丁香丸百十八　治口臭秽。

丁香二钱　川芎二钱　白芷五分　炙甘草一钱

上为末，炼蜜丸，弹子大。绵裹一丸噙化。

应手散百十九　治伤寒舌出寸余，连日不收。

梅花冰片

为末。搽舌上，应手而收，重者须用一钱方收。

阴阳散百二十　亦名赴筵散。治口疮效。

黄连一两　干姜炒黑，三钱

为细末。干掺口疮上，涎出即愈。

外科阴阳散一二一　方在外科一三三。治疮属半阴半阳者。

绿云散一二二　治口疮烂臭久不愈。

黄柏蜜炙　青黛等分

上为细末。临卧用少许掺舌咽津妙。

细辛黄柏散一二三　治口舌疮。

黄柏　细辛等分

上为末敷之，或掺舌上，吐涎水，再敷。须旋合之。

白蚕黄柏散一二四　治口糜。

黄柏蜜炙　白僵蚕直者，新瓦上烙干断丝

上为细末。用少许敷疮上，吐涎。

硼砂散一二五　治口疮。

硼砂　青黛　龙脑薄荷　石膏煅，各等分

上为极细末。每用少许，临卧敷口中。

黄连朴硝散一二六　治口疮绝妙。

黄连　朴硝　白矾各五钱　薄荷叶一两

上为粗末，用腊月黄牛胆将药入胆内，风前挂两月取下。如遇口疮，旋将药研细敷之，去其热涎即愈。

柳华散一二七　治热毒口疮。

黄柏炒　蒲黄　青黛真者　人中白煅

上等分，为末敷之。

掺口疮一二八

天竺黄　月石等分　冰片少许

为末掺之。

碧雪一二九　治一切热壅，口舌生疮，舌强腮肿，咽喉肿痛等证。

蒲黄　青黛　硼砂　焰硝　甘草等分

上为细末。每用少许掺舌上，细细咽下，或饮凉水送下，频用之效。或用砂糖丸，芡实大，每服一丸，噙化下咽妙。

绛雪百三十　治口疮舌疮，咽喉肿痛。

硼砂一钱　朱砂三钱　马牙硝　寒水石飞，各二钱　冰片半字

上为细末。每用一字，掺舌上，咽亦不妨。喉痛者吹入咽中。

孙真人口疮方一三一

单用朴硝含之，甚良。

皂角散一三二　治重舌喉痹。

皂角不蛀者四、五挺，去皮核，炙焦　荆芥穗二钱

上为细末，以米醋调涂肿处。

《千金》口臭方一三三　亦治舌上出血如簪孔。

用香薷一把，以水一斗，煮取三升，稍稍含漱咽之。

《圣惠》口齿方一三四　治口臭秽及齿䘌肿痛。

用北细辛一两，煮取浓汁热漱，冷即吐之，立效。

以下齿牙方

东垣神功丸一三五　治多食肉人口臭不可近，牙齿疳蚀，牙龈肉脱血出，并治血崩血痢，肠风下血，及逆气上行等证。

黄连酒洗　砂仁各五钱　生地　甘草各三钱　当归　木香　藿香叶　升麻　兰叶各一钱。无亦可

上为末，以汤浸蒸饼和丸，绿豆大。每服百丸或二百丸，白汤食远服。

东垣清胃散一三六　方在寒阵五四。治齿龈溃烂，喜冷恶热。

《秘验》清胃饮一三七　方在寒阵五六。治一切风热牙床肿痛，出血动摇。

《三因》安肾丸一三八　治肾虚牙齿肿痛。

此与《局方》安肾丸同，但少肉桂、茯苓二味，方在热阵一六六。

《直指》立效散一三九　治牙痛不可忍，痛连头脑项背，微恶寒饮，大恶热饮。

防风一钱　升麻七分　炙甘草　细辛叶各三分　草龙胆酒洗，四分

上用水一盅，煎五分，去滓。以匙抄在口中，㵾痛处少时，立止。如多恶热饮，更加草龙胆一钱。此法不定，宜随寒热多少临时加减。若恶风作痛，须去草龙胆，加草豆蔻、黄连各五分，累用得效。

细辛煎百四十　治牙齿肿痛不可忍，及口气臭。

用北细辛一味煎浓汁，乘热噙漱良久，吐之，极妙。

驱毒饮一四一　治热毒上攻，宣露出血，牙龈肿痛不可忍。

屋游此即瓦上青苔，不拘多少，洗净

上用水煎汤，澄清入盐一撮，频频漱之

《御药》丁香散一四二　治牙齿痛。

丁香　荜茇　蝎梢　大椒

上等分为末。每用少许擦于患处。

《选要》芫花散一四三　治风虫诸牙痛。

芫花　细辛　川椒　蕲艾　小麦　细茶等分

上咀。水一盅，煎七分，温漱之，日三、四次，吐涎出即愈。

如神散一四四　治风牙虫牙攻蛀疼痛，牙齿动摇，连颊浮肿。

川椒炒出汗　蜂房炙

上等分，为细末。每用二钱，水煎数沸，热漱即止。

赴筵散一四五　治风虫牙痛。

良姜　草乌　细辛　荆芥穗

上等分为末。擦牙，有涎吐之。

蟾酥膏一四六　治风蛀诸牙疼痛。

蟾酥少许　巴豆去油，研如泥　杏仁烧焦

上共研如泥，以绵裹如粟米大。若蛀牙塞入蛀处，风牙塞牙缝中，吐涎尽愈。

虫牙痛一四七

苍耳　艾　小麦　花椒　芫花　黑豆

煎熬，屡漱之即愈。

韭子汤一四八　治虫牙。

用韭菜子一撮，以碗足盛之，用火烧烟，外用小竹梗将下截劈为四开，以纸糊如喇叭样，引烟熏其蛀齿。如下牙蛀者，以韭子煎浓汤漱之，虫自出。

《瑞竹堂》方一四九　治虫牙疼痛不已。

用天仙子不拘多少，烧烟，以竹筒抵牙引烟熏之，其虫即死。

巴豆丸百五十　治虫牙疼痛，蚀孔空虚。

巴豆一枚　花椒五十粒，细研

上为极细末，饭丸，黍米大。绵包塞蛀孔。

藜芦散一五一　治虫牙疼痛。

用藜芦为末，塞牙孔中，勿令咽汁，有涎吐之，大有神效。

北枣丹一五二　治走马牙疳。

用北枣去核，每个内入信一厘，烧存性，研细。每以些小敷患处。

青金散一五三　治走马牙疳，蚀损唇舌，腐臭牙落，其效如神。

铜绿　砒霜等分

上为细末。每用些少敷患处。

三仙散一五四　治走马牙疳，一时腐烂即死。

铜绿三分　麝香一分　妇人溺桶中垢白者，火煅，一钱

上为极细末。敷齿上，不可太多。

麝矾散一五五　治走马牙疳危恶证候。

麝香少许　胆矾一钱　铜绿半两　白矾生用，五分

上为细末。敷牙患处。

神授丹一五六　治牙疳。

枯矾七分　白毯灰三分　麝香一分

为末。以竹管吹疮上。

黄连散一五七　治齿龈间出血，吃食不得。

黄连　白龙骨　马牙硝各一钱　枯矾五分　冰片半分

上为细末。每用少许敷牙根下。

雄黄麝香散一五八　治牙龈肿烂出血。

雄黄一钱半　铜绿　轻粉　黄连　黄丹炒，各一钱　血竭　枯矾各五分　麝香一分

上为细末，研匀。每用些少敷患处。

齿缝出血一五九

用纸纴子蘸干蟾酥少许，于血出处按之，立止。

固齿雄鼠骨散百六十　治肾水不足，牙齿浮动脱落，或缝中痛而出血，或但动不痛者。

雄鼠骨　当归　没石子　熟地　榆皮　青盐　细辛等分

上为细末，用绵纸裹条扱牙床上缝中，则永固不落矣。

《秘方》雄鼠骨散一六一　治牙落可以重生。

雄鼠骨一具，生打活雄鼠一个，剥去皮、杂，用盐水浸一时，炭火上炙，肉自脱落，取骨炙燥，入众药内同研为末　香附　白芷　川芎　桑叶晒干　地骨皮　川椒　蒲公英　青盐　川槿皮　旱莲草

上为末。擦牙，百日复出，固齿无不效。

《良方》荆槐散一六二　治牙宣出血，疼痛不止。

荆芥穗　槐花

上等分为末。擦牙患处。

石膏升麻散一六三　治阳明风热流注，齿牙肿痛出血，化为脓汁等证。

石膏　羊胫骨灰　地骨皮　升麻

上等分为末。每用少许擦牙齿根上。或加麝香少许更妙。

姜黄散一六四　治牙疼不可忍。

姜黄　白芷　细辛等分

上为粗末。擦患处，须臾吐涎，以盐汤漱口。面赤肿者，去姜黄，加川芎，其肿立消。

《济生》香盐散一六五　牢牙去风。

大香附炒焦黑，三两　青盐一两半

上为末。如常擦牙。乃铁瓮先生良方。

子和牙宣散一六六

良姜　胡椒　荜茇　细辛　乳香　麝香　雄黄　青盐下四味各另研

上等分为细末。先以温水漱净牙后，以药末擦患处，追出涎沫吐之，漱十余次，痛立止。忌油、盐二日。

槐盐散一六七　治食甘甜过多牙痛。

食盐　青盐　槐枝一斤，切断，用水五碗，煎一碗听用

上将二盐先炒干，乃入槐枝汤煮干，取起为末，用铅盒盛。擦牙固齿最妙。

椒盐散一六八　治牙痛用清凉药不效或反甚者，宜从此以治。

川椒　青盐　荜茇　薄荷　荆芥穗　细辛　朝脑

上为末。擦痛牙处，或煎汤漱之亦可。

宣风牢牙散一六九　驻颜补肾，牢牙固齿。

细辛　青盐各七钱　当归酒洗　川芎各一两

上为末。每用少许，清晨擦牙满口，漱良久，连药咽下，或先以温水漱口净，然后擦而咽之亦可。

万氏青白散百七十　治一切牙疼，固齿。

青盐二两　食盐　川椒煎汁。各四两

上以椒汁拌盐，炒干为末。擦牙，永无齿疾；以漱水洗面目，亦无疾。此药极妙。

御前白牙散一七一

石膏四两，另研　大香附一两　白芷七钱半　甘松　三奈　藿香　沉香　川芎　零陵香各三钱半　细辛　防风各半两

上为细末。先以温水漱口，次擦之妙。

东垣白牙散一七二

升麻一钱　羊胫骨灰二钱　软石膏三钱　白芷七分　麝香少许

上为细末。先以温水漱口，次擦之妙。

《道藏经》方一七三　治牙齿动摇，血出不止。

用白蒺藜不拘多少，捣为细末。每日擦牙及患处，最妙。

取牙不犯手一七四

草乌　荜茇各钱半　川椒　细辛各三钱

上为细末。每用少许，点在患牙内外，一时其牙自落。

以下咽喉方

《局方》甘桔汤一七五　治一切风热上壅，咽喉肿痛。钱氏方用甘草二钱，苦梗一钱。

甘草二钱　桔梗四钱

水二盅，煎八分，食后服。此方加荆芥穗二、三钱，《三因方》即名荆芥汤，尤效。

《拔萃》甘桔汤一七六　治热肿喉痹。

甘草　桔梗　薄荷　连翘　黄芩各等分

水二盅，加竹叶煎服。一方有山栀子。

加味甘桔汤一七七　方在痘疹九十。治咽喉肿痛。

《医林》诃子甘桔汤一七八　治火盛失音。

诃子四个，半生半煨　桔梗一两五钱，半生半炒　甘草二寸，

半生半炙

上咀，分二服，每服水二盅，童便一盅，煎八分，食后温服。

清咽利膈散一七九　治咽喉肿痛，痰涎壅盛。

防风　金银花　荆芥　薄荷　桔梗　黄芩　黄连各一钱半　山栀　连翘　玄参　大黄　朴硝　牛蒡子炒研　甘草各七分

水二盅，煎一盅，食远服。

消梨饮百八十　治喉痹。

单用消梨汁频频饮之，或将梨削浸凉水中，频频饮之，尤妙。此物大解热毒。或南方少梨之处，但择好萝卜杵汁，加玄明粉徐饮，大效。

《医林》透天一块冰一八一　治一切风热喉痹，口舌生疮，头目不清，痰涎壅盛。

黄连二钱　脑荷　月石　槟榔　蒲黄　甘草各一钱　荆芥穗　黄柏各五分　冰片半分或一分　白砂糖半两

上为细末，炼蜜为丸，芡实大。每服一丸，噙化。

靛花丸一八二　治缠喉风声不出。

靛花　薄荷叶苏州者

上等分，为细末，炼蜜丸，弹子大。每服一丸，临睡噙化。

《医林》杏仁煎一八三　治咳嗽暴重，声音不出。

杏仁泡，去皮尖，研如泥　冬蜜　姜汁　砂糖各一小盏　木通　桑白皮去赤皮，炒　贝母　紫菀茸　北五味各一两　石菖蒲　款冬蕊各半两

上将后七味为咀，用水五升，煎半去滓，入杏、蜜、姜、糖四味合和，微火煎取一升半。每服三合，两日夜服之。

《三因》蜜附子一八四　治隔阳咽闭，吞吐不通，及脏寒闭塞等证。

用大附子一枚，去皮脐，切作大片，用蜜涂炙令黄，含口

中，咽津；甘味尽，再涂蜜炙用，或易之。或用炮附子，以唾津调涂脚心。一方用肉桂含之。

牛黄益金散一八五　治虚火炎上伤肺，咽喉生疮破烂。

黄柏为末，用蜜炙数次，以热为度，另研为极细末　白硼砂　白僵蚕净，各钱半　牛黄三分

上用蜜调如稀糊涂敷患处；或丸如龙眼大，含化咽之。案：此方必加冰片半分方妙。

《秘方》三黄丸一八六　治喉痹极佳。

大黄　黄连　黄芩各一两　黄药子　白药子各七钱半　黄柏　山豆根　苦参各三钱　月石　京墨各钱半　麝香少许　冰片五分

上为末，猪胆调，甑内蒸三次，临用入片、麝、硼砂为丸，豆大。噙化一丸，津咽，日夜常噙，勿脱药味方妙。

人参平补汤一八七　治肾虚声哑不出。

人参　川芎　当归　熟地黄　白芍药　白茯苓　菟丝子制　杜仲制　北五味子　白术　巴戟去心　半夏曲　橘红各半两　牛膝酒洗　破故纸炒　益智仁　胡芦巴炒　炙甘草各二钱半　石菖蒲一钱半

上咀。每服五钱，姜五片，枣二枚，煎七分，吞山药丸百余粒。凡五鼓后肾气开时，不得咳唾言语，再进上药，则功效胜常。

百合丸一八八　治肺燥失声不语。

百合　百药煎　杏仁去皮尖　诃子　薏苡仁等分

上为末，鸡子清和丸，弹子大。临卧噙化。或用蜜丸亦妙。

《秘方》竹衣麦门冬汤一八九　治一切劳瘵痰嗽，声哑不出，难治者，服之神效。

竹衣取金竹内衣膜鲜者，一钱　竹茹弹子大一丸。即金竹青皮也，刮取之　竹沥即取金竹者　麦冬三钱　甘草　橘红各五分　白茯苓　桔梗各一钱　杏仁七粒，去皮尖，研

上咀。水一盅半，加竹叶十四片，煎七分，入竹沥一杯，和匀服。

射干丸百九十　治悬壅肿痛，咽喉不利。

射干　炙甘草各半两　川升麻　川大黄　木鳖仁各二钱半　杏仁去皮尖、双仁，麸炒微黄，半两

上为细末，炼蜜丸，小弹子大。常含一丸，津咽。

《医林》铁笛丸一九一　治讴歌动火，失音不语者神效。

薄荷叶四两　连翘　桔梗　甘草各二两半　诃子煨　大黄酒蒸　砂仁各一两　川芎一两半　百药煎二两

上为细末，鸡子清和丸，弹子大。临卧噙化一丸。或炼蜜丸亦可。

《三因》雄黄解毒丸一九二　治急喉风，双蛾肿痛，汤药不下。

雄黄飞　郁金各一两　巴霜十四枚

上为末，醋糊丸，绿豆大。热茶清下七丸，吐出顽涎即苏，未吐再服，大效。如口噤，以物斡开灌之，下咽无有不活者。如小儿惊热，痰涎壅塞，或二丸三丸，量大小与之。一法，以此丸三粒，用醋磨化灌之，其痰立出，尤妙。

《三因》玉钥匙一九三　治风热喉痹及缠喉风。

月石五钱　牙硝一两半　白僵蚕一钱　冰片一字

上为细末。每用五分，以竹管吹入喉中，立愈。此方加雄黄二钱，即名金钥匙。

《济生》二圣散一九四　治缠喉风，急喉痹。

胆矾二钱半　白僵蚕炒，半两

为细末。用少许吹入喉中。

《秘方》夺命散一九五　治急喉风。

白矾枯　僵蚕炒　月石　皂角炙烟尽。各等分

为细末，每用少许吹喉中，痰出即愈。

马牙硝散一九六　治喉痛，及伤寒热后咽痛，闭塞不通，

毒气上冲。

马牙硝细研。每服一钱，绵裹含咽津，以通为度。

烧盐散一九七　治喉中悬壅垂长，咽中妨碍。

烧盐　枯矾各等分

上和匀研细，以箸头蘸点即消。

《宝鉴》开关散一九八　治喉风气息不通。

白僵蚕炒，去丝嘴　枯白矾等分

上为细末。每服二、三钱，生姜、蜜水调下，细细饮之。

七宝散一九九　治喉闭及缠喉风。

僵蚕直者，十个　硼砂　雄黄　全蝎十个，全者，去毒　明矾　牙皂一挺，去皮弦，各一钱　胆矾五分

上为细末。每用一字，吹入喉中即愈。

破关丹二百　治乳蛾喉闭，缠喉风等证。

硼砂末五钱　霜梅肉一两，捣烂

上二味，和匀丸，芡实大。每服一丸，噙化咽下，内服荆防败毒散。

通气散二百一　方在外科八十。治时毒肿甚，咽喉不利，取嚏以泄其毒。

以下诸毒方

紫金锭二百二　一名神仙太乙丹，一名玉枢丹。一名万病解毒丹。解除一切中毒积毒，虫毒蛊毒，菌蕈、砒石、死牛、死马、河豚等毒，及时行瘟疫，山岚瘴气，喉闭喉风，癫邪鬼气，狂乱迷死，牙关紧急，小儿急惊等证。凡行兵兴役之处，尤不可无。

文蛤捶破洗焙，净末，三两　山慈菇去皮，净末，二两　千金子去油取霜，一两　红芽大戟去芦，焙干为末，一两五钱　麝香另研，三钱

上用糯米煮浓饮为丸，分作四十锭。每服半锭，用井花水或薄荷汤磨服，利一、二次，用粥止之。若治痈疽恶毒，汤火

蛇虫犬兽所伤，以东流水磨服，并敷患处。如治癫邪鬼气，鬼胎，挛急疼痛，须暖酒磨服。凡修合时日，须用端午、七夕、重阳，或天德、月德日，于净室焚香修制。凡奇怪之病，屡用如神，效验不可尽述，医家、大家，皆不可一日无之。

《三因》**解毒丸**二百三　治误食毒草，或中蛊毒，并百物毒，救人于必死。

板蓝根洗净晒干，四两　贯众去毛　青黛研　生甘草各一两

上为末，炼蜜丸，桐子大，另以青黛为衣。如稍觉精神恍惚，即是误中诸毒，急取十五丸嚼烂，用新汲水送下即解。或用水浸蒸饼丸，尤佳。

蓝根散二百四　解毒药热药诸毒。

蓝根锉，一握　芦根锉，一握　绿豆三钱，研　淀脚一合，研

上先将二根，以水一碗，煎至七分，去滓，次入后药，和匀，分三服。或一、二服利下恶物，不用再服。

白扁豆散二百五　解诸毒入腹及砒毒。

用白扁豆不拘多少，为细末，入青黛等分，细研，再入甘草末少许。巴豆一枚，去壳不去油，别研为细末，取一半入药内。外以砂糖一大块，用水化开和药，共成一大盏饮之，毒随利去，后却服五苓散之类。

八毒赤丸二百六　方在攻阵百四。治一切邪祟鬼疰等毒。

饮食中毒二百七

凡中饮食毒，而觉烦热胀满者，急用苦参三两，苦酒一升半，煮半沸，陆续饮之，吐食出即瘥。或以水煮亦得。或用犀角汤亦可解。

中酒毒二百八　饮酒中毒者，经日不醒是也，谓之中酒。

黑豆一升煮汁，温服一盏，不过三盏即愈。

解面毒二百九

只以萝卜生啖之，或捣汁服之。麦面大热，萝卜能解其性。或用大蒜嚼食之，亦善解面毒。

解一切食毒二百十　解一切饮食之毒，及饮酒不知中何毒，卒急无药可解者。

荠苨　生甘草各二两

上锉细。以水五盏，同煎取二盏，停冷去滓，分三服。

一方：加蜜少许，同煎服之，解一切毒。

食鱼中毒二百十一

凡食鱼后中毒物烦乱者，用陈皮浓煎汁服之即解。

河豚毒二百十二

五倍子　白矾等分

上为细末，水调服之。

一方：凡中河豚鱼毒，一时困殆，仓卒无药，急以清油多灌之，使毒尽吐出即愈。

解河豚鱼脍及食狗肉不消胀满毒二百十三

芦柴根，鲜者捣汁饮之，干者煎汁温饮之。

解食鳝鱼龟鳖虾蟆自死禽兽等毒二百十四

豆豉一合，新汲水煎浓，顿温服之可解。

中蟹毒二百十五

凡食蟹中毒，用紫苏叶浓煮汁饮之；或用紫苏子捣汁饮之亦良。或捣藕汁，或捣蒜汁饮之俱可解。或用冬瓜汁，或食冬瓜亦可。

食牛马肉中毒二百十六

粉草擂无灰酒服，当吐泻。若渴者不可饮水，饮水必死。

一方：淡豆豉擂人乳服之即解。

食鸡子毒二百十七

好醋饮之即愈，未愈再服。

食斑鸠毒二百十八

葛粉二合，水调服可解，姜汤调服亦解。

解花椒毒二百十九　有服川椒气闭欲绝者，冷水饮之解，地浆水更妙。

解诸菜毒二百二十

食后多腹胀者，是毒也，以醋解之。

解蕈毒二二一

忍冬叶生啖之愈，或煎浓汁饮之。崇宁间，苏州天平山白云寺僧五人，行山间，得蕈一丛甚大，摘而食之，发吐，三人急采鸳鸯草生啖之即愈；二人不甚吐，至死。此即忍冬藤，亦名金银花，亦名鹭鸶藤也。

解巴豆毒二二二　其证口干，两脸赤，五心热，下利不止。

干姜炮　黄连微炒。各等分

上为细末。每服二钱，水调下，如人行五里许再服。

又方：煮绿豆汤冷服之即愈。

一方：黄连、甘草煎汁，凉饮之。

一方：芭蕉根叶捣汁饮之，利止而安。

解砒毒二二三　凡中砒毒者，其人烦躁如狂，心腹绞痛，头眩呕吐，面色青黑，四肢逆冷，六脉洪数。饮食中得者为易愈，若空心酒醋服者难救。

以地浆水顿服，若吐出，又服，所谓洗净腹中毒，全凭地上浆是也。其法掘地成坑，以水灌注，搅成混水饮之，谓之地浆。

又方：解砒毒最良，此为第一。

用生绿豆半升擂粉，入新汲水搅和，去柤取汁饮之。

又方：用新鲜羊血、鸭血饮之，皆可解。

一方：用甘草汁同蓝汁饮之即愈。

钩吻毒二二四

钩吻生池旁，与芹菜相似，无他异，惟茎有毛，以此别之，误食杀人。解之之法，用荠苨八两，水六升，煮取二升。分温二服。此即甜桔梗也。一方用桂汤效。

解附子等药毒二二五

凡服附子酒多，而觉头重唇裂血流，或见内热诸证，急用绿豆、黑豆嚼服，或捣汁饮之，或浓煎二豆汤常饮食之。凡服散风药过多，以致闷乱不省，以醋灌之，或浓煎甘草同生姜自然汁顿饮之。

一方：大豆汁、饧糖、枣汤，并能解附子毒。

一方：用田螺捣碎调水饮之。

解乌头草乌毒二二六

甘草煎浓汤服之。或米醋调沙糖俱可解。

解半夏毒二二七

生姜捣汁饮之。有中此毒，口不能言，倒地将死者，速用姜汁灌之，须臾自苏。

解斑蝥芫青毒二二八

猪脂油和大豆汁饮之。

解藜芦毒二二九

雄黄为末，温酒调服一钱。

一方：煮葱汁服。

解雄黄毒二百三十

汉防己煎汤饮之。有用雄黄擦疮，或熏阴囊疮受毒者，防己煎汤洗数次愈。

解杏仁毒二三一

蓝子研水服则解。

解服丹毒二三二

地浆服之为上。

一方：用蚌肉食之良。

解中药箭毒二三三

交广黎人以焦铜作箭，中人破皮即死。粪清饮之立解，患处以粪涂洗之。

解盐卤毒二三四

凡妇女有服盐卤垂危者，急取活鸭或鸡，斩去头，将颈塞口中，以热血灌之可解。若卤多者，必数只方足尽收其硷毒。

解漆毒二三五

一州牧以生漆涂囚眼，囚即盲。适一村叟见而怜之，语之曰：汝急寻蟹捣碎，取汁滴眼内，漆当随汁流散，疮亦愈矣。如其言，觅得一小蟹用之，目睛果愈，略无损。或成红斑烂疮，取生蟹黄涂之，不数次即愈。

一方：用杉木煎汁洗之。

以下虫毒方

解虎伤毒二三六

麻油一碗饮之即无妨，仍用葛根汤洗伤处，绵拭干，香油涂之，再以青布作条燃火入竹筒中，放烟熏伤处。口渴者，沙糖调水饮之。

蛇毒二三七

凡被蛇伤，即用针刺伤处出血，用雄黄等药敷之，仍须中留一孔，使毒气得泄，乃内服解毒等药。凡伤处两头俱用绳扎缚，庶不致毒气内攻，流布经络。

一方：治毒蛇咬伤，急取三七捣烂罨之，毒即消散，神妙无比。

一方：治蛇虫伤毒，用五灵脂、雄黄等分为末，每服二钱，酒调服，仍敷疮留口，如干燥，须以油润之。凡居山野阴湿之处，每用雄黄如桐子大一丸，烧烟以熏衣袍被褥之类，则毒不敢侵，百邪皆远避矣。

——凡蛇入七窍，急以艾灸蛇尾。又法以刀破蛇尾少许，入川椒数粒，以纸封之，蛇自出。即用雄黄、朱砂末煎人参汤调灌之，或食蒜饮酒，内毒即解。

——山居人被蛇伤，急用溺洗咬处，拭干，以艾灸之立效。又方：用独头大蒜切片置患处，以艾于蒜上灸之，每三壮换蒜，多灸为妙，凡被毒蛇所伤皆效。

《肘后方》用小蒜捣汁服，滓敷伤处。

雄黄辟蛇毒二三八

南海地多蛇，而广府尤甚。某侍郎为帅，闻雄黄能禁制此毒，乃买数百两分贮绢囊，挂于寝室四隅。经月余，一日，卧榻外常有黑汁从上滴下，臭甚，使人穿承尘窥之，则巨蟒横其上死腐矣。于是尽令撤去障蔽，蛇死者长丈许，大如柱，旁又得十数条，皆蟠虬成窠，并他屋内所驱放者合数百，自是官舍清宁。

疯犬伤人二三九

急于无风处吮出疮口恶血，如或无血，则以针刺出血，用小便洗净，外用香油调雄黄少加麝香敷之。

——凡遇恶犬咬伤，如仓卒无药，即以百草霜、麻油调敷，或用葱捣烂贴之，牛粪敷之，或蚯蚓粪敷之，或口嚼杏仁烂敷之，皆能救急。如少延缓，恐毒气入经为害。

一方：拔去顶上红发，急令人吮去恶血，以艾灸伤处五、七壮，甚者灸百壮，神效。

一方：用米泔水洗净，沙糖敷之。

一方：用杏仁炒黑，捣成膏贴之。

避犬法二百四十

《琐碎录》云：凡行道遇恶犬，即以左手大拇指掐寅上，吹气一口，轮至戌上掐之，犬即退伏。

糯米散二四一　治疯犬伤毒。

大斑蝥二十一个，去头足翅

上用糯米一撮，先将斑蝥七个入米内，慢火炒，勿令焦，去蝥；又入七个，炒令焦色变，又去之；再入七个炒米赤烟为度，去蝥不用，只将米研为末。分三分，冷水入香油少许，空心调下一服，须臾又进一服，以二便利下恶物为度。若腹痛，急以青靛调冷水解之，或先用黄连、甘草煎汤，待冷服之，不可食热物。或用冷水调益元散解之，甚妙。甚者，终身禁食犬肉，每见食犬肉而复作者不救。又见单服斑蝥而死者亦有之，盖斑蝥毒之尤者，虽曰以毒攻毒，惟少用之。兹用糯米以夺其气，尤宜预备青靛、黄连以解其毒，而况单服斑蝥者，岂有不死？

《宝鉴》定风散二四二　治诸犬伤毒。

南星生用　防风等分

上为末。凡被犬咬，先以口含浆水吮洗伤处，或小便、盐汤俱可，洗净，用绵拭干，方上药末，即不发。或用制过南星一、二钱为末，以童便调下。亦可治破伤风。

诸犬咬虫伤灸法二四三

凡狼、犬、蛇、蝎、蜈蚣诸伤痛极危急，或因伤受风而牙关紧急，腰背反张，不省人事者，速切蒜片或捣烂罨伤处，隔蒜灸之，或二、三十壮，或四、五十壮，无不应手而愈，取效多矣，故《本草》谓蒜疗疮毒，有回生之功。夫积在肠胃，尚为难疗，况四肢受患，则经络远绝，药不易及，故古人有淋洗灸刺等法，正为通经逐邪，导引气血而设也。

解毒散二四四　一名国老饮。治蛊毒及一切蛇虫恶兽所伤，重者毒气入腹，则眼黑口噤，手足强直。此药平易，不伤元气，大有神效，不可以易而忽之也。

明矾　甘草各一两

上为末。每服二钱，不拘时冷水调下，亦可敷患处。

治马咬伤二四五　毒气入心则危。

马齿苋捣烂煎汤服，外以栗子嚼敷患处。

蜈蚣毒二四六

以盐擦咬处，或盐汤洗伤处，痛即止。用后蝎螫方最妙，已试。

一方：用吴茱萸嚼烂擦之，或取井底泥敷之。

解误吞蜈蚣方二四七

昔有婢用火筒吹火，不知内有蜈蚣，向火一吹，蜈蚣惊窜入口，不觉下喉，求救，人无措手。适有人云取小鸡一只，断喉取血顿饮之，复灌以香油取吐，蜈蚣随出。

蝎蜇毒二四八

用生半夏、白矾等分为末，以醋和敷伤处。亦治蜈蚣伤，无白矾亦可。又蝎怕胆矾，蛇怕雄黄。徐春甫云：亲见蝎蜇肿痛用胆矾擦之立消。可见南方人家不可无雄黄，北方人家不可无胆矾，此制蝎第一药也。

解蜂蜇毒二四九

以小便洗擦拭干，以香油涂之。或以雄黄末擦之。或以蝎蜇方治之。

治鼠咬毒二百五十

猫毛烧存性，入麝香少许，香油调敷伤处则不害。

治误吞水蛭二五一

昔一人夜间饮水，误吞水蛭入腹，经停日久，复生水蛭，食人肝血，腹痛不可忍，面目黄瘦，全不进食，不治必死。方用田中泥一块，小死鱼三枚，同猪膏溶捣匀，再用巴豆十粒去油，同鱼膏四味捣匀，丸如绿豆大。用田中冷水吞下，大人五、七丸，小儿三丸，须臾泻下水蛭尽，却用八珍汤调理。

中蚯蚓毒二五二

石灰泡热水凉洗患处，久浸之则愈。小儿多受蚯蚓毒，则阴茎及囊俱肿如水泡，用鸭血涂之，或以鸭口含少时则消。

一方：用盐汤温洗之即效。

治蚕咬毒二五三　蚕咬人，毒入肉中，令人发寒热。

苎叶捣敷之，汁涂之。今治蚕家以苎近蚕，则蚕不生发也。

解蜘蛛咬毒二五四

姜汁调胡粉敷疮口，或用清油擦之，内饮羊乳。

《本草》云：蜘蛛咬人，令人一身生丝，惟羊乳饮之可解。贞元十年，崔员外从质云目击有人被蜘蛛咬，腹大如孕，其家弃之，乞食于道，一僧遇之，教饮羊乳，未几日而平。

《青囊》神授散二五五　治传尸劳瘵，血气未甚虚损者，不必多方，只以此药早服，则虫自不能为患，无有不愈者。此方得之河南郡王府，济世之功不可尽述。

川椒二升，去合口者，略炒出汗

上为细末，空心米饮调服二钱。或酒煮米粉糊为丸，桐子大。每服三十丸，以渐增至五、六十丸，或用酒送。

解射工溪毒二五六　葱白散。治溪涧中射工虫专射行人形影，人中其毒，则病如疟状，或若伤寒，俗云沙发，中之深者死，急用后方治之。

葱白一握，切　豉半升　葛根二两　升麻七钱半

上锉如豆大。每服四钱匕，水二盏，煎一盏，去滓。不拘时温服，移时再服。

《千金》雄黄兑散二五七　治时气病䘌，下部生虫。

雄黄半两　桃仁一两　青葙子　黄连　苦参各三两

上五味为末，绵裹如枣核大，纳下部。亦可用枣汁服方寸匕，日三。

《千金》治大孔虫痒方二五八

用大枣蒸烂为膏，以水银和捻长二、三寸许，绵裹纳大孔中过宿，明旦虫皆出。但水银损肠，宜慎之。愚案：此方水银不必生用，但如治头虱法，烧烟以枣肉拌之用，必更妙。头发生虱方在新因。

雄麝散二五九　治五种蛊毒。

明雄黄　麝香各一字，另研

用生羊肺一指大，以刀切开，安药在内吞下。

《医林》丹砂丸二百六十　治蛊毒。

雄黄　朱砂各另研　藜芦略炒　鬼臼　巴豆霜各二钱半

上为末，炼蜜丸，桐子大。每服二丸，空心姜汤下，当利恶物并蛊毒。如烦闷，以鸭血为羹食之。

《良方》七宝丸二六一　治蛊毒。

败鼓皮　蚕蜕纸　刺猬皮各烧存性　五倍子炒　续随子　朱砂另研　雄黄另研，等分

上为细末，糯米粥丸，小豆大。每服七丸，空心白水下。

蜜髓煎二六二　治中蛊令人腹内坚痛，面目青黄，病变无常。

真蜜一碗　猪骨髓五两，研

上同煎熟。分作十服，日三服即瘥。

归魂散二六三　凡初中蛊毒在膈上者，当用此药吐之。

白矾　建茶各一两

上二味，为细末。每服五钱，新汲水调下顿服之，一时久当吐毒出。若此药入口，其味甘甜，并不觉苦味者，即其证也。

麦面散二六四　治中蛊毒吐血。

用小麦面二合，分为三服，以冷水调下，半日服尽，当下蛊即瘥。

挑生蛊毒简易方二六五

一方：明矾、芽茶，等分为末，凉水调三钱。

一方：青蓝汁，频频服半合则解。

一方：石榴皮，煎汁饮之，当吐出活虫而愈。

以下杂方

嗽烟筒二六六　治一切犯寒咳嗽，遇冬便作。

款冬蕊　鹅管石　雄黄　艾叶各等分

上为末，铺艾上，用纸卷筒，烧烟吸入口内吞下，即咽茶水一口压之，自效。一方有佛耳草，无艾叶。用纸卷成条，每切一节，约长三、五分许，焚炉中，吸烟咽之。

灵宝烟筒二六七　治一切寒喘咳嗽。

黄蜡　雄黄各三钱　佛耳草　款冬蕊各一钱　艾叶三分

先将蜡溶化，涂纸上，次以艾铺之，将三味细研匀，掺卷

成筒。用火点一头，吸烟吞之，清茶送下。

七宝美髯丹二六八　补肾元，乌须发，延年益寿。

何首乌赤、白各一斤　川牛膝半斤

将何首乌先用米泔水浸一日，以竹刀刮去粗皮，切作大片，用黑豆铺甑中一层，却铺何首乌一层，再铺豆一层，却铺牛膝一层，又豆一层，重重相间，面上铺豆盖之，蒸以豆熟为度，取起晒干，次日如前换豆再蒸，如此七次，去豆用。

破故纸半斤，洗净，用黑芝麻同炒无声为度，去芝麻　白茯苓半斤，用人乳浸透，晒干蒸熟　赤茯苓半斤，用黑牛乳浸透，晒干蒸熟　当归身半斤，酒洗　枸杞子半斤，去枯蒂者

上共为末，炼蜜丸，龙眼大。每日空心嚼二、三丸，温酒、米汤、盐汤俱可送下。制药勿犯铁器。案：此即七珍至宝丹少菟丝子一味。

北京乌须方二六九　两京各处乌须者，惟此方颇好，用之虽未至简妙，然不坏伤肉，制用得法者，可黑一月。

五倍子择川中之大者，打作碎粒，分粗细为二。先将粗者于锅内用文火炒成糊，次入细者同炒，初时大黑烟起，取出不住手炒，将冷，又上火炒，则黄烟起，又取出炒，将冷，再上火炒，则青黄白烟间出，即可住火，先以真青布一大片浸湿，将倍子倾在布上，包成一团，用脚踏成饼，上用湿泥一担罨一夜，色如乌羽为妙，瓷器收贮听用　红铜花用细红铜丝炭火煅，醋中淬之，不拘遍数，以化尽为度，去醋取铜花晒干　皂矾　明矾各三分　没石子　食盐各二分　硼砂净，一分

上每次染时，旋配旋用，以制倍子二钱为则，加铜花四分，余皆一、二分，和匀作一服，研细，以浓茶汁或烧酒用瓷盅调如稀糊，坐汤中煮之，看盅内绿气生面为佳。先用皂角汤洗须净，拭干，以抿柄涂上，用皮纸搭湿包之，或以青布囊囊之过夜，次早温水洗之。如不润，用胡桃油捻指润之。一连染二夜，其黑如漆亦妙。

擦牙乌须方二百七十　先期而擦者，永久不白。

青盐一斤　嫩槐枝叶五斤，切　黑铅四两　没石子尖者，七钱

上将黑铅、青盐入锅内，槐枝搅炒俱成灰炭取起，将没石子研细末和入，用瓷罐盛之，每日早晚以药擦牙，漱水吐掌上擦须鬓，久久自然润黑。

便易擦牙方二七一

用五倍子大者一百个，装食盐一斤，铺在锅内，大火烧过存性，为末。每日擦之，久则须髯皆黑。

丹溪疝气神方二七二　其病甚，至气上冲如有物筑塞心脏欲死，手足冷者，二、三服除根。

陈皮　荔枝核为末，炒焦黄　硫黄火中溶化，即投水中去毒，研细。各等分

上为末，饭丸，桐子大。每服十四、五丸，酒下，其疼立止。若疼甚不能支持，略加五、六丸，再不可多也。

神仙六子丸二七三　男子三十岁后服此药，一岁二单，制服不息，永不白须发。四十以上，或见微白，及少年发黄不润者，服此百日，自然漆黑，其效如神。

菟丝子制　金铃子　覆盆子　五味子　枸杞子　蛇床子炒，各一两　何首乌酒浸，蒸极熟，焙　牛膝酒浸蒸　熟地酒蒸，捣　地骨皮各三两　舶上茴香盐炒　川木瓜各二两

上十二味，为细末，用浸菟丝酒作糊为丸，梧子大。每服五、七十丸，食前温酒或白汤送下。一方加人参、白术、白茯苓各一两，尤有神效。服此大忌三白。

疝气二七四　方重。

四制川楝子丸二七五　治疝气，一切下部之病，悉皆治之，凡肿痛缩小，虽多年亦可除根。

川楝子净肉，一斤，分四分。内一分用盐一两，茴香一合，同炒黄色，去盐、香不用。外三分，一分用巴豆四十九个，一分用斑蝥四十

九个，一分用巴戟一两，仍各加麦面一合同炒黄色，俱去面、药不用
木香一两　破故纸一两，炒

上为末，酒糊丸，梧子大。每服五、七十丸，盐汤送下，甚者日进二、三服，或空心、或食前。

木香导气丸二七六　治男子小肠气肚疼，一切气积，下元虚冷，脾胃不和，并宜服之有效。

木香　丁香　乳香　香附　川楝子肉　大茴香　破故纸　胡芦巴炒　甘草炙　三棱各一两　杜仲炒，半两

上为细末，酒糊丸，梧子大。每服三、五十丸，加至七、八十丸，用温酒，或盐汤食前送下，日进二、三服。

去铃丸二七七　治疝消铃。

用大茴香一升，以老生姜二斤，取自然汁浸茴香一宿，以姜汁渗尽为度，入好青盐二两同炒赤，取出焙干为末，用无灰酒浸蒸饼为丸，梧子大。空心、食前酒下二、三十丸，或米饮亦可。此方实脾疏肝，所以治疝多效，非如常法之克伐，故为妙也。

房事后中寒腹痛方二七八

凡房事后中寒厥冷，呕恶腹痛者，用葱、姜捣烂冲热酒服之，睡少顷，出汗即愈。如腹痛甚者，以葱白头捣烂摊脐上，以艾灸之或熨之亦可解，鼻尖有汗，其痛即止。

湿疝阴丸作痛二七九

蕲艾　紫苏叶烘干热　川椒炒热，各三两

上三味，拌匀，乘热用绢袋盛夹囊下，勿令走气，冷即易之。

熏熨脱肛方二百八十　治气痔脱肛。

枳壳面炒　防风去叉，各一两　枯矾二钱半

上咀，用水三碗，煎至二碗，乘热熏之，仍以软帛蘸汤熨之，通手即淋洗。

熏洗脱肛法二八一

用赤皮葱、韭菜二味各带根者煎汤，入大枫子、防风末各数钱，乘热熏洗立收上。

一方：用五倍子煎汤洗，以赤石脂末掺上托入。或脱长者，以两床相并，中空尺许，以瓷瓶盛汤，令病人仰卧浸瓶中，逐日易之，收尽为度。又涩肠散方，在小儿五四。

参术芎归汤二八二　治泻痢产育气虚脱肛，脉濡而弦者。

人参　白术　川芎　当归　黄芪酒炒　山药炒　白芍药　白茯苓　升麻　炙甘草

上生姜水煎服。案：此方若治泄痢虚滑脱肛，仍加制附子、肉豆蔻方效。

凉血清肠散二八三　治大肠血热脱肛。

生地黄　当归　芍药各钱半　黄芩　黄连　防风　荆芥　升麻各一钱　香附　川芎　甘草各五分

水一盅半，煎服。

缩砂散二八四　治大肠伏热，脱肛红肿。

缩砂仁　黄连　木贼等分

上为细末。每服二钱，空心米饮调下。

诃子人参汤二八五　治证同前。

诃子煨，去核　人参　白茯苓　白术　炙甘草　莲肉　升麻　柴胡等分

水一盅半，加生姜，煎服。

涩肠散二八六　治久痢大肠滑脱。

诃子　赤石脂　龙骨等分

上为末。以腊茶少许和药，掺肠头上，用绢帛揉入。又方用鳖头煅存性，入枯矾少许，如上揉入。

蟠龙散二八七　治阳证脱肛肿痛。

地龙晒干，一两　风化硝二两

上为末。每用一、二钱，肛门湿则干掺，燥则清油调擦。先以见肿消、荆芥、生葱煮水候温洗，轻轻拭干，然后

敷药。

伏龙肝散二八八　治阴证脱肛。

伏龙肝一两　鳖头骨五钱　百药煎二钱半

上为末。每用一、二钱，浓煎紫苏汤候温洗过，以清麻油调药敷如前法。

独蒜通便方二八九　治小便不通。

独蒜一枚　栀子三、七枚　盐花少许

上捣烂摊纸上贴脐，良久即通。未通，涂阴囊上立通。

小便不通经验方二百九十

以朴硝为末。每服二钱，空心煎茴香汤下。

又方：用蚯蚓杵，以凉水滤过，浓服半碗立通。大解热疾不知人事欲死，服之甚效。

小水不通葱熨法二九一

用葱三斤，慢火炒香熟，以绢帕裹，更替熨脐下即通。或用盐炒热熨之，冷则再易，须臾即通。

鸡内金散二九二　治气虚溺尿。

用雄鸡　胵并肠烧为末，温酒调服。

狐腋气五方二九三　治阴汗鸦臭，两腋下臭不可与人同行。

枯白矾　密陀僧　黄丹各二钱半　麝香五分

上于乳钵内研细。以醋于手心内调药擦腋下，经两时许，即以香白芷煎汤洗之，一日用一次。

又：治腋气神效方。

密陀僧四两　枯白矾二两　轻粉三钱

上为细末。频擦两腋，擦至半月见效，半年全愈。

又：腋气方。

用热蒸饼一枚，擘作两片，掺密陀僧细末一钱许，急挟在腋下，略睡少时，候冷弃之。如一腋有病，只用一半。叶元方平生苦此疾，来绍兴偶得此方，用一次遂绝根本。

又：腋气方。

单用枯矾为极细末，以绢袋盛之。常以扑于腋下，不过十度即愈。一方以唾调涂之。

又：腋气方。

先剃去腋毛令净，用白定粉水调擦敷患处，至六、七日后，清晨看腋下有一黑点如针孔大者，以笔点定，即用小艾炷灸七壮，灸过或有浊气攻心作痛者，当用后药下之：

丁香　青木香　槟榔　檀香　麝香　大黄

上煎服，以下为度。

脚汗牡蛎散二九四　治脚汗，除秽气。

牡蛎煅　枯白矾　密陀僧　黄丹等分

上为细末。每用少许，干掺脚指缝中即收。

燥囊牡蛎散二九五　治阴囊湿痒，搔之则汁水流珠，用此极效。

牡蛎醋煅，一两　雄黄一钱　枯矾　硫黄　苦参　蛇床子各二钱

上为细末。先用苍术、椒、盐煎汤洗湿处，后用此药掺之。

熏洗阴囊法二九六　治一切阴囊湿痒。

陈茶一撮　苍术二钱　花椒　蛇床子　白矾各一钱　苍耳草量入　炒盐半两　朴硝三钱

上用水四碗，先将前五味煎汤，去柤，乃入后三味泡化，先熏后洗，三、四次绝痒。

梅苏丸二九七

龙脑薄荷　粉草　冰糖各四两　乌梅肉三两　白檀香　紫苏叶各二两

上为极细末，以熟枣肉捣丸，芡实大。勿用铁器。

冰梅丸二九八

龙脑薄荷二两　白糖　柿霜各四两　乌梅肉　桔梗各五钱

儿茶三钱　甘草一钱　冰片一分

上为极细末，炼蜜丸，龙眼核大。

龙脑上清丸二九九

乌梅肉　脑荷各四两　白檀香　苏叶　儿茶　硼砂　沙糖各二两　冰糖　柿霜各八两　干葛　粉草各一两　冰片三分

上为极细末，蜜丸，樱桃大。

上清丸三百　佳方。

脑荷二两　雨茶　白硼砂七钱　乌梅肉　贝母　诃子各三钱　冰片三分

炼蜜丸。

辟邪丹三百一　方在痘疹一三一。辟一切秽寒邪气。

福建香茶饼三百二　能辟一切瘴气时疫，伤寒秽气，不时噙口中，邪气不入。

沉香　白檀各一两　儿茶二两　粉草五钱　麝香五分　冰片三分

上为极细末，糯米调饮汤为丸，黍米大。噙化。

香发木樨油三百三

采桂花半开者，去茎蒂令净，每花二升，用真麻油一斤，轻手拌匀，纳瓷瓶中，用油纸紧封器口，坐釜中汤煮一晌，持起顿燥处，十日后掀出，用麻布滤绞清油，封闭紧密收之，愈久愈香。或用菜子油亦可。

玉容散三百四　治面生黑鼾雀斑。

甘松　三奈　茅香各半两　白芷　白及　白蔹　白僵蚕　白附子　天花粉　绿豆粉各一两　防风　零陵香　藁本各二钱　肥皂二钱，去皮弦

上为细末。每早、晚蘸末洗面。

硫黄膏三百五　治面部生疮，或鼻赤风刺粉刺。

硫黄　白芷　天花粉　水粉各五分　全蝎一枚　蝉蜕五个　芫青七个，去头足

上为细末，用麻油、黄蜡约多寡，如合面油，熬匀离火，方入前末药和匀。每于临卧时洗面净，以少许涂面，勿近眼，数日间肿处自平，赤鼻亦消。如退风刺，一夕见效。

景岳全书卷之六十终

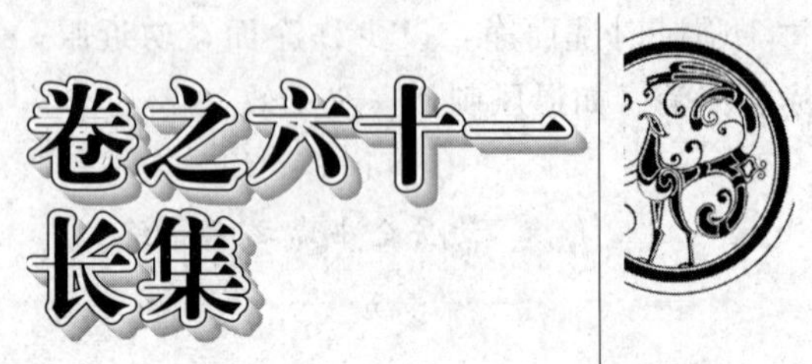

卷之六十一 长集

妇人规古方

妇　　人

安胎饮一　治妊娠五七个月，用数服可保全产。

人参　白术　当归　熟地　川芎　白芍药　陈皮　甘草炙　紫苏　炙黄芩各一钱

上用姜水煎服。一方有砂仁。

安胎散二　治妊娠卒然腰痛下血。

熟地　艾叶　白芍炒　川芎　黄芪炒　阿胶炒　当归　甘草炙　地榆各一钱

上加姜、枣，水煎服。

泰山盘石散三　治妇人血气两虚，或肥而不实，或瘦而血热，或脾肝素虚，倦怠少食，屡有堕胎之患。此方平和，兼养脾胃气血。觉有热者，倍黄芩，少用砂仁；觉胃弱者，多用砂仁，少加黄芩。更宜戒欲事恼怒，远酒醋辛热之物，可永保无堕。徐东皋曰：妇人凡怀胎二、三个月，惯要堕落，名曰小产。此由体弱气血两虚，脏腑火多，血分受热，以致然也。医家又谓安胎，多用艾、附、砂仁热补，尤增祸患而速其堕矣。殊不知血气清和，无火煎烁，则胎自安而固。气虚则提不住，血热则溢妄行，欲其不堕，得乎？香附虽云快气开郁，多用则损正气；砂仁快脾气，多用亦耗真气，况香燥之性，气血两伤，求以安胎，适又损胎而反堕也。今惟泰山盘石散、千金保孕丸二方，能夺化工之妙，百发百效，万无一失，甫故表而出之，以为好生君子共知也。

人参　黄芪　当归　川续断　黄芩各一钱　川芎　白芍药　熟地各八分　白术二钱　炙甘草　砂仁各五分　糯米一撮

水一盅半，煎七分，食远服。但觉有孕，三、五日常用一服，四月之后方无虑也。

地黄当归汤四　一名内补丸。治妊娠冲任脉虚，补血安胎。

熟地二两　当归一两

上每服五钱，水煎服。为丸法：以当归炒为末，熟地蒸捣膏和丸，桐子大，每服百余丸，温酒或滚汤下。许学士曰：大率妊娠惟在抑阳助阴，然胎前药最恶阴阳杂乱，致生他病，惟枳壳汤所以抑阳，四物汤所以助阴耳。然枳壳汤其味多寒，若单服恐致胎寒腹痛，更以内补丸佐之，则阳不致强，阴不致弱，阴阳调和，有益胎嗣，此前人未尝论及也。

《良方》当归汤五　治胎动烦躁，或生理不顺，唇口青黑，手足厥冷。

当归　人参各二、三钱　阿胶炒　甘草炒，各一钱　连根葱白一握

上水四碗，煎四味至半，去滓，下葱再煎一碗，分二服。

《良方》阿胶散六　或顿仆，或因毒药胎动不安，或胁痛腹痛，上抢短气。

阿胶　艾叶　当归　熟地　川芎　白芍　黄芪　炙甘草等分

上每服四钱，姜、枣、水煎。

《良方》胶艾汤七　治妊娠顿仆，胎动不安，腰腹疼痛，或胎上抢，或去血腹痛。又《金匮》胶艾汤在后九三。

阿胶炒，一两　艾叶数茎

上二味，以水五升，煮取二升，分三服。

七味阿胶散八　治胎动腹痛。

阿胶炒　白茯苓　白术炒　川芎　当归　陈皮各一钱　甘草炒，三分

上姜、枣，水煎服。

《良方》黄芪汤九　治气虚胎动，腹痛下水。

糯米一合　黄芪炒　川芎各一两

上水煎，分三服。

《良方》钩藤汤十　治妊娠胎动腹痛，面青冷汗，气欲绝。

钩藤钩　当归　茯神　桑寄生　人参各一钱　苦梗一钱半

上水煎服。如有烦热，加石膏。

《良方》白术散十一　治妊娠伤寒内热等证。

白术　黄芩炒，各二钱

上用姜、枣、水煎服。若阴证者不可用。

《良方》三味白术汤十二　治妊娠内热心痛。

白术四钱　赤芍药三钱　黄芩炒，二钱

上水煎服。忌桃、李、雀肉。

《良方》四味白术汤十三　治妊娠胃虚，恶阻吐水，甚至十余日浆粥不入。

白术炒，一钱　人参五分　甘草炒　丁香各二分

上姜、水煎服。

《全生》白术散十四　治妊娠面目虚浮，四肢肿如水气，名曰胎肿。

白术一两　生姜皮　大腹皮　陈皮　白茯苓各半两

上为末，每服二钱，米饮下。如未应，佐以人参、甘草。

探胎饮十五　妇人经水不来三月，疑似，用此验之。

川芎不拘多少，为末，不见火

空心煎艾汤调下方寸匕，觉腹中动则有胎也。脐之下动

者，乃血瘕也；不动者，血凝也，病也。

当归芍药汤十六　治妊娠心腹急痛，或去血过多而眩运。

当归　白芍药炒　白术炒　茯苓　泽泻各一钱　川芎二钱

上水煎服。

益母地黄汤十七　治妊娠跌坠，腹痛下血。

生地　益母草各二钱　当归　黄芪炒，各一钱

上姜、水煎服。

《良方》独圣散十八　治妊娠有所伤触，激动胎元，腹痛下血极效。

砂仁不拘多少，带皮同炒，勿令焦黑，取仁为末

上用热酒调服四五分，或一钱。此物有安胎导滞易产之功，实妊妇之要药也。

《良方》安胎寄生汤十九　治妊娠下血，或胎不安，或腰腹作痛。

桑寄生　白术　茯苓各五分　甘草一钱

上水煎服。

二黄散二十　治胎漏下血，或内热晡热，或头痛头晕，或烦躁作渴，或胁肋胀痛等证。

生地　熟地。

上为末。每服三钱，煎白术枳壳汤下。

四圣散二一　治漏胎下血。

条芩　白术　砂仁　阿胶各等分

上为细末。每服二钱，艾汤调下。一方有芍药无阿胶。案：此方若改为汤，砂仁用当减半。

《良方》续断汤二二　治妊娠下血尿血。

当归　生地黄各一两　续断　赤芍药各半两

上为末。每服二钱，空心用葱白煎汤调下。

枳壳汤二三　治胎漏下血，或因事下血。亦进食和中，并治恶阻。

枳壳炒　黄芩炙，各半两　白术炒，一两

上为末。每服一钱，白汤调下。前四证若因脾胃虚弱，宜用补中益气汤加五味。若因脾胃虚陷，宜用

前汤倍加升麻、柴胡。若因晡热内热，宜用逍遥散。

滑胎枳壳散二四　此方能令胎瘦产易。湖阳公主每产累日不下，南山道人进此方。

粉草炒，一两　商州枳壳麸炒，二两

上为末。每服二钱，空心沸汤调，日三服。凡孕六、七月宜服之。温隐居方加当归、广木香各等分。

或加香附一两亦可。

枳壳散二五　方在寒阵百一。

治妇人血热气滞，经候不调。

《千金》鲤鱼汤二六　治妊娠腹胀，胎中有水气，遍身浮肿，小便不利，或胎死腹中皆效。

当归　芍药各一钱　白术一钱　茯苓一钱半　橘红五分　鲤鱼一尾，不拘大小

上作一服，将鲤鱼去鳞脏，白水煮熟，去鱼，用汁盅半入药，加生姜五片，煎一盅，空心服，当见胎

水下。如水未尽，胎死腹中，胀闷未除，再制一服，水尽胀消乃已。

竹叶汤二七　治妊娠心惊胆怯，烦闷不安，名曰子烦。一方有当归、防风、栀子仁。

白茯苓　麦门冬　黄芩各三两

上每服四钱，竹叶五片，水煎服。若因血虚烦热，宜兼用四物；若因中气虚弱，宜兼用四君。

紫苏饮二八　治妊娠失调，胎气不安，上逆作痛，名曰子悬，或临产气结不下等证。

大腹皮　川芎　白芍药　陈皮　苏叶　当归各一两　人参　甘草各半两

上每服一两，姜、葱、水煎服。一方有香附，无人参。若肝脾气血虚而有火不安，宜兼逍遥散；若脾气虚弱而不安，宜用四君、芎、归。

安荣散二九 治妊娠小便涩少，遂成淋沥，名曰子淋，甚妙。

麦门冬 通草 滑石 当归 灯心 甘草 人参 细辛等分

上水煎服。一方人参、细辛加倍，为末，每服二钱，麦冬汤调服。若因肺经郁热，宜用黄芩清肺饮；若因膏粱厚味，宜用清胃散；若因肝经湿热，宜用加味逍遥散。

天仙藤散三十 治妊娠三月之后，足指发肿，渐至腿膝，饮食不甘，状似水气，或脚指间出黄水，名曰子气。

天仙藤洗，略炒 香附炒 陈皮 甘草 乌药等分

上每服三、五钱，加生姜、木瓜各三片，紫苏三叶，水煎，食前，日进三服。若因脾胃虚弱，宜兼六

君子；中气下陷，须用补中益气汤。

羚羊角散三一 治妊娠虚风，颈项强直，筋脉挛急，语言蹇涩，痰涎不利，不省人事，名曰子痫。

羚羊角镑 川独活 枣仁 五加皮 薏苡仁炒 防风 当归 川芎 茯神 杏仁去皮尖，各五分 炙甘草 木香各一分

上加姜五片，水煎服。若因肝经风热，或怒火所致，须用加味逍遥散。

人参橘皮汤三二 治妊娠脾胃虚弱，气滞恶阻，呕吐痰水，饮食少进，益胃和中。一名参橘散。

人参 陈皮 麦门冬 白术各一钱 厚朴制 白茯苓各五分 炙甘草三分

上加淡竹茹一块，姜、水煎，温服。若因中脘停痰，宜用二陈、枳壳；若因饮食停滞，宜用六君加枳壳；若因脾胃虚，宜用异功散。

竹茹汤三三 治孕妇呕吐不止，恶心少食，服此止呕清

痰。

竹茹弹子大一丸　陈皮　半夏　茯苓各钱半　生姜二钱

水盅半，粳米一撮，煎七分，温服。忌羊肉、鸡、鱼、面食。

《良方》半夏茯苓汤三四　治妊娠脾胃虚弱，饮食不化，呕吐不止。

半夏泡，炒黄　陈皮　砂仁炒，各一钱　白茯苓二钱　甘草炒，五分

上用姜、枣、乌梅、水煎服。——二剂后，用茯苓丸，在三九。

乌附汤三五　治孕妇恶心阻食，养胃，调和元气。

乌药　香附制　白术土炒　陈皮各一钱　人参　炙甘草各八分

水盅半，姜三片，煎七分服。吐甚者，加丁香、砂仁各七粒。

《千金》保孕丸三六　治妊妇腰背痛，善于小产，服此可免堕胎之患。此即《良方》杜仲丸，但彼等分用。

杜仲四两，同糯米炒去丝　川续断二两，酒洗

上为末，山药糊丸，桐子大，每服八、九十丸，空心米饮下。忌酒、醋、恼怒。

一母丸三七　一名知母丸。治妊娠血热顿仆，胎动不安，或欲堕产。

知母炒，为末

上捣枣肉为丸，弹子大。每服一丸，人参汤嚼送。或丸桐子大，每服三、四十丸，白汤下，或嚼咽之。

束胎丸三八　怀胎七、八个月，恐胎气展大难产，用此扶母气，束儿胎，易产。然必胎气强盛者乃可服。

条黄芩酒炒，勿太熟。冬月一两，夏月半两　白术三两　陈皮二两　白茯苓七钱半

上为末，粥糊丸，桐子大。每服五十丸，白汤下。

茯苓丸三九　治妊娠烦闷头晕，闻食吐逆，或胸腹痞闷。

赤茯苓　人参　桂心　干姜炮　半夏泡洗，炒黄　橘红各一两　白术炒　甘草炒　枳壳麸炒，各二两

上为末，蜜丸，桐子大。每服五十丸，米饮下，日三服。或原方仍有葛根二两，似非所宜也，用者当酌之。

达生散四十　妊娠临月服十余剂则易产，或加砂仁、枳壳。如兼别证，以意增减。《诗》云：诞弥厥月，先生如达。注曰：先生，首生也。达，小羊也。羊子易生，故以此名之。

人参　白术　当归　白芍　陈皮　紫苏各一钱　炙甘草二钱　大腹皮酒洗，晒干，三钱

水一盅半，煎服。一方无当归、白芍、白术。

佛手散四一　一名芎归汤。亦名当归汤。治产后去血过多，烦晕不省，并一切胎气不安，亦下死胎。

川芎二钱　当归三、五钱

上咀，每用半两，水煎服。若腹疼加桂；若腹痛自汗，头眩少气，加羊肉；若不应，用八珍汤；若用下胎，当为末，以酒调服。

钱氏生化汤四二　此钱氏世传治妇人者。

当归五钱　川芎二钱　甘草炙，五分　焦姜三分　桃仁十粒，去皮尖、双仁　熟地三钱

上㕮咀，水二盅，枣二枚，煎八分，温服。一方无熟地。

附加减法：凡胎衣不下，或血冷气闭，血枯气弱等证，连服生化汤二、三剂即下，或用此送益母丸一丸即下。盖益母草行血养血，性善走而不伤人者也；

——妇人无论胎前产后，皆宜此药；

——凡血晕虚晕，加荆芥穗六、七分；

——凡产妇气虚气脱，倦怠无力，加人参、黄芪；

——凡阳虚厥逆，加附子、肉桂；

——脉虚烦渴，加麦冬、五味；

——气壅有痰，加陈皮、竹沥；

——血虚血燥便结，加麻仁、杏仁、苁蓉；

——多汗不眠，加茯神、枣仁、黄芪；上体多汗，加麻黄根；下体多汗，加汉防己；

——烦热，加丹皮、地骨皮；

——口噤如风，反张瘛疭者，加荆芥、防风各三、四分；

——恶露未尽，身发寒热，头痛胁胀，其小腹必然胀痛，加红花、丹皮、肉桂各三、四分，玄胡一钱；

——内伤饮食，加山楂、陈皮、砂仁，或神曲、麦芽；

——外伤寒湿，或加苍术、白术；

——血积食积，胃有燥粪，脐腹胀痛，加大黄二钱；

——产后下血不止，或如屋漏水沉黑不红，或断或来，或如水，或有块，淋沥不休，此气血大虚之候，不可误用寒凉。其脉浮，脱者，可加附子辈诸阳分药，否则无救矣。佛手散单用当归三钱，川芎二钱，此即其变方也。

会稽《钱氏世传》曰：尝论产证，本属血虚，阴亡阳孤，气亦俱病。如大补则气血陡生，倘失调则诸邪易袭。四物避芍药之寒，四物得姜、桃之妙，气毋耗散，法兼补虚，食必扶脾，勿专消导。热不可用芩、连，恐致宿秽凝滞；寒不宜用桂、附，反招新血流崩。三阳见表证之多，似可汗也，用麻黄则重竭其阳；三阴见里证之剧，似可下也，用承气则大涸其血。耳聋胁病，乃肾虚恶露之停，休用柴胡；谵语汗多，乃元弱似邪之证，毋同胃实。厥由阳气之衰，难分寒热，非大补不能回阳；痉因阴血之亏，岂论刚柔，非滋营胡以润络？潮热似疟，以疟治则迁延；神乱如邪，以邪论则立困。总属大虚，须从峻补。去血多而大便燥，苁蓉加于生化，非润肠和气之能通；患汗出而小便难，六君倍用参、芪，必生津助液之可利。加参生化频服，救产后之危；活命长生调摄，须产前加意。

当归川芎汤四三　治小产后瘀血，心腹疼痛，或发热恶寒。

当归　熟地黄　白芍药炒　玄胡索炒　川芎　桃仁　红花　香附　青皮炒　泽兰　牡丹皮

上水煎，入童便、酒各小半。若以手案腹愈痛，此是瘀血为患，宜用此药，或失笑散消之。若案之反不痛，此是血虚，宜用四物、参、苓、白术。若痛而作呕，此是胃虚，宜用六君子。若或作泻，此是脾虚，宜用六君子送二神丸。

加味芎归汤四四　治分娩交骨不开，或五、七日不下垂死者。

生男女妇人发一握，烧存性　自死龟壳一个，或占过者亦可，酥炙　川芎　当归各一两

上咀。每用一两，水煎服，良久，不问生死胎，自下。

当归黄芪汤四五　方在补阵

治妊娠下痢腹痛。

芎归补中汤四六　治气血虚半产。

川芎　当归　黄芪炙　白术炒　人参　芍药炒　杜仲炒　艾叶　阿胶炒　五味子杵，炒，各一钱　甘草炙，五分

上每服五钱，水煎服。若脾气虚弱，须用补中益气汤；若气虚有火，宜用安胎饮。

保生无忧散四七　临产服之，补其血，顺其气，或胞胎肥厚，根蒂坚牢者，皆可使之易产。又治小产瘀血腹痛。

当归　川芎　白芍　乳香　枳壳　南木香　血余

上等分，每服二、三钱，水煎，日二服。若胞衣既破，其血已涸，或元气困惫，急用八珍汤斤许，水数碗，煎熟时饮救之，饮尽再制，亦有得生。

人参黄芪汤四八　治小产气虚，血下不止。

人参　黄芪炒　当归　白术炒　白芍炒　艾叶各一钱　阿胶炒，二钱

上作一剂，水煎服。

《良方》牛膝散四九　治胎衣不下，腹中胀痛，急服此药腐化而下，缓则不救。

牛膝　川芎　朴硝　蒲黄各三两　当归一两半　桂心半两

上每服五钱，姜三片，加生地黄一钱，水煎服。

《局方》黑神散五十　一名乌金散。《灵苑方》名肉桂散。治产后恶露不尽，胎衣不下，血气攻心，腹痛不止，及治脾肾阴虚，血不守舍，吐衄等证。

黑豆二两，炒　当归去芦，酒洗　熟地　蒲黄　白芍　甘草炙　干姜炮　肉桂各一两

上为末。每服二钱，童便、酒各半调服。《良方》黑神散有炮附子半两，无蒲黄。

《简易》黑神散五一　方在和阵。

治一切失血。

《经验》滑石散五二　治产难，凡水下胎干，胎滞不生，用此最效。

滑石飞过，一两　白蜜　香油各半盏

上将油、蜜慢火熬熟三、四沸，掠去沫，调滑石末顿服，外以油调于产妇脐腹，上下摩之，立效。

难产方五三

令产妇以自己发梢含于口中，恶心即下，亦治胎衣不下。

《良方》桂心散五四　治妊娠因病胎不能安者，可下之。

桂心　栝蒌　牛膝　瞿麦各五分，或一钱　当归一钱或二、三钱

上水煎。

桂香散五五　治胎死腹中不下。

桂心三钱　麝香五分

上为末。作一服，酒调下。

下胎小品方五六

用麦蘖一升，擂碎，水二升，煮一升，服之即下，神效。案：麦蘖能损气破血如此，故凡脾胃虚弱，及饮食不化者，不宜用明矣。又方用牛膝一两，酒一盅，煎七分，作二服即下。

《广济》下胎方五七　并下死胎俱效。

天花粉四两　肉桂　牛膝　豆豉各三两

上咀。用水七碗，煎二碗半，分三服，每服后一时许又进一服。

扶羸小品方五八　虚弱人欲下胎宜用此。

人参　粉草　川芎　肉桂　干姜　桃仁　黄芩　蟹爪

上等分，每服一两，水二盅，煎八分，空心服，未动再服。

下死胎五九　凡胎死腹中，其舌多见青黑，口中甚秽而呕，腹中不动，只觉阴冷重坠者是。

用平胃散一两，以黄酒、河水各一盅，煎至一盅，入朴硝三、五钱，再煎三、五沸。温服，其死胎即化水而出，万不失一。

又方：单用朴硝末三钱，以热酒和热童便调服立出，或用佛手散以酒调服亦妙。

《千金》去胎方六十

大麦曲五升

渍酒一斗，煮二、三沸，去滓，分五服，隔宿勿食，旦再服，其胎如糜，母无所苦，千金不传。

《良方》硫黄散六一　治产后阳气虚寒，玉门不闭。

硫黄　乌贼骨各半两　五味子五钱

上为末，掺患处，日三易。

硫黄汤六二　治产后玉门不敛，阴户突出。

硫黄三钱　菟丝子　吴茱萸各二钱　蛇床子一钱半

上研匀，用水二盅，煎汤频洗自收。

《良方》益母丸六三　一名返魂丹。治妇人赤白带，恶露时下不止，及治妇人胎前产后经中诸般奇痛，无所不疗。《本草》云：此草胎前无滞，产后无虚，故名益母。

益母草一味　一名充蔚子，一名野天麻。方梗，对节生叶，叶类火麻，四五月间开紫花是，白花者非。

上于五月采取晒干，连根茎叶，勿犯铁器，磨为细末，炼蜜丸，如弹子大。每服一丸，用热酒和童便化下，或随证用汤引送下。

一方：以此为末，每服二钱，或酒或童便，或随证用引服之。

一方：凡产时仓卒未合，只用生益母草捣汁，入蜜少许服之，其效甚大。

——益母膏方：依前采取捣烂，以布滤取浓汁，用砂锅文武火熬成膏，如黑砂糖色为度，入瓷罐收贮。每服二、三匙，酒、便调下，或于治血汤药中加一匙服之，尤妙。

《良方》夺命丹六四　治瘀血入胞，胀满难下，急服此药，血即消，衣自下。案：此方颇有回生丹之功用，下死胎必效，须用当归方。

附子炮，半两　干漆碎之，炒烟尽　牡丹皮各一两

上为细末，另用大黄末一两，以好醋一升同熬成膏，和前药丸，桐子大。温酒吞五、七丸。一方有当归一两。

回生丹六五　治妇人产后诸疾，污秽未净，及一切实邪疼痛，死胎瘀血冲逆等证。

大黄膏法：用苏木三两，河水五碗，煎至三碗，去柤听用　红花三两，炒黄色，用好酒一大壶，煮十余滚，去柤听用　黑豆三升，煮熟存汁三碗，去豆去皮，晒干为末，俱听用　大黄一斤，为末，用好醋入碗熬成膏，次下红花酒、苏木汤、黑豆汁搅匀，又熬成膏，盆内收盛候用。将锅焦焙干为末，同豆皮末俱入之

人参　白术　青皮　木瓜各三钱　当归　川芎　元胡　苍

术　香附童便炒　蒲黄　赤茯苓　桃仁泥　熟地各一两　牛膝　三棱　山茱萸　五灵脂　地榆　甘草　羌活　陈皮　白芍各五钱　良姜四钱　乌药二两半　木香　乳香　没药各一钱

上为末，用前大黄膏为丸，弹子大，金箔为衣。不拘时，随证择用汤引送下一丸。

断产灸法六六　一传方欲绝产者，灸脐下二寸三分阴动脉中三壮。此当自脐中至骨际折作五寸约之。

《千金》断产方六七

四物汤一剂　芸台子一撮，即油菜子　红花

水盅半，煎八分，经后空心服则不受胎。

断产小品方六八　断产堕胎有验。

故蚕蜕纸方一尺

上烧为末，空心酒调服，终身不受孕。

丹溪断子法六九

用白面曲一升，无灰酒五升作糊，煮至三升半，滤去滓，分作三服，候经至前一日晚五更及天明各吃一服，经即不行，终身无子矣。

仲景羊肉汤七十　治产妇腹中疠痛寒痛，血气不足，虚弱甚者，及寒月生产，寒气入于子门，手不可犯，脐下胀满，此产后之寒证也。并治寒疝腹中痛，及胁痛里急者。

精羯羊肉一斤　当归三两　生姜五两

上用水八升，煮取三升，加葱、椒、盐，温服七合，日三服。若寒多者，加生姜成一斤；痛多而呕者，加橘皮二两，白术一两。

《良方》羊肉汤七一　治产妇脾虚，寒邪内乘，以致腹痛，或头眩，脐胁急痛。

精羊肉四两　当归　川芎各半两　生姜一两

上以水十盏，煎至四盏，分四次空心服。

《良方》黄雌鸡汤七二　治产后虚羸腹痛。

当归　白术炒　熟地黄　黄芪炒　桂心各半两　小黄雌鸡一只，去头足肠翅，细切

上先用水七碗，煮鸡至三碗，每用汁一碗，药四钱煎。日三服。

母鸡汤七三　治产后褥劳，虚汗不止。

人参　黄芪　白术　白茯苓　麻黄根　牡蛎煅，各三钱

上用母鸡一只，去毛杂净，水六、七碗，同药煮至三碗，任意服之。

猪腰汤七四　治产后褥劳，寒热如疟，自汗无力，咳嗽头痛腹痛俱效。

猪腰一对　当归　白芍药酒炒，各一两

上以药二味，用水三碗，煎至二碗，去滓，将猪腰切如骰子块，同晚米一合，香豉一钱，加葱、椒、盐煮稀粥。空心日服一次，神效。或加人参更妙。

四神散七五　治产后血虚，或瘀血腹痛。

当归二钱　川芎　芍药炒，各一钱　炮姜五分

上水煎服。

大岩蜜汤七六　治产后阳气虚寒，心腹作痛，不食呕吐，四肢厥逆。

生地　当归　芍药炒　干姜　吴茱萸　桂心　独活　甘草炒　小草各一两　细辛半两

上每服半两，水煎服。

《良方》人参汤七七　治产后诸虚不足，发热盗汗，内热晡热等证。此即参归汤，亦名团参散。

人参　当归等分

上为末，先以猪腰子一枚切片，糯米半合，葱白二茎，入水二盅，煎汁八分，再入药三钱煎服。

白茯苓散七八　治产后褥劳，头目肢体疼痛，寒热如疟。

白茯苓一两　人参　当归　黄芪　川芎　白芍药炒　熟地

桂心各半两　猪腰一对

上以水三盏，入猪腰并姜、枣各三事，煎二盏，去柤，入前药半两，煎一盏服。

《良方》七珍散七九　治产后不语。

人参　石菖蒲　生地　川芎各一两　细辛七钱　防风　朱砂另研，各半两

上为末。每服一钱，薄荷汤调服。

《良方》趁痛散八十　治产后骨节疼痛，发热头重，四肢不举。

牛膝酒炒　甘草炒　薤白各一两　当归　白术炒　黄芪炒　桂心　独活加姜，各半两

上每服半两，水煎。

补脬饮八一　治产后伤动脬破，不能小便而淋沥。

生黄丝绢一尺，剪碎　白牡丹皮根　白及各一钱，俱为末

用水一碗，同煮至绢烂如饧。空心顿服。服时不得作声，作声则不效。

《良方》止汗散八二

牡蛎煅粉，半两　小麦麸八两，炒黄为细末

上每服三、五钱，用猪肉汁调服。

《良方》麻黄根汤八三　治产后虚汗不止，身热发渴，惊悸不安。

麻黄根　人参　黄芪炒　当归　牡蛎煅粉　甘草炒，等分

上每服四、五钱，水煎服。

二味参苏饮八四　治产后瘀血入肺，咳嗽喘急。

人参一两　苏木二两

上作一剂，水煎服。若既愈，当用六君子以补脾胃。若口鼻黑气起，宜急用此药加附子五钱，亦有得生者。

《良方》黄龙汤八五　治妊妇寒热头疼，嘿嘿不食，胁痛呕痰，及产后经后外感风寒，热入胞宫，寒热如疟等证。

按：此即小柴胡汤之去半夏也。

柴胡二钱　黄芩炒　人参　甘草各一钱

上用水煎服。

陈氏二母散八六　治产后热血上攻，留于肺经，咳嗽喘促。

知母　贝母　人参　桃仁　杏仁俱去皮尖　白茯苓

上等分，每服五钱，姜、水煎服。

猪蹄汤八七　治气血不足，乳汁不下。

用八物汤加黄芪、漏芦、陈皮、木通，先以猪蹄煮汁二碗，煎药服之。或加天花粉。

又方：用猪蹄一副，通草二两，川芎一两，甘草一钱，穿山甲十四片，炒。将猪蹄洗切，入水六碗，同药煎煮约至三碗，加葱、姜、盐料，取汁饮之。忌冷物。要吃羹汤助其气血，乳汁自下。夏月不可失盖，时用葱汤洗乳为佳。

《良方》涌泉散八八　下乳。忌食姜、椒辛辣饮食。

王不留行　瞿麦　麦门冬　龙骨各二钱

上用猪蹄汁一碗，酒一杯，煎服。以木梳于乳上梳下。

玉露散八九　治产后乳脉不行，身体壮热，头目昏痛，大便涩滞。

人参　白茯苓　当归　炙甘草各五分　桔梗　川芎　白芷各一钱　芍药七分

上水煎。食后服。如热甚大便秘结，加大黄三、五分炒用。

《良方》漏芦汤九十　治妇人肥盛，脉气壅结，乳少。

漏芦二两　蛇蜕一条　土瓜根

上共为末，酒调下二钱。

栝蒌散九一　治吹乳肿痛。

栝蒌一个　乳香二钱

上用酒煎服。外用南星为末，以温汤调涂。

滑氏补肝散九二　治肝肾二经气血亏损，胁胀作痛，或胁胀头晕，寒热发热，或遍身作痛，经候不调。

熟地　白术炒，各一两　枣仁炒　独活各四两　当归　川芎　黄芪炒　山药　五味子炒，杵　山茱萸肉　木瓜各半两

上㕮咀。每服五钱，枣、水煎服。

《金匮》胶艾汤九三　治劳伤血气，冲任虚损，月水过多，淋沥不止。

阿胶炒　川芎　炙甘草各一两　艾叶　当归各两半　白芍　熟地各二两

上㕮咀。每服五钱，水煎服。一方加地榆、黄芪，即名安胎散。

《集验》加味八珍汤九四　治妇人思虑过伤，饮食日减，气血两虚，月经不调，夜梦交感，或出盗汗，寝成劳损。

人参　白术　茯苓　当归　生地各一钱　炙甘草　川芎　芍药　软柴胡　黄芪各五分　香附制　丹皮各八分

水盅半，大枣一枚，煎七分，食前服。

《集验》调卫养荣汤九五　治妇人室女一切月经不调，或先或后，或绝闭不通，憎寒壮热，口苦无味，咳嗽躁烦头眩，渐成劳证者。

当归　生地　麦冬　沙参　陈皮　白术各一钱　牡丹皮　地骨皮各八分　柴胡梢　桔梗各五分　谷芽一钱　甘草四分

上加莲子、姜、枣，水煎服。痰中见血，加侧柏叶；烦躁口干，加炒山栀，倍麦门冬；胁下胀疼，加青皮、川芎；胸膈满闷，加黄连姜炒，枳实，去麦冬、地骨皮；夜出盗汗，加黄连、黄芪，去柴胡、桔梗；大便秘结，加桃仁，倍当归；咳嗽不已，加栝蒌仁、阿胶；小水不利，加木通、茯苓。

《良方》当归散九六　治经水妄行不止，及产后气血虚弱，恶露内停，憎寒发热，宜服此去之。

当归酒洗　川芎　白芍炒　白术炒　黄芩炒，各半两　山茱

萸肉一两半

上为末。每服二钱，酒调。日三服。一方无山茱萸。气虚者，去苓，加桂心一两。

《良方》丹参散九七　《良方》云：丹参一味，其治颇类四物汤，能破宿血，补新血，安生胎，落死胎，止崩中带下，调经，下产后恶血，兼治冷热劳，腰脊痛，骨节烦疼。

丹参酒洗去土，晾干，切

上为细末。每服二钱，温酒调下。经脉不调，食前服。冷热劳，不拘时服。

玄胡当归散九八　亦名延胡索散。治血积小腹疼痛，或因气逆月经不行，肚腹作痛。

当归　赤芍药　刘寄奴　没药　枳壳麸炒　玄胡索炒

上为末。每服一钱，热酒调下。

牛膝散九九　治月水不利，脐腹作痛，或小腹引腰，气攻胸膈。

当归酒浸　牛膝酒炒　赤芍药　桂心　桃仁去皮尖　玄胡索炒　牡丹皮各一两　木香三钱

上为末。每服一钱，温酒调下。或每服五、七钱，水煎服。

《良方》交加散一百　治经脉不调，腹中撮痛，或结聚癥瘕，产后中风。又交加散，方在和阵。

生地一斤，取汁　生姜十二两，取汁

上以地黄汁炒姜租，姜汁炒地黄租，干为末。每服三钱，温酒调服。加芍药、玄胡、当归、蒲黄、桂心各一两，没药、红花各五钱，尤效。

姜黄散百一　治瘀血凝滞，肚腹刺痛，或腹胀发热等证。

姜黄　当归酒拌，各二钱　蓬术醋炒　红花　桂心　川芎　玄胡索炒　丹皮各五分

上水、酒各半煎服。

琥珀散百二　治心膈迷闷，肚腹撮痛，月信不通等疾。

乌药二两　当归酒洗　蓬术醋制，各一两

上为末。每服二钱，温酒调服。

温经汤百三　治寒气客于血室，以至血气凝滞，脐腹作痛，其脉沉紧。

人参　牛膝酒炒　甘草炒，各一钱　当归　川芎　芍药　牡丹皮　蓬术醋炒　桂心各五分

上水煎服。

《经验》失笑散百四　治妇人心痛气刺不可忍，及产后儿枕蓄血，恶血上攻疼痛，并治小肠气痛。

五灵脂净者　蒲黄等分，俱炒

上为末。每服二、三钱，用酒煎，热服。

一方：用好醋一杓熬成膏，再入水一盅，煎至七分，热服。

一方：用醋糊和丸，龙眼大，每服一丸，以童便和水各半盅，煎七分，温服。

按：此方若用以止痛，蒲黄宜减半；若用止血，则宜等分，或灵脂减半亦可。

泽兰汤百五　治劳怯经闭。

泽兰叶二钱　当归　芍药炒，各一钱　甘草炙，五分

用水煎服。

当归没药丸百六　治血瘀作痛，及血风筋挛骨痹，手足麻木疼痛。

当归　五灵脂炒，各一两　没药五钱

上为末，醋糊丸，桐子大。每服三十丸，姜汤下。

醋附丸百七　治元脏虚冷，月候不调，腹中急痛，赤白带下，浑身寒热，胎气壅滞不固。

香附米半斤，醋煮，焙干为末

上以醋糊为丸，桐子大。每服三、四十丸，米饮下。

柏子仁丸百八　治血虚有火，月经耗损，渐至不通，日渐羸瘦而生潮热，慎勿以毒药通之，宜柏子仁丸，或前泽兰汤主之。

柏子仁炒研　牛膝酒拌　卷柏各半两　泽兰叶　续断各二两　熟地黄三两，酒拌蒸烂，杵膏

上为末，入地黄膏加炼蜜丸，桐子大。每服百余丸，空心米饮下。

乌贼鱼骨丸百九　此即《内经》治血枯方。

乌贼鱼骨去甲，四两　芦茹一两，即茜根

上为末，以雀卵捣丸，小豆大。每服五丸，或十丸，鲍鱼煎汤下，以饭压之。鲍鱼即今之淡干鱼也。

增损四物汤百十　治脾虚不摄，血去不止。

人参　当归　芍药炒　川芎　干姜炒，各一两　甘草炙，四钱

上每服四钱，水煎服。

《奇效》四物汤百十一　治肝经虚热，血沸腾而崩，久不止。

当归酒拌　熟地　白芍　川芎　阿胶炒　艾叶炒　黄芩各半两

上每服四钱，水煎。

《良方》加减四物汤百十二　治妇人血积。

当归　川芎　芍药　熟地　蓬术　三棱　肉桂　干漆炒烟尽，等分

上㕮咀。每服五、七钱，水盅半，煎七分，食远服。

四物二连汤百十三　治妇人血虚发热，或口舌生疮，或昼安夜热。

当归　川芎　芍药　熟地　胡黄连　宣黄连各一钱

上作一剂，水煎服。

人参当归汤百十四　治去血过多，内热短气，头痛闷乱，

骨节作痛，或虚烦咽燥。

人参　当归　生地　桂心　麦冬　白芍药各等分

上用粳米一合，竹叶十片，水二盅，煎一盅，去米入药五钱，枣二枚，煎服，或总煎之亦可。虚甚者用熟地黄。

《良方》一味防风散百十五　治肝经有风，以致血得风而流不归经者。

用防风去芦为末。每服一钱，白汤调服。一名独圣散，每服二钱，空心食前，用酒煮白面清饮调下，极效。

龙骨散百十六　治血崩不止。

龙骨煅　当归　香附炒，各一两　棕毛灰五钱

上为细末。每服四钱，空心米汤调下。忌油腻、鸡、鱼、炙煿物。

如圣散百十七　治血崩，三服全愈。

棕榈子　乌梅肉　干姜俱烧存性，为末，各等分

上每服二钱，空心乌梅汤调服。一方单用棕皮，半烧半生，为末，每空心服二钱亦妙。

槐榆散百十八　治血崩及肠风下血。

槐花　地榆等分，炒焦

上二味，用酒煎饮之。

七灰散百十九　治血崩神效。

莲蓬壳　罂粟壳　腌蟹壳　益母草　旱莲草　棕毛叶　藕节各等分，俱烧存性，为末

空心醋点汤调下三钱。一秘方用棉花子，以铜锅炒黑为末，黄酒调下二、三钱，三、两次即止，并治崩漏、小产血不止。

棕灰散百二十　方在和阵。治大肠下血，及崩漏失血。

柏叶散一二一　治元气虚弱，崩中漏血，年久不愈，亦治白带。

柏叶炒　当归　生地　续断　川芎　龟甲炙　禹余粮各一两半　阿胶炒，五钱　鳖甲炙，两半　赤石脂煅　牡蛎煅　地榆　艾叶炒　鹿茸炙，各五钱

上为末。每服二钱，粥饮调下。

子芩散一二二　一名黄芩散。治壮热崩中下血，是阳乘阴分，故经血泛溢，宜清其北方。

条黄芩不拘多少为细末

上烧秤锤粹酒，食前调下三、四钱。一方有干姜、白芷。一方以木耳、黄芩等分为丸，俱效。

《良方》防风黄芩丸一二三　治肝经风热，以致血崩便血尿血等证。

条芩炒黑　防风等分

上为末，酒糊丸，桐子大。每服三、五十丸，食远，或食前，米饮或温酒送下。

劫劳汤一二四　治劳嗽发热，盗汗体瘦，唾中有血，或成肺痿。此救本也，非劫劳也，能用此者，庶可望生，此外恐非佳剂矣。

白芍药炒，一钱　人参　黄芪炒　当归　熟地　甘草炒　白茯苓　五味子杵，炒　阿胶炒　半夏制，各五分，此上乃其原方，似有不足用者，仍宜加倍

上姜、枣、水煎，日三服。乡人杨元鼎女，及笄病此甚危，百药无效，偶遇名医，得此方服三十余剂，遂愈不发。

《集验》归神汤一二五　治妇人梦交盗汗，心神恍忽，四肢乏力，饮食少进。

人参　白术　白茯苓　归身各一钱　枣仁　陈皮各八分　圆眼肉七枚　甘草　羚羊角　琥珀末，各五分

上羚羊、琥珀二味不煎，余药煎熟去柤，入二末和匀。食前服。

白芷散一二六　治下元虚弱，赤白带下，或经行不止等

证。

白芷一两　海螵蛸二枚，烧　胎发一团，煅

上为末。每服二钱，温酒调下。

《海藏》白芍药散一二七　治妇人赤白带下，脐腹疼痛，如神。

白芍二两，炒　干姜半两，炒

上为细末。每服三钱，空心温米汤调下，晚又进一服，十日见效。

克应丸一二八　治妇人赤白带下。

熟地　赤芍各二两　当归二两　赤石脂煅，醋淬　龙骨　牡蛎煅，酒淬　茯苓　丹皮　艾叶制　川芎各一两

上为末，醋糊丸，桐子大。每服五十丸，空心白汤送下。

《良方》滑石散一二九　治热淋。

滑石五分，研　通草　车前子　葵子各四分

上为末，以浆水调服。

芍药散百三十　治妇人血滞腰胁痛。

白芍药　玄胡炒　肉桂各一两　香附米二两，醋一升，盐半两，同煮干

上为细末。每服二钱，不拘时，白汤调下。

《良方》通气散一三一　治肾虚腰痛神效。

破故纸酒炒为末

上每服二钱，先嚼胡桃肉半个，空心以温酒送下。

四制香附丸一三二　调经养血，顺气受孕。

香附米一斤，分四制，酒、醋、童便、米泔各浸一宿，晒干用　当归酒洗　熟地酒洗　白芍药四两　川芎各四两　泽兰叶　白术　陈皮各三两　黄柏酒炒　甘草酒炒，各一两

上为末，酒糊丸，桐子大。每服七十丸，空心白汤送下。

《大典》女金丹一三三　此韩飞霞方也，一名不换金丹。内加熟地黄一两，即名胜金丹。治妇人久虚无子，及产前产后

一切病患。此药能安胎催生，妊娠临月服五、七丸，产时减痛。妇人子宫寒冷无孕，如服月余，男女自至。又治半身不遂，带浊血崩，及产后腹痛吐逆，子死腹中，气满烦闷，脐腹作痛，月水不通，中风口噤，痢疾消渴，败血上冲，头疼寒热，血运血泄，见鬼迷闷，产后伤寒，虚烦劳瘦。凡妇人诸疾，不问久近，并宜服之，兼治男子下虚无力等证。

人参　白术炒　茯苓　炙甘草　当归　川芎　白芍　白薇酒洗　丹皮　白芷　藁本　肉桂　玄胡　没药另研　赤石脂另研，上各一两　香附醋浸三日，炒香，十五两

上共十六味，为末，炼蜜丸，弹子大，以瓷瓶收贮封固。每服一丸，空心温酒化下，食干物压之。服至四十九丸为一剂，以癸水调平受妊为度。妊中三、五日服一丸，产后二、三日服一丸。醋汤下亦妙。

琥珀丸一三四　治妇人或老或少，或产前产后百病，及疗三十六种诸病，七疝八瘕，心腹刺痛，卒中瘫痪，半身不遂，八风十二痹，手足酸疼，乳中结核结毒，怀胎惊动，伤犯不安，死胎不下并治。

琥珀　朱砂各另研　沉香　阿胶炒珠　附子制　川芎　肉桂　五味子　石斛各五钱　牛膝酒浸　当归　肉苁蓉酒洗，晒　人参　熟地　续断　木香　没药各一两

一方有牛黄、珍珠、乳香、玄胡各一两，共二十一味。

上炼蜜为丸，弹子大。每服一丸，空心、食前、午后温酒化开服。凡服法或姜汤，或米汤，或酒，或灯草汤，或随证用引，皆可下。若伤寒中风，角弓反张，用麻黄汤随证改汤引送下。孕妇临月，宜一日一服，至产顺利，不觉疼痛。凡妇人服至五服十服之后，日倍饮食，其功言不尽述，服者当自觉也。

延年益嗣丹一三五　滋补元气，益精黑发。案：此方即还元丹也，但制法分两不同，宜参酌用之。方在补阵。

人参　天门冬酒浸，去心　麦门冬同上，各三两　熟地黄酒

蒸，捣　生地黄各二两　白茯苓酒浸，晒干　地骨皮酒浸，各五两　何首乌鲜者，半斤

上将何首乌去皮切片，如干者用米泔水浸软拈切，外用砂锅入黑羊肉一斤，黑豆三合，量着水，上用甑箅，箅上放首乌煮而蒸之，以肉烂为度。锅盖须密，勿令泄气。取起晒干为末，炼蜜丸，梧子大。每服七、八十丸，空心温酒送下。

续嗣降生丹一三六　治妇人五脏虚损，子宫冷惫，不能成孕。并治男子精寒不固，阳事衰弱，白浊梦泄。妇人带下寒热，诸虚百损，盗汗短气，无不感应。此方乃温隐居《求嗣保生篇》所载，云东京焦员外三世无嫡嗣，后遇一神僧，问其故。曰：无嗣者有三：一、祖宗无德，自身无行；二、夫妻年命恐犯禁忌；三、精神不守，妻妾血寒。焦公曰：治之有道乎？僧曰：先修德，后修身。三年之后到台山，令行童赐以方药，名续嗣降生丹，依方服之，后不及二十年，子孙数人皆贵显。此方无怪诞克伐之品，且温且固，凡血海虚寒者，服之必佳。但温力有余，补力不足，倘益以人参、白术、熟地、川芎、炙甘草各一两，则八珍全而温补赞育之功当非浅也，因命名曰加味续嗣降生丹。

当归酒洗　杜仲酒炒　茯神　益智仁　龙骨煅　桂心　吴茱萸制　干姜半生半熟　川椒去目　台乌药各一两　白芍药酒炒　川牛膝酒浸　半夏制　防风　秦艽　石菖蒲去毛　北细辛　桔梗　附子一枚，重一两者，脐下作一窍，入朱砂一钱，面裹煨熟，取出朱砂，留为衣　牡蛎大片者，以童便浸四十九日，每五日一换，取出，用硫黄一两为末，酒和涂遍，用皮纸糊实，米醋浸湿，外以盐泥厚固之，候干，用炭五斤煅过为末。每料止用二两，余可收贮再用

上为末，以酒煮糯米糊为丸，梧子大，以前朱砂为衣。每服三、五十丸，渐至七、八十丸，空心滚白汤，或盐汤、温酒下。

河车种玉丸一三七

紫河车一具，只要母气壮盛、厚大新鲜者，但去胞内瘀血，不必挑去鲜红血脉，以米泔水洗净，用布绞干，石臼内生杵如糊，用山药末四、五两收干，捻为薄饼八、九个，于砂锅内焙干，以香如肉脯为妙　大熟地酒洗烘干，八两　枸杞烘干，五两　白茯苓人乳拌晒三次　归身酒洗　人参　菟丝制　阿胶炒珠，各四两　丹皮酒洗　白薇酒洗，各二两　沉香一两　桂心　山茱萸　香附米用酒、醋、水三件各半碗，浸三日，晒干略烘，各三两　大川芎酒浸，切片晒干，二两

上炼蜜和丸，桐子大。每服百余丸，空心或酒，或白汤、盐汤任下。如带浊多者，加赤、白石脂各二两，须以清米泔飞过用。服药后忌生萝卜、生藕、葱、蒜、绿豆粉之类。

八珍益母丸一三八　治血气两虚，脾胃并弱，饮食少思，四肢无力，月经不调，或腰酸腹胀，或断或续，赤白带下，身作寒热，罔不获效。服一月之后即可受胎。虚甚者，用药一斤，必能受子。

人参　白术土炒　茯苓　川芎各一两　当归酒洗　熟地酒洗，各二两　炙甘草五钱　芍药醋炒，一两　益母草四两，五六月采取，止用上半截带叶者，不见铁器，晒，杵为末

上为末，炼蜜丸，弹子大。空心蜜汤或酒下一丸。或为小丸亦可。脾胃虚寒多滞者，加砂仁一两，姜汁炒；腹中胀闷者，加山楂肉一两，饭上蒸熟；多郁者，加香附一两，酒制。此徐思鹤《医统》方。又一方名八珍益母十全丸，于前方内用益母草八两，外加沉香四钱。思鹤曰：资益坤元，补养气血，除淋带，壮形体，胎前和气，产后补虚，真妇人之圣剂，超古今之神方，有室家者不可不知也。予哂斯世之医，惟集古方香附胜金丹为女人开郁调经之要药，殊不审古今虚实之异。古人气实，故可用香附开导，香附味辛性燥，但能开破而已，多用之大耗气血，虚者愈甚，病者愈甚，而于滋补何有哉？今世十妇九虚，非补不可，再用香附以耗之，寝成怯弱之证，是辨之

不早，则危殆而难痊矣。妇人经脉不调，或气血两虚而身体素弱者，宜服此以调养之。经不通者，服一料即通；不调者，一月即调。素不孕者，服一月即孕。胎前间用一服，则胎固而安。产后用一服，以童便、酒化开调下，则无壅滞血运之候。多服之补虚活血，凡治产后诸病极稳。若急欲取效，以酒调化服。

乌鸡丸一三九　治妇人羸弱，血虚有热，经水不调，崩漏带下，骨蒸不能成胎等疾。

乌骨白毛公鸡一只，重二斤半许者，闭杀之，去毛杂。外用艾叶四两，青蒿四两，切碎，纳一半在鸡肚内。以小酒坛一个，入鸡并所剩蒿艾，用童便和水灌令没鸡二寸许，煮绝干，取出去骨。余俱同捣如薄饼，焙干为细末听用　南香附去毛净，一斤，分四分，用米泔、童便、酒、醋各浸一分，春秋——二日，夏一日，冬四日。取出晒干，略炒　人参　熟地　当归酒浸洗　生地　川芎　白芍各三两　黄芪　白术　川牛膝　柴胡　知母　丹皮各二两　鳖甲醋浸炙黄，三两　白茯苓二两半　秦艽一两半　黄连炒　地骨皮　贝母　玄胡索　干姜炮焦，各一两

上俱为末，用酒、醋各半煮糊为丸，桐子大。每服五、六十丸，渐加至百丸，温酒、米饮任下。忌煎炒辛辣等物及苋菜。

又乌鸡丸百四十

熟地　当归　白术　山药　山茱萸　枣肉　柿饼　莲肉各四两　黄芪蜜炙，三两　鹿角胶　狗脊　杜仲　枸杞　莲须　香附　阿胶　川芎各二两　乌药一两半

上药制净，用乌骨鸡一只，闷杀之，干去毛去杂，连骨椎碎，用酒、醋各半同药煮熟，去骨烘干，共为末，即将余汁少入面打糊为丸。任意用引送下。

唐氏乌鸡丸一四一

人参　怀生　怀熟　青蒿子去梗　香附四制　鳖甲各三两

白术　枣仁肉　枸杞　麦冬　云苓　地骨皮去骨　丹皮去骨　白芍各二两　归身二两半　川芎　甘草各一两

上先将诸药备完听用，乃取丝毛乌骨白公鸡一只，约重一斤许者，扑倒，去毛秽头足肠杂不用，将鸡切作四块。先以鳖甲铺铜锅底，次入杂药以免焦腐，渐渐加童便约至斗许，煮至极烂捞起，晒干为末。将鳖甲去裙，并鸡骨俱以原汁醮炙至干，为末，同前药炼蜜为丸，桐子大。每空心用清汤送下百余丸。

《秘方》**乌鸡煎丸**一四二　治妇人百病，血气虚劳，赤白带下。

人参　官桂　地骨皮各二两　茯苓三两　黄芪蜜炙　当归各六两　生地　熟地　香附各四两

上将乌骨白鸡一只，男用雌，女用雄，笼住。将黄芪末和炒面丸如芡实，喂鸡二七日，将鸡缚死，干挦去毛并肠杂令净，捶碎其骨，入前药于腹内缝密，用酒、醋各一瓶煮一宿，取去骨，焙干为末，用前汁打面糊丸，桐子大。每服五、六十丸，空心盐汤下。

万病丸一四三　治月经瘀闭，脐腹作痛，及产后癥瘕等病。

干漆炒烟出青白为度　牛膝酒洗，焙，各一两

上为末，生地黄汁一升，用砂锅慢火熬膏丸，桐子大。每服二十丸，空心米饮下。

以下通用方

四君子汤一四四　方在补阵。治脾肺气虚诸证。

六君子汤一四五　方在补阵。治脾胃虚弱，呕吐吞酸等证。

五味异功散一四六　方在补阵。治脾胃虚寒，饮食少思等证。

补中益气汤一四七　方在补阵。治劳倦伤脾，外感不解，寒

热疟痢，气虚不能摄血等证。

四物汤一四八　方在补阵。治一切血虚劳弱之病。

八珍汤一四九　方在补阵。治气血两虚，调和阴阳。

十全大补汤百五十　方在补阵。治气血俱虚，补救元阳。

归脾汤一五一　方在补阵。治心脾虚损。

人参理中汤一五二　方在热阵。温中，补脾胃虚寒诸证。

逍遥散一五三　方在补阵。治肝脾血虚，郁怒伤肝等证。

加味逍遥散一五四　方在补阵。治肝脾血虚发热等证。

七味白术散一五五　方在小儿。治虚热作渴。

六味地黄丸一五六　方在补阵。壮水制火之剂。

八味地黄丸一五七　方在补阵。治命门火衰之剂。

薛氏四神丸一五八　方在热阵。治脾胃虚寒泄痢。

五积散一五九　方在散阵。治感冒寒邪。

参苏饮百六十　方在散阵。治四时伤寒感冒。

人参败毒散一六一　方在散阵。治四时伤寒瘟疫。

当归六黄汤一六二　方在寒阵。治血热阴虚盗汗。

柴胡清肝散一六三　方在寒阵。治肝胆风热，疮疡，怒火寒热。

栀子清肝散一六四　方在寒阵。治肝胆三焦风热。

八正散一六五　方在寒阵。治脏腑秘结，小便赤涩。

五苓散一六六　方在和阵。治小便不利。

犀角地黄汤一六七　方在寒阵。治心火动血及斑黄疮疹。

导赤散一六八　方在寒阵。治心火及小肠热秘淋涩。

桃仁承气汤一六九　方在攻阵。治瘀血小腹作痛，其人如狂。

玉烛散百七十　方在攻阵。治血虚有滞，经闭不通。

肾着汤一七一　方在热阵。治肾虚身重腰冷。

舒筋汤一七二　方在和阵。治产后血滞作痛。

交加散一七三　方在和阵。治产后口吐涎沫，不省人事。

加味小柴胡汤一七四　方在散阵。治乳母肝火发热。

《良方》蜜酥煎一七五　方在补阵。补虚润肺，止咳嗽。

柴胡石膏汤一七六　方在散阵。治少阳阳明外感挟火，发热头痛。

都梁丸一七七　方在散阵。治胎前产后伤风头痛。

瓜子仁汤一七八　方在外科。治产后瘀血、肠痈，腹中疞痛。

子和通经散一七九　方在攻阵。治气逆经闭。

二神散百八十　方在寒阵。治吐血、血崩、下血。

小蓟饮子一八一　方在寒阵。治下焦结热，溲血崩淋。

《海藏》愈风汤一八二　方在和阵。治一切失血及产后搐搦。

锁精丸一八三　方在固阵。治白浊白带。

青蛾丸一八四　方在补阵。治肾虚腰痛。

独参汤一八五　方在补阵。治诸气虚脱。

夺命散一八六　方在补阵。治阳邪伤气暴脱，烦躁发渴。

景岳全书卷之六十一终

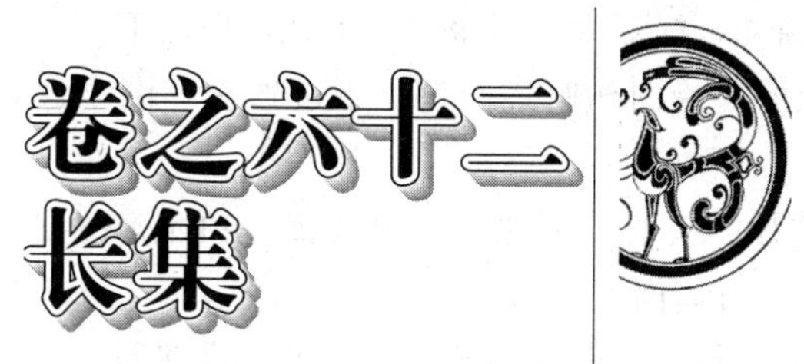

卷之六十二 长集

小儿则古方

小　　儿

《秘旨》补脾汤一　治小儿久病，面黄肌瘦，咬牙目札，头发稀少，误药所致。

人参　白术各一钱　白芍药酒炒　白茯苓各八分　川芎　陈皮各六分　炙甘草　黄芪蜜炙　当归各四分

上每服二三钱，姜、水煎。

调中汤二　治伤乳食泻后，脾胃虚唠吐泻。

人参　茯苓　干姜炒　藿香　白术　甘草炙　木香　丁香　香附炒，去毛　砂仁等分

上水煎。食前服。

调中丸三　治脾胃虚寒吐泻。

人参　白术炒　甘草炒，各五钱　干姜炮，四钱

上为末，蜜丸，绿豆大。每服二三十丸，白汤下。薛案云：前二方乃本经自病之药，即人参理中丸也。

若肾水侮土而虚寒者，当加半夏、茯苓、陈皮；或呕吐，更加藿香；泄泻加木香。

人参理中丸四　治中气虚热。

人参　白术炒　炙甘草等分

上为末，姜汁糊丸，绿豆大。每服二三十丸，白汤下。

《局方》观音散五　治内伤呕逆吐泻，不进饮食，渐至羸瘦。

人参一两　神曲炒　茯苓　炙甘草　绵黄芪　白术炒　白扁豆炒　木香各一钱　石莲肉去心，钱半

上为末。每服一二钱，入藿香三叶、姜、枣，水煎服。

助胃膏六　治脾胃虚寒，吐泻，饮食不化等证。

人参　白术炒　茯苓　甘草炙　丁香各五钱　山药一两，炒　砂仁四十个　木香三钱　白豆蔻十四个　肉豆蔻面煨，四个

一方无木香，名香砂助胃膏。

上为末，蜜丸，芡实大。每服十丸，米饮化下。

钱氏七味白术散七　一名人参白术散。治虚热而渴。

人参　白术　白茯苓　炙甘草　藿香　木香各一钱　干葛二钱

上为末。每服三钱，水煎温服。如饮水多，多服之为妙。

按：此方治小儿虚热而渴，如无气滞吐泻等证，则当减去木香、藿香，以避燥而耗气。

白术散八　方在和阵三十。

治自汗盗汗极效。

太和饼九

人参　白术　白茯苓各五钱　山药炒，四钱　木香　炙甘草各一钱　肉果面煨，四个　白豆蔻十四个　砂仁十四个　山楂肉一两　使君子肉六十个

炼蜜捣和为小饼，量儿大小与服。或再对证加减药味用之。

团参散十　治心虚血热，自汗盗汗。

人参　当归等分

上为末。用雄猪心一个，切三片。每服二钱，以猪心一片

煎汤调服，或用水煎服亦可。

止汗散十一　一名败蒲散。治睡而自汗。

故蒲扇烧存性

上为末。每服三钱，温酒调下。

调元散十二　治小儿变蒸，脾弱不乳，吐乳多啼。

人参　白术　陈皮　厚朴制　香附各一钱　炙甘草　藿香各五分

上每服一二钱，姜、枣煎服。

平和饮子十三　治小儿变蒸，于三月后，每三日进一服，可免百病，百日内宜服。

人参一钱半　白茯苓一钱　炙甘草五分　升麻二分

上㕮咀，水半盏，煎三分。不时服。弱者加白术一钱。

调气散十四　治变蒸吐泻，不乳多啼，欲发慢惊。

人参　陈皮　木香　藿香　香附　炙甘草各一钱

上为末。每服一钱，姜、枣、水煎服。

钱氏当归散十五　治夜啼不乳。

人参　当归　白芍药各二钱半　炙甘草钱二分　桔梗　陈皮各一钱

上每服一二钱，水煎灌之。

《撮要》当归散十六　治变蒸有寒无热。

当归二钱　人参　炙甘草　木香　官桂各一钱

上每服二三钱，姜、枣、水煎。

人参黄连散十七　治心经蕴热，夜啼。

人参二钱半　黄连钱半，炒　炙甘草五分　竹叶二十片

姜、水上煎服。

无择灯花散十八　治心躁夜啼。

灯花二三颗

上研细，用灯草煎汤调涂口中，乳汁送下，日三服。一法用灯花涂乳上，令儿吮之。如无灯花，用灯草烧灰，加辰砂少

许亦妙。一法用灯花七枚，硼砂一字，辰砂少许，蜜调涂唇上，立安。

《宝鉴》天麻散十九　治小儿急慢惊风，发热抽搐，痰涎壅盛，或脾土虚弱，肝木乘侮，吐泻不食，嗜卧困倦。

半夏七钱　天麻二钱半　甘草炙　白茯苓　白术各三钱

上为末。每服一二钱，姜枣汤调服。

汤氏异功散二十　止渴，消暑，生津，补脾胃。

猪苓　泽泻各三钱　人参　白术　茯苓各五钱　陈皮二钱半　朱砂一钱

上为末，蜜丸，芡实大。每服一丸，灯心竹叶汤化下。

柴胡散二一　治变蒸骨热，心烦啼叫不已。

人参　炙甘草　麦冬各二钱　龙胆草酒炒黑　防风各一钱　柴胡五分

上每服二三钱，水煎。

柴苓散二二　治壮热来去。

柴胡　赤茯苓　人参　麦冬　甘草各半两　黄芩一两

上每服二三钱，入小麦二十粒，青竹叶三片，水煎服。

惺惺散二三　治小儿伤寒时气，风热头痛目昣，多睡痰壅，咳嗽喘急，或痘疹已出未出，疑似之间。

人参　白术炒　茯苓　甘草　北细辛　川芎　桔梗炒，各等分

上为末。每服一钱，入薄荷五叶，水煎服。一方有防风、天花粉。

星苏散二四　治诸风口噤不语。

南星略炮，切

上每服五七分，紫苏五叶，姜四片，水煎入雄猪胆少许。温服。

钱氏黄龙散二五　治发热不退，或往来寒热。

柴胡五钱　赤芍药三钱　黄芩炒　甘草炙，各二钱

上每服二三钱，姜、枣、水煎。

人参羌活散二六　治伤风惊热。

人参　羌活　川芎　白茯苓　柴胡　前胡　独活　桔梗　枳壳　地骨皮　天麻各等分　炙甘草减半

上用生姜薄荷水煎。治惊热加蝉蜕。

牛黄散二七　治温热壮热，或寒热往来。

牛黄研　甘草各半两　柴胡　栀子酒炒　龙胆草酒炒　黄芩炒，各二钱半

上为末。每服五七分，以金钱薄荷汤调下。

钱氏生犀散二八　治心经风热。

犀角镑，三钱　柴胡　葛根　赤芍药　地骨皮各一两　甘草五钱

上为末。每服一二钱，水煎。

二黄犀角散二九　治温热心神不安，火腑秘结。

犀角屑　大黄酒浸蒸　钩藤钩　栀子仁　甘草　黄芩等分

上为末。每服五七分，热汤调下，量儿加减。

柴胡饮子三十　解肌热蒸热积热，或汗后余热，脉洪实弦数，大便坚实者。

柴胡　人参各五分　黄芩　芍药各七分　当归一钱　甘草四分　大黄八分

上每服一二钱，水煎。案：此方用药颇善，但大便如常者，勿得轻用大黄。

地骨皮散三一　治虚热壮热。

地骨皮　知母　人参　柴胡　茯苓　半夏　甘草等分

上姜、水煎。有惊热，加蝉蜕、天麻、黄芩。

天麻定喘饮三二　治喘嗽惊风。

天麻　防风　羌活　白术　甘草炒　人参　桔梗　川芎　半夏曲等分

上每服二三钱，水煎服。

补肺散三三　一名阿胶散。治肺虚恶心喘急，久患咳嗽有痰。

阿胶两半，炒　鼠粘子炒　马兜铃各半两　杏仁七粒　糯米一两　甘草三钱

上每服二三钱，水煎服。

钱氏阿胶散三四　治小儿肺病，咳嗽喘急，或咳而哽气，喉中有声。

阿胶蛤粉炒，一两　鼠粘子炒香，二钱半　炙甘草一钱　马兜铃半两　杏仁七个，去皮尖　糯米一两

上每二三钱，水煎。

丹溪保和丸三五　治饮食酒积停滞胸膈，痞满腹胀。

神曲炒　陈皮　半夏　茯苓各一两　山楂肉蒸晒，三两　连翘　萝卜子炒，各五钱

上为末，粥丸，绿豆大。一方尚有炒麦芽一两，黄连五钱。

大安丸三六　治证同前。

即前保和丸加白术二两。

杨氏消食丸三七　治乳食过多，胃气不能消化。

砂仁　陈皮　神曲炒　麦芽炒　三棱　蓬术各半两　香附炒，一两

上为末，面糊丸，麻子大。白汤送下，量儿加减。

消乳丸三八　治呕吐，消乳食。脉沉者，伤食不化也。

香附炒　砂仁　陈皮　神曲炒　炙甘草　麦芽炒，等分

上为末，米糊丸黍米大。每服二十丸，姜汤下。

白饼子三九　治伤食，腹中有癖，呕吐肚疼。先用此药一服，推下食积，然后调治，不可服冷药。

滑石　轻粉　半夏汤浸焙　南星各一钱　巴豆二十四粒，去皮膜，用水一升煮干，研烂

上为末，糯米饭丸，绿豆大。捻作饼，每服二三饼，煎葱

白汤、紫苏汤下，忌热物，量儿加减。

薛曰：凡用此方及利惊丸、紫霜丸、三味牛黄丸、褊银丸之类，乃斩关夺门，起死回生之重剂也，必审形病俱实，方可施之，恐至失手，命在反掌。经云：邪之所凑，其气必虚。留而不去，其病乃实，实者病气实，而形气则虚也。东垣先生云：形病俱实者，当泻不当补；形病俱虚者，当补不当泻。治者审焉。

宣风散四十　治湿痰，去积滞，通秘结，攻黑陷里实，以代百祥丸、牛李膏。

槟榔二个　陈皮　甘草各五钱　牵牛四两，半生半炒，取头末一两

上为末。每服一钱，量大小增减与服，白汤调下。一方有大黄、木香，连前三味煎成后，加牵牛末调服。

人参养胃汤四一　治外感风寒，内伤生冷，寒热如疟，或呕逆恶心。

人参　厚朴姜制　苍术炒　半夏制　草果仁　藿香　茯苓各五钱　橘红二钱半　炙甘草二钱

上每服二三钱，姜三片，乌梅一个，水煎。

人参安胃散四二　治脾胃虚弱，伤热乳食，呕吐泻痢。

人参一钱　黄芪二钱　生甘草　炙甘草各五分　白芍药酒炒，七分　白茯苓四分　陈皮三分　黄连炒，一分

上每服二三钱，水煎。

生附四君汤四三　治吐泻不思乳食，凡虚冷病，宜先与数服以正胃气。

人参　白术　茯苓　炙甘草　附子　木香　橘红等分

上为末。每服一二钱，姜、枣、水煎服。

酿乳法四四　治胃虚吐泻，睡中吐舌摇头，呕乳，额上汗流，惊啼面黄，令儿饥饮。

人参　藿香　木香　沉香　陈皮　神曲炒　麦芽炒，各等

分　丁香

上每服四五钱，姜十片，紫苏十叶，枣三枚，水煎。每服半盏。令母食后捏去旧乳方服，卧少时却与儿饮。

按：小儿不能饮药者，凡用补泻诸剂皆宜此法。

银白散四五　治胃虚吐泻。

糯米炒，二两半　扁豆蒸，二两　白术炒，一两　炙甘草三钱　丁香　藿香各二钱

上为末。紫苏米饮调下。《直指方》加炮白附子、全蝎、木香、石莲子、姜，水煎。

朱君散四六　治吐泻后而为惊为泻及粪青者。

人参　白术　茯苓　炙甘草　钩藤钩　朱砂各一钱　麝香半分　灯心一团

上为末。每服一钱，白汤调下。

二顺散四七　治中暑霍乱吐泻，烦闷燥渴，小便赤涩，便血肚疼。

白术　炙甘草　茯苓　猪苓　泽泻　干姜炒　肉桂　杏仁去皮尖，炒，各等分

上为末。每服五七分，不拘时水调下，或用水煎服。

香朴散四八　治积冷呕吐。

藿香叶　厚朴姜汁炒　陈皮各七钱　半夏汤泡七次，一两　炙甘草一钱

上每服三钱，姜、枣、水煎。泻甚者，加木香、肉豆蔻。

沉香散四九　顺胃气，止呕吐。

茯苓二钱　沉香　丁香　木香　藿香　厚朴　炙甘草各一钱

上为末。每服一字，米饮汤调服。

玉露散五十　治伤热吐泻。

石膏煅　寒水石各五钱　甘草一钱半

上为末。每服五分，白汤调下。

六神散五一　治面青啼哭，口出气冷，或泄泻不乳，腹痛曲腰，四肢厥冷。

人参　白术炒　山药炒，各五钱　炙甘草二钱　白茯苓　白扁豆炒，各一两

上为末。每服二三钱，姜、枣、水煎。

香橘饼五二　治伤冷积泻。

木香　青皮各一钱　陈皮二钱半　厚朴　神曲炒　麦芽炒，各半两

上为末，蜜和为饼。每服一枚，米饮调下。

钱氏黄芩汤五三　治挟热下痢，头痛胸满大渴，或寒热胁痛，脉洪大而实者。

黄芩一两半　芍药　甘草炒，各一两

上每服二三钱，姜、水煎。如呕，加半夏二钱。

涩肠散五四　治小儿久痢，肠头脱出。

诃子炮　赤石脂　龙骨各等分

上为末，腊茶少许和药掺肠头上，绢帛揉入。

破故纸散五五　治膀胱虚冷，夜间遗尿，或小水不禁。

破故纸炒

上为末。每服一钱，热汤调下。

陈氏肉豆蔻丸五六　治泻痢水谷，或淡黄或白，不能止者。

肉豆蔻　诃子肉　白龙骨各半两　木香　砂仁各二钱　赤石脂　枯白矾各七钱半

上为细末，面糊为丸，黍米大。周岁儿每服三五十丸，三岁儿服百丸，温米饮下。泻甚者，煎木香散或异功散送下。不止，多服。薛案：前方治阳气虚寒肠滑之涩剂，盖肾主大便，若因肾气不固而致前证者，宜用木香散送四神丸；如不应，急煎六君子汤送四神丸补之，盖豆蔻丸涩滞之功多，补益之功少也。

宁神汤五七　治心虚火盛，热躁惊搐等证。

人参　当归身　生地　麦冬各一钱　山栀仁　黄连炒　炙甘草各二钱　石菖蒲三分　辰砂入二分

上加灯心半钱，水一盏，煎七分，调辰砂搅匀。食后温服。

当归养心汤五八　治心虚惊悸。

归身　麦冬　生地酒洗　人参　炙甘草　升麻少用

水一盅半，加灯草一团，煎七分。食远服。

钱氏养心汤五九　治心血虚怯，惊痫，或惊悸怔忡，盗汗无寐，发热烦躁。

人参　黄芪　远志　当归　川芎　枣仁　五味子　柏子仁　肉桂　白茯苓　茯神　半夏曲各三钱　炙甘草四钱

上每服二三钱，姜、水煎。

茯神汤六十　治胆气虚寒，头痛目眩，心神恐惧，或是惊痫。

人参　黄芪炒　枣仁炒　熟地　白芍炒　柏子仁炒　五味子炒　茯神各一两　桂心　甘草炒，各五钱

上每服二三钱，水煎。

清神汤六一　治惊痫，心虚血热。

犀角镑屑　远志姜汁焙　白鲜皮　石菖蒲　人参　甘草等分

上为末。每服五七分，麦门冬煎汤调服。

钱氏酸枣仁汤六二　治心肺虚热，烦躁惊啼，痘疹血热血燥等证。

枣仁　炙甘草　人参　生地　麦冬　当归身　栀子仁等分

上加灯心，水一盏，煎六分。温服。

黑附子汤六三　治慢脾风，四肢厥冷。

附子炒，去皮，三钱　木香　人参各一钱半　白附子一钱　炙甘草五分

上为散。每服三钱，姜五片，水煎。若手足即温，即止后

服。

钩藤散六四　治吐利，脾胃气虚，慢惊生风。

钩藤钩　人参　天麻　蝎尾去毒　防风　蝉壳各半两　麻黄　僵蚕炒　炙甘草　川芎各二钱半　麝香五分

上㕮咀。每服二三钱，水煎服。虚寒加附子一钱。

薛案：慢惊之证属脾胃亏损所致，前方乃辛温散表之药而无调补之功，须审用之。

钩藤饮子六五　治小儿一切惊风潮搐，目视昏迷。

钩藤钩　防风　独活　天竺黄　羌活各三钱　麻黄　升麻　甘草　草龙胆各二钱　川芎三钱　蝉蜕五个，去头足

上每服二三钱，姜、枣、水煎服。薛立斋曰：案上方若外感风寒，形证俱实者宜用之。若形气虚而病气实者，宜用惺惺散加钩藤、麻黄；若外邪少而形病俱虚者，宜异功散。

钱氏钩藤饮六六　治小儿脏寒夜啼，阴极发躁。

钩藤钩　茯神　茯苓　当归　川芎　木香各一钱　甘草五分

上每服二钱，姜、枣、水煎服。《撮要》方有芍药一钱。若心经有热，脸红便赤，去木香，加朱砂末一钱，木通汤下。

薛氏抑肝散六七　治肝经虚热发搐，或发热咬牙，或惊悸寒热，或木乘土而呕吐痰涎，腹胀少食，睡不安。

软柴胡　甘草各五分　川芎八分　当归　白术炒　茯苓　钩藤钩各一钱

大青膏六八　治伤风痰热发搐。

天麻　青黛各一钱　白附子煨　乌蛇酒浸，取肉，焙　蝎尾各五分　天竺黄　麝香各一字

上为末，生蜜丸，豆大。每用半粒，薄荷汤化下。

地黄清肺饮六九　治肺热疳蚀穿孔，或生息肉，或鼻外生疮。

桑白皮半两，炒　紫苏　前胡　赤茯苓　防风　黄芩　当

归　天门冬　连翘　桔梗　生地　甘草炙，各二钱

每服五七钱，水煎服，次用化丸。

甘草汤七十　治撮口。

甘草生用，一钱

上水煎，以棉球蘸吮，令出痰涎，却以猪乳点入口中即瘥。

《秘旨》安神丸七一　治心血虚而睡中惊悸，或受惊吓而作。

人参　枣仁　茯神　半夏各一钱　当归　芍药炒　橘红各七分　五味子五粒，杵　炙甘草三分

上为末，姜汁糊丸，芡实大。每服一丸，生姜汤下。

七味安神丸七二　治心经蕴热，惊悸。

黄连　当归身　麦门冬　白茯苓　甘草各半两　朱砂飞，一两　冰片二分半

上为末，汤浸蒸饼和豮猪心血捣丸，黍米大。每服十丸，灯心汤下。

十味安神丸七三　治惊。

人参　茯神　麦门冬　山药各二钱　片脑一分　龙齿二钱　朱砂　甘草　寒水石各五分　金薄二片

上为末，蜜丸，鸡豆大。灯心汤调下。一方有马牙硝。

朱砂安神丸七四　方在寒阵一四二。

清心火，养血安神。

钱氏安神丸七五　方在寒阵一四三。

除火邪热渴，清心化痰。

安神镇惊丸七六　惊退后调理，安心神，养气血，和平预防之剂也。

天竺黄另研　人参　南星姜制　茯神各五钱　当归　枣仁炒　麦冬　生地　芍药炒，各三钱　黄连姜汁炒　薄荷　木通　山栀炒　朱砂另研　牛黄另研　龙骨煅，各二钱　青黛一钱，另研

上为末，蜜丸，绿豆大。每服三五丸，量儿大小加减，淡姜汤送下。

万氏龙脑安神丸七七　治惊痰，及痘中昏闷谵妄良方。

大辰砂一钱，飞　牛黄一分　龙脑半分

上研细末，取豮猪心血、小猪尾尖血，和丸如绿豆大。每服一丸或二三丸，新汲水化下，或灯心汤、紫草汤俱可下。

镇心丸七八　治急惊，化痰镇心。

朱砂　龙齿　牛黄各一钱　铁粉　人参　茯苓　防风　琥珀各二钱　全蝎七枚，焙

上为末，蜜丸，桐子大。每服一二丸，薄荷汤送下。

金薄镇心丸七九　治风壅痰热，心神不宁，惊悸烦渴，唇焦颊赤，夜卧不安，谵语狂妄。

金薄十二帖，为衣　朱砂一两，飞　人参　白茯苓　甘草各半两　山药一两半　牙硝一钱半　麝香五分　片脑一分

上为末，炼蜜丸，每一钱作十丸，以金薄为衣。每服一丸，薄荷汤化下，或含化亦可。

辰砂膏八十　治眼闭口噤，啼声不出，吮乳不得，口吐白沫。

辰砂二钱　硼砂　马牙硝各一钱半　玄明粉　全蝎　珍珠各一钱　麝香一分

上为末。每服一豆许。诸惊，薄荷汤下；潮热，甘草汤下；月内者，用乳汁调涂乳头令吮之。

琥珀散八一　治急慢惊风，涎潮昏冒，惊搐目瞪，内钓腹痛，或惊痫时发。

琥珀　牛黄　胆星此当倍用　白附子　天麻　僵蚕炒，去丝嘴　代赭石　全蝎　蝉蜕　乳香各一钱　朱砂一钱半

上为末。每服一二分，白汤调下。

《千金》龙胆汤八二　治月内脐风撮口，四肢惊掣，发热吐乳；及客忤鬼气惊痫，加人参、当归。

龙胆草炒黑　钩藤钩　柴胡　黄芩炒　芍药炒　桔梗　茯苓　甘草　大黄煨，各二钱半　蜣螂二枚，去翅足

上为末。每服一二钱，水煎，量儿加减。

梅花饮八三　治五脏积热，喉中有痰，面色赤白，鼻流清涕，气逆喘急，目赤咳嗽，或因惊夜啼。

硼砂　马牙硝　芒硝　辰砂各一钱　人参二钱　甘草五分　片脑半分　麝香一分

上为末，瓷器收贮。每服半匙，麦冬汤调服，或薄荷汤亦可。

擦牙通关散八四　治风搐关窍不通，痰塞中脘，留滞百节。

南星二钱　麝香一字　牙皂二钱，烧存性　僵蚕一钱　赤脚蜈蚣一条

上为末。姜汁蘸药少许擦牙，或调服二三点，涎自出。

陈氏抱龙丸八五　治风痰壅盛，或发热咳嗽，或发惊搐等证。

胆星九制，四两　天竺黄一两　雄黄　朱砂各五钱　麝香五分，另研，或减半亦可

上为细末，用大甘草一斤煮极浓汁捣丸，每两作二十丸，阴晾干。用薄荷汤或灯草汤下一二丸。此方加牛黄四钱，即名牛黄抱龙丸。加琥珀，即名琥珀抱龙丸。

至圣保命丹八六　治胎惊内钓，肚腹紧硬，啼叫不安，乃急惊风，眼目上视，手足抽搐，不省人事。

全蝎十四个，去毒　防风二钱　炮南星　白附子　蝉蜕　僵蚕炒，去丝嘴　天麻　朱砂各一钱　麝香五分　金箔

上为末，米糊和，每两作四十丸。每服一丸，白汤化下。有热者，以南星易炮星。此方去天麻，加琥

珀捏成锭，以薄荷汤磨服，即名保生锭子，亦名太乙保生丹，治慢惊尚有阳证者。

定命丹八七　治天钓撮口，通利痰热。

全蝎七枚　天麻　南星炮　白附子各二钱半　朱砂　青黛各一钱半　轻粉　麝香各五分

片脑一字

上为末，米糊丸，绿豆大。每服一二丸，荆芥薄荷汤下。可先研半丸吹入鼻中。

九还金液丹八八　此药有斡旋造化之功，专治男妇痰盛气急，中风不语，口眼歪斜，左瘫右痪，牙关紧急，及小儿急惊风，手足抽搐，不省人事，痰多气急等证，功效不可尽迷。

胆星九制者，二两　朱砂飞，一两　生半黄五钱　僵蚕五钱，炒　牙皂去皮弦，炒焦，三钱　冰　麝各五分

小麦面炒熟，炼蜜和匀捣丸，芡实大，金薄为衣，黄蜡区收藏。如大人牙关紧急，先以通关散开其

窍，随用淡姜汤下一二丸。若治小儿，用薄荷汤化下一丸。

胆星天竺丸八九　治小儿痰涎上壅，喘嗽不休。

胆星一两　天竺黄三钱　半夏姜制　白附子汤炮，去皮脐，各五钱　天麻　防风各二钱　辰砂一钱，飞

上为末，甘草汤为丸，芡实大。每服一丸，空心薄荷汤或淡姜汤下。

陈氏温白丸九十　驱风豁痰定惊。

人参　防风　白附子生用　真僵蚕炒　全蝎焙，各一钱　南星汤泡七次，焙　天麻各二钱

上用末，水糊丸，桐子大。每服三五丸，姜汤下。

粉红丸九一　治小儿心虚，困卧惊动，痰涎不利，或发热痰嗽等证。

天竺黄五钱　天南星　朱砂各一钱半　冰　胭脂各一钱

上以牛胆汁和丸，芡实大。每服一丸，砂糖汤下。

钱氏牛黄丸九二　治风痫，因汗出风邪乘虚而入，痰涎迷闷，手足搐掣。

牛胆南星　全蝎焙　蝉蜕各二钱半　防风　白附子生用　天麻　僵蚕炒，各一钱半　麝香半字

上为末，枣肉和丸，加水银半钱，同研细丸，绿豆大。每服一二丸，荆芥生姜汤下。

《杂著》牛黄丸九三　治小儿惊风，中风五痫天吊客忤，潮热，痰涎壅盛等证。

白花蛇酒浸　白附子　川乌　全蝎　天麻　薄荷　雄黄各五钱　朱砂二钱　牛黄　麝香各一钱　冰片五分

上各另研为极细末，和匀，用麻黄煎酒捣丸，芡实大。每服一丸，薄荷汤下。

万氏牛黄清心丸九四　治心热神昏。

黄连生，半两　黄芩　山栀仁各三钱　郁金二钱　辰砂一钱半　牛黄二分半

上为细末，腊雪调面糊丸，如黍米大。每服七八丸，灯心汤下。

三味牛黄丸九五　治惊热，消疳积。

雄黄飞　牵牛各一钱　天竺黄二钱

上为末，面糊丸，粟米大。每服五七丸，薄荷水下。

凉惊丸九六　治惊疳热搐睛赤，潮热痰涎，牙关紧急。

龙胆草炒焦　防风　青黛各三钱　钩藤钩二钱　黄连炒，五钱　龙脑一钱　牛黄　麝香各二分

上为末，面糊丸，粟米大。每服十丸，煎金银花汤下。

利惊丸九七　治急惊。

天竺黄二钱　轻粉　青黛各一钱　黑牵牛炒，五钱

一方无天竺黄。

上为末，炼蜜丸，豌豆大。每岁一丸，薄荷水化下。

钱氏抑青丸九八　治肝热急惊搐搦。

羌活 川芎 当归 防风 龙胆草等分

上为末，炼蜜丸，芡实大。每服一二丸，竹叶汤入砂糖化下。此方加大黄、栀子仁，即名泻青丸。

化痰丸九九 治惊搐喉内痰响者暂用。

胆星 半夏制 礞石制 枳实各二两 麝香三分

上为末，姜汁糊丸，绿豆大，朱砂为衣。姜汤研化，量送。

比金丸一百 治惊痫先用此药。

人参 远志姜制取肉，炒 白茯苓 南星 川芎 石菖蒲细密者 天麻 朱砂 青黛 琥珀各一钱 麝香一字

上为末，蜜丸，桐子大。每服一二丸，金银薄荷汤下。

虎睛丸百一 治惊痫邪气入心。

虎睛细研 远志姜汁浸 犀角镑屑 石菖蒲 大黄湿纸包煨 麦冬等分 蜣螂去足翅，炒，三枚

上为末，米糊丸，梧子大。每服一二丸，竹叶煎汤或金银薄荷汤下。

五痫丸百二 一名五色丸。治五痫。

朱砂 珍珠各五钱 雄黄一两 水银二钱半 黑铅三两，同水银结成砂

上为末，炼蜜丸麻子大。每服三四丸，煎金银薄荷汤下。

断痫丹百三 治五痫瘥后复发，证候多端，连绵不除者。

黄芪蜜炙 钩藤钩 细辛 炙甘草各半两 蛇蜕二寸，酒炙 蝉蜕四个 牛黄一钱，另研

上为末，煮枣肉丸，麻子大。煎人参汤下，每服数丸，量儿加减。

消风丸百四 治风痫先宜此药。

胆星二钱 羌活 独活 防风 天麻 人参 荆芥 川芎 细辛各一钱

上为末，蜜丸，桐子大。每服二丸，薄荷紫苏汤调化下。

妙圣丹百五　治食痫，因惊而停食吐乳，寒热，大便酸臭是也。

赭石煅，醋淬，二钱半　巴霜三分　朱砂　雄黄　蝎梢各一钱　轻粉　麝香各一匙　杏仁微炒，二钱

上为末，枣肉丸，梧子大。每服一二丸，木贼草煎汤送下。

褊银丸百六　治癫痫膈热，风涎壅盛，腹胀喘促，实滞者。

巴豆　水银各五钱　京墨八钱，火烧醋淬　黑铅二钱半，水银煎　麝香五分，另研

上为末，陈米粥丸，绿豆大。每服二三丸，煎薄荷汤下。

薛氏紫河车丸百七　治癫痫。

紫河车肥大者，一具　人参　当归二味酌用，为末

上将河车生研烂，入二药捣丸，桐子大。每服五七十丸，日进三服，人乳化下。案：此方凡先天不足，后天亏败者，俱可随宜增用药物，照此制服，无不可也。然河车必用酒炖熟方善，虽薛氏之意用其生气，但生者腥腻，恐不利于胃气。且此物既离本体，尚何生气之有？亦不过取其应求之性味，为血气之资而已。矧人之血气，本皆热物之所养成，故饮食之类，凡生用热用，其补泻有甚相远者，岂熟之即无益，而生之果无碍耶？余故曰热之为宜。

大芜荑汤百八　治小儿脾疳，发热作渴，少食，大便不调，发黄脱落，面黑，鼻下生疮，能乳嗜土等证。

芜荑　山栀各五分　当归　白术　茯苓各四分　柴胡　麻黄　羌活各三分　防风　黄连　黄柏　炙甘草各二分

上作二剂，水煎服。

生熟地黄汤百九　治疳眼闭合不开。

生地黄　熟地黄各半两　川芎　赤茯苓　枳壳　杏仁去皮　川黄连　半夏曲　天麻　地骨皮　炙甘草各二钱半

上每服二三钱，黑豆十五粒，姜、水煎服。

兰香散百十　治鼻疳赤烂。

兰香叶二钱，烧灰　铜青　轻粉各五分

上为末干贴。

四味肥儿丸百十一　治小儿食积五疳，目生云翳，牙根腐烂，口舌生疮，发热体瘦，肚大筋青，发稀成穗，或白秃疮疥，小便澄白等证。

芜荑　神曲炒　麦芽炒　黄连各等分

上为末，猪胆汁丸，黍米大。每服二三十丸，木通煎汤下。

六味肥儿丸百十二　消疳化虫退热。

黄连　陈皮　川楝子去核，炒　神曲炒　麦蘖炒，各一两　白芜荑半两

上为末，糊丸麻子大。每服一二十丸，空心米饮吞下。

薛氏曰：前方又治脾疳饮食少思，肌肉消瘦，肚大颈钿，发稀成穗，项间结核，发热作渴，大便酸臭，

嗜食泥土，或口鼻头疮，肚见青筋，吃齿便白。五疳用此丸加干蟾一两尤妙。

七味肥儿丸百十三　治小儿食积五疳，颈项结核，发稀成穗，发热作渴消瘦等证。

黄连炒　神曲炒　木香各一两半　槟榔二十个　使君子酒浸　麦芽炒，各四两　肉豆蔻炮，二两

面糊丸，麻子大。每服三五十丸，米饮下，良久，用五味异功散一服以助胃气。

芦荟肥儿丸百十四　治疳热。

芦荟　龙胆草酒洗　木香　人参　使君子肉　蚵蚾酥炙，去头足。即土鳖　麦芽炒，各二钱　槟榔　黄连去芦须，酒炒　白芜荑各三钱　胡黄连五钱

上为细末，猪胆汁为丸，黍米大。每服五六十丸，米饮下。

大芦荟丸百十五　一名九味芦荟丸。治小儿肝脾疳积，发热体瘦热渴，大便不调，或瘰疬结核，耳内生疮，牙腮蚀烂，目生云翳等证。

胡黄连　黄连　芦荟　白芜荑炒　白雷丸破开，赤者不用　木香　青皮　鹤虱草微炒，各一两　麝香一钱，另研

上为末，蒸饼糊丸，麻子大。每服一钱，空心白汤送下。立斋曰：内青皮以龙胆草代之，麝香不用，尤效。

加减芦荟丸百十六　治证同前，尤治小儿疳积腹胀。

芦荟真者，五钱　宣黄连去须　胡黄连　枳实　青皮各二钱半　青黛　木香　山楂肉各二钱　麦芽炒，三钱　麝香一分　干虾蟆一只，酥炙

上为细末，汤浸蒸饼为丸，绿豆大。每服七八分，量儿大小与之。案：此方加使君子肉三钱，治湿热生虫亦佳。

当归龙荟丸百十七　方在寒阵一六七。

治肝经实火，大便秘结。

《良方》芦荟丸百十八　方在寒阵一六八。

治疳癖发热诸证。

龙胆丸百十九　治脑疳脑热疮。

龙胆草　升麻　苦楝根皮焙　赤茯苓　防风　芦荟　油发灰各二钱　青黛　黄连各三钱

上为末，牡猪胆汁浸米糕丸，麻子大。薄荷汤下，仍以芦荟末敷入鼻内。

木香丸百二十　治疳痢。

黄连净，三钱　木香　紫厚朴制　夜明砂纸炒，各二钱　诃子肉炒，一钱

上为末，饭丸，麻子大。干艾、生姜煎汤，食前下。

黄连丸一二一　治疳劳。

黄连半两，净牛胆汁浸，晒　石莲子　栝蒌根　杏仁去皮尖　乌梅肉各二钱

上为末，牛胆汁浸糕丸，麻子大。煎乌梅、姜、蜜汤下。

胡黄连丸一二二　治热疳。

胡黄连　黄连各五钱　朱砂二钱

上为末，填入猪胆内，以线扎悬挂铫中，淡浆水煮数沸取出，研芦荟、麝香各二钱入之，饭和丸，麻子大。每服一二十丸，米饮下。

蟾蜍丸一二三　治小儿颈项结核，面色痿黄，饮食不甘，腹大发热，名曰无辜疳证。一服虚热退，二服烦渴止，三服泻痢愈。

蟾蜍一二个，夏月沟渠深土中，取腹大不跳不鸣者是，身多癞者佳

上将粪蛆一杓置桶中，以尿浸之，却将蟾蜍跌死，投与蛆食一昼夜，用布袋盛蛆，置急流中一宿取出，瓦上焙干为末，入麝香一字，粳米饭丸，麻子大。每服二三十丸，米饮下，其效如神。

天麻丸一二四　治肝风疳眼。

天麻　青黛　黄连　五灵脂　夜明砂微炒　川芎　芦荟各二钱　龙胆草　防风　蝉蜕去足，各一钱半　全蝎二枚，焙干　蟾头炙焦，三钱　麝香少许

上为末，猪胆汁浸米糕丸，麻子大。每服十丸，薄荷汤下。

灵脂丸一二五　治脾疳、食疳。

白豆蔻　麦芽炒　五灵脂　砂仁　蓬术煨　青皮　橘红　使君子焙，各二钱　虾蟆炙焦，三钱

上为末，米糊丸，麻子大。每服十丸，米汤下。

如圣丸一二六　治疳热泄泻。

白芜荑炒　川黄连　胡黄连各二两半　使君子肉一两　麝香五分，另研　干虾蟆五个，酒者杵膏

上为末，以虾蟆膏杵丸，麻子大。每服一二十丸，煎人参汤下。

薛案：疳之为患，乃肝脾虚热，津液干涸之证。前方乃专于治疳清热之剂，若脾胃虚弱者，当佐以六君子汤调补脾胃，使邪气退，庶可收全功也。

褐子丸一二七　治疳肿胀。

萝卜子一两，微炒　陈皮　青皮炒　槟榔　五灵脂　蓬术煨　黑牵牛头末，炒　赤茯苓　木香二钱半

上为末，面糊丸，绿豆大。每服十五丸，紫苏汤下。

消积丸一二八　治食积，大便酸，发热。

丁香九个　砂仁十二个　乌梅肉三个　巴豆三粒，去皮心膜

上为末，面糊丸，黍米大。每服五七丸，温水下。

塌气丸一二九　治肚腹虚胀。

胡椒一两　蝎尾五钱，去毒

上为末，面糊丸，粟米大。每服一二十丸，陈米饮下。

紫霜丸百三十　治惊积，及变蒸发热不解，或食痫先寒后热，或乳哺失节，宿滞不化，腹痞便结。

代赭石煅，醋焠七次　赤石脂各一两　杏仁五十个　巴豆二十枚，去心膜油

上先将巴豆、杏仁研成膏，入代赭、石脂研匀，汤浸蒸饼丸，粟米大。每服三五丸，米饮送下。

化慝丸一三一

黄连五钱　蜀椒去闭口者，炒出汗　苦楝根白皮各二钱

上为末，用乌梅肥者七个，艾汤浸去核，捣烂和丸。艾汤量儿大小送下。

下虫丸一三二　诸疳蛔诸虫。

苦楝根皮新白者，酒浸焙　绿色贯众　鸡心槟榔　桃仁浸去皮，焙　芜荑焙　木香各二钱　鹤虱炒，一钱　轻粉五分　干虾蟆炙焦，三钱　使君子五十，取肉煨

上为末，面糊丸，麻子大。每服一二十丸，天明清肉汁下。一方内加当归、川连各二钱五分。

使君子丸一三三　治五疳蛔虫，脾胃不和，心腹膨胀，时复作痛，不食渐瘦。

使君子肉一两　厚朴制　橘红　白芍药　甘草炒　川芎各一钱

上为末，蜜丸，皂角子大。每服一丸，陈米饮化下。

白玉散一三四　治丹瘤。

白土二钱半　寒水石五钱

上为末，米醋或新水调涂。

以下通用方

四君子汤一三五　方在补阵一。　治脾肺气虚诸证。

六君子汤一三六　方在补阵五。治脾胃虚弱呕吐等证。

五味异功散一三七　方在补阵四。　治脾胃虚寒，饮食少思等证。

四物汤一三八　方在补阵八。　治一切血虚等证。

八珍汤一三九　方在补阵十九。　治气血两虚。

十全大补汤百四十　方在补阵二十。治气血俱虚，大补元气。

独参汤一四一　方在补阵三五。　治气虚气脱，挽回元阳。

归脾汤一四二　方在补阵三二。　治心脾虚损。

参术汤一四三　方在补阵四十。　治气虚泄泻呕吐等证。

参术膏一四四　方在补阵三九。　治中气虚弱，诸药不应者。

参苓散一四五　方在补阵五三。　治睡中出汗。

参附汤一四六　方在补阵三七。　治真阳虚极，喘急呃逆。

参苓白术散一四七　方在补阵五四。　治脾胃虚弱，食少吐泻。

理中汤一四八　方在热阵一。　治上中二焦虚寒诸证。

生脉散一四九　方在补阵五六。　治热伤元气，止渴消烦，定咳嗽喘促。

五福饮百五十　方在新补六。　补五脏虚损。

五君子煎一五一　方在新热六。治脾胃虚寒，呕吐泄泻。

理阴煎一五二　方在新热三。　治脾胃虚寒诸证。

温胃饮一五三　方在新热五。　治中寒呕吐吞酸，泄泻少食。

养中煎一五四　方在新热四。　治中气虚寒呕泄。

参姜饮一五五　方在新热八。　治脾肺胃气虚寒，呕吐咳嗽。

六味回阳饮一五六　方在新热二。治阴阳将脱等证。

六味异功煎一五七　方在新热七。　治脾胃虚寒，吐泻兼滞者。

六味丸一五八　方在补阵百二十。　壮水补肾。

八味丸一五九　方在补阵一二一。　益火补阳。

胃关煎百六十　方在新热九。　治脾胃虚寒泻痢。

佐关煎一六一　方在新热十。　治生冷伤脾泻痢。治中气虚寒呕泄。

五德丸一六二　方在新热十八。　治脾肾寒滞，一切泻痢飧泄。

二陈汤一六三　方在和阵一。　和脾消痰。

芍药枳术丸一六四　方在新和十六。　健脾消积，止腹痛，除胀满。

枳术丸一六五　方在和阵七九。健脾胃，消食积。

大和中饮一六六　方在新和七。　治饮食留滞。

小和中饮一六七　方在新和八。　治胸膈胀满，脾胃不和。

四顺清凉饮一六八　方在攻阵二五　治血热壅滞秘结。

青州白丸子一六九　方在和阵百十二。治风痰呕吐，牙关紧急。

泻青丸百七十　方在寒阵一五一。　治肝火急惊目赤。

扫虫煎一七一　方在新和十四。　治诸虫上攻，胸腹作痛。

景岳全书卷之六十二终

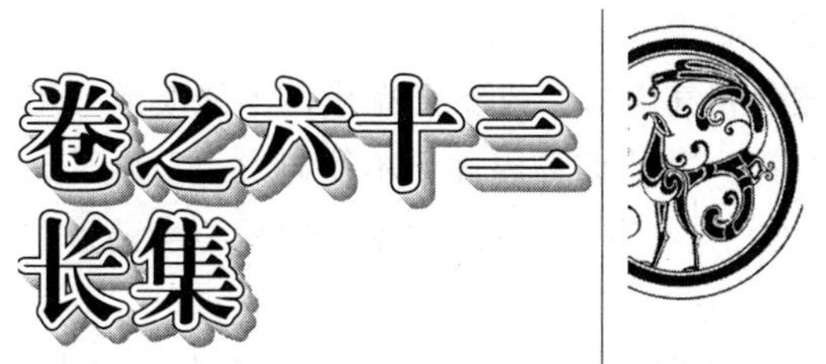

卷之六十三 长集

痘疹诠古方

痘疹

保元汤一 治痘疮气虚塌陷者。

人参二三钱 炙甘草一钱 肉桂五七分 黄芪二三钱，灌脓时酒炒，回浆时蜜炙

水一钟半，加糯米一撮，煎服。此药煎熟，或加人乳、好酒各半盏和服更妙，酌宜用之。头额不起，加川芎三五分。面部，加升麻三四分。胸腹，加桔梗三四分。腰膝，加牛膝四分。四肢不起，加桂枝。呕恶，加丁香三四分。元气虚寒，加大附子七八分或一钱。

调元汤二

按：此即保元汤无肉桂者，名为调元汤，即东垣之黄芪汤也。东垣用为小儿治惊之剂，魏桂岩用以治痘多效，因美之名保元汤也。盖小儿元气未充，最易伤残，用此保全，诚幼科王道之妙方。但能因此廓充，则凡气分血分虚寒虚陷等证，皆可随证增减用之，无不可奏神效也。

内补汤三 治痘疮中虚等证。

人参 黄芪 当归 白术 川芎 甘草 茯苓 陈皮

厚朴

上等分，水煎服。

托里散四　治痘毒元气虚弱，或妄行克伐，不能溃散，用之未成自消，已成自溃，并治痈毒内虚，不能起发。

人参　黄芪炒，各二钱　当归酒洗　白术　熟地　芍药炒　茯苓各一钱半　炙甘草五分

上每用三五钱，水煎服。《外科枢要》方有陈皮一钱半，无甘草。

解毒内托散五　治痘痈。

金银花　黄芪　当归　赤芍药　防风　甘草节　荆芥　连翘　木通

上水煎。入酒少许服。

陈氏托里消毒散六　治痘毒气血虚弱，不能起发腐溃收敛，或发寒热，肌肉不生。

人参　黄芪炒　当归酒洗　川芎　芍药炒　白术炒　茯苓　陈皮各一钱　金银花　连翘　白芷各七分　炙甘草五分

上每服三五钱，水煎服。《外科》方无陈皮。

参芪内托散七　治痘疮里虚发痒，或不溃脓，或为倒靥，及疮痈脓毒不化，脓溃作痛等证。

人参　黄芪蜜炙　当归　川芎　厚朴姜制　防风　桔梗炒　白芷　紫草　官桂　木香　甘草等分

入糯米一撮，水煎服。色淡白者，去防风、紫草、白芷，多加粘米。一方有芍药。

参芪四圣散八　治痘疮已出，至六七日不起发，不成脓。

人参　黄芪炒　白术炒　当归　川芎　芍药炒　茯苓各五分　紫草　防风　木通各三分

上用水煎服。

陈氏四圣散九　治痘疮出不快及倒靥因内实者。

紫草茸　木通　炙甘草　枳壳麸炒　黄芪等分

上每服二钱，加糯米一百粒，水煎待米熟。温服。

加味四圣散十　治痘疮黑陷倒陷。

人参　黄芪炙　川芎　甘草　紫草　木通　木香等分　蝉蜕十个

上加糯米百粒，水一盏，煎服。

如圣汤十一　治毒盛不起。

芍药　升麻　干葛各一钱　甘草　紫草　木通各三五分

水一钟，姜一片，煎七分。温服，不拘时。

人参固肌汤十二　治痘疮发表太过，致肌肉不密，或痘痂久粘者。

人参　黄芪　当归酒洗　甘草　蝉蜕去土，等分

水一钟，入糯米一撮，煎服。

人参透肌散十三　治痘疮虚而有热，虽出快而不齐，隐于肌肤间者。

人参　紫草如无，红花代之　当归　芍药　茯苓　甘草　木通　蝉蜕　糯米等分

上每服三钱，水一盏，煎半盏。徐服之。

十宣散十四　一名托里十补散。调气补血，内托疮毒，五日后必用之方也，亦治痈疽。

人参　黄芪　当归各二钱　川芎　防风　桔梗　白芷　甘草炙　厚朴各一钱　桂心三分

上为细末。每服一钱，或二钱，木香汤下。

芎归汤十五　亦名活血散。大能养营起痘。

当归倍用　川芎

上为细末。每服一钱，红花汤调服。

活血散十六　治痘疹血虚血热，已出未尽，烦躁不宁，腹痛。

白芍药酒炒

上为末。每服一匙，糯米汤调下，或荔枝汤亦可。此汤对

四君子汤加归、芪，名参归活血散。

当归活血散十七　治痘色淡白。

当归酒焙　赤芍酒炒　川芎　紫草　红花各五钱　木香二钱　血竭一钱

上为末。每五岁者服一钱，十岁以上服二钱，酒下。

养血化斑汤十八　治白疹白痘。

当归身　人参　生地　红花　蝉蜕等分

水一盏，生姜一片，煎六分。温服，无时。

人参胃爱散十九　治痘疹已发未发，吐泻不止，不思饮食等证。

人参　茯苓　甘草　丁香　藿香　紫苏　木瓜　糯米

上每服三钱，姜、枣、水煎。

二仙散二十　治体寒肢冷，腹痛口气冷，阴盛阳衰，呕吐泄泻难发等证。

丁香九粒　干姜炒，一钱

上为细末。每服五七分，白汤送下，被盖片时，令脾胃温暖，阴返阳回，则痘变润矣，量大小加减与之。

陈氏木香散二一　又名十一味异功散。治小儿痘疹虚寒多滞者宜此。

木香　丁香　大腹皮　人参　桂心　炙甘草　半夏制　诃黎勒　赤茯苓　青皮　前胡等分

上每服二三钱，姜、水煎。

薛按曰：前方治痘疮已出未愈之间，其疮不光泽，不起发，不红活，五七日内泄泻作渴，或肚腹作胀，气促作喘，或身虽热而腹胀，足指冷，或惊悸，或汗出，或寒战咬牙，或欲靥不靥，疮不结痂，或靥后腹胀，泄泻作渴，此皆脾胃虚寒，津液衰少，急用此药治之。若误认为实热，用寒凉之剂，及饮蜜水、生冷瓜果之类，必不治。

陈氏十二味异功散二二　治元气虚寒，小儿痘疹色白，寒战咬牙，泄泻喘嗽等证。

人参　丁香　木香　肉豆蔻　陈皮　厚朴各二钱半　白术　茯苓　官桂各二钱　当归三钱半　制附子　半夏各钱半

上咀。每服二三钱，姜、枣、水煎服。

愚按：陈氏此上二方温性有余，补性不足，用治寒证则可，用治虚证则不及也，用者更当详酌。

陈氏人参麦门冬散二三　治痘疮微渴。

麦门冬一两　人参　炙甘草　白术　陈皮　厚朴姜制，各五钱

上每服三四钱，水一大盏，煎至六分。徐徐温服，量儿增减。

薛氏曰：前方治痘疮热毒气虚宜用之，若因气虚作渴，宜人参白术散。

柴胡麦门冬散二四　治痘疮壮热，经日不止，更无他证者。

柴胡二钱半　龙胆草一钱　麦门冬三钱　甘草炙　人参　玄参各钱半

上㕮咀。每服三钱，水一大盏，煎至六分。不拘时徐徐温服，量大小加减。

案：此方解表之功居六，清火之功居四，养营退热，此方最宜。

升均汤二五　治痘疮已出不匀，或吐泻发热作渴。

升麻　干葛　人参　白术炒　芍药炒　茯苓　甘草　紫草如无，红花代之

上每服三五钱，姜、水煎。

升麻葛根汤二六　亦名升麻汤。解发痘毒之良方。

升麻　葛根　芍药　甘草等分

上㕮咀。水一盏，煎七分。温服，无时。

万氏曰：古人治痘以升麻葛根汤为主，后世好奇，多立方

法，法愈多而治愈难矣。苟能通变，则痘疹

诸证皆可增减用之，不特发表解肌而已。今以葛根汤为主治，随证立增损法于后：初发热，解表加柴胡、羌活、白芷、桔梗、防风；口干渴，内热也，加葛粉、天花粉、麦门冬；自利，加条实黄芩；呕吐，加半夏、生姜；腹中痛，加木香、青皮、枳壳、山楂肉；腰痛，加独活，北细辛；头痛，加羌活、藁本、蔓荆子；惊搐，加木通、生地黄、灯心；小便少，加木通、车前、瞿麦；大便秘，加大黄；衄血，加山栀仁、玄参、生地黄；发热三四日，热甚不减，须解其毒，加大力子、连翘、紫草；疮不出，加防风、蝉蜕、荆芥穗、红花子；目痛，加龙胆草、密蒙花、柴胡；疮出太稠密，加人参、当归、木香、紫草、大力子、防风、桔梗；咽痛，加桔梗、连翘；疮干或带紫，或太赤者，血热也，加当归梢、生地黄、红花、地骨皮、牡丹皮；痘平陷、灰白色，气虚也，加人参、白术、防风、木香、官桂；手足疮不起，脾胃不足也，加人参、黄芪、防风、官桂；泄泻者，里虚也，加人参、白术、诃子、白茯苓；疮不着痂者，湿也，加黄芪、防风、官桂、白芷。

愚谓前方乃胃经发表之剂，万氏增减之法，大意已悉。但此方性味清凉，纯于疏泄，必阳明多实多热者，乃宜用之。然小儿气血体质，大都虚弱平和者十居七八，故凡痘疮初起，乍见发热，用药最贵和平，兼养营气，则庶乎尽善。若预用清凉，未免伤其胃气，全用解散，未免虚其表气，二者受伤，变患有不可测矣。故余制柴归饮为治痘之先着，所当酌宜用之。若治麻疹，则多属火证，此方乃所宜也。

苏葛汤二七　初热未见点，发表之剂暂用之，分两宜酌儿大小以为增减。

苏叶二钱　葛根二钱　甘草一钱　白芍药钱半

连须葱白三根，生姜三片，水钟半，煎七分。热服。原方有陈皮、砂仁各五分，此惟气滞腹痛者宜用之，否则不必。

连翘升麻汤二八　散毒清火。

连翘一钱　升麻　葛根　桔梗　甘草各七分　白芍药五分　薄荷少许

上加淡竹叶，灯草，水一盏半，煎一盏。温服，无时。

柴胡橘皮汤二九

柴胡　橘皮　人参　半夏　茯苓　黄芩等分

上加竹茹一团，水一盏，煎七分。温服，不拘时。

人参败毒散三十　方在散阵三六。治时疫斑疹。

荆防败毒散三一　亦名消风败毒散。发散痘疹俱可用，及时气风毒邪热。

柴胡　荆芥穗　防风　羌活　独活　前胡　川芎　枳壳　人参　甘草　桔梗　茯苓等分

上切细，加薄荷叶，水一盏，煎七分。去滓，温服。

柴葛败毒散三二　疑似伤寒，以此解散。

柴胡　干葛　人参　羌活　防风　荆芥　桔梗　苏叶　甘草

上用生姜三片，水煎服。

参苏饮三三　方在散阵三四。治伤风咳嗽，伤寒痘疹。

加减参苏饮三四　初热见点解利之药，但表邪未达而元气强壮者，宜暂用之，或前后感冒风寒，俱可暂用。

苏叶一钱　干葛钱半　前胡八分　陈皮七分　枳壳六分　桔梗　甘草各四分

水一钟半，加生姜三片，煎服。

麻黄甘草汤三五　冬月痘毒炽盛，表实者宜用之。

麻黄一、二钱　生甘草减半

水煎服。

柴葛桂枝汤三六　表散痘热。

柴胡　干葛　桂枝　防风　甘草　人参　白芍药

水一盏，加生姜三片，煎七分。温服。

桂枝葛根汤三七　解散寒邪。

桂枝　葛根　升麻　赤芍药　防风　甘草各一钱

上加生姜三片，淡豆豉一钱，水一钟，煎七分。温服，无时。

十味羌活散三八　此初热见点解利之剂，若小儿身壮力强者，可用苏葛以行表，其次者宜此和解疏利之药，若虚而宜补者，必当兼顾元气，不得单用此类。

羌活　前胡　防风各一钱　荆芥　独活各八分　细辛　白芷各三分　柴胡　炙甘草　蝉蜕各四分

水一钟半，加薄荷三叶，煎五分。不拘时服。发搐及热盛不遏者，调入制过朱砂末服之，神效。

十三味羌活散三九　解热散毒，治风壅欲作痘疹者。

羌活　独活　防风　桔梗　荆芥　柴胡　前胡　地骨皮　炙甘草　蝉蜕　川芎　天花粉　天麻等分

上为细末。每服二三钱，水一盏，入薄荷叶三片，煎四分。温服。

羌活汤四十　解发痘疮，兼治肝热惊狂。

羌活　川芎　防风　山栀仁　龙胆草　当归等分　甘草减半　淡竹叶　薄荷叶

水煎。温服，无时。

双解散四一　痘疹表里俱实者，非此不解。

防风　川芎　当归　连翘　芍药　薄荷　大黄各五分　石膏　桔梗　黄芩各八分　荆芥穗　白术　桂枝各二分　滑石二钱四分　甘草二钱

水二钟，加生姜三片，煎一钟。温服，无时。此即防风通圣散减去麻黄、芒硝、栀子，外加桂枝也。

柴胡散子四二　治痘疮表里俱实良方。

柴胡　防风　当归　人参　白芍药　甘草　黄芩　滑石　大黄等分

上加生姜一片，水煎服。

桂枝大黄汤四三　治腹痛、大便不通良方。

桂枝　白芍各二钱半　甘草五分　大黄一钱半

上锉细，加生姜一片，水一钟半，煎八分。食前温服。

防风芍药甘草汤四四　解痘毒，及阳明经痘出不快。

防风　芍药　甘草等分

上每服一二钱，水煎服。

荆芥防风甘草汤四五　解痘毒，及太阳经痘出不快。

荆芥　防风　甘草等分

上每服一二钱，水煎。

蝉蜕膏四六　治痘疮虚陷不起。

蝉蜕　当归　川芎　甘草　升麻　防风　荆芥穗等分

加人参　白芍药

上为末，炼蜜丸，如芡实大。每服一丸，薄荷汤下。

消毒散四七　亦名消毒饮。治痘疮六七日间，身壮热，不大便，其脉紧盛者，用此药微利之。

荆芥穗　炙甘草各一两　牛蒡子四两，杵，炒

上为粗散。每服三钱，水一盏，煎七分。不拘时徐徐服。

四味消毒饮四八　治痘疮热盛，毒气壅遏，无问前后皆可服。

人参　炙甘草　黄连　牛蒡子等分

上为粗末。每服一钱，加姜一片，水一盏，煎四分，去滓。温服，不拘时。

六味消毒饮四九　解痘毒。

牛蒡子　连翘　甘草　绿升麻　紫草　山豆根等分

水一盏，煎七分。温服，不拘时。

消毒化斑汤五十　消风散毒，清眼目咽喉。

升麻　柴胡　桔梗　甘草　连翘　龙胆草　牛蒡子　防风　蝉蜕　密蒙花

水一钟半，加淡竹叶十片，煎服。

解毒汤五一　治一切热毒肿痛，或风热瘙痒。

黄连　金银花　连翘

上水煎服。

真人解毒汤五二　治痘母。

忍冬花半斤　甘草节一两　木通　防风　荆芥　连翘各三钱

上分作三剂，用水、酒各一钟煎服，以肿消痘出为度。

葛根解毒汤五三　解痘毒止渴良方。

葛根　升麻减半　生地黄　麦门冬　天花粉等分　甘草减半

上取糯米泔水一盏，煎七分，入茅根自然汁一合服之。

实表解毒汤五四

人参　黄芪　当归梢　生地黄　甘草　白芍药　柴胡　升麻　酒片芩　玄参　地骨皮

上入薄荷叶少许，淡竹叶十片，水煎服。

溯源解毒汤五五　解胎毒之良方。

当归身　川芎　生地黄　白芍药　人参　生甘草　黄连　连翘　陈皮　木通等分

水一盏，加淡竹叶十片，煎半盏。温服，无时。

陈氏解毒防风汤五六　治痘疮毒气炽盛。

防风　黄芩　地骨皮　白芍药炒　荆芥　牛蒡子

上每服四五钱，水煎服，或为末，白汤调下。外科解毒防风汤方见本门六三。

化毒汤五七　治痘未出腹痛者。

白芍药　炙甘草各一钱　木香　青皮　枳壳各七分　山楂肉　连翘　肉桂各五分

水一盏，煎七分。温服，不拘时。

消风化毒汤五八

防风　黄芪　桂枝　荆芥穗　升麻　白芍　牛蒡子等分

甘草减半

上加薄荷叶七片，水一盏，煎七分。温服，无时。

凉血化毒汤五九　治痘疮初出，头焦黑。

归尾　赤芍药　生地黄　木通　连翘　牛蒡子　红花　紫草　桔梗　山豆根

上水煎服。或加童便一小盏亦可。

犀角化毒丸六十　治诸积热，及痘疹后余毒生疮，口舌牙龈糜烂等证。

犀角屑镑　生地黄　当归　防风　荆芥穗各一两　牛蒡子炒，杵　赤芍药　连翘　桔梗各七钱　薄荷　黄芩炒　甘草各五钱

上为末，炼蜜丸，芡实大。每服一丸，薄荷汤下。

五福化毒丹六一　治胎毒，及痘后头面生疮，眼目肿痛。

生地黄　天门冬　麦门冬　玄参　熟地黄各三两　甘草　甜硝各二两　青黛两半

上为末，炼蜜丸，芡实大。每服一丸，白汤或薄荷汤化下。

外科五福化毒丹六二　方在外科七六。治一切热毒疮疖。

犀角散六三　治痘疮、痈毒、时毒热盛，烦躁多渴，小便赤涩，或赤斑。

犀角镑　甘草炙，各半两　防风　黄芩各一两

上为粗末。每服二钱，水一小盏，煎五分。温服，无时。

紫草化毒散六四　解实热毒发痘。

紫草　升麻　炙甘草等分　糯米五十粒

水煎服。

紫草散六五　治痘疹黑陷，气血虚弱，疮疹不起。

紫草　黄芪炙　炙甘草　糯米各钱半

上水煎服。

紫草饮六六　治痘疮黑陷不起。

紫草　当归　芍药　甘草　麻黄等分

水一盏煎。不拘时服。

紫草饮子六七　治倒陷腹胀，大小便秘。

紫草　人参　枳壳　山楂　木通　穿山甲土拌炒　蝉蜕等分

水一盏，煎五分，作三四次温服。

紫草快斑汤六八　一名紫草汤。治痘疹血气不足，或血热不能起发，色不红活，不灌脓等证。

紫草　人参　白术　当归　川芎　芍药　茯苓　甘草　木通等分　糯米

上每服三五钱，水煎。

紫草木香汤六九　治痘疮里虚，痒塌黑陷闷乱。

紫草　木香　人参　白术　茯苓　甘草炙　糯米

上每服三钱，水煎。

紫草木通汤七十　治痘疹出不快。

紫草　人参　茯苓　木通　甘草减半　糯米等分

上每服二三钱，水煎服。

紫草膏七一　红紫黑陷者，暂用之。

紫草茸　白附子　麻黄去节，汤泡，去黄沫，晒干用　甘草炙，各半两　僵蚕炒　全蝎炒，各八个

上为细末，用白蜜一两，好酒半盏，先将紫草煎熬成膏，旋入各药丸，皂子大。每服一丸，紫草煎汤化下，就用补药调理。如治惊搐，以金箔为衣，薄荷汤下。

红棉散七二　亦名天麻散。治痘疹身有大热，面赤气粗，无汗而表未散者可服之。此药以麻黄、天麻发表为主，有汗者不可服。盖腠理已开，不可再发汗也。若有汗而热，则当以惺惺散为和解之剂。故仲景之治表证，有宜发汗者，有宜和解者，有宜调和营卫者。若有汗而热者，则和解为宜；虚而热者，则调和营卫为宜，如和中散寒之类是也。

麻黄去节　天麻　荆芥　炙甘草各二钱　全蝎全者，七枚

上为末。每服一钱，以水半盏，薄荷叶二片，入酒四五滴，煎二三沸。带热服之，如疹未出，再进一服，次又一服，即伤风寒证，服亦无妨。

快斑汤七三　治起发迟。

人参五分　当归　防风　木通各一钱　甘草三分　木香　紫草　蝉蜕各二分

水一盏，煎七分。温服，不拘时。

快斑越婢汤七四　治痘疮手足不起发。

黄芪炙　白芍药　桂枝　防风炙甘草

上加生姜一片，枣一枚，水煎服。

快透散七五　治痘出不快。

紫草　蝉蜕　木通　芍药　炙甘草等分

上每服二钱，水煎。

王海藏先生云：身后出不快，足太阳经也，用荆芥甘草防风汤。身前出不快，手阳明经也，用升麻葛根汤。四肢出不快，足阳明经也，用防风芍药甘草汤。此皆解毒升发之药也，不可不知。

鼠粘子汤七六　治痘稠身热毒盛，服此以防青干黑陷，并治斑疹稠密。

牛蒡子炒　归身　黄芪　炙甘草　柴胡　黄芩酒炒　连翘　地骨皮

上等分，水煎。热退则止服。

射干鼠粘子汤七七　治痘疮壮热，大便坚实，或口舌生疮，咽喉肿痛，皆余毒所致。

鼠粘子四两，炒，杵　甘草炙　升麻　射干各一两

上每服三钱，水一大盏，煎六分。徐徐温服。

薛氏曰：前方若痘疹初出，发热焮痛，根盘赤盛，或咽喉口舌疼痛，作渴引饮者宜用。若因胃气虚弱发热而致前症者，

宜人参麦门冬散。

钱氏独圣散七八　治痘疮倒靥陷伏。

用穿山甲取前足嘴上者，烧存性为末。每服四五分，以木香汤入少酒服之，或紫草汤亦可。

无价散七九　治一切痘疮倒陷，焦黑危急之证。

人牙　猪牙　狗牙　猫牙

上以炭火烧去烟存性，等分为末。每服三分，热酒调下。如痒塌寒战泄泻，煎异功散调下。

一方，人牙散：只用人牙烧去烟存性，为末，酒调服。

三酥饼八十　治初发热用以表汗解毒稀痘，神效。

辰砂择上好明净无砂石者，以绢囊盛之，用麻黄、升麻、紫草、荔枝壳同煮一日夜，研细，仍用前汤飞过，晒干，再研极细，用真蟾酥另调作饼子　麻黄去节，汤泡过，晒干为极细末，亦用蟾酥另调作饼　紫草研极细，亦用蟾酥另调作饼　蟾酥于端午日捉蟾取酥，捻前三饼，每饼加麝香少许，微炒。

上方如遇时行痘疹，小儿发热之初，每三岁者，将三饼各取半分，热酒化下，盖覆出汗，如不能饮酒，用败毒散煎汤化下更好。若痘已出满，顶红紫色，为热毒之盛，宜煎紫草红花汤，或化毒汤，将辰砂、紫草二饼调下少许以解之，但痘出之后不可服麻黄饼也。盖辰砂能解毒，紫草凉心火，制过亦能发痘解毒，麻黄能发表发痘，蟾酥能驱脏腑中毒气从毛腠中作臭汗而出，此四药诚解毒稀痘之神方也。

神应夺命丹八一　治风邪倒陷及痘毒入里。

辰砂择墙壁镜面者，以白纱囊盛之，用升麻、麻黄、紫草、连翘四味同入砂罐，以新汲水、桑柴火煮一昼夜，取出将砂研细，仍将煮砂药汁去滓，飞取末，待干听用，二钱　麻黄连根节，酒蜜拌炒焦，八分　蝉蜕洗净，去足，三分　紫草酒洗，五分　红花子五分　穿山甲酒炒，五分　真蟾酥三分

上共研细末，用醇酒杵丸，分作千粒，周岁者半丸，二岁

者一丸，服止三丸，热酒化服，厚盖取汗，汗出痘随出也。择天医生气日修合。此方与三酥饼功同。

万氏夺命丹八二　治倒陷，解发痘毒。

麻黄蜜酒炒焦　升麻各五钱　山豆根　红花子　大力子　连翘各二钱半　蝉蜕　紫草　人中黄各三钱

上研细末，酒、蜜和丸，辰砂为衣。薄荷叶煎汤下。

东垣凉膈散八三　解痘疹里热良方。

黄芩　连翘为君　甘草　栀子　薄荷　桔梗　竹叶

上水煎服。

退火丹八四　治痘中狂妄，神方。

滑石　朱砂飞，各一钱　冰片三厘

共为细末。冷水调一分服。得睡，少时神安气宁，痘转红活矣。

陈氏通关散八五　通心经，降心火，利小便良方。

山栀仁　大黄炒，各一分　木通　甘草炙　车前子炒　赤茯苓　人参　瞿麦　滑石各三分　扁蓄炒，五分

上用水一盏，灯草十根，煎半盏。温服。

玄参地黄汤八六　治痘疹衄血。

玄参　生地黄　牡丹皮　栀子仁各钱半　甘草　升麻各半钱　白芍药一钱　蒲黄炒，五分

水一钟，煎七分。温服。愚谓此方宜去升麻以塞上冲之源，勿谓但属阳明即宜用升麻也。

万氏清肺饮八七　治肺热喘嗽声哑。

麦门冬　桔梗各二钱　荆芥穗　天花粉　知母各一钱　石菖蒲　诃子仁各八分

上水煎服。此当与清肺汤参用，方在后一四五。

导赤通气散八八　治心虚声不扬者。

木通　生地黄　人参　麦门冬　当归身　石菖蒲　甘草

上加灯心，水煎服。

甘桔清金散八九　治肺热咽痛，声不清。

桔梗一两　甘草　连翘各半两　诃子皮三钱　牛蒡子炒，七钱

上为细末。每服一钱，薄荷叶少许同煎服。

加味甘桔汤九十　咽喉肿痛暂用。

桔梗八分　甘草钱二分　牛蒡子　射干各六分　防风　玄参各四分

水一钟，煎服，或加生姜一片。热甚者，加黄芩，去防风亦可。

大如圣饮子九一　治疮疹痘毒攻咽嗌，肿痛热渴，或成肿毒不消等证。

桔梗　甘草　鼠粘子炒，各一两　麦门冬五钱

上每服二钱，水煎。

万氏橘皮汤九二　行滞消痰止呕吐。

橘皮半去白，炒，二钱　半夏一钱　白茯苓钱半

上加生姜三片，水一盏，煎七分。温服。

匀气散九三　行气化滞。

木香　青皮各五钱　山楂肉二钱半

上为末。每服一钱，甘草汤调服。

前胡枳壳汤九四　治痰实壮热，胸中烦闷，大便坚实，卧则喘急。

前胡一两　枳壳　赤茯苓　甘草炙　大黄各半两

上㕮咀。每服三五钱，水一大盏，煎至六分。不拘时温服。此方宜量大小加减，如身温脉微并泻者，不可服。

薛氏曰：前证若属肺胃实热，气郁痰滞，大便秘结，小便赤涩，烦渴饮冷，身热脉实者，宜用之以疏通内脏，使邪无壅滞，则痘疮轻而易愈也。

当归丸九五　治便坚三五日不通者。

当归半两　紫草三钱　黄连钱半，炒　炙甘草一钱　大黄二

钱半

上以当归、紫草熬成膏，下三味研为细末，以膏和为丸，如胡椒大。三岁以下儿服十丸，七八岁儿二十丸，食前清米饮下，渐加之，以和为度。

百祥丸九六　治痘疮紫黑干陷，热毒便秘里实等证。

红芽大戟不拘多少，用浆水煮极软，去骨，日中晒干，复内原汁中煮，汁尽焙干研末，水丸，粟米大。

每服一二十丸，研赤芝麻汤下。

枣变百祥丸九七　治同前而稍缓，可代百祥丸。

红芽大戟去骨，一两　青州枣肉三十个

上用水一碗，同煎至水尽为度，去大戟不用，将枣焙干，可和作剂，或捣烂为丸。从少至多，以木香汤吞服，至利为度。

排毒散九八　治痘毒发痈。

大黄　当归梢各一两　白芷　沉香　木香各半两　穿山甲七片，土炒焦

上为细末。看虚实大小加减，长流水煎沸调服。

钱氏苦参丸九九　治痘后溃烂，疮毒疮癞。

苦参一两　白蒺藜　何首乌　牛蒡子　荆芥穗各半两

上为末，酒调面糊为丸。竹叶汤下。外科苦参丸见本门八八。

稀痘方一百

用老鼠去皮取肉，水煮熟，量儿大小与食数次，出痘甚稀，未食荤时与食尤效，屡试屡验。

稀痘酒百一　最能散毒稀痘。

麻黄去节，泡　紫草各二两

上二味，细切，布囊盛之，浸无灰酒一小坛，泥封固，凡遇天行小儿发热时，与半杯或一杯，量儿大小服之，出微汗为佳。

三痘汤百二　痘发时预服之。

大黑豆　赤小豆　绿豆等分，淘净

上用甘草浸水去渣，以甘草水煮豆熟为度，逐日空心任意饮其汁，自然出少。此方冬月煮熟，令儿常食豆尤妙。

丝瓜汤百三　解疮毒。一方无山楂。

丝瓜　升麻　芍药酒炒　生甘草　山楂　黑豆　赤小豆　犀角镑，等分

上为粗散。每服三钱，水一大盏，煎至六分。不拘时徐徐温服，量大小加减。

辰砂散百四　预解痘毒。

好辰砂一钱，飞　老丝瓜近蒂三寸，连子烧灰存性。此物发痘疮最好

上研末。蜜水调服，多者可少，少者可无，或以紫草甘草汤调服尤佳。

保婴丹百五　稀痘。

缠豆藤或黄豆，或绿豆梗上缠绕细红藤是也。于八月生气日择取，阴干听用，二两　防风　荆芥穗　牛蒡子炒　紫草茸去根，酒浸，一两　新升麻盐水炒　甘草去皮，各五钱　天竺黄真者三钱　蟾酥真者一钱　牛黄真者一钱　赤小豆　黑豆　绿豆各三十粒，略炒勿焦　好朱砂用麻黄、紫草、荔枝壳、升麻同煮过，复以此汁飞过，三钱

上另用紫草二两，入水二碗，煎膏至少半碗，入沙糖一小钟，将前各药为细末，同紫草膏丸如李核大，即以朱砂为衣。于未痘之先，浓煎甘草汤每磨服一丸，大者二丸；若已发热，用生姜汤磨服，盖被睡而表之，多者可少，少者可无，大有神效。一方无紫草茸，仍有经霜老丝瓜一个，连藤蒂五寸烧存性同用。

洗肝明目散百六　治痘后目疾。

当归　羌活　柴胡　密蒙花　川芎　防风　木贼　山栀仁

龙胆草各等分

上为末。每服一钱，淡沙糖水调服。

洗肝散百七　翳膜遮睛暂用。

归尾钱二分　防风八分　大黄八分　羌活　川芎　薄荷各四分　栀子钱半　甘草三分

水一钟，姜一片，煎服。热盛便秘加芩、檗。

羊肝散百八　治痘毒入眼，或无辜疳气入眼。

密蒙花二钱　青葙子　决明子　车前子炒，各一钱

上为末，用羊肝一大叶，薄批掺上，湿纸裹煨熟。空心食之。

蒺藜散百九　治痘疮入眼肿痛。

白蒺藜　谷精草　防风　羌活　生蛤粉等分

上为细末。每服二钱，温水调服即退。

蝉菊散百十　治痘疹入目，或病后生翳障。

蝉蜕去土净　白菊花等分

每服一二三钱，水八分，加蜜少许，煎四分。食后温服。

秦皮散百十一　治大人小儿风毒赤眼，痛痒涩皱，眵泪羞明。

秦皮　滑石　黄连等分

汤泡热洗，日二三次。

通神散百十二　治痘疮入眼，生翳膜。

白菊花　谷精草　绿豆皮

上为末。每服一钱，用柿饼一个，米泔水一盏同煎，候水干。只吃柿饼，每日三五次不拘，至七日效。

钱氏黄柏膏百十三　用此护眼，可免痘毒入目。

黄柏一两　绿豆末二两　生甘草三两

上为细末，以麻油调成膏，用涂耳前、眼角、目下四五遍，若早涂之，痘出必稀，若既患眼，涂之必减。

痘疔散百十四

雄黄一钱　紫草三钱

上为细末，胭脂汁调、用银簪脚挑破黑痘，入药在内。此下二方皆治痘疔之良方也。

四圣丹百十五　治黑疔。

牛黄钱二分　儿茶钱七分　朱砂八分　珍珠二分

上为极细末，以棉胭脂汁或油胭脂调匀。先用银针挑破黑疔，拭去恶血，乃点药疔上。

万氏四圣散百十六　治痘不起发，变黑而痛者，痘疔也。亦名鬼痘。

绿豆四十九粒　豌豆四十九粒，各烧存性　珍珠一分　油头发烧存性，一分

上为细末，用胭脂水调，先以簪脚拨开黑痘，以此涂之。

神效隔蒜灸法百十七　治痘疔毒气炽盛，使诸痘不能起发，已起发者不能灌脓，已灌脓者不能收靥，或大痛，或麻木，痛者灸至不痛，不痛者灸至痛，其毒随火而散。

其法用大蒜头切三分厚，安痘疔上，用小艾炷于蒜上灸之，每五壮易蒜再灸，若紫血出后，肿痛不止，尤当用灸，治者审之。愚在京师，尝见治痘疔者，即以线针挑破出毒血，诸痘随即灌脓。若挑破不痛，不出血者难治，若用此法灸之，即知痛，更用针挑破，紫血随出，诸痘随灌，亦有生者。

胡荽酒百十八　辟秽气，使痘疹出快。

用胡荽一把，以好酒二盏，煎一两沸。令乳母每含一两口，喷儿遍身，或喷头面。房中须烧胡荽香以辟除秽气，能使痘疹出快。煎过胡荽悬房门上最妙。或用枣炙之，儿闻枣香，尤能开胃气，进饮食，解毒气。

按：此酒惟未出之前，及初报之时宜用之，若起胀之后，则宜避酒气，亦忌发散，皆不可用也。

茵陈熏法百十九

用干茵陈研末，捣枣膏和丸，如鸡子大，晒干，用烈火烧

烟熏之。

水杨汤百二十　治倒陷之良方。

水杨，即忍冬藤也。春冬用枝，秋夏用枝叶，生水边，细叶红梗，枝上有圆果，满果有白须散出。切断，用长流水一大釜，煎六七沸，先将三分之一置浴盆内，以手试其适可，仍先服煎药，然后浴洗，渐渐添汤，以痘起发光壮为度，不拘次数。洗毕照视，若累累然起处觉晕，晕有系，此浆影也。如浆不满，宜再浴之。若弱者，只浴头面手足亦可。此则不厌多洗，洗后如无起势，乃气血败而津液枯，多不可治。

秘传茶叶方一二一　铺床席用。

茶叶要多，楝去粗梗，入水一煮取起，再楝去梗，湿铺于床上，用草纸隔层，令儿睡上一夜，则脓水皆干。

猪髓膏一二二　治痘疹不靥，及痂靥不落者，涂之即落。

猪骨髓　白蜜

上二味，以火熬一二沸，退凉，用鸡翎扫上即落。

百花膏一二三　治痘燥痂皮溅起作痛，或疮痂欲落不落者。

蜜不拘多少，略用汤和，时时以鹅翎润痛处，疮痂亦易落，无痕。

荞麦散一二四　治痘疮溃烂，以此敷之。

荞麦一味，磨取细面，痘疮破者，以此敷之；溃烂者，以此遍扑之，绢袋盛扑，或以此衬卧尤佳。

胭脂汁一二五　治黑痘之良方。

先用升麻一味，煎浓汤，去滓，却用棉胭脂浸于汤内揉出红汁，就以本棉蘸汤于疮上拭而涂之。

败草散一二六　治痘疮挝搔成疮，脓血淋漓，谓之斑烂。

用盖屋盖墙烂草，多年者佳，或旷野自烂者尤佳，为末捺掺之。或气血虚，热不愈而遍身患者，须多掺席铺上，令儿坐卧其上，其疮即愈。

白龙散一二七　治烂痘及抓破者。

用干黄牛粪在风露中多久者，火煅成灰，取中心白者为末，以薄绢囊盛裹，于疮上扑之。

救苦灭瘢散一二八　治烂痘以此敷面，如误抓破者，用之敷贴最良。

密陀僧　滑石各二两　白芷半两

上为细末，湿则干掺之，或用好蜜调傅。

灭瘢散一二九　治痘后面疮，以此敷之。

密陀僧　白附子　白僵蚕　白芷　鹰矢白等分

上研极细末，以水调搽面鼾，神效。

辟邪丹百三十　用烧于房中，能辟一切秽恶邪气。

苍术以黄连代之更妙　乳香　降真香　甘松　北细辛　芸香各等分

上为末，水丸，如豆大。每焚一丸熏之，良久又焚一丸，不可太多，只是略有香气，使之不断可也。

砭法一三一　治丹瘤。

用细瓷器击碎取锋铓者，以箸一根，劈开头夹定，用线缚住，两指轻捻箸梢，令瓷锋正对毒顶，悬高寸许，另用一箸轻击箸头，令毒血遇刺而出，即可解散。

蜞针法一三二　治痘痈及丹瘤。

用水蛭大者五六根，放肿毒头上吮去恶血，可以消丹瘤，决痈肿。

雄黄散一三三　治痘后牙龈生疳蚀疮。

雄黄一钱　铜绿二钱

上为末，干掺之。

绵茧散一三四　治痘疮余毒，肢体关节生疳蚀疮，脓水不绝。

出蛾绵茧不拘多少　生白矾入茧内，以炭火煅枯

上为细末，干贴疳疮口内。此总治疮毒脓水淋漓，收敛之

外剂。

搽牙散一三五　治痘后余毒攻牙生疳，一日烂进一分，急用此搽之。

铜绿　雄黄　五倍子　枯矾　胡黄连　北细辛　乌梅同褐子包固，火煅存性

上等分为末搽之。

吹口丹一三六　治疳。

黄连　青黛　儿茶　片脑

上等分为末吹之。

生肌散一三七　痘后痈毒不收口，用之神效。

枯矾三钱　海螵蛸　赤石脂煅，各二钱　龙骨煅　黄丹飞炒　乳香出汗　没药出汗，各一钱　血竭五分　轻粉　麝各二分

为细末，掺疮口内，外以太乙膏贴之。

马鸣散一三八　治走马疳良方。

人中白即尿缸底白垽也。以物刮取，新瓦盛之，火煅如白盐乃佳，半两　五倍子生者一钱，另用一钱同矾煅之　马鸣蜕即蚕蜕纸也。火烧过，二钱半　枯白矾二钱。即用五倍子一钱，入矾于内煅枯者

上为极细末，先以浓米泔水浸洗疮口，以此敷之。

以下麻疹方

升麻汤一三九　解散疹毒。

升麻去须　葛根去皮，各一钱　芍药酒浸，二钱　炙甘草一钱

水一盏，煎五分。食远稍熟服，量人大小加减。

予案：此方即升麻葛根汤也，麻疹之证多属阳明火毒，凡欲解表散邪，但表实邪盛者最宜用此。然愚谓以柴胡代升麻用之更妙。若血气稍虚而邪有未解者，惟柴归饮为最妥。

升麻透斑汤百四十　治疹疮初见红点一日至三日。

升麻　枳壳麸炒，各五分　柴胡钱半　桔梗　前胡各一钱　干葛　川芎　茯苓各七分　陈皮　半夏　甘草各四分

上加生姜一片，水一钟，煎五分，作十余次徐服之。

葛根麦门冬散一四一　治小儿热毒斑疹，头痛壮热，心神烦闷。

葛根三钱　麦门冬四钱　人参　川升麻　茯苓　甘草各二钱　石膏半两　赤芍药一钱

上㕮咀。每服三钱，水一大盏，煎至六分。不拘时徐徐温服，仍量儿大小增减。

薛氏曰：前方足阳明胃经之药也，外除表邪，内清胃火，兼补元气，若非发热作渴，表里有热者不可用。若表里俱虚而发热作渴者，宜用人参麦门冬散。

万氏麦门冬汤一四二　治表邪内热，咳嗽甚者。此即前方去人参者，但分两稍异耳。

麦门冬　葛根去皮，各一钱　升麻去须，四分　赤芍药酒炒　茯苓各六分　炙甘草四分　石膏煅，一钱半

上水煎服。

万氏柴胡四物汤一四三　治疹后余热。

柴胡　当归身　川芎　生地黄　白芍药　人参　麦门冬　知母　淡竹叶　黄芩　地骨皮

上锉细。水一盏，煎七分。不拘时温服。

生地黄散一四四　治小儿斑疹，身热口干，咳嗽心烦者。

生地黄半两　麦门冬七钱　款冬花　陈皮　杏仁各三钱　炙甘草二钱半

上每服三五钱，水一大盏，煎六分。不拘时徐徐温服，量大小加减。

清肺汤一四五　治斑疹咳嗽甚者，或二母散，或麦门冬汤。

桔梗去芦　片芩　贝母各七分　防风去芦　炙甘草各四分　知母七分

上水一钟，煎五分，入捣碎苏子五分，再煎温服。

清肺消毒汤一四六　治疹疮收完，不思饮食，鼻干无涕。

防风　枳壳各五分　连翘　前胡　黄芩　桔梗一钱　荆芥　炙甘草

上水一钟，煎至五六分，作十余次徐服之。

门冬清肺汤一四七　治疹后咳嗽不止。

天门冬去心　麦门冬去心　款冬花　知母　贝母　桔梗　牛蒡子　地骨皮　杏仁去皮尖　马兜铃　甘草等分

水一钟半，煎七分。食后温服。

清肺消毒化痰汤一四八　治疹后喘嗽，声音不清，不思饮食，眼目不清，唇口干燥。

牛蒡子　防风　荆芥穗　贝母各五分　连翘　黄芩　前胡　茯苓各七分　桔梗　枳壳各一钱　甘草三分

上水一钟，煎五分，作十余次徐服之。

清金降火汤一四九　治疹后肺热声哑咳喘。

当归　白芍药酒炒　生地黄酒洗　栝蒌仁　白茯苓　陈皮　贝母去心　甘草　麦门冬　桑白皮　枯芩酒炒　山栀炒　玄参　杏仁去皮尖　苏梗　天门冬　黄连炒　石膏

上等分，加姜一片，水煎服。

二母散百五十　方在寒阵四九。治肺热咳嗽，及疹后嗽甚者。

透斑和中汤一五一　治疹疮二三日泄泻。

升麻　干葛　猪苓　泽泻　陈皮　半夏　川芎　茯苓各七分　前胡　桔梗各一钱　柴胡钱半　甘草三分

上加生姜三片，水一钟，煎至五分，作数次徐服之。

解毒化滞汤一五二　治疹后吃食太早，咬指甲，撕口唇，搲眼毛，看手，咬人等证。

防风　荆芥　枳壳　神曲炒　麦芽炒，各五分　连翘　黄芩　茯苓　前胡各七分　桔梗一钱　山楂　甘草各三分

上水一钟，煎五分，作十余次徐徐服之。

大青汤一五三　解斑疹大毒良方。

生地黄　石膏　玄参　地骨皮　知母　木通　甘草　青黛　荆芥穗各等分

上水一盏，加淡竹叶十二片，煎七分。温服，无时。

羚羊角散一五四　治小儿斑疹后，余毒不解，上攻眼目，羞明云翳，眵泪俱多，红赤肿闭。

羚羊角镑　黄芪　黄芩　草决明　车前子　升麻　防风　大黄　芒硝等分

水一盏，煎半盏，稍热服。

羌菊散一五五　治痘疹热毒上攻，眼目生翳并暴赤羞明。

羌活　甘菊花　蝉蜕　蛇蜕　防风　谷精草　木贼　甘草　白蒺藜　山栀子　大黄　黄连　沙苑蒺藜等分

上为末。每服一钱，清米汤调下。

以下通用方

人参理中汤一五六　方在热证一。治脾胃虚寒诸证。

六物煎一五七　方在新因二十。治痘疹血气不足，随证加减用。

六气煎一五八　方在新因二一。治痘疮气虚，痒塌倒陷。

九味异功煎一五九　方在新因二二。治痘疮虚陷，寒战咬牙，虚寒诸证。

柴归饮百六十　方在新因十五。治痘疮初起，托散妙剂。

柴葛煎一六一　方在新因十八。治痘疮表里俱热，散毒养阴。

疏邪散一六二　方在新因十六。治痘疮初起，表邪强实者。

五积散一六三　方在散阵三九。温散寒邪。

四顺清凉饮一六四　方在攻阵二五。治血脉壅热，大便秘结。

凉血养荣煎一六五　方在新因十七。治痘疮血虚血热，地红热渴。

搜毒煎一六六　方在新因十九。解痘疹热毒，紫黑干枯。

犀角地黄汤一六七　方在寒阵七九。治痘疹血热诸证。

仲景黄芩汤一六八　方在寒阵百五。治热利。

透邪煎一六九　方在新因二三。治痘疹初热未出者，宜此苏表达邪。

化斑渴百七十　方在寒阵三。治阳明热渴，化斑除烦。

小柴胡汤一七一　方在散阵十九。散肝胆经表邪，往来寒热。

益元散一七二　方在寒阵百十二。解烦热，止渴，利小水。

四苓散一七三　方在和阵一八七。利小水，去湿滞。

导赤散一七四　方在寒阵一二二。降心火及小肠热证。

景岳全书卷之六十三终

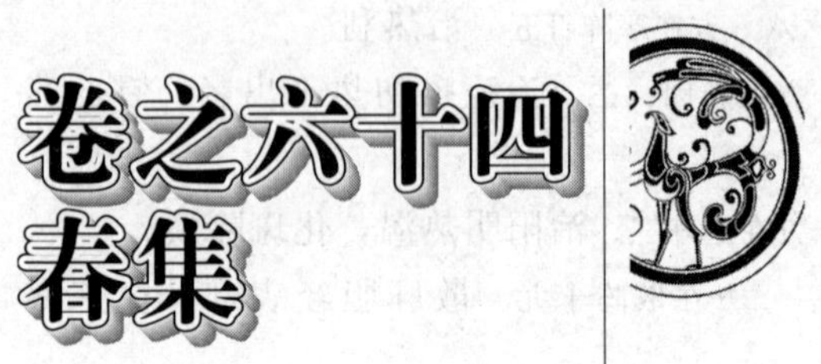

卷之六十四 春集

外科钤古方

仙方活命饮一　治一切疮疡，不成脓者内消，已成脓者即溃，此止痛消毒之圣药也。

穿山甲蛤粉炒黄　白芷　防风　天花粉　赤芍药　归尾　乳香　没药　贝母　皂刺　甘草各二钱　金银花　陈皮各三钱

酒一碗，煎数沸。温服。

托里消毒散二　疮疽元气虚弱，或行攻伐不能溃散，服之未成即消，已成即溃，腐肉即去，新肉即生。若腐肉既溃而新肉不能收敛，属气虚者，四君子汤为主；属血虚者，四物汤为主；气血俱虚者，十全大补汤为主，并忌寒凉消毒之剂。

人参随证增减　黄芪盐水拌炒　当归　川芎　芍药炒　白术炒　茯苓各一钱　金银花　白芷各七分　甘草　连翘各五分

上水煎服。陈氏托里消毒散内多陈皮。方在痘疮六。

《秘方》托里散三　治一切疮毒，始终常服，不致内陷。

栝蒌大者一个，杵　当归酒拌　黄芪盐水炒　白芍药　甘草各一两半　熟地　天花粉　金银花　皂刺炒，各一两

上每用药五两，以无灰酒五茶盅，入磁器内，厚纸封口，再用油纸重封，置汤锅内盖煮，至药香取出分服，直至疮愈。立斋曰：此方药品平易，消毒之功甚大，且不动脏腑，不伤血气，不问阴阳肿溃，屡用屡效，真仙方也。常治发背脑疽势盛

者，更用隔蒜灸之。若脉沉实，大小便秘者，先用疏通而后用此，其功甚捷。若火毒已退，不作脓，或不溃者，更宜托里；溃而不敛，及脓清者，用峻补。

神功托里散四　一名金银花散。治痈疽发背，肠痈乳痈，及一切肿毒，或焮痛，憎寒壮热。

金银花　黄芪　当归　甘草等分

上用酒、水各一盅，煎至一盅。分病上下，食前食后服之。少顷，再服一剂，渣敷患处。不问老少虚实皆可服。若为末，酒调服尤妙。

参芪托里散五　治疮疡气血俱虚，不能起发，或腐溃不能收敛，及恶寒发热者。

人参气虚多用之　黄芪炒　白术炒　当归　熟地　芍药酒炒　茯苓　陈皮各一钱

上水煎服。

参芪内托散六　方在痘疹七。治痈疽脓毒不化，及溃后作痛。

托里养营汤七　治瘰疬流注，及一切痈疽不足之证，不作脓，或不溃，或溃后发热，或恶寒，肌肉消瘦，饮食不思，睡卧不宁，盗汗不止。

人参　黄芪炙　当归酒拌　川芎　芍药炒　白术炒，各一钱　熟地二钱　五味子炒研　麦冬　甘草各二分

水二盅，姜三片，枣一枚，煎七分。食远服。

托里黄芪汤八　治痈疽气虚作渴甚效。

黄芪蜜炒，六钱　甘草　天花粉各一钱

水二盅，煎八分。频服之。加人参一钱亦可。若气血俱虚，脓血大泄而作渴，或兼发热者，宜用托里养营汤。

内补黄芪汤九　治痈毒内虚，毒不起化，及溃后诸虚迭见。

黄芪炙　麦冬各一两　人参　熟地　茯苓　甘草炙，各七分

白芍药　当归　川芎　远志　官桂各五分

上每服一两，姜、枣、水煎服。

托里当归汤十　治溃疡气血俱虚，或晡热内热，寒热往来，或妇人诸疮，经候不调，小便频数，大便不实等证，但疮疡气血虚而发热者，皆宜服之，久服亦收敛疮口。

人参　黄芪　当归　熟地　川芎　芍药各一钱　柴胡　甘草各五分

上水煎服。

托里健中汤十一　治疮疡元气素虚，或因凉药伤胃，饮食少思，或作呕泻等证。

人参　白术　茯苓各二钱　半夏　炮姜各一钱　黄芪一钱半　炙甘草五分　肉桂三分

上姜、枣、水煎服。

托里温中汤十二　治疮疡脓溃，元气虚寒，或因克伐，胃气脱陷，肠鸣腹痛，大便溏泄，神思昏愦，此寒变内陷，缓则不治。

附子炮，去皮脐，二钱　干姜炒，三钱　益智　丁香　羌活　沉香　木香、茴香　陈皮各一钱　炙甘草二钱

上姜、水煎服。

托里益中汤十三　治中气虚弱，饮食少思，或疮不消散，或溃而不敛。

人参　白术　茯苓　炮姜　陈皮　半夏各一钱　木香　炙甘草各五分

上姜、枣、水煎服。

托里温经汤十四　治疮疡寒覆皮毛，郁遏经络，不得伸越，热伏营中，聚结赤肿作痛，恶寒发热，或痛引肢体。若头面肿痛焮甚，仍宜砭之。

麻黄　升麻　防风　干葛　白芷　人参　当归　芍药　甘草　苍术各一钱

上水二盅，煎一盅服。卧暖处，得汗乃散。或加柴胡。

托里益黄汤十五　治脾土虚寒，水反侮土，以致饮食少思，或呕吐泄泻等证。

人参　白术　茯苓　陈皮　半夏各一钱　炮姜　丁香　炙甘草各五分

上姜、枣、水煎服。

托里清中汤十六　治脾胃虚弱，痰气不清，饮食少思等证。

人参　白术　茯苓　陈皮各一钱　半夏八分　桔梗七分　甘草五分

上姜、枣、水煎服。

托里抑青汤十七　治肝木侮脾，脾土虚弱，以致饮食少思，或胸膈不利等证。

人参　白术　茯苓　半夏　陈皮各一钱　芍药　柴胡　甘草各五分

上姜、枣、水煎服。

托里营卫汤十八　治疮疡外无焮肿，内便调和，乃邪在经络也，宜用此药。

人参　黄芪　当归　甘草炙　红花　柴胡　连翘　苍术米泔浸，炒　羌活　防风　黄芩各一钱　桂枝七分

上酒、水煎服。

托里越鞠汤十九　治六郁所伤，脾胃虚弱，饮食少思等证。

人参　白术各二钱　陈皮　半夏各一钱　山栀　川芎　香附　苍术各七分　炙甘草五分

上姜、枣、水煎服。

定痛托里散二十　治疮疡血虚疼痛之圣药也。

粟壳去蒂，炒，二钱　当归酒拌　白芍药炒　川芎各一钱半　乳香　没药　肉桂各一钱

上姜、枣、水煎服。

内托复煎散二一　治疮疡焮肿在外，其脉多浮，邪胜必侵于内，宜用此托之。

人参　白术炒　当归　黄芪盐水炒　芍药炒　茯苓　甘草炙　地骨皮　肉桂　防己酒炒　黄芩各一钱　防风二钱

上先以苍术一升，水五升煎，去术入药，再煎至二升。终日饮之。

内托羌活汤二二　治臀痈坚硬肿痛，两尺脉紧无力。

羌活　黄柏各一钱　防风　当归尾　藁本　肉桂各一钱　连翘　苍术米泔浸，炒　陈皮各五分　黄芪盐水炒，一钱半

上水、酒各一盅，煎八分。食前服。

内塞散二三　治阴虚阳邪凑袭患肿，或溃而不敛，或风寒袭于患处，血气不能运行，久不能愈，遂成漏证。

附子童便浸，炮　肉桂去皮　赤小豆　炙甘草　黄芪盐水炒　当归酒拌　茯苓　白芷　桔梗炒　川芎　人参　远志去骨　厚朴制，各一两　防风四钱

上为末。每服二钱，空心温酒下。或酒糊丸，盐汤下。或炼蜜为丸亦可。

冲和汤二四　治疮属半阴半阳，似溃非溃，似肿非肿，此因元气虚弱，失于补托所致。

人参　陈皮各二钱　黄芪　白术　当归　白芷各一钱半　茯苓　川芎　皂角刺炒　乳香　没药　金银花　甘草节各一钱

上水、酒各半煎服。

神效酒煎散二五　治一切疮疡，能托毒散毒，其效如神。

人参　没药另研　当归尾各一两　甘草三钱　栝蒌一个，半生半炒

上以酒三碗，煎二碗，分四服。或以为末，酒糊丸，桐子大。每服五十丸，用酒下。善消毒活血。

人参黄芪汤二六　治溃疡饮食少思，无睡发热。

人参　白术　苍术　麦冬　陈皮　当归　升麻各五分　黄芪一钱　黄柏炒，四分

上水煎服。

黄芪人参汤二七　治溃疡虚热，无睡少食，或秽气所触作痛。

黄芪盐水炒，二钱　人参　白术　苍术米泔浸，炒　当归酒拌　麦门冬　五味子炒，敲，各一钱　甘草炙　升麻　神曲炒　陈皮各五分　黄柏酒炒，三分

水两盅，姜三片，枣一枚，煎服。

黄芪建中汤二八　内托痈疽诸毒。

黄芪蜜炙　肉桂各三两　甘草炙，二两　白药六两

上每服一两，姜、枣、水煎服。

参术补脾汤二九　治肺疽脾气亏损，久　咳吐脓，或中满不食，必服此药，补脾土以生肺金，否则不治。

人参　白术各二钱　黄芪二钱半　茯苓　当归　陈皮各一钱　麦冬七分　北五味四分　桔梗六分　炙甘草五分

上姜、枣、水煎服。

参芪补肺汤三十　治肺证咳喘短气，或肾水不足，虚火上炎，痰涎壅盛，或吐脓血，发热作渴，小便短涩。

人参　黄芪　白术　当归　陈皮　茯苓各一钱　山药　山茱萸各二钱　五味子　炙甘草各五分　熟地黄一钱半　麦门冬　牡丹皮各八分

上姜、枣、水煎服。

益气养营汤三一　治怀抱抑郁，或气血损伤，四肢颈项等处患肿，不问软硬，赤白肿痛，或日晡发热，或溃而不敛。

人参　黄芪盐水炒　当归　川芎　熟地　芍药炒　贝母　香附　茯苓　陈皮各一钱　白术二钱　柴胡六分　甘草　桔梗各五分

上姜、水煎服。口干，加五味子、麦门冬；往来寒热，加

软柴胡、地骨皮；脓清，加人参、黄芪；脓多，加川芎、当归；脓不止，加人参、黄芪、当归；肌肉迟生，加白蔹、官桂。

补阴八珍汤三二　治瘰疬等疮，足三阴虚者。

人参　白术　茯苓　甘草　当归　川芎　熟地　芍药　黄柏酒炒　知母酒炒，各七分

上水煎服。

参术姜附汤三三　治疮疡真阳亏损，或误行汗下，或脓血出多，失于补托，以致上气喘急，自汗盗汗，气短头晕泄泻。

人参　附子炮，去皮脐，各一两　干姜　白术各五钱

上作二剂，水煎服。

附子理中汤三四　治疮疡脾胃虚寒，或误行攻伐，手足厥冷，饮食不入，或肠鸣腹痛，呕逆吐泻。

附子　人参　白茯苓　白芍药各三钱　白术四钱

上水煎服。

六物附子汤三五　治四气流注于足太阴经，骨节烦疼，四肢拘急，自汗短气，小便不利，或手足浮肿。

附子制　防己　桂枝各四钱　炙甘草二钱　白术　茯苓各三钱

上作二剂，水一盅半，姜三片，煎一盅。食远服。

附子八物汤三六　治疮疡阳气脱陷，呕吐畏寒，泄泻厥逆。

附子炮　干姜炮　芍药炒　人参　炙甘草　茯苓各一钱　肉桂一钱　白术二钱

上水煎，食远服。

回阳汤三七　治脾肾虚寒，疮属纯阴，或药损元气，不肿痛，不腐溃，或腹痛泄泻，呕吐厥逆，及阳气脱陷等证。

人参　白术　黄芪各三钱　干姜炮　附子炮　甘草炙　陈皮　当归各二钱　柴胡　升麻各五分

上酒、水煎服。如不应，倍加姜、附。

薛氏加减八味丸三八　治疮疡痊后及将痊，口干渴甚，或舌上生黄，或未患先渴。此皆肾水枯竭，不能上润，以致心火上炎，水火不能相济，故烦躁作渴，小便频数，或白浊阴痿，饮食不多，肌肤渐消，或腿肿脚先瘦。服此以降心火，滋肾水，则诸证顿止，及治口舌生疮不绝。

熟地八两。酒蒸捣膏　山茱萸酒浸，杵膏　山药各四两　泽泻蒸，焙　白茯苓　牡丹皮各三两　桂心一两　北五味四两半，炒

上为细末，入二膏加炼蜜少许，丸桐子大。每服六七十丸，五更初、言语前，或空心，用盐汤送下。此即陈氏加减八味丸也，方在补阵一二三。

加味地黄丸三九　治肝肾阴虚，疮毒，或耳内痒痛出水，或眼昏，痰气喘嗽，或作渴发热，小便赤涩等证。

熟地　山药　山茱萸　白茯苓　泽泻　牡丹皮　柴胡　北五味各为末，等分

上将地黄掐碎，酒拌湿蒸烂杵膏，入诸药和匀，加炼蜜为丸，桐子大。每服百丸，空心白汤送下。如不应，用加减八味丸。

当归川芎散四十　治手足少阳经血虚疮证，或风热耳内痒痛，生疮出水，或头目不清，寒热少食，或妇女经水不调，胸膈不利，胁腹痞痛。

当归　川芎　柴胡　白术　芍药各一钱　山栀炒，一钱二分　牡丹皮　茯苓各八分　蔓荆子　甘草各五分

上水煎服。

加味败毒散四一　治足二阳经热毒流于脚根，焮赤肿痛，寒热如疟，自汗短气，大小便不利，或无汗恶寒，表里邪实者宜之。

羌活　独活　前胡　柴胡　桔梗　人参　茯苓　枳壳　甘草　川芎　大黄　苍术各一钱

水二盅，姜三片，煎服。

九味羌活汤四二　方在散阵四四。治疮疡风热郁遏，焮肿作痛，或遍身作痛，或拘急不利，及头痛恶寒脊强，脉浮紧。

加味羌活汤四三　即前汤加金银花、连翘，用解疮毒。

白芷胃风汤四四　治手足阳明经气虚风热，面目麻木，或牙关紧急，眼目瞤动。

白芷　升麻各二钱半　葛根　苍术米泔炒，各八分　炙甘草　当归各一钱半　草豆蔻　黄柏炒　柴胡　藁本　羌活　麻黄去节各四分　蔓荆子　僵蚕各三分

上水煎服。

葛根牛蒡汤四五　治时毒肿痛而便利调和者。

葛根　管仲　甘草　豆豉　牛蒡子半生半炒，各二钱

上水煎服。

犀角地黄汤四六　治胃火血热妄行，吐衄或大便下血。

犀角镑为末　生地　牡丹皮　芍药各一钱半　黄芩炒　升麻各一钱

上水煎熟，入犀角末服。

犀角升麻汤四七　治时毒或风热，头面肿痛，或咽喉不利，或鬓疽痄腮等证。

犀角镑　升麻　防风　羌活各钱半　白芷　白附子　黄芩各一钱　甘草六分

上水煎服，入犀角末服。

玄参升麻汤四八　治心脾壅热，舌上生疮，或木舌重舌，或连颊两边肿痛，或咽痛发斑并治之。

元参　升麻　赤芍药　犀角镑末　桔梗炒　管仲　黄芩各一钱　甘草五分

水二盅，煎八分，入犀角末，食后服。

升麻黄连汤四九　治胃经热毒，腮肿作痛，或发寒热。

升麻　川芎　当归各一钱半　连翘　黄连　牛蒡子　甘草

五分

上水煎服。若肿连太阳，加羌活；连耳后，加山栀。

秘传连翘汤五十　治痈疽时毒，肿痛焮痛。

连翘　升麻　朴硝各一两　玄参　芍药　白蔹　防风　射干各三钱　大黄一两二钱　甘草炙，五钱　杏仁八十个，去皮尖，面炒黄，另研

上每服五七钱，水煎服。下恶物后，服内托之类。

五香连翘汤五一　治脑疽、痈疽、时毒，邪气郁滞不行者。

乳香　木香　沉香　丁香　香附　黄芪　射干　连翘　升麻　木通　独活　桑寄生　甘草各一钱

上水煎服。

复元通气散五二　治乳痈、便毒肿痛，及一切气滞肿毒，或打扑损伤，闪跌作痛，及疝气尤效。

木香　舶上茴香炒　青皮　陈皮　白芷　甘草　贝母去心　穿山甲炙　漏芦等分

一方有玄胡索、白牵牛炒用，无白　芷、漏芦。

上为末，每服二三钱，温酒调下。

当归散五三　通经络，行血滞。

当归　穿山甲灰炒　蒲黄炒，各半两　辰砂一钱　麝香少许

上为末，每服三钱，热酒调下。如不饮酒，薄荷醋汤亦可。

方脉流气饮五四　治瘰疬流注，郁结肿块，或走注疼痛，或心上痞闷，咽塞不利，胁腹膨胀，呕吐不食，上气喘急，咳嗽痰盛，面目四肢浮肿，大小便秘。

当归　川芎　芍药炒　茯苓　黄芪炙　炙甘草　紫苏　青皮　乌药　半夏制　桔梗炒　枳壳面炒　槟榔各五钱

水二盅，姜二片，枣一枚，煎八分，食远服。

疮科流气饮五五　治流注，及一切恚怒气结肿痛，或胸膈

气痞，或风寒湿毒搏于经络，致成肿块，肉色不变，或漫肿木闷无头。

人参　当归酒拌　黄芪盐水炒　芍药　官桂　厚朴制　甘草　防风　紫苏　枳壳　乌药　桔梗炒，各七分　槟榔　木香　川芎　白芷各五分

上水煎服。

陈氏独圣散五六　凡患疮疡，皆因气血凝滞，宜服香剂，盖香能行气通血也。如疮初作，便宜以此入茶饮之。

香附子姜汁浸一宿，焙干碾末

上无时，以白汤调服二钱。溃后以《局方》小乌沉汤为尤妙。

乳香定痛丸五七　治疮毒损伤，血凝气滞，壅肿拘挛，筋骨疼痛。

乳香　没药各另研　羌活　五灵脂　独活各三钱　川芎　当归　真绿豆粉　肉桂　白芷　白胶香各半两

上为末，炼蜜丸　如弹子大。每服一丸，细嚼薄荷汤或酒送下。手足损痛不能举动，加草乌五钱，盐汤送下。

消毒散五八　治乳痈吹乳并便毒，如憎寒壮热，或头痛者，宜先服人参败毒一二剂，方可服此药。如无前证，即服此药二三剂。或肿不消，宜服托里散。

金银花　青皮　天花粉　柴胡　僵蚕炒　贝母　当归酒拌　白芷各二钱

水二盅，煎一盅，食远服。如治便毒，加大黄一二钱煨用，空心服。

清热消毒散五九　治一切痈疽阳证，肿痛，发热作渴。

黄连炒　山栀炒　连翘　当归　甘草各一钱　川芎　芍药　生地各一钱半　金银花二钱

上水煎服。

东垣黄连消毒散六十　治脑疽背疽，焮肿疼痛，或麻木。

黄连炒　羌活一分　黄芩　黄柏　桔梗　藁本　防己各五分　归尾　连翘　防风　独活　知母炒　生地各四分　人参　甘草各三分　黄芪　苏木　陈皮　泽泻各二分

上水煎服。

连翘消毒饮六一　治痈疽实热诸证。亦名清凉饮，亦即《局方》凉膈散。

连翘一两　栀子　大黄　薄荷　黄芩各五钱　甘草一两半　朴硝二钱半

上每服一两，水煎温服。

加味解毒汤六二　治痈疽实热，大痛不止。

黄芪盐水炒　黄连炒　黄芩炒　黄柏炒　连翘　当归酒拌，各七分　甘草炙　白芍药　栀子炒，各一钱

水二盅，煎服，痛即止。

解毒防风汤六三　治斑疹或痒或痛。

防风一钱　黄芪　芍药　地骨皮　枳壳炒　荆芥各二钱

水煎，徐徐服。

陈氏解毒防风汤六四　方在痘疹五六。治痘疹毒气炽盛。

散肿溃坚汤六五　治瘰疬坚硬，气血无亏，宜用之。

柴胡　黄芩各四分　白芍药炒　升麻　连翘　黄柏酒炒　蓬术　三棱酒拌微炒　干葛　归尾各三分　知母酒炒　龙胆草酒炒　天花粉　桔梗　昆布各五分　炙甘草二分

上水煎服。

栝蒌托里散六六　治疮疡毒盛者，未成则易消，已成则易溃，既溃则生肌。

黄栝蒌一个，杵碎　忍冬藤　乳香各一两　苏木五钱　没药三钱　甘草二钱

上用酒三碗，煎二碗。空心、日午、临睡分三服。或以此为末，酒糊丸，弹子大，朱砂为衣。细嚼用当归酒送下。治打扑损伤尤妙。

万全散六七　一名内托散。治痈疽已溃未溃者，有消毒破血之功。

栝蒌一个，杵碎　没药一钱，研　大甘草二钱

上用酒二碗，煎一碗，去渣，后入没药服。

制甘草汤六八　治悬痈，不拘肿溃。亦治痈疽。

用大甘草一两，切三寸长，用涧水一碗浸透，以慢火炙干，仍投前水浸透，再炙至水干为度，却锉细，用无灰酒二盅，煎七分。空心服。尝有人患此已破，服两剂疮即合。一、国老膏方：用大甘草二斤，以河水浸取浆汁，去渣，用银石器熬成膏，磁罐收贮。每服一二匙，酒调服，或水亦可，尤解丹药之毒。一方治痈疽，用生甘草为末，酒调服二钱，连进数服自消。

梅花饮子六九　痈疽初起，服之可防毒气内攻。

川芎　干葛　天花粉　黄芪　乌梅　甘草　苏木各一两　忍冬藤四两

上作四剂，水煎服。

牛胶饮七十　治痈疽使毒不内攻，不传恶证，有益无损。

牛皮胶广中明者，四两

上用酒一碗，重汤煮化，加酒服至醉，不能饮者加白汤。

明胶饮子七一　治一切痈疽疖毒。

明广胶蛤粉炒成珠　粉甘草各一两　橘红五钱

上作二剂，水煎服。

护心散七二　解金石砒硫发疽之毒。

绿豆末　明乳香半两，研细

上以生甘草煎汤调。时时与呷，务使药气常在膈间。

清心内固金粉散七三　一名金花散。解毒清心，流行气血，散滞清火，凡焮肿热痛，饮食如常者，大宜用之。

绿豆四两，研末　朱砂另研　人参　甘草　白茯苓各三钱　朴硝另研　白豆蔻各五分　麝香另研　雄黄各一钱　冰片五分

上为末。每服一二钱，蜜汤调下。

蜡矾丸七四　一名黄矾丸。治金石发疽，一切痈疽，托里止疼痛，护脏，神妙，不问老少皆可服之。

黄蜡一两，黄色佳者，熔开，离火入矾末

一方止白矾一两，明亮净者，研末

上二味和匀，众手急丸，桐子大。每服　二三十丸，渐加至四五十丸，熟水或盐汤送下，日进二三服，服至三四两之上，愈见其功矣。如服金石发疽，别用白矾末一两，作三五服，温酒调下尤效。有人遍身生疮，状如蛇头，名曰蛇头疮，尤宜服之。治蛇蝎毒虫咬伤，熔化热涂伤处，痛止毒出，仍服两许。此方不惟止痛生肌而已，其护膜止泻，消毒化脓，及内痈排脓托里之功甚大。

《千金》化毒丸七五　治诸恶毒。

用白矾三钱糊丸。以葱头七茎煎汤送下，则肿痛俱退。再用仙方活命饮二剂以去其余毒。此本方原用矾末，以葱汤调服。因汤难服，故易为丸。一方主治疮疽，不问肿溃，先用此药二三服，后用消毒药，甚效。常治刍荛之人，用此即退，不用托里药亦愈。若金石毒药发疽者尤效，盖矾能解金石之毒也。一方用矾末五钱，朱砂五分，热酒下亦效。此药托里固内止泻，解毒排脓，不动脏腑，不伤气血，有益无损，其药易得，其功甚大，偏僻之处不可不知此方。或虫尤所伤，溶化热涂患处，更以热酒调末服，皆效。

五福化毒丹七六　治咽喉牙口疮毒肿痛，并小儿一切热毒疮疖，惊惕烦躁，口舌生疮，夜卧不宁等证。

玄参　桔梗各二两半　茯苓三两半　人参　牙硝　青黛各一两　甘草七钱半　麝香少许　金箔二十片

上为末，炼蜜丸，芡实大。每服一丸，薄荷汤化下。若痘毒上攻，口齿生疮，以生地黄汁化服，及用鸡翎傅患处。

夺命丹七七　治疔疮发背等证，或麻木，或呕吐，重者昏愦。此药服之，不起者即起，不痛者即痛，痛甚者即止，昏愦者即生，呕吐者即解，未成者即消，已成者即溃，有夺命之功，乃恶证中之至宝也。

蟾酥酒化　轻粉　麝香各五分　枯矾　铜绿　寒水石煅　乳香　没药各一钱　朱砂三钱　蜗牛二十个，另研，无亦可

上为末，用蜗牛或酒糊捣丸，绿豆大。每服二三丸，温酒、葱汤下。或用葱白三四寸，病者自嚼烂吐于手心，包药在内，用热酒和葱送下，如人行五七里，汗出为效。重者再服一二丸，或外用一丸入疮孔内，以膏药贴之。

飞龙夺命丹七八　治一切疔疮毒疮，出汗则愈，神效。

干蟾酥二钱，乳化　没药　硼砂　寒水石煅　雄黄各三钱　乳香　朱砂　血竭嚼成饼者真　枯矾各一钱　轻粉　冰片各五分　蜈蚣一条，去头足，酒浸焙干　蜗牛四十九个，研为膏，或无亦可

上各研为细末，取蜗牛、蟾酥研匀，入诸末熟杵丸，绿豆大，朱砂为衣。每服五丸，嚼葱白一口，吐在手心，将药包葱内，用温酒吞下，须臾汗出，或少吐泻，毒即解。

立斋曰：前回生丹乃慓悍攻毒之剂也，盖无经不至，无气不动者。后夺命丹尚缓。若食一切禽畜毒物，及疮脉浮紧细数，毒蓄在内，并恶毒证，凡宜汗吐者，当用前丹有神效。若老弱之人，或疮毒稍轻者，宜用后丹，或更以隔蒜灸之为良。

回生丹七九　李颐颜先生口授，非泛常之药，万宝之秘，专治一切疔毒，并有神效。

金脚信　明硇砂　明乳香　半夏　上红丹各五分　巴豆肉不去油　明雄黄　大南星　南硼砂各一钱　大斑蝥十五个，去头足翅

上为细末，旋取蟾酥和丸，麻子大，朱砂为衣。每服十五丸，好酒下，看疮生上下，食前后服，能饮者至醉为佳。凡肿毒失治，毒气入腹，用此药能起死回生。服药后吐泻俱作乃苏。

通气散八十　治时毒肿甚，咽喉不利，取嚏以泄其毒。

玄参一钱半　牙皂　川芎各一钱　藜芦五分，一方无此　羊踯躅花二钱半

上为末，用纸捻蘸少许入鼻内，取嚏为度。案：此方止用皂角、川芎、北细辛三味即可，亦不必藜芦、踯躅之毒品也。总不若通关散为妙。方在因阵九八。

栀子仁汤八一　方在寒阵十九。治发热狂躁，咽喉肿痛。

六味栀子仁汤八二　治时毒肿痛，大便秘结，脉沉数。

山栀炒　枳壳　大黄煨　升麻　牛蒡子炒　郁金等分

上水煎服。或为细末，每服三钱，蜜水调下。

清肝益营汤八三　治肝、胆、小肠经风热血燥，筋挛结核，或耳项胸乳胁肋作痛，并一切肝火之证。

山栀　当归　木瓜不犯铁　茯苓各一钱　柴胡　芍药炒　川芎各七分　龙胆草八分　白术二钱　熟地一钱半　炙甘草五分

上姜、水煎服。

清心汤八四　治疮疡肿痛，发热饮冷，脉沉实，睡语不宁。

上方即防风通圣散，每料加黄连五钱，每剂用一两，水煎服。方在攻阵十六。

济阴汤八五　治疡毒纯阴，肿痛发热。

连翘二钱　山栀炒　黄芩炒　黄连炒　甘草各一钱　芍药一钱半　牡丹皮一钱二分　金银花三钱

水煎服。大便若秘，量加大黄。

地骨皮散八六　治疮疡气虚内热，烦渴不宁。

人参　黄芪　生地黄　地骨皮　柴胡各一钱半　白茯苓　石膏煅　知母一钱

水、姜煎服。

一味苦参丸八七　治一切痈疽毒疮，焮肿作痛，或烦躁。

苦参不拘多少，为末

上用水糊丸，桐子大。每服二三钱，温酒下。

陈氏苦参丸八八　治遍身搔痒，癣疥疮疡。

苦参四两　玄参　黄连　大黄　独活　枳壳　防风各二两　黄芩　栀子　菊花各一两

上为末，炼蜜丸，桐子大。食后茶酒任下三四十丸，日三服。

五利大黄汤八九　治时毒焮肿赤痛，烦渴便秘，脉实而数。

大黄煨　黄芩　升麻各一钱　芒硝　栀子各一钱半

水一盅半，煎六分。空心热服。

清凉饮九十　治疮疡热毒炽盛，大便秘结。此即前连翘消毒散。

连翘一两　大黄　山栀子　薄荷叶　黄芩各五钱　甘草一两半　朴硝二钱半

上每服一两，水煎服。

宣毒散九一　治一切痈毒，其功不可尽述。

大黄煨　白芷各五钱

水二盅，煎一盅，食前服。

立斋曰：此方乃宣通攻毒之剂，若脉沉实，便秘者，毒在脏也，宜服之，其功甚大。若脏腑调和，脉不实者不可用。《医林集要》方用大黄一斤，白芷六两，为末，每服三钱，热酒调下，更用茶清调搽患处，名曰万金散，盖因其功而珍之也。或用水跌为丸，以便于服亦可。吴江申佥宪兄患背疽坚硬，脉沉实，乃毒在内，用一服，大小便下污物，再服而消。恐患者忽此二药，故以此尝试者告之。

拔毒散九二　治一切痈疽肿毒，其功不可尽述。

乳香　没药　当归　穿山甲炮　木鳖子　连翘各一钱　甘草炙，五分　栝蒌仁八分　牙皂炒　贝母各七分　忍冬藤二钱　大黄生熟各半上水、酒各一盅，煎一盅。食前服。

此方攻毒止痛化脓之良剂也，屡用屡验。若脓成或已溃者，大黄可不用，恐泄真气，则脓者难溃，溃者难敛也。亦有脓虽溃，脉仍洪数，或沉实，喜冷者，火邪尚在，又所宜用。

内疏黄连汤九三　治疮疡发热而呕，大便秘结，脉洪而实。

黄连　芍药　当归　槟榔　木香　黄芩　栀子　薄荷　桔梗　甘草各一钱　连翘　大黄各一钱半

姜、水煎，仍量虚实治之。

桃仁汤九四　逐瘀血。

桃仁　苏木各一两　生地黄五钱　虻虫去足翅，炒　水蛭炒，各三十个

上每服三钱，水一盏，煎六分。空心服。

漏芦汤九五　治脑疽、痈疽毒盛实者。

漏芦　黄芪　甘草　连翘　沉香各五钱　大黄一两，微炒

上每服四五钱，姜、枣、水煎服。

《千金》漏芦汤九六　治痈疽、发背，丹疹时行热毒，赤肿焮痛。

漏芦　黄芩　白蔹　连翘　枳壳面炒　升麻　粉草　麻黄去节　大黄湿纸裹煨　朴硝各一两

上每服五六钱，姜、水煎，去渣。空心服。下恶物为妙。

漏芦升麻汤九七　治时毒头面红肿，咽嗌堵塞，水药不下，若脏腑素有积热，发为肿毒疙瘩，一切红肿恶毒。

漏芦二钱　升麻一钱半　黄芩酒洗　生甘草　玄参　牛蒡子炒研　苦梗　连翘各一钱　蓝叶如无，用青黛　大黄酒浸，量轻重用之

水煎服。大利之。结者，加芒硝。

润肠丸九八　治脾胃伏火，大肠干燥。或风热血结，宜用此丸通之。若结在直肠，宜用猪胆汁导之。盖肾主五液，开窍

于二阴，若津液滋润，则大便通调，若津液不足，脾气亏损，必当培补，乃忌此药。

桃仁去皮尖　麻子仁各一两　羌活　归尾　大黄煨　皂刺　秦艽各五钱

上各另研为末，炼蜜或猪胆汁丸，桐子大，每服三四十丸，白汤下。若用猪胆汁导而粪不结燥者，须急补元气。

没药丸九九　善逐滞血。

当归一两　桂心　芍药各半两　桃仁去皮尖，研　没药各三钱　虻虫去足翅　水蛭炒，各三十

上为末，醋糊丸，桐子大。每服三五丸，空心醋汤下。

当归丸一百　行血、利水、通大便。

当归半两　大黄　桂心各三钱　赤芍药　葶苈各二钱　人参　甘遂面裹煨，半钱

炼蜜丸，如弹子大。空心米饮化下一丸。

破棺丹百一　治疮疡热极汗多，大渴便秘，谵语发狂。

大黄二两半，半生半熟　芒硝　甘草各二两

上为末，炼蜜丸，弹子大。每服一丸，童便、酒化下，白汤亦可。

忍冬酒百二　解诸痈毒。

忍冬藤鲜者四五两，若干者，止用一两，捣　大甘草节一两，生用

二味入砂锅内，以水二盅，煎至一盅，再入无灰酒一盅，又煎数沸，去渣，分三服，病重者昼夜两剂，至大小便通利为度。另用忍冬藤研烂，入酒少许罨患处。

金银花酒百三　治一切痈疽发背，疔疮喉痹等证。

用金银花藤叶捣烂，取汁半盅，和热酒半盅温服，甚者不过三五服，可保无虞。

槐花酒百四　治痈疡热毒最妙。

用槐花四五两，炒微黄，乘热入酒二盅，煎十余滚，去渣

热服。未成者二三服，已成者 二服，但察其有热毒未清者皆可用。槐花治湿热之功最为神速，惟胃寒者不宜服。大抵肿毒非用蒜灸及槐花酒先去其势，虽用托里诸药，其效未必甚速。

蒲公英酒百五　治乳痈吹乳，不问已成未成皆可用。

用蒲公英一握，捣烂，入酒半盅，取酒温服，渣贴患处，甚者不过三五服即愈。

远志酒百六　能托散诸毒，治女人乳痈尤效。

远志不拘多少，用米泔浸洗，捶去心

上为末。每服三钱，用好酒一盅调，迟少顷，澄清饮之，以滓傅患处。

牛膝酒百七　治杨梅风毒，腰痛。

牛膝　川芎　羌活　五加皮　杜仲　甘草　地骨皮　薏仁各一两　生地黄十两　海桐皮二两

上㕮咀，用帛裹入无灰酒浸二七日，夏月三五日。每服一杯，日三五次。

消瘿酒百八

昆布三钱　海藻五钱　沉香　雄黄各一钱，研末　海螵蛸二钱

上为咀，用好酒一升汤煮，任意每服一二盅。或浸十余日亦可饮。

桑枝煎百九　大治口渴。

取嫩桑枝细切一升，炒，以水三升，煎一升。日服三五剂，更多尤妙。《抱朴子》云：疗风痹干燥，臂痛脚气，四肢拘挛，上气眩晕。久服补肺消食，利小便，轻身，耳目聪明，令人光泽，其功不能尽述。

神仙截法百十　治痈疽发背，一切恶疮，预服则毒气不入内。

真麻油一斤，银器内熬十数沸，候冷

上用酒两碗，入油五盏，通口热服，一日用尽，缓则数日

服之。吴安世云：吾家三世用之，无有不效。又田猎者云：凡中药箭，急饮麻油，药毒即消，屡用甚验。按：上方凡大便秘结而毒蓄于内者，最宜用之以疏通其毒。若阴毒及大便不实者，乃非所宜。

砭法百十一　治丹毒、疔疮红丝走散，或时毒瘀血壅盛。

用细磁器击碎，取有锋芒者一块，以箸一根，劈开头尖夹之，用线缚定。两手指轻提箸尾，令磁芒正对患处，约悬寸许，再另用箸一根频击箸头，令毒血遇刺皆出，毒自减退。若毒气入腹膨胀者难治。

刺少商穴百十二　治咽喉急痛。

穴在手大指内侧去爪甲角如韭叶，刺入二分许，以手自臂勒至刺处，出血即消。若重而脓成者，必须针患处，否则难治。

洪丞相蜞针法百十三　凡痈疡势焮毒盛，血凝不散者，宜用此法以杀其势。

治痈初作，先以笔管一个，入大蚂蝗一条，以管口对疮头使蜞吮，恶血得去，其毒即散。如疮大，须换三四条。若吮正穴，蜞必死矣，屡试屡效。若血不止，以藕节上泥涂之即止。若疮头未明，以井边泥涂上，先干处即是。

骑竹马灸法百十四　治一切疮疡，无有不愈。

其法令病人以手肘凭几而坐，男左女右，将手臂竖起要直，乃用竹篾一条，自臂腕中曲处横纹间量起，贴肉直上至中指尖尽处截断为则，不量指甲。另用竹扛一条，令病人脱衣正身骑定，前后用两人扛起，令病者脚不着地，仍使人扶定，勿令伛偻，却将前量臂篾从竹扛上尾骶骨坐处，直贴脊背量至篾尽处记之。此取中之处，非灸穴也。又用薄篾量男左女右手中指节两横纹处，截为同身寸法，将此寸篾即安前脊中点记处，两边各开一寸，尽处即是灸穴，各灸五七枚。疽发于左则灸右，疽发于右则灸左，两边俱甚则左右皆灸。盖此穴乃心脉所过之处，凡痈疽皆心火之留滞，灸此则心火流通而毒自散矣，有起死回生之功，屡试屡验。

神仙隔蒜灸法百十五　治一切痈疽疮毒大痛，或不痛，或麻木，及治痘疔毒气炽盛，使诸痘不能起发，已起发者不能灌脓，已灌脓者不能收靥等证。如痛者灸至不痛，不痛者灸至痛，其毒随火而散。此攻散郁毒从治之法也，大有回生之功。

其法用大蒜头去皮，切三分厚，按疮头上，用艾壮于蒜上灸之，五壮换蒜复灸，或三五十壮，或一二百壮，愈多愈妙。未成者即消，已成者亦杀其大势，不能为害。如疮大，用蒜捣烂摊患处，将艾铺上烧之，蒜败再换。或阴毒紫白色，不起发，不痛，不作脓者，尤宜多灸，仍服托里之剂。如灸后仍不痛，或不作脓，不起发者不治，此气血虚极也。

附子饼百十六　治溃疡气血俱虚，不能收敛，或风寒袭之，以致血气不能运行，皆令不敛。

用炮附子去皮脐，研末，以唾津和为饼，置疮口上，将艾壮予饼上灸之，每日灸数壮，但令微热，勿令痛，如饼干，再用唾津调和，务以疮口活润为度。

豆豉饼百十七　治疮疡肿毒硬而不溃，及溃而不敛，并一切顽疮恶疮。

用江西豆豉饼为末，唾津和作饼子，如钱大，厚如三文钱，置患处，以艾壮于饼上灸之，干则再易。如灸背疮，用漱口水调饼覆患处，以艾铺饼上灸之。如未成者即消，已成者亦杀其大毒。如有不效，必气血虚败也。

木香饼百十八　治一切气滞结肿或痛，或闪朒，及风寒所伤作痛，并效。

木香五钱　生地黄一两

上以木香为末，生地黄杵膏和匀，量患处大小作饼，置肿处，以热熨斗熨之。

香附饼百十九　治瘰疬、流注肿块，或风寒袭于经络，结肿或痛。

用香附为末，酒和量疮毒大小作饼，覆患处，以热熨斗熨之。未成者内消，已成者自溃。若风寒湿毒，宜用姜汁作饼。

神效桑枝灸百二十　治发背不起，或瘀肉不溃，此阳气虚弱。

用桑枝燃着，吹熄其焰，用火灸患处片时，日三五次，以助肿溃。若腐肉已去，新肉生迟，宜灸四畔。其阴疮瘰疬，流注臁疮，恶疮久不愈者，亦宜用之。大抵此法，未溃则解热毒，止疼痛，消瘀肿；已溃则补阳气，散余毒，生肌肉。若阳证肿痛，甚或重如负石，初起用此法，出毒水即内消，其日久者用之，虽溃亦浅，且无苦楚。惜患者不知有此，治者亦不肯用此也。

神效葱熨法一二一　治流注结核，骨痈鹤膝，肢体肿块，或痛或不痛；或风寒袭于经络，流注肢体，筋挛骨痛；或跌打损伤，止痛散血消肿之良法。或先用隔蒜灸法而余肿未消，最宜用熨，以助气血而行壅滞，其功甚大。

用葱头细切，杵烂炒热敷患处，冷即易之，再或热熨数次，肿痛即止，其效如神。或用葱煎汤，熏洗伤处亦妙。或用葱一大把，束其数节，切为薄饼置患处，用热物熨之，或铺艾灸之亦可，必易饼多熨为妙。

神仙熏照法一二二

雄黄　朱砂　血竭真者　没药各一钱　麝二分

上五味，研细末，用棉纸卷为粗捻，约长尺许，每捻中入药三分裹定，以真麻油润透，点灼疮上。须离疮半寸许，自红晕外圈周围徐徐照之，以渐将捻收入疮口上，所谓自外而内也。更须将捻猛向外提，以引毒气，此是手法。此药气从火头上出，内透疮中，则毒随气散，自不内侵脏腑。初用三条，渐加至五七条，疮势渐消，可渐减之，熏罢随用后敷药。

广陵李杜云：背疮所患，惟内攻与外溃耳。证属火毒，酝酿斯成，不能外散，势必内攻，不能中出，势必旁溃，医者往往以凉药围解，多罹此二患。又阴疮不起发者，止有隔蒜灸一法，亦未见凿凿取效。此方初用药捻熏照，以此引火毒气外散，后用药敷围，追脓止痛，毒从孔窍及疮顶中出，可免旁溃矣。阴疮一照，即起红晕，状如蒸饼，变为阳证，可保无虞。此其奇中大略也。照法：日每一次，初次用捻三根或四根，次日用四根或五根，再次渐至六七根止。大率看疮轻重，酌捻多寡。重者不过六七日，腐肉尽化为脓，从疮口中陆续涌出，新肉如石榴子累累而生，此时不必再照。围药终始如一，随疮势大小，渐渐收入。照围后不可听医用膏药贴盖，以致毒气怫郁，止剖葱叶量疮口贴之。凡照时先须用猪蹄煎汤，澄清洗去围药，如法熏照。待疮势大愈，肉生将满，始可用生肌散，或护以太乙膏，平复后膏药犹不可离，此其始末细微也。内服者，大要不出十宣散、护心散等方，最忌寒凉，恐伤胃气，此疮由恼怒郁怒郁结厚味所致，受病以年计，愈久则愈甚也。调摄之法，非惩忿窒欲，清散托里，治以前方，即卢扁复得，有望而走耳。又前方初止治背疽，其后一切肿毒无不收功，盖法无定则，医贵变通，神而明之，存乎其人耳。余不佞善病，故留心方术，然未经累验，不轻授人。此一方初验于化南，再验于陈大参景山，及范中翰舍初，其他证亦曾用以推广，皆应手取效，辄赘其详于此。其传则道人孙氏，今大播广陵，余先慈赖以保安得廿年。

池阳来阳伯云：王孝廉良甫为余言，广陵有人善神灯照者，疗渠发背神良，已求得其禁方矣，余识之。己酉岁，余客广陵，偶胻肿比于股，招所谓善疗者照之，不脓得愈。又馆友胡含素患发背，大如覆盂，神懵懵愦矣。延疮医至，束手，待肉腐糜方可用膏，徐长肌肉。问其术曰至此，问其期曰百日。果如其说，则含素将成乌有矣。遂急同弟辈求得前方刻本，按法治之，一日痛止，二三日神清，如脱桎梏，释重负，肉肿如盂者日缩而小，并未尝腐糜也。不月余脓尽，爽然起矣，奇矣哉！不表而汗，不针而溃，不灸而陷举，不补而实，不下而毒尽，凡医人之针刺，不必用也。至理归于易简，大道本在目前，所谓不可思议者也。古今道术入妙者皆如此类，兹重刻之，故为此叙。

曲梁聂云翰云：戊戌春暮，余病疽京邸，疽据背中，前与心对，初发微如黍粒，搔之痛痒关心，寒热交作，甫十日大如升，再十日大如斗，食逆便结，匝月目不一瞬，医方所载诸死候业已十犯八九，两绝复苏，自分无生，手条后事。偶从杨楚璞得李肖衡所传异人指授仙方，如法熏敷，越二日毒渐解，乃有起色，不易方而就竟痊，距初发浃廿旬。归家出以试人，轻仅逾月，重亦不出百日，靡不起者。盖余所感毒极重，势极大，又治极迟，即二三内外科名家皆束手失色，以为从所未闻未见，及试人则取验更捷，盖感有轻重，治有迟早也。顾念非此异方，不能起余必死异证，余以此方活，安忍天下人以此证危？因虑此方莫获广沛于天下，又虑天下忽视此方，而不加笃信，或乱于耻功不己出之医口，疑似转盼之间，致误大事而悔无及也，因赘数语以为此方之引。

咸林王维英云：丙午端阳日，余左臂患疽，其大如拳，用骑竹马法，灸之百十壮，疮起如铜钱，四围肿觉退。笥中蓄此仙方，命制药料，欲俟破后熏之，不识其初亦可熏也。客有备言可熏者，因于当日即熏十条，疮顶高收，四围色白，夜间毒肉从边化为稠脓，徐徐内溃，粘同胶鳔。每日如法熏照洗贴，五六日，口尖毒肉脱落一条，共有十三孔，疮外一指许旁串三孔，且痒且痛。即极力照之，初出黄水，次出稠脓，后流清浆，瞬息口收，并未再串。其原载敷药，长安中若不产豨莶、五龙二草，止用金银花三色敷之。干则觉痛，即去之不敷，并未用生肌散，惟护以太乙膏，月余尽痊。当此疮将愈，左臂又患一疽，正对无二，即照捻十条，敷以麸炒醋调文蛤膏，一日数更，次日五条，三日顶破脓出，不痛不痒，其毒尽散。同时有患别疮者，余付此药熏之，随熏即散，并未成形，方知是方也，真仙方哉。持此疗疮，则天下无疮矣。余恐世人但知疮破后可照，不识初发者尤易散；又恐因敷药不全，并弃前方，不识敷药不用亦可也，故备述终始，以神此方之用。

洗药神效方一二三　洗阴湿诸疮。

蛇床子二两　朴硝一两

上每用一两，煎数沸，洗疮拭干，掺生肌药。

雄黄解毒散一二四　治一切痈肿溃烂。毒势甚者，先用此药二三次，以后用猪蹄汤。

雄黄一两　白矾四两　寒水石煅，一两半

上俱为末，用滚汤二三碗，乘热入药末一两洗患处，以太乙膏或神异膏贴之。

猪蹄汤一二五　治一切痈疽杖疮溃烂，去恶肉，润疮口，止痛。

白芷　黄芩　当归　赤芍药　独活　生甘草　露蜂房连子者佳，各五钱

用猪蹄一只，水四五碗，煮熟去油渣，取清汤，入前药一两许，煎十数沸，去渣温洗。恶肉随洗而下，随用膏药贴之。

案：此汤不必用黄芩，或以白矾易之更佳。

集香散一二六　洗痈疽溃烂。

白芷　藿香　茅香　香附　防风各三钱　木香　甘草各一钱

上用水三碗，煎数沸，去渣淋洗患处。

立斋曰：此乃馨香之剂也，血气闻香则行，得臭则逆也，凡疮毒将尽未尽宜用之。若有瘀肉，宜选用雄黄解毒散解之，后用此方。洗后须即用膏药贴护，勿使风入，肌肉易生，直至收口为度。最忌用生肌之药。

敷药方一二七

车前草　豨莶草　金银花　五爪龙草

上四味，鲜草，一处捣烂，加多年陈米粉，即常用糨衣者，初起时仍加飞盐少许，共调稠糊敷疮上中留一顶拔脓出。若冬时无鲜者，用干叶为末，陈醋调敷亦可。或五龙草一时难得，即单用四味亦能奏功，不必拘执也。阳伯曰：疮毒初起毒盛者，须内服败毒药数剂；其有气血薄弱，亦须用托里数剂，则万全之计耳。

秘传围药铁井栏一二八　敷一切恶毒，即收敛消肿，神效。

牛粪灰晒干烧灰，用新磁罐盛之，干处加倍用　铁线草　草乌　文蛤　白及　白敛　贝母心　陈小粉炒极黄色，各等分

上为末，用高醋熬热调药如糊敷疮四围，中留钱孔子以出毒气，干则易之。疮势恶甚者，用飞龙夺命

丹等药出汗，无不效。

大黄揭毒散一二九　敷热壅肿毒。

大黄一两半　白及一两　朴硝二两

上为末，井水调搽，干则润之。

草乌揭毒散百三十　治一切痈疽肿毒。

草乌　贝母　天花粉　南星　芙蓉叶等分

上为末，用醋调涂四围，中留头出毒，如干，用醋润之。

抑阴散一三一　治疮疡元气虚寒，焮肿不消，或不溃敛，或筋挛骨痛，一切冷证。

草乌二两　南星煨　赤芍药炒　白芷各一两　肉桂五钱

上为末，葱汤调涂，热酒亦可。

抑阳散一三二　一名洪宝丹。治疮属纯阳，肿痛发热。

天花粉三两　姜黄　白芷　赤芍药各一两

上为末，茶汤调搽患处。

阴阳散一三三　治疮属半阴半阳。

紫荆皮炒，八两　白芷　石菖蒲各二两　赤芍药炒　独活去

节，炒，一两

上为末，葱酒调搽。

神功散一三四　治发背痈疽，及诸疮，不问肿溃皆效。

黄柏炒　草乌炒，各一两

上为末，用漱口水调，入香油少许搽患处，如干，仍用水润之。

清凉救苦散一三五　治大头瘟肿甚者，以此药敷之。

芙蓉叶　霜桑叶　白敛　白及　大黄　黄连　黄柏　白芷　雄黄　芒硝　山茨菇　赤小豆　南星　金线重楼

上等分为末，蜜水调敷肿处，以翎频扫之。

二黄膏一三六　敷一切肿毒，热浮在外，或时气热壅者。

黄柏　大黄各等分

上为末，用醋调敷，如干，用水润之。

回阳玉龙膏一三七　治阴疽发背，寒邪流注，风湿冷痹，诸脚气冷痛无红赤者，及跌扑所伤，为敷凉药，或人元气虚寒，肿不消散，或不溃敛，及痈肿坚硬，肉色不变，久而不溃，溃而不敛，或鼓椎风筋挛骨痛，一切阴寒冷证第一药也。

草乌　肉桂各五钱　姜黄炒　南星煨　白芷　赤芍药炒，各一两

上为末，葱汤或热酒调敷。

冲和膏一三八　治一切疮肿，不甚焮热，积日不消。

紫荆皮炒，五两　独活去节，炒，三两　赤芍药炒，二两　白芷　菖蒲各一两

上为末，葱头煎汤调搽。

麦饭石膏一三九　治疮疽初起，先以麦饭石膏涂之，俟疮根渐收，即敷神异膏敛之。但麦饭石膏难于修合，用神异膏亦效。

白麦饭石炭火煅，醋淬数次，研极细，二两。据《本草》所载，凡石如饭团，粒粒粘结成块者即是，皆可用也　鹿角生取带脑骨者，

断之，用炭火烧烟尽，研极细，四两

上用米醋调和，入砂器煎，以竹片不住手搅熬成膏。先用猪蹄汤洗患处，以鹅翎拂涂四围，干则以醋润之，若腐烂者，用布帛摊贴之。李氏曰：麦饭石膏治发背痈疽神妙，惜世罕知。有患痈不溃而危者，全用此膏，一夕顿溃。凡疽得脓，其毒始解，或有不溃者，须用此膏，故录之俾精择修合，以取十全之功也。尝见世间医者，每存妙方，秘而不传，或更改以惑人，诚可恶也。余思西华麦饭石膏守死不传，其立心私刻，君子鄙之矣。

黑末子百四十　治疥毒。

用羊角连内骨烧存性，为末。酒调三钱，分上下服之，疮可散。立斋曰：此方未尝用，盖秘方也。尝治面上或身卒得赤斑或痒，或瘭毒，此而不治，亦乃杀人。以羖羊角烧存性，研为极细末，以鸡子清调涂之，甚效。本草亦云然。

乳香定痛散一四一　治疮疡溃烂，疼痛不可忍，诸药不效者。

乳香　没药各二钱　寒水石煅　滑石各四钱　冰片一分

为细末，搽敷患处，痛即止。此方乳、没性温，佐以寒剂制之，故寒热之痛皆妙。

乌金膏一四二　治发背中央肉死，涂之即腐；未死，涂之即生。若初起肿痛，用点数处，则解毒顿消，若瘀肉腐黑，涂之即溃。若恶疮顽疮，元气无亏，久不收敛者，内有毒根，以纸捻蘸纴其内。有等发背因元气虚弱，或因克伐，元气亏损，毒气散漫，中黯外赤，不腐不溃，须服大补之剂，中涂三四寸许，至五六日间，赤黯之界自有裂纹如刀划之状，中央渐溃渐脱，内用纯阳之药以接其元气，庶能收敛。若妄用刀剪，去肉出血，则阳随阴散，元气愈伤，或涂凉药则毒气不解，气血愈虚，非徒无益，适以害之矣。

其方用巴豆去壳炒黑，研为膏，点肿处，或涂瘀肉上，则自消化，或加乳香少许亦可。如涂疮内，或加香油少许调稀可用。若余毒不敛者，以此纴之，不致成痈。

透骨丹一四三　此溃脓药，外科不可缺。

蟾酥　硼砂　轻粉　巴豆各五钱　蜗牛二个　麝香一分

上先将巴豆研如泥，次入蜗牛、麝香再研，后入各药研极细，小磁瓶收藏。每用少许以乳汁化开，先用针轻轻拨破毒头，挑药米粒许纳于疮口，外用清凉膏贴之。

针头散一四四　治一切顽疮，内有脓管瘀肉，或瘰疬结核不化，疮口不合，宜此药追蚀腐之。

赤石脂五钱　轻粉　麝香五分　乳香　白丁香各三钱　蜈蚣一条，炙干　生砒　黄丹各一钱

上为末，搽瘀肉上，其肉自化。若疮口小或痔疮，用糯米糊和作细条，阴干纴入，外以膏药贴之。凡疮口中距离不合者，内有脓管，必须用此腐之，内服托里之药。

代针膏一四五　治疮疡脓熟不溃。

乳香二分　白丁香真者是　巴豆炒焦　碱各五分

上为末，热水调点疮头上，常以碱水润之，勿令其干。

替针丸一四六　治脓成不溃者。

白丁香　硇砂另研　真没药　乳香各一匙　糯米四十粒，先以矿灰拳大一块，置磁碗内，量入井水，待热气将息，以米排入灰中，良久候米如水晶状，取出用之。如米未就，再用灰制

上各另为末，然后和匀收贮。用时以饭丸麦粒大，每用一粒，水湿粘疮头上，其脓自出。凡疮疡血气犹实，脓成不溃者，宜用此药以泄其毒，则肌肉易生，疮口易敛。若气血亏损者，须用甘温之剂以培根本，否则不惟不溃，且难收敛。附骨疽及紧要之地，当及时针砭出之为善。

三合散一四七　治痈疽不肯作脓。

新巴豆肉　明砒　斑蝥等分

上为细末，纴疮内，恶肉自化。

立斋曰：此方药性太毒，果有恶毒之证，宜用腐之，取其以毒攻毒也。若以阳气虚，不能腐化成脓者，宜用大补之剂及桑木灸之。丹溪云：气血壮实，脓自涌出。大抵疮之溃敛迟速，总由血气之盛衰使然也。

藜芦膏一四八　治一切疮疽胬肉突出，不问大小长短，用藜芦一味为末，以生猪脂和研如膏涂患处，周日易之。

生肌散一四九　治疮口不合。

木香　轻粉各二钱　黄丹　枯矾各五钱

上为细末，用猪胆汁拌匀晒干，再研细，掺患处。

立斋曰：此方乃解毒去腐搜脓之剂，非竟自生肌药也，盖毒尽则肉自生。常见患者往往用龙骨、血竭之类以求生肌，殊不知余毒未尽，肌肉何以得生？乃增腐烂耳。若此方诚有见也。

收口掺药百五十

李氏云：龙游有患背疽者，大溃，五脏仅隔膜耳，自谓必死。用鲫鱼去肠，实以羯羊粪，烘燥为末，干掺之，疮口自收。此出《洪氏方》，屡用有效，故附于此。须候脓少欲生肌肉时用之。

桔梗汤一五一　治咳嗽吐脓，痰中有血，胸膈两胁作痛，烦闷作渴，或出臭浊，已成肺痈证。

桔梗炒　贝母　当归酒浸　栝蒌仁　枳壳面炒　薏仁　桑白皮炒　百合蒸，各一钱五分　五味子炒　知母炒　地骨皮　甜葶苈炒　甘草节　防己　黄芪　杏仁各五分

水二盅，煎服。

《济生》桔梗汤一五二　治肺痈咳嗽脓血，咽干多渴，大小便赤涩。

方如前，但少五味、葶苈、知母、地骨皮四味。

用水二盅，姜五片，煎八分，食远服。大便秘者，加大黄。

人参五味子汤一五三　治气血劳伤，咳脓咯血，寒热往来，夜出盗汗，羸瘦困乏，一切虚损肺痿之证并治。

人参　五味子炒，捣　熟地黄　当归酒炒　白术炒　白茯苓　炙甘草　陈皮　桔梗炒　前胡各一钱　黄芪炙　地骨皮　桑白皮炒　枳壳炒　柴胡各七分

水一盅半，生姜三片，煎八分，食后服。

四顺散一五四　治肺痈吐脓，五心烦热，壅闷咳嗽。

贝母去心　紫菀去苗　桔梗炒，各一钱半　甘草七分

水一盅半，煎七分，食远服。如咳嗽，加杏仁。亦可为末，白汤调服。

合欢饮一五五　治肺痈久不敛口。

用合欢皮、白敛，二味同煎服。合欢皮即槿树皮也，亦名夜合。

紫菀茸汤一五六　治饮食过度，或煎煿伤肺，咳嗽咽干，吐痰唾血喘急，胁痛不得安卧，肺痿等证。

紫菀茸去苗　桑叶经霜者　款冬花　百合蒸，焙　杏仁去皮尖　阿胶蛤粉炒　贝母去心　半夏制　蒲黄炒，各一钱　人参　犀角镑末　甘草炙，各五分

水一盅半，生姜三片，煎七分，入犀角末。食后服。

升麻汤一五七　治肺痈，胸乳间皆痛，吐脓腥臭。

川升麻　桔梗炒　薏苡仁　地榆　黄芩炒　赤芍药炒　牡丹皮　生甘草各一钱

水二盅，煎八分，食远服。

如金解毒散一五八　治肺痈。

桔梗一钱　甘草一钱半　黄连炒　黄芩炒　黄柏炒　山栀炒，各七分

水二盅，煎八分，徐徐陆续饮之，不可急服。

按：此方乃降火解毒之剂也，凡发热烦渴，脉洪大者，用之即效。若脉数，咳痰腥臭，或唾脓瘀者，宜用桔梗汤。

如圣柘黄丸一五九　治肺痈咳而腥臭，或唾脓痰，不问脓之成否并效。肺家之病虽有方，惟此方功效甚捷，不可忽之。

柘黄一两　百齿霜即梳垢，二钱

用糊为丸，如桐子大。每服三五十丸，米饮下。柘黄，乃柘树所生者，其色黄，状如灵芝，江南最多，北方鲜有。

葶苈散百六十　治过食煎煿，或饮酒过度，致肺壅喘不能卧，及肺痈浊唾腥臭。

甜葶苈　桔梗炒　瓜楼仁　川升麻　薏苡仁　桑白皮炒　葛根各一钱　甘草炙，五分

水一盅半，生姜三片，煎八分。食后服。

知母茯苓汤一六一　治肺痿喘嗽不已，往来寒热，自汗。

知母炒　茯苓　炙甘草　人参　白术　五味子炒，捣　麦门冬　半夏　薄荷　桔梗　柴胡　款冬花各一钱　阿胶蛤粉炒　黄芩炒，各二钱　川芎五分

水二盅，姜三片，煎一盅。食远服。

四味排脓散一六二　治肺痈吐脓，五心烦热，壅闷咳嗽。

嫩黄芪盐水炒　白芷　五味子研，炒　人参等分

上为细末。每服三钱，食后蜜汤调下。

八味排脓散一六三　治肠痈少腹胀痛，里急后重，脉滑数，或时时下脓。

黄芪炒　归酒拌　金银花　穿山甲蛤粉炒　白芷　防风　连翘　栝蒌各三钱

水二盅，煎八分，食前服。或为末，每服三钱，食后蜜汤调下。如脓将尽，去穿山甲、连翘，倍当归，加川芎。

薏苡仁汤一六四　一名瓜子仁汤。治肠痈腹中疞痛，或胀满不食，小便短涩。妇人产后多有此证，纵非痈，服之尤效。

薏苡仁炒，五钱　栝蒌仁三钱　牡丹皮　桃仁去皮尖，各二钱

上水煎。空心服。

牡丹皮散一六五　治肠痈腹濡而痛，时时下脓。

牡丹皮　人参　黄芪炒　白茯苓　天麻　白芷　桃仁去皮尖　薏苡仁　当归　川芎各一钱　官桂　甘草各五分　木香三分

上水煎服。

梅仁丸一六六　治肠痈壅痛，大便秘涩。

梅仁九个，去皮尖　大黄　牡丹皮　芒硝　犀角镑，各一钱　冬瓜仁三钱，研

上水煎，入犀角末服。

大黄汤一六七　一名牡丹皮汤。专治肠痈小腹坚肿而热，按之则痛，肉色如故，或焮赤微肿，小便频数，汗出憎寒，其脉沉紧，脓未成者，急服之。

牡丹皮　栝蒌仁各二钱　桃仁去皮尖　大黄煨　芒硝各二钱

水二盅，煎一盅。食前服。本方去栝蒌，即名大黄牡丹汤。

立斋曰：此方乃行血破血之剂也，如发热自汗恶寒，小腹作痛，小便如淋，脉未数者有效。丹溪曰：小腹肿痞，按之痛，小便如淋，或自调，发热，身无汗，复恶寒，其脉迟紧者，脓未成，宜下之，当有血，此结热所成也。故《金匮》用大黄利之，即此方也。若无前证，恐不宜用。其有脉滑数，腹中胀痛，或时时后重，而脓已下，宜用八味排脓散、蜡矾丸，及托里之药。

射干汤一六八　治胃脘痈吐脓血。

射干去毛　山栀仁　赤茯苓　升麻各一钱　白术五分　赤芍药一钱半

上水煎服。

槐花散一六九　治肠风脏毒下血。

槐花炒　熟地黄　青皮　白术炒　荆芥穗　当归身酒拌　升麻各一钱　川芎四分

上为末。每服三钱，空心米饮调下。水煎服亦可。

除湿和血汤百七十　方在和阵二一九。治阳明虚陷，湿热便血腹痛。

夏枯草汤一七一　治瘰疬马刀，已溃未溃，或日久成漏者。

夏枯草六两

水二盅，煎七分，去渣，食远服。此生血治瘰疬之圣药，虚甚者，当煎浓膏服，并涂患处。多服益善，兼十全大补汤加香附、贝母、远志尤善。

必效散一七二　治瘰疬气血尚无亏损，疬核不愈，内服此药，外以针头散腐之。若气血虚者，先服益气养营汤数剂，后服此药。服后疬毒尽下，再服前汤数剂。

南硼砂二钱半　轻粉一钱　白槟榔一个　斑蝥四十个，去头足，同糯米炒　巴豆五个，去膜　麝香五分

上同为极细末，取鸡子二个，去黄用清调药，仍入壳内，以湿纸数重糊口，入饭甑蒸熟，取出曝干研末。虚者每服半钱，实者一钱，用炒生姜酒或滚汤于五更调服。如觉小腹痛，用益元散一服，其毒从小便出。孕妇勿服。疮毒去后，多服益气养营汤，疮口自合。此药斑蝥、巴豆似为峻利，然巴豆能解斑蝥之毒，用者勿畏。予于京师遇一富商，项有疬痕一片颇大，询其由，彼云因怒而致，困苦二年，百法不应。忽有方士与药一服即退，二三再服顿退，四服而平，旬日而痊。以重礼求之，乃是必效散，因修合济人，无有不效。丹溪亦云：必效与神效栝蒌散相兼服之，自有神效。常以二剂兼补剂用之，甚效，故录之。但此药虽云峻利，然病毒之深者，非此不能解，故宜用之。惟血气虚者不可用，恐其有误也。又一道人治此证，用鸡子七个，每个入斑蝥一枚，饭上蒸熟，每日空心食一个，求者甚多。考之各书瘰疬门及本草亦有之，然气血虚者恐不能治也。

射干连翘散一七三　治寒热瘰疬。

射干　连翘　玄参　木香　升麻　前胡　栀子仁　赤芍药　当归　甘草各一钱　大黄二钱

水煎，食后服。

如神散一七四　治瘰疬已溃，瘀肉不去，疮口不合。

松香末一两　白矾三钱

为末。麻油调搽，干掺亦可。

遇仙无比丸一七五　治瘰疬未成脓，其人气体如常，宜服此丸。形气觉虚者，宜先服益气养营汤，待血气少充，方服此丸，核消后，仍服前汤。如溃后有瘀肉者，宜用针头散，更不敛，亦宜服此丸，敛后再服前汤。

白术炒　槟榔　防风　黑丑半生半炒，取头末　密陀僧　郁李仁炮，去皮　甘草各五钱　斑蝥去足翅，用糯米同炒，去米不用

为细末，水糊丸，梧子大，每服二十丸，早晚煎甘草槟榔汤下。服至月许，觉腹中微痛，自小便中取下疬毒如鱼目状，已破者自合，未脓者自消。

《肘后》治瘿方一七六。

凡项下卒结囊欲成瘿者，用海藻一斤，洗去咸，浸酒饮之，不可间断，须要时时饮二三杯，有酒气方妙。

神效开结散一七七　消瘿块甚效。

橘红四两　沉香　木香各二钱　珍珠四十九粒，入砂罐内，以盐泥封固，煅赤，取出去火毒用　猪靥肉子九枚，用豚猪生项间如枣子者

上为末。每服一钱，临卧酒调徐徐咽下。串小者三五服，大者一剂可愈。切忌酸咸油腻滞气之物。须用除日于静室修合。

生地黄丸一百七十八　治师尼、寡妇、室女乍寒乍热而患疮疡，及颈间结核，肝脉弦长而出鱼际，外无寒邪，内多郁火者，宜此治之。

生地一两，酒拌，杵膏　秦艽　黄芩　硬柴胡各半两　赤芍

药一两

上为末，入地黄膏加炼蜜为丸，桐子大。每服三五十丸，乌梅汤日进二服。

《外台》昆布丸一七九　治项下结囊欲成瘿者。

昆布酒洗　海藻酒洗，各等分

上为末，炼蜜丸，弹子大。含化之。

《济生》玉壶散百八十　治三种毒瘿。

海藻　昆布　雷丸各一两　广术　青盐各半两

上为细末，老米饮为丸，桐子大，不拘时噙化四五丸。

神效栝蒌散一八一　治乳痈及一切痈疽，初起肿即消，脓成即溃，脓出即愈。治痈之方甚多，独此方神效，瘰疬疮毒尤效，凡一切痈疽余毒皆宜用之。

栝蒌一个，烂研　当归酒洗　生粉草各半两　乳香　没药各一钱

上用酒煎服，良久再服。如不能饮，以酒水各半煎之。如数剂不效，宜以补气血之药兼服之。若肝经血虚，结核不消，佐以四物、柴胡、升麻、白术、茯苓。若肝脾气血虚弱，佐以四君、芎、归、柴胡、升麻。若忧郁伤脾，气血亏损，佐以归脾汤。

海藻散坚丸一八二　治肝经瘿瘤。

海藻　昆布　龙胆草酒拌炒焦。各二两　小麦醋煮，炒干，四两

上为末，炼蜜丸，桐子大。每服二三十丸，临卧白汤送下，或噙化咽之尤好。凡患瘰疬，服调治之药未应，宜佐以此上二方。一方有柴胡二两。

连翘饮子一八三　治乳内结核。服数剂如不消，宜兼服八珍汤。初起有表证者，宜先解散。

连翘　川芎　栝蒌仁研　皂刺炒　橘叶　青皮　甘草节　桃仁各一钱半

上水煎。食远服。

清肝解郁汤一八四　治肝经血虚风热，或郁火伤血，乳内结核，或为肿溃不愈，凡肝胆经血气不和之病，皆宜用此药。

人参　熟地黄　芍药炒　茯苓　山栀炒　贝母各一钱　柴胡　牡丹皮　川芎　陈皮各五分　当归　白术各一钱半　甘草五分

上水煎服。

羌活白芷散一八五　治风热血燥，手掌皴裂，或头面生疮，或遍身肿块，或脓水淋漓。

羌活　白芷　荆芥　软柴胡　蔓荆子　防风　甘草　牙皂　黄芩酒炒　黄连酒炒，各一钱

上水煎服。

胡麻散一八六　治风热瘾疹搔痒。

胡麻子一两二钱　苦参　荆芥穗　何首乌各八钱　威灵仙　防风　石菖蒲　甘菊花　蔓荆子　牛蒡子炒　白蒺藜炒　炙甘草各六钱

上为末。每服二钱，食后薄荷汤调服，茶清亦可。

四生散一八七　治臁腿疮淫不愈，或眼目昏花，名肾脏风，并治风癣疥癞，血风疮证。

黄芩　独活　白附子真者　白蒺藜等分

上为末。每服二钱，用猪腰子一枚，批开入药，湿纸包裹煨熟，空心连腰子细嚼，盐汤送下。

槟苏散一八八　治风湿流注，脚腰酸痛，或呕吐不食。

槟榔　木瓜　陈皮　炙甘草各一钱　香附　紫苏各五分

水一盅半，生姜三片，葱白三茎，煎一盅。空心服。

升麻和气饮一八九　治风癣疮疥热结，大便不通。

当归　陈皮各一钱半　枳壳麸炒　芍药酒炒　半夏制　桔梗炒　白芷　苍术米泔浸，炒　干葛　白茯苓　甘草炙，各一钱　干姜炒　大黄各五分　升麻三分

上水煎服。

当归饮百九十　治风湿血热，瘾疹痒痛，脓水淋漓，疮疥发热等证。

当归　川芎　生地黄　白芍药　白茯苓炒　黄芪　何首乌不见铁。各钱半　防风　荆芥　甘草各一钱

上水煎服。

羌活当归散一九一　治风毒血热，头面生疮，或赤肿，或成块，或瘾疹搔痒，脓水淋漓。

羌活　当归　川芎　升麻　防风　白芷　荆芥　鼠粘子蒸　黄连酒炒　黄芩酒炒　连翘　甘草

上用酒拌晒干。酒煎服。

一扫散一九二　治癣疥。

防风　荆芥　苦参　地骨皮　薄荷等分　甘草减半

上为末。蜜水调服三钱，不过三五服可净。或炼蜜丸，桐子大。每服五七九，食远茶清送下。

乌金散一九三　敷治阴囊破烂、下疳等证。

麸炭　紫苏叶

上等分为末。香油调搽，用紫苏叶包裹之。

蛇床子散一九四　治一切风癣疥癞搔痒，脓水淋漓。

蛇床子　独活　苦参　防风　荆芥各三钱　枯矾　铜绿各一两，二味另为末

上为末。麻油调搽。

金黄散一九五　敷天泡湿热等疮。

滑石　粉甘草此当半用为是

上等分为末。搽敷。此方或加绿豆末，以治湿热肥疮更妙。当以此方加枯矾少半，用治肥疮大效。

白粉散一九六　治诸疳疮。

海螵蛸三分　白及一分　轻粉一分

上为末。先用浆水洗，拭干傅。

滑石散一九七　小儿天泡疮。

好滑石　黄柏

上共为末傅之。仍内服荆防败毒散，或金银花散。热甚者，宜服大连翘饮。一方名碧玉散，以青靛调前二味如泥，用皂刺挑破泡水，次傅药，神效。

秘方仙遗粮汤一九八　治一切杨梅疮，不拘始终虚实，皆可取效。

土茯苓　即名仙遗粮。用鲜者二两，洗净，以木石臼捶碎。

用水三碗，煎两碗，去渣，入后药煎服。

当归　生地　防风　木通　薏仁各八分　金银花　黄连　连翘各一钱　白术　白藓皮各七分　皂刺六分　甘草四分

加灯心二十根，用遗粮汤二碗，煎一碗。食远服。

土萆薢汤一九九　治杨梅疮及瘰疽、咽喉生恶疮，痈漏溃烂，筋骨拘挛疼痛皆妙。

用土萆薢　即土茯苓二三两，以水三盅，煎二盅，不拘时徐徐服之。若患久，或服攻击之剂，致伤脾胃气血等证，以此一味为主，外加对证之药，无不神效。

五加皮饮二百　治杨梅绵花疮百发百中，亦可煮酒以治结毒。

当归　木瓜　生地黄　熟地黄　羌活　薏仁各一钱　防风　荆芥　赤芍　苦参　大枫藤各七分　五加皮二钱　甘草　僵蚕各五分

上每服入土茯苓四两、猪肉四两，用水二大碗，煎一碗。食前温服，渣再煎，连肉食之。忌生冷鱼腥沙气牛肉茶酒醋。所用土茯苓忌铁器。若治风毒，口服此药外，以此药煎膏，或丹收，或粉收贴之。

换肌消毒散二百一　又名萆薢汤。治时疮不拘初起溃烂。

土茯苓五钱或一二两　当归　白芷　皂刺　薏仁各一钱半　木瓜不犯铁器　白藓皮　木通　金银花各一钱　甘草五分

上水煎服。甚者，土茯苓用至四五两更妙。

蠲痹消毒散二百二　治时疮肢节筋挛。

姜黄　土茯苓　独活各五钱　白术　当归各一钱半　芍药一钱　白芷五分

上水煎服。

七贴方二百三　治杨梅绵花疮。

防风　忍冬　皂刺　蝉蜕去头足　连翘　白藓皮　五加皮　荆芥　穿山甲炒，各一钱　生地　木瓜去心，忌铁　僵蚕炒，各一钱半　皂子七个　薏仁三钱　土茯苓四两

上用水四碗，煎二碗。食远分二次服之。忌牛羊茶酒醋房事。

茯苓膏二百四　治杨梅疮，并治风毒。

当归　白蒺藜　羌活　生地　熟地　甘草去皮　连翘　木通各三钱　土茯苓半斤

上为粗末，用水五六碗，熬将半，用绢滤去滓，再熬成膏，晾冷。每服一大酒盅，日三服。轻者五六料，重者十料，全愈。熬药须用砂锅。忌房事鸡鱼牛肉椒醋等发物。

五宝丹二百五　治九种杨梅结毒，并及儿女者。

琥珀透明血色者，用甘草水煮过，三分半　珍珠炒过，三分半。一方用豆腐包蒸　朱砂透明，各三分半　钟乳石用木香、甘草各一钱同煮干，用三分半　飞罗面炒过，三分半　冰片半分，临时加

上俱为极细末，磁罐收贮听用。服法：每日用土茯苓成块者一斤，洗净，用石敲碎，先入水二升，煮取汁四碗，收磁器内；将前渣再入水四五碗，煮汁二碗，并入前汁内为一日之用。若病在上者，加木香二钱；病在下者，加牛膝一两，与土茯苓同煎。病者不得另饮茶汤，但将土茯苓汤时时饮之。若饮汤半盅，加五宝丹二厘，饮一盅，加四厘，体厚者，加六七厘，一日内服尽此汤为度。在上饱服，在下饥服。忌茶酒并一切发风动气之物。其毒贴清凉膏，或加掺药收口。若旧有轻粉

等毒，服药后当尽发出，无则不发也。大忌房事。轻者十服，重者二七服全愈。

《医统》杨梅痈漏方二百六　不问年深者并效。

土茯苓五两　金银花一两　皂刺　花椒　牛蒡　郁金　当归各五分　黑铅三两熔化，入水银五钱，乘热擂为粉；分五分，听临后另入煎药用

上咀，分作五贴。用水二盅，入葱一根，煎至一盅，去渣，再入铅粉一分，煎至八分。食远服。

上铅粉煎后，仍可取起，盖杨梅痈漏因服轻粉积毒而成，此以水银、花椒、黑铅，仍收引轻粉之毒从类而出也。此药每以五贴为一料，初服一贴，要取微汗。取汗法：先以金银花一两，或忍冬藤叶尤妙，防风、荆芥、花椒各半两，煎汤二斗，于不透风处先熏后洗，自然汗出。即患二三十年者，只用此四料，四汗之，无不全愈，忌牛肉烧酒，真妙方也。世人珍秘不传，徐春甫得之，用以治人，一一获效，故详载之以济人也。

会脓散二百七　治恶毒便毒初起之妙方也。

白芷　僵蚕炒　穿山甲煨，各二钱　大黄四钱　乳香　没药各一钱

上为末，以当归四钱，用酒、水各一盅，煎一盅，去渣，量人强弱，或全用，或一半调服之。此药若嫌太多，则㕮咀为饮，大黄生加，煎服之尤妙。

牡蛎散二百八　治便毒，亦名血疝。

当归酒拌　甘草节　滑石煅，各一钱半　牡蛎二钱　大黄三钱　木鳖子五个，杵。非有大热者此味不可用，当去之，亦不必用

水二盅，煎一盅，露一宿。五更顿服，冬月火温服。无论已未溃，脓血俱从大便出。此方乃咸寒导滞之剂，若久旷房室，大小便秘，发热焮痛，或交感时强固精气，以致交错壅滞，而结为肿痛便秘者，最宜用之。若劳倦虚弱之人，不甚焮痛，大小便无热秘者，不宜轻用。

牛黄双解散二百九　治便痈内蕴热毒，外挟风邪，或交感强忍精气，以致淫精交错，壅结肿痛，或大小便秘，先用此药通解，更用调补之剂。

肉桂　大黄炒　芍药　牵牛杵，炒　泽泻　桃仁去皮尖，炒，各二钱半　炙甘草　干姜各一钱

上分二剂，水煎。空心食前服。

内托羌活汤二百十　治臀痈肿痛，两尺脉紧，按之无力者。

羌活　黄柏各二钱　黄芪盐水炒　防风　当归尾　藁本　肉桂　连翘各一钱　炙甘草　苍术　陈皮各半钱

上水、酒煎服。

加味泻肝汤二百十一　治肝经湿热不利，阴囊肿痛，或溃烂皮脱，睾丸悬挂，或便毒及下疳肿痛，或溃烂，皆治之。

龙胆草酒炒　当归梢　车前子炒　生地黄　芍药炒　泽泻　黄连炒　黄柏酒炒　知母酒炒　防风各一钱　甘草梢五分

水二盅，煎八分。食前服。外敷乌金散。

加味托里散二百十二　治悬痈不消不溃。

人参　黄芪盐水炒　当归　川芎　麦门冬　芍药炒　黄柏酒炒　知母酒炒　金银花　制甘草　柴胡各一钱

水二盅，煎八分。食前服。

加味十全大补汤二百十三　治悬痈溃而不敛，或发热饮食少思。

人参　黄芪盐水炒　白术炒　熟地黄　当归　川芎　芍药炒　茯苓各一钱　甘草炙　肉桂　五味子捣，炒　麦门冬各五分

水二盅，煎一盅。食前服。茎肿，加青皮。小便赤，加酒炒黄柏、知母。小便涩，加车前子、山栀子，俱炒用。

五味当归散二百十四　治妇人阴中突出一物，长五六寸，名阴挺。

当归　黄芩各二两　牡蛎煅，一两半　猬皮炙，一两　赤芍

药五钱

上为末。每服二钱，食前温酒调下，滚汤亦可。如不应，须以补中益气汤倍加柴胡、升麻兼服之。

又方：用当归　穿山甲炒　蒲黄炒，各半两　辰砂一钱　麝香少许

俱为末，每服三钱，酒调下，尤效。

妇人阴疮二百十五　治妇人阴户生疮作痒。

杏仁炒　雄黄　白矾各五钱　麝香二分

上为末。敷入患处。

揭肿汤二百十六　治妇人阴户生疮，或痒痛，或脓水淋漓。

甘草　干漆各三钱　生地黄　当归　黄芩　川芎各二钱　鳖甲五钱，炙

上用水数碗，煎数沸，去渣，常洗患处。

白芷升麻汤二百十七　治妇人阴内脓水淋漓，或痒或痛。

白芷　升麻　黄连　木通　当归　川芎　白术　茯苓

上水煎服。更用揭肿汤浴洗之。

痔漏肠红方二百十八　其效无比。

黄连去芦毛净，一两，好酒浸一宿，捞起阴干为末　百草霜用草茅烧者，松柴者不用，一两，研细　乌梅肉一两，蒸软，即用前浸黄连酒蒸烂

上以三味同捣一处为丸，桐子大，如太干，仍加前酒捣丸之。每空心用酒送下四五十丸，三日见效，十日全愈。

地榆散二百十九　治血痔。

上用地榆为细末。每服二钱匕，食前米饮调下，日三服。

臭樗皮散二百二十　治痔漏下血，及脓不止。

臭樗皮微炒　酸石榴皮　黄连去须　地榆　阿胶炒珠，各一两　艾叶三钱，微妙

上为细末。每服二钱，食前粥饮调下。

秦艽防风汤二二一　治痔漏结燥，大便作痛。

秦艽　防风　当归酒拌　白术　黄柏　陈皮　柴胡　大黄煨　泽泻各一钱　桃仁去皮尖　红花　升麻　甘草各五分

上水煎。空心服。

猪脏丸二二二　治大便痔漏下血。

猪大脏一条，控干，以槐花炒为末，填入脏内，两头扎定，瓦器内米醋煮烂

上捣和，再加糕糊为丸，桐子大。每服五七十丸，食前米饮或当归酒下。此方用黄连、猪脏二味，亦名猪脏丸，尤效。一方：先用海螵蛸炙黄，去壳为末，以木贼草煎汤调下，三日即效，或后服黄连猪脏丸。

痔疮方二二三

雄黄五分　五灵脂烧断烟　五倍子炒过，各一钱　没药三钱半，明者　白矾半生半熟，三钱

上为极细末，用纸托贴疮口上。

三品锭子二二四

上品　去十八种痔。

白明矾二两　白砒一两零五分　乳香　没药各三钱半　牛黄三钱

中品　去五漏，及翻花瘤、气核。

白明矾二两　白砒一两三钱　乳香　没药各三钱半　牛黄二钱

下品　治瘰证，气核，疔疮，发背，脑疽诸恶证。

白明矾二两　白砒一两半　乳香　没药各二钱半　牛黄三分

上将砒末入紫泥罐内，次用矾末盖之，以炭火煅令烟尽取出，并各药俱研极细末，用糯米糊和为挺子，状如线香，阴干。纴疮内三四次，年深者五六次，其根自腐。如疮露在外，更用蜜水调搽，干上亦可。尝有一老媪，用此治瘰疬，索重价始肯为治。其方法乃是中品锭子，疮内，以膏药贴之，其根自腐，未尽再用，去尽更搽生肌药，数日即愈，人多异之。凡见

其治气血不虚者果验，惟气血虚者，虽溃去亦不能愈。盖此与必效散相为表里，皆攻毒去邪之药也。

羊胆膏二二五　治痔漏、下疳疮。

腊月取羊胆一枚，入片脑末一分，置风处挂干。用时以凉水化开，频敷患处，内服槐子酒，或加味泻肝汤。若得熊胆更佳。如眼痛者，点之尤效。

水银枣子膏二二六　治虫痔痒不止。

水银一两　枣肉二两

上和研水银不见星，捻如枣核状。薄绵裹，内肛门中，明日虫出。若痛，加韶粉三分丸内之。

熊胆膏二二七　治痔痛极效。

熊胆五分　冰片一分

上研细。用井花水调，鸡翎扫痔上。

蜗牛膏二二八　傅痔痛极效。

蜗牛一枚，负壳有角者　冰片　麝香各少许

以上药物一同研烂，用磁器盛贮，次日清早取汁敷痔核上。

芫花线二二九　系痔漏瘤核。

用芫花一握，洗净，入木臼捣烂，加少水绞汁，于石器中慢火煎成膏，将丝线于膏内度过，晾干。以线系痔，当微痛，候痔干落，以纸捻蘸膏纳窍内去根，当永除根也。一方只捣汁浸线一夜用，不得使水。

枯痔水澄膏二百三十　治痔护肉。

郁金　白及各一两　一方加黄连。

上二味为细末。如患内痔，候登厕时翻出在外，用温汤洗净，侧卧于床，其痔即出。用蜜水调药得中，以蓖篦涂谷道四边好肉上，留痔在外，以纸盖药上良久，然后用后枯药搽痔上，仍用笔蘸温水于纸上润之，勿令药干及四散。

好白矾四两　生信石二钱半　朱砂一钱，研极细上各研为细末。先将砒入紫泥罐底，次将矾末盖之，用火煅令烟尽，其砒尽从烟去，止借砒气于矾内耳。将矾为极细末，看痔头大小，置矾末于掌中，乃入朱砂少许，以唾调稀，用篦篾涂痔上周遍，一日三上，看痔头颜色焦黑为效。至夜有黄水出，切勿他疑，水尽为妙。至中夜，上药一遍，来夜依然上药三次，有小痛不妨。换药时以碗盛温汤，用笔轻洗去旧药，更上新药，仍用护肉药，间用荆芥汤洗之。三两日之后，黄水出将尽，可于药中增朱砂，减白矾，则药力即缓，三两日即可增减，渐渐取之，庶不惊人。全在看色增减，傅药厚薄，方是合法。此药只是借砒信之气，又有朱砂能以解之。一方士将此二方在京治人多效，致富。一富商以百金求得之，录于予，予虽未用，传人无不言效。但 枯药则赵宜真炼师已刊于《青囊杂纂》，如神。千金方则未见刊传。大抵今人言能取痔者，皆此方也。其有气血虚或挟内邪者，还当兼治其内，庶不有失。

如神千金方二三一　治痔无有不效。

好信石黄明者三钱，打如豆粒　明白矾一两，为末　好黄丹飞砂，五钱　蝎梢七个，洗净，瓦上焙干为末　草乌光实者，去皮，生研，五钱

上用紫泥罐先将炭火煅红放冷拭净，先下明矾烧令沸，次下信入矾内拌匀，文武火煅，候沸再搅匀，次看罐通红烟起为度，将罐掇下，待冷取研为末，方入黄丹、草乌、蝎梢三味，再同研极细，以磁罐收贮。如欲敷药，先煎甘草汤或葱椒汤洗净患处，然后用生麻油调前药，以鹅毛扫药痔上，每日敷药三次，必去黄水如胶汁，则痔头渐消。其年远者，不出十日可取尽，日近者俱化为黄水。连根去净，更搽生肌之药，凡五痔皆可去之。此乃临安曹五方，为高宗取痔得效，后封曹官至察使。

秘传正骨丹二三二　治跌打损伤，骨折血瘀，而伤之重

者，用此可续筋骨。

降真香　乳香　没药　苏木　松节　自然铜醋煅七次　川乌炮　真血竭各一两　地龙去土，酒浸烘干　生龙骨各一钱　土狗十个，浸油内死，烘干

上十二味，共重八两八钱，同为末。每服五钱，随病上下，酒调服。觉药自顶门而至遍身，搜至病所，则飒飒有声，而筋骨渐愈，病人自知之。服药后仍服人参、白术、黄芪、当归、川芎、肉桂、甘草、白芷、厚朴以调补元气。

《本事》接骨方二三三　治打折损伤。

接骨木半两　乳香半两　当归　赤芍药　川芎　自然铜煅，醋淬，各一两

上为末，用黄蜡四两，溶化入前药搅匀，众手丸，龙眼大。如打伤筋骨及闪痛不堪忍者，用一丸，热酒浸开，乘热饮之，痛即止。

没药降圣丹二三四　治跌打损伤，接续筋骨。

当归酒炒　白芍药　川芎　生地黄　苏木　川乌头炮，去脐　骨碎补炙　乳香另研　没药另研　自然铜火煅，醋淬十次，为末，各一两

上为末，生姜汁共蜜和丸，每一两作四丸。每服一丸，用米、酒各半盏，煎至八分，空心热服。立斋曰：脾主肉，肝主筋。若肝脾气血亏损，或血虚有热而不愈者，当求其本而治之。

十味没药丸二三五　治打扑损伤，筋骨疼痛，或气逆血晕，或瘀血内停，肚腹作痛，或胸胀闷。

没药　乳香　川芎　川椒　当归　芍药　红花　桃仁　血竭各一两　自然铜四钱，火煅七次，醋淬

上为末，用黄蜡四两溶化，入前末，速搅匀，众手丸，弹子大。每服一丸，酒化下。立斋曰：按接骨散、没药丸，惟元气无亏者宜用，若肾气素怯或高年虚弱者，必用地黄丸，或补

中益气汤以固根本为善。

花蕊石散二三六　治打扑损伤，腹中瘀血，胀痛欲死，服之血化为水，其功不能尽述。

硫黄明者，四两　花蕊石一两

上为末，和匀，先用纸筋和盐泥固剂瓦罐一个，候干入药，再用泥封口，安在砖上，虚书八卦方位，用炭三十斤煅之，候罐冷取出。每服一钱，童便调下。立斋曰：前方若被伤已甚，元气亏损，内有瘀血，不胜疏导者，用前药一服，其血内化，又不动脏腑，甚妙，甚妙。

黑丸子二三七　一名和血定痛散。治跌打损伤，筋骨疼痛，或瘀血壅肿，或外感风寒，肢体作痛，或手足缓弱，行步不前。若流注膝风初结，服之自消；若溃后气虚发热，与补药兼服自敛。

百草霜　白芍药各一两　川乌炮　南星各三钱　赤小豆两半　白敛一两六钱　白及　骨碎补　当归各八钱　牛膝六钱

上各另为末，酒糊丸，桐子大。每服三四十丸，盐汤、温酒任下，孕妇忌服。

封口药二三八　凡损伤皮肉破裂者，以此封之。

牡蛎煅　赤石脂生研　红丹上好者。等分

上为细末，香油调涂疮口。若欲消肿散血合口，加血竭干掺之。

当归导滞散二三九　治跌扑瘀血在内，胸腹胀满，或大便不通，或喘咳吐血。

大黄　当归等分

上为末。每服三钱，温酒下。阳气虚者，须加肉桂。

复元活血汤二百四十　治跌打损伤，瘀血流于胁下作痛，或小腹作痛，或痞闷，及便毒初起肿痛。

柴胡一钱半　天花粉　穿山甲炒，各一钱　当归酒拌　大黄酒炒，各一钱　红花　甘草各七分　桃仁二十，去皮尖研上水一盅半，加酒半盅，煎八分。食前服之，以利为度。

金疮方二四一

凡金疮出血不止，用牛胆、石灰掺之即止。其方以腊月牛胆入风化石灰，悬当风候干用。一方：单用三七捣烂敷之，神效。又方：金疮出血不止，以五倍子生为末，干贴之；如不止而血热者，宜用犀角地黄汤之类。大凡金疮出血不止，若素本怯弱者，当补其气；若阴虚或有热者，当补其血；若因怒者，当平肝；若烦热作渴昏愦者，当补脾气；若筋挛搐搦者，当养肝血，不应，用地黄丸以滋肾水。

金疮降真散二四二

降真香用节佳　松香　文蛤

三味等分为末。无论诸伤血出断折，掺破处夹缚定，神效。

金疮灰蛋散二四三　治金疮出血不止，及久年恶疮。

石灰细研　鸡蛋清以和灰，成饼为度

上将灰蛋饼子煅过，候冷研细。遇金疮掺之。若多年恶疮，以姜汁调敷。一方单以石灰掺伤处裹定，亦血止而愈。

龙骨散二四四　治金疮。

龙骨　赤石脂　五倍子　黄丹　海螵蛸各等分

上各研，入麝香少许，共研匀掺上。如干，先以盐水洗，挹干掺之。

桃花散二四五　治金疮，并一切恶疮。

黄丹　软石膏煅赤，等分

和研匀如桃花色。掺伤处，甚妙。

刀伤跌打经验方二四六

凡刀伤磕损，跌扑肿痛，或出血，用葱白细切杵烂，炒热敷患处，葱冷再易，神效。一方以三七捣烂罨之，神效。

立斋曰：《医学纲目》称前方有神效，余尝以治前证，青肿不散，死肉不溃，佐以健脾胃之药，其功尤捷。此内外所以合一也。

损伤敷夹法二四七

凡损伤骨折者，先须整骨使正，随用川乌、草乌等分为末，以生姜汁调贴之，夹定，然后服药，无有不效。

罨跌闪肿痛二四八

用生姜、葱白同捣烂，和面炒热罨之。如热服而痛者，用栀子加面炒热罨之。

洗损伤方二四九　凡伤重者，用此淋洗，然后傅药。

荆芥　土当归　生葱切断。一方用生姜

上同煎汤，温洗。或止用葱一味煎洗亦可。

箭镞竹木刺方二百五十

《百一方》治竹刺在肉，以蛴螬虫研敷立效。

《衍义方》治竹木刺入肉，嚼牛膝根罨之即出。

《肘后方》治箭镞入骨，以巴豆肉微妙，同蜣螂研匀涂伤处，俟痒极，拔出之。

孙真人治箭镞针刺，杵蛄蝼敷涂患处自出。

罨跌打夹棍伤二五一

生姜　陈酒糟各一斤

同捣烂，炒热。罨伤处。

治拶伤二五二

凡拶伤手指者，用皂矾二两，水四五碗，砂锅内熬滚，将手熏洗良久，即血活疼止，不致溃烂。熬水忌铜铁器。其洗手水过夜即臭恶不可闻。

杖疮四方二五三

用川大黄一两，加上好冰片二分，另研，俱为末，和匀，凉水调如糊，摊杖处，即时止痛，一日后换膏药贴之。

又方：加甘草一两。

又方：摊药

大黄　白芷　生半夏各七钱

上为末。以鲜姜汁调敷，干即再敷，以黑处血红为度，即换贴膏药，神效。

又方：

生半夏　松香各一两

上研一处，蜜水调成膏贴之。勿令见风。如干再换一个，即愈。

诸骨诸物鲠二五四

——治诸骨鲠，用蓖麻根杵烂丸，弹子大，将所鲠物煎汤化下。

——治鱼骨鲠，用细茶、五倍子等分为末，吹入咽喉立愈。

——治稻芒、糠谷鲠喉，将鹅吊上一足取涎，徐徐咽之即消。

——治吞钉铁、金银铜钱等物，但多食肥羊脂及诸般肥肉等味，必随大便而下。

——治吞铁或针。用饴糖半斤，浓煎艾汁调和服之。

——治吞发绕喉不出者，取自己乱发烧灰，白汤调服一钱。

破伤风敷药二五五　治打扑损伤伤风肿痛者。

南星　半夏　地龙等分

上为末。用生姜、薄荷汁调搽患处。

豨莶酒二五六　治破伤风外邪初入，或风入于脏者，神效。凡头面身体因破损伤风者，顷刻发胀，迟则不救。速用豨莶草一二两，酒、水各半煎服，被盖暖卧少顷，即可消散。能饮者，纯用酒煎尤妙。

防风汤二五七　治破伤风表证未传入里，急服此。

防风　羌活　独活　川芎等分

上每服五钱，水煎调蜈蚣散服。方在后二六四。

白术防风汤二五八　治破伤风服表药过多，自汗者。

白术　黄芪各一两　防风二两

上每服五七钱，水煎服。脏腑已和而自汗出者可服此药。若脏腑秘，小便赤而自汗者，急以后大芎黄汤下之。

羌活汤二五九　治破伤风在半里半表间，宜和解之，急服此汤，稍缓则邪入于里，不可用矣。

羌活　麻黄　菊花　川芎　防风　细辛　前胡　蔓荆子　黄芩　石膏　白茯苓　枳壳　甘草各一钱　薄荷　白芷各五分

上每服五钱，姜、水煎。日二三服。

羌活防风汤二百六十　治破伤风初传在表，脉浮紧。

羌活　防风　藁本　当归　芍药

甘草各四钱　地榆　细辛各二钱

上㕮咀，每服五七钱，水一盅半，煎八分，热服。量紧慢加减用之。热盛，加黄连、黄芩各二钱。大便秘，加大黄二钱。自汗，加防风、白术各五分。

大芎黄汤二六一　治破伤风邪传于里，舌强口噤，项背反张，筋惕搐搦，痰涎壅盛，宜疏导者，急服之。

川芎　羌活　黄芩　大黄各一两

上每服五七钱，水煎服。

《本事》玉真散二六二　一名定风散。亦名夺命丹。治打扑金刃破伤风重者，牙关紧急，腰背反张，并蛇犬所伤。

天南星汤泡七次，如急用，以湿纸裹煨　防风等分

上为末。每服二钱，温酒调服。若牙关紧急，腰背反张者，每服三钱，用童便调服。虽内有瘀血亦愈。至于昏死心腹尚温者，速进二服，亦可保全。若破伤风疮口及疯犬咬伤，须用漱口水或热童便洗净，随用生南星为末掺之，或以水调涂之，出水为妙。

养血当归地黄汤二六三　治破伤风气血俱虚，发热头痛，服此以养气血，祛风邪，不拘新旧并可治之。

当归酒拌　熟地各二钱　芍药　川芎　藁本　防风　白芷

北细辛各一钱

用水二盅，煎成一盅，食远服。病重的加酒补助药力。

蜈蚣散二六四

蜈蚣一对，炙　鳔胶三钱，煅

上为末，用防风、白术煎汤调下。

破伤风灸法二六五　治跌打损伤，或虫兽伤破皮肤，以致风邪入内，牙关紧急，腰背反张，或遍体麻木，甚者不知人事。急用蒜捣烂涂伤处，将艾壮于蒜上灸之，多灸为善，仍用膏药护贴，内服玉真散。如毒蛇疯犬咬伤，先刺患处去毒血，如前法治之。

《海藏》愈风丹二六六　治疠病手足麻木，眉毛脱落，遍身生疮，及癞风瘾疹，皮肤搔痒，搔破成疮，并皆治之。

皂角一斤，锉寸许，无灰酒浸一宿，以水一碗挼成汁，去渣，用砂罐文武火熬热　苦参一斤，取末四两　乌梢蛇　白花蛇　土花蛇各一条，去肠阴干，酒浸，取净肉晒干为末

上为末，入前二味和丸，桐子大。每服六七十丸，空心煎通圣散送下，干物压之，日三服，间日浴之，汗出为度。

二圣散二六七　疏风和血，去病毒。

皂角刺烧存性，为末　大黄半两

上用大黄半两煎汤，调下皂刺末二钱。早服桦皮散，午以升麻汤下泻青丸，晚服二圣散。

《局方》桦皮散二六八　治肺壅风毒，遍身瘾疹瘙痒。

桦皮　枳壳去瓤，各四两，俱烧存性　荆芥穗一两　炙甘草半两　杏仁二两，去皮尖，用水一碗煮令减半，取出晾干为研

上共为末，磁器收贮。每服二钱，食后温酒调服。

升麻汤二六九　治诸风热癞，肌肉极热，身如虫行，或唇反绽裂。

升麻三分　人参　茯神　防风　羌活　犀角镑　羚羊角镑，各一钱　肉桂五分

水二盅，姜三片，入竹沥少许，煎八分。不拘时服。或用下泻青丸。

《宝鉴》醉仙丹二百七十　治疠风遍身麻木。

胡麻子炒　牛蒡子炒　枸杞子　蔓荆子炒，各一两　白蒺藜　苦参　天花粉　防风各半两

上为细末，每一两五钱，入轻粉二钱拌匀。每服一钱，茶清调，晨午各一服，至五七日，于牙缝中出臭涎，令人如醉，或下脓血，病根乃去。仍量人轻重虚实以用之。病重者，须先以再造散下之，候元气将复，方用此药。忌一切盐醋炙煿厚味，止可食淡粥时菜，及诸蛇肉以淡酒蒸熟食之亦可，以助药力。

子和浮萍散二七一　治风癣疥癞。

浮萍四钱　荆芥　川芎　麻黄去节　当归　赤芍药　甘草各二钱

水二盅，葱二茎，豆豉一撮，煎服，汗出为度。

《宝鉴》换肌散二七二　治病风久不愈，或眉毛脱落，鼻梁崩坏，其效如神。

白花蛇　黑花蛇各三两，酒浸　地龙去土　当归　川芎　赤芍药　天门冬去心　甘草　何首乌不犯铁　沙参　胡麻子炒　天麻　紫参　苦参　白蒺藜炒　细辛　白芷　蔓荆子　威灵仙　荆芥穗　菊花　木贼草　不灰木　石菖蒲　定风草即草乌茎　草乌炮，去皮脐　苍术　木鳖各一两

上各另为末，和匀。每服四五钱，食后温酒调服，加饮数杯尤妙。

通天再造散二七三　治大风实热内壅，宜此攻之。

郁金半两　大黄炮　皂刺炒，各一两　白丑头末，半生半炒，六钱

上为细末。每服五钱，日未出时，面东以无灰酒调下，晚利下黑头小虫，病轻者只利臭秽之物。忌荤腥厚味半年，犯则

再作不可救。此药服三五次即愈。

白花蛇丸二七四　治疠风。丹阳荆上舍得疠疾，一僧治而愈，以数百金求方，秘不肯传。馆客袁生窥知藏衲衣领中，因醉之而窃录焉，用者多效。

白花蛇一条，去头尾，连骨生用　乌梢蛇一条，去头尾，生用　蝉蜕去土　防风去苗　金银花去叶　枸杞子　槐花　苦参　生地各二两　全蝎醋浸一日，去盐味　黄芩　黄连　栀子　黄柏　乌药　牛膝　川芎　牛蒡子　连翘　何首乌不犯铁　天花粉　白蒺藜　威灵仙　荆芥穗　细辛　蔓荆子　金毛狗脊　胡麻子炒，各一两　漏芦半斤，洗净去苗，取四两

上为末，米糊丸，桐子大。每服五六十丸，茶清送下，空心、午前、临卧各一服。

白花蛇膏二七五　治诸风癞疾，遍身生疮。

白花蛇肉四两，酒浸　天麻七钱　荆芥　薄荷叶各三钱

上为细末，用好酒二升，蜜四两，以银磁器熬成膏。每温服一酒杯，日三次，煎饼压下，于暖处发汗，效。

防风天麻丸二七六　治疠风癞病。此方应是仙传，一年中常疗数人。初服药有呕吐者，不可疑，服而得愈，其效如神。

防风去芦　天麻　升麻　白附子炮　定风草　细辛去苗　川芎　人参去芦　丹参去芦　苦参　玄参去芦　紫参去芦　蔓荆子　威灵仙　穿山甲炒　何首乌另捣，各二两　蜈蚣二条

上为细末，同何首乌末拌匀。外用胡麻一斤，淘净晒干炒香熟，另研为细末。乃入前药末二两，又拌匀，炼蜜和为十丸。每服一丸，细嚼，温浆水送下，不拘时候，日三服。宜食淡白粥一百二十日，大忌房劳，并将息慎口。

行药方二七七　治疠毒。

大黄　白牵牛　槟榔各一两　甘草三两　轻粉五钱

上共为细末。每服二钱，用白蜜三匙，姜汁二匙，五更时调服。病势重者，七日行一次；稍轻者，半月一次；轻者，一

月一次，或二十日一次，以三五遍为度。

皂角散二七八　治大风。

皂角刺烧存性，一钱　大黄一钱　轻粉五分

上为末。空心酒调服，取下恶物。服药数日，齿缝出血甚臭。

雷丸散二七九　取大风虫。

雷丸　贯仲二味先另研　阿魏各二钱　麝香一分　水银　硫黄　雄黄各二钱半，用乳钵入醋少许，研令水银尽为度

上为细末。每服一钱，天明温酒送下。

黑虎丹二百八十　治大风诸癞恶疮，毒虫内蚀，形骸变坏。

天灵盖三两　人中白　桃仁炮，去皮尖，各二两　老皂刺烧存性　穿山甲炒，各半两　轻粉二钱　麝香五分　干蛤蟆二个，去头足，烧存性

上为末，炼蜜丸，桐子大。每服二十丸，月首五更米饮连口服，取虫尽即愈。杀劳虫通用。

苦参酒二八一　治癞风，及疮疹疥癣最多者。

苦参五斤，切片

上以好酒三斗浸三十日。量饮一合，日服不绝，觉痹即瘥。

硫黄酒二八二　杀疠风诸虫。

明硫黄研极细

上用酒浸，空心饮清汁。明日添硫黄，再研入酒如前饮之。

七珍汤二八三　浴洗大风。

青蒿　艾叶　忍冬藤　苍耳子　桑条　槐条　柳条三条俱挫碎用

上煎水一桶，入炒盐半斤。间日一洗浴，密室中以草席围之，洗出汗为妙，不过十次愈。

乌头汤二八四　治大风疮癞。

草乌　麻黄根　艾叶　地骨皮　朴硝各一两

上为粗末，用水一桶，椒一合，葱三十根同煎汤，入醋一盅。于密室中自用手巾围搭四肢，候汤可浴，令汗透，务使面上如珠，徐起，或坐或卧，片时汗干着衣，避风五日，再浴，如此二五次。每浴后更服换肌丹等药。

敷疠方二八五

雄黄　硫黄　白矾　草乌　蛇床子烧存性，等分

上为末，用香油或浓蜜水调敷患处。

《直指》洗疠方二八六　浴洗大风疮。

苦参　荆芥　防风　白芷　羌活　独活　藁本各一两　洛阳花四两，火酒喷过一宿

上作三次，煎水洗，令出汗。

梅花白癞二八七

用香油二碗，入鸡蛋黄三枚熬将焦，去渣，熬油至一碗许。外用

雄黄一钱　白矾三分　花椒五分

以上药物一同碾为细末，放入油内再熬熟，收贮备用。每次用时，先用猪毛汤热洗疮垢，搽油三五次即愈。

愚案：此方于蛋焦去渣之后，入水银五钱，微火渐热之，然后再加朱砂细末二钱，并雄黄、白矾等末，搅熬匀熟收用必妙。

腊梨秃二八八

用杏仁百枚，炒为炭，入葱白、蜂蜜共捣烂。先用花椒煎汤洗净，然后用此药搽之，新旧秃疮皆可用，但勿见风方好。

秃疮二方二八九

大枫子仁　木鳖仁　蛇床子各半两　水银三钱，研散于内

上先以刀刮去疮痂，花椒汤洗净。外用麻油熬成珠，调药敷之，八日即愈。

又方：用猪骨髓和轻粉捣烂罨之，过夜即愈。

头面黄水肥疮二百九十　治小儿头面患疮，浓汁作痒，痂厚者名曰粘疮，当用此方，或止用矾、丹二味亦可。若作痒出水，水到即溃者，名曰黄水疮，当用后一方。

松香　枯矾　官粉　飞丹

上等分为末，麻油调傅。或加香烟垢更效，于香炉盖上刮取用之。

一方：用绿豆、松香等分为末，麻油调傅极效。或内服荆防败毒散等药。

又方：用益元散加枯矾少半，以麻油调傅，大妙，大妙。

诸癣疥顽疮二九一

油核桃　大枫子　樟脑　水银

上四色研匀擦之，此治有虫者大效。凡无虫而忽尔生疮肿痛，或湿烂者，但以柏油搽之即可愈。

白虎丹二九二　发则头面四肢眼目俱肿，而惟额上指尖两耳不肿及不见赤色者，方是其证。

先将马桶洗净，用沸汤倾入，盖少顷，倾出盆内浴之，数次即退。再用车前草、九里香、马蹄香、枸杞苗即雁棱菜。同捣烂，和麻油遍身自上而下擦之。大忌鸡鱼生冷炙煿日色火光灯烟汤气，极须谨慎。

又方：用生香附末冷茶调服一二钱即愈。

又方：擂绿豆水去渣饮一二碗妙。

紫白癜风歌二九三

紫癜白癜一般风，附子硫黄最有功，姜汁调匀茄蒂擦，若经三度永无踪。

又歌：紫癜白癜两般风，水银轻粉最成功，捣取生姜自然汁，只须一擦便无踪。

又方：治紫白癜汗斑等风。

雄黄　硫黄　黄丹　密陀僧　南星

上为末。先用葱擦患处，次用姜蘸药末擦之，擦后渐黑，次日再擦，黑散则愈矣。

又四神散：

雄黄　雌黄　硫黄　明矾

各等分，先浴令通身微汗，以姜蘸擦之，再以热汤淋洗，当日色淡，五日除根。

汗斑四方二九四

大黄二钱　枯矾　椒红各五分

上用猪脂、沙糖同捣烂，候浴起以细麻布包擦至痛而止，数日即愈。或止用硫黄少入麻油研如糊，浴用麻布蘸擦数次即愈。

又方：

密陀僧　硫黄各三钱　轻粉二钱　雄黄一钱　人言五分

上为末，姜汁调。用茄蒂蘸擦，三日内不沐妙。

又方：

雌黄　雄黄各一钱　硫黄五分　麝半分

浴后姜蘸擦，二三日勿洗。

又方：

硫黄一两，用醋煮半日　海螵蛸三个，共为末

浴后以生姜蘸擦患处，须避风少时，数度即愈。

漆疮方二九五

用香油调铁锈涂之，胃气实者，内服黄连解毒汤。胃气弱者，以漆毒侵犯中气致虚，多有作呕不能饮食者，宜用六君加砂仁、藿香、酒炒芍药之类。又解漆毒法见因阵二三五。

手足甲疽二九六

凡手足间或因修甲伤肉，或因损足成疮，溃烂上脚。用绿矾置铁板上煅沸，色赤如熔金色者为真，沸定取起研末，以盐汤洗搽。

坐板疮二九七　肿痛多脓者。

密陀僧　生矾　大黄

等分为极细末。敷之。

臁疮神效膏二九八　治臁疮脚疮。

先看疮形大小，用棉纸裁成四方块十二张，四角用小捻钉住听用。外以好香油二两，用铜勺以文武火熬之，先下花椒四十九粒，煎黑取起。次下槐枝长一寸者四十九节，煎黑又取起。再次下黄占一两，轻粉二分，枯矾一分溶清，却入前纸浸油内令透，不可令焦，取起听用。凡贴疮时，先将槐枝、葱、椒煎汤洗疮令透，拭干，乃此膏纸贴上，外面再以油单纸盖护，乃用软帛缚定。一日取下，揭去一层，复用汤药洗净，又贴之，尽十二张，无有不愈者。

隔纸膏二九九　治臁疮神效。

黄芪末五钱　轻粉　乳香　没药各一钱　银珠一钱　血竭五分　铜绿二分

上为细末，真香油调成膏，摊油纸上。再用油单纸一层，以针刺孔数十，掩膏药上贴之，一日一易其膏。

二味隔纸膏三百　治臁疮湿毒疮。

石膏煅　枯矾等分

上为末，用桐油调成膏，作隔纸膏贴之，更服荆防败毒散。如数剂不愈，再服黄芪人参汤。

烂腿疮久不愈方三百一

用米糖即胶饴也，以碗盛于饭锅内蒸化。先用花椒、荆芥、防风等药煎汤洗疮净，乃将胶饴薄摊疮上，外以软竹箬盖定，用绢缚之，数日即愈，神效。

冻疮方三百二

沥青末　黄腊各一两　麻油一两

上三味溶化，搽患处。

汤火六方三百三

凡初被汤火所伤，速用冷灶柴草灰一二升，入盐少许，以凉水调如稀糊，尝味微咸为度，用以厚摊伤处，觉热则易之。

连易数次，则火毒皆拔于灰中，必肿痛随散，结痂而愈，诚神妙方也。

又方：治溃烂肿痛者。用生桐油调人中白敷之即愈，亦妙方也。

又方：用皂矾研细，和以冷水浇伤处，其疼立止，其肿即消。

又方：用大黄、芒硝等分为末，鸡子清调贴之神效。

又方：用石膏末香油调敷即愈。

又赤石脂散 治汤火伤肉烂赤痛。

赤石脂 寒水石 大黄等分

上为末。新汲水调涂。

汤火至圣膏三百四

治汤火伤疮。用鸡子黄置银石器内熬油，调胡粉傅之。锦衣杨永兴厨下夜间回禄，凡睡此房已死将死者，灌以生萝卜汁，良久悉愈。凡遇此患者，以此治之，其应如响。

汤火止痛散三百五 止痛生肌。

大黄末微妙 当归末等分

上用麻油调搽，或干掺亦可。

小儿丹毒三百六

此毒多生头面四肢，色赤或肿，游走不定，甚者宜用前磁锋砭法，使毒血遇刺皆出，更以神功散傅之，内服荆防败毒散或五福化毒丹，若使毒气入腹则不治。或愈而复发，皆因母食辛辣炙煿以致内热，宜于母药中加漏芦煎服，或令自服亦愈。

小儿鹅口三百七

凡小儿口内白屑满口者，为鹅口疮，则不能饮乳。用发或软绢缠指，蘸井水拭舌上使净。如屑不能脱，浓煮栗木汤以绵缠箸头拭洗，却用飞过黄丹搽之。

加味太乙膏三百八 一切疮疡并宜贴之。先用隔蒜灸，更服活命饮以收全功。

当归　生地黄　芍药　玄胡　大黄各二两　加：甘草四两　用麻油二斤煎，丹收。

景岳会通膏三百九　凡诸痈毒、痞块、风气，骨节疼痛，无所不治。

大黄　木鳖仁　当归　川芎　芍药　生地　麻黄　细辛　白芷　防风　荆芥　苍术　羌活　川乌　甘草　乌药　南星　半夏　香附　官桂　苍耳　骨碎补　草乌　艾叶　皂角　枳壳　三棱　蓬术　萝卜子　水红花子　巴豆　五倍　独活　桃仁　苏木　红花　续断　连翘　栀子　苦参　槐花　皂刺　干姜　蓖麻子　透骨草晒干　穿山甲　全蝎　僵蚕　蜂房各一两　蛇蜕一大条　蜈蚣十四根　蛤蟆三只　血余一团　独蒜四头

上五十四味，用麻油五斤，浸三日，先煎血余、蓖麻、木鳖、桃仁、巴豆、蛤蟆、独蒜，待半枯，然后入余药煎黑，去滓丹收，后下细药十味。

阿魏二两　乳香制　没药制，各一两　木香　丁香　雄黄　朱砂　血竭　儿茶各五钱　麝香不拘一二钱

上麝香、丁香、木香三味宜最后下之。以上收油法，凡熬成熟油一斤，下飞净好红丹八两；若欲微嫩，则止下七两五钱。

神异膏三百十　治痈疽疮毒及收口甚效，此疮疡中第一方也。

麻油二斤　黄丹十二两　黄芪　杏仁　玄参各一两　蛇蜕半两　男发如鸡子团　蜂房子多者佳，一两

上先以黄芪、杏仁、玄参入油煎至将黑，乃入蛇蜕、蜂房、乱发，再煎至黑，去渣，徐徐下丹，慢火煎收，黄丹不必拘数，但以得中为度。凡膏药用久，必至老硬，煎时预留嫩膏少许，如硬，量和之。

清凉膏三百十一　治一切疮疡溃后宜用之。

当归二两　白芷　白芨　木鳖子　黄柏　白敛　乳香　白

胶香各五钱　黄丹五两，净　麻油十五两

上用油煎前六味，以槐柳枝顺搅油熟，丹收，然后下乳香等二味。

阿魏膏三百十二　治一切痞块，更服胡连丸。

羌活　独活　玄参　官桂　赤芍药　穿山甲　生地黄　两头尖　大黄　白芷　天麻　红花各半两　木鳖十枚，去壳　乱发一团　槐、柳、桃枝各半两

上用麻油二斤四两，煎药黑去渣，入发再煎，发化仍去渣，入上好真正黄丹煎收，软硬得中，入后细药即成膏矣。

阿魏　芒硝　苏合油　乳香　没药各五钱　麝香三钱

上凡贴膏药，须先用朴硝随患处铺半指厚，以纸盖用热熨斗熨良久，如硝耗再加熨之，二时许方贴膏药。若是肝积，加芦荟末同熨之。

朱砂膏三百十三　治一切顽疮破疮，杖疮痈疽，发背破伤者，最妙最佳。

麻油一斤　飞母六两　水银一两　朱砂佳者一两半，飞　好黄蜡四两

先下油熬数沸，下鸡子二枚，敲开连壳投之，熬焦捞去鸡子，退火候冷定，下水银五钱，再加微火搅熬饭顷，即入丹渐收成膏，后下黄占再搅，候大温，下极细好朱砂一两五钱搅匀，磁罐收贮。

神效当归膏三百十四　治一切发背疮疡，汤火疼痛等证，去腐肉，生新肉，其效如神。凡洗拭换膏，必须预备即贴之，新肉畏风故也。如用白蜡尤好，此药生肌止痛，补血续筋，故与新肉相宜。

当归　生地黄　黄蜡各二两　白蜡当减半　麻油六两

上先将当归、地黄各一两，入油煎黑去渣，又将二味各入一两煎至微焦，复去滓，乃入蜡溶化，候冷搅匀即成膏矣。用涂患处，以纸盖之。如有死肉，须用利刀剪去，则生肌尤速。

攻坚败毒膏三百十五　亦名乾坤一气膏。专攻痞块，诸疮毒，痔漏。

当归　熟地　生地　白芍药　赤芍药　南星　半夏　三棱　蓬术　木鳖　两头尖　穿山甲　巴豆仁　肉桂　五灵脂　桃仁　续断　玄参　玄胡索　蓖麻子仁　白芷　羌活　独活　大黄　红花　川乌　草乌　苏木　川芎　防风　杏仁各一两

上用麻油四十两，浸诸药三日，桑柴火煎成，丹收后下细药。

乳香制　没药发，各一两　真阿魏一两半　麝香三钱

上方于细药中加芦荟、木香各一两，蟾酥三钱，即名消痞大成膏。

消痞膏三百十六

三棱　蓬术　穿山甲　木鳖仁　杏仁　水红花子　萝卜子　透骨草晒干　大黄各一两　独头蒜四个

上用香油一斤，入前药十味煎油成，以飞丹收之，后下细药。

真阿魏　乳香　没药各一两　麝香三钱

上先下乳、没、阿魏三味，后下麝香，搅匀待冷，倾水中浸数日，用磁瓶收贮，勿使泄气。用时以白布或坚白纸摊贴，八九日一换。或见大便去脓血，勿以为异，亦有不去脓血而自愈者。若治泻痢，可贴脐腹。忌房事生冷。凡贴癥积痞块，先用荞麦面和作一圈，围住患处四边，其块上放皮硝二三两，盖厚纸以熨斗熨，令热气内达，然后去硝用膏药贴之。上原方用白花菜同透骨草另煎膏二两，搅入膏内收用，但白花菜惟西北方间有之，求觅不易，故余用独蒜、萝卜子代之，其功亦不减也。

琥珀膏三百十七　治颈项瘰疬，及腋下初结小核，渐如连珠，不消不溃，或溃而脓水不绝，经久不瘥，或成漏证。

琥珀　白芷　防风　当归　木鳖子　木通各一两　丁香

桂心　朱砂　木香　松香各半两　麻油二斤

上先将琥珀等六味为末，其余药入油煎黑，滤去渣，徐入黄丹再煎，软硬得中，入前药成膏贴之。

贴痞琥珀膏三百十八　贴癥积痞块。

大黄、朴硝各一两，为末，以大蒜同捣膏贴之。

水红花膏三百十九　贴痞块。

用水红花或子，每一两以水三碗，用桑柴文武火熬成膏，量痞大小用纸摊贴，以无方为度，仍将膏用酒调服。忌荤腥油腻。不饮酒者，白汤下。

火龙膏三百二十　治风寒湿毒所袭，筋骨挛痛，及湿痰流注，经络壅痛，不能行步，并治历节风、鹤膝风，其效如神。

生姜八两，取汁　乳香为末　没药为末，各五钱　麝香一钱　真牛皮广胶二两

上先将姜汁并胶熔化，方下乳香、没药调匀，待少温下麝香即成膏矣。摊贴患处，更服五积散。如鹤膝风，须服大防风汤。

赵府膏三二一　专贴疼痛肿毒。

干蛤蟆三个　全蝎　僵蚕各一两　蜈蚣四条　斑蝥四十个　商陆根一两六钱　花椒一钱　童子发六分　鸡内金二个　槐柳枝三寸长者各四十根

细药：

儿茶　乳香　没药　血竭　龙骨　黄占　白占各五钱　麝香一钱

上用麻油二斤煎，飞丹收。

密陀膏三二二　此膏治臁湿诸疮风漏等证神效。凡治疼痛，先以葱、姜擦患处，然后贴之。

先用密陀僧一二斤打碎，将童便煮之，觉其浊性去而童便气清乃可止矣。用便煮过则贴疮不痛。晾干，研极细如面候用。用桐油不拘几斤，熬至将黑为度，每熟油一斤，用陀僧六

两收之，于将成膏之顷取起，离火候稍凉，谅膏多少，入冷水数碗徐搅之，恐其泛出，候少定，即逼去其水，再上火熬化，复入水数碗搅逼如前，或三次更妙，然后熬净其水，每油一斤，再入官粉二两熬收，其色方黑。凡熬此者，铜锅须大方可用。

八仙红玉膏三二三　治诸疮。

龙骨　赤石脂　儿茶　血竭　没药　乳香各一钱　轻粉五分或一钱　冰片二分

上用麻油二两，入当归五钱煎枯去滓，入龙、石、茶、竭四味，再煎一二沸，次入乳、没略煎匀后，入黄占五钱溶化，冷定入轻、冰摊贴。

碧油膏三二四　止痛排脓，灸后宜用之。

桃枝　柳枝　桑枝　槐枝各二两　乳香另研　血竭各五钱　黄丹四两，净

上用麻油十两煎，膏成后下乳香、血竭。

长肉膏三二五

人参　黄芪　当归　夜合树皮　玄参各一两　血余三两　老鼠一个

细药：

血竭　龙骨　赤石脂　白腊各五钱

上用麻油一斤煎，飞丹收。

保养元气膏三二六　此膏助元阳，补精髓，通血脉，镇玉池，养龟存精，百战百胜，待妇人经净之时，去膏而泄则可成孕。并治腰膝疼痛，五劳七伤，诸虚百损，半身不遂，膀胱疝气，带浊淫淋，阴痿不举，无不效者。此邵真人进御方也。

麻油一斤四两，入甘草二两，先熬六七滚，然后下诸药。

生地黄　熟地黄俱酒洗　麦门冬　远志肉肉苁蓉酒洗　蛇床子酒浸　菟丝子酒浸　牛膝酒洗　鹿茸　川续断　虎骨　紫稍花　木鳖仁　谷精草　大附子　肉桂各五钱

上熬成，以煮过松香四两，飞丹半斤收之，次下细药。

次下龙骨　倭硫黄　赤石脂各二钱

又次下乳香　沉香　丁香　木香各一钱

又次下阳起石三钱　麝香五分　蟾酥　鸦片各一钱

又次下黄占五两

上煎成，入井中浸三四日。每用膏七八钱，红绢摊贴脐上，或腰眼间，每贴五六十日再换。

药煮松香法三二七　凡用松香收膏药者，必用水多煮一二遍，去其涩燥之性，方可贴疮不痛。若用贴癥痞血块，则当加药如后法煮过用之方妙。

大都松香三斤　用：

皮硝一碗　水红花四两　大黄　当归　生地各二两　三棱　蓬术各一两

上药七味，用水一桶，先熬汁，去滓净，用煮松香，徐徐添入，以汁完为度，收用之极佳。

收油之法，凡煮过松香一斤，入熬熟药油五两，即成膏矣。

以下通用方

四君子汤三二八　方在补阵一。

治疮疡脾胃虚弱，或因克伐，肿痛不散，溃敛不能，宜用此以补脾胃，诸证自愈。若误用攻毒，则七恶随至。脾胃虚弱，饮食少思，或食而难化，或欲作呕，或大便不实。若脾胃气虚，疮口出血，吐血便血，尤其用之，盖气能摄血故也。凡气血俱虚之证，宜于此汤但加当归，脾胃既旺，饮食自进，阴血自生。若用沉阴之剂，脾胃复伤，诸证蜂起。

六君子汤三二九　方在补阵五。

治脾胃虚弱，或寒凉克伐，肿痛不溃敛，宜服此汤以壮营气，则诸证自愈。

加味四君子汤三百三十　方在补阵二。

治痔漏下血，面色痿黄，凡诸气虚脾虚不能摄血等证。

四物汤三三一　方在补阵八。

治疮疡血虚发热，或因失血，或因克伐，或因溃后，致晡热内热，烦躁不安，皆宜服之。盖血生于脾，脾虚不能生血者，宜用四君子加当归、酒炒白术以补脾。

八珍汤三三二　方在补阵十九。

治疮疡脾胃损伤，恶寒发热，烦躁作渴；或疮疡溃后，气血亏损，脓水清稀，久不能愈。

十全大补汤三三三　方在补阵二十。

治疮疡气血虚弱，肿痛不愈，或溃疡脓清，寒热，自汗盗汗，食少体倦，发热作渴，头痛眩晕似中风状者。

补中益气汤三三四　方在补阵三十。

治疮疡元气亏损，恶寒发热；或因克伐，肢体倦怠，饮食少思；或不能起发消散，生肌收敛；或兼饮食劳倦，头痛身热，烦躁作渴，脉洪大弦虚，或微细软弱。

归脾汤三三五　方在补阵三二。

治疮疡忧思伤脾，血虚发热，食少体倦；或脾不摄血，以致妄行吐下；或健忘怔忡，惊悸少寐；或心脾作痛，自汗盗汗；或肢体肿痛，大便不调；或妇人经候不调，晡热内热；或唇疮流注，及不能消散溃敛等证。

独参汤三三六　方在补阵三七。

治疮疡一切失血，或脓水出多，气血俱虚，恶寒发热，作渴烦躁。盖血生于气，故血脱者宜补气，阳生阴长之理也。用人参一两，枣十枚，姜十片，水煎徐徐服。

人参养营汤三三七　方在补阵二十。

治疮疡脾胃亏损，发热恶寒，血气俱虚，四体倦怠，肌肉消瘦，面色痿黄，汲汲短气，食少作渴，凡大病后最宜用此。

五味异功散三三八　方在补阵四。

治脾胃虚弱，饮食少思。即四君子汤加陈皮。

生脉散三三九　方在补阵五六。

治疮疡胃气亏损，阴火上冲，口干喘促；或肢体倦怠，肌肉消瘦，面色痿黄，汲汲短气，汗出不止，食少作渴；或脓水出多，气血俱虚，烦躁不安，睡卧不宁；或湿热大行，心火土合病，脾胃虚弱，身重气短。或金为火制，绝寒水生化之源，肢体痿软，脚欹眼黑等证。

当归补血汤三百四十　方在补阵四四。

治疮疡脾胃虚损，或服峻剂致血气俱虚，肌热，大渴引饮，目赤面红，昼夜不息，其脉洪大而虚，重按全无，此病多得于饥饱劳役者，若误服白虎汤必死。

黄芪六一汤三四一　方在补阵四九。

治疮疡阴阳俱虚，盗汗不止。

参术膏三四二　方在补阵三九。

治疮疡中气虚弱，诸药不应，或因用药失宜，耗伤元气，虚证蜂起，但用此药补其中气，诸证自愈。

东垣圣愈汤三四三　方在补阵九十。

治脾胃亏损，脓水不止；或金疮出血，心烦不安，眠睡不宁，五心烦热，饮食少思。

钱氏七味白术散三四四　方在小儿七。

治疮疡胃气虚弱，或因克伐，或因吐泻，口干作渴，饮食少思。

陈氏五味子汤三四五　方在补阵五八。

治疮疡肾水枯涸，口燥咽干，喘促虚烦。

参附汤三四六　方在补阵三七。

治疮疡失血过多，或脓瘀大泄，或寒凉汗下，真阳脱陷，上气喘息，自汗盗汗，气短头晕等证，急服

此汤以救元气，缓则不治。

人参理中汤三四七　方在热阵一。

治疮疡脾胃虚寒，呕吐泄泻，饮食少思，肚腹作胀或痛，

或胸膈虚痞，饮食不入。

六味丸三四八　方在补阵百二十。

此壮水之剂。夫人之生，以肾为主，凡病皆由肾虚而致，此方乃天一生水之剂，无有不可用者。若肾虚发热作渴，小便淋秘，痰气壅盛，咳嗽吐血，头目眩晕，小便短少，眼花耳聋，咽喉燥痛，口舌疮裂，齿不坚固，腰腿痿软，五脏齐损，肝经不足等证，尤多用之，水能生木故也。若肾虚发热，自汗盗汗，便血诸血，失音。此水泛为痰之圣药，血虚发热之神剂也。

八味丸三四九　方在补阵百二十。

治命门火衰，不能生土，以致脾胃虚寒，而患流注鹤膝等证，不能消溃收敛，或饮食少思，或食而不化，脐腹疼痛，夜多漩尿。

陈氏加减八味丸三百五十　方在古补一二二。

治肾水不足，虚火上炎，发热作渴，咽喉疼痛，口舌生疮，寝汗憔悴等证。

还少丹三五一　方在补阵一三五。

治足三阴经虚损，致患鹤膝风等证。又补脾胃，进饮食之良剂也。

大防风汤三五二　方在补阵九八。

治足三阴亏损，外邪乘虚内患，鹤膝风或附骨疽肿痛，或肿而不痛，不问已溃未溃，用三五剂后，更全用调补之剂。

十宣散三五三　方在痘疹十四。

治疮疡脉缓涩，体倦恶寒，或脉浮紧细，用之以散风助阳也。

薛氏四神丸三五四　方在热阵一五一。

治疮疡脾肾虚弱，大便不实，饮食少思，或小腹作痛，或产后泄泻，肚腹作痛，不思饮食。

五积散三五五　方在散阵三九。

治风寒湿毒客于经络，致筋挛骨痛，或腰脚酸疼，或拘急，或身重，并皆治之。

二陈汤三五六　方在和阵一。

治疡痈中脘停痰，呕吐恶心，或头目不清，饮食少思等证。

小柴胡汤三五七　方在散阵十九。

治肝胆经风热，瘰疬结核，或肿痛色赤，或寒热往来，或日晡发热，或潮热身热，默默不欲饮食，或怒火口苦，耳聋咳嗽，皆用此药。

小青龙汤三五八　方在散阵八。

治肝肺受寒，咳嗽喘急，宜服此发散表邪。

人参败毒散三五九　方在散阵三八。

治疮疡外有表邪，焮痛寒热，或拘急头痛，脉紧有力。

不换金正气散三百六十　方在和阵二十。

治疮疡脾气虚弱，寒邪相搏，痰停胸膈，致发寒热。服此以正脾气，则痰气自消，寒热不作。

加味逍遥散三六一　方在补阵九十。

治疮疡肝脾血虚，内热发热；或遍身搔痒，寒热；或肢体作痛，头目昏重；或怔忡颊赤，口燥咽干；或发热盗汗，食少不寐；或口舌生疮，耳内作痛；或胸乳腹胀，小便欠利。

防风通圣散三六二　方在攻阵十六。

治时毒热毒，便秘热燥邪实等证。若非大满大实者，不可服用此药。

消风散三六三　方在散阵四七、四九。

治风热瘾疹瘙痒，及妇人血风瘙痒，或头皮肿痒，或诸风上攻，头目昏眩，项背拘急，鼻出清水，喷嚏声重，耳作蝉鸣。

犀角散三六四　方在痘疹六三。

治时毒痈疡热盛，烦躁多渴，赤斑等证。

黄连解毒汤三六五　方在寒阵一。

治疮疡焮痛，烦躁饮冷，脉洪数，或发狂言。

普济消毒饮三六六　方在寒阵十三。

治天行时毒，头面肿痛，或咽喉不利。若饥馑之后患此者，最宜用之，仍当兼固胃气。

栀子清肝散三六七　方在寒阵六十。

治三焦、足少阳风热，耳内作痒生疮，或出水疼痛，或胸乳间作痛，或寒热往来。

柴胡清肝散三六八　方在寒阵五九。

治鬓疽及肝胆三焦风热怒火之证，或头胸作痛，或疮毒发热。

加味龙胆泻肝汤三六九　方在寒阵六四。

治肝经湿热，或囊痈便毒，下疳悬痈，焮肿作痛，或溃烂不愈，或睾丸悬挂，小便涩滞，或妇人阴疮痒痛，或男子阴挺，痔漏肿痛，或出脓水。

清心莲子饮三百七十　方在寒阵三二。

治膀胱阴虚湿热，玉茎肿痛，或茎窍涩滞，口苦咽干，小便色赤或白浊，夜安静而昼发热。

黄芩清肺饮三七一　方在寒阵三八。

治疮疡肺经阴虚火燥而小便不通。

东垣清胃散三七二　方在寒阵五四。

治膏粱积热，唇口肿痛，齿龈溃烂焮痛，上连头面，或恶寒发热。

竹叶石膏汤三七三　方在寒阵五。

治痈疽胃火盛，肿痛作渴。

竹叶黄芪汤三七四　方在寒阵七。

治痈疽气血虚，胃火盛而作渴。

滋肾丸三七五　方在寒阵一六三。

治疮疡肾经阴虚发热，作渴便赤，足热腿软等证。凡不渴而小便秘，热在下焦血分也，最宜此药。经云无阴则阳无以化，若脾肺燥热所移，此当清其化源。

泻青丸三七六　方在寒阵百五十。

治肝经实热，瘰疬肿痛寒热，或胁乳作痛，大便秘结。

大芦荟丸三七七　方在小儿百十五。

治肝火下疳溃烂，或焮肿作痛，或治小儿疳膨食积，口鼻生疮，牙龈蚀烂等疮，并虫蚀肛门痒痛。

五苓散三七八　方在和阵一八二。

治疮毒下部湿热，小便短少。

五淋散三七九　方在寒阵百十七。

治膀胱有热，水道不通，或尿如豆汁，或如砂石，或如膏油，或热沸便血。

八正散三百八十　方在寒阵百十五。

治下疳便毒，小便淋漓，脉证俱实者。

清肺饮三八一　方在和阵三五一。

治疮疡渴而小便不利，乃肺往有热，是绝寒水生化之源，宜用此药以清化源，其水自生而便自利。

益元散三八二　方在寒阵百十二。

治疮疡小水不利，内生烦热作渴。

四顺清凉饮三八三　方在攻阵二五。

治疮疡烦躁饮冷，焮痛脉实，大便秘结，小便赤涩。

玉烛散三八四　方在攻阵二四。

治便痈初起，肿痛发热，大小便秘，宜用此行散之。若邪实毒甚者，宜桃仁承气汤。

人参平肺散三八五　方在寒阵三七。

治火克肺金，传为疽痿，咳嗽喘呕，痰涎壅盛，胸膈痞满，咽嗌不利。

葶苈大枣泻肺汤三八六　方在和阵百四十。

治肺证胸膈胀痛，上气喘急，或身面浮肿，鼻塞声重。

枳壳散三八七　方在寒阵百一。

治烦热便血。

失笑散三八八　方在妇人百四。

治跌扑、产后心腹绞痛，或不知人事，或经行瘀血作痛成癥。

槐角丸三八九　方在寒阵一七五。

治痔漏肿痛，便血脱肛。

紫金锭三百九十　方在因阵二百二。

治痈疽诸毒。

《良方》通关散三九一　方在古因九八。

搐鼻，开牙关。

景岳全书终

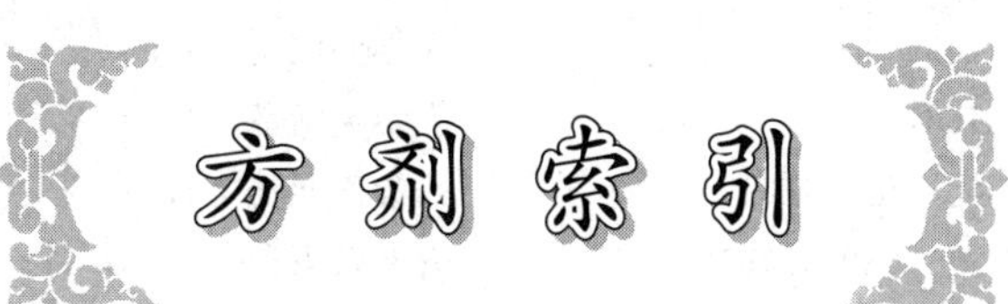

方剂索引

一画

二画

三画

四画

五画

六画

七画

八画

九画

十画

十一画

十二画

十三画

十四画

十五画

十六画

十七画以上